U0225414

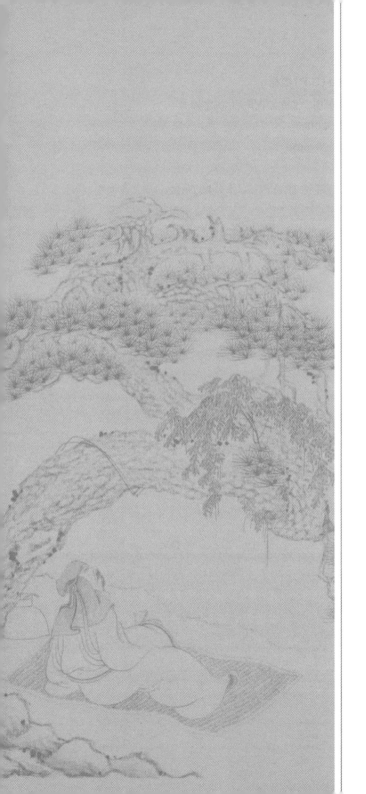

全—本—全—注—全—译

黄帝内经

（上）

中华文化讲堂 注译
学谦 修订

团结出版社

图书在版编目（CIP）数据

黄帝内经：谦德国学文库 / 中华文化讲堂译. --

北京：团结出版社, 2018.3

ISBN 978-7-5126-6050-2

Ⅰ.①黄… Ⅱ.①中… Ⅲ.①内经—译文 Ⅳ.①R221

中国版本图书馆CIP数据核字(2018)第008380号

出版：团结出版社

（北京市东城区东皇城根南街84号 邮编：100006）

电话：(010) 65228880　　65244790　（传真）

网址：www.tjpress.com

Email：65244790@163.com

经销：全国新华书店

印刷：北京天宇万达印刷有限公司

开本：148×210　1/32

印张：32

字数：780千字

版次：2018年9月　第1版

印次：2022年9月　第3次印刷

书号：978-7-5126-6050-2

定价：108.00元（全2册）

《谦德国学文库》出版说明

　　人类进入二十一世纪以来，经济与科技超速发展，人们在体验经济繁荣和科技成果的同时，欲望的膨胀和内心的焦虑也日益放大。如何在物质繁荣的时代，让我们获得内心的满足和安详，从经典中获取智慧和慰藉，或许是我们不二的选择。

　　之所以要读经典，根本在于，我们应当更好地认识我们自己从何而来，去往何处。一个人如此，一个民族亦如此。一个爱读经典的人，其内心世界必定是丰富深邃的。而一个被经典浸润的民族，必定是一个思想丰赡、文化深厚的民族。因为，文化是民族之灵魂，一个民族如果不能认识其民族发展的精神源泉，必定就会失去其未来的生机。而一个民族的精神源泉，就保藏在经典之中。

　　今日，我们提倡复兴中华优秀传统文化，当自提倡重读经典始。然而，读经典之目的，绝不仅在徒增知识而已，应是古人所说的"变化气质"，进一步，是要引领我们进德修业。《易》曰："君子以多识前言往行，以畜其德。"实乃读经典之要旨所在。

基于此理念，我们决定出版此套《谦德国学文库》，"谦德"，即本《周易》谦卦之精神。正如谦卦初六爻所言："谦谦君子，用涉大川"，我们期冀以谦虚恭敬之心，用今注今译的方式，让古圣先贤的教诲能够普及到每一个人。引导有心的读者，透过扫除古老经典的文字障碍，从而进入经典的智慧之海。

作为一套普及型的国学丛书，我们选择经典，不仅广泛选录以儒家文化为主的经、史、子、集，也将视野开拓到释、道的各种经典。一些大家所熟知的经典，基本全部收录。同时，有一些不太为人熟知，但有当代价值的经典，我们也选择性收录。整个丛书几乎囊括中国历史上哲学、史学、文学、宗教、科学、艺术等各领域的基本经典。

在注译工作方面，版本上我们主要以主流学界公认的权威版本为底本，在此基础上参考古今学者的研究成果，使整套丛书的注译既能博采众长而又独具一格。今文白话不求字字对应，只在保证文意准确的基础上进行了梳理，使译文更加通俗晓畅，更能贴合现代读者的阅读习惯。

古籍的注译，固然是现代读者进入经典的一条方便门径，然而这也仅仅是阅读经典的一个开端。要真正领悟经典的微言大义，我们提倡最好还是研读原本，因为再完美的白话语译，也不可能完全表达出文言经典的原有内涵，而这也正是中国经典的魅力所在吧。我们所做的工作，不过是打开阅读经典的一扇门而已。期望藉由此门，让更多读者能够领略经典的风采，走上领悟古人思想之路。进而在生活中体证，方能直趋圣贤之境，真得圣贤典籍之大用。

　　经典，是古圣先贤留给我们的恩泽与财富，是前辈先人的智慧精华。今日我们在享用这一份恩泽与财富时，更应对古人心存无尽的崇敬与感恩。我们虽恭敬从事，求备求全，然因学养所限、才力不及，舛误难免，恳请先贤原谅，读者海涵。期望这一套国学经典文库，能够为更多人打开博大精深之中华文化的大门。同时也期望得到各界人士的襄助和博雅君子的指正，让我们的工作能够做得更好！

团结出版社

2017年1月

前 言

　　《黄帝内经》分《素问》《灵枢》两部分，各八十一篇，共约十八万余言。它起源于轩辕黄帝，后又经医家、医学理论家联合增补发展创作，一般认为集结成书于春秋战国时期。在以黄帝、岐伯、雷公对话、问答的形式阐述病机病理的同时，主张"不治已病而治未病"，是中国传统医学四大经典著作之一（《黄帝内经》《难经》《伤寒杂病论》《神农本草经》），也是我国医学宝库中现存成书最早的一部医学典籍。《黄帝内经》的编成，标志着我国医学由经验医学上升到了理论医学的新阶段，形成了一套以研究生命本质为要务的理论体系。它首创了阴阳五行病理学、经络学、藏象学、养生和预防医学、"望闻问切"以及针灸法，使之成为一部集古代医学之大成的"百科全书"。

　　天人合一和阴阳五行学说是我国传统文化的核心。古人认为"气"是宇宙和生命的本源，人与天地万物都由"气"所化所生。因此，养"气"、调"气"就成了防病治病最根本的手段。中医以气为本，认为万事万物都是由"气"所化所生。《内经》根据万物本源为气的思想，建立了整体宇宙观。这也是中医有别于世界各国医学的主要特征之一。阴阳五行病理学认为，人体内部虽然部门与结构繁多而各显神通，但它们并不是互不相干、各自为政，而是互相制约、互相影响，有机地配合、协调地进行着人体的生命活动。其实讲究阴阳五行也是后人按照我们的思想为前人进行了补充。这其中，起着协调作用的主要是经络与气血。整体的宇宙观就是相互依存、相互制约，彼此之间互为存在，牵一发而动全身。《黄帝内经》认为，通过经络的联系，人体所有的脏腑器官、孔窍以及皮肉筋骨等组织便成为一个有机整体。一个健康的人，必须要经络畅通，气血充盈。致病因素包括气候、饮食起居和精神情绪三方面的因素。中医养生主张因时、因地、因人而异。协调阴阳平衡是其核心思想。即《易经》所说："与日月合其明，与四时合其序。"

"圣人不治已病治未病"。中医关注的并非疾病本身，而是关注生命运行的本质。主要体现在三个方面：

首先，"法于阴阳，合于术数"，顺应自然规律的发展变化，起居能顺应四时的变化。春三月，应晚睡早起，在庭院里散步，舒缓身体，以使神志随生发之气舒畅；夏三月，应晚睡早起，不要厌恶白天太长，应使腠理宣通，使阳气疏泄于外；秋三月，应早睡早起，保持意志安定，使精神内守，不急不躁；冬三月，应早睡晚起，等到太阳出来再起床，避开寒凉保持温暖，不能让皮肤开张出汗而频繁耗伤阳气。对于四时不正之气能够及时回避，能够顺应

"春夏养阳,秋冬养阴"的法则,即春夏顺应生长之气以养阳,秋冬顺应收藏之气以养阴。

其次,调理精神情志。即保持精神上清净安闲,无欲无求,保持心志闲舒,心情安宁,没有恐惧,调整自己的爱好以适合世俗习惯,不生气,不使思想有过重的负担,以清净愉悦为本务,以悠然自得为目的,春天使情志随生发之气而舒畅,夏天保持心中没有郁怒,秋天保持意志安定不急不躁,冬天使意志如伏似藏,保证心里充实。这样以来,真气深藏顺从,精神持守而不外散。

其三,保持阴平阳密。《黄帝内经》所说:"阴平阳密,精神乃治;阴阳离绝,精气乃绝",阐明了阴阳的平秘对生命活动的重要意义。调和阴阳是最好的养生方法,阳气固密于外,阴气才能内守,如果阳气过于亢盛,不能固密,阴气就要亏耗而衰竭;阴气和平,阳气周密,精神就会旺盛;如果阴阳离绝而不相交,那么精气也就随之耗竭。

中医学的"四诊"望诊、闻诊、问诊、切诊,《黄帝内经》中也给予了详尽的论述。所以中医学获取病人信息的途径就是望、闻、问、切,这不仅在于问病,更重要的在于我们的生活中都有很好的运用和体现。

《黄帝内经》记载的治疗方法非常丰富,包括砭石、针刺、灸炳以及药物等。中医的内容非常广泛,特别是这些传统中医的疗法都是非常有效。《黄帝内经》有关药物方剂的记载虽然很少,但却具体谈到了气候变化对药物性能的影响,还讨论了处方中的君、臣、佐、使的配伍以及剂量、服法、禁忌、五味作用等。因人而异、因时而异，这些都和中医的疗效有着直接的关系。

唐代王冰注《黄帝内经素问》，序中谓："《黄帝内经》十八卷，《素问》即其经之九卷也，兼《灵枢》九卷，乃其数焉。"后世遵此，悉以《素问》《灵枢》为《内经》之双璧。而汉末张仲景、西晋王叔和所见之《九卷》，魏晋皇甫谧《甲乙经》序及《隋书·经籍志》所载之《针经》，则可视为《灵枢》之异名古传本。宋高宗绍兴二十五年乙亥（公元1155年），锦官人史崧校正"家藏旧本"《灵枢经》九卷，八十一篇，并增修音释，附于卷末，刻为二十四卷（后人改为十二卷），即为流传至今之《黄帝内经·灵枢》。

《灵枢》所论医理，与《素问》属于同一体系。所不同者，除阐发阴阳五行、藏府气血、病机治则外，着重论述了经络、腧穴、针具、刺法等。明代马玄台深得《灵枢》之精蕴，于《灵枢注证发微》中谓其"大体浑全，细目毕具，犹儒书之有大学，三纲八目总言互发，真医家之指南，其功当先于《素问》也"。《灵枢》刊行后，流传甚广，复经多次重刻。现存主要版本有：元胡氏古林书堂刻本、明嘉靖赵简王朱厚煜居敬堂刊本、明熊氏种德堂刻本等。此次校点以赵府居敬堂本为底本。只留正文，删去音释。参校胡本、熊本、日刊本、正统道藏本等。

我们这次出版《素问》部分以明顾从德翻刻宋本为底本，《灵枢》部分以明赵府居敬堂本为底本。错别字、繁体字、通假字、异体字等均迳改为通行简化字，同时参考其他版本进行校勘，改正了其中一些错误。

为了便于广大中医爱好者的阅读需要，我们团队在前人研究成果基础上，对全书作了白话注释和翻译，希望读者朋友通过逐字逐句的研读，更好的了解《黄帝内经》的精髓，并自觉地在实践当中更好的传承《黄帝内经》，让它成为我们行动当中一种信仰，成为家庭康宁幸福的基石，国民身体素质提升的保障。

目 录

卷之三

卷之四

卷之五

卷之六

卷之七

卷之八

卷之九

卷之十

卷之十一

卷之十二

卷之十三

下篇·灵枢

卷之一

卷之七

卷之八

卷之九

卷之十

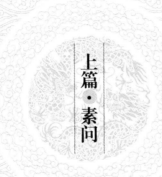

上篇·素问

卷之一

上古天真论篇第一

　　昔在黄帝，生而神灵，弱①而能言，幼而徇齐②，长而敦敏，成而登天。乃问于天师曰：余闻上古之人，春秋皆度③百岁，而动作不衰；今时之人，年半百而动作皆衰者，时世异耶？人将失之耶？

　　【注释】①弱：年纪小。②徇齐：敏捷聪慧。③度：经过。
　　【译文】从前的黄帝，生下来就非常聪明，很小的时候就善于言谈，幼年对身边事物领会得很快。等到长大，敦厚又勤勉，在成年后，他便登上了天子之位。他问岐伯道：我听说上古时期的人，年龄都能超过百岁并且动作不显得老迈；现在的人，年龄刚刚半百，但动作就已衰弱无力了。这是由于时代不同所造成的吗？还是因为现在的人不会养生而造成的呢？

　　岐伯对曰：上古之人，其知道①者，法于阴阳，和于术数，食饮有节，起居有常，不妄作劳，故能形与神俱，而尽终其天年，度百岁乃去②。今时之人不然也，以酒为浆，以妄为常，醉以入房，以欲竭其精，以耗散其真，不知持满，不时御③神，务快其心，逆于生乐，起居无节，故半百而衰也。

【注释】①知道：懂得道理，这里指养生之道。②去：离开，指去世。③御：控制。

【译文】岐伯道：上古时期的人，那些懂得养生之道的，都能够根据天地阴阳的自然变化对自身加以调整适应，用保养精气的方法来调和。他们饮食有所节制，作息遵循一定规律，不过度劳作，不肆意放纵，所以能够形神皆旺，身心协调统一，从而活到上天赐予的自然年龄，等超过百岁后才离开人世。现在的人就不是这样了。他们把酒当水，胡喝海饮，使不正常的生活方式成为了习惯，醉酒行房，恣情纵欲，因而使精气涸绝，为满足嗜好而使真气耗散；他们不知道保持精气的满盈，不会统驭精神，而只求身心的一时愉悦，违背了生活的乐趣之道，作息起居，毫无规律，所以刚活到半百之年就已经衰老了。

夫上古圣人之教也，下皆为之，虚邪贼风，避之有时，恬惔虚无，真气从之，精神内守，病安①从来？是以志闲而少欲，心安而不惧，形②劳而不倦，气从以顺，各从其欲，皆得所愿。故美其食，任其服，乐其俗，高下不相慕，其民故曰朴。是以嗜欲③不能劳其目，淫邪不能惑其心，愚智贤不肖、不惧于物，故合于道。所以能年皆度百岁，而动作不衰者，以其德全不危故也。

【注释】①安：哪里。②形：身体。③嗜欲：追求感官上的享受。

【译文】对于古代精通养生之道的人的教导，人们都能遵守。对虚邪贼风等致病因素，他们能够及时避开，心情闲适安定，排除妄念，使得真气平顺，精神内守，这样疾病又能从哪儿来呢？所以，人们也就能够心神安宁，欲望减少，情绪安定，不会焦虑，身体劳作又不会疲倦，真气也因此而平顺，人人都能得偿所愿。这样人们就会对自己的食物感到美味，对自己的衣服衣服感到满意，对自己的习俗感到喜欢，生活得愉快，无论社会地位的高低，都不会相互羡慕和倾侧，所以他们自然就会朴实无华了。因此追求感官感受不能引起他们的注意，没有淫乱邪僻的事物能够迷乱他们的心志；无论是愚笨的、聪明的、能力大的或是能力小的，都不会因外界的变化而感到忧虑，所以他们的生活方式符合养生之道。他们之所以能够让年龄超过百岁而动作看起来不衰老，正是由于他们懂得修身养性，身体没有被内外邪气所干扰和危害的缘故。

帝曰：人年老而无子者，材力尽邪？将天数然也？

岐伯曰：女子七岁，肾气实，齿更发长。二七而天癸①至，任脉通，太冲脉盛，月事以时下，故有子。三七，肾气平均，故真牙生而长极。四七，筋骨坚，发长极，身体盛壮。五七，阳明脉衰，面始焦，发始堕。六七，三阳脉衰于上，面皆焦，发始白。七七，任脉虚，太冲脉衰少，天癸竭，地道不通，故形坏而无子也。丈夫八岁，肾气实，发长齿更。二八，肾气盛，天癸至，精气溢泻，阴阳和，故能有子。三八，肾气平均，筋骨劲强，故真牙生而长极。四八，筋骨隆盛，肌肉满壮。五八，肾气衰，发堕齿槁。六八，阳气衰竭于上，面焦，发鬓颁白；七八，肝气衰，筋不能动，则齿发去天癸竭，精少，肾脏衰，八八，形体皆极，肾者主水，受五脏六腑之精而藏之，故脏腑盛，乃能泻。今五脏皆衰，筋骨解堕，天癸尽矣，故发鬓白，身体重，行步不正，而无子耳。

【注释】①天癸: 指先天藏于肾精之中, 具有促进生殖功能发育成熟的物质。

【译文】黄帝道: 人年纪老了时不能生育子女, 是由于精力衰竭了吗? 还是受到自然规律的限定?

岐伯说: 女子到了七岁, 肾气就开始充实起来, 乳齿更换, 头发开始茂盛; 十四岁时, 便产生了天癸, 任脉通畅, 太冲脉变得旺盛, 月经来潮, 具备了生育子女的能力; 二十一岁时, 她们肾气充盈, 真牙长出, 牙齿便长全了; 二十八岁时, 她们筋骨强健有力, 头发的生长速度达到最繁盛的时期, 身体变得最为强壮; 三十五岁时, 阳明脉气血开始逐渐衰弱, 颜面开始憔悴, 头发也开始脱落; 四十二岁时, 她们三阳脉开始气血衰弱, 面目已全憔悴, 头发开始变白; 四十九岁时, 任脉气血变得虚弱, 太冲脉的气血也变得衰弱了, 天癸开始枯竭, 月经逐渐断绝, 于是身体变得衰老, 失去了生育能力。男子八岁时, 肾气开始充实, 头发开始茂盛, 乳齿也更换完成; 十六岁时, 他们肾气变得旺盛, 天癸产生, 精气满溢而开始外泻, 阴阳交合便能生育子女; 二十四岁时, 他们肾气充满, 筋骨变得强健有力, 真牙长出, 牙齿长全; 三十二岁时, 他们筋骨变得丰隆结实, 肌肉也变得丰满健壮; 四十岁时, 他们肾气开始衰退, 头发开始脱落, 牙齿也开始枯萎; 四十八岁时, 他们上部阳气逐渐衰竭, 面部憔悴, 头发和两鬓花白; 五十六岁时, 他们肝气变得衰弱, 筋骨活动已不能灵活自如; 六十四岁时, 天癸枯竭, 精气变少, 肾脏衰竭, 牙齿和头发开始脱落, 身体变得衰弱。肾主水, 接受其他各脏腑的精气并加以贮存, 所以五脏功能旺盛, 精气才能外溢。现在五脏功能因年老而衰退, 筋骨松弛无力, 天癸已竭, 以前的头发都变白了, 身体沉重, 步伐不稳, 因而也不能生育子女了。

帝曰: 有其年已老而有子者, 何也?

岐伯曰：此其天寿过度，气脉常通，而肾气有余也。此虽有子，男不过尽八八，女不过尽七七，而天地之精气皆竭矣。

帝曰：夫道者，年皆百数，能有子乎？

岐伯曰：夫道者，能却老而全形，身年虽寿，能生子也。

黄帝曰：余闻上古有真人者，提挈天地^①，把握阴阳。呼吸精气，独立守神，肌肉若一，故能寿敝天地，无有终时。此其道生。中古之时，有至人者，淳德全道，和于阴阳，调于四时，去世离俗，积精全神，游行天地之间，视听八达之外，此盖益其寿命而强者也，亦归于真人。其次有圣人者，处天地之和，从八风之理，适嗜欲于世俗之间。无恚嗔^②之心，行不欲离于世，被服章，举不欲观于俗，外不劳形于事，内无思想之患，以恬愉为务，以自得为功，形体不敝，精神不散，亦可以百数。其次有贤人者，法则天地，象似日月，辨列星辰，逆从阴阳，分别四时，将从上古。合同于道，亦可使益寿而有极时。

【注释】①提挈天地：指能够掌握自然变化的规律。②恚嗔：恚，指愤怒；嗔，指仇恨；泛指愤怒、仇恨等意念。

【译文】黄帝说：有的人年纪已老，却仍然能够生育，这是为什么呢？

岐伯说：这是因为他天赋的精力超越常人，气血经脉仍保持着畅通，肾气仍有余存的缘故。这种人虽然有生育能力，但男子一般不会超过六十四岁，女子一般不超过四十九岁，他们的精气便会变得枯竭。

黄帝说：懂得养生之道的人，年龄都能达到百岁，他们还能生育吗？

岐伯说：懂得养生之道的人，可以防止身体衰老保持形体，虽然年纪老了也能生育子女。我听说上古时期那些称为真人的人，掌握了天地阴阳的变化规律，因而能够调节呼吸，吸收精气，超然独处，守持精神，使筋骨肌肉和整个身体达到高度的协调，因此他们的寿命能够与天地同齐，这是他们修道养生的结果。中古时期，那些超凡脱俗的世外高人，道德淳厚，能够全面掌握养生之道，调和阴阳的四时变化，避开世俗生活的干扰，养精蓄气，集中精神，使其神魂驰骋于广阔的天地中，使视觉和听觉到达八方之外，这是他们延长寿命和强健身体的方法，这种人也可归属为真人的行列。其次，有称为圣人的人，安处于正常的天地自然环境中，遵从八风的规律，让自己的喜好与世俗相应，没有恼怒怨恨之情，遵循世俗的一般准则，没有炫耀世俗的行为。在外，穿着华美的衣服，他们不让身体因事物而劳累；在内，他们没有任何思想负担，以安静、快乐为目的，满足于悠然自得，所以他们的身体不容易衰惫，精神不容易耗散，寿命也可以达到百岁左右。其次，有称为贤人的人，他们能够根据天地的变化、日月的升降、星辰的位置顺从阴阳的消长，适应四时的变迁，追随上古真人，使生活符合养生之道。这样，他们也能增寿益命，只是仍有寿命终结的时候。

四气调神大论篇第二

春三月，此谓发陈①。天地俱生，万物以荣。夜卧早起，广步于庭。被发缓形，以使志生。生而勿杀，予而勿夺，赏而勿罚。此春气之应，养生之道也。逆之则伤肝，夏为寒变。奉长者少。

夏三月，此谓蕃秀②，天地气交，万物华实。夜卧早起，无厌于日。使志无怒，使华英成秀。使气得泄，若所爱在外，此夏气之应，养长之道也。逆之则伤心，秋为痎疟，奉收者少。

秋三月，此谓容平。天气以急，地气以明。早卧早起，与鸡俱兴。使志安宁，以缓秋刑。收敛神气，使秋气平，无外其志，使肺气清，此秋气之应，养收之道也。逆之则伤肺，冬为飧泄③。奉藏者少。

冬三月，此谓闭藏。水冰地坼，无扰乎阳，早卧晚起，必待日光。使志若伏若匿，若有私意。若已有得，去寒就温，无泄皮肤，使气亟夺。此冬气之应，养藏之道也。逆之则伤肾，春为痿厥。奉生者少。

【注释】①发陈：推陈出新。②蕃秀：蕃，繁茂、茂盛；秀，秀丽；蕃秀，即繁茂秀丽。③飧泄：是消化不良而导致泄泻的一种疾病。

【译文】春季的三个月，被称为发陈，是生命萌发的季节。此时，天地自然万物复苏，富有生气，人们应该入夜即睡，早些起床，大步在庭院中散步，散开头发，解开衣带，使形体舒缓，心情舒畅，让万物保持生机而不滥行杀伐，多给予，少敛夺，多奖励，少惩罚，这才是与春季相适应、修养生发之气的方法。如果违背了春生之气，便会损伤肝脏，使供给的夏长之气不足，导致夏季发生寒性病变，能够给予生命成长的物质就会减少。

夏季的三个月，被称为蕃秀，是自然界万物繁盛秀美的季节。此时，天气下降，地气上升，二气相交，植物开花结实，枝繁叶茂。人们应该随夜入眠，早睡早起，不要厌烦日长，保持心情愉悦而无怨怒，使精神之英华与夏气相应，成就其秀美；使精气神宣畅，通泄自如，对外界的事物保持着浓厚的兴趣。这是与夏季气候相适应，修养身心的方法。如果与夏之气候相违，便会损伤心脏，使身体在秋季到来时不能适应，以致容易发生疟疾，能够给予生命成长的物质减少。

秋季的三个月，被称为容平，是自然界万物成熟而主收藏的季节。此时，天高风急，地气清明，人们应早睡早起，按鸡的作息时间而休息活动，保持心境的安宁，以减缓秋季肃杀之气对人的影响；收敛精神气血，来适应秋季容平的特征，使神气不外放，保持肺气的清肃，这就是顺应秋气、养护人体收敛机能的法则。违背了这一法则，就会伤及肺气，到了冬天还会因此生出完谷不化的飧泄，因为身体的收敛机能在秋季没有能得到相应的养护、以致供给冬天的闭藏之力少而不足。

冬天的三个月，被称为闭藏，是万物生机潜伏、闭藏的季节。此时节，水寒成冰，大地开裂，人们应该早睡晚起，一定要等阳光照耀时才起床，使神志若隐若现，就有如个人的隐秘要严守而不外泄，又如获得了渴望已久的东西，秘密隐藏起来一样；要避开寒冷之地，靠近温暖之地，不要让皮肤过于开泄，使人体阳气反复被夺走，这就是冬天保养人体闭藏机能应该要做的事，是养藏之道。违背这个法则，就会伤害肾脏，到了春天，就会发生痿厥之症，使供给生命的生发之物不足。

天气，清净光明者也，藏德^①不止，故不下也。天明则日月不明，邪害空窍，阳气者闭塞，地气者冒明，云雾不精，则上应白露不下，交

天气，清净光明者也，藏德[①]不止，故不下也。

通不表，万物命故不施，不施则名木多死。恶气不发，风雨不节，白露不下，则菀槁不荣。贼风数至，暴雨数起，天地四时不相保，与道相失，则未央绝灭②。唯圣人从之，故身无奇病，万物不失，生气不竭。

逆春气，则少阳不生，肝气内变。逆夏气，则太阳不长，心气内洞。逆秋气，则少阴不收，肺气焦满。逆冬气，则太阴不藏，肾气独沉。

夫四时阴阳者，万物之根本也。所以圣人春夏养阳，秋冬养阴，以从其根，故与万物沉浮于生长之门。逆其根，则伐其本，坏其真矣。

故阴阳四时者，万物之终始也，死生之本也，逆之则灾害生，从之则苛疾不起，是谓得道。道者，圣人行之，愚者佩之。从阴阳则生，逆之则死，从之则治，逆之则乱。反顺为逆，是谓内格。

是故圣人不治已病，治未病，不治已乱，治未乱，此之谓也。夫病已成而后药之，乱已成而后治之，譬犹渴而穿井，斗而铸兵，不亦晚乎。

【注释】①藏德：即隐藏，使不外露。德，这里指自然界中促进生物化作用的力量。②未央绝灭：即生命到寿命的一半就死了。

【译文】天气能够保持清爽洁净、一片光明，是由于上天所具的化生万物之道藏而不露，并健运不息、永不衰减的缘故。如果天上晦暗不明，阴霾笼罩，日月就不能放射光明，这样邪气就会侵入人体的孔窍而产生疾病。如果天上的阳气闭塞不通，大地昏蒙不明，云雾弥漫，日色无光，那么天上下应地气的甘露就不会降下，天地阴阳的交感就不会发生，万物的生机也就因此而不能延续。万物的生机不能延续，即使高大的树木也会大量枯死。不利于万物生长的恶劣气候不能停止，风雨不能按时到来，甘露不能降下，草木就会凋零枯萎而不能繁茂。邪风频频刮来，暴雨屡屡突降，天地阴阳、四季之气不能相互协调，同时又大大背离自然规律，那么万物在各自寿命的半数时就会完全死亡。只有懂得养生之道的圣人能够适应四季阴阳的变化，所以他们的身体从无大病。

要是万物都能像圣人一样，不去背离养生之道，能够适应四季阴阳的变化，它们的生机就不会枯竭。

违背了春季的时令规律，人体的少阳之气就不能焕发生机，肝气也就会因此内郁而引起病变；违背了夏季的时令规律，人体的太阳之气就不能旺盛滋长，心气也就会因此内空而出现虚寒；违背了秋季的时令规律，人体的少阴之气就不能起到收敛的作用，肺气也就会因此枯萎而胀满；违背了冬天的季节规律，人体的太阴之气就不能起到闭藏的作用，肾气也就会因此紊乱而发生沉泄。

四季的阴阳变化，是万物生发、滋长、收敛、闭藏的根本。所以懂得养生的圣人在春夏二季摄养阳气，在秋冬二季保养阴精，这是为了遵从养生的根本规律。顺从它就能和万物一样保持生长发育的根本规律。违背了养生之道的根本规律，便会损害人体的本元、破坏人的身体。

所以四季的阴阳变化，是万物的起点与终点，是生死的根本所在。违背了这个规律，灾祸就会产生；遵从这个规律，便不会身患重病。这样，便可以称得上是掌握了养生之道了。养生之道，圣人遵从它，愚人违背它。顺应四季阴阳变化的人可以生存，违背四季阴阳变化的人就会死亡；顺应四季阴阳变化的人身体能够正常运转，违背四季阴阳变化的人身体就会出现功能紊乱。把顺应四季阴阳变化规律颠倒过来，变成违背其变化规律，因而产生了病变，这就叫"内格"。

所以，圣人不会在生病之后才去治疗，而是在尚未生病时便进行预防；不是在身体功能出现紊乱之后才去调理，而是在身体功能尚未紊乱时就进行预防，说的就是这个道理。疾病已经发生然后才去用药，身体功能紊乱之后才去治疗，这就好比是口渴了然后才去掘井、战斗已经开始了然后才去铸造兵器，那不是太晚了吗？

生气通天论篇第三

黄帝曰：夫自古通天者，生之本，本于阴阳。天地之间，六合之内^①，其气九州、九窍^②、五藏、十二节，皆通乎天气。其生五，其气三。数犯此者，则邪气伤人，此寿命之本也。

苍天之气，清净则志意治，顺之则阳气固，虽有贼邪，弗能害也，此因时之序。故圣人传精神，服天气，而通神明。失之则内闭九窍，外壅肌肉，卫气散解，此谓自伤，气之削也。

阳气者若天与日，失其所，则折寿而不彰，故天运当以日光明。是故阳因而上，卫外者也。

因于寒，欲如运枢，起居如惊，神气乃浮。因于暑，汗，烦则喘喝，静则多言，体若燔炭，汗出乃散。因于湿，首如裹，湿热不攘，大筋緛短，小筋弛长，緛短为拘，弛长^③为痿。因于气，为肿。四维相代，阳气乃竭。

【注释】①六合之内：六合，即东西南北四方及上下；六合之内，代指天地之间。②九州、九窍：九州，古代把中国地区分为冀、兖、徐、青、扬、豫、荆、梁、雍九个区域，简称九州；九窍，指眼、耳、口、鼻及二阴。③弛长：弛缓不收之意。

【译文】黄帝说：自古以来，能够与天气相通是自然生命的根本，而这个根本便在于天地的阴阳变化。天地之间，六合之内，阴阳之气充斥九州，而人在气中，其九窍、五脏、十二节都与天气相通。天气也就是阴阳之气，其变化衍生五行，又依盛衰消长而又分为三阴三阳之气。如果经常不守阴阳五行的变化规律，那么邪气就会侵害人体。所以，遵从阴阳变化规律是寿命得以延续的根本。

苍天之气清净，人的精神就会相应顺畅平和，顺应这种变化，人体就会阳气坚固，即使有贼风邪气也无法侵害身体，这就是顺应四时气候变化规律所得到的结果。因此圣人能够专心致志，顺从天气变化，进而通达阴阳变化之道。如果违背了遵从天气变化规律的原则，在内就会使人体九窍不通，在外便会使肌肉壅塞，卫气便会涣散不固，这就叫做自伤，人体的阳气也因此而会受到削弱。

阳气与人体的关系，就像天和太阳的关系一样，人一旦损耗了自己的阳气，寿命就会不知不觉地减少。所以，就像天的运行离不开太阳的照耀一样，人也离不开阳气的温煦。因此，阳气具有像太阳一样趋上的性质，同时为人体提供护卫的功能。

因为寒，阳气就如门轴在门臼中运转一样在体内活动，如果起居因受到惊吓，扰动了阳气，就容易使神气上浮外散。因为暑，人体会因热汗多，又喘又渴，而且很烦，即使是静坐在那里也会话多，说个没完。其身体就像燔炭，很烫，像炭火烧灼一样，一经出汗，热邪就能散发出去。因于湿，头部像有物蒙裹着一样沉重。如果湿热相兼而得不到排解，就会伤害到人体的大小诸筋，出现大筋短缩或小筋弛纵的现象，造成短缩的筋拘挛，弛纵的筋痿弱。由于风，可致人体浮肿。以上四种邪气相代递变，更代伤人，就会使阳气倾竭。

阳气者，烦劳则张，精绝，辟积①于夏，使人煎厥。目盲不可以视，耳闭不可以听，溃溃乎若坏都，汩汩乎不可止。

阳气者，大怒则形气绝，而血菀于上，使人薄厥②。有伤于筋，纵，其若不容，汗出偏沮，使人偏枯。汗出见湿，乃生痤疿③。高梁之变，足生大疔，受如持虚。劳汗当风，寒薄为皶，郁乃痤。

阳气者，精则养神，柔则养筋。开阖不得，寒气从之，乃生大偻。陷脉为瘘，留连肉腠。俞气化薄，传为善畏，及为惊骇。营气不从，逆于肉理，乃生痈肿。魄汗未尽，形弱而气烁，穴俞以闭，发为风疟。

【注释】①辟积：辟通襞，指折叠衣裙；辟积指衣裙上的褶子，这里是累积的意思。②薄厥：一种因情绪激动、阳气亢奋，使气血上逆郁积于头部而突然发生昏厥的疾病。③痤疿：痤，是一种小疖，皮肤病的一种；疿，即汗疹。

【译文】人体的阳气，在烦劳过度时就会亢盛外放，以致阴精逐渐耗竭，这样阳气就会更盛，而阴气就会更亏，累积到夏季时，便容易让人发生煎厥病，发作时眼睛昏蒙看不到东西，耳朵闭塞听不见声音，精神散败就像都城崩毁、急流奔泻一样不可收拾。

人体的阳气，在大怒时就会上扬，气血上行而淤积于头部，与其他身体部位阻隔不通，以致发生薄厥。这样会伤及诸筋，使筋络弛纵，看起来好像不能收回，以致身体无力。身体经常半身出汗，可能会导致半身不遂；出汗时遇到湿邪阻遏，便会容易生出小的疮疖和痱子；经常吃肥肉、精米等美味，足以导致生长大疔，很容易患病，就象用空容器去装东西一样。在劳动出汗时遇到风寒邪气，便会郁集在皮表形成粉刺，郁积化热而产成疮疖。

阳气在白天时，供养人体的精气，而在夜晚时，滋养人体的筋骨。如果身体的汗孔开闭调节失常，寒气就会随之侵入，减损阳气，以致筋络得不到供养，使人体出现伛偻病。寒气深陷脉络间，留滞在肉腠中，气血便会不通，久而便会成为瘘疮。如果人体的背腧之气失调，就会出现非常惊恐和畏惧状。由于寒气滞留，营卫之气无法跟上，在肌肉和腠理中逆向运行，于是就会产生痈肿。如果魄汗没有出尽，身体虚弱并出现气烁之症，人体的腧穴就会因此关闭，就会发生风疾（风痹、半身不遂等症）。

故风者，百病之始也，清静则肉腠闭，阳气拒，虽有大风苛毒，弗之能害，此因时之序也。

故病久则传化，上下不并，良医弗为。故阳畜积病死，而阳气当隔，隔者当泻，不亟正治，粗乃败亡。

故阳气者，一日而主外，平旦①阳气生，日中而阳气隆，日西而阳气已虚，气门乃闭。是故暮而收拒，无扰筋骨，无见雾露，反此三时，形乃困薄。

【注释】①平旦：旦即日出天明；平旦，即太阳刚刚升起的时候。

【译文】所以，万病都是从受了风开始的。如果人体情绪平稳，肌肉腠理就会变得紧固，阳气就能卫外虽然有六淫外邪等大风苛毒的侵染，也不能对人体造成伤害，这是因为遵循了天地变化之规律保养生气的结果。

所以，人体久病不愈，就会发生病变，如果人体到了上下不通、阴阳阻隔无法沟通的时候，即使有良医也无能为力了。因为阳气过分蓄积，也会致人病死。此时应当将蓄积的阳气隔绝。被隔绝的人，应当应采用通泻的方法进行治疗，如果不及时采取正常的方法治疗，不认真地对待，而被粗疏的医生所误，就会导致因人体的阳气衰败而死亡。

所以，人体的阳气在一天之中，是主导人体外在活动的。清晨，人体的阳气开始生发，中午时达到最旺盛的阶段，太阳偏西时，阳气就会变得很弱，阳气之门（汗孔）开始关闭。所以到了晚上，阳气就要收敛以抗拒外邪的侵扰，这时不要将身体暴露在雾露之中。如果违反了这早、中、晚这三个时间阳气运行的规律，就会导致人体被邪气侵扰，以致免疫机能下降，出现困薄之症。

岐伯曰：阴者，藏精而起亟也；阳者，卫外而为固也。阴不胜其阳，则脉流薄疾，并乃狂。阳不胜其阴，则五脏气争，九窍不通。是以圣人陈阴阳，筋脉和同，骨髓坚固，气血皆从。如是则内外调和，邪不能害，耳目聪明，气立如故。

风客淫气，精乃亡，邪伤肝也。因而饱食，筋脉横解，肠澼为痔。因而大饮，则气逆。因而强力，肾气乃伤，高骨乃坏。

凡阴阳之要，阳密乃固。两者不和，若春无秋，若冬无夏。因而和之，是谓圣度。故阳强不能密，阴气乃绝，阴平阳秘，精神乃治，阴阳离决，精气乃绝。

因于露风，乃生寒热。是以春伤于风，邪气留连，乃为洞泄①，夏伤于暑，秋为痎疟。秋伤于湿，冬逆而咳，发为痿厥。冬伤于寒，春必病温。四时之气，更伤五脏。

阴之所生，本在五味，阴之五宫，伤在五味②。是故味过于酸，肝气以津，脾气乃绝。味过于咸，大骨气劳，短肌，心气抑。味过于甘，心气喘满，色黑肾气不衡。味过于苦，脾气不濡，胃气乃厚。味过于辛，筋脉沮弛，精神乃央。是故谨和五味，骨正筋柔，气血以流，腠理以密，如是，则骨气以精。谨道如法，长有天命。

【注释】①洞泄：指泄泻非常剧烈，如空洞无底。②阴之五宫，伤在五味：阴之五宫，指五脏，是阴精所藏之所，五味本能养五脏，但如果五味太过反而会损伤五脏。

【译文】岐伯说：人体的阴气，具有藏精并且化生阳气的作用。人体的阳气，具有护卫人体体表不受侵蚀并使肌肉腠理变得固密的作用。如果阴气不能平衡掉过多的阳气，那么人体就会出现血脉急促相迫的症状，并且出现精神狂躁的现象。如果阳气不能平衡掉过多的阴气，那么人体就会出现五脏气血失调，以致九窍不通。因此，圣人在谈及阴阳时，强调筋脉的协同调和，这样才会使得骨髓坚固，血气畅顺。这样，人体就会内外调和，邪气不能侵害，耳聪目明，气血运行正常，就像人最初的状态。

如果风邪侵入人体，元气就会损伤，阴精也就会日渐消亡，这是由于外邪伤害了人体的肝脏所致。如果吃的过饱，阻碍升降之机，就会出现经脉纵弛不收的情况，就会出现大便带脓血，进而变为痔疮。如果过量饮酒，就会出现气逆。如果这时强行房事，就会伤害到肾气，脊椎也会受损致残。

所以，大凡阴阳之道的关键，是阳气致密肌肉腠理就会坚固。如果阴阳不和，就好像只有春天而没有秋天，只有冬天而没有夏天一样。因此，阴阳调和，相互为用，这才是维持正常生理状态的圣人养生标准。所以，如果阳气过旺，就会使得肌肉腠理无法坚固，致使阴气无法保存；如果阴气平和，阳气固密，人体气血就会通畅而调和；如果阴阳分离决绝而无法交汇，人体的精气就会随之而竭绝。

如果受到雾露风寒之邪的侵袭，人就会发烧。所以，当春天被风邪所伤，邪气住留在人体内，就会发生腹泻。夏天被暑邪所伤，到了秋天就会发生疟疾。秋天被湿邪所伤，导致冬天肺气上逆，就会咳嗽，发作后就可能会变成痿厥病。冬天被寒邪所伤，到了来年的春天，必定会发生温病。四季的邪气，会更替伤害人体的五脏。

人体阴精的产生，究其根本源于饮食五味。而储藏阴精的五脏，也会因五味而受伤。所以，如果吃多了酸味食物，虽能让肝气淫溢而亢盛，但也会导致脾气因此受到影响而衰竭。如果吃的食物口味过于咸，则会便人体的骨骼受到伤害，出现肌肉萎缩、心气被抑制的情况。如果吃的食物过于甜，就会出现心气满闷、面色发黑，肾气不平衡的情况。如果吃的食物口味过于苦，就会造成脾的运化受影响，过燥而不濡润，从而使胃气滞。如果吃的食物口味过于辣，就会使人体的筋脉过于松弛，精神受到损伤。因此，要谨慎地调和五味，这样才会便骨骼强健，筋脉柔和，气血通畅，肌肉腠理坚实紧密。这样，骨气就会精强有力。因此，如果能够重视养生之道，并且按正确的方法践行，就会长期保有天赋的生命力。

金匮真言论篇第四

黄帝问曰：天有八风^①，经有五风，何谓？

岐伯对曰：八风发邪，以为经风，触五脏，邪气发病。所谓得四时之胜者，春胜长夏，长夏胜冬，冬胜夏，夏胜秋，秋胜春，所谓四时之胜也。

东风生于春，病在肝，俞在颈项；南风生于夏，病在心，俞在胸胁；西风生于秋，病在肺，俞在肩背；北风生于冬，病在肾，俞在腰股；中央为土，病在脾，俞在脊。故春气者病在头，夏气者病在藏，秋气者病在肩背，冬气者病在四支。故春善病鼽衄^②，仲夏善病胸胁，长夏善病洞泄寒中，秋善病风疟，冬善病痹厥。故冬不按蹻，春不鼽衄，春不病颈项，仲夏不病胸胁，长夏不病洞泄寒中，秋不病风疟，冬不病痹厥，飧泄而汗出也。

【注释】①天有八风：八风，指来自东、西、南、北、东南、西南、东北、西北八方之风；天有八风，指自然界中来自八方不正之邪气。②鼽衄（qiú nù）：鼽，指鼻流清涕；衄，指鼻出血。

【译文】黄帝问道：天有八风，人体经脉有五风，为什么会有这样的说法？

岐伯答道：八风是外部的致病邪气，会影响经脉，并伤及五脏，当八风的邪气发作时，就会使五脏发生病变。通常所说的如果掌握了四季变化的规律，懂得四季相生相克的原理，也就是春克长夏，长夏克冬，冬克夏，夏克秋，秋克春，这就是所谓的四季相克的关系。

东风生于春季，疾病多发生在肝脏，最容易从颈项的俞穴侵入；南风生于夏季，疾病多发生在心脏，最容易从胸胁的俞穴处侵入；西风生于秋季，疾病多发生在肺部，最容易从后背的俞穴处侵入；北风生于冬季，疾病多发生在肾脏，最容易从腰股处的俞穴侵入；中央为土，病多发生在脾脏，最容易从后背脊椎处的俞穴侵入。因此春季邪气伤人，多病在头部；夏季邪气伤人，多病在心脏；秋季邪气伤人，多病在肩背；冬季邪气伤人，多病在四肢。春天多发生鼽衄，夏天易发生胸胁方面的疾患，长夏季多发生洞泄等里寒症，秋天易发生风疟，冬天多发生痹厥。所以冬天不要进行按摩等活动而扰动了阳气，来年春天就不会发生鼽衄和颈项等疾病，夏天就不会发生胸胁等疾患，长夏季节就不会发生洞泄等里寒病，秋天就不会发生风疟病，冬天也就不会发生痹厥、飧泄、出汗过多等病症。

夫精者，身之本也。故藏于精者，春不病温。夏暑汗不出者，秋成风疟。

故曰，阴中有阴，阳中有阳。平旦至日中，天之阳，阳中之阳也；日中至黄昏，天之阳，阳中之阴也；合夜至鸡鸣，天之阴，阴中之阴也；鸡鸣至平旦，天之阴，阴中之阳也。

故人亦应之。夫言人之阴阳，则外为阳，内为阴。言人身之阴阳，则背为阳，腹为阴。言人身之脏府中阴阳，则脏者为阴，腑者为阳。肝心脾肺肾五脏、皆为阴。胆胃大肠小肠膀胱三焦六府、皆为阳。

所以欲知阴中之阴、阳中之阳者何也？为冬病在阴[①]，夏病在阳[②]，春病在阴[③]，秋病在阳[④]。皆视其所在，为施针石也。故背为阳，阳中之阳，心也；背为阳，阳中之阴，肺也；腹为阴，阴中之阴，肾也；腹为阴，阴中之阳，肝也；腹为阴，阴中之至阴，脾也。此皆阴阳表里内外雌雄相输应也，故以应天之阴阳也。

【注释】①冬病在阴：肾五行属水，为阴脏，又居于下焦，为阴中之阴。冬病在肾，所以说冬病在阴。②夏病在阳：心五行属火，为阳脏，又居于上焦，为阳中之阳。夏病多在心，所以说夏病在阳。③春病在阴：肝五行属木，为阴脏，体阴而用阳，又居于下焦，为阴中之阳。春病多在肝，所以说春病在阴。④秋病在阳：肺五行属金，为阴脏，又居于上焦，为阳中之阴。秋病多在肺，所以说秋病在阳。

【译文】阴精，是人体的根本。因此，擅长藏精的人阴精内藏而不妄泄，春天就不会得温热病。到了夏季阳气大盛的时候，如果不能排汗散热，到了秋天就会酿成风疟病。

所以说，阴中有阴，阳中有阳，阴阳之中互有阴阳。白天属阳，从早上到中午，自然界的阳气为阳中之阳；从中午到黄昏，自然界中的阳气则属阳中之阴。黑夜属阴，从半夜到鸡鸣，自然界中的阴气为阴中之阴；从鸡鸣到平旦，自然界中的阴气则属阴中之阳。

人的情况也与此相应。就人体的阴阳而言，外部属阳，内部属阴；就身体的部位而论，则背为阳，腹为阴；从人体脏腑的阴阳划分而言，则脏属阴，腑属阳，肝、心、脾、肺、肾五脏都属阴，胆、胃、大肠、小肠、膀胱、三焦六腑都属阳。

所以，想要知道阴中之阴、阳中之阳的道理究竟是什么，就要分析四时疾病是在阴还是在阳，以作为治疗的依据。如冬天生病会伤阴中之阴，夏天生病会伤及阳中之阳，春天生病会伤及阴中之阳，而秋天生病会伤及阳中之阴。所有的病，都要根据疾病的部位来施以针灸砭石刮痧等治疗方法。所以，人体的后背为阳，阳中之阳为心，阳中之阴为肺；人体的前胸和腹部为阴，阴中之阴为肾，阴中之阳为肝，阴中之至阴为脾。所有这一切，这些都是人体阴阳表里、内外雌雄相互联系又相互对应的例证。所以，人与天地的阴阳是相对应的。

帝曰：五藏应四时，各有收受乎？

岐伯曰：有。

东方青色，入通于肝，开窍于目，藏精于肝，故病在头，其病发惊骇。其味酸，其类草木，其畜鸡，其谷麦，其应四时，上为岁星①，是以知病之在筋也，其音角，其数八，其臭臊。

南方赤色，入通于心，开窍于耳，藏精于心，故病在五脏，其味苦，其类火，其畜羊，其谷黍，其应四时，上为荧惑星②，是以知病之在脉也，其音徵，其数七，其臭焦。

中央黄色，入通于脾，开窍于口，藏精于脾，故病在脊，其味甘，其类土，其畜牛，其谷稷，其应四时，上为镇星③，是以知病之在肉也，其音宫，其数五，其臭香。

西方白色，入通于肺，开窍于鼻，藏精于肺，故病在背，其味辛，其类金，其畜马，其谷稻，其应四时，上为太白星④是以知病之在皮毛也，其音商，其数九，其臭腥。

北方黑色，入通于肾，开窍于二阴，藏精于肾，故病在豀，其味咸，其类水，其畜彘，其谷豆，其应四时，上为辰星⑤，是以知病之在骨也，其音羽，其数六，其臭腐。

故善为脉者，谨察五脏六腑，一逆一从、阴阳、表里、雌雄之纪，藏之心意，合心于精；非其人勿教，非其真勿授，是谓得道。

【注释】①岁星：即木星，五行属木。②荧惑星：即火星，五行属火。③镇星：即土星，五行属土。④太白星：即金星，五行属金。⑤辰星：即水星，五行属水。

【译文】黄帝问道：五脏除了和四时相应以外，它们还有各自相类的事物可以归纳吗？

岐伯说：有。东方为青色，与肝相通，开窍于目，精气内藏于肝。发病多在头部，在五味中为酸，在五行中属木，在五畜中属鸡，在五谷中属麦；与四季中的春天对应，在天体中为岁星，所以知道其病多发生在筋上，在五音中为角，其成数为八，其嗅味为臊。

南方的赤色与心相通，心开窍于耳，精气内藏于心，所以病气多发生在五脏中。在五味中为苦，在五行中属火，在五畜中为羊，在五谷中为黍；与四时中的夏季相应，在天体为荧惑星，所以其病多发生在心脉上，其五音为徵，其成数为七，其嗅味为焦。

中央的黄色与脾相通，脾开窍于口，精气内藏于脾，所以其病通常会表现在脊部。脾在五味中属甘，在五行中属土，在五畜中属牛，在五谷中属谷稷；与四时中的长夏相应，在天体上为镇星，所以脾有病多发生在舌根和肌肉；在五音中属宫，其成数为五，其嗅味为香。

西方的白色和肺相通，肺开窍于鼻，精气内藏在肺，所以其病多发生在背部。肺在五味中为辛，在五行中属金，在五畜中属马，在五谷中属稻；与四时中的秋季相应，在天体上为太白星，所以肺病大多体现在背部和皮毛上。在五音中属商，在成数上为九，其嗅味为腥。

北方的黑色与肾相通，肾开窍于二阴，精气内藏在肾，所以其病常常表现在水液代谢上。在五味中为咸，在五行中为水，在五畜中为猪，在五谷中属豆，与四时中的冬季相应；在天体上为辰星，所以肾病多发生在骨头上；在五音中属羽，在成数上为六，其嗅味为腐味。

因此，善于诊脉的医生，要仔细观察五脏六腑的变化，观解其气血逆顺，掌握阴阳、表里、雌雄的变化规律，把这些精深的道理牢记于心。道不轻传，对于那些不是真心实意想学习而又不具备相应条件的人，切勿轻易传授，这才可以称之为掌握了金匮真言的精髓。

卷之二

阴阳应象大论篇第五

黄帝曰: 阴阳者, 天地之道也, 万物之纲纪, 变化之父母^①, 生杀之本始^②, 神明之府^③也。治病必求于本。

故积阳为天, 积阴为地。阴静阳躁, 阳生阴长, 阳杀阴藏。阳化气, 阴成形。寒极生热, 热极生寒。寒气生浊, 热气生清。清气在下, 则生飧泄; 浊气在上, 则生䐜胀。此阴阳反作, 病之逆从也。

故清阳为天, 浊阴为地; 地气上为云, 天气下为雨; 雨出地气, 云出天气。故清阳出上窍, 浊阴出下窍; 清阳发腠理, 浊阴走五脏; 清阳实四支^④浊阴归六腑。

【注释】①父母: 这里指作根源、起源的意思。②生杀之本始: 生, 指生长; 杀, 指消亡; 生杀之本始, 就是自然界万物生长和消亡的根本动力。③神明之府: 神, 变化玄妙, 不能预测; 明, 指事物昭著清楚; 府, 物质积聚的地方; 神明之府, 就是说宇宙万物变化极其玄妙, 有的显而易见, 有的隐匿莫测，都源于阴阳。④清阳实四支：支通"肢"；清阳，指在外的清净的阳气；四肢主外动，所以清阳充实四肢。

【译文】黄帝道：阴和阳，是宇宙天地间的一般规律，是万物运行的法则，是一切事物变化的起源，是一切生命生死的根本，其中包含有大道理，但凡医治疾病，一定要根据阴阳，求得病情变化的根本。

所以清阳之气积聚于上而成为天，浊阴之气积聚于下而成为地。阴气是静止的，阳气是燥动的。阳气主生发，阴气主成长。阳主肃杀，阴主收藏。阳能化生力量，阴能构成体形。寒到极点会生热，而热到极点会生寒。寒气能生成浊阴，热气能生成清阳。如果清阳之气在下不升，人就会发生腹泄之病；如果阴浊之气在上不降，人就会发生头痛。这说明阴阳之气如果出现反常，人体疾病也就会发生逆和顺的变化。

所以，大自然的清阳之气上升为天，浊阴之气下降为地。地气蒸发上升为云，天气凝聚下降为雨；雨为地气上升之云转变而成，云由天气蒸发水气而成。人体的变化也是这样，清阳之气由上窍出，浊阴之气由下窍出；清阳之气从腠理发泄，阴浊之气往五脏内注；清阳之气充实于四肢，阴浊之气内流于六腑。

水为阴，火为阳，阳为气，阴为味。味归形，形归气，气归精，精归化，精食气，形食味，化生精，气生形，味伤形，气伤精，精化为气，气伤于味。

阴味出下窍，阳气出上窍。味厚者为阴，薄为阴之阳。气厚者为阳，薄为阳之阴。味厚则泄，薄则通。气薄则发泄，厚则发热。壮火之气衰，少火之气壮。壮火食气，气食少火。壮火散气，少火生气。

气味辛甘发散为阳，酸苦涌泄为阴。阴胜则阳病，阳胜则阴病。阳胜则热，阴胜则寒。重寒则热，重热则寒。寒伤形，热伤气。气伤痛，形伤肿。故先痛而后肿者，气伤形也；先肿而后痛者，形伤气也。

风胜则动^①，热胜则肿，燥胜则干，寒胜则浮^②，湿胜则濡泻^③。

　　天有四时五行，以生长收藏，以生寒暑燥湿风。人有五脏，化五气，以生喜怒悲忧恐。故喜怒伤气，寒暑伤形。暴怒伤阴，暴喜伤阳。厥气^④上行，满脉去形。喜怒不节，寒暑过度，生乃不固。故重阴必阳，重阳必阴。

　　故曰，冬伤于寒，春必温病；春伤于风，夏生飧泄；夏伤于暑，秋必痎疟；秋伤于湿，冬生咳嗽。

　　【注释】①风胜则动：动，即动摇，这里指痉挛、抽搐及眩晕一类的症状。风性善行，所以风胜则动。风胜则动就是说风邪偏胜就会出现痉挛、抽搐及眩晕这一类的症状。②浮：有浮肿、脉浮、胀满虚浮之病的含义。③濡泻：指腹泻黏腻之病。④厥气：指厥逆不顺之气。

　　【译文】水由阴气形成，火由阳气化成。人体的阳由气积聚而成，人体的阴由食物转化而成。人吃食物可以滋养形体，这是因为有阳气推动的结果。而阳气的产生，又是由精气所化生，而精又是由阳气化生而来，因此形体的滋养靠食物，食物经过生化产生精，再经过气化滋养形体。同时阴精的产生必定会消耗阳气，形体的强壮必定会消耗食物。另外旺盛的生化活动可产生阴精，充足的阳气可让形体保持强壮。但是食物不足或太过必定会损伤形体，阳气过旺就会消耗阴精。阴精可转化为气，而气往往又被食物所伤。

　　味属阴，所以趋向下窍；所以趋向上窍。五位之中，味厚的属于纯阴，味薄的属于阴中之阳。气厚的属于纯阳，气薄的属于阳中之阴。味厚的有泄下作用，味薄的有疏通作用。气薄的能够向外发泄邪气，气厚的能助阳发热。亢阳能使元气衰弱，微阳能使元气旺盛。因为亢阳会侵蚀元气，而元气有赖于微阳的煦养。亢阳耗散元气，微阳却使元气增强。气味之中，辛甘而有发散作用的属阳，酸苦而又涌泄作用的属阳。

凡气味辛甘而具有发散功用的为阳，气味酸苦而具有通泄功用的为阴。人体的阴阳是相对平衡的，如果阴气太过，则会导致阳气受损；同样，如果阳气过多，则阴气会受损。阳气太过，便会表现出热性病症；阴气太过，则会表现出寒性病症。寒到了极点，就会表现热象；同样，热到了极点，就会表现寒象。寒会使人体形体受损，而热则会使人体的气受损。气受损了，会让身体某部位产生疼痛，在形体上会导致肿胀。所以，先痛而后肿的，是气损伤了形体；而先肿而后痛的，则是形体损伤了气。风邪太过，则会发生痉挛动摇；热邪太过，便会发生红肿；燥气太过，则会发生干枯；寒气太过，则会发生浮肿；湿气太过，则会发生濡泻。

大自然有春、夏、秋、冬四时的交替，有木、火、土、金、水五行的变化，由此产生了寒、暑、燥、湿、风的气候，影响着自然界的生、长、化、收藏的变化。人有肝、心、脾、肺、肾五脏，五脏之气化生五志，产生了喜、怒、悲、忧、恐五种不同的情绪。所以，喜怒等情绪变化可以伤气，寒暑外侵可以伤形；突然大怒会损伤阴气，突然大喜会损伤阳气。如果足厥阴肝经之气逆而上行，充满了经脉，那么人便会神气浮越，离开形体。所以如果人喜怒无常，不加节制，不善调适寒暑，生命就会不稳定。所以，阴极必定会转化为阳，阳极必定会转化为阴。

所以说，冬季如果受了寒气的伤害，春天就容易发生温病；春天如果受了风邪的伤害，夏季就容易发生飧泄；夏季如果受了暑气的伤害，秋天就容易发生疟疾；秋季如果受了湿气的伤害，冬天就容易产生咳嗽病。

帝曰：余闻上古圣人，论理人形，列别脏府，端络经脉，会通六合①，各从其经，气穴②所发，各有处名，谿谷属骨③，皆有所起，分部逆从，各有条理，四时阴阳，尽有经纪④，外内之应，皆有表里，其信然乎？

岐伯对曰：东方生风，风生木，木生酸，酸生肝，肝生筋，筋生心, 肝主目。其在天为玄, 在人为道, 在地为化, 化生五味, 道生智, 玄生神, 神在天为风, 在地为木, 在体为筋, 在藏为肝, 在色为苍, 在音为角, 在声为呼, 在变动为握⑥, 在窍为目, 在味为酸, 在志为怒。怒伤肝, 悲胜怒; 风伤筋, 燥胜风; 酸伤筋, 辛胜酸。

南方生热, 热生火, 火生苦, 苦生心, 心生血, 血生脾, 心主舌。其在天为热, 在地为火, 在体为脉, 在藏为心, 在色为赤, 在音为徵, 在声为笑, 在变动为忧, 在窍为舌, 在味为苦, 在志为喜。喜伤心, 恐胜喜; 热伤气, 寒胜热, 苦伤气, 咸胜苦。

中央生湿, 湿生土, 土生甘, 甘生脾, 脾生肉, 肉生肺, 脾主口。其在天为湿, 在地为土, 在体为肉, 在藏为脾, 在色为黄, 在音为宫, 在声为歌, 在变动为哕⑦, 在窍为口, 在味为甘, 在志为思。思伤脾, 怒胜思; 湿伤肉, 风胜湿; 甘伤肉, 酸胜甘。

西方生燥, 燥生金, 金生辛, 辛生肺, 肺生皮毛, 皮毛生肾, 肺主鼻。其在天为燥, 在地为金, 在体为皮毛, 在藏为肺, 在色为白, 在音为商, 在声为哭, 在变动为咳, 在窍为鼻, 在味为辛, 在志为忧。忧伤肺, 喜胜忧; 热伤皮毛, 寒胜热; 辛伤皮毛, 苦胜辛。

【注释】①会通六合: 会通, 即交会贯通; 六合, 指十二经脉相互配合成六对。②气穴: 经气所汇集的部位, 即穴位。③䐃谷属骨: 肉之小会为䐃, 肉之大会为谷; 属骨指与䐃谷相连的骨节。④经纪: 同纲纪, 此处作规律讲。⑤玄: 指自然界深远微妙的化生力量。⑥握: 指抽搐握拳, 是肝主筋病变时的表现。⑦哕: 即干呕。

【译文】黄帝问道: 我听说上古时代的圣人, 讲求了解人体的形态, 分辨人体内在的脏腑, 了解经脉的分布, 对十二经脉阴阳表里相合融会贯通, 使各自依照其经络循行的路线; 各处气穴, 各有称呼; 肌肉间的空隙以及关节, 各有自己的起点; 分属部位的或逆或顺, 各有自己的条理；天地四时的阴阳变化，都有自己的规律纪纲；人体的外部环境与内部相互关联，各有表有里。这些说法正确吗？

歧伯回答说：东方与春相应，春日暖风和，草木生发，草木能产生酸味，酸味能生养肝气，肝气又能滋养筋络，筋络柔和能生养心神，肝气与眼睛相关联。它在自然就是深远微妙而无穷的，在人能够知道自然界变化的道理，大地有生化，所以能产生一切生物；万物产生了五味，人能知道自然界变化的道理就能产生一切智慧，宇宙间的深远微妙是变化莫测的。变化在天则为风气，在地则为木气，在人体则为筋络，在五脏则为肝，在五色则为苍，在五音则为角，在五声则为呼，在病变的表现中则为握，在七窍为目，在五味为酸，在情绪变化中为怒。怒气能伤肝，悲伤则能够抑制怒；风能伤筋骨，燥则能够抑制风；食酸味过多能伤筋，而辛味则能抑制酸味。

南方与夏相应，夏阳气盛而生热，热极则生火，火气会产生苦味，苦味能滋长心气，而心气能化生血气，血气充足便又能生脾，心气与舌相关联。它在天为热气，在地为火气，在人体为血脉，在五脏为心，在五色中为赤，在五音中为徵，在五声中为笑，其病变则表现为忧，在窍为舌，在五味为苦，在情绪变化中为喜。喜能伤心，但恐惧能抑制喜；热会损伤气，但寒气能抑制热；苦能损伤气，但咸能抑制苦味。

中央与长夏相应，长夏生湿，湿能产生土气，土气能产生甘味，甘味能滋养脾气，脾气能滋长肌肉，肌肉丰满又能养肺，脾气主要与口相关联。它在天为湿气，在地为土气，在人体为肌肉，在五脏为脾，在五色中为黄，在五音中为宫，在五声中为歌，其病变则表现为哕，在窍为口，在五味为甘，在情绪变化中为思。思伤脾，怒气可以抑制思虑；湿气能伤肌肉，风气可以抑制湿气，甘味能损伤肌肉，酸味可以抑制甘味。

西方与秋相应，秋天天气急且生燥，燥能生金，金能产生辛味，辛味可以滋润肺气，肺气能滋养皮毛，皮毛润泽便又可以养肾，肺气主要与鼻相关联。它在天为燥气，在地为金气，在人体为皮毛，在五脏为肺，在五色中为白，在五音中为商，在五声中为哭，其病变则表现为咳，在窍为鼻，在五味为辛，在情绪变化中为忧。忧能损伤肺，喜可以抑制忧；热能损伤皮毛，寒能够抑制热；辛味会损伤皮毛，苦味可以抑制辛味。

北方生寒，寒生水，水生咸，咸生肾，肾生骨髓，髓生肝，肾主耳。其在天为寒，在地为水，在体为骨，在藏为肾，在色为黑，在音为羽，在声为呻，在变动为栗，在窍为耳，在味为咸，在志为恐。恐伤肾，思胜恐；寒伤血，燥胜寒；咸伤血，甘胜咸。

故曰，天地者，万物之上下也；阴阳者，血气之男女也；左右者①，阴阳之道路也；水火者，阴阳之征兆也；阴阳者，万物之能始②也。

故曰，阴在内，阳之守也；阳在外，阴之使也。

帝曰：法阴阳奈何？

岐伯曰：阳胜则身热，腠理闭，喘粗为之俯仰③，汗不出而热，齿干以烦冤④，腹满，死，能冬不能夏。阴胜则身寒，汗出，身常清，数栗而寒，寒则厥，厥则腹满，死，能夏不能冬。此阴阳更胜之变，病之形能也。

帝曰：调此二者奈何？

岐伯曰：能知七损八益⑤，则二者可调，不知用此，则早衰之节也。年四十，而阴气自半也，起居衰矣。年五十，体重，耳目不聪明矣。年六十，阴痿，气大衰，九窍不利，下虚上实，涕泣俱出矣。

故曰，知之则强，不知则老，故同出而名异耳。智者察同，愚者察异，愚者不足，智者有余，有余则耳目聪明，身体轻强，老者复壮，壮者益治。是以圣人为无为之事，乐恬惔之能，从欲快志于虚无之守，故寿命无穷，与天地终，此圣人之治身也。

天不足西北，故西北方阴也，而人右耳目不如左明也。地不满东南，故东南方阳也，而人左手足不如右强也。

【注释】①左右者，阴阳之道路也：阴右行，阳左行，阳从左升，阴从右降，所以说阳从左右是阴阳的道路。②能始：能与"胎"通假，能始，本始，根源的意思。③喘粗为之俯仰：喘粗即呼吸困难的意思；喘粗为之俯仰，意思就是指因呼吸困难而前俯后仰。④烦冤：即心胸烦乱之义。⑤七损八益：七损，指房事中损伤人体精气的七种情况；八益，指房事对人体精气有益的八种情况。

【译文】北方与冬相应，冬天产生寒气，寒气能产生水气，水气能产生咸味，咸味又滋养肾气，肾气能生长骨髓，骨髓充实便又可养肝，肾气主要与耳相关联。它在天为寒气，在地为水气，在人体为骨髓，在五脏为肾，在五色中为黑，在五音中为羽，在五声中为呻，其病变则表现为战栗，在窍为耳，在五味中为咸，在情绪的变化中为恐。恐会损伤肾，思可以抑制恐；寒会损伤血气，燥可以抑制寒；咸能损伤血气，甘味可以抑制咸味。

所以说，天与地，是万物的上与下；阴与阳，在血气分别与男女相对应；左与右，是阴阳运行的道路；水与火，一性寒一性热，是阴阳的象征；阴阳的变化，是万物生长的起源。

所以说，阴在内，阳为之镇守；阳在外，为阴所役使，他们是相互为用的。

黄帝道：那要如何将阴阳的法则运用于医学呢？

岐伯回答说：如阳气太盛，那么身体就会发热，腠理将紧闭，气粗喘促，呼吸困难，身体感觉就像拉着重物，无汗发热，唇齿干燥，烦闷，如果出现腹部胀满，那便是死症。这种病人，冬天还能支持，到了夏天就无法承受了。如果阴气盛，那么身体就会发寒且汗多，或是常觉身体冷，不时战栗发寒，甚至出现手足厥逆，如果因手足厥逆而出现腹部胀满的，便是死症。这种病人，夏天还能支持，但到了冬天就不能承受了。这就是阴阳出现交互胜负所表现出来的病症。

黄帝问道：要如何才能调摄阴阳呢？

岐伯说：如果懂得了"七损""八益"的养生之道，那么人体的阴阳就可以调摄；如果不懂得这些道理，就会发生早衰的现象。普通人年到四十，阴气衰减便会过半了，其起居动作，也会渐渐变得迟缓；到了五十岁，身体开始出现沉重现象，耳目也不够聪明了；到了六十岁时，便会阳痿，肾气大衰，九窍开始无法通利，会出现下虚上实的现象，常常无法控制眼泪、鼻涕的流出。

所以说，懂得调摄阴阳的人身体就强健，不知道调摄阴阳的人身体便容易衰老，所以同样的一个身体，却出现了强弱不同的两个结果。懂得养生之道的人，能够懂得利用身体共有的健康本能；不懂养生之道的人，只知道身体的强弱有异。不善于调摄阴阳的人，常感觉到身体的精气神不足，而重视调摄阴阳的人，常感觉到身体的精气神有余；有余则耳聪目明，身体轻快强健，即使年纪已老，身体也强壮，当然本来身体强壮的，就变得更健康了。所以，圣人不作勉强的事情，不会胡思乱想，他们有乐观愉快的旨趣，使人心旷神怡，保持着宁静的生活，所以他们的寿命无穷，能尽享天年。这就是圣人的养生之道。

西北方地多天少，因此西北方属阴，而人的右耳也不如左耳聪敏；东南方天多地少，所以东南方属阳，而人的左手左脚也不如右边的强健。

帝曰：何以然？

岐伯曰：东方阳也，阳者其精并于上，并于上，则上明而下虚，故使耳目聪明，而手足不便也。西方阴也，阴者其精并于下，并于下，则下盛而上虚，故其耳目不聪明，而手足便也。故俱感于邪，其在上则右甚，在下则左甚，此天地阴阳所不能全也，故邪居之。

故天有精，地有形，天有八纪①，地有五里，故能为万物之父母。清阳上天，浊阴归地，是故天地之动静，神明为之纲纪，故能以生长收藏，终而复始。惟贤人上配天以养头，下象地以养足，中傍②人事以养五脏。天气通于肺，地气通于嗌，风气通于肝，雷气通于心，谷气通于脾，雨气通于肾。六经为川，肠胃为海，九窍为水注之气。以天地为之阴阳，阳之汗，以天地之雨名之；阳之气，以天地之疾风名之。暴气象雷，逆气象阳。故治不法天之纪，不用地之理，则灾害至矣。

故邪风之至，疾如风雨，故善治者治皮毛，其次治肌肤，其次治筋脉，其次治六腑，其次治五脏。治五脏者，半死半生也。

故天之邪气，感则害人五脏；水谷之寒热，感则害于六腑；地之湿气，感则害皮肉筋脉。

故善用针者，从阴引阳，从阳引阴，以右治左，以左治右，以我知彼，以表知里，以观过与不及之理，见微得过③，用之不殆。善诊者，察色按脉，先别阴阳；审清浊，而知部分；视喘息，听音声，而知所苦；观权衡规矩④而知病所主。按尺寸，观浮沉滑涩，而知病所生；以治无过，以诊则不失矣。

故曰，病之始起也，可刺而已；其盛，可待衰而已。故因其轻而扬之，因其重而减之，因其衰而彰之。形不足者，温之以气；精不足者，补之以味。其高者，因而越之；其下者，引而竭之；中满者，泻之于内；其有邪者，渍形以为汗；其在皮者，汗而发之；其慓悍者，按而收之；其实者，散而泻之。审其阴阳，以别柔刚，阳病治阴，阴病治阳，定其血气，各守其乡，血实宜决之，气虚宜掣引之。

【注释】①八纪：春分、秋分、夏至、冬至、立春、立夏、立秋、立冬八个节气合称八纪。②傍：即依靠，这里意思是效法、按照。③见微得过：微，指病初发之征兆；过，指疾病所在；见微得过，就是能及早正确认识疾病的轻重程度的意思。④权衡规矩：权，古代的秤砣，有下沉的意象；衡，古代的秤杆，有平衡的意象；规，圆润的器物，有圆润的意象；矩，为方形的器物有平盛的意象；权衡规矩又来借代四时的四种脉象。

【译文】黄帝问道：为什么会这样呢？

岐伯说：东方属阳，阳性向上，所以人体的精神便集合在下部；集合在下部，所以下部强盛而上部虚弱，因而耳目不聪明但手足便利。如果左右同样都受了外邪侵扰，且邪气在上部，那么身体的右侧便会较重；如果邪气在下部，那么身体的左侧就会较重，这是天地阴阳不能全的缘故，而人体也有阴阳、左右不同的区别，所以邪气就能乘虚而入了。

所以，天有精气，地有形体；天有八个节气，地有五方的道理，因此天地是万物生长的本源。无形的清阳上升归天，有形的浊阴下降归地，所以天地的运动与静止，是以阴阳的变化为依据的，所以有万物的春生、夏长、秋收、冬藏，终而复始，循环不休。懂得这些道理的人，他们把人的头部来比天，把下部的脚来比地，把中部的五脏来比人事，以此来调养身体。天的轻清之气与肺相通，地的水谷之气与咽喉相通，风木之气与肝相通，雷火之气与心相通，溪谷之气与脾相通，雨水之气与肾相通。六经就好像河流，肠胃就好像大海，上下九窍都由水津之气贯注。如果把天地与人体的阴阳相比，那么阳气发泄的汗，就好像天的下雨；人身的阳气，就好像天地的疾风；人的暴怒之气，就好像天的雷霆；逆上之气，就好像阳热之火。所以，调养身体如果不取法自然，那么就会发生疾病了。

所以，当外来的邪风伤害人体时，急如疾风暴雨。善于治病的医生，当邪风还在皮毛的时候，就会给予治疗；技术较差的，当邪风侵入肌肤时才治疗；又更差的，当邪风侵入五脏时才治疗。假如病邪侵入到了五脏，就非常严重了，这时治疗的效果，就会死生各半了。

所以，自然界中的邪气一旦侵袭了人体，就会伤害五脏；饮食的寒或热，吃后就会损害人的六腑；地之湿气，接触后就会损害皮肉和筋脉。

所以，善于运用针疗法的医生，当知经脉的虚实，并取法于阴阳，从阴而引阳分之邪，从阳而引阴分之气；病在左边的从右边治之，病在右边的从左边治之；以自己正常的状态比较出病人的异常状态；通过病人体表的症候，知道病人内在的疾病；通过观察正邪虚实而进行补泻；通过观察细微的异常变化而知道病情的危险所在。这样再治疗疾病，就不致使病情发展到危险的地步了。善于诊治的医生，会先通过诊察病人的色泽和脉搏，辨别病症的阴阳属性；审察五色的清浊，从而知道病症的部位；观察病人的呼吸，听病人发出的声音，得知病患的病苦；诊察四时色脉的变化，来分析脏腑的病情；探察寸口的脉，从它的浮、沉、滑、涩，来了解疾病产生的原因。这样，在诊断上就不会出差错，治疗也就不会有失误了。

所以说，病在开始的时候，邪气在表，可以用针刺法发泄病邪来治愈。如果病邪很盛，可留针以等待邪气自行衰减。所以凡是病轻而在表的，可使用发散宣扬的方法；病重在里的，可用导泻的方法；气血亏虚的，可用补益法恢复其气血。阳气不足的，可用温补阳气的方法；阴精不足的，可用厚味滋阴的方法。病在膈上的，可用吐法；病在脐下的，可用疏导的方法；病表现为腹中胀满的，可用泻下的方法；若邪在肌表的，可用汗法使病人出汗；邪在皮肤的，可用发汗的方法；病势急暴迅猛者，可根据具体病状而予以制伏，实症可用散法或泻法。观察病邪在阴或在阳，能判别其刚柔属性。阳病可以治阴，阴病可以治阳。确定病邪在血与在气，防止血病伤及气、气病伤及血，血液瘀阻的，可用破血化淤法，气虚的可用以实济虚的导引法。

阴阳离合论篇第六

黄帝问曰：余闻天为阳，地为阴，日为阳，月为阴，大小月三百六十日成一岁，人亦应之。今三阴三阳，不应阴阳①，其故何也？

岐伯对曰：阴阳者，数之可十，推之可百，数之可千，推之可万，万之大不可胜数，然其要一也。天覆地载，万物方生，未出地者，命曰阴处，名曰阴中之阴；则出地者，命曰阴中之阳。阳予之正，阴为之主。故生因春，长因夏，收因秋，藏因冬，失常则天地四塞。阴阳之变，其在人者，亦数之可数。

帝曰：愿闻三阴三阳之离合也。

岐伯曰：圣人南面而立，前曰广明，后曰太冲。太冲之地，名曰少阴；少阴之上，名曰太阳。太阳根起于至阴，结于命门，名曰阴中之阳。中身而上，名曰广明，广明之下，名曰太阴，太阴之前，名曰阳明，阳明根起于厉兑，名曰阴中之阳。厥阴之表，名曰少阳，少阳根起于窍阴，名曰阴中之少阳。是故三阳之离合也，太阳为开，阳明为阖，少阳为枢。三经者，不得相失也，搏而勿浮②，名曰一阳。

帝曰：愿闻三阴。

岐伯曰：外者为阳，内者为阴，然则中为阴，其冲在下，名曰太阴，太阴根起于隐白，名曰阴中之阴。太阴之后，名曰少阴，少阴根起于涌泉，名曰阴中之少阴。少阴之前，名曰厥阴，厥阴根起于大敦，阴之绝阳，名曰阴之绝阴。是故三阴之离合也，太阴为开，厥阴为阖，少阴为枢。三经者，不得相失也。搏而勿沉，名曰一阴。阴阳㶁㶁，积传为一周，气里形表③而为相成也。

【注释】①不应阴阳：指与天地日月阴阳不相呼应，泛指天人不应。②搏而勿浮：搏，搏斗，指相互缠绕；勿浮：指各自不是那种漂浮分离的状态。③气里形表：气行于人体的内里，从而确定了外表的形体。

【译文】黄帝问道：我听说天属阳，地属阴；日属阳，月属阴；大月和小月合起来共三百六十天而为一年，人体也与这相应。现在听说人体的三阴三阳和天地阴阳之数不相符合，这是什么原因？

歧伯回答说：天地阴阳的范围极其广泛，当你数出十种时，由此可推算出上百种；当你数出上千种时，由此可推算出上万种，由此再演绎下去可达无穷尽，但是其总的规律都是一样的，脱离不了对立与统一。宇宙间，天覆地载，万物初生，还没有长出地面之时，叫处于阴处，称之为阴中之阴；如果已长出地面，就叫做阴中之阳。有阳气，万物才能够生长；有阴气，万物才能够化形。所以凭借春天的温暖，万物得以生发；凭借夏气的炎热，万物得以生长；凭借秋天的清凉，万物得以收敛；凭借冬天的寒冷，万物得以闭藏。如果四时阴阳失序，气候反常，四时的生、长、收、藏就会失去正常秩序。这种阴阳的变化规律，对于人来说也是有一定规律并可以推测的。

黄帝说：我想听你说说三阴三阳的离合情况。

歧伯说：圣人面向南而立，前方名叫广明，后方名叫太冲脉。行经太冲的经脉，叫做少阴；在少阴经上面的经脉，名叫太阳。太阳经的下端起于小脚趾外侧的至阴穴，其上端与晴明穴相连结，因太阳为少阴之表，所以称为阴中之阳。再以人体上下而言，上半身属于阳，称为广明，广明之下称为太阴，太阴前面的经脉，叫做阳明。阳明经的下端起于大脚指侧、次脚指端的厉兑穴，因为阳明是太阴之表，所以称为阴中之阳。厥阴之表，是少阳经，少阳经起于窍阴穴，因少阳居于厥阴之表，所以称之为阴中之少阳。所以，三阳经的离合，分开来说，太阳主表为开，阳明主里为阖，少阳介于表里之间为枢。但三者之间不是各自为政，而是相互紧密联系、互不可分的，所以合起来称为一阳。

黄帝说：我想再听你讲讲三阴的离合情况。

歧伯说：在外的为阳，在内的为阴，所以在里的经脉称为阴经，经过少阴前面的称为太阴。太阴经起于大脚指端的隐白穴，称为阴中之阴。太阴的后面，称为少阴。少阴经起于足底的涌泉穴，称为阴中之少阴。少阴的前面，称为厥阴。厥阴经起于大脚指端的大敦穴，由于两阴相合而没有阳，而厥阴又处于最里，所以称之为阴之绝阴。因此，三阴经的离合，分开来说，太阴为三阴之表，为开；厥阴为三阴之里，为阖；少阴位于太、厥表里之间，为枢。三阴之间不是各自为政，而是相互协调紧密相联的，所以合起来称为一阴。阴阳之气运行不息，流转于全身，气里形表，形成相辅相成的局面。

阴阳别论篇第七

黄帝问曰：人有四经十二从，何谓？

岐伯对曰：四经应四时，十二从应十二月，十二月应十二脉。脉有阴阳，知阳者知阴，知阴者知阳。凡阳有五，五五二十五阳。所谓阴者，真脏也，见则为败，败必死也；所谓阳者，胃脘之阳也。别于阳者，知病处也；别于阴者，知死生之期。

三阳在头，三阴在手，所谓一①也。别②于阳者，知病忌时；别于阴者，知死生之期。谨熟阴阳，无与众谋。

所谓阴阳者，去者③为阴，至者④为阳；静者为阴，动者为阳；迟者为阴⑤，数者⑥为阳。凡持真脉之脏脉者，肝至悬绝急，十八日死；心至悬绝，九日死；肺至悬绝，十二日死；肾至悬绝，七日死；脾至悬绝，四日死。

【注释】①一：一致。②别：辨别，区别。③去者：离去，落下。④至者：跳起。⑤迟者：指迟脉，跳动缓慢，每分钟六十次以下。⑥数者：数脉，跳动急促。

【译文】黄帝问道：人有四经十二从，这讲的是什么呢？

岐伯答道：四经，是指人体与四时（四季）相对应的脉象；十二从，是指人体与十二个月相对应的十二经脉。脉有阴阳之分，了解了什么是阳脉就能明白什么是阴脉，明白了什么是阴脉就能知道什么是阳脉。阳脉有五种，即春弦、夏钩、长夏缓、秋毛、冬石，五脏和五种脉对应起来共有二十五种脉象。所谓阴脉，就是脉相中没有胃气，称为真脏脉象。真脏脉是胃气已经败坏的象征，如果败象已见，那么可以断定其必死。所谓阳脉，就是指有胃气的脉。辨别阳脉的情况，就可以知道病变之所在；辨别真脏脉的情况，就可以知道死亡的时期。

三阳经脉的诊察部位，在结喉两边的人迎穴；三阴经脉的诊察部位，在手鱼际之后的寸口。健康状态之下，一般人迎与寸口的脉象是一致的。辨别属阳的胃脉，便可知道时令、气候与疾病的宜忌；辨别属阴的真脏脉，便能知道病人的死亡时期。临诊时应谨慎辨别清楚阴脉与阳脉，不致让众人疑惑而非议纷纭。

所谓脉象的阴阳，脉象下落的为阴，脉象跳起来的为阳；脉象平衡安静的为阴，脉象跳动不停的为阳；脉象跳动平缓迟涩的为阴，脉象跳动活跃的为阳。凡是诊断出了没有胃气的真脏脉，肝脉像一线孤悬，似断似绝，或者弦急而硬，十八天后当死；如果心脉出现孤悬断绝，九日后当死；如果肺脉出现孤悬断绝，十二日后当死；如果肾脉出现孤悬断绝，七日后当死；如果脾脉出现孤悬断绝，四日后当死。

曰：二阳之病发心脾，有不得隐曲，女子不月；其传为风消，其传为息贲①者，死不治。

曰：三阳为病，发寒热，下为痈肿，及为痿厥腨痛；其传为索泽②，其传为颓疝。

曰：一阳发病，少气善咳善泄；其传为心掣③，其传为隔。二阳一阴发病，主惊骇背痛，善噫善欠，名曰风厥。二阴一阳发病，善胀心满善气。三阳三阴发病，为偏枯痿易，四支不举。

鼓一阳曰钩，鼓一阴曰毛，鼓阳胜急曰弦，鼓阳至而绝曰石，阴阳相过曰溜。

【注释】①息贲: 指肺积。②索泽: 皮肤涩而不滑泽。③心掣: 心悸掣动。

【译文】一般来说, 如果胃肠有病, 那么可能会影响心脾, 病人往往有难言的隐情, 如果是女子就会月经不调, 甚至经闭。如果病久传变, 或因情志郁结而形体消瘦, 成为"风消", 或者呼吸急促, 气息上逆, 成为"息贲", 那么就无法治疗了。

一般来说, 如果三阳经发病, 多有寒热的症状, 或者下部酸胀肿痛, 或者两脚痿弱无力, 小腿肚酸痛。如果病久传变, 或是皮肤干燥而不润泽, 或会因寒湿下注而引起阴囊肿。

一般来说, 如果少阳经发病, 生发之气便会减少, 容易患上咳嗽或者泄泻。若病久传变, 或出现胆火冲心, 因而胁肋牵心而痛, 或是饮食不下, 胆胃俱逆。如果阳明与厥阴发病, 病症为惊骇, 背痛, 常常嗳气、呵欠, 称为"风厥"。如果少阴和少阳发病, 腹部会作胀, 心下满闷, 经常想叹气。如果太阳和太阴发病, 那么会出现半身不遂的偏枯症, 或者四肢痿弱无力, 无法举动。

脉搏在指下鼓动, 来时有力, 去时力弱, 如钩之状, 这叫做钩脉; 稍稍无力, 脉来时轻虚而浮, 如毛羽, 这叫做毛脉; 有力而紧张, 就如按到琴弦一样, 绷得较紧, 端直而长, 直起直落, 这叫做弦脉; 脉来时沉而有力且滑, 必须重按, 轻按不足, 这叫做石脉; 脉往来流利, 应指圆滑, 如珠滚玉盘之状, 叫做滑脉。

阴争于内, 阳扰于外, 魄汗未藏, 四逆而起, 起则熏肺, 使人喘鸣。阴之所生, 和本曰和。是故刚与刚, 阳气破散, 阴气乃消亡。淖①则刚柔不和, 经气乃绝。

死阴之属, 不过三日而死; 生阳之属, 不过四日而死。所谓生阳死阴者, 肝之心谓之生阳, 心之肺谓之死阴, 肺之肾谓之重阴, 肾之脾谓之辟阴, 死不治。

结②阳者, 肿四支。结阴者便血一升, 再结二升, 三结三升。阴阳结斜, 多阴少阳曰石水, 少腹肿。二阳结谓之消, 三阳结谓之隔, 三阴结谓之水, 一阴一阳结谓之喉痹。

阴搏阳别谓之有子③, 阴阳虚肠澼死, 阳加于阴谓之汗, 阴虚阳搏谓之崩④。

三阴俱搏, 二十日夜半死。二阴俱搏, 十三日夕时死。一阴俱搏, 十日死。三阳俱搏且鼓, 三日死。三阴三阳俱搏, 心腹满, 发尽不得隐曲, 五日死。二阳俱搏, 其病温, 死不治, 不过十日死。

【注释】①淖: 泥泞, 这里指潮湿。②结: 集结, 结聚。③有子: 怀孕。④崩: 血崩。

【译文】如果阴阳失调, 以致阴气在内争胜, 阳气在外扰乱, 汗出不止, 四肢逆冷, 下厥上逆, 浮阳熏肺, 发生喘鸣。阴之所以能生化, 是由于阴阳平衡的结果。所以如果只强调阳刚, 那么阳气就会破散, 阴气也必定会随之消亡; 如果阴气独盛, 那么寒湿就会偏胜, 这也是刚柔不和, 经脉气血也会因此而败绝。

属于死阴的病, 不过三天就会死; 属于生阳的病, 不过四天就会痊愈。所谓的生阳死阴, 如肝病传心, 是木生火, 可得到其生气, 叫做生阳; 心病传肺, 是火克金, 金被火消亡, 叫做死阴; 肺病传肾, 是以阴传阴, 没有阳气的症候, 叫做重阴; 肾病传脾, 是水反侮土, 叫做辟阴, 是无法救治的死症。

如果邪气会集于阳经, 那么四肢就会浮肿; 如果邪气会集于阴经, 那么大便时便会出血, 初结时一升, 再结时二升, 三结时三升; 如果阴经、阳经都有邪气郁结, 且偏重于阴经方面的, 就会出现"石水"病, 小腹肿胀; 如果邪气郁结于二阳, 那么肠胃就会发热, 就会出现消渴之症；如果邪气郁结在三阳，那么很可能出现隔症；如果邪气郁结在三阴，那么很可能出现水肿、膨胀的病；如果邪气郁结在一阴一阳，那么很可能出现喉痹之病。

阴脉跳动有力，但与阳脉有明显的区别，这是怀孕的脉象；阴阳脉都虚浮，且同时患有肠澼的，这是死亡之症；阳脉跳动速度倍于阴脉时，应当有汗出；阴脉虚弱而阳脉搏击，火迫血行，在妇人会出现血崩。

如果三阴（指手太阴肺、足太阴脾）之脉同时在指下搏击，那么大约二十天后半夜时会死亡；如果二阴（指手少阴心、足少阴肾）之脉同时搏击于指下，那么大约十三天后傍晚时会死亡；如果一阴（指手厥阴心包、足厥阴肝）之脉同时搏击于指下，那么十天后会死亡；如果三阳脉(指手太阳小肠级和足太阳膀胱经)鼓动过于厉害，那么三天后就会死亡；如果三阴三阳之脉同时搏击，心腹胀满，阴阳之气尽数发泄，大小便不通，那么五天就会死亡；如果二阳（指足阳明胃、手阳明大肠）之脉同时搏击于指下，患有温病的，无法治疗，不过十天就会死亡。

卷之三

灵兰秘典论篇第八

黄帝问曰：愿闻十二脏之相使，贵贱何如？

岐伯对曰：悉乎哉问也，请遂言之。

心者，君主之官也，神明出焉。肺者，相傅之官，治节出焉。肝者，将军之官，谋虑出焉。胆者，中正之官，决断出焉。膻中者，臣使之官，喜乐出焉。脾胃者，仓廪①之官，五味出焉。大肠者，传道之官，变化出焉。小肠者，受盛之官，化物出焉。肾者，作强之官，伎巧出焉。三焦者，决渎之官，水道出焉。膀胱者，州都②之官，津液藏焉，气化则能出矣。

【注释】①仓廪：储藏未去壳的谷物的地方称为仓，储藏已去壳的谷物的地方称为廪。②州都：州指水中的陆地；都，指水所汇集之处；州都，即水陆汇集之处。

【译文】黄帝问道：我想听你谈谈人体六脏六腑这十二脏器的功能。它们各自的主次关系如何？

岐伯回答说：您问的真详细！请允许我逐个来谈吧。

心，就好像朝庭的君主一样，人的精神、意识、思维活动都由此产生，是全身的主宰。肺，是相傅之官，就像相傅辅佐君主一样，调理气血，调节全身活动。肝，像将军一样勇武，称为将军之官，谋略由此而出。胆，就像中正之官一样，做事不偏不倚，使人体阴阳和谐，所有的决断都由其控制。膻中，维护着心并接受其命令，是臣使之官，心志的变化，都靠它来传布。脾和胃负责饮食的受纳和布化，是仓廪之官，五味的阴阳因为它们而得以消化、吸收和运输。大肠是传导之官，能传送食物的糟粕，使其化为人体垃圾排除体外。小肠是受盛之官，它承受着胃中下行的食物，吸收养分并进一步分化食物。肾，是作强之官，为人体的先天之本，决定人体的强大和技能的运用。三焦，是决渎之官，它能够通行水道，是代谢人体垃圾的通道。膀胱是州都之官，蓄藏津液，通过气化作用，使人体水液运行而排出体外。

凡此十二官者，不得相失也。故主明则下安，以此养生则寿，殁世不殆，以为天下则大昌。主不明则十二官危，使道闭塞而不通，形乃大伤，以此养生则殃，以为天下者，其宗大危，戒之戒之。

至道在微，变化无穷，孰知其原；窘乎哉，消者瞿瞿①，孰知其要；闵闵之当②，孰者为良。恍惚之数，生于毫氂，毫氂之数，起于度量，千之万之，可以益大，推之大之，其形乃制。

黄帝曰：善哉！余闻精光之道，大圣之业，而宣明大道，非斋戒择吉日，不敢受也。

黄帝乃择吉日良兆，而藏灵兰之室，以传保焉。

【注释】①消者瞿瞿：消者，消通"肖"，指有智慧的人；瞿瞿，勤奋的样子。②闵闵之当：闵闵，深远的意思；当，事理妥当、合适的意思；闵闵之当，就是指道理深奥的意思。

【译文】以上这十二器官，虽分工不同，但它们的作用是相互协调的，不能脱离独自作用。所以，君主如果明智通达，那么下属就会安定正常，这样来养生，人就可以长寿，终生不会发生危殆；用这样的道理来治理天下，那么国家就会繁荣昌盛。君主如果不明智通达，那么包括心本身在内的十二器官就都会发生危险，其发挥正常作用的途径就会闭塞不畅，形体就会受到严重伤害。在这种情况下，如果谈养生只会招致灾殃，缩短寿命。同样，如果以此理来治理天下，那国家就危险了，千万要警惕！

高深的道理往往是从细微之处表现出来的，它的变化无穷无尽，谁又能探寻到它的本源呢！虽然很困难，但是模仿的人很多，可谁又能知道它的关键之处呢！那些道理纷繁复杂，又怎能了解到其中的精华呢！那些似有似无的、不易捉摸的事物，产生于细微的东西，也起于更小的度量（比毫厘更小的度量），只不过它们被千万倍地积累扩大，推衍增益，于是便形成了这多姿多彩的世界。

黄帝道：说的好啊！我听到了精纯光明的道理，看到了成就圣人功业的希望！如果要宣扬大道使众人理解，不沐浴斋戒选择良辰吉日是不敢接受的！

于是黄帝选择了一个吉祥的日子，把这些著作珍藏在灵台兰室，以便传承保存。

六节脏象论篇第九

黄帝问曰：余闻天以六六之节，以成一岁，地以九九制会，计人亦有三百六十五节、以为天地，久矣，不知其所谓也。

岐伯对曰：昭①乎哉问也，请遂言之。夫六六之节，九九制会者，所以正天之度、气之数也。天度者，所以制日月之行也；气数者，所以纪化生之用也。

天为阳，地为阴；日为阳，月为阴。行有分纪，周有道理，日行一度，月行十三度而有奇②焉，故大小月三百六十五日而成岁，积气余而盈闰矣。立端于始，表正于中，推余于终，而天度毕矣。

帝曰：余已闻天度矣，愿闻气数何以合之。

岐伯曰：天以六六为节，地以九九制会，天有十日，日六竟而周甲，甲六复而终岁，三百六十日法也。夫自古通天者，生之本，本于阴阳。其气九州九窍，皆通乎天气。故其生五，其气三，三而成天，三而成地，三而成人，三而三之，合则为九，九分为九野，九野为九藏，故形脏四，神脏五，合为九脏以应之也。

【注释】①昭：明白事理。②奇：零数。

【译文】黄帝问道：我听说天是以六个甲子日合成为一年，地气是以九九之法与天相会通的，而人也有三百六十五个节，与天地之数相合。这种说法已经流传很久了，但不知是什么道理？

岐伯答道：您提的问题很高明啊！就请让我讲讲我的看法吧。六六之节和九九制会，是用来确定天度和气数的。天度，是计算日月运行变化的；气数，是标志万物化生用的。

天属阳，地属阴，日属阳，月属阴，它们的运行有一定的分区和秩序，其环形运转一周也有一定的轨道。每一昼夜，太阳运行一度，月亮运行十三度有余，所以大月、小月合起来共三百六十五天成为一年；由于月份有不足，日子却有盈余，于是出现了闰月。人们将表立在圭的南端，使日影投到圭上面，以此来确定冬至日并以此为开始，用圭表日影的长度来推正中午的时间，进而随着日月的运行推算节气的盈余，那么一年的整个天度的变化就可以计算出来了。

黄帝道：天度我已经明白了，想再听听气数是如何与天度配合的？

岐伯道：天以六六为节制，地以九九之数配合天道的准度。天有十干，代表十日，十干循环六次而成一个周甲，重复六次周甲，一年便终结了。这是三百六十天的计算方法。自古以来，懂得与自然界沟通的人都将与天地阴阳沟通作为生命存在的根本。地的九州、人的九窍都与天气相通。所以天地衍生了五行，而阴阳又根据盛衰消长的不同而分为三阴三阳。三气合而成天，三气合而成地，三气合而成人，三三而合成九气，在地分为九野，在人体分为九脏，所以有形脏器有四，无形脏器有五，合成九脏，以应天气。

帝曰：余已闻六六九九之会也，夫子言积气盈闰，愿闻何谓气。请夫子发蒙解惑焉。

岐伯曰：此上帝所秘，先师传之也。

帝曰：请遂闻之。

岐伯曰：五日谓之候，三候谓之气，六气谓之时，四时谓之岁，而各从其主治焉。五运相袭，而皆治之，终暮①之日，周而复始，时立气布，如环无端，候亦同法。故曰，不知年之所加，气之盛衰，虚实之所起，不可以为工矣。

帝曰：五运终始，如环无端，其太过不及何如？

岐伯曰：五气更立，各有所胜，盛虚之变，此其常也。

帝曰：平气何如？

岐伯曰：无过者也。

【注释】①暮：同"期"。

【译文】黄帝道：我已经明白了六六、九九相互配合的关系。先生说气的盈余形成了闰月，我想听您说说什么是气？请先生为我启蒙解惑！

岐伯道：这是上天的秘密，是先师传授给我的。

黄帝道：请都讲给我听听吧。

岐伯道：五天为一候，三候为一气，六气为一时，四时为一岁，四时均有各自的主气来管理和主导这期间的节气。木、火、土、金、水五行随着时间的变化而相继承袭，各有当旺之时，当一年终结时，又再从头开始循环。确定了四时，根据四时分布节气，如此相继推移下去，就像圆环一样，没有尽端。节气中再分候，也是这样的计算方法。所以说，如果不知当年的客气加临情况、主客气的盛衰情况，以及由此引起的人体虚实的起因变化，就不能做个好医生。

黄帝道：五行的推移，周而复始，循环往复，那么当它太过或不及时会怎么样呢？

岐伯回答道：五行之气更迭变化时，当季主气互有胜克，从而有了盛衰的变化，这是正常的现象。

黄帝道：平气是怎样的呢？

岐伯回答道：就是既不过，也没有不及的情况。

帝曰: 太过不及奈何?

岐伯曰: 在经有也。

帝曰: 何谓所胜?

岐伯曰: 春胜长夏, 长夏胜冬, 冬胜夏, 夏胜秋, 秋胜春, 所谓得五行时之胜, 各以其气命其脏。

帝曰: 何以知其胜?

岐伯曰: 求其至也, 皆归始春, 未至而至, 此谓太过, 则薄所不胜, 而乘所胜也, 命曰气淫。至而不至, 此谓不及, 则所胜妄行, 而所生受病, 所不胜薄之也, 命曰气迫。所谓求其至者, 气至之时也。谨候其时, 气可与期, 失时反候, 五治不分, 邪僻内生, 工不能禁也。

帝曰: 有不袭乎?

岐伯曰: 苍天之气, 不得无常也。气之不袭, 是谓非常, 非常则变矣。

帝曰: 非常而变奈何?

岐伯曰: 变至则病, 所胜则微, 所不胜则甚, 因而重感于邪, 则死矣。故非其时则微, 当其时则甚②也。

【注释】①工: 医生。②甚: 加重。

【译文】黄帝问: 太过和不及的情况是怎样的呢?

岐伯回答道: 这些情况在经书中已有记载。

黄帝问: 什么叫做所胜?

岐伯回答道: 春胜长夏, 长夏胜冬, 冬胜夏, 夏胜秋, 秋胜春。这就是所说的如果根据五行规律掌握好了时令的主气变化, 就会事半功倍; 同时, 时令又依其五行之气的属性分别影响各脏器。

黄帝问: 如何知道它们之间相胜的情况呢?

岐伯回答道: 首先要知道气候到来的时间, 一般从立春开始往后推算。如果时令没到，但是气候先期到来，便是太过；一种气太过，就会侵侮其所不胜之气，欺凌其所胜之气，如果时令已到，但气候没到，便是不及；一种气不及，那么不是当季主气的外气就会因缺乏制约而妄行，其所生之气因得不到资助而变弱，其所不胜之气便更会侵迫它，这就叫做气迫。所谓的求其至，就是要根据季节时令的变化来应对病情的变化。要慎重等候时令的变化，那么气候的到来便可以预期。如果弄错了时令或违反了时令与气候的关系，以致于不知道五行之气当旺的时间，那么邪气就会危及于人，就算好医生也不能控制了。

黄帝问：五行之气，有没有不按规律承袭的？

岐伯回答道：苍天的五行之气，在四时中的分布不能够没有常规。如果五行之气不按规律依次相承，就是反常现象；五行反常，人体就会发生病变。

黄帝问：如果因气候反常而发生了病变，要怎么办呢？

岐伯回答道：当气候交替变化时，很容易生病。如果当旺之气占优，那么病情就会轻微；如果是当旺之气处于劣势，那么病情就会深重。而如果同时还有其他的邪气侵入，就会造成死亡。所以反常气候的出现，不是在其所克制的某气占优的季节，病情就轻微；如果正好在其所克制的某气当旺的季节生病，那么病情就会深重。

帝曰：善。余闻气合而有形，因变以正名。天地之运，阴阳之化，其于万物，孰少孰多，可得闻乎？

岐伯曰：悉哉问也，天至广不可度，地至大不可量，大神灵问，请陈其方。草生五色，五色之变，不可胜视，草生五味，五味之美，不可胜极，嗜欲不同，各有所通。天食①人以五气，地食人以五味。五气入鼻，藏于心肺，上使五色修明，音声能彰。五味入口，藏于肠胃，味有所藏，以养五气，气和而生，津液相成，神乃自生。

帝曰: 藏象何如?

岐伯曰: 心者, 生之本, 神之处也, 其华在面, 其充在血脉, 为阳中之太阳, 通于夏气。肺者, 气之本, 魄之处也, 其华在毛, 其充在皮, 为阳中之太阴, 通于秋气。肾者, 主蛰, 封藏之本, 精之处也, 其华②在发, 其充在骨, 为阴中之少阴, 通于冬气。肝者, 罢极之本, 魂之居也, 其华在爪, 其充在筋, 以生血气, 其味酸, 其色苍, 此为阴中之少阳, 通于春气。脾、胃、大肠、小肠、三焦、膀胱者, 仓廪之本, 营之居也, 名曰器, 能化糟粕, 转味而入出者也。其华在唇四白, 其充在肌, 此至阴之类, 通于土气。名凡十一脏, 取决于胆也。

故人迎一盛, 病在少阳, 二盛病在太阳, 三盛病在阳明, 四盛已上为格阳。寸口一盛, 病在厥阴, 二盛病在少阴, 三盛病在太阴, 四盛已上为关阴。人迎与寸口俱盛四倍已上为关格, 关格之脉赢, 不能极于天地之精气, 则死矣。

【注释】①食: 供给。②华: 荣华。

【译文】黄帝道: 说得好! 我听说由于天地之气阴阳和合因而有了万物的形体, 又由于其变化多端以至万物形态各异而有了不同称呼。天地的气运、阴阳的变化, 它们对于万物的生成, 就作用而言, 哪个多哪个少? 你可以讲一讲吗?

岐伯回答道: 您问的真是全面呀! 天极其广阔, 无法测度; 地极其博大, 难以计量。既然像您这样的伟大神灵发问了, 那就请让我陈述一下这其中的道理吧。草木显现出五色, 而五色的变化是看不过来的; 草木具有五味, 而五味的醇美是尝不尽的。人们喜爱的滋味不同, 而五味又分别与五脏相通。天供给人们以五气, 地供给人们以五味。五气由鼻入体, 贮藏于心肺中, 其气上升, 使面部五色明润, 声音洪亮。五味进入口中, 贮藏在肠胃中, 经消化吸收, 五味精华进入五脏滋养五脏之气。

脏气和谐且具生化机能，津液随之生成，神气也就因此自然而生。

黄帝问：五脏之气是怎样的呢？

岐伯回答道：心，是生命的根本，是神明的所在，其荣华可以从面部呈现出来，其是否强大在于血脉是否充盈，是人体的阳中之太阳，与夏气相通。肺，是气的根本，是魄所居的地方，其荣华可以从毫毛呈现出来，其充养的组织在皮肤，是阳中之太阴，与秋气相通。肾，主蛰伏，是封藏精气的根本，是精所处的地方，其荣华可以从头发表现出来，其充养的组织在骨，为阴中之少阴，与冬气相通。肝，是四肢的根本，为魄所居的地方，其荣华可以从爪甲表现出来，其充养的组织在筋，可以生养血气，其味酸，其色青，为阴中之少阳，与春气相通。脾、胃、大肠、小肠、三焦、膀胱，是仓廪之本。为营卫之气所居的地方，叫做器，能排泄水谷的糟粕，转化五味而主吸收、排泄。其荣华可以从口唇周围的白肉呈现出来，其充养的组织在肌肉，属于至阴之类，与土气相通。以上十一脏功能的正常发挥，决定于胆的功能正常。

所以，当人迎穴脉象跳动比平时大一倍时，病症出现在少阳；大两倍时，病症出现在太阳；大三倍时，病症出现在阳明；大四倍以上时，阳气太过，无法与阴气交通，是为格阳。当寸口脉象跳动比平时大一倍时，病症在厥阴；大两倍时，病症在少阴；大三倍时，病在太阴；大四倍以上时，阴气太过，无法与阳气交通，是为关阴。如果人迎脉象与寸口脉象都比平常大四倍以上，是阴、阳气同盛，不得相荣，是为关格。关格脉象因盈盛太过，已无法最大限度获取天地精气，所以人就会很快死去。

五脏生成篇第十

心之合脉也，其荣色也，其主肾也。肺之合皮也，其荣毛也，其主心也。肝之合筋也，其荣爪也，其主肺也。脾之合肉也，其荣唇也，其主肝也。肾之合骨也，其荣发也，其主脾也。

是故多食咸，则脉凝泣而变色；多食苦，则皮槁而毛拔；多食辛，则筋急而爪枯；多食酸，则肉胝^①而唇揭；多食甘，则骨痛而发落。此五味之所伤也。故心欲苦，肺欲辛，肝欲酸，脾欲甘，肾欲咸，此五味之所合也。五脏之气，故色见青如草兹者死，黄如枳实者死，黑如炱者死，赤如衃血者死，白如枯骨者死，此五色之见死也。青如翠羽者生，赤如鸡冠者生，黄如蟹腹者生，白如豕膏者生，黑如乌羽者生，此五色之见生也。

【注释】①肉胝（zhī）膶（zhù）：皮肉粗糙皱缩。

【译文】与心脏配合的是脉，其荣华表现在面部的色泽，受肾的制约。与肺脏配合的是皮，其荣华表现在毛上，它受心的制约。肝脏的配合者是筋，荣华表现在爪甲，它受肺制约。脾脏的配合者是肉，其荣华表现在唇，它受肝的制约。肾脏的配合者是骨，其荣华表现在头发，它受脾的制约。

所以，如果食用过咸的食物，那么就会使血脉凝塞不畅，而脸上的色泽也会发生变化；如果食用过苦的食物，那么就会使皮肤枯燥且毫毛脱落；如果食用过辛的食物，那么就会使筋脉萎缩且手指、脚趾枯干；如果食用过酸的食物，那么就会使皮肉粗糙皱缩而唇缩；如果食用过甘的食物，就会使骨骼疼痛且头发脱落。这些是偏食五味对身体所造成的损害。所以，心喜得苦味，肺喜得辛味，肝喜得酸味，脾喜得甘味，肾喜得咸味，这是五味与五脏之气相合的对应关系。所以，如果面色呈现青色，如死草枯暗无华，是死症；如果呈现黄色，像枳实一样，是死症；如果呈现黑色，像烟灰一样，是死症；如果呈现红色，像凝血一样，是死症；如果呈现白色，如枯骨一样，是死症，这是五色中表现为死症的情况。如果面色呈现青色，像翠鸟的羽毛一样，是主生的症状；如果呈现红色，像鸡冠一样，是主生的症状；如果呈现黄色，像蟹腹一样，是主生的症状；如果呈现白色，如猪脂一样，是主生的症状；如果呈现黑色，如乌鸦毛一样，是主生的症状，这是五色中呈现生机的情况。

生于心，如以缟裹朱；生于肺，如以缟裹红；生于肝，如以缟裹绀；生于脾，如以缟裹栝蒌实，生于肾，如以缟裹紫，此五脏所生之外荣也。

色味当五脏：白当肺，辛，赤当心，苦，青当肝，酸，黄当脾，甘，黑当肾，咸，故白当皮，赤当脉，青当筋，黄当肉，黑当骨。

诸脉者皆属于目，诸髓者皆属于脑，诸筋者皆属于节，诸血者皆属于心，诸气者皆属于肺，此四支八谿之朝夕[1]也。

故人卧，血归于肝，目受血而能视，足受血而能步，掌受血而能握，指受血而能摄。卧出而风吹之，血凝于肤者为痹，凝于脉者为泣，凝于足者为厥。此三者，血行而不得反其空[2]，故为痹厥也。人有大谷十二分，小谿三百五十四名，少十二俞，此皆卫气之所留止，邪气之所客也，针石缘而去之。

诊病之始，五决为纪，欲知其始，先建其母，所谓五决者五脉也。

是以：头痛巅疾，下虚上实，过在足少阴，巨阳，甚则入肾。徇蒙招尤^③，目瞑耳聋，下实上虚，过在足少阳、厥阴，甚则入肝。腹满䐜胀，支鬲胠胁，下厥上冒，过在足太阴、阳明。咳嗽上气，厥在胸中，过在手阳明，太阴。心烦头痛，病在鬲中，过在手巨阳，少阴。

夫脉之小大滑涩浮沉，可以指别；五脏之象，可以类推；五脏相音，可以意识；五色微诊，可以目察。能合脉色，可以万全。

【注释】①朝夕：即潮汐，指人身气血的运行如潮汐一样时消时涨。②空：空者，血流之道，大经隧也。即孔穴，为气血出入之门户。③徇蒙招尤：指头目晕眩。

【译文】如果心有生机，面色就会像白丝绸裹着朱砂；如果肺有生机，面色就会像白丝绸裹着粉红色的丝绸；如果肝有生机，面色就会像白丝绸裹着天青色的丝绸；如果脾有生机，面色就会像白丝绸裹着栝蒌实；如果肾有生机，面色就会像白丝绸裹着紫色的丝绸。这些是五脏生机显露在外的荣华。

色和味，分别与五脏相应：白色和辛味与肺相应，赤色和苦味与心相应，青色和酸味与肝相应，黄色和甘味与脾相应，黑色和咸味与肾相应。因五脏外合五体，所以白色与皮相应，赤色与脉相应，青色与筋相应，黄色与肉相应，黑色与骨相应。

所有的脉络都属于目，所有的髓都属于脑，所有的筋都属于骨节，所有的血都属于心，所有的气都属于肺，这是气血朝夕来往在四肢八豀运行的情况。

所以，当人静卧时，血归藏于肝，目得血气而能视物；脚得血气的濡养，因而能行走；手掌得血气的濡养，因而能握物；手指得血气的濡养，因而能拿取。如果刚睡醒就外出而受风，血液的循环就会凝滞，凝于肌肤的会发生痹症；凝于经脉的，气血运行会发生滞涩；凝于足部的,该部会发生厥冷。这三种情况,都是由于气血的运行不能返回经隧之处,所以造成了痹厥等症。

全身有十二处大谷、三百五十四处小豁,这里面减除了人体后背的十二个俞穴,这些都是卫气停留的地方,也是邪气的客居之所。治病时,可循着这些部位施以针石,来祛除邪气。

诊病的根本,要以五决为纲纪。想要了解病因,一定要先探究形成病的根本。所谓五决,就是五脏的脉象,根据五脏的脉象来诊病,便可以决断病根所在。例如:头痛等头部的疾患,是属于下虚上实的,其病变在足少阴(肾经)和足太阳经(膀胱经),病情严重的,可以内传到肾脏;头晕眼花,身体摇动,目暗耳聋,是属下实上虚的,其病变在足少阳(胆经)和足厥阴经(肝经),病情严重的,可内传于肝脏;腹满䐜胀,胸膈胠胁间有物支撑,属于下部逆气上犯的,其病变在足太阴(脾经)和足阳明经(胃经);咳嗽气喘,胸中气机逆乱,病变在手阳明(大肠经)和足太阴经(脾经);心烦头痛,胸膈不适的,其病变在手太阳(小肠)和手少阴经(心经)。

脉象的小、大、滑、涩、浮、沉等,可以通过手指诊脉来探察;五脏呈现在外的脉象,可以通过相类事物的比象来加以推测;五脏各自的声音,可以通过意识来鉴别;五色的细微变化,可以通过眼睛来观察。诊病时,如果能将色、脉两者合在一起进行分析,就可以做到万无一失了。

赤脉之至也,喘①而坚,诊曰有积气在中,时害于食,名曰心痹。得之外疾,思虑而心虚,故邪从之。

白脉之至也,喘而浮,上虚下实,惊,有积气在胸中,喘而虚,名曰肺痹。寒热,得之醉而使内也。

青脉之至也,长而左右弹,有积气在心下支胠,名曰肝痹。得之寒湿,与疝同法,腰痛足清头痛。

黄脉之至也，大而虚，有积气在腹中，有厥气名曰厥疝。女子同法，得之疾使四支，汗出当风。

黑脉之至也，下坚而大，有积气在小腹与阴，名曰肾痹。得之沐浴清水而卧。

凡相五色，面黄目青，面黄目赤，面黄目白，面黄目黑者，皆不死也；面青目赤，面赤目白，面青目黑，面黑目白，面赤目青，皆死也。

【注释】①喘：此处指脉搏跳动急疾如喘。

【译文】如果出现赤脉，脉象急疾而且坚实，可诊断为邪气积聚在中脘，常表现为妨害饮食，这种病叫做心痹。这种病由于外邪的侵袭造成的，是因为思虑过度以至心气虚弱，所以邪气随之而入。

如果出现白脉，脉象急疾而淫浮，上虚下实，常出现惊骇，病邪积聚在胸肺，气喘且虚弱，这种病叫做肺痹。它有时发寒热，常会因为醉酒后行房而诱发。

如果出现青脉，脉象长而且左右搏击手指，这是病邪积聚在心下，支撑胠肋，这种病叫做肝痹。这种病大多是因为受了寒湿而得，与疝的病理相同，其症状有腰痛、足冷、头痛等。

如果出现黄脉，而且脉象虚大，这是病邪积聚在腹中，有逆气产生，这种病叫做厥疝。女子出现这种情况，大多是因为四肢剧烈活动，汗出当风而诱发。

如果出现黑脉，脉象下坚而大，这是病邪积聚在小腹与前阴的现象。这种病叫做肾痹。这种病大多是因为冷水沐浴后睡觉受凉而引起。

大凡观察五色，凡是面黄目青、面黄目赤、面黄目白、面黄目黑的，都是不死的脉象，因为面带黄色，是还有胃气的症状。如果是面青目赤、面赤目白、面青目黑、面黑目白、面赤目青的，都是死亡的征象，因面上没黄色，是胃气已败的症象。

五脏别论篇第十一

黄帝问曰：余闻方士^①，或以脑髓为脏，或以肠胃为脏，或以为腑。敢问更相反，皆自谓是，不知其道。愿闻其说。

岐伯对曰：脑、髓、骨、脉、胆、女子胞，此六者，地气之所生也。皆藏于阴而象于地，故藏而不泻，名曰奇恒之府^②。夫胃、大肠、小肠、三焦、膀胱，此五者天气之所生也，其气象天，故泻而不藏。此受五脏浊气，名曰传化之腑^③，此不能久留，输泻者也。魄门^④亦为五脏使，六腑水谷不得久藏。所谓五脏者，藏精气而不泻也，故满而不能实。六腑者，传化物而不藏，故实而不能满也。所以然者，水谷入口，则胃实而肠虚，食下，则肠实而胃虚。故曰实而不满，满而不实也^⑤。

帝曰：气口何以独为五脏主？

岐伯说：胃者水谷之海，六腑之大源也。五味入口，藏于胃以养五脏气，气口亦太阴也，是以五脏六腑之气味，皆出于胃，变见于气口。故五气入鼻，藏于心肺，心肺有病，而鼻为之不利也。凡治病必察其下，适其脉，观其志意^⑥，与其病也。

拘于鬼神者，不可与言至德；恶于针石者，不可与言至巧。病不许治者，病必不治，治之无功矣。

【注释】①方士：懂方术之人，即医生。②奇恒之府：高士宗注："奇，异也;恒,常也,言异于常府也"。③传化之腑:指五腑,即胃、大肠、小肠、三焦、膀胱。④魄门:魄,通"粕"。魄门,即肛门。⑤实而不满,满而不实:满指精气,实指水谷。五脏主藏精,宜保持精气盈满;六腑主传化水谷,宜保持水谷充实。⑥志意:即精神情志。

【译文】黄帝问道:我听说有医生以脑髓为脏,有的以肠胃为脏,也有的把这些都称为腑,如果向他们提出相反的意见,他们都坚持自己的观点,不知哪种理论是对的。想听你谈谈你的看法。

岐伯回答道:脑、髓、骨、脉、胆、女子胞(子宫),这六者是禀承地气而生的,它们就象大地包藏万物一样,都能贮藏阴质,它们都是贮藏精气的脏器,似脏非脏,似腑非腑,所以叫做奇恒之腑。胃、大肠、小肠、三焦、膀胱,这五者是禀承天气所生的,它们像天一样健运周转,所以是泻而不藏的,它们具有消化吸收并转输水谷精华的功能,所以称为传化之腑。这是因为浊气不能久停其间,必须及时转输和排泄。另外,肛门也是五脏的役使,所以水谷的糟粕不会久留在体内。所说的五脏,它们的功能是贮藏精气而使之不向外发泄,所以它们经常保持精气饱满,而不是一时的充实。所说的六腑,它们的功能是将水谷加以传化而不是贮藏,所以它们有时显得充实,但却不能永远保持饱满。是因为水谷入口下行,胃就充实了,但肠中还是空虚的;饮食下行,则肠中充实而胃中空虚,这就是"实而不满""满而不实"的道理啊。

黄帝问道:寸口脉为什么可以独主五脏的病变呢?

岐伯说:胃是水谷之海,是六腑运化之大源,饮食入口后,留存在胃中,经足太阴脾的运化输转而滋养五脏之气。脾是太阴经,气口部位从手太阴肺经所过,与足太阴脾经同气,也属太阴经脉,二者共同维持机体的生命存在。所以五脏六腑的水谷精华,都出自胃,又呈现于气口。所以五气入鼻后藏留在心肺,如果心肺有了病变,那么会出现鼻窍的问题。凡是给人治病,必须观察其上下的变化,审视其脉候的虚实,查看其情志精神的状态及病情变化。

对那些执著迷信鬼神的人，是不能和他们谈论高深的医学理论的；对于那些讨厌针石治疗的人，也无法与他们谈论巧妙的治病方法。有病不让治疗的人，其病是治不好的，就算勉强治疗也不会有什么功效。

卷之四

异法方宜论篇第十二

黄帝问曰：医之治病也，一病而治各不同，皆愈何也？

岐伯对曰：地势使然也。

故东方之域，天地之所始生也。鱼盐之地，海滨傍水，其民食鱼而嗜^①咸，皆安其处，美其食。鱼者使人热中，盐者胜血，故其民皆黑色疏理^②。其病皆为痈疡，其治宜砭石。故砭石者，亦从东方来。

西方者，金玉之域，沙石之处，天地之所收引也。其民陵居而多风，水土刚强，其民不衣而褐荐^③，华食而脂肥，故邪不能伤其形体，其病生于内，其治宜毒药。故毒药者，亦从西方来。

北方者，天地所闭藏之域也。其地高陵居，风寒冰冽，其民乐野处而乳食，脏寒生满病，其治宜灸焫。故灸焫者，亦从北方来。

南方者，天地所长养，阳之所盛处也。其地下，水土弱，雾露之所聚也。其民嗜酸而食胕^④，故其民皆致理而赤色，其病挛痹，其治宜微针。故九针者，亦从南方来。

中央者，其地平以湿，天地所以生万物也众。其民食杂而不劳，故其病多痿厥寒热。其治宜导引按蹻，故导引按蹻者，亦从中央出也。

故圣人杂合以治，各得其所宜。故治所以异而病皆愈者，得病之情，知治之大体也。

【注释】①嗜：极度喜欢。②黑色疏理：皮肤色黑，肌理疏松。③不衣而褐荐：指其民不用丝绵，而用毛布之褐，细草之席。褐，粗毛或粗麻制成的衣服。荐，细草编成的席。④胕：同"腐"。

【译文】黄帝问道：医生治疗疾病，同一种病采取不同的治疗方法，却都能痊愈，这是为什么？

岐伯回答说：是不同地域的地形不同，因而治疗方法也就各有所宜的缘故。

东方的天地初生之气，气候温和，是出产鱼和盐的地方。由于地处海滨并靠近水，所以这个地方的人们多吃鱼类而且喜欢咸味。他们住在这里，以鱼、盐为美食。但鱼性属火，多吃鱼类会使人体热积于中；咸能走血，过多的吃盐，耗伤了血液，所以这个地方的人，大都皮肤呈黑色，肌理松疏，容易产生痈疡之类的疾病。对于他们的治疗，大多宜采用砭石刺法。所以，砭石的治病方法也是从东方传来的。

西方地区，盛产金玉，山和旷野较多，且沙石遍地，这里的自然环境像秋令之气，呈现收引之象。这个地方的人们，依山陵而居。这个地方多风，水土的性质又属刚强，而人们的生活也不大讲究，一般只穿布衣，睡草席，食物都是鲜美的酥酪骨肉之类，因此他们大多体肥，形体不易被外邪侵犯。他们发病，大多属于内伤类的疾病。对他们的治疗，宜采用药物。所以，药物疗法是从西方传来的。

北方地区，这里的自然气候就像冬天的闭藏气象，地形较高，这里的人们依山而居，经常处在冰天雪地的环境中。这个地方的人们，喜好过游牧生活，在四野临时住宿，吃的是牛羊乳汁，因此他们的内脏容易受寒，进而膈下生胀满的疾病。对他们的治疗，宜采用艾火灸灼。所以，艾火灸灼的治疗方法是从北方传来的。

南方地区，适合自然界万物生长，是阳气最盛的地方，地势较低，水土薄弱，是雾露经常聚集的地方。这里的人们，喜欢吃酸性和"腐"熟的食品，所以他们的皮肤腠理致密而带红色，容易发生痉挛麻痹的疾病。对他们的治疗，宜采用微针针刺。所以九针的治病方法是从南方传来的。

中央之地，地势平坦而多湿地，自然物产丰富，人们的食物种类众多，因而生活比较安逸。这里的疾病，大多是痿弱、厥逆、寒热等病。这些病的治疗，适合采用导引按蹻的方法。所以导引按蹻的治病方法，是从中央地区传出来的。

所以，高明的医生往往会将这些众多的治病方法综合起来，灵活运用，根据具体情况采取不同的治疗方法，使患者得到最恰当的治疗。所以，尽管治疗方法各有不同，但是结果都能使疾病痊愈。这是因为医生能够了解病情，掌握了治疗的大体原则的缘故。

移精变气论篇第十三

黄帝问曰：余闻古之治病，惟其移精变气，可祝由①而已。今世治病，毒药治其内，针石治其外，或愈或不愈，何也？

岐伯对曰：往古人居禽兽之间，动作以避寒，阴居以避暑，内无眷慕之累，外无伸宦之形，此恬惔之世，邪不能深入也。故毒药不能治其内，针石不能治其外，故可移精变气祝由而已。当今之世不然，忧患缘其内，苦形伤其外，又失四时之从，逆寒暑之宜，贼风数至，虚邪朝夕，内至五藏骨髓，外伤空窍肌肤；所以小病必甚，大病必死，故祝由不能已也。

帝曰：善。余欲临病人，观死生，决嫌疑，欲知其要，如日月光，可得闻乎？

岐伯曰：色脉②者，上帝之所贵也，先师之所传也。上古使僦贷季，理色脉而通神明，合之金木水火土、四时、八风、六合，不离其常，变化相移，以观其妙，以知其要。欲知其要，则色脉是矣。色以应日，脉以应月，常求其要，则其要也。夫色之变化，以应四时之脉，此上帝之所贵，以合于神明也，所以远死而近生。生道以长，命曰圣王。

中古之治病，至而治之，汤液十日，以去八风五痹之病，十日不已，治以草苏草荄之枝，本末为助，标本已得，邪气乃服。暮世之治病也则不然，治不本四时，不知日月，不审逆从，病形已成，乃欲微针治其外，汤液治其内，粗工凶凶，以为可攻，故病末已，新病复起。

【注释】①祝由：上古真人治病的方法。②色脉：诊色与诊脉。

【译文】黄帝问道：我听说古时治病，只要对病人移精变气，采用祝由之法，病就可以好了。现在治病，却要内用药物，外用针石，且疾病还是有治好和治不好的，这是什么缘故呢？

岐伯回答道：古时候的人们生活简单，居住在洞穴，与禽兽相伴。当天寒冷的时候，他们便进行活动以驱寒；当天热的时候，他们便躲到阴凉的地方避暑。他们内没有眷恋、羡慕的情志牵挂，外没有奔走求官的形体之劳。这样的生活使他们处在一个淡薄宁静、精神内守的境界，邪气从而无法入侵。所以，他们既不需要药物内治，也不需要针石外治。即使发生了疾病，也只要对病人移精变气，采用祝由之法就可以治好了。现在的人就不同了，内为忧患所牵累，外为劳苦所形役，又不能顺应四季变化的规律，违背寒暑自然变化的规律，经常遭受贼风、虚邪的侵袭，以致内损害五脏骨髓，外损伤孔窍肌肤，这样小病必定加重，重病必定死亡，所以祝由之法就没有什么用了。

黄帝道：好！我想要临诊病人，观察其死生，决断疑惑，掌握其中要领，做到心中明了如日月之光一样明亮。你能将这种诊法讲给我听吗？

岐伯答道：色脉的诊察方法，是过去五帝所珍重的，为先师所传授。上古时期有位名医叫僦贷季，他通过区分辨别色、脉治病通达神明，能够结合金木水火土以及四时、八风、六合，从通常规律和异常变化来综合分析，观察其中变化的奥妙，从而了解其中的要领。我们如果要掌握这些要领，就只能研究色脉。

气色就像太阳有阴有晴，脉息就象月亮有盈有亏。从色脉变化中掌握诊察的要领是诊病的重要关键。而气色的变化与四时的脉象是相应的，这是上古帝王所十分珍视的。如果能明白其中的原理，做到心领神会，那么就能掌握其中情况，从而回避死亡，保证生命的安全。如果能够做到这样，就可以长寿，而人们也会称奉你为"圣王"了。

中古时期医生治病，大多在疾病刚发生时，便用汤液来治疗，长达十天，以祛除"八风""五痹"的病邪。如果十天没有治愈，再用草苏草荄之枝等中草药治疗。医生还能搞清病因和结果，处理得当，所以邪气也就被征服了，疾病因而痊愈。而后世的医生治病就不是这样了。他们治病不能顺应季节的变化，不知道阴阳色脉的关系，不能诊别病情的顺逆，等到疾病已经发生了，才想到用微针治其外，用汤液治其内。水平低下的医生，还认为可以用攻法治疗，却不知其病不是攻法可治愈的，以至原来的病还没好，新的疾病却又因治疗的错误而产生了。

帝曰：愿闻要道。

岐伯曰：治之要极，无失色脉，用之不惑，治之大则。逆从倒行，标本不得，亡神失国！去故就新，乃得①真人。

帝曰：余闻其要于夫子矣！夫子言不离色脉，此余之所知也。

岐伯曰：治之极于一。

帝曰：何谓一？

岐伯曰：一者，因得之。

帝曰：奈何？

岐伯曰：闭户塞牖②，系之病者，数问其情，以从其意，得神者昌，失神者亡。

帝曰：善。

【注释】①得：达到。②闭户塞牖：关上门窗。

【译文】黄帝道：我愿听听这其中的关键所在。

岐伯道：诊治疾病最重要的关键，就是不能搞错色脉，能够熟练运用色脉而无丝毫疑惑，这是临证诊治的原则。如果医生对病情的顺逆无从理解，自身的认知与病情不符，那么这样去治病便会损害病人的精神；如果用这样的方法来治国，那么国家也会败亡，因此后世的医生，只有赶紧改掉旧习陋知，掌握新的色脉学问，努力进取，才能够达到上古真人治病的地步。

黄帝道：我已从你这知道其中的关键了，你讲的治病关键是不能脱离色脉，这是我所理解的。

岐伯道：治病最最关键的还有一个。

黄帝问：一个什么？

岐伯说：另一个关键，就是从与病人接触中掌握其病情。

黄帝道：那要怎么办？

岐伯说：找一个安静的房间，关好门窗，多与病人密切沟通，让病人尽情倾诉，从而得知其详情。察看病人的神色，如果有神气的，说明可以治好；如果没有神气，说明难以治愈。

黄帝赞道：说得真好。

汤液醪醴论篇第十四

黄帝问曰：为五谷汤液及醪醴①奈何？

岐伯对曰：必以稻米，炊之稻薪，稻米者完，稻薪者坚。

帝曰：何以然？

岐伯曰：此得天地之和，高下之宜，故能至完；伐取得时，故能至坚也。

帝曰：上古圣人作汤液醪醴，为而不用何也？

岐伯曰：自古圣人之作汤液醪醴者，以为备耳！夫上古作汤液，故为而弗服也。中古之世，道德稍衰，邪气时至，服之万全。

帝曰：今之世不必已何也。

岐伯曰：当今之世，必齐毒药攻其中，镵石针艾治其外也。

【注释】①醪醴：甘浊的酒，亦泛指酒类，古代用以治病。

【译文】黄帝问道：用五谷来做汤液及醪醴，该怎样做？

岐伯回答道：必须用稻米作原料，以稻杆为燃料，因为稻米的性气完备，稻杆又很坚劲，经烧。

黄帝道：何以见得？

岐伯说：稻谷融合了天地之精华，且性平和，生于阴水之精，首戴天阳之气，二者和合，故其性至完；又在适当的时候砍伐，所以其恰很坚韧。

黄帝问道：上古时代的圣人，制做了汤液和醪醴，但是他们却又放在那里不用。这是为什么？

岐伯答道：古代的圣人，他们做的汤液和醪醴，是以备万一的，那时的人们身心康泰，很少生病，所以虽制成了汤液却不用。到了中古时代，道德渐渐衰落，人们的身心开始变得较虚弱，所以外界的邪气偶尔得以乘虚伤人，但他们只要服些汤液醪醴，病就可以治愈了。

黄帝问道：现在的人，虽然服用了汤液醪醴，但病却不一定会好，这是什么缘故呢？

岐伯答道：现在的人和中古时代又不同了，一有疾病，必须要内服药物，镵石、针灸外治，他们的病才能好。

帝曰：形弊血尽而功不立①者何？

岐伯曰：神不使也。

帝曰：何谓神不使？

岐伯曰：针石，道也。精神不进，志意不治，故病不可愈。今精坏神去，营卫不可复收。何者？嗜欲无穷，而忧患不止，精气弛坏，荣泣卫除，故神去之而病不愈也。

帝曰：夫病之始生也，极微极精，必先入结于皮肤。今良工皆称曰：病成，名曰逆，则针石不能治，良药不能及也。今良工皆得其法，守其数，亲戚兄弟远近音声日闻于耳，五色日见于目，而病不愈者，亦何暇不早乎？

岐伯曰：病为本，工为标，标本不得，邪气不服，此之谓也。

帝曰：其有不从毫毛而生，五脏阳以竭也，津液充郭，其魄独居，孤精于内，气耗于外，形不可与衣相保，此四极急而动中，是气拒于内而形施于外，治之奈何？

岐伯曰：平治于权衡，去宛陈莝②，微动四极，温衣，缪刺其处，以复其形。开鬼门，洁净府，精以时服；五阳已布，疏涤五脏，故精自生,形自盛,骨肉相保,巨气乃平。

帝曰:善。

【注释】①功不立:没有发挥功用,无效用。②去宛陈莝:指驱除郁于体内的水液废物。宛,通郁,即郁结;陈莝,是陈旧的铡碎的草,指人体水液废物。

【译文】黄帝问道:一个人病到了形体走样、气血枯竭的地步,用了一切办法也没有什么疗效,这是什么道理?

岐伯答道:这是因为病人的精气神,已经无法发挥其应有的作用的缘故。

黄帝问道:什么叫做精气神不能发生其应有的作用?

岐伯答道:针石治病,只不过是一种方法而已。现在病人的精气神已经涣散,志意已经散乱,即使有了好的方法,如果精气神不能发挥应有作用,那么病就不能好。何况病人的病情,已经严重到了精神败坏,神气离去,荣卫之气无法再恢复的地步了。为什么病情会发展到这个地步呢?那是因为他不懂得养生之道,而嗜欲却无穷无尽,忧患也没有止境,以致于精气败坏,气血枯涩,卫气作用消失,所以其精气神失去了应有的作用,对治疗也失去了反应,所以他的病自然就不会好了。

黄帝道:病情刚开始发展时,一般都是极轻微的,但一般是先侵入人体的皮肤肤理之间,也就是表症。但现在的医生一看,一般都说病情已经很严重了,而且发展和预后很不好,无论是针石的外治法,还是毒药的内攻法,都不能治好了。现在的医生都懂得治疗方法,遵从医治技巧,与病人像亲戚兄弟一样亲近,每天都能听到其声音的变化,看到其五色的变化,但是病却没有医好,这是不是治疗得不及时呢?

岐伯说:病人是根本,医生是标,病人与医生合作不好,病邪就不能被制服,说的就是这个道理。

黄帝道:有的病不是从外表毫毛而是直接从内而生的,是因为五脏的阳气衰竭，以致人体体液充满了皮肤，人体的阴阳失衡，阴气过重独居体内，阳气不足，形体浮肿，过去的衣服无法穿上，四肢肿胀且影响到了内脏，这是阴气格拒于内，而水气充盈于外。对这种病要如何治疗呢？

岐伯答道：应当根据病情衡量轻重，复平水气，驱除体内的水液废物，并叫病人做些四肢的轻微运动，使阳气慢慢运行，衣服要穿温暖一些，以帮助肌表的阳气驱除阴凝。用缪刺之法针刺肿处，去除水液以恢复形体。用采用宣肺发汗和利小便的方法，打开汗孔，排泻膀胱积液，使精气得到及时补充，五脏阳气输布，以清除五脏的郁积。这样，精气便会自然生成，形体也自然会强盛，骨肉都变得很融洽，正气也就恢复正常了。

黄帝赞道：说的好。

玉版论要篇第十五

黄帝问曰：余闻揆度奇恒，所指不同，用之奈何？

岐伯对曰：揆度者，度病之浅深也；奇恒者，言奇病也。请言道之至数，五色、脉变、揆度、奇恒，道在于一。神转不回，回则不转，乃失其机。至数之要，迫近以微，著之玉版，命曰合玉机。

容色见上下左右，各在其要。其色见浅者，汤液主治，十日已。其见深者，必齐①主治，二十一日已。其见大深者，醪酒主治，百日已。色夭面脱②不治，百日尽已。脉短气绝死，病温虚甚死。

色见上下左右，各在其要。上为逆，下为从；女子右为逆，左为从；男子左为逆，右为从。易，重阳死，重阴死。阴阳反他，治在权衡相夺，奇恒事也，揆度事也。

搏脉痹躄，寒热之交。脉孤为消气，虚泄为夺血。孤为逆，虚为从。

行奇恒之法，以太阴始。行所不胜曰逆胜，逆则死。行所胜曰从，从则活。八风四时之胜，终而复始，逆行一过，不复可数，论要毕矣。

【注释】①齐：同"剂"。②色夭面脱：神色枯槁，面容瘦削。

【译文】黄帝问道：我听说揆度、奇恒的诊法，运用的地方很多，但所指是不同的，究竟要怎样运用呢？

岐伯回答说：一般来讲，揆度是用以衡量疾病的深浅，奇恒是辨别异常疾病的。请允许我从诊病的主要理数说起。通过揆度奇恒的方法判断五色、脉变、揆度、奇恒等虽然所指不一样，但道理都是一个，就是色脉之间有无神气。人体的气血随着四时的递迁，永远向前运转而不回折。如果回折了，就不能运转，就会失却生机！这个道理很重要。诊色脉是浅近的事，而微妙之处却在于察神机。把它记录在玉版上，可以与《玉机真藏论》合参。

面容五色的呈现、脉象的变化，其关键在于协同一致。应分别其深浅顺逆的要领。如色见浅，那么其病轻，可用五谷汤液调理，约十天就可以好了；其色见深的，病重，就必须服用药剂治疗，大约需要二十一天才可以恢复；如果其色过深，那么其病更为严重，必须要用药酒治疗，须经过一百天左右才能痊愈；假如神色枯槁，面容瘦削，这就无法治愈了，到一百天就会死亡。除此以外，如脉气短促而阳气虚脱的，必定会死；温热病而正气虚极的，也是死症。

病色表现在面部上下左右不同的地方，必须辨别观察其要领。病色在上的为逆，在下的为顺；女子病色在右侧的为逆，在左侧的为顺；男子病色在左侧的为逆，在右侧的为顺。如果病色变更，倒顺为逆，那就是重阳、重阴了。重阳、重阴都是死症。假如阴阳相反，应尽快衡量其病情，果断的采用适当的治法，使阴阳趋于平衡，这就在于揆度、奇恒的运用了。

脉象强劲，搏指有力，是邪盛正衰之象，或为痹证，或为躄证，或为寒热之气交合为病。如脉象孤绝，是阳气损耗；如脉见虚弱，而又兼下泄，则是阴血损伤。凡脉见孤绝，预后都不好；脉见虚弱，预后当好。

在诊脉时运用奇恒之法，从手太阴经之寸口脉来研究。就所见之脉在四时、五行来说，出现不胜现象（如春见秋脉，夏见冬脉），为逆，预后不好；如所见之脉是所胜现象（如春见长夏脉，夏见秋脉），为顺，预后良好。至于八风、四时之间的相互胜复，是循环无端、终而复始的，假如四时气候失常，就不能用常理来推断了。至此，则揆度、奇恒的要点就都论述完了。

诊要经终论篇第十六

黄帝问曰: 诊要何如?

岐伯对曰: 正月二月, 天气始方①, 地气始发, 人气在肝。三月四月天气正方, 地气定发, 人气在脾。五月六月天气盛, 地气高, 人气在头。七月八月阴气始杀, 人气在肺。九月十月阴气始冰, 地气始闭, 人气在心。十一月十二月冰复, 地气合, 人气在肾。

故春刺散俞, 及与分理②, 血出而止。甚者传气, 间者环也。夏刺络俞, 见血而止。尽气闭环, 痛病必下。秋刺皮肤循理, 上下同法, 神变而止。冬刺俞窍于分理, 甚者直下, 间者散下。春夏秋冬, 各有所刺, 法其所在。

【注释】①方: 正也生发。②分理: 皮肤、肌肉的纹理。

【译文】黄帝问道: 诊病的重要关键是什么?

岐伯回答道: 在于天、地、人相互之间的关系。如正月、二月, 天气开始升发, 地气也开始萌动, 这时候的人气在肝; 三月、四月, 天气正当明盛, 地气也按时升发, 这时候的人气在脾; 五月、六月, 天气盛极, 地气上升, 这时候的人气在头部; 七月、八月, 阴气开始出现肃杀之象, 这时候的人气在肺; 九月、十月, 人体气血流动开始变缓, 地气也随着闭藏, 这时候的人气在心; 十一月、十二月, 冰冻更加厉害, 阳气伏藏, 地气闭密，这时候的人气在肾。

因为人气与天地之气都随顺阴阳的升沉，所以春天的刺法应刺经脉腧穴，到达分肉腠理，到出血而止。如果病情较重，则传所不胜；病情较轻，则可使经气循环。夏天时应刺孙络的腧穴，当其出血时停止，使邪气完全离去，然后用手指扪闭其针孔等候其气循行一周，这样，其痛病必定会消除而愈。秋天时应刺皮肤，顺着肌肉分理刺，不论上部还是下部，都用这个方法，当其脉气变易后停止。冬天应深刺于腧窍分理之间，病重的可深入直刺，病情较轻的可左右上下散布其针。春夏秋冬，各有适宜的刺法，必须根据气之所在，而确定针刺部位。

春刺夏分，脉乱气微，入淫骨髓，病不能愈，令人不嗜食，又且少气。春刺秋分，筋挛，逆气，环为咳嗽，病不愈，令人时惊，又且哭。春刺冬分，邪气著脏，令人胀，病不愈，又且欲言语。

夏刺春分，病不愈，令人解堕①。夏刺秋分，病不愈，令人心中欲无言，惕惕②如人将捕之。夏刺冬分，病不愈，令人少气，时欲怒。

秋刺春分，病不已，令人惕然，欲有所为，起而忘之。秋刺夏分，病不已，令人益嗜卧，又且善梦。秋刺冬分，病不已，令人洒洒时寒。

冬刺春分，病不已，令人欲卧不能眠，眠而有见。冬刺夏分，病不愈，气上发为诸痹③。冬刺秋分，病不已，令人善渴。

【注释】①解堕：精力倦怠。②惕惕：指惊恐不安心绪不宁的情状。③诸痹：各种痹症。痹，痹症，中医指由风、寒、湿等引起的肢体疼痛或麻木的病。春季针时却使用夏天之针刺法。

【译文】如果是春天却刺入夏天的部位，以致伤及心气，可使脉乱而气微，反而让邪气深入浸淫到骨髓之间，病就会很难治愈，使人不思饮食，而且少气；如果春天刺入秋天的部位，会伤及肺气，春应肝出现筋挛,气机上通,发为咳嗽,使病不能愈,肝气、肺气伤损,使人时而惊恐,时而想哭;如果春天刺入冬天的部位,会伤及肾气,以致邪气伏藏,使人胀满,其病不但不愈,而且会使人多言。

如果夏天刺春天的部位,会伤肝气,使病不能愈,反而让人倦急无力;如果夏天刺秋天的部位,肝使病不能愈,反而会让人心中不欲言语,时刻警惕,感觉好像有人要逮捕自己的样子;如果夏天刺冬天的部位,会伤肾气,使病不能愈,反而使人因精不化气而少气,总是想要发泄怒气。

如果秋天刺春天的部位,会伤肝气,使病不能愈,反而使人血气上逆,惶恐不宁,而且容易遗忘;如果秋天刺夏天的部位,会伤心气,使病不能愈,反而让人特别爱睡觉,心不藏神且多梦;如果秋天刺冬天的部位,会伤肾气,使病不能愈,反而让人肾不闭藏,血气内散,经常时时寒栗。

如果冬天刺春天的部位,会伤肝气,使病不能愈,反而令人困倦却又总是睡不着,即便睡觉,也总是会梦见怪异的东西;如果冬天刺夏天的部位,会伤心气,使病不能愈,反而令人脉气外泄,邪气闭阻于脉,发为诸痹;如果冬天刺秋天的部位,使病不能愈,使人容易感到口渴。

凡刺胸腹者,必避五脏。中心者环死,中脾者五日死,中肾者七日死,中肺者五日死。中鬲者,皆为伤中,其病虽愈,不过一岁必死。刺避五脏者,知逆从也。所谓从者,鬲与脾肾之处,不知者反之。刺胸腹者,必以布憿著之,乃从单布上刺,刺之不愈,复刺。刺针必肃,刺肿摇针,经刺勿摇,此刺之道也。

帝曰:愿闻十二经脉之终奈何?

岐伯曰:太阳之脉,其终也,戴眼,反折瘛疭^①,其色白,绝汗^②乃出,出则死矣。少阳终者,耳聋、百节皆纵,目𧎼绝系。绝系一日半死,其死也色先青白，乃死矣。阳明终者，口目动作，善惊、妄言、色黄。其上下经盛，不仁则终矣。少阴终者，面黑齿长而垢，腹胀闭，上下不通而终矣。太阴终者，腹胀闭，不得息，善噫善呕，呕则逆，逆则面赤，不逆则上下不通，不通则面黑，皮毛焦而终矣。厥阴终者，中热嗌干，善溺、心烦、甚则舌卷，卵上缩而终矣。此十二经之所败也。

【注释】①瘈瘲：指痉挛的症状。②绝汗：出汗如珠不流，复旋干也。指病情危重，正气衰弱、阳气欲脱时，汗淋漓不止。

【译文】凡是用针刺于胸腹之间，必须要注意避免刺伤了五脏。如果刺伤了心脏，经气环身一周便会死亡；假如刺伤了脾脏，五天后便会死亡；假如刺伤了肾脏，七天便会死亡；假如刺伤了肺脏，五天便会死亡；假如刺伤了横膈膜的，也属于伤害，虽然当时病情好像会好些，但不会超过一年，其人必定会死亡。

用针刺于胸腹时，应当注意避免中伤五脏，主要是要注意下针的逆从。所谓从，就是要知道五脏和横膈膜的位置，在针刺时避开；如果不知其部位而不能避开，就会刺伤五脏，那就是逆了。凡是针刺胸腹部位，应先用布覆盖针刺的地方，然后从单布上进行针刺。如果针刺后不愈，可以再刺，这样就不会把五脏刺伤了。在用针刺治疗的时候，必须注意安静严肃，在治疗脓肿之病时，可以用摇针手法放出脓血；在治疗经脉之病时，就不能摇针。这是针刺的原则。

黄帝问道：我想听听您说说十二经脉气绝时的情况，怎么样？

岐伯答道：太阳经脉气绝的时候，病人眼睛上视不能转动，身体僵直，手足抽掣，面色发白，而且出绝汗，绝汗一出便会死亡。少阳经脉气绝的时候，病人会耳聋，全身各关节松弛，两眼直视如惊，是命绝之相，一天半便会死亡；临死之时，如面色先呈青色，再由青色变为白色，马上就会死亡。阳明经脉气绝的时候，病人会出现口眼牵引而肌肉歪斜掣动，容易惊惕与胡言乱语，面色发黄，其经脉上下表现出躁盛而动，当肌肉麻木不仁时，便死亡了。少阴经脉气绝的时候，病人会面色发黑，牙龈收削而牙齿显露部分变长，而且会积满污垢，腹部胀闭，上下不相通，因而死亡。太阴经脉气绝的时候，病人会腹胀闭塞，呼吸不利，常想打饱嗝，并且呕吐，呕吐则气上逆，气上逆则脸色呈赤色；假如气不上逆，又变为上下不通，那么面色会发黑，皮毛也会枯焦，因而死亡。厥阴经脉气绝的时候，病人会胸中发热，咽喉干燥，常常要小便，心胸烦躁，慢慢地舌头上卷，睾丸上缩，这样很快便会死亡。这就是十二经脉气绝时的症候。

卷之五

脉要精微论篇第十七

　　黄帝问曰：诊法何如？

　　岐伯对曰：诊法常以平旦，阳气未动，阴气未散，饮食未进，经脉未盛，络脉调匀，气血未乱，故乃可诊有过之脉①。切脉动静而视精明，察五色，观五脏有余不足，六腑强弱，形之盛衰，以此参伍，决死生之分。

　　夫脉者，血之府也。长则气治，短则气病，数则烦心，大则病进。上盛则气高，下盛则气胀，代则气衰，细则气少，涩则心痛，浑浑②革至如涌泉，病进而色弊；绵绵其去如弦绝，死。

　　夫精明五色者，气之华也。赤欲如白③裹朱，不欲如赭；白欲如鹅羽，不欲如盐；青欲如苍璧之泽，不欲如蓝；黄欲如罗裹雄黄，不欲如黄土；黑欲如重漆色，不欲如地苍。五色精微象见矣，其寿不久也。夫精明者，所以视万物，别白黑，审短长，以长为短，以白为黑。如是则精衰矣。

　　【注释】①有过之脉：即有病之脉。②浑浑：滚滚之义，脉气浊乱。

③白：通"帛"，是丝织品的总称。

【译文】黄帝问道：要如何进行诊脉呢？

岐伯答道：诊脉通常是在清晨时最好，这时人还没有开始劳作，阳气没有被扰动，阴气还没有耗散，也还没有进过早饮，经脉之气尚未充盛，络脉之气也很匀静，气血没有受到扰乱，因此可以诊察出发病的脉象。在诊察脉象动静的同时，还应观察病人的眼睛的神态，以候神气，观察五色的变化，来判断脏腑的强弱、虚实及形体的盛衰，相互参合比较，以判断疾病的吉凶。

脉是血液汇聚的地方。如果脉象长，气血流畅和平，为气治；如果脉象短，气不足，为气病；如果有几种脉象，会发热，让人心烦；如果脉大，表示邪气扩张，病势正在向前发展；如果上部脉盛，为邪气上塞，会表现出呼吸急促，喘满的病症；如果下部脉盛，是邪气下滞，会表现出胀满之症；如果是代脉，则表示元气衰弱；如果脉细，表示正气衰少；如果是涩脉，表示病人血少气滞，主心痛之症。脉大而急速，就像泉水上涌一样，表示病势正在发展，气色危弊；如果脉象隐约不现，微细无力，或者是像弓弦突然断绝而去，则表示病人气血已绝，生机已断，马上就会死。

眼睛表现出的精明，脸上呈现出的五色，都是内脏精气所表现出来的光华。赤色应该象丝绸裹朱砂一样，红润而不显露，不应该象赭石那样色赤带紫，没有光泽；白色应该象鹅的羽毛一样白而有光泽，不应该象盐那样白中带灰暗色；青色应该像璧玉一样青而明润，不应该象蓝色那样青中带沉暗色；黄色应该象丝绸包裹雄黄一样黄而明润，不应该象黄土那样枯暗无华；黑色应该象重漆一样光彩而细润，不应该象地苍色那样枯暗如尘。如果五脏的真色暴露在外，那是真气外脱的现象，那样人的寿命也就不长了。眼睛的瞳神是观察万物，分别黑白，审察长短的，如果分不清长短，黑白不分，这是精气衰竭的现象。

五脏者，中之守也。中盛藏满①，气胜伤恐者，声如从室中言，是中气之湿也。言而微，终日乃复言者，此夺气也。衣被不敛，言语善恶，不避亲疏者，此神明之乱也。仓廪不藏者，是门户不要也。水泉不止者，是膀胱不藏也。得守者生，失守者死。

夫五脏者，身之强也。头者，精明之府，头倾视深，精神将夺矣。背者，胸中之府，背曲肩随，府将坏矣。腰者，肾之府，转摇不能，肾将惫矣。膝者，筋之府，屈伸不能，行则偻附，筋将惫矣。骨者，髓之府，不能久立，行则振掉，骨将惫矣。得强则生，失强则死。

岐伯曰：反四时者，有余为精②，不足为消。应太过不足为精，应不足有余为消。阴阳不相应，病名曰关格。

帝曰：脉其四时动奈何？知病之所在奈何？知病之所变奈何？知病乍在内奈何？知病乍在外奈何？请问此五者，可得闻乎。

岐伯曰：请言其与天运转大也。万物之外，六合之内，天地之变，阴阳之应，彼春之暖，为夏之暑，彼秋之忿③，为冬之怒，四变之动，脉与之上下，以春应中规，夏应中矩④，秋应中衡，冬应中权。

【注释】①中盛脏满：中盛，中指腹部，中盛指腹中邪气壅盛；藏满，指脏气壅满。②有余为精：有余为邪气之有余；有余为精，是邪气有余而损耗精气。③忿：比喻秋气劲急。④矩：比喻脉象方正而盛。

【译文】五脏，是人体中气的守护者。讲话腹中气盛，肺藏充满，气胜息变，善伤于恐，就像在室中说话一样。这是人体中气受损，腹中有湿邪所致。如果语音低微，一天到晚唠叨不断，这是正气被劫夺造成的。如果不知敛盖衣服，言语不知善恶，无法辨别亲疏远近的，这是神明错乱的症候。如果脾胃不能藏纳水谷精气，又泄利不禁，这是中气失守，肛门不能收束的缘故。如果小便失禁，那是膀胱不能闭藏的缘故。如果五脏功能正常，各自能够按其职责发挥功效则生；如果五脏精气不能固藏，各失其职守则死。

五脏精气充足，是身体强健的根本。头部是呈现人体精神的地方。如果出现头部低垂、眼神无光的，是精神将要衰败的症候。后背是人体主要脏器的汇聚之地。如果出现背弯曲而肩下垂的，是胸中脏器将要败坏的症候。肾位于腰部，所以腰是肾之府。如果出现不能转侧摇动的，是肾气将要衰惫的症候。膝是筋汇聚的地方，所以膝为筋之府。如果不能曲伸，走路要曲身附物，这是筋的功能将要衰惫的症候。骨为髓之府，不能久立，行则震颤摇摆，这是髓虚，骨的功能将要衰惫的症候。如果脏气能够恢复强健，那么即使病了也可以复生；如果脏气不能恢复强健，那么病情将无法挽回，人也将死亡。

岐伯说：当脉气与四时阴阳之气相反时，如果脉显有余之象为邪气太盛，脉象应指无力为正气消损。脉象本应有余却反见不足的，这是邪气太盛，正不胜邪；脉象本应不足却反见有余的，这是正气消损，正虚似邪。这种阴阳与四时不相顺从，气血不相营运，邪正不相应而发生的疾病叫关格。

黄帝问道：脉应四时而变动的情况是怎样的？怎样通过脉象而知道疾病的部位？怎样从脉象来了解疾病的发展变化？怎样从脉象知道疾病发生在内部？怎样从脉象知道疾病发生在外部？请问这五个问题，能讲给我听吗？

岐伯说：请先让我讲讲脉象变化与天体运转规律相应的这样一个道理吧。万物之外，宇宙之内，自然界的一切变化，都是与阴阳变化规律相应的，如从春天的气候温暖发展到夏天的气候暑热，从秋天的清风劲急发展到冬天的寒风怒号。随着四时阴阳的变动，人体的脉象也随之相应地上下浮沉。所以春天的脉象如同圆规所划的弧线那样圆滑，夏天的脉象如同用矩所划的正方形那样充盛，秋天的脉象如同称杆那样轻轻飘浮而又平衡，冬天的脉象如同称锤那样下沉。

是故冬至四十五日，阳气微上，阴气微下；夏至四十五日，阴气微上，阳气微下，阴阳有时，与脉为期，期而相失，知脉所分。分之有期，故知死时。微妙在脉，不可不察，察之有纪，从阴阳始，始之有经，从五行生，生之有度，四时为宜。补泻勿失，与天地如一，得一之情，以知死生。是故声合五音，色合五行，脉合阴阳。

是知阴盛则梦涉大水恐惧，阳盛则梦大火燔灼。阴阳俱盛，则梦相杀毁伤。上盛则梦飞，下盛则梦堕，甚饱则梦予，甚饥则梦取；肝气盛则梦怒，肺气盛则梦哭。短虫多则梦聚众，长虫多则梦相击毁伤。

是故持脉有道，虚静为保。春日浮，如鱼之游在波；夏日在肤，泛泛乎万物有余；秋日下肤，蛰虫将去；冬日在骨，蛰虫周密，君子居室。故曰：知内者按而纪之，知外者终而始之，此六者持脉之大法。

心脉搏坚而长，当病舌卷不能言；其耎而散者，当消环自已。肺脉搏坚而长，当病唾血；其耎而散者，当病灌汗，至令不复散发也。肝脉搏坚而长，色不青，当病坠若搏，因血在胁下，令人喘逆；其耎而散，色泽者，当病溢饮。溢饮者，渴暴多饮，而易入肌皮肠胃之外也。胃脉搏坚而长，其色赤，当病折髀^①；其耎而散者，当病食痹。脾脉搏坚而长，其色黄，当病少气；其耎而散，色不泽者，当病足胻肿，若水状也。肾脉搏坚而长，其色黄而赤者，当病折腰；其耎而散者，当病少血，至令不复也。

【注释】①折髀：髀，指大腿部；折髀，形容大腿疼痛如折。

【译文】四时阴阳的情况也是这样，冬至后的四十五天，阳气逐渐上升，阴气逐渐下降；夏至后的四十五天，阴气逐渐上升，阳气逐渐下降。四时阴阳的升降有一定的时期，脉象也随之发生相应的变化。如脉象变化与四时阴阳不相应，即可从它的异常变化分析病属何脏，再根据脏气的盛衰和四时衰旺的时期，运用五行生克的规律就可以判断出死亡的时间。脉象的变化是极其微妙的，随四时阴阳变化而变化，不能不细心地诊察。

诊察脉象，有一定的纲领，就是先从辨别阴阳开始，而阴阳运动变化的常规又从五行生克制化的规律表现出来，五行运动的法度又是与四时相适应的，所以诊察脉象要看它与四时是否相应。不及用补，太过用泻，补泻之法不发生差错，使人体阴阳与自然界的阴阳相一致，知道了这些道理，就能判断疾病的预后吉凶。所以在诊察疾病时，听声音要结合五音来分析，看气色要结合五行来分析，诊脉象要参合四时阴阳来判断。

阴气过盛则会梦渡大水而恐惧，阳气过盛则会梦见大火烧灼，阴阳二气都盛则会梦见相互残杀毁伤；上部气盛则会梦见飞腾，下部气盛则会梦见下堕；饮食过饱则会常梦见给物予人，过分饥饿则会常梦见获取食物；肝气太盛则会梦中发怒，肺气太盛则会梦中哭泣；腹中短虫（蛲虫）过多，则会梦见众人集聚；腹中长虫（蛔虫）过多，则会梦见相互打击损伤。

所以，诊脉有一定的法则的，必须虚心静气，集中精神，才能保证诊察准确。春天的脉象微浮，好像鱼儿浮游于水波之中；夏天的脉象在皮肤中，泛泛然充满指下，就像夏天万物生长的茂盛状态；秋天的脉象在皮肤之下，犹如蛰虫将要伏藏；冬天的脉象沉伏在骨，有如冬眠之虫已伏藏得很好，又象人深居在室内那样。所以说，要想知道内脏的情况，必须切按脉象才能区别出来；要想知道外部经气的情况，必须明确知色象之变。以上春、夏、秋、冬、内、外这六个方面，就是诊脉的大法。

心脉搏击指下坚实而长的，应当病舌体卷缩而不能言语；其脉软弱且散乱的，应为气实血虚之象，待心气循环经复，病自痊愈。肺脉搏击指下坚实而长的，当应患唾血一类的病；其脉软弱且散乱的，当应患汗出不止的"灌汗"病，对于这种病不可再用发散的方法治疗。肝脉搏击指下坚实而长，面部不见青色，应为跌坠或受到打击，因瘀血留滞胁下，可使病人喘息气逆；其脉软弱且散乱、面色鲜泽的，当患溢饮病。所谓溢饮病，是由于口渴而暴饮，使水邪溢于肠胃之外、肌肉皮肤之间。胃脉搏击指下坚实而长，病人面色发红的，当患大腿疼痛如折的病症；其脉软弱且散乱的，当患痹病。脾脉搏击指下坚实而长，病人面色发黄的，当患少气无力的病症；其脉软弱且散乱，面色无光泽的，当病足胫浮肿，像水肿病的样子。肾脉搏击指下坚实而长，病人面色黄而带赤的，当患腰痛如折的病症；其脉软弱且散乱的，应当精血虚少，且身体不易恢复健康。

帝曰：诊得心脉而急，此为何病？病形何如？

岐伯曰：病名心疝^①，少腹当有形也。

帝曰：何以言之？

岐伯曰：心为牡脏，小肠为之使，故曰少腹当有形也。

帝曰：诊得胃脉，病形何如？

岐伯曰：胃脉实则胀，虚则泄。

帝曰：病成而变何谓？

岐伯曰：风成为寒热；瘅成为消中；厥成为巅疾；久风为飧泄；脉风成为疠。病之变化，不可胜数。

帝曰：诸痈肿筋挛骨痛^②，此皆安生？

岐伯曰：此寒气之肿，八风之变也。

帝曰：治之奈何？

岐伯曰：此四时之病，以其胜治之，愈也。

帝曰：有故病五脏发动，因伤脉色，各何以知其久暴至之病乎？

岐伯曰：悉乎哉问也！征其脉小，色不夺^③者，新病也；征其脉不夺，其色夺者，此久病也；征其脉与五色俱夺者，此久病也；征其脉与五色俱不夺者，新病也。肝与肾脉并至，其色苍赤，当病毁伤，不见血，已见血，湿若中水也。

尺内两傍，则季胁也，尺外以候肾，尺里以候腹。中附上，左外以候肝，内以候膈；右外以候胃，内以候脾。上附上，右外以候肺，内以候胸中；左外以候心，内以候膻中。前以候前，后以候后。上竟上者，胸喉中事也；下竟下者，少腹腰股膝胫足中事也。

粗大者，阴不足，阳有余，为热中也。来疾去徐，上实下虚，为厥巅疾；来徐去疾，上虚下实，为恶风也，故中恶风者，阳气受也。有脉俱沉细数者，少阴厥也。沉细数散者，寒热也。浮而散者，为眴仆④。诸浮不躁者，皆在阳，则为热；其有躁者在手。诸细而沉者，皆在阴，则为骨痛；其有静者在足。数动一代者，病在阳之脉也，泄及便脓血。诸过者切之，涩者，阳气有余也；滑者，阴气有余也。阳气有余为身热无汗；阴气有余为多汗身寒；阴阳有余则无汗而寒。推而外之，内而不外，有心腹积也；推而内之，外而不内，身有热也；推而上之，上而不下，腰足清也；推而下之，下而不上，头项痛也。按之至骨，脉气少者，腰脊痛而身有痹也。

【注释】①心疝：病名，是一种因寒邪侵犯心经，心与小肠相表里，心经不受邪，传至小肠，而引起的以腹痛、下腹部有肿块突起为主要症状的一种疾病。②痈肿筋挛骨痛：痈肿，指疮疡之类的疾病；筋挛，即筋脉拘挛；骨痛，指骨节疼痛。③夺：训失，失于常态的意思。④眴仆：即眩晕昏仆倒地之类的疾病。眴，通"眩"。

【译文】黄帝问道：诊脉时，其心脉劲急，这是什么病？病的症状又怎样？

岐伯回答说：这种病名叫心疝，少腹部位应当出现有形的病征。

黄帝问：为什么这么说呢？

岐伯回答说：心为阳脏，和小肠相表里，今心病传于腑，小肠受之，小肠位于少腹中，所以说少腹部当出现有形的病征。

黄帝问：诊得胃脉异常，其症状是怎样的？

岐伯回答说：胃脉实则病腹部胀满，胃脉虚则病泄泻。

黄帝问：疾病的成因与变化是怎样的呢？

岐伯答道：风邪可以引起寒热病，热邪可引起消谷善饥的消中病，气逆而上冲可以成为巅疾，风邪侵入人体日久不去，深入于内，则可成为完谷不化的飧泄病，风邪客于血脉之中则可成为疠风，疾病的变化错综复杂，是不可能数清的。

黄帝问道：这些痈肿、筋脉拘挛、骨节疼痛的病症，是怎样产生的呢？

岐伯答道：由于寒邪侵袭和八风邪气侵犯人体后引起的各种变化。

黄帝问：这些病应当怎么样治疗呢？

岐伯说：这是四时气候异常引起的疾病，根据五行相胜的道理来治疗，疾病就会痊愈了。

黄帝说：五脏有旧病，又有感受外邪而引起的新病，都会影响到脉色而发生变化，如何分别判断它是久病还是新病呢？

岐伯说：您问得真详细啊！这必须通过察看色脉来区分。如果脉小而气色尚正常的，是新病；如果脉象虽无明显异常，而其气色已败，这是久病；如果脉象与气色都已衰败的，这是久病；如果脉象与气色均无明显异常的，这是新病。如果肝与肾的弦、沉之脉同时出现，而皮肤见到青红色，这是由于跌仆损伤，而不见血如果见封血，这是湿邪或水邪在腹中的缘故。

尺肤部的下段尺脉的两旁，内侧反映胁肋部的情况，外侧反映肾脏的情况，中间反映腹部的情况。尺肤部的中段，左臂外侧反映肝脏的情况，内侧反映膈肌的情况；右臂外侧反映胃的情况，内侧反映脾的情况。尺肤部的上段，右臂外侧反映肺脏的情况，内侧反映胸中的情况；左臂外侧反映心脏的情况；内侧反映膻中的情况。尺肤部的前面反映身前胸腹部的情况，尺肤部的后面反映身后背部的情况。尺肤上段接近鱼际的部位，反映胸部与喉中的疾病；尺肤下段紧挨着肘横纹的部位，反映少腹、腰、大腿、膝、小腿、足等处的疾病。

脉象洪大的，是因为阴不足而阳有余，多发为里热之病。脉象来时急疾而去时缓慢的，是由于上部实而下部虚，多发为气逆癫仆一类的疾病；脉象来时徐缓而去时急疾的，是由于上部虚而下部实，多发为疠风病，因为人体感受了恶风疠气的，是阳气先受病。脉象都表现为沉细数的，是足少阴经气厥逆。如出现沉细数散的脉象，是寒热病。脉象浮而散的，则病眩晕仆倒。凡脉浮而不躁急的，是病在足三阳经，多为发热性疾病；如果脉浮而躁急的，是病在手三阳经。凡脉细而沉的，是病在的三阳经，多为骨痛之病；如果脉沉细而静的，是病在足三阴经。脉搏跳动几次便歇止的，是病在三阳经脉，多病泄泻及便下脓血。诊察到各种有病的脉象而切按它，如出现涩脉为阳气有余，滑脉是阴气有余。阳气有余则为身热而无汗，阴气有余则为多汗而身体发冷，阴阳二气均有余则为无汗而身寒。用手轻按脉不见，重按则脉沉而不浮，这是病在里，多为心腹部有积聚之病；用手重按脉不见，轻按则脉浮而不沉，这是病在表，当有身体发热之症；若切按脉的上部（寸口），只见上部脉搏动，下部脉弱的，这是人体下部气虚，多病腰足寒冷；切按脉的下部（尺部）只见下部脉搏动，上部脉弱的这是人体上部气虚，多病头项疼痛。若用手指重按到骨，而脉象微弱的，这是阳气不足，可见腰脊疼痛而身有痹病。

平人气象论篇第十八

黄帝问曰：平人何如？

岐伯对曰：人一呼脉再动，一吸脉亦再动，呼吸定息①，脉五动，闰以太息②，命曰平人。平人者不病也。常以不病调病人，医不病，故为病人平息以调之为法。

人一呼脉一动，一吸脉一动，曰少气。人一呼脉三动，一吸脉三动而躁，尺热曰病温③，尺不热脉滑曰病风。人一呼脉四动以上曰死，脉绝不至曰死，乍疏乍数曰死。

平人之常气禀于胃，胃者平人之常气也，人无胃气曰逆，逆者死。

春胃微弦曰平，弦多胃少曰肝病，但弦无胃曰死。胃而有毛④曰秋病，毛甚曰今病。脏真散于肝，肝藏筋膜之气也。夏胃微钩⑤曰平，钩多胃少曰心病，但钩无胃曰死，胃而有石⑥曰冬病，石甚曰今病。脏真通于心，心藏血脉之气也。长夏胃微软弱曰平，弱⑦多胃少曰脾病，但代无胃曰死，软弱有石曰冬病，弱甚曰今病。脏真濡于脾，脾藏肌肉之气也。秋胃微毛曰平，毛多胃少曰肺病，但毛无胃曰死，毛而有弦曰春病，弦甚曰今病。脏真高于肺，以行荣卫阴阳也。冬胃微石曰平，石多胃少曰肾病，但石无胃曰死，石而有钩曰夏病，钩甚曰今病。脏真下于肾，肾藏骨髓之气也。胃之大络。名曰虚里，贯鬲络肺，出于左乳下，其动应手，脉宗气⑧也。盛喘数绝者，则病在中，结而横，有积矣。绝不至曰死，乳之下其动应衣，宗气泄也。

【注释】①呼吸定息：指人呼吸一呼一吸结束，而没开始换气的瞬间到下一个呼周期开始的间隙。②闰以太息：闰，即有余。太息，指深呼吸。③病温：病，作"患……病"讲，病温即患了温病的意思。④毛：形容脉来轻浮无力，如按在毛上的感觉。⑤钩：形容脉来洪大，来盛去衰之义。如钩端微曲之象。⑥石：形容脉来沉实，如石沉水中。⑦弱：指软弱之极而无胃气之脉。⑧宗气：水谷所化之精气，加上肺吸入之清气积于胸中，为脉气之宗，故称为宗气。

【译文】黄帝问道：正常人的脉象是怎样的呢？

岐伯回答说：正常人一呼气一吸气，叫做一息。如果一呼脉跳动两次，一吸脉也跳动两次，吸终到一呼开始的交换时间这是闰以太息，共有五次搏动，叫做无病的人。通常用无病之人的呼吸情况，来调候病人的脉息，医生无病，所以可以调匀自己的呼吸以候病人的脉搏次数，这是脉诊的法则。

有病的人一呼时脉只一次跳动，一吸时脉也一次跳动，这是气虚的现象。如果无病的人一呼脉有三次跳动，一吸脉也有三次跳动，并且躁急，尺部皮肤发热，这是病温；尺肤不热，脉搏往来流利的，这是风病。如果人一呼，脉的跳动在四次以上的必死，脉搏中断不复至的必死，脉搏忽慢忽快的也是死脉。

人的正常脉气来源于胃，胃气就是健康人脉息的正常之气。人的脉息如无胃气，叫做逆象。逆象是能够致死的。

春脉，如弦中带有冲和的胃气，叫做平脉；如弦多胃气少，就是肝病；只要出现弦脉胃气，就要死亡；如虽有胃气，而兼见毛脉，等到秋天时就会生病；倘若脉太旺，就会立即生病。春天是脏真之气散发于肝，肝脏是藏筋膜之气的。夏脉，钩中带有冲和的胃气，叫做平脉；如果钩多而胃气少，就是心脏有病；如果只要出现钩脉胃气，就要死亡；若虽有胃气，而兼见石脉，预测等到冬天就要生病的；如果石脉太甚，就会立即生病。夏天是脏真之气通于心，心是藏血脉之气的。长夏脉微软弱而有胃气，叫做平脉。假如弱多而冲和的胃气少，就是脾脏有病；只要出现代脉弱数动而终止，不能自还；如果软弱脉中，兼见石脉，估计到了冬天就会生病；如果石脉太甚，马上就会生病。长夏的脏真之气濡润于脾，脾是藏主肌肉之气的。秋脉，微毛而有冲和之象的，叫做平脉。如果毛多胃气少，主肺脏有病；只要出现毛脉而无胃气，就会死亡；如果毛脉中兼见弦脉，预测等到春至就会生病；如果弦极了，就会马上生病。秋时脏真之气高藏于肺，宣布荣卫之气的。冬时的脉象，沉石而有冲和之象的，叫做平脉。如果石多而冲和的胃气少，就主肾脏有病；只要出现石脉而无胃气，就要死亡；如果沉石脉中兼见钩象，估计等到夏天就会生病；倘若钩脉太甚了，就会马上生病。冬时脏真之气下藏于肾，肾脏是主藏骨髓之气的。胃经的大络，叫做虚里。其脉出现在左乳下，其络从胃贯膈而上络于肺，其脉搏动应手，这是脉的宗气。如果脉动剧烈急促并多次中断，这是病在膻中的征象；如果出现脉来迟，时一止，脉形宽大坚实、位置横移现象的，说明主病有积块；倘若脉绝不至，就会死亡。如果乳下虚里处脉搏跳动剧烈振衣，这是宗气外泄的现象。

欲知寸口太过与不及，寸口之脉中手短者，曰头痛；寸口脉中手长者，曰足胫痛；寸口脉中手促上击者，曰肩背痛；寸口脉沉而坚者，曰病在中；寸口脉浮而盛者，曰病在外；寸口脉沉而弱，曰寒热及疝瘕少腹痛；寸口脉沉而横，曰胁下有积，腹中有横积痛；寸口脉沉而喘，曰寒热。脉盛滑坚者，曰病在外；脉小实而坚者，病在内。脉小弱以涩，谓之久病；脉滑浮而疾者，谓之新病。脉急者，曰疝瘕少腹痛。脉滑曰风，脉涩曰痹，缓而滑曰热中，盛而紧曰胀。脉从阴阳，病易已；脉逆阴阳，病难已；脉得四时之顺，曰病无他；脉反四时及不间藏①，曰难已。

臂多青脉曰脱血，尺脉缓涩，谓之解㑊安卧。尺热脉盛谓之脱血，尺涩脉滑谓之多汗，尺寒脉细谓之后泄，脉尺粗常热者，谓之热中。

肝见庚辛死，心见壬癸死，脾见甲乙死，肺见丙丁死，肾见戊己死。是谓真脏见，皆死。颈脉动喘疾咳曰水，目裹②微肿如卧蚕起之状③曰水。

溺黄赤安卧者，黄疸。已食如饥者，胃疸④。面肿曰风。足胫肿曰水。目黄者曰黄疸。妇人手少阴脉动甚者，妊子也。

脉有逆从四时，未有脏形⑤。春夏而脉瘦，秋冬而脉浮大，命曰逆四时也。风热而脉静，泄而脱血脉实，病在中，脉虚，病在外，脉坚涩者，皆难治，命曰反四时也。

【注释】①间藏：指疾病以相生的方式传变。不间藏指疾病以相克的方式传变。②目裹：指上下眼睑。③卧蚕起之状：指蝉蜕皮后的润泽光亮的样子。④胃疸：疸通"瘅"，热的意思，胃疸即胃热病。⑤未有脏形：指没有出现相应脏腑本身应有的脉象。

【译文】要如何诊寸口的太过与不及呢？寸口脉应指而短，其病头痛；应指而长，其病足胫痛；应指短促迫疾，有上无下，主肩背痛；应指沉坚的，其病在中；应指浮盛的，其病在表；应指沉弱，主寒热及疝瘕积聚小腹痛；应指沉紧并有横斜形状的，主胁下、腹中有横积作痛；应指沉喘，病发寒热。如果脉象盛滑而紧，病在外，说明病情比较重了，脉象小实而坚的，是病情比较重的征象，病在内。脉来小弱而涩的，主久病；脉来浮滑而疾的，主新病；脉来绷急的，主病疝瘕小腹作痛；脉来滑利，主病风；脉来涩滞，主病痹；脉来缓滑，其病热中；脉来盛紧的，主病腹胀。脉顺阴阳，病易痊愈，否则病就不易好了。脉与四时相应为顺，即使患病，也不会有其他危险；如脉与四时相反，那病就难以痊愈了。

手臂脉色见青，是由于失血。尺脉缓而脉来涩，主倦怠无力，喜欢睡觉。尺脉热而脉来盛，主大脱血。尺脉涩，脉来滑，主多汗。尺脉寒，脉来细，主泄泻。尺脉粗，脉气常显热者，主热在里。

肝之真脏脉出现，到庚辛日会死；心之真脏脉出现，至壬癸日会死；脾之真脏脉出现，至甲乙日会死；肺之真脏脉出现，至丙丁日会死；肾之真脏脉出现，至戊己日会死。这就是真脏脉出现后死亡的日期。

如果人迎脉异常鼓动非正常搏动，并见喘咳症状，主水病。眼泡浮肿如蚕眠后之状，也是水病。小便颜色黄赤，喜欢睡觉，是黄疸病；饭后仍觉得饥饿，是胃疸病。面部浮肿为风，足胫肿为水。眼珠发黄的，是黄疸。妇人两手少阴脉动得厉害的，是怀孕的表征。

脉有逆四时的，就是当没有出现真脏脉形时，却反见它脏的脉，如春夏的脉反见瘦小，秋冬的脉反见浮大，这就叫做逆四时。风热的脉应该躁，反见沉静；泄泻脱血的病，脉应该虚，反见实脉；病在内的，脉应实而反见虚；病在外的，脉应浮滑，反见涩坚，这样，病就难治了，因为脉没有顺应四时的缘故。

人以水谷为本，故人绝水谷则死，脉无胃气亦死。所谓无胃气者，但得真脏脉不得胃气也。所谓脉不得胃气者，肝不弦，肾不石也。

太阳脉至，洪大以长。少阳脉至，乍数乍疏，乍短乍长；阳明脉至，浮大而短。夫平心脉来，累累如连珠，如循琅玕①，曰心平。夏以胃气为本。病心脉来，喘喘②连属，其中微曲，曰心病。死心脉来，前曲后居，如操带钩，曰心死。

平肺脉来，厌厌聂聂③，如落榆荚④，曰肺平。秋以胃气为本。病肺脉来，不上不下，如循鸡羽⑤，曰肺病。死肺脉来，如物之浮，如风吹毛，曰肺死。

平肝脉来，软弱招招⑥，如揭长竿末梢，曰肝平。春以胃气为本。病肝脉来，盈实而滑，如循长竿，曰肝病。死肝脉来，急益劲如新张弓弦，曰肝死。

平脾脉来，和柔相离，如鸡践地，曰脾平。长夏以胃气为本。病脾脉来，实而盈数，如鸡举足，曰脾病。死脾脉来，锐坚如乌之喙，如鸟之距，如屋之漏，如水之流，曰脾死。

平肾脉来，喘喘累累如钩，按之而坚，曰肾平。冬以胃气为本。病肾脉来，形如引葛，按之益坚，曰肾病。死肾脉来，发如夺索，辟辟如弹石⑦，曰肾死。

【注释】①琅玕：指玉石。②喘喘：形容脉来如喘气急促的样子。③厌厌聂聂：形容脉象轻薄流利。④如落榆荚：形容脉象轻浮和缓。⑤如循鸡羽：形容脉象涩而往来艰难。⑥招招：形容脉象柔弱和软。⑦辟辟如弹石：形容脉象坚实。

【译文】人的生命以水谷为根本，所以断绝了水谷，就会死亡。如果脉没有胃气，也会死亡。什么是无胃气，就是仅见真脏脉，而没有冲和胃气的脉。所说的脉无冲和胃气，就是肝脉不见弦象，肾脉不见石象。

少阳主正月二月，这时的脉来，是乍密乍疏，乍短乍长的；阳明主三月四月，这时的脉来，是浮大而短；太阳主五月六月，这时的脉来，是洪大而长。

正常心脉来时，像一颗颗珠子，连续不断地流转，属于正常，这叫平脉。如果心脏有病，脉就显出非常急数，带有微曲之象，这叫病脉；如果脉来前曲后居，如执带钩一样，全无和缓之意，这是死脉。

正常肺脉来时，轻浮虚软，像吹榆叶一样，这是平脉。秋季以胃气为本。假如脉来上下，像摩鸡和羽毛一样，毛中含有坚劲之意，这是病脉；如果脉来旭草浮在水上，像风吹毛动，像这样的轻浮，就是死脉。

正常肝脉来时，像举着竿子，那竿子末梢显得长软，这是平脉。春季以胃气为本。假如脉来满指滑实，像抚摩长竿一样，这是病脉；如果脉来急而有劲，像新张弓似的，这是死脉。

正常脾脉来时，和柔相附有神，像鸡爪落地一样，是缓缓的，这是平脉。长夏季节以胃气为本。如果脉来充实而数，像鸡的往来急走，就是病脉；如果脉来如雀啄、像鸟跃跳之数，像屋漏水一样点滴无伦，像水溜之速，这是死脉。

正常肾脉来时，连绵小坚圆滑，按之其坚如石，这是平脉。冬时以胃气为本。如果脉来时形如牵引葛藤，按之更坚，这是病脉；如果脉来像解索一般，数而散乱，又像弹石一样，促而坚硬，这是死脉。

卷之六

玉机真脏论篇第十九

　　黄帝问曰: 春脉如弦, 何如而弦?

　　岐伯对曰: 春脉者肝也, 东方木也, 万物之所以始生也, 故其气来, 软弱轻虚而滑, 端直以长, 故曰弦, 反此者病。

　　帝曰: 何如而反?

　　岐伯曰: 其气来实而强, 此谓太过, 病在外; 其气来不实而微, 此谓不及, 病在中。

　　帝曰: 春脉太过与不及, 其病皆何如?

　　岐伯曰: 太过则令人善忘, 忽忽眩冒而巅疾①; 其不及, 则令人胸痛引背, 下则两胁胠满。

　　帝曰: 善。

　　帝曰: 夏脉如钩, 何如而钩?

　　岐伯曰: 夏脉者心也, 南方火也, 万物之所以盛长也, 故其气来盛去衰, 故曰钩, 反此者病。

帝曰：何如而反？

岐伯曰：其气来盛去亦盛，此谓太过，病在外；其气来不盛去反盛，此谓不及，病在中。

帝曰：夏脉太过与不及，其病皆何如？

岐伯曰：太过则令人身热而骨痛，为浸淫②；其不及，则令人烦心，上见咳唾，下为气泄。

帝曰：善。

帝曰：秋脉如浮，何如而浮？

岐伯曰：秋脉者肺也，西方金也，万物之所以收成也，故其气来，轻虚以浮，来急去散，故曰浮，反此者病。

帝曰：何如而反？

岐伯曰：其气来，毛而中央坚，两傍虚，此谓太过，病在外；其气来，毛而微，此谓不及，病在中。

帝曰：秋脉太过与不及，其病皆何如？

岐伯曰：太过则令人逆气，而背痛，愠愠然；其不及，则令人喘，呼吸少气而咳，上气见血，下闻病音。

帝曰：善。

帝曰：冬脉如营③，何如而营？

岐伯曰：冬脉者肾也，北方水也，万物之所以合藏也，故其气来沉以濡，故曰营，反此者病。

帝曰：何如而反？

岐伯曰：其气来如弹石者，此谓太过，病在外；其去如数者，此谓不及，病在中。

帝曰：冬脉太过与不及，其病皆何如？

岐伯曰：太过则令人解㑊，脊脉痛而少气，不欲言；其不及则令人心悬如病饥，䏚中清④，脊中痛，少腹满，小便变。

【注释】①巅疾：指头部疾患。②浸淫：指火势邪气所致的皮肤痈疮。③冬脉如营：时指冬时脉气营居于内。即脉象沉实。④眇中清：胁下空软之处清冷。

【译文】黄帝问道：春季脉象如弦，如何才算弦？

岐伯答道：春脉与肝脏相应，属东方之木。这个季节，万物生发，所以脉气表现得软弱轻虚而滑，端直而长，所以叫弦。如果与这种现象不符的，便是病脉。

黄帝道：怎样才算反呢？

岐伯答道：其脉象来时如果应指实而有力，这就叫做太过，主病在外；如果脉象来时不实而微弱，这就叫做不及，主病在里。

黄帝道：春脉太过或不及，会发生怎样的病变呢？

岐伯答道：春脉太过，会使人记忆力衰退，精神恍惚，头脑发昏而两眼眩转，进而出现巅疾；其不及会使人胸部作痛，并牵连背部，往下则两侧的胁助部位会胀满。

黄帝道：说得好！夏时的脉象如钩，要如何才算钩呢？

岐伯答道：夏脉与心脏相应，属南方之火。这个季节，万物生长茂盛，所以脉气来时充盛，去时轻微，就像钩的形状，所以叫做钩脉。假如脉象与这种现象不符的，就是病脉。

黄帝道：怎样才算反呢？

岐伯答道：如果夏脉来时盛去也盛，这叫做太过，主病在外；如果其脉象来时不盛，去时反充盈有余，这就叫做不及，主病在里。

黄帝道：夏脉如果太过或不及，会发生怎样的病变？

岐伯答道：夏脉如果太过会使人身体发热，皮肤，热邪侵淫生疮；如果不及会让人心虚烦躁，上部出现咳嗽涎沫，下部出现失气下泄。

黄帝道：说得好！秋天的脉象如浮，怎样才算浮？

岐伯答道：秋脉与肺脏相应，属西方之金。在这个季节，万物成熟，所以脉象来时轻浮，来急去散，所以叫浮。如果脉象与这种现象不符的，就是病脉。

黄帝道：怎样才算反呢？

岐伯答道：秋脉来时浮软，中央坚实，两旁虚浮，这叫做太过，主病在外；其脉象来时浮软而微弱，这叫做不及，主病在里。

黄帝道：秋脉太过或不及，会发生怎样的病变？

岐伯答道：秋脉太过会使人气逆，背部疼痛，感觉郁闷而不舒畅；如不及会使人呼吸气短，咳嗽气喘，其上逆而出血，喉中有喘息的声音。

黄帝道：说得好！冬时的脉象如营，那么怎样才算营呢？

岐伯答道：冬脉与肾脏相应，属北方之水。这个季节，万物闭藏，所以脉象来时沉而濡润，所以叫做营。如果脉象与这种现象不符，就是病脉。

黄帝问：怎样才算反呢？

岐伯答道：冬脉来时如果像弹石一般坚硬，这叫做太过，主病在外；如果脉去时虚弱，这就叫不及，主病在里。

黄帝问道：冬脉太过或不及，会发生怎样的病变？

岐伯答道：冬脉太过会让人精神萎靡，身体懈怠，脊骨疼痛，气短，不想说话；不及则会使人感觉心中空空的，就像腹中饥饿一样，季胁下的空软部位清冷，脊骨发痛，少腹胀满，小便变频繁。

帝曰：善！

帝曰：四时之序，逆从之变异也，然脾脉独何主？

岐伯曰：脾脉者土也，孤脏以灌四傍者也。

帝曰：然则脾善恶，可得见之乎？

岐伯曰：善者不可得见，恶者可见。

帝曰：恶者何如可见？

岐伯曰：其来如水之流者，此谓太过，病在外；如鸟之喙者，此谓不及，病在中。

帝曰：夫子言脾为孤脏，中央土以灌四傍，其太过与不及，其病皆何如?

岐伯曰：太过则令人四支不举；其不及则令人九窍不通，名曰重强。

帝瞿然①而起，再拜稽首曰：善! 吾得脉之大要。天下至数，五色脉变，揆度奇恒，道在于一。神转不回，回则不转，乃失其机。至数之要，迫近以微，著之玉版，藏之脏腑，每旦读之，名曰玉机。

五藏受气于其所生，传之于其所胜，气舍于其所生，死于其所不胜，病之且死，必先传行至其所不胜，病乃死。此言气之逆行也，故死。肝受气于心，传之于脾，气舍于肾，至肺而死。心受气于脾，传之于肺，气舍于肝，至肾而死。脾受气于肺，传之于肾，气舍于心，至肝而死。肺受气于肾，传之于肝，气舍于脾，至心而死。肾受气于肝，传之于心，气舍于肺，至脾而死。此皆逆死也。一日一夜五分之②，此所以占死者之早暮也。

黄帝曰：五脏相通，移皆有次。五脏有病，则各传其所胜；不治，法三月，若六月，若三日，若六日，传五脏而当死，是顺传所胜之次。故曰：别于阳者，知病从来；别于阴者，知死生之期。言知至其所困而死。

是故风者百病之长也。今风寒客于人，使人毫毛毕直，皮肤闭而为热，当是之时，可汗而发也；或痹不仁肿痛，当是之时，可汤熨及火灸刺而去之。弗治，病入舍于肺，名曰肺痹，发咳上气；弗治，肺即传而行之肝，病名曰肝痹，一名曰厥，胁痛，出食，当是之时，可按若刺耳；弗治，肝传之脾，病名曰脾风，发瘅，腹中热，烦心，出黄，当此之时，可按、可药、可浴；弗治，脾传之肾，病名曰疝瘕，少腹冤热③而痛，出白，一名曰蛊，当此之时，可按、可药；弗治，肾传之心，病筋脉相引而急，病名曰瘛，当此之时，可灸、可药；弗治，满十日法当死。肾因传之心，心即复反传而行之肺，发寒热，法当三岁死，此病之次也。然其卒发者，不必治于传；或其传化有不以次，不以次入者，忧恐悲喜怒，令不得以其次，故令人有大病矣。因而喜大虚则肾气乘矣，怒则肝气乘矣，悲则肺气乘矣，恐则脾气乘矣，忧则心气乘矣，此其道也。故病有五，五五二十五变，及其传化。传，乘之名也。

【注释】①瞿然：形容惊愕的样子。②一日一夜五分之：一日一夜划分为五个阶段，以配合五脏。③冤热：指热急而烦闷。

【译文】黄帝道：说得好！春夏秋冬四季的脉象，有逆有从，变化各异，但独独没有说到脾脉。究竟脾脉与什么季节相应呢？

岐伯答道：脾脉属土，位居中央，是孤脏，以灌溉四周。

黄帝问道：脾脉是否正常，要怎么区分呢？

岐伯答道：正常的脾脉是见不到的，而有病的脾脉则是可以看到的。

黄帝问道：有病的脾脉是怎样的？

岐伯答道：有病的脾脉来时如果像流散的水一样，这叫做太过，主病在外；来时如果像鸟喙一样，这叫做不及，主病在中。

黄帝又问：先生说脾为孤脏，位居中央，属土，以灌溉四周，那当脾脉太过或不及时，会发生什么病变呢？

岐伯答道：脾脉太过会使人四肢不能行动，不及则会使人九窍不通，这种病征称为重强。

黄帝惊悟，肃然起立，行礼道：很好！我明白诊脉的要领了，这是世间非常重要的道理。《五色》《脉变》《揆度》《奇恒》等书，讲述的道理都是一样的，关键在于一个"神"字。神运转不息，向前而不回转，如果神回而不转，那么就表示它已失去生机了。最重要的道理往往深藏于细节微妙之处，有人把它著录在玉版上面，藏在枢要内府中，每天早上起来诵读，称它为《玉机》。

五脏疾病的传变，是其所生之脏遭受了病气，传于其所克之脏，病气留止在生己的母脏，死于克我之脏。当病情到了快要死亡的时候，必定会先传行到相克之脏，然后病人便会死亡。这是病气的逆传。例如，肝遭受到来自心脏的病气，而又传行于脾脏，其病气停留在肾脏，当传到肺脏时便会死亡。心遭受到来自脾脏的病气，传行于肺脏，其病气停留于肝脏，当传到肝脏时就会死亡。脾受病气于肺，传行到肾，病气留止于心，传到肝就死了。肺遭受到来自肾脏的病气，又传行于肝脏，其病气停留于脾脏，当传到心脏时就会死亡。肾受病气于肝，传行到心，病气留止于肺传到脾就死了。将一天一夜划分为五个时段，分属五脏，就可以推测死亡的早晚时间。

黄帝道：五脏是相互连通的，病气的转移，也都有一定的规律。如果五脏有病，则会各自传到其克之脏；如果不能把握治病的时机，那么三个月或是六个月，或是三天或是六天，病气传遍五脏后就会死了，这是相克的顺传规律。所以说，如果能够辨别三阳，便可以知道病是从何来的；如果能够辨别三阴，便可以知道病人的死生日期，也就是说，知道他当病气到达其所不胜的脏气而死。

风邪是许多疾病发生的重要因素。现在风侵袭人体并驻留在皮肤腠理之间，使人毫毛直竖，皮肤紧闭而致发热，这个时候，可采用发汗来治疗；当风寒侵入经络，出现了麻痹不仁或肿痛等症状时，可采用热敷、火罐、艾灸、针刺等办法来祛散。如果治疗不及时，那么病气就会内传到肺，引起肺痹，如果不治，会由肺传至肝叫做肝厥，出现胁痛、吐食的症状，这时候可采用按摩、药物或热汤沐浴等方法来治疗；如治疗不及时，病情就会传到脾，引起脾风，发瘅，腹中热，烦心，小便呈黄色等症状，这个时候可采用按摩、药物或热汤沐浴等方法来治疗；这时候如果再不治，风邪就会传行到肾，引起疝瘕，少腹烦热疼痛，小便呈白色且混浊，又叫做蛊病，这个时候可采用按摩、或用药物来治疗；如果再不治，那么病情就由肾传到心，出现筋脉牵引拘挛，叫做瘛病，这个时候可采用灸法，或用药物来治疗；如果还不治，那么十天之后就会死亡。如果病邪由肾传到心，心又再反传给肺脏，发作表现为寒热，发作三年后便会死亡，这是疾病传行的一般次序和规律。如果是卒然爆发的病，就不必按照这个次序来进行治疗。有些病是不遵从这个规律传变的，就如忧、恐、悲、喜、怒等情志之病，其病邪就不是依照这个规律相传的，因而会让人突然生大病。所以，如果因为喜极心气大虚那么就会为肾气所乘；或是因为大怒伤肝，那么就会容易为肺气所乘，克害肝之气；或是因为思虑伤脾，那么就会容易为肝气所乘，克害脾土之气；或是因为惊恐，那么肾气就会虚，脾土之气就会乘虚而入；或是因为太过忧虑，那么肺气就会内虚，心气就会乘虚而入。这就是没有情志激动等行为，病邪却不以这个规律传变的道理。所以病会有五种，但是这一脏又可以兼及其他几脏，一脏之病又可以兼及其他四脏，这样就会有五五二十五变化。所谓传化，就是相乘。

大骨枯槁，大肉陷下①，胸中气满，喘息不便，其气动形，期六月死，真脏脉见，乃予之期日。大骨枯槁，大肉陷下，胸中气满，喘息不便，内痛引肩项，期一月死，真脏见，乃予之期日。大骨枯槁，大肉陷下，胸中气满，喘息不便，内痛引肩项，身热，脱肉破䐃，真脏见，十月之内死。大骨枯槁，大肉陷下，肩髓内消，动作益衰，真脏来见，期一岁死，见其真脏，乃予之期日。大骨枯槁，大肉陷下，胸中气满，腹内痛，心中不便，肩项身热，破䐃脱肉，目眶陷，真脏见，目不见人，立死；其见人者，至其所不胜之时则死。急虚身中卒至，五脏绝闭，脉道不通，气不往来，譬于堕溺②，不可为期。其脉绝不来，若人一息五六至，其形肉不脱，真脏虽不见，犹死也。

真肝脉至，中外急，如循刀刃，责责然，如新张弓弦，色青白不泽，毛折乃死；真心脉至，坚而搏，如循薏苡子累累然，色赤黑不泽，毛折乃死；真肺脉至，大而虚，如以毛羽中人肤，色白赤不泽，毛折乃死；真肾脉至，搏而绝，如指弹石，辟辟然，色黑黄不泽，毛折乃死；真脾脉至，弱而乍数乍疏，色黄青不泽，毛折乃死。诸真脏脉见者，皆死不治也。

黄帝曰：见真脏曰死，何也？

岐伯曰：五脏者，皆禀气于胃③，胃者五脏之本也；脏气者，不能自致于手太阴，必因于胃气，乃至于手太阴也。故五脏各以其时，自为而至于手太阴也。故邪气胜者，精气衰也；故病甚者，胃气不能与之俱至于手太阴，故真脏之气独见，独见者，病胜脏也，故曰死。

帝曰：善。

黄帝曰：凡治病察其形气色泽，脉之盛衰，病之新故，乃治之，无后其时。形气相得，谓之可治；色泽以浮，谓之易已；脉从四时，谓之可治；脉弱以滑，是有胃气，命曰易治，取之以时。形气相失，谓之难治；色夭不泽，谓之难已；脉实以坚，谓之益甚；脉逆四时，为不可治。必察四难④而明告之。所谓逆四时者，春得肺脉，夏得肾脉，秋得心脉，冬得脾脉，其至皆悬绝沉涩者，命曰逆、四时。未有脏形，于春夏而脉沉涩，秋冬而脉浮大，名曰逆四时也。病热脉静，泄而脉大，脱血而脉实，病在中，脉实坚，病在外，脉不实坚者，皆难治。

【注释】①陷下：形容肌肉消瘦。②堕溺：从高处坠落为堕；被水淹为溺。③五脏者，皆禀气于胃：这是因为五脏都需要脾胃之气化生的水谷精微来充养。④必察四难：指形气相失、色夭不泽、脉实以坚、脉逆四时四种难治之症。

【译文】如果大骨软弱枯萎，大肉削瘦，胸中气满，呼吸困难，且呼吸时引起身体擅动，那么六个月后病人便会死亡；而当真脏脉显现的时候，就可以预知死亡之日了。如果大骨软弱枯萎，大肉削瘦，胸中气满，呼吸困难，且因胸中疼痛而牵引肩项，那么一个月后病人便会死亡；而当真脏脉显现的时候，就可以预知其死亡之日了。如果大骨软弱枯萎，大肉削瘦，胸中气满，呼吸困难，且因胸中疼痛而牵引肩项，全身发热，脱肉䐃破，真脏脉现，那么十个月之内其就会死亡。如果大骨软弱枯萎，大肉瘦削，两肩下垂，骨髓内消，动作渐渐变得衰颓，真脏脉没有出现，那么一年后病人便会死亡；当真脏脉出现时，就可以预知其死日了。如果大骨软弱枯萎，大肉削瘦，胸中气满，腹中疼痛，心中气郁不舒，肩、项、身上都发热，破䐃脱肉，眼眶下陷，真脏脉出现，失精且目不见人，便会立即死亡；如果还能看见人，那是还没有完全失精，但当到了它所不胜之时，便会死亡了。如果正气突然大虚，外邪陡然侵入，突然间得病，五脏气机闭塞，全身脉道不通，气血不流通，就像从高处堕下，或是像落水淹溺一样，猝然发病，那就无法预料死期了。如果其脉息绝了而不至，或是跳动异常疾急，一吸一呼脉而五、六脉至，虽然没有破䐃脱肉，真脏不见，但仍然是要死亡的。

当肝脏的真脏脉到来时，中外劲急，就好像是按在刀口上一样的锋利，或是如新张开的弓弦，面部呈现出青白色而不润泽，毫毛枯焦便会死亡。当心脏的真脏脉到来时，坚硬且搏手，就像循薏苡子那样短而圆实，面部呈现赤黑色而不润泽，毫毛枯焦便会死亡。当肺脏的真脏脉到来时，大而空虚，就好像毛羽附着在的人皮肤上一样轻虚，面部呈现白赤色而不润泽，毫毛枯焦，便会死亡。当肾脏的真脏脉到来时，搏手就好像绳索欲断，或是像以指弹石一样坚实，面部呈现黑黄色而不润泽，毫毛枯焦，便会死亡。当脾脏的真脏脉到来时，软弱无力，快慢不匀，面部呈现黄青色而不润泽，毫毛枯焦，便会死亡。凡是出现了五脏真脏脉，都是不治的死亡症象。

黄帝问道：见到真脏脉象就要死亡，这是什么道理？

岐伯答道：五脏的营养，都依赖于胃腑水谷的精微之气，所以胃是五脏的根本。所以五脏的脉气，不能自行到达手太阴寸口处，必须借助胃气的敷布才能到达手太阴。所以五脏之气能够在其所主之时于手太阴寸口处出现，就是有了胃气。如果邪气胜，那么必定会使精气衰弱，所以当病气严重时，胃气就不能与五脏之气一起到达手太阴，因而呈某一脏的真脏脉象单独出现。真脏脉象单独出现，是邪气胜而脏气伤的表现，所以说是要死亡的。

黄帝道：讲得好！

黄帝道：一般治病，必须要先诊察病人形体的盛衰，气血的强弱，色泽的润枯，脉象的虚实，病情的新久，然后要及时治疗，不能错过最好时机。病人如果形气相称，这是可治之症；如果面色光润鲜明，病也容易治愈；如果脉象与四时相适应，也是能够治好的；如果脉象弱而流利，这是有胃气的现象，病也容易治，必须要抓紧时间赶快治疗。如果病人形气不相称，这是难治之症；如果面色枯槁，没有光泽，病也难以治愈；如果脉象实而坚，病情必定会加重；如果脉象与四时相违，则是不可治之症。必须审察这四种难治之症，然后清楚地告诉病人。

所谓的脉象与四时相违，这是春出现肺脉，夏出现肾脉，秋出现心脉，冬出现脾脉，其脉象都呈现悬绝无根或沉涩不起的现象，这就叫做逆四时。如果五脏脉气不能随着时令表现在外，在春夏的时令反而出现沉涩的脉象，秋冬的时令反而出现浮大的脉象，这也叫做逆四时。

病热而脉象却沉静，泄泻时脉象洪大，脱血时脉象坚实，病在中而脉象实坚，病在外而脉象却不坚实，这些都是症脉相反的现象，都为难治之症。

黄帝曰：余闻虚实以决死生，愿闻其情？

岐伯曰：五实死，五虚死。

帝曰：愿闻五实、五虚。

岐伯曰：脉盛，皮热，腹胀，前后不通、闷瞀①，此谓五实。脉细，皮寒，气少，泄利前后，饮食不入，此谓五虚。

帝曰：其时有生者，何也？

岐伯曰：浆粥入胃，泄注止，则虚者活；身法得后利，则实者活。

此其候也。

【注释】①闷瞀：是昏闷而目不明的意思。

【译文】黄帝道：我听说根据病情的虚实可以预决死生，期望能告诉我这其中的道理！

岐伯答道：五实是死症，五虚也是死症。

黄帝道：请问什么叫做"五实"与"五虚"？

岐伯答道：脉洪盛是心受邪，皮肤灼热是肺受邪，脾受邪的腹满胀，肾受邪的二便不通，肝受邪的昏闷而不明，这叫做五实。心气不足而致脉细，肺气不足而致皮寒，肝气不足而致气少，肾气不足而前后致泄利，脾气不足而致饮食不入，这叫五虚。

黄帝道：五实、五虚，有时也会有痊愈的，这又是为什么？

岐伯答道：如果能够吃些粥浆，使胃气慢慢地恢复，泄泻停止，那么虚者也可以痊愈。如果原来身热无汗，现在却得汗；原来二便不通的，现在却大小便通利了，那么实者也可以痊愈。这也是五虚、五实能够痊愈的症候。

三部九候论篇第二十

黄帝问曰：余闻九针于夫子，众多博大，不可胜数。余愿闻要道，以属子孙，传之后世，著之骨髓，藏之肝肺，歃血①而受，不敢妄泄，令合天道，必有终始，上应天光星辰历纪，下副四时五行。贵贱更立，冬阴夏阳，以人应之奈何？愿闻其方。

岐伯对曰：妙乎哉问也！此天地之至数。

帝曰：愿闻天地之至数，合于人形血气，通决死生，为之奈何？

岐伯曰：天地之至数，始于一，终于九焉。一者天，二者地，三者人。因而三之，三三者九，以应九野。故人有三部，部有三候，以决死生，以处百病，以调虚实，而除邪疾。

帝曰：何谓三部？

岐伯曰：有下部，有中部，有上部；部各有三候，三候者，有天有地有人也。必指而导之，乃以为真。上部天，两额之动脉；上部地，两颊之动脉；上部人，耳前之动脉。中部天，手太阴也；中部地，手阳明也；中部人，手少阴也。下部天，足厥阴也；下部地，足少阴也；下部人，足太阴也。故下部之天以候肝，地以候肾，人以候脾胃之气。

【注释】①歃血：指的是古代举行盟会时，微饮牲血，或含于口中，或涂于口旁，以示信守誓言的诚意的行为。

【译文】黄帝问道：我听了先生讲的九针之道，觉得广博丰富，数也数不过来。我想了解其中的关键，以嘱咐子孙后代，留传后世，要他们刻骨铭心，永生不忘，并发下誓言，不可随意外传。要使这些道理符合天体运行的规律，有始有终，上应日月星辰周历天度的运行，下循四时五行的变化。人体气血、阴阳的盛衰变化，是怎样对应这些自然规律的呢？希望您为我讲讲这方面的道理。

岐伯回答说：问得好啊！这是天地间至深至奥的道理。

黄帝道：我想听您讲讲天地的至数，与人的形体气血相通，决断人的死生，这是怎么回事？

岐伯答道：天地至数，开始于一，终止于九。一奇数为阳，代表天；二偶数为阴，代表地；人生天地之间，因此以三代表人；天、地、人合而为三，三三为九，以应九宫之位。所以人有三部，每部又各有三候，可以用它来决断生死，处理百病，从而调治虚实，祛除病邪。

黄帝问道：请问什么叫做三部？

岐伯道：三部指下部、中部、上部，每部又各有三候，所谓三候，是以天、地、人来代表的。这些必须有老师的当面指导，才能准确了解部候之处。上部（即头部）的天候，即两额（太阳穴）处动脉；上部的地候，即两颊（大迎穴）处动脉；上部的人候，即耳前（耳门穴）处动脉。中部（即上肢）的天候，即手太阴（太渊穴、经渠穴）处动脉；中部的地候，即手阳明经（合谷穴）处动脉；中部的人候，即手少阴经（神门穴）处动脉。下部（即下肢）的天候，即足厥阴经（足五里穴，男）或（太冲穴，女）处动脉；下部的地候，即足少阴经（太溪穴）处动脉；下部的人候，即足太阴经（箕门穴）处动脉。因此下部天可以候肝脏的病变，下部地可以候肾脏的病变，下部人可以候脾胃的病变。

帝曰：中部之候奈何？

岐伯曰：亦有天，亦有地，亦有人。天以候肺，地以候胸中之气，人以候心。

帝曰：上部以何候之？

岐伯曰：亦有天，亦有地，亦有人。天以候头角之气，地以候口齿之气，人以候耳目之气。三部者，各有天，各有地，各有人；三而成天，三而成地，三而成人。三而三之，合则为九。九分为九野，九野为九脏；故神脏五，形脏四，合为九脏。五脏已败，其色必夭，夭必死矣。

帝曰：以候奈何？

岐伯曰：必先度其形之肥瘦，以调其气之虚实，实则泻之，虚则补之。必先去其血脉，而后调之，无问其病，以平为期①。

帝曰：决死生奈何？

岐伯曰：形盛脉细，少气不足以息者危；形瘦脉大，胸中多气者死。形气相得者生；参伍不调者病；三部九候皆相失者死；上下左右之脉相应如参舂者，病甚；上下左右相失不可数者死；中部之候虽独调，与众脏相失者死；中部之候相减者死；目内陷者死。

【注释】①期：准则。

【译文】黄帝道：请问中部之候是什么样？

岐伯答道：中部也有天、地、人三候。中部天可以候肺脏的病变，中部地可以候胸中之气的病变，中部人可以候心脏的病变。

黄帝问道：上部之候又怎么样？

岐伯答道：上部也有天、地、人三候。上部天可以候头角之气的病变，上部地可以候口齿之气的病变，上部人可以候耳目之气的病变。三部之中，各有天，各有地，各有人。三候为天，三候为地，三候为人，三三相乘，合为九候。脉之九候，与地的九野相应，与人的九脏相应。因此人有肝、肺、心、脾、肾五神脏和膀胱、胃、大肠、小肠四形脏，合为九脏。如果五脏已经衰弱，那么神色必定会枯槁。枯槁，是病情危重，甚至死亡的症象。

黄帝道：要如何诊察？

岐伯答道：一定得先度量病人身形的肥瘦，来了解其正气的虚实。如果是实证便用泻法，如果是虚证便用补法。但一定要先去除血脉中的凝滞，然后再调补气血的不足。不论治疗什么病，都是以达到气血平顺为准则。

黄帝道：要如何才能决断生死？

岐伯答道：如果形体强盛，脉反而细，气短，且呼吸困难，那么病情危险；如果形体瘦弱，脉反而大，胸中喘满且多气，这是死亡之症。一般而论，如果形体与脉一致，主生；如果脉来时是三五不调的，主病；如果三部九候的脉象与疾病完全不相适应，主死；如果上下左右的脉象，与相应的鼓指就像舂杵捣谷，参差不齐的，病情必定严重；如果呈现出上下之脉相差很大的，且息数错乱不可计数，这是死亡征候；如果中部之脉独自调匀，但与其他脏体不协调的，也是死候；如果眼睛内陷，这是正气衰竭的现象，也是死候。

帝曰：何以知病之所在？

岐伯曰：察九候独小者病，独大者病，独疾者病，独迟者病，独热者病，独寒者病，独陷下者病。以左手足上，上去踝五寸按之，庶右手足当踝而弹之，其应过五寸以上，蠕蠕然者，不病；其应疾，中手浑浑然者病；中手徐徐然者病；其应上不能至五寸，弹之不应者死。是以脱肉身不去者死。中部乍疏乍数①者死。其脉代而钩者，病在络脉。九候之相应也，上下若一，不得相失。一候后则病；二候后则病甚；三候后则病危。所谓后者，应不俱也，察其腑脏，以知死生之期。必先知经脉，然后知病脉，真脏脉见者，胜死。足太阳气绝者，其足不可屈伸，死必戴眼②。

帝曰：冬阴夏阳奈何？

岐伯曰：九候之脉，皆沉细悬绝者为阴，主冬，故以夜半死；盛躁喘数者为阳，主夏，故以日中死。是故寒热病者，以平旦死；热中及热病者，以日中死；病风者，以日夕死；病水者，以夜半死；其脉疏乍数、乍迟乍疾者，日乘四季③死；形肉已脱，九候虽调，犹死；七诊虽见，九候皆从者，不死。所言不死者，风气之病及经月之病，似七诊之病而非也，故言不死。若有七诊之病，其脉候亦败者死矣，必发哕噫。必审问其所始病，与今之所方病，而后各切循其脉，视其经络浮沉，以上下逆从循之。其脉疾者，不病；其脉迟者病；脉不往来者死；皮肤著者死。

帝曰：其可治者奈何？

岐伯曰：经病者，治其经；孙络病者，治其孙络血；血病身有痛者，治其经络。其病者在奇邪，奇邪之脉，则缪刺之。留瘦不移④节而刺之。上实下虚，切而从之，索其结络脉，刺出其血，以见通之。瞳子高者，太阳不足。戴眼者，太阳已绝。此决死生之要，不可不察也。手指及手外踝上五指留针。

【注释】①乍疏乍数：脉搏节律不匀，散乱无序或时慢时快，属怪脉的脉形。②戴眼：指目睛上视而不能转动，为太阳经的经气衰竭，是病在危重阶段所出现的一种症状。③日乘四季：古人以一日一夜划分四季。脾脏居中属土，土旺于四季，日乘四季，指出现于一日之中的四季，即辰、戌、丑、未时。④留瘦不移：指病气淹留，形体消瘦，而病邪尚未传变。

【译文】黄帝道：怎么才能知道疾病部位呢？

岐伯说：通过诊察九候脉象的变化，就能知道病变的部位。在九候之中，一部独小，或独大，或独疾，或独迟，或独热，或独寒，或独陷下，都是有病的征象。将左手按在病人的左足距离内踝五寸处的地方，用右手指弹在病人足内踝上，医生的左手会有振动的感觉，如果其振动的范围超过五寸以上，蠕蠕而动，这是正常现象；如果其振动幅度大而急剧，应手快速而浑乱不清的，是有病的征象；如果振动微弱，应手迟缓，应该是病态；如果振动向上没有五寸，用较大的力量弹仍旧没有反应，这是死候。正气虚弱而肉脱，病邪留在体内不去的，这是死亡之症。中部脉象或快或慢，没有规律，这是气脉败乱的征兆，也是死症。如果脉代而钩，是络脉发病的征象。九候之脉，应当相互协调，上下如一，不应该有参差。如果九候之中有一候脉象不一致，就是病态；有二候脉象不一致，那么表明病重；如果有三候脉象不一致，那么病情必定危险。所谓脉象不一致，就是九候之间的脉动不相适应。诊察病邪所在的脏腑，可以知道死生的时间。临症诊察，一定要先知道正常之脉，然后才能知道有病之脉，如果出现真脏脉象胜己的时间，便会死亡。如果足太阳经脉气衰绝，那么两脚将不能屈伸，死亡时眼睛必定是向上看的。

黄帝道：冬为阴，夏为阳，脉象又是如何与之相应的呢？

岐伯答道：九候的脉象，如果都是沉细悬绝的，为阴，主冬令，所以一般死于阴气极盛的半夜；如脉象盛大，躁动，总是喘的，为阳，主夏令，所以会死于阳气旺盛的日中之时；寒热交作的病，会死于阴阳交会的早晨；热中及热病，会死于日中阳极之时；病风的，会死于傍晚阳气衰弱之时；病水的，会死于夜半阴极之时。如果其脉象忽疏忽数，忽迟忽急，这是脾气内绝，将会死于辰戌丑未之时，也就是平旦、日中、日夕、夜半、日乘四季的时候；如果形体衰败而肉脱，即使是九候协调，也是死亡的征象；虽然出现了七诊之脉，但如果九候都是顺应四时的，就不一定是死候。所说的不死之病，是指感风病，或月经之病，虽然出现了类似七诊之病脉，但实际上却不相同，所以说不是死候。如果七诊之脉出现、其脉候又有败坏现象的，这是死症，且死的时候，必定会出现噫气等症候。所以，治病之时必须详细询问病人的起病情形和现在症状，然后再按各部分，切其脉搏，以观察病人的经络浮沉，以及上下逆顺等。如果病人脉来流利的，不是病；脉来迟缓的，是病；脉不往来的，是死候；久病且肉脱，皮肤干枯并附着在筋骨上的，也是死候。

黄帝道：那么这些可治的病，应怎样治疗呢？

岐伯答道：病在经的，刺其经；病在孙络的刺其孙络，并让孙络出血；血病而又身体疼痛的，那么治其经与络。如果病邪留在大络，那么就用右病刺左、左病刺右的缪刺之法治疗。如果邪气久留不走，应当斟酌刺之。如果上实下虚，应当切按气脉，探索气脉络郁结的地方并针刺，直至出血，以通其气。如果出现眼睛向上看的症候，是太阳经气不足的征象。眼睛向上看而又定直不动的，是太阳经气已绝的征象。这就是判断死生的要诀，不能不认真研究学习。

卷之七

经脉别论篇第二十一

黄帝问曰：人之居处、动静、勇怯，脉亦为之变乎？

岐伯对曰：凡人之惊恐恚劳动静，皆为变也。是以夜行则喘出于肾，淫气病肺；有所堕坠，喘出于肝，淫气害脾；有所惊恐，喘出于肺，淫气伤心；度水跌仆①，喘出于肾与骨。当是之时，勇者气行则已；怯者则着而为病也。故曰：诊病之道，观人勇怯、骨肉、皮肤，能知其情，以为诊法也。故饮食饱甚，汗出于胃；惊而夺精，汗出于心；持重远行，汗出于肾；疾走恐惧，汗出于肝；摇体劳苦，汗出于脾。故春秋冬夏，四时阴阳，生病起于过用，此为常也。

食气入胃，散精于肝，淫气于筋。食气入胃，浊气归心，淫精于脉；脉气流经，经气归于肺，肺朝百脉，输精于皮毛；毛脉合精，行气于府；府精神明，留于四脏，气归于权衡；权衡以平，气口成寸，以决死生。饮入于胃，游溢精气，上输于脾；脾气散精，上归于肺；通调水道，下输膀胱；水精四布，五经并行，合于四时五脏阴阳，揆度②以为常也。

太阳脏独至，厥喘虚气逆，是阴不足、阳有余也，表里当俱泻，取之下俞。阳明脏独至，是阳气重并也，当泻阳补阴，取之下俞。少阳脏独至，是厥气也，蹻前卒③大，取之下俞。少阳独至者，一阳之过也。太阴脏搏者，用心省真，五脉气少，胃气不平，三阴也，宜治其下俞，补阳泻阴。二阴独啸，少阴厥也，阳并于上，四脉争张，气归于肾，宜治其经络，泻阳补阴。一阴至，厥阴之治也，真虚㾓心，厥气留薄，发为白汗，调食和药，治在下俞。

帝曰：太阳脏何象？

岐伯曰：象三阳而浮也。

帝曰：少阳脏何象？

岐伯曰：象一阳也。一阳脏者，滑而不实也。

帝曰：阳明脏何象？

岐伯曰：象大浮也。太阴脏搏，言伏鼓也；二阴搏至，肾沉不浮也。

【注释】①跌仆：跌倒。②揆度：揣度，估量。③卒：同"猝"。

【译文】黄帝问道：人们的居住环境、动或静、体质强弱有所不同，其脉象也会随着变化吗？

岐伯回答道：人们在惊恐、忿怒、劳累、动静的情况下，脉象都会受到影响而发生变化。所以，如果晚上远行疲劳了就会扰动肾气，使肾气无法闭藏而外泄，而气喘由肾脏而出，肾气上递其妄行之气就会侵犯肺脏。如果因为坠落而受到惊吓，就会扰动肝气，而气喘出由肝而起，其妄行之气就会侵犯脾脏。如果内心惊恐，便会神越气乱，扰动肺气，而气喘由肺而出，其妄行之气就会侵犯心脏。如果因涉水而跌倒，伤及骨头，而肾主骨，水湿之气与肾相通，导致肾气和骨气受到扰动，气喘出于肾和骨，因此身体强盛的人，因气血畅行而不会出现什么病变；但身体衰弱的人，因气血留滞便会发生病变。所以说，诊察疾病，通过观察病人的体质强弱及骨骼、肌肉、皮肤变化，便能掌握病情，并据此作出诊疗方法。当饮食过饱时，食气便会蒸发而汗出于胃；如果受惊则神气浮越，那么心气便会受伤而汗出于心；如果负重远行，那么便会骨劳气越，肾气受伤而汗出于肾；疾走或恐惧时，由于疾走伤筋，恐惧伤魂，所以肝气会受伤而汗出于肝；当过度劳累时，由于脾主肌肉四肢，所以脾气会受伤而汗出于脾。春、夏、秋、冬四季的阴阳变化都有一定的规律，人们在这些变化中发生疾病，往往就是因为身体的过度劳累所致，这是普通的道理。

五谷入胃后，化生的一部分精微之气输送到肝脏，再由肝将其滋养于筋。五谷入胃后，其所化生的部分精微之气注入于心，再由心将其滋养于血脉。血气在经脉之中流动到达肺后，肺又将血气输送到全身的百脉之中，最后将精气输送到皮毛。经脉与精气汇合后，又流回于脉，脉中的精微之气通过不断转换变化，遍流于四脏。这些正常的生理活动，都取决于人体气血、阴阳的平衡。而气血、阴阳的平衡则都表现在气口的脉搏变化上，诊气口之脉，能判病之轻重死生。

水液入胃后，游溢并输散其精气，上行输送到脾，再由脾对精微之气进行布散转输，上归于肺；肺气运行，通调水道，下输到达膀胱。这样便使水液精微四布，外布散于皮毛，而内灌输于五脏经脉，并能根据四时的变易和五脏阴阳的变化作出相应的调节。这就是经脉的正常生理现象。

如果人体太阳经脉偏盛，便会发生厥逆、喘息、虚气上逆等病症，这是阳有余而阴不足的征象，需要表里两经都用泻法，从足太阳经的束骨穴和足少阴经的太溪穴着手治疗。如果阳明经脉偏盛，这是太阳、少阳之气重并于阳明的征象，应当采用泻阳补阴的治疗之法，泻足阳明经的陷谷穴，而补太阴经的太白穴。如果少阳经脉偏盛，是厥气上逆的征象，所以阳跷脉前的少阳脉会猝然盛大，应当从足少阳经的临泣穴着手治疗。如果少阳经脉偏盛且独至，这是少阳太过的征象。如果太阴经脉鼓搏有力，应当细心审察是否是真脏脉至；如果五脏之脉都气少，而胃气又不平和，这是足太阴脾太过的缘故，应当采用补阳泻阴的治疗之法，补足阳明经的陷谷穴，泻足太阴经的太白穴。如果二阴经脉独盛，这是少阴厥气上逆，而阳气并越于上，心、肝、脾、肺四脏受此影响，其脉争张于外，病根在肾，应当治其表里的经络，泻足太阳经的经穴昆仑和络穴飞扬，补足少阴的经穴复溜，络穴大钟。如果一阴经脉偏盛，这是厥阴所主，出现了真气虚弱，心中酸痛不适的症状，厥气留在经脉中，与正气相搏而发为自汗，应当注意饮食的调养和药物的治疗，如果采用针刺，应当刺厥阴经下部的太冲穴。

　　黄帝道：太阳经的脉象是怎样的呢？

　　岐伯答道：其脉象就像三阳之气一样，脉浮盛于外。

　　黄帝又问：那少阳经的脉象是怎样的呢？

　　岐伯答道：其脉象就好像初生的一阳，滑而不实。

　　黄帝问道：阳明经的脉象又是怎样的呢？

　　岐伯答道：其脉象大而浮。太阴经的脉象，虽然沉伏但是指下仍搏击有力；少阴经的脉象，沉而不浮。

脏气法时论篇第二十二

黄帝问曰：合人形以法四时五行而治，何如而从？何如而逆？得失之意，愿闻其事。

岐伯对曰：五行者，金、木、水、火、土也，更贵更贱①，以知死生，以决成败，而定五脏之气，间甚之时，死生之期也。

帝曰：愿卒闻之。

岐伯曰：肝主春，足厥阴、少阳主治，其日甲乙；肝苦急，急食甘以缓之。心主夏，手少阴、太阳主治，其日丙丁；心苦缓②，急食酸以收之。脾主长夏，足太阴、阳明主治，其日戊己；脾苦湿，急食苦以燥之。肺主秋，手太阴、阳明主治，其日庚辛；肺苦气上逆，急食苦以泄之。肾主冬，足少阴、太阳主治，其日壬癸；肾苦燥，急食辛以润之。开腠理，致津液，通气也。

病在肝，愈于夏；夏不愈，甚于秋；秋不死，持于冬，起于春，禁当风。肝病者，愈在丙丁；丙丁不愈，加于庚辛；庚辛不死，持于壬癸，起于甲乙。肝病者，平旦慧，下晡③甚，夜半静。肝欲散，急食辛以散之，用辛补之，酸泻之。

病在心，愈在长夏；长夏不愈，甚于冬；冬不死，持于春，起于夏，禁温食热衣。心病者，愈在戊己，戊己不愈，加于壬癸；壬癸不死，持于甲乙，起于丙丁。心病者，日中慧，夜半甚，平旦静。心欲耎，急食咸以软之，用咸补之，甘泻之。

病在脾，愈在秋；秋不愈，甚于春；春不死，持于夏，起于长夏，禁温食饱食、湿地濡衣。脾病者，愈在庚辛；庚辛不愈，加于甲乙；甲乙不死，持于丙丁，起于戊己。脾病者，日昳^④慧，日出甚，下晡静。脾欲缓，急食甘以缓之，用苦泻之，甘补之。

病在肺，愈在冬；冬不愈，甚于夏；夏不死，持于长夏，起于秋，禁寒饮食寒衣。肺病者，愈在壬癸；壬癸不愈，加于丙丁；丙丁不死，持于戊己，起于庚辛。肺病者，下晡慧，日中甚，夜半静。肺欲收，急食酸以收之，用酸补之，辛泻之。

病在肾，愈在春；春不愈，甚于长夏；长夏不死，持于秋，起于冬，禁犯焠㷶热食^⑤温炙衣。肾病者，愈在甲乙；甲乙不愈，甚于戊己；戊己不死，持于庚辛，起于壬癸。肾病者，夜半慧，四季甚，下晡静。肾欲坚，急食苦以坚之，用苦补之，咸泻之。

【注释】①更贵更贱：指五行的盛衰变化，盛的时候为贵，衰的时候为贱。②缓：放纵，这里指涣散不收。③下晡：午后申酉两个时辰为晡；下晡，指这两个时辰末。④日昳：未时，为脾最旺的时候。⑤焠㷶热食：指炙爚过热的食物。焠，烧的意思；㷶，热极。

【译文】黄帝问道：根据人体的具体情况，按照四时五行的生克制化规律来救治疾病，怎样算是从？怎样算是逆呢？我想知道这其中的得失情况。岐伯回答道：五行是指金、木、水、火、土，根据时令气候变化有衰旺盛克的变化，从这些变化中可以知道疾病的轻重、死生，可以分析治疗的成败，并能确定五脏之气的盛衰，疾病轻重变化的时间，以及死生的期限。

黄帝说：我想听你详细地说说。

岐伯答道：肝属木，主春，肝与胆为表里，春是足厥阴肝和足少阳胆主治的时间，足少阳胆主甲木，足厥阴肝主乙木，因此肝胆的旺日为甲乙；肝在志为怒，人发怒则会气急，甘味能缓急，所以宜立即吃甘食来缓解。心属火，主夏，心与小肠为表里，夏是手少阴心经和手太阳小肠经主治的时间；手少阴心主丁火，手太阳小肠主丙火，因此心与小肠的旺日是丙丁；心在志为喜，人高兴则会气缓，但心气过缓便会使心气虚而散，而酸味能收敛，所以应当立即吃些酸性食物来收敛。脾属土，主长夏（六月），脾与胃为表里，长夏是足太阴脾和足阳明胃主治的时间；主太阴脾主己土，主阳明胃主戊土，所以脾与胃的旺日是戊己；脾性恶湿，如果湿盛则会伤脾，而苦味能去湿，所以应当马上吃些苦味的食物来去湿。肺属金，主秋，肺与大肠为表里，秋是手太阴肺和手阳明大肠主治的时间；手太阴肺主辛金，手阳明大肠主庚金，所以肺与大肠的旺日是庚辛；肺主气，其性清肃，如果气上逆便会得肺病，苦味能泄，所以应当马上吃些苦味的食物以泄之。肾属水，主冬，肾与膀胱为表里，冬为足少阴肾与足太阴膀胱主治的时间；足少阴肾主癸水，足太阳膀胱主壬水，所以肾与膀胱的旺日为壬癸；肾为水脏，喜润而恶燥，所以应当马上吃些辛味的食物以润之。这样，便可以开发腠理，运行津液，疏通五脏之气。

　　肝脏有病时，应当在夏季治愈，如果到了夏季不治愈，到秋季时病情就会加重；如果到了秋季没死，到了冬季时病情就会维持在稳定状态，到了第二年春季时病情就会好转。但因为风气通于肝，所以肝病一定注意不能受风。有肝病的人，应当在丙丁日治愈；如果到了丙丁日没有治愈，到了庚辛日时病情就会加重；如果到了庚辛日没死，到了壬癸日时病情就会维持在稳定状态，到了甲乙日时病情就会好转。患有肝病的人，早晨时精神会很清爽，但到傍晚时病情就会加重，到半夜时便安静下来。肝的木性天性喜条达而恶抑郁，所以肝病应当急用辛味以散之，如果需要补应当以辛味补之，需要泻时以酸味泻之。

　　心脏有病时，应当在长夏时治愈；如果到了长夏没有治愈，那么到了冬季时病情就会加重；如果在冬季没死，那么到了第二年春季时病情就会维持在稳定状态，到了夏季时病情就会好转。心脏有病的人，应禁忌食用温热食物，衣服也不能穿得太暖。有心脏病的人，应当在戊己日治愈；如果到了戊己日没有治愈，到了壬癸日时病情就会加重；如果到了壬癸日没有死，那么到了甲乙日时病情就会维持在稳定状态，到了丙丁日病情就会好转。心脏有病的人，在中午时神情爽慧，到了半夜时病情就会加重，而早晨时便会安静了。如果心脏病需要柔软，应当急食咸味来软之，需要补时便用咸味来补，需要泻时以甘味来泻。

脾脏有病时，应当在秋季治愈；如果到了秋季没有治愈，那么到了春季时病情就会加重；如果到了春季没有死，那么到了夏季时病情就会稳定，到了长夏时病情就会好转。脾有病的人，禁忌吃温热性的食物，不能饮食过饱、居湿地、穿湿衣等。脾有病的人，要在庚辛日治愈；如果在庚辛日没有治愈，那么到了甲乙日时病情就会加重；如果在甲乙日没有死，那么到了丙丁日时病情就会稳定，到了戊己日时病就会好转。脾有病的人，在午后的时间会精神清爽，但到日出时病情就会加重，傍晚时便会安静。脾脏病需要缓和，甘味能缓中，所以应当急食甘味来缓，需要泻时便用苦味药来泻，需要补时以甘味来补。

当肺脏有病时，最好在冬季治愈；如果到了冬季时没有治愈，那么到了夏季时病情就会加重；如果在夏季没有死，到长夏时病情就会维持稳定，到了秋季时病情就会好转。肺有病的人，应禁忌寒冷饮食，以及衣服穿得太单薄。肺有病的人，应当在壬癸日治愈；如果在壬癸日没有治愈，到了丙丁日时病情就会加重；如果在丙丁日没有死，到了戊己日病情就会维持稳定，到了庚辛日时病情就会好转。有肺病的人，傍晚时精神爽慧，到中午时病情就会加重，到半夜时就会变安静。想要收敛肺气，应当急食酸味，需要补时用酸味来补，需要泻时用辛味来泻。

当肾脏有病时，最好在春季治愈；如果到了春季没有治愈，那么到了长夏时病情就会加重；如果在长夏没有死，那么到了秋季时病情就会维持稳定，而到了冬季时病情就会好转。有肾病的人，不能吃过热的食物和穿经火烘烤过的衣服。肾有病的人，应当在甲乙日治愈；如果在甲乙日没有治愈，到戊己日时病情就会加重；如果在戊己日没有死，那么到了庚辛日时病情就会维持稳定，而到了壬癸日时病情就会好转。肾有病的人，在半夜的时候会精神爽慧，在一天当中的辰、戌、丑、未四个时辰时病情会加重，在傍晚时便安静了。肾主必藏，其气欲坚，应当急食苦味以坚之，需要补时用苦味来补，需要泻时用咸味来泻。

夫邪气之客于身也，以胜相加①，至其所生而愈，至其所不胜而甚，至于所生而持，自得其位而起。必先定五脏之脉，乃可言间甚之时，死生之期也。

肝病者，两胁下痛引少腹，令人善怒；虚则目䀮䀮无所见，耳无所闻，善恐，如人将捕之。取其经，厥阴与少阳。气逆则头痛，耳聋不聪，颊肿，取血者。

心病者，胸中痛，胁支满，胁下痛，膺背肩甲间痛，两臂内痛；虚则胸腹大，胁下与腰相引而痛，取其经，少阴、太阳、舌下血者。其变病，刺郄中血者。

脾病者，身重，善饥，肉痿，足不收，行善瘛，脚下痛；虚则腹满肠鸣，飧泄食不化。取其经，太阴、阳明、少阴血者。

肺病者，喘咳逆气，肩背痛，汗出，尻阴股膝髀腨胻②足皆痛；虚则少气不能报息，耳聋嗌干。取其经，太阴、足太阳之外厥阴内血者。

肾病者，腹大胫肿，喘咳身重，寝汗出，憎风；虚则胸中痛，大腹、小腹痛，清厥，意不乐。取其经，少阴、太阳血者。

肝色青，宜食甘，粳米、牛肉、枣、葵皆甘。心色赤，宜食酸，小豆、犬肉、李、韭皆酸。肺色白，宜食苦，麦、羊肉、杏、薤皆苦。脾色黄，宜食咸，大豆、豕肉、栗、藿皆咸。肾色黑，宜食辛，黄黍、鸡肉、桃、葱皆辛。辛散、酸收、甘缓、苦坚、咸软。毒药③攻邪，五谷④为养，五果⑤为助，五畜为益，五菜为充，气味合而服之，以补精益气。此五者,有辛、酸、甘、苦、咸,各有所利,或散、或收、或缓、或急、或坚、或软,四时五脏,病随五味所宜也。

【注释】①以胜相加:以强凌弱的意思。加,侵侮的意思。②骱:指脚胫部。③毒药:所有药物的统称。④五谷:指粳米、大豆、小豆、麦、玉米。⑤五果:指桃、李、杏、栗、枣。

【译文】凡是邪气侵体,都是以胜相加,当病遇上其所生之时可以治愈,碰上其所不胜之时便会加重,碰上其所生之时而病情可稳定不变,碰上其自旺之时病情便会好转。但是这些必须先明确五脏的脉象,然后才能推测疾病的轻重、时间及其死生的日期。

如果肝脏有病,那么两肋下疼痛牵引少腹,会使人多怒,这是肝气实的症状;如果肝气虚,那么会出现两眼昏花而看不清事物,两耳也听不见声音,容易恐惧,就好像有人要逮捕他一样。治疗时,应当取用厥阴肝经和少阳胆经的经穴。如果肝气上逆,便会头痛、听觉失灵、颊肿,应当针刺厥阴、少阳经脉,使其出血为止。

如果心脏有病,那么会出现胸中痛,肋部支撑胀满,肋下痛,胸膺部、背部及肩胛间疼痛,两臂内侧疼痛,这是心实的症状;那么心虚,便会出现胸腹部胀大,肋下和腰部牵引作痛。治疗时,应当从手少阴心经和手太阳小肠经的经穴入手,并刺舌下之脉使其出血。如果病情有变化,与初起时不同,便应当针刺手少阴之郄穴、阳郄穴使其出血为止。

如果脾脏有病,那么会出现身体沉重、易饥、肌肉痿软无力、两足弛缓不收、行走时容易抽搐、脚下疼痛等症状,这是脾实的表现;如果脾虚,那么便会出现腹部胀满、肠鸣、泄下而食物不化等症候。治疗时,应当刺足太阴脾经、足阳明胃经、足少阴肾经的经穴,使其出血为止。

如果肺脏有病,那么会出现喘咳气逆,肩背部疼痛,出汗,尻、阴、股、膝、髀骨、足等地方疼痛,这是肺实的症状;如果肺虚,就会出现少气、呼吸困难而难于接续、耳聋、咽干等现象。治疗时，应当取手太阴肺经的经穴，更应当刺足太阳膀胱经的外侧及足厥阴肝经内侧足少阴肾经的经穴，使其出血为止。

如果肾脏有病，那么腹部会胀大，胫部会浮肿，气喘，咳嗽，身体沉重，睡后出汗，恶风，这是肾实的症状；如果肾虚，就会出现胸中疼痛，大腹和小腹疼痛，四肢厥冷，心中不悦等症状。治疗时，应当针刺足少阴肾经和足太阳膀胱经的经穴，使其出血为止。

肝合青色，应当食用甘味，粳米、牛肉、枣、葵菜是属于味甘的。心合赤色，应当食用酸味，小豆、犬肉、李、韭是属于酸味的。肺合白色，应当食用苦味，小麦、羊肉、杏、薤是属于苦味的。脾合黄色，应当食用咸味，大豆、猪肉、栗、藿都是咸味的。肾合黑色，应当食用辛味，黄黍、鸡肉、桃、葱都是辛味的。五味中辛味能发散，酸味能收敛，甘味能缓急，苦味能燥坚，咸味能软。凡是毒药都可以用来攻逐病邪，五谷可充养五脏之气，五果可帮助五谷营养人体，五畜可补益五脏，五菜可充养脏腑，当气味和合时服食，便可以补益精气。这五类食物，各有辛、酸、甘、苦、咸的不同气味，分别有利于某一脏气，或散，或收，或缓，或急，或坚等，在运用时要根据春、夏、秋、冬四时与五脏之气的偏盛偏衰以及苦欲等具体情况，采用各自所适宜的方法来治疗。

宣明五气篇第二十三

五味所入：酸入肝，辛入肺，苦入心，咸入肾，甘入脾，是谓五入。

五气所病：心为噫①，肺为咳，肝为语，脾为吞②，肾为欠、为嚏，胃为气逆、为哕、为恐，大肠、小肠为泄，下焦溢为水，膀胱不利为癃③，不约为遗溺，胆为怒，是谓五病。

五精所并：精气并于心则喜，并于肺则悲，并于肝则忧，并于脾则畏，并于肾则恐，是谓五并，虚而相并者也。

五脏所恶：心恶热，肺恶寒，肝恶风，脾恶湿，肾恶燥，是谓五恶。

【注释】①噫：嗳气。②吞：吞酸。③癃：小便不利，点滴而短少，病势较缓者称为"癃"。

【译文】五味入胃，被各自所相应的脏腑吸收。其中酸味入肝，辛味入肺，苦味入心，咸味入肾，甘味入脾。这是饮食五味所入的情况。

五脏之气如果失调，将发生多种病变。如果心气失调，则会嗳气；肺气失调，则会咳嗽；肝气失调，则会多言；脾气失调，则会吞酸；肾气失调，则为呵欠、喷嚏；胃气失调，则会气逆为呃逆或是产生恐惧感；大肠、小肠发生病变，则无法泌别清浊，传送糟粕，因此发生泄泻；下焦不能通调水道，那么水液便会泛溢皮肤外为水肿；膀胱气化不利便会成为癃闭，不能约束便会遗尿；如果胆气失调，便容易发怒。这些都是因五脏之气失调而产生的病变。

如果五脏精气相并，其所发生的疾病：精气相并于心则喜，相并于肺则悲，相并于肝则忧，相并于脾则畏，相并于肾则恐。这就是所说的"五并"，都是由于五脏乘虚相并引起的。

五脏各随其性能与气化而有所恶，分别是：心为火脏，主血脉和神明，所以畏恶热；肺主一身之表，外合皮毛，开窍于鼻，寒邪侵袭则肺气不利，卫外阳气受伤，肺经受邪，故恶寒；肝为风木之脏，风气偏盛易引动肝风，出现眩晕、抽搐、动摇等动风之症，所以恶风；脾主运化水湿，湿盛则易伤脾阳，影响健运而产生泄泻、四肢困乏等症，所以恶湿；肾为水脏，主藏精，主津液，燥则耗伤肾阴，导致肾精枯竭，所以恶燥。这就是所说的"五恶"。

五脏化液：心为汗，肺为涕，肝为泪，脾为涎，肾为唾，是谓五液。

五味所禁：辛走气，气病无多食辛；咸走血，血病无多食咸；苦走骨，骨病无多食苦；甘走肉，肉病无多食甘；酸走筋，筋病无多食酸，是谓五禁，无令多食。

五病所发：阴病发于骨，阳病发于血，阴病发于肉，阳病发于冬，阴病发于夏，是谓五发。

五邪所乱：邪入于阳则狂，邪入于阴则痹，搏阳则为巅疾，搏阴则为瘖[1]，阳入之，阴则静；阴出之，阳则怒，是谓五乱。

五邪所见：春得秋脉，夏得冬脉，长夏得春脉，秋得夏脉，冬得长夏脉，名曰阴出之阳，病善怒，不治。是谓五邪，皆同命，死不治。

【注释】①瘖：音哑之疾。

【译文】五脏所化生的液体，分别为：心主汗、液肺主涕液，肝主泪、液，脾主涎液，肾主唾液。这就是五脏化生的所谓"五液"。

所食五味应注意的禁忌：辛味走气，所以气病不能多吃辛味；咸味走血，所以血病不能多吃咸味；苦味走骨，所以骨病不能多吃苦味；甜味走肉，所以肉病不能多吃甜味；酸味走筋，所以筋病不能多吃酸味。这就是五味的禁忌，千万注意不能多吃。

五种病的起病之处：阴病发生于骨头，阳病发生于血脉，阴病发生于肌肉，阳病发生于冬季，阴病发生于夏季。这是五病所发生之处。

五邪所乱的情况：如果病邪入于阳分，那么阳会偏盛，并发为狂病；如果病邪入于阴分，那么阴会偏盛，并发为痹病；如果病邪搏于阳，那么阳气就会受伤，并发为癫疾；如果病邪搏于阴侧，那么阴气就会受伤，并发为音哑之疾；如果病邪由阳而入于阴，那么将从阴而为静；如果病邪由阴而出于阳，那么将从阳而为怒。这就是所谓的"五乱"。

五邪入侵五脏所表现出的脉象：如果春天出现了秋天的毛脉，夏天出现了冬天的石脉，长夏出现了春天的弦脉，秋天出现了夏天的洪脉，冬天出现了长夏的濡缓脉，这叫做阴出之阳，病人容易发怒，是不治之症。这就是所谓的"五邪脉"，都有相同的命，属于不治的死症。

五脏所藏：心藏神，肺藏魄，肝藏魂，脾藏意，肾藏志，是谓五脏所藏。

五脏所主：心主脉，肺主皮，肝主筋，脾主肉，肾主骨，是谓五主。

五劳所伤：久视伤血，久卧伤气，久坐伤肉，久立伤骨，久行伤筋，是谓五劳所伤。

五脉应象：肝脉弦，心脉钩，脾脉代，肺脉毛，肾脉石，是谓五脏之脉。

【译文】五脏所藏：心脏藏神，肺脏藏魄，肝脏藏魂，脾脏藏意，肾脏藏志，这就是五脏所藏。

五脏各有所主宰的对象，其中心主血脉，肺主皮毛，肝主筋络，脾肌肉，肾主骨髓。这就是所谓的"五主"。

五种过度疲劳而伤耗五脏精气的行为：如果久视，则会因此耗损精气而伤血；如果久卧，则会使阳气不伸而伤气；坐过久，则会使血脉灌输不畅而伤肉；站立过久，则会使肾、腰、膝、胫等过劳而伤骨；行走过久，则会使筋脉过劳而损伤筋。这就是所谓的"五劳所伤"。

五脏与四时相应的脉象：肝脏与春相应，端直而长，其脉象如弦；心脉与夏相应，来时盛去时衰，其脉象如钩；脾与长夏相应，其脉象弱，并随长夏而更代；肺脉与秋相应，轻虚而浮，其脉象如毛；肾脉与冬相应，其脉象沉坚如石。这就是所谓的与四时相应的五脏平脉。

血气形志篇第二十四

　　夫人之常数^①，太阳常多血少气，少阳常少血多气，阳明常多气多血，少阴常少血多气，厥阴常多血少气，太阴常多气少血。此天之常数。

　　足太阳与少阴为表里，少阳与厥阴为表里，阳明与太阴为表里，是为足阴阳也。手太阳与少阴为表里，少阳与心主为表里，阳明与太阴为表里，是为手之阴阳也。今知手足阴阳所苦，凡治病必先去其血，乃去其所苦^②，伺^③之所欲，然后泻有余，补不足。

　　欲知背俞，先度其两乳间，中折之，更以他草度去半已，即以两隅相拄也，乃举以度其背，令其一隅居上，齐脊大椎，两隅在下，当其下隅者，肺之俞也；复下一度，心之俞也；复下一度，左角肝之俞也，右角脾之俞；复下一度，肾之俞也。是谓五脏之俞，灸刺之度也。

　　形乐志苦^④，病生于脉，治之以灸刺；形乐志乐，病生于肉，治之以针石；形苦志乐，病生于筋，治之以熨引^⑤；形苦志苦，病生于咽嗌，治之以百药；形数惊恐，经络不通，病生于不仁，治之以按摩醪药。是谓五形志也。

　　刺阳明，出血气；刺太阳，出血恶气；刺少阳，出气恶血；刺太阴，出气恶血；刺少阴，出气恶血；刺厥阴，出血恶气也。

　　【注释】①常数：指定数的意思。②苦：病苦，即疾病。③伺：这里是诊察的意思。④形乐志苦：形，指形体；乐，这里身体安逸；志，指精神；苦，这里指精神苦闷。形乐志苦，指形体安逸而情志郁苦的人。⑤熨引：即药熨导引，古代治病的一种方法，主要是温熨法。

【译文】人体各经的气血多少是有一定常数的。例如，太阳经一般血多气少，少阳经常血少气多，阳明经常气多血多，少阴经常血少气多，厥阴经常血多气少，太阴经常气多血少，这是人体的先天禀赋决定的。

足太阳膀胱经与足少阴肾经为表里，足少阳胆经与足厥阴肝经为表里，足阳明胃经与足太阴脾经为表里，这是足三阳经和足三阴经之间的表里关系。手太阳小肠经和手少阴心经为表里，手少阳三焦经与手厥阴心包经为表里，手阳明大肠经与手太阴肺经为表里，这是手三阳经和手三阴经之间的表里关系。现在知道了疾病发生在手足阴阳十二经脉的哪一经，凡是治疗这种病，必须先刺出其血以减轻血脉壅盛带来的病苦，再诊察其所适合的，然后根据病情泻其有余，补其不足。

要想知道背部五脏腧穴的位置，先用一根草度量两乳之间的距离，然后从中间对折，再将另一根一样长的草折掉一半之后与第一根草的两头相支，形成一个三角形，然后用它来量病人的背部。量时使其中一个角朝上，与脊背部大椎穴相平，另外两个角在下，两个角所指的部位就是肺俞穴所在。再把上角移下一度，放在两肺俞连线的中点，那么下边左右两个角所指位置就是心俞的部位。再移下一度，左角是肝俞，右角是脾俞。再移下一度，左右两角所指的位置便是肾俞。这就是五脏俞穴的部位，是刺灸取穴的地方。

身形安逸但精神苦闷的人，疾病常会发生在血脉，适合采用针一灸治疗。身体安逸而精神愉悦的人，疾病常会发生在肌肉，适合采用针刺或砭石治疗。形体劳苦但精神非常愉悦的人，疾病常会发生在筋，适合采用热熨或者导引法治疗。形体劳苦而精神也很苦闷的人，疾病常会发生在咽喉，适宜用药物治疗。经常遭受惊恐的人，经络往往因为气机紊乱而不通畅，病多为麻木不仁，宜采用按摩和药酒治疗。这是因为形体和精神方面不同情况而发生的五种类型的疾病情形。

　　给人治病，刺阳明经时可以出血，也可以出气；刺太阳经时可以出血，但不宜伤气；刺少阳经时只宜出气，而不宜出血；刺太阳经时只宜出气，而不宜出血；刺少阴经时只宜出气，而不宜出血；刺厥阴经时只宜出血，而不宜伤气。

卷之八

宝命全形论篇第二十五

黄帝问曰：天覆地载，万物悉备，莫贵于人。人以天地之气生，四时之法成，君王众庶，尽欲全形，形之疾病，莫知其情，留淫日深，著于骨髓，心私虑之。余欲针除其疾病，为之奈何？

岐伯曰：夫盐之味咸者，其气令器津泄；弦绝者，其音嘶败；木敷①者，其叶发；病深者，其声哕。人有此三者，是为坏府，毒药无治，短针无取，此皆绝皮伤肉，血气争黑。

帝曰：余念其痛，心为之乱惑，反甚其病，不可更代，百姓闻之，以为残贼，为之奈何？

岐伯曰：夫人生于地，悬命②于天，天地合气，命之曰人。人能应四时者，天地为之父母；知万物者，谓之天子。天有阴阳，人有十二节；天有寒暑，人有虚实。能经天地阴阳之化者，不失四时；知十二节之理者，圣智不能欺也；能存八动之变，五胜更立，能达虚实之数者，独出独入，呿吟至微，秋毫在目。

【注释】①胕：同"腐"。②悬命：维系生命。

【译文】黄帝问道：天上覆盖与地上承载的，世间万物，没有比人更宝贵的了。人因为天地之氤氲之气和水谷之精气而得以生存，并随着四时生长变化规律而生活，上至君主，下至平民，所有人都希望保全形体的健康，但是往往有了病却因为病情轻而难以觉察，使病邪稽留，并日益深沉，甚至深入骨髓，心中因此很是焦虑。我想帮助解除他们的痛苦，应该如何做才好？

岐伯回答道：盐是咸的，会令脏腑中水津外泄；琴弦要断的时候，会发出嘶败的声音；内部已溃的树木，其枝叶看似很繁茂，实际上外盛中空，很容易枯萎；人在病情严重的时候，就会产生呃逆。如果人有了脉弦绝、肺叶发、声浊秽这三种现象，说明其胸中已经破坏严重，药物和针灸都已无法治愈，因为如果皮肤、肌肉已受伤败坏，血色见黑，就很难挽回了。

黄帝道：我很同情病人的痛苦，思想上常为此感到疑惑，因治疗不当反而使病势加重，又没有更好的能替代的，老百姓听说了认为我是残忍之人，要如何是好呢？

岐伯答道：人生于天地间，天地阴阳相合化生万物，生命与天地万物息息相关。如果人能适应四时的变化，那么天地便会成为他的父母；而能了解世间万物生长收藏变化的人，便称为天子。天有阴阳之分，与之相应，人有十二经脉；天有寒暑，与之相应，而人有虚实盛衰。能够了解天地阴阳变化的人，便不会违背四时变化的规律；了解十二经脉道理的人，便能明达事理而不会被疾病现象迷惑；能掌握八风演变、五行衰旺、通达病人虚实变数的人，一定会有独到的见解，哪怕是病人极微小的呵欠呻吟等动态，也能够明察秋毫，洞悉一切。

帝曰：人生有形，不离阴阳，天地合气，别为九野，分为四时，月有大小，日有短长，万物并至，不可胜量，虚实呿吟，敢问其方？

岐伯曰：木得金而伐^①，火得水而灭，土得木而达^②，金得火而缺，水得土而绝^③。万物尽然，不可胜竭。故针有悬布天下者五，黔首共余食，莫知之也。一曰治神，二曰知养身，三曰知毒药为真，四曰制砭石小大，五曰知腑脏血气之诊。五法俱立，各有所先。今末世之刺也，虚者实之，满者泄之，此皆众工所共知也。若夫法天则地，随应而动，和之者若响，随之者若影，道无鬼神，独来独往。

帝曰：愿闻其道。

岐伯曰：凡刺之真，必先治神，五脏已定，九候已备，后乃存针；众脉不见，众凶弗闻，外内相得，无以形先，可玩往来，乃施于人。人有虚实，五虚勿近，五实勿远，至其当发，间不容瞚。手动若务^④针耀^⑤而匀，静意视息，观适之变。是谓冥冥，莫知其形，见其乌乌，见其稷稷^⑥，徒见其飞，不知其谁，伏如横弩，起如发机。

帝曰：何如而虚？何如而实？

岐伯曰：刺虚者须其实，刺实者须其虚；经气已至，慎守勿失。深浅在志，远近若一，如临深渊，手如握虎，神无营于众物。

【注释】①伐：砍伐。②达：通达。③绝：停止。④务：专心致力。⑤耀：光净。⑥稷稷：形容盛多，繁茂。

【译文】黄帝道：人生来便有形体，这离不开阴阳的变化。天地二气相合，在经纬上可分为九野，从气候上可分为四时，月有大小之分，日有长短之异，这些都是阴阳盛衰变化的体现。天地间万物的生长变化更是不可胜数，根据患者微细的呵欠及呻吟，便能判断疾病的虚实。请问这其中有什么方法来加以认识和处理呢？

岐伯答道：可以根据五行相生相克的变化规律来分析。木遇到金，就会被折伐；火遇到水，就会被熄灭；土被木植，就能疏松；金遇到火，就会被熔化；水遇到土，就会被遏止。这种变化，万物都一样，多得不胜枚举。所以治病的至理箴言有五条可昭示天下，只是一般普通的老百姓大多饱食终日，并不懂得这些道理。五条治病的至理箴言，一是要精神专一调治精神，二是要了解养生之道，三是要熟悉药物的性能，四是要恰当地使用砭石的大小，五是要懂得脏腑血气的诊疗之法。这五种方法虽已确立，但是要根据病情来掌握其先后次序。近代运用五法治病时，一般采用补法治虚，泻法治满，这是多数医生都知道的。但如果能按照天地阴阳变化的道理，随机应变，那么治疗效果将会更好，就会如同回音应声，如影随形，得心应手，取效若神了。医道并不神秘，只要懂得这些道理，就能运用自如了。

黄帝道：我想听您讲讲用针刺的道理。

岐伯道：凡是用针，其关键是必先精神专一，了解五脏的虚实、三部九候脉象的变化，然后给予针刺。同时还要注意是否有真脏脉出现，五脏有没有败绝的现象，外形和内脏是否协调，不能单独将外形作为依据，更要熟悉经脉血气的往来情况，这样才可以施针治病。病人有虚、实之分，如果出现五虚，不能草率下针治疗；如果出现五实，也不可轻易放弃针疗，必须要掌握好针刺的时机，抓住瞬息之间的机会。针刺时手的动作要专一协调，针要洁净而匀平，心平气静，看准适当的时间，好象鸟一样集合；气盛之时，好象稷一样繁茂。气之往来，正如看鸟飞翔一样，无从捉摸其形迹的起落。所以用针之法，应当在气未至之时留针候气，就好像横弩待发一样；气应的时候就应当迅速起针，就像弩箭迅疾发出一样。

黄帝道：虚症应当如何治疗？实症又应当如何治疗？

岐伯答道：对于虚症应当用补法，对于实症应当用泻法；当针刺感到经气至时，应当慎重，要不失时机地运用补泻之法。针刺无论深还是浅，都在灵活掌握，取穴无论远还是近，候针取气的道理都是一致的。针刺时都必须精神集中，如面临万丈深渊一样，要小心谨慎，又要像手中捉着猛虎那样坚定有力，全神贯注，不为外界其他事物所分心。

八正神明论篇第二十六

黄帝问曰：用针之服，必有法则焉，今何法何则？

岐伯对曰：法天则地，合以天光。

帝曰：愿卒闻之。

岐伯曰：凡刺之法，必候日月星辰，四时八正之气，气定乃刺之。是故天温日明，则人血淖①液，而卫气浮，故血易泻，气易行。天寒日阴，则人血凝泣，而卫气沉。月始生，则血气始精，卫气始行；月郭②满，则血气实，肌肉坚；月郭空，则肌肉减，经络虚，卫气去，形独居。是以因天时而调血气也。是以天寒无③刺，天温无疑，月生无泻，月满无补，月郭空无治。是谓得时而调之。因天之序，盛虚之时，移光定位，正立而待之。故曰：月生而泻，是谓脏虚；月满而补，血气扬溢④，络有留血，命曰重实；月郭空而治，是谓乱经。阴阳相错，真邪不别，沉以留止，外虚内乱，淫邪乃起。

帝曰：星辰八正四时何候？

岐伯曰：星辰者，所以制日月之行也。八正者，所以候八风之虚邪，以时至者也。四时者，所以分春秋冬夏之气所在，以时调之也，八正之虚邪而避之勿犯也。以身之虚而逢天之虚，两虚相感，其气至骨，入则伤五脏。工候救之，弗能伤也。故曰：天忌不可不知也。

【注释】①淖：柔和，这里指血液运行滑润。②月郭：月亮的轮廓、形状。③无：同"勿"。④盈溢：充溢。

【译文】黄帝问道：用针必然会有一定的方法与准则，现在采用的是什么方法、什么准则呢？

岐伯回答道：效法天地，合天之寒暑、日之寒温、月之盈虚、星辰之行度。

黄帝道：我希望能详尽地了解一下。

岐伯答道：凡是针刺之法，都必须观察日月星辰的盈亏消长及四时八正之气的变化，然后才能下针治疗。所以当气候温和、日色晴朗时，人的血液流行便会滑润，而卫气浮于表所以气血适合通达疏泻；如果气候寒冷，天气阴霾，那么人的血液流行便也会滞涩不畅，而卫气沉于里。月亮初生时，气血逐渐旺盛，卫气开始畅行；月正圆时，是人体血气充盈，肌肉最有力的时候；月亮隐没不见时，则肌肉无力，经络空虚，卫气无法护卫肌表，只剩下形骸了。因此，要顺着天时而调治血气。所以，天气寒冷时不要针刺，天气温和时不要迟缓，月亮初生时，不可用泻法；月亮正圆时，不可用补法；月亮隐没不见时不要针刺。这就是所谓的顺天时而调治气血的法则。因为天体运行有一定秩序，所以月亮会有盈有亏，通过观察日影的长短，便可以确定四时八正之气。所以说，当月牙初生时而泻，就会使内脏虚弱，这叫重虚；当月正圆时而补，使血气盈溢，以致络脉中血液留滞，这叫做重实；当月亮隐没不见时用针刺，会扰乱经气，叫做乱经。如果这样治疗，必然会引起阴阳相错，真气与邪气不分，病变反而会因此深入，致使卫外的阳气虚竭，内守的阴气紊乱，于是邪气太过也就会发生了。

黄帝道：星辰八正四时主要观察些什么？

岐伯答道：观察星辰的方位，因此可以定出日月循行的度数。观察八节气的交替，因此可以明了异常的八方之风，什么时候来，是怎样危害于人的。观察四时的变化，可以辨别春夏秋冬的正常气候，以便按照时序来调养，可以避免受八方不正之气候的侵犯。假如体质虚弱，再遭受自然界虚邪贼风的侵袭，两虚相感，那么邪气就会侵犯筋骨，更进一步，就会伤害到五脏。懂得根据气候变化来治病的医生，能够及时救治病人，不至于受到严重伤害。因此，对于天时的宜、忌，不可不知。

帝曰：善！其法星辰者，余闻之矣，愿闻法往古者。

岐伯曰：法①往古者，先知《针经》也。验于来今者，先知日之寒温、月之虚盛，以候气之浮沉，而调之于身，观其立有验也。观于冥冥者，言形气营卫之不形于外，而工②独知之，以日之寒温，月之虚盛，四时气之浮沉，参伍相合而调之，工常先见之，然而不形于外，故曰观于冥冥焉。通于无穷者，可以传于后世也，是故工之所以异也。然而不形见于外，故俱不能见也。视之无形，尝之无味，故谓冥冥，若神仿佛。

虚邪者，八正之虚邪气也。正邪者，身形若用力，汗出腠理开，逢虚风。其中人③也微，故莫知其情，莫见其形。上工救其萌牙，必先见三部九候之气，尽调不败而救之，故曰上工。下工救其已成，救其已败。救其已成者，言不知三部九候之相失，因病而败之也。知其所在者，知诊三部九候之病脉处而治之，故曰守其门户焉，莫知其情，而见邪形也。

【注释】①法：效法，学习。②工：医生。③中人：击中人身，伤害人体。

【译文】黄帝道：讲得好！关于取法于星辰的道理，我已经知道了，希望您再给我讲讲如何效法前人？

岐伯答道：要效法和运用古人的学术，首先要懂得《针经》。要想把古人的经验运用于现在，一定要先知道日之寒温、月之盈亏、四时气候的浮沉，然后再给病人进行调治，这样才可以看出这种方法是真实有效的。所谓观察于冥冥，是说营卫气血的变化没有显露在外，但是医生却能知道，他从日之寒温、月之盈亏、四时气候之浮沉等进行综合分析，便能做出判断，然后进行治疗。所以，医生对于疾病往往会有先见之明，但是疾病却并未显露在外，所以说这是观察于冥冥。如果能够运用这种方法，通达各种事理，那么他的经验便可以流传于后世，这是学识、经验丰富的医生与一般人不同的地方。但是，病情往往是不显露在表面的，所以一般人都不容易发现，他们看不到形迹，尝不出味道，所以叫做冥冥，就好像神灵一般。

　　虚邪，就是指四时八节的虚邪贼风。正邪，就是指人在劳累时出汗腠理张开，偶尔遭受虚风。正邪对人体伤害轻微，没有明显的感觉，也没有明显表现的症候，所以一般的医生很难观察出病情。技术高明的医生，在病人疾病刚起、三部九候的脉气都调和未败的时候，便给以早期救治，所以被称为"上工"。"下工"往往是在疾病已经形成，甚至于恶化阶段才去进行治疗。说"下工"要等到病成阶段才治疗，是因为其不懂得三部九候的相互得失，导致疾病发展并进一步恶化了。要明了疾病之所在，必须从三部九候的脉象中详细诊察，知道疾病的变化，才能进行早期治疗。懂得三部九候的相互得失的，能够根据病情所在三部九候脉气的变化来治疗，所以说这就好像是看守门户一样，虽然在外还没有出现病症，但医生已经知道疾病的形迹了。

　　帝曰：余闻补泻，未得其意。

　　岐伯曰：泻必用方。方者，以气方盛也，以月方满也，以日方温也，以身方定也，以息方吸而内针，乃复候其方吸而转针，乃复候其方呼而徐引针。故曰泻必用方，其气而行焉。补必用员[1]。员者，行也；行者，移也，刺必中其荣，复以吸排针也。故员与方，非针也。故养神者，必知形之肥瘦，荣卫血气之盛衰。血气者，人之神，不可不谨养。

帝曰：妙乎哉论也！合人形于阴阳四时，虚实之应，冥冥之期，其非夫子，孰能通之！然夫子数言形与神，何谓形？何谓神？愿卒闻之。

岐伯曰：请言形。形乎形，目冥冥，问其所病，索之于经，慧然在前，按之不得，不知其情，故曰形。

帝曰：何谓神？

岐伯曰：请言神。神乎神，耳不闻，目明心开而志先，慧然独悟，口弗能言，俱视独见，适若昏^②，昭然独明，若风吹云，故曰神。三部九候为之原，九针之论，不必存也。

【注释】①员：同"圆"。②昏：黄昏，视线不清、黑暗的时候。

【译文】黄帝道：我听说针刺有补、泻之法，但并不懂得它的真正含义。

岐伯道：使用泻法，必须掌握一个"方"字。所谓"方"，就是当气方盛，月方满，日方温，身心方稳之时，并且是在病人吸气的时候下针，再等病人吸气的时候转针，还要等他呼气的时候慢慢拔针。所以说泻必用方，这样才能发挥泻的作用，泻去邪气而使正气运行。补法必须掌握一个"圆"字。所谓"圆"，就是行气，就是将其气导移到病所。针刺时一定要达到荣分，并且要在病人吸气的时候拔针。所谓"圆"与"方"，并不是指针。所以，技术高超且有修养的医生，调养病人之精神必须要了解病人形体的肥瘦，荣卫之气的盛衰。血气，是人精气神的物质基础，不可不谨慎保养。

黄帝道：多么神妙的论述啊！把人体变化和阴阳四时联系起来，虚实相应，这么高深微妙的变化，要不是先生，谁又能够弄得明白呢！然而先生多次说到形与神，那么什么叫做形，什么叫做神呢？希望先生能详尽的为我说说。

岐伯道：请让我先讲讲形吧。所谓形，就是反映在外的体征，体表只能诊察到大概情况，但只要问明病因，再仔细诊察经脉变化，那么病情就会清楚的呈现在我们面前。如果按人迎寸口，却仍无法知道病情，只在外部有形迹可察，所以叫做形。

黄帝道：那什么叫做神？

岐伯答道：请让我讲讲神吧。所谓神，就是一看就知道心神之妙，耳朵没有听病人的诉说，但通过望诊，心中就已明白了病情的变化，心中有数，这种清晰而又独到的领悟，无法用语言来形容。就好像观察一个东西，大家没有看到，但他运用望诊，就能够独自清晰地看到，又好像是在黑暗之中，大家都看不清，但他能运用望诊昭然独明，像风吹云散一般，所以叫做神。诊病时，如果是根据三部九候作为本原，那就不必拘守于九针的理论。

离合真邪论篇第二十七

黄帝问曰：余闻九针九篇，夫子乃因而九之，九九八十一篇，余尽通其意矣。经言气之盛衰，左右倾移，以上调下，以左调右，有余不足，补泻于荥输，余知之矣。此皆荣卫之倾移，虚实之所生，非邪气从外入于经也。余愿闻邪气之在经也，其病人何如？取之奈何？

岐伯对曰：夫圣人之起度数，必应于天地。故天有宿度，地有经水，人有经脉。天地温和，则经水安静；天寒地冷，则经水凝泣；天暑地热，则经水沸溢；卒风暴起，则经水波涌而陇起。夫邪之入于脉也，寒则血凝泣，暑则气淖泽，虚邪因而入客，亦如经水之得风也，经之动脉，其至也亦时陇起。其行于脉中循循然，其至寸口中手也，时大时小，大则邪至，小则平，其行无常处，在阴与阳，不可为度，从而察之，三部九候，卒然逢之，早遏其路。吸则内针，无令气忤；静以久留，无令邪布；吸则转针，以得气为故；候呼引针，呼尽乃去。大气皆出，故命曰泻。

帝曰：不足者补之奈何？

岐伯曰：必先扪而循之，切而散之，推而按之，弹而怒之，抓而下之，通而取之，外引其门，以闭其神。呼尽内针，静以久留，以气至为故。如待所贵，不待日暮，其气以至，适而自护，候吸引针，气不得出；各在其处，推阖其门，令神气存，大气留止，故命曰补。

帝曰：候气奈何？

岐伯曰：夫邪去络入于经也，舍于血脉之中，其寒温未相得，如涌波之起也，时来时去，故不常在。故曰方其来也，必按而止之，止而取之，无逢其冲而泻之。真气者，经气也。经气太虚，故曰其来不可逢，此之谓也。故曰候邪不审，大气已过，泻之则真气脱，脱则不复，邪气复至，而病益蓄。故曰其往不可追，此之谓也。不可挂以发者，待邪之至时，而发针泻矣，若先若后者，血气已尽，其病不可下。故曰知其可取如发机，不知其取如扣椎。故曰知机道者不可挂以发，不知机者扣之不发，此之谓也。

帝曰：补泻奈何？

岐伯曰：此攻邪也。疾出以去盛血，而复其真气，此邪新客，溶溶未有定处也，推之则前，引之则止，逆而刺之，温血也，刺出其血，其病立已。

帝曰：善！然真邪以合，波陇不起，候之奈何？

岐伯曰：审扪循三部九候之盛虚而调之，察其左右上下相失及相减者，审其病脏以期之。不知三部者，阴阳不别，天地不分，地以候地，天以候天，人以候人，调之中府，以定三部。故曰：刺不知三部九候病脉之处，虽有大过且至，工不能禁也。诛罚无过，命曰大惑，反乱大经，真不可复，用实为虚，以邪为真，用针无义，反为气贼，夺人正气，以从为逆，营卫散乱，真气已失，邪独内著，绝人长命，予人天殃。不知三部九候，故不能久长；因不知合之四时五行，因加相胜，释邪攻正，绝人长命。邪之新客来也，未有定处，推之则前，引之则止，逢而泻之，其病立已。

【译文】黄帝问道：我听说九针有九篇文章，而先生又在九篇基础上加以研究，演绎为九九八十一篇，我现在已经完全领会它的精神了。

《针经》上所说的气之盛衰，左右偏胜，取上以调下，取左以调右，有余不足，在荣输之间进行补泻，我也弄明白了。这些变化，都是由于荣卫之气的偏胜、气血的虚实形成的，并不是邪气从入侵经脉发生的病变。我现在想知道邪气侵入经脉时，病人的症状是怎样的？需要如何治疗？

岐伯回答道：有本领的医生，在决定治疗方法时，必定会观察到自然的变化情况。例如天有宿度，地有江河，人有经脉，其间是相互影响、可以比类而论的。如天地之气温和，那么江河之水便会安静平稳；如果天气寒冷，水冻地冰，那么江河之水便会凝滞不流；如果天气酷热，那么江河之水便会沸腾扬溢；如果暴风骤起，那么便会使江河之水波涛汹涌。如果病邪侵入了经脉，寒则会使血脉通行滞涩，热则会使血气滑润流利，虚邪贼风如果此时侵入，就会像江河之水得到狂风一样，经脉的搏动就会出现波涌隆起的现象。这时，血气在经脉中虽然还是一样依次流动，但在寸口处探脉，就会感到指下脉象时大时小；脉象大便表示病邪强盛，脉象小便表示病邪衰退。邪气运行没有固定的位置，有时在阴经有时在阳经，所以应该更进一步用三部九候的方法来探查，察到邪气所在后应及早治疗，以阻止其发展。治疗时应在吸气时进针，进针时不能使气逆，且进针后要留针静候其气，不使病邪扩散；当吸气时转捻其针，以得气为目的；当病人呼气的时候，再慢慢地起针，呼气尽时将针取出。这样，大邪之气便会全部随针外泄，所以我们称之为泻。

黄帝道：不足的虚症应当如何补呢？

岐伯答道：必须先用手抚摸穴位，然后用手指按压穴位，再揉按穴位周围的肌肤，进而用手指弹其穴位，使其脉络怒张，并按住闭孔穴，使气不外泄，然后看准穴位下针。进针时，应当是在病人呼气将尽时进行，静候其气至，稍久留针，以得气为目的。此时，得像对待贵客一样，忘掉时间的早晚；当得气时，要好好保护，等病人吸气的时候起针，这样气就不会外泄了。起针以后，应当轻轻揉按其孔穴，使针孔关闭，真气内存，使大经之气留行于营卫而不泄，这便称为补。

黄帝道: 邪气应当如何诊候呢?

岐伯答道: 邪气从络脉进入经脉后, 留舍于血脉之中, 其或温或寒, 相互无法相合, 因此邪正相争, 这样导致脉气波动, 波涌起伏, 时来时去, 没有定处。所以说, 当泻气刚来时一定要按而止之, 然后下针泻之, 但应注意不要在邪气冲突时下针, 然后再用泻法。因为, 真气就是经脉之气, 邪气冲突时真气大虚, 这时用泻法, 反而会使经气大虚。所以说气虚的时候不能用泻, 说的就是这种情况。所以, 如果诊疗邪气时不能审慎, 当大邪之气已经过去而用泻法, 那么反而会使真气虚脱; 真气虚脱了, 那么就难以恢复, 因此邪气就会更甚, 那么病情就会更加重。所以说, 当邪气已随经而去时, 不可再用泻法, 说的就是这个意思。为阻止邪气而使用泻法, 不是件容易的事, 必须在邪气初到之时便立即下针去泻; 在邪气到来之前或是在邪气离开之后用泻法, 都是不适宜的, 这样非但不能去邪, 反而会使气血受伤, 这样病就难以消退了。所以说, 懂得用针的医生, 会像拨动弩机一样, 机智灵活; 不善于用针的医生, 就像敲击木椎一样顽钝不灵。所以说, 能够懂得机宜的, 便能适时地运用针刺手法而没有毫发之差; 不知机宜的, 就像扣在弓弦上的箭到了应发射时而没有发射, 纵然时机已到, 也不会下针, 往往会坐失良机, 说的就是指这种情况。

黄帝问道: 应当怎样进行补泻呢?

岐伯答道: 这主要是攻邪。应该及时下针刺出多余的血, 因而恢复病人真气, 因为病邪刚侵入时, 流动是没有固定之处的, 推它便前进, 引之则留止, 应当迎其气以泻之, 以便放出其毒血, 这样病情马上就会好转。

黄帝道: 说得好! 但如果病邪和真气并合以后, 脉气没有出现波动, 那应该怎样诊察呢?

岐伯答道: 此时应当仔细审察三部九候的盛衰虚实情况, 进而再进行调治。检查时要观察它左右上下各部分有没有不相称或特别减弱的地方, 这样便可以知道病在哪一脏腑, 进而预判病情的康复时间。如果不懂三部九候, 那么将不能辨别阴阳, 分不清上下, 更不知道从下部脉来诊察下，从上部脉以诊察上，从中部脉以诊察中，不知道结合胃气的多少有无，来判断疾病在那一部。所以说，针刺时如果不知道三部九候的病脉之处，那么即使是有大邪侵入，这个医生也无法事先防止。如果过度治疗，不当泻而泻之，这就叫做"大惑"，反而会因此扰乱脏腑经脉，使真气无法恢复，把实症当作虚症，把邪气当作真气，用针毫无道理，反而助长邪气为害，剥夺病人真气，使顺症变成逆症，使病人营卫之气散乱，真气散失，邪气独存于内，便会使病人断送性命，给对方带来灾殃。这种医生不知三部九候，所以无法久长；因为不知道治疗疾病时必须结合气候与五行相生相克的法则，便会释放邪气而伤害正气，以致使病人性命断绝。病邪刚侵入人体时是没有固定处的，推它便向前，引它就阻止，此时迎其气而泻之，其病是可以马上好的。

通评虚实论篇第二十八

黄帝问曰：何谓虚实？岐伯对曰：邪气盛则实，精气夺则虚①。

帝曰：虚实何如？

岐伯曰：气虚者，肺虚也。气逆者，足寒也。非其时则生，当其时则死。余脏皆如此。

帝曰：何谓重实？

岐伯曰：所谓重实者，言大热病，气热脉满，是谓重实。

帝曰：经络俱实何如？何以治之？

岐伯曰：经络皆实，是寸脉急而尺缓也，皆当治之。故曰滑则从，涩则逆也。夫虚实者，皆从其物类始，故五脏骨肉滑利，可以长久也。

帝曰：络气不足，经气有余，如何？

岐伯曰：络气不足，经气有余者，脉口热而尺寒②也。秋冬为逆，春夏为从，治主病者。

帝曰：经虚络满何如？

岐伯曰：经虚络满者，尺热满，脉口寒涩也。此春夏死，秋冬生也。

帝曰：治此者奈何？

岐伯曰：络满经虚，灸阴刺阳，经满络虚，刺阴灸阳。

帝曰：何谓重虚？

岐伯曰：脉虚气虚尺虚，是谓重虚。

帝曰: 何以治之?

岐伯曰: 所谓气虚者, 言无常也。尺虚者, 行步恇然③。脉虚者, 不象阴也。如此者。滑则生, 涩则死也。

帝曰: 寒气暴上, 脉满而实何如?

岐伯曰: 实而滑则生, 实而逆则死。

帝曰: 脉实满, 手足寒, 头热, 何如?

岐伯曰: 春秋则生, 冬夏则死。脉浮而涩, 涩而身有热者死。

帝曰: 其形尽满④何如?

岐伯曰: 其形尽满者, 脉急大坚, 尺涩而不应也。如是者, 故从则生, 逆则死。

帝曰: 何谓从则生, 逆则死?

岐伯曰: 所谓从者, 手足温也。所谓逆者, 手足寒也。

帝曰: 乳子而病热, 脉悬小者何如?

岐伯曰: 手足温则生, 寒则死⑤。

帝曰: 乳子中风热, 喘鸣肩息者, 脉何如?

岐伯曰: 喘鸣肩息⑥者, 脉实大也。缓则生, 急则死。

【注释】①邪气盛则实, 精气夺则虚: 邪气, 指风寒暑湿之邪, 邪盛则为实证; 精气, 指人体的正气; 夺, 是虚损的意思。邪气盛则实, 精气夺则虚, 即邪气盛, 就是实证, 正气被伤, 就是虚证。②脉口热而尺寒: 用热来代表实象的脉, 寒代表寒涩的脉。即寸口脉滑而尺脉涩滞。③恇然: 怯弱的意思。④形尽满: 指身体虚浮肿胀。⑤手足温则生, 寒则死: 四肢皆禀气于胃, 所以阳受气于四末, 如果手足温暖, 说明胃气犹存, 有生的希望, 如果手足冰凉, 说明胃气已绝, 病重难治。⑥喘鸣肩息: 喘息有声, 张口抬肩, 形容呼吸困难。

【译文】黄帝问道: 什么叫虚实?

岐伯答道: 所谓虚实, 是邪气和正气相比较而言。如邪气正盛, 便是实症；如果精气不足，那便是虚症了。

黄帝问道：虚实是如何变化的呢？

岐伯答道：虚实的变化，以肺脏为例来说明吧。肺主气，气虚的，是肺脏先虚；气逆的，上实下虚，两脚发寒。肺虚时如果不是在相克的时节，那么其人可生；如果是遇上相克的时节，那么病人就会死亡。其他各脏的虚实情况也可以此类推。

黄帝问道：什么叫重实？

岐伯答道：所谓重实，说的是大热病人，他们邪气很热，且脉满盛，内外都是实的，所以叫重实。

黄帝问道：经络俱实是什么情况？用什么方法治疗？

岐伯答道：所谓经络俱实，是指寸口脉急而尺脉迟缓，所以经和络都需要治疗。所以说，凡是滑利的有生机，为顺；涩滞的少生机，为逆。所谓虚实，人与物类似，万物有生气便会滑利，万物缺生机便会枯涩。如果一个人的五脏骨肉滑利，那么说明其精气充足，生气旺盛，这样的人便可以长寿。

黄帝问道：如果络气不足而经气有余，结果会怎样？

岐伯答道：如果络气不足而经气有余，便会寸口脉热而尺脉却寒。在秋冬之时出现这样的现象，为逆；在春夏之时出现这种现象，则为顺。所以治疗时必须结合时令。

黄帝道：经虚络满的情况如何？

岐伯答道：如果经虚络满，那么尺脉便会热而盛满，而寸口脉便会迟而涩滞。如果在春夏出现这种现象，则死；如果在秋冬出现这种现象，则生。

黄帝道：出现了这两种病情，应怎样治疗？

岐伯答道：如果是络满经虚，便灸阴刺阳；如果经满络虚，便刺阴灸阳。

黄帝问道：什么叫重虚？

岐伯答道：脉虚，气虚，尺虚，称为重虚。

黄帝又问：要怎样治疗呢？

岐伯答道：所谓气虚，是指由于精气虚夺而语言低微，无法接续；所谓尺虚，是指因尺脉脆弱而行动无力；所谓脉虚，是指因阴血虚少而好像没有阴脉脉象一样。出现这些现象的病人，如果脉象滑利的可治好，如果是脉象涩滞，那便要死亡了。

黄帝道：寒气骤然上逆，而脉象盛满而实，这种病症会怎么样？

岐伯答道：如果脉象实而滑利的，可以治好；脉象实而涩滞的为逆象，这种病症是死亡之症。

黄帝道：如果脉象实而满，而手脚却寒冷，头部热的预后会怎么样？

岐伯答道：这种病人，如果是在春秋之时发病则可生，如果是在冬夏发病便会死亡。如果脉象浮而滞涩，而身体又发热的，也是死亡之症。

黄帝问道：如果身形肿满，将会如何？

岐伯答道：身形肿满的，脉象急而大坚，而尺脉却涩滞，与脉象不相适应。像这样的病情，从则生，逆则死。

黄帝问道：什么叫从则生，逆则死？

岐伯答道：所谓从，就是手脚温暖；所谓逆，就是手脚寒冷。

黄帝道：小孩患了热病，而脉象又悬小，其预后会怎样？

岐伯答道：手脚温暖的，可生；如果手脚厥冷，便会死亡了。

黄帝道：如果小孩出现了风热、喘息有声，且有张口抬肩等症状，其脉象会如何？

岐伯答道：如果受风热且喘气有声、张口抬肩的，脉象应该实大。如果实大中又具有缓和之气的，且还有胃气的，可生；如果是实大而又弦急，是胃气已绝的症候，将死亡。

帝曰：肠澼便血何如？

岐伯曰：身热则死，寒则生。

帝曰：肠澼下白沫①何如？

岐伯曰:脉沉则生,脉浮则死。

帝曰:肠澼下脓血何如?

岐伯曰:脉悬绝则死,滑大则生。

帝曰:肠澼之属,身不热,脉不悬绝何如?

岐伯曰:滑大者曰生,悬涩者曰死,以脏期之②。

帝曰:癫疾何如?

岐伯曰:脉搏大滑,久自已,脉小坚急,死不治。

帝曰:癫疾③之脉,虚实何如?

岐伯曰:虚则可治,实则死。

帝曰:消瘅④虚实何如?

岐伯曰:脉实大,病久可治,脉悬小坚,病久不可治。

【注释】①肠澼下白沫:痢疾的一种,大便以白色脓液为主,现在辨证为寒痢。②以脏期之:指以五脏相克之日来定死期。③癫疾:这里指癫痫病。④消瘅:消,消耗;瘅,内热;消瘅,即消渴病。

【译文】黄帝道:肠澼便血,会怎么样?

岐伯答道:如果患有肠澼且身体发热的,将死;如果身体发寒,则能生。

黄帝问道:如果患有肠澼而又下白沫,会出现什么变化?

岐伯答道:脉沉则生,脉浮则死。

黄帝道:如果患有肠澼而下脓血的会如何?

岐伯答道:脉悬绝的将死;脉象滑大的可生。

黄帝道:患有痢疾病,身体不发热,脉搏也不悬绝,预后将会如何?

岐伯答道:脉搏滑大的生,脉搏悬涩的将死。可以根据五脏病各自相克的情况来预测死期。

黄帝问道:如果患有癫疾,会怎么样?

岐伯答道：患有癫疾后，脉象搏而大滑的，其病会慢慢自己痊愈；如果脉象小而坚急，那便是不治的死证。

黄帝问道：癫疾脉象的虚实，会有什么样的结果？

岐伯答道：脉虚的可以治好，脉实的将会死亡。

黄帝问道：消渴病脉象的虚实是怎样的？

岐伯答道：脉象实大的，病情虽长久，也是可以治愈的；但如果脉象悬小而坚，久不愈，那就没办法治疗了。

帝曰：形度、骨度、脉度、筋度，何以知其度也？

帝曰：春亟治经络，夏亟治经俞，秋亟治六腑，冬则闭塞。闭塞者，用药而少针石也。所谓少针石者，非痈疽之谓也。痈疽不得顷时回。痈不知所，按之不应手，乍来乍已，刺手太阴傍三痏与缨脉①各二。掖痈大热，刺足少阳五，刺而热不止，刺手心主三，刺手太阴经络者，大骨之会②各三。暴痈筋緛，随分而痛，魄汗不尽，胞气不足，治在经俞。腹暴满，按之不下，取手太阳经络者，胃之募③也。少阴俞去脊椎三寸傍五，用员利针。霍乱，刺俞傍五，足阳明及上傍三。刺痫惊脉五：针手太阴各五，刺经④太阳五，刺于少阴经络傍者一，足阳明一，上踝五寸刺三针。

凡治消瘅、仆击、偏枯⑤、痿厥、气满发逆⑥，肥贵人，则高梁之疾也。隔塞闭绝，上下不通，则暴忧之病也。暴厥而聋，偏塞闭不通，内气暴薄也。不从内外中风之病，故瘦留著也。蹠跛⑦，寒风湿之病也。

黄帝曰：黄疸、暴痛、癫疾、厥狂、久逆之所生也。五脏不平，六腑闭塞之所生也。头痛耳鸣，九窍不利，肠胃之所生也。

【注释】①缨脉：足阳明胃经。②大骨之会：即肩贞穴。③募：指募穴，脏腑之气输注于胸腹部的腧穴。④刺经：指循经取穴。⑤偏枯：指中风后遗症，半身不遂。⑥气满发逆：气满，指气急而粗；发逆，即上逆。⑦蹁跛：蹁，指脚；跛，行不正；蹁跛，即跛行的意思。

【译文】黄帝道：形度、骨度、脉度、筋度，要如何才测量出来呢？

黄帝道：春季治病，一般是取各经的络穴；夏季治病，一般是取各经的腧穴；秋季治病，一般是取六腑的合穴；冬季主藏，人体的阳气也闭藏在内，所以治病要多用药品而少用针刺砭石。但所谓少用针石，并不包括痈疽等病在内。如果是得了痈疽等病，那不可稍有徘徊迟疑的。痈毒刚发作时，不知会发在什么地方，摸又摸不出，不定痛于一处，这时可以针刺胃足阳明胃经气等穴位。得了腋痈的病人，会大热，应该针刺足少阳经穴五次；针刺过后，如果热仍没有退，可针刺手厥阴心包经穴三次，针刺手太阴经络穴和肩贞六各三次。急性痈肿，会筋肉挛缩，随着痈肿的发展会疼痛加剧，痛得厉害时会汗出不止，这是由于膀胱经气不足，应该针刺其经的俞穴。如果腹部突然胀满，按之不减，用员利针。手太阳经之所生，即中脘穴和脊椎旁三寸的肾腧穴各刺五次，如果是霍乱，应针刺肾俞旁的志室穴五次、足阳明胃俞穴及胃仓穴各三次。治疗惊风时，要针刺五条经上的穴位，取鱼际穴各五次、承山穴五次、手少阴通里穴旁的手太阳经支正穴一次、足阳明经之解溪穴一次、足踝上五寸的足少阳络穴之光明穴三次。

凡是诊治消瘅、仆击、偏枯、痿厥、气粗急、发喘逆等病，如果是肥胖、权贵之人得了这种病，大多是由于偏嗜肉食厚味所造成的。凡是出现郁结不舒、痞塞上下不通的，都是由于暴怒或者忧郁所引起的。突然厥逆、不知人事、耳聋、大小便不通，都是由于情志骤然激荡而阳气上迫所造成的。有的病不是内发，而是由于外中风邪造成的，因风邪留恋不去，伏为热毒，消烁肌肉，附着在肌肉筋骨之间。有的两脚偏跛，是因为风寒湿侵袭而造成的。

　　黄帝道：黄疸、骤然剧痛、癫疾、厥狂等症，是因为经脉之气久逆于上而不下行所造成的。五脏不和，是因为六腑闭塞不通所造成的。头痛耳鸣，九窍不利，是因为肠胃痞塞引起的。

太阴阳明论篇第二十九

黄帝问曰：太阴阳明为表里，脾胃脉也。生病而异者何也？

岐伯对曰：阴阳异位，更虚更实，更逆更从，或从内或从外，所从不同，故病异名也。

帝曰：愿闻其异状也。

岐伯曰：阳者天气也，主外；阴者地气也，主内。故阳道实，阴道虚。故犯贼风虚邪者阳受之，食饮不节，起居不时者，阴受之。阳受之则入六腑，阴受之则入五脏。入六腑则身热不时卧，上为喘呼；入五脏则䐜满闭塞，下为飧泄，久为肠澼。故喉主天气，咽主地气。故阳受风气，阴受湿气。故阴气从足上行至头，而下行循臂至指端；阳气从手上行至头，而下行至足。故曰阳病者上行极而下，阴病者下行极而上。故伤于风者上先受之，伤于湿者，下先受之。

帝曰：脾病而四肢不用何也？

岐伯曰：四肢皆禀气于胃，而不得至经，必因于脾，乃得禀也。今脾病不能为胃行其津液，四肢不得禀水谷气，气日以衰，脉道不利，筋骨肌肉，皆无气以生，故不用焉。

帝曰：脾不主时何也？

岐伯曰：脾者土也。治中央，常以四时长四脏，各十八日寄治，不得独主于时也。脾脏者常着胃土之精也。土者生万物而法天地，故上下至头足，不得主时也。

帝曰：脾与胃以膜相连耳，而能为之行其津液何也？

岐伯曰：足太阴者三阴也，其脉贯胃，属脾，络嗌，故太阴为之行气于三阴。阳明者表也，五脏六腑之海也，亦为之行气于三阳。脏腑各因其经而受气于阳明，故为胃行其津液。四肢不得禀水谷气，日以益衰，阴道不利，筋骨肌肉，无气以生，故不用焉。

【译文】黄帝问道：足太阴脾经和足阳明胃经互为表里经，同属脾胃所属的经脉，发生的疾病却有所不同，这是为什么呢？

岐伯答道：因为足太阴脾和足阳明胃分属阴阳，两经循行的部位不同，有时胃虚脾实，有时脾虚胃实，有时病发于脾，有时病发于胃，或者病从脾经来，或者从胃经来，四时的虚实顺逆不同，病或从内生，或从外入，由于发病源头不同，所以病名也就有了差异。

黄帝道：其具体又是怎样的呢？

岐伯答道：阳经就像天气一样，主卫护在外；阴经就像地气一样，循行在内。所以阳经多刚而有余（实），阴经常柔而不足（虚）。所以，一般受外邪六淫之气侵袭的人，都是阳经先受损，而由于饮食不当，起居不节而造成的疾病，多是内在阴气先受损。阳经受邪之后病邪往往传入六腑，而阴经受邪之后邪气往往传至五脏。邪气传入六腑，便会导致阴不潜阳而阳气外浮，身体就会发热而无法按时入睡，并伴有气喘；邪气传入五脏，便会阴寒内盛，阴不和阳，导致腹胀痞满，并伴有泄泻，病久而产生痢疾。喉为呼吸之道，通于天气；咽为水谷之道，通于地气。风性趋上，湿性趋下，因此阳经易受风邪，阴经易感湿邪。手足三阴经由足上行到头，再向下行至指端；手足三阳经由手上行到头，再下行到足。所以说，经脉的循行，阳经经气由上而下，阴经经气由下而上。所以伤于风邪的，上部受到侵犯，伤于湿者，下部先感受。

黄帝问道：脾脏有病，导致四肢无法发挥正常功用，这是为什么呢？

岐伯答道：四肢的正常生理功能都是依靠胃中水谷精气的濡养，然而胃产生的水谷精微必须要经过脾的输布才能到达四肢。所以，如果脾脏有病，便不能将胃中的水谷精微输布到四肢，四肢失去营养，便会精气衰竭，血脉不畅，肌肉筋骨得不到营养物质，所以四肢无法发挥其正常功用。

黄帝道：脾脏不能主时，是什么原因呢？

岐伯答道：脾属土，主管中央之位，因为掌管胃中的水谷精微输布全身以长养四脏，在每一个脏主的时间里面，最后的十八天都是脾主治日共七十二日，所以为五脏之长。脾脏经常为胃土传输水谷精气，土又是万物生长的根源，所以脾经胃经循行贯穿人体，由下而上，由头到足，输送水谷之精于全身各部分，而没有所主的时季。

黄帝又问：脾和胃之间不过是通过一层薄膜相连，而脾能为胃转输津液，这是什么道理？

岐伯答道：足太阴，属三阴，它的经脉贯通到胃，连属于脾，上面还联系咽喉。所以脾可以将胃中的水谷精微输送到手足的三阴经；足阳明为脾经之表，是五脏六腑精气的源泉，所以通过胃可以将精气输送到手足三条阳经。五脏六腑都依靠脾经来接受胃中的水谷精微，所以说脾能为胃运行津液，如果没有脾的输布，四肢得不到水谷精气的滋养，精气便日趋衰减，脉道不通，筋骨肌肉都失却营养，因而也就会痿废不用。

阳明脉解篇第三十

黄帝问曰: 足阳明之脉病, 恶人与火, 闻木音, 则惕然而惊, 钟鼓不为动, 闻木音而惊, 何也? 愿闻其故。

岐伯对曰: 阳明者, 胃脉也, 胃者, 土也。故闻木音而惊者, 土恶木也。

帝曰: 善! 其恶火何也?

岐伯曰: 阳明主肉, 其脉血气盛, 邪客之则热, 热甚则恶火。

帝曰: 其恶人何也?

岐伯曰: 阳明厥则喘而惋, 惋则恶人。

帝曰: 或喘而死者, 或喘而生者, 何也?

岐伯曰: 厥逆连脏则死, 连经则生。

帝曰: 善! 病甚则弃衣而走, 登高而歌, 或至不食数日, 逾垣上屋, 所上之处, 皆非其素所能也, 病反能者何也?

岐伯曰: 四肢者, 诸阳之本也。阳盛则四肢实, 实则能登高也。

帝曰: 其弃衣而走者何也?

岐伯曰: 热盛于身, 故弃衣欲走也。

帝曰: 其妄言骂詈, 不避亲疏而歌者, 何也?

岐伯曰: 阳盛则使人妄言骂詈, 不避亲疏, 而不欲食, 不欲食, 故妄走也。

【译文】黄帝问道：如果足阳明经发生病变，害怕见到人与火，听到木器响动的声音就会受惊，但听到敲打钟鼓的声音却不会被惊动。为什么听到木器响动声就会受惊呢？我想听听其中的道理。

岐伯答道：足阳明是胃经，属土，而五行中木克土，所以当足阳明经发生病变时听到木器响动的声音就会受惊。

黄帝道：说得好！那么为什么又会恶火呢？

岐伯答道：足阳明经主肌肉，经脉多血多气，当外邪侵袭时便会发热，热极则。

黄帝又道：那恶人又是什么原因呢？

岐伯答道：足阳明经气上逆，那么呼吸会喘促且因此产生内热，而内热便使人讨厌见人。

黄帝道：有人因阳明厥逆喘促而死，有人却喘促而不死，这是为什么呢？

岐伯答道：经气厥逆如果累及内脏，便会因病重而死；如果仅影响到经脉，那么病情较浅而可生。

黄帝道：说得好！有的病人在阳明病重之时，常会脱掉衣服乱跑乱跳，甚至登上高处唱，或者是几天都不进食，却还能够翻墙上屋，而且所到之处，都是他平素无法到达的地方，病了反而能够上去，这是什么原因呢？

岐伯答道：四肢，是阳气的根本。当阳气盛时四肢便充实，所以病人能够登高。

黄帝问：那他不穿衣服而到处乱跑，又是为什么呢？

岐伯答道：病人身体发热过于亢奋，所以会不穿衣服而到处乱跑。

黄帝问道：病人会胡言乱语，责骂他人，且不避亲疏而随便唱歌，是什么原因？

岐伯答道：当病人阳热亢奋时会扰动心神，因此会神志失常，因而胡言乱语，斥骂别人，不避亲疏，并且不知道吃饭，所以会到处乱跑。

卷之九

热论篇第三十一

　　黄帝问曰: 今夫热病者, 皆伤寒①之类也。或愈或死, 其死皆以六、七日之间, 其愈皆以十日以上者何也? 不知其解, 愿闻其故。

　　岐伯对曰: 巨阳者, 诸阳之属也, 其脉连于风府, 故为诸阳主气也。人之伤于寒也, 则为病热, 热虽甚不死; 其两感②于寒而病者, 必不免于死。

　　帝曰: 愿闻其状。

　　岐伯曰: 伤寒一日, 巨阳受之, 故头项痛, 腰脊强; 二日阳明受之, 阳明主肉, 其脉挟鼻, 络于目, 故身热, 目疼而鼻干, 不得卧③也; 三日少阳受之, 少阳主胆, 其脉循胁络于耳, 故胸胁痛而耳聋。三阳经络皆受其病, 而未入于脏④者, 故可汗而已。四日太阴受之, 太阴脉布胃中, 络于嗌, 故腹满而嗌干; 五日少阴受之, 少阴脉贯肾, 络于肺, 系舌本, 故口燥舌干而渴; 六日厥阴受之, 厥阴脉循阴器而络于肝, 故烦满而囊缩⑤。三阴三阳、五脏六腑皆受病, 荣卫不行, 五脏不通, 则死矣。其不两感于寒者，七日巨阳病衰，头痛少愈；八日阳明病衰，身热少愈；九日少阳病衰，耳聋微闻；十日太阴病衰，腹减如故，则思饮食；十日少阴病衰，渴止不满，舌干已而嚏；十二日厥阴病衰，囊纵，少腹微下，大气皆去，病日已矣。

帝曰：治之奈何？

岐伯曰：治之各通其脏脉，病日衰已矣。其未满三日者，可汗而已；其满三日者，可泄而已。

帝曰：热病已愈，时有所遗者，何也？

岐伯曰：诸遗者，热甚而强食之，故有所遗也。若此者，皆病已衰而热有所藏，因其谷气相薄，两热相合，故有所遗也。

帝曰：善！治遗奈何？

岐伯曰：视其虚实，调其逆从，可使必已矣。

帝曰：病热当何禁之？

岐伯曰：病热少愈，食肉则复，多食则遗⑥，此其禁也。

帝曰：其病两感于寒者，其脉应与其病形何如？

岐伯曰：两感于寒者，病一日，则巨阳与少阴俱病，则头痛，口干而烦满；

二日则阳明与太阴俱病，则腹满，身热，不欲食，谵言；

三日则少阳与厥阴俱病，则耳聋，囊缩而厥，水浆不入，不知人，六日死。

帝曰：五脏已伤，六腑不通，荣卫不行，如是之后，三日乃死，何也？

岐伯曰：阳明者，十二经脉之长也，其血气盛，故不知人，三日，其气乃尽，故死矣。凡病伤寒而成温者，先夏至日者为病温，后夏至日者为病暑。暑当与汗皆出，勿止⑦。

【注释】①伤寒：是外感性热病的总称，有广义和狭义两种。广义的伤寒，是由于感受四时邪气引起的外感性热病；狭义的伤寒是指由于感受邪气引起的外感性热病。②两感：指表里两经同时感受邪气发病，如太阳和少阴两经同时感邪。③不得卧：阳明受邪，经气壅滞，影响到腑，使胃不安和，所以不得卧。④未入于脏：人体的经脉，阳经属腑，阴经连于脏。未入于脏，说明邪气还在肌表，未及于三阴。⑤烦满而囊缩：指烦闷、阴囊抽缩。足厥阴经经脉环绕阴器、络于肝，所以厥阴受病就会感到烦满而囊缩。⑥食肉则复，多食则遗：复，病愈而复发的意思。热病之后，脾胃气虚，运化无力，吃肉则不能消化，多吃则消化不完，食物与热相互搏结，容易复发。⑦暑当与汗皆出，勿止：因为出汗，暑邪就能随汗出而解，如果此时止汗只能让暑邪郁于体内，所以不应当止汗。

【译文】黄帝问道：现在所说的发热疾病，大多属于伤寒一类。其中有的可痊愈，有的会死亡，且死亡的往往是在六七天时间之内，而痊愈的都在十天以上，这是什么原因呢？我不知如何解释，想听听其中的道理。

岐伯答道：太阳经是诸阳所宗属，统摄阳分，所以诸阳都隶属于太阳。太阳的经脉与风府相连，与督脉、阳维相会，在巅背之表循行。因此，太阳是诸阳主气，主一身之表。当人被寒邪所伤以后，就会发热，发热虽重，但一般都不会死亡；如果阴阳二经表里同时受到寒邪侵袭而发病，那么就难免要死亡了。

黄帝道：我想听您说说伤寒的详细症状。

岐伯答道：当伤寒病发一天时，太阳经受到寒邪，足太阳经脉从头下颈，侠脊抵腰中，所以头颈会痛，腰脊强直而无法舒展。当病发两天时阳明经受病，而阳明主肌肉，足阳明经脉挟鼻络于目，下行入腹，所以会身热、目痛而鼻干，不能安卧。当病发三天时少阳经会受病，而少阳主骨，足少阳经脉会循胁肋而上交会于耳，所以会胸胁痛疼而耳聋。如果三阳经络都发病了，但还没有入里入阴的，都可以发汗而愈。当病发四天时太阴经会发病，足太阴经脉散布于胃中，上络于咽，因此会腹中胀满而咽干。当病发五天时少阴经会发病, 足少阴经脉贯肾, 络肺, 上系舌本, 因此会口燥舌干而渴。当病发六天时厥阴经会受损, 足厥阴经脉环阴器而络于肝, 所以会烦闷并使阴囊收缩。如果三阴三阳经脉和五脏六腑都发病, 以致营卫无法运行, 五脏之气不通, 那么人就会死亡; 如果不是阴阳表里两感受了寒邪, 那么第七天时太阳病便会减衰, 头痛稍愈; 第八天时阳明病衰, 身热会稍退; 第九天时少阳病衰, 耳聋将会逐渐能听到声音; 第十天时太阴病衰, 腹满已消, 恢复正常, 并有饮食的欲望; 第十一天时少阴病衰, 口不再渴, 不再胀满, 舌不干, 能打喷嚏; 第十二天时厥阴病衰, 阴囊松弛, 渐从少腹下垂。此时, 大邪之气已经去除, 病情也将逐渐痊愈。

黄帝道: 那要如何治疗呢?

岐伯答道: 治疗时, 应当根据病情所在的脏和经, 分别治疗, 这样病情便会日渐衰退而愈。对于这种病的治疗, 一般在病未满三天且邪气还在表时, 可使发汗而愈; 如果病情已满三天, 病邪也已入里, 那么可以泻下而愈。

黄帝道: 热病已经痊愈, 但常有余邪不去, 这是什么原因呢?

岐伯答道: 凡是有余邪不去的, 都是因为在发热较重时强行进食造成的。像这样的病, 都是热势已经衰退, 但是还是会有余热蕴藏在体内, 如果勉强病人进食, 那么必然会引起因饮食不化而生热, 与病人体内残存的余热相薄, 这样两热相合, 便又会重新发热, 因此会有余热不尽的情况出现。

黄帝道: 说得好! 要如何治疗余热不尽呢?

岐伯答道: 治疗要诊察病情的虚实, 或补或泻, 给以适当的治疗, 这样其病便可痊愈。

黄帝道: 在护理上发热的病人有什么禁忌吗?

岐伯答道: 在病人热势稍衰时, 如果吃了肉食, 病便会马上复发; 如果饮食过饱, 便会出现余热不尽, 这些都是热病的禁忌。

黄帝道: 表里都受寒邪侵袭的两感症, 其脉和症状是怎样的呢?

岐伯答道: 阴阳表里同时受寒邪侵袭的两感证, 第一天表现为太阳与少阴两经同时发病, 其症状既有太阳的头痛, 又有少阴的口干和烦闷;

第二天表现为阳明与太阴两经同时发病，其症状既有阳明的发热与胡言乱语，又有太阳的腹满与食欲不振；第三天表现为少阳与厥阴两经同时发病，其症状既有少阳的耳聋，又有厥阴的阴缩和四肢发冷。如果病情发展到水浆不入、神识不清，那么到第六天时便会死亡。

黄帝道：如果病情发展到五脏受损，六腑不通，营卫不行，这样的病三天以后便会死亡，这是什么原因呢？

岐伯答道：阳明经是十二经之长，其经脉气血最盛，所以病人容易神志昏迷。在病情发展到第三天以后，阳明经的气血已竭尽，所以病人会死亡。大凡是受寒邪侵袭而发生的温热病，发生于夏至日以前的称之为温病，发生在夏至日以后的称之为暑病。暑病汗出，可使暑热从汗散泄，所以暑病汗出时不要制止。

刺热篇第三十二

肝热病者，小便先黄，腹痛多卧，身热。热争则狂言及惊，胁满痛，手足躁，不得安卧；庚辛①甚，甲乙大汗，气逆则庚辛死。刺足厥阴、少阳。其逆则头痛员员②，脉引冲头也。

心热病者，先不乐，数日乃热。热争则卒心痛，烦闷善呕，头痛面赤，无汗；壬癸甚，丙丁大汗，气逆则壬癸死。刺手少阴、太阳。

脾热病者，先头重，颊痛，烦心，颜青，欲呕，身热。热争则腰痛，不可用俯仰，腹满泄，两颔痛；甲乙甚，戊己大汗，气逆则甲乙死。刺足太阴、阳明。

肺热病者，先淅然③厥，起毫毛，恶风寒，舌上黄，身热。热争则喘咳，痛走胸膺背，不得大息，头痛不堪，汗出而寒；丙丁甚，庚辛大汗，气逆则丙丁死。刺手太阴、阳明，出血如大豆，立已。

肾热病者，先腰痛䯒痠，苦渴数饮，身热。热争则项痛而强，䯒寒且痠，足下热，不欲言，其逆则项痛员员澹澹然；戊己甚，壬癸大汗，气逆则戊己死。刺足少阴、太阳。诸汗者，至其所胜日汗出也。

肝热病者，左颊先赤；心热病者，颜先赤；脾热病者，鼻先赤；肺热病者，右颊先赤；肾热病者，颐④先赤。病虽未发，见赤色者刺之，名曰治未病。热病从部所起者，至期而已；其刺之反者，三周而已；重逆则死。诸当汗者，至其所胜日汗大出也。诸治热病，以饮之寒水，乃刺之；必寒衣之，居止寒处，身寒而止也。

【注释】①庚辛：天干纪日中的庚日和辛日。庚辛属金，在季为秋，与肺和大肠相应，在古代中医学上"金曰从革"，凡具有清洁、肃降、收敛等作用的事物则归属于金，即庚辛。庚辛在季节上为秋。甲乙春，丙丁夏，庚辛秋，壬癸冬。②员员：眩晕貌。③淅然：寒貌；身体发冷的样子。④颐：面颊。

【译文】如果肝脏发生热病，会出现尿黄色小便，腹痛，多卧，身体发热的现象。如果热得厉害，便会口出狂言且易惊骇，胁部会满痛，手足发躁且睡不安稳；当碰到庚辛日时，便会因木被金克而致病重；如果是碰到甲乙日木旺时，便会大汗出而热退，如肝气上逆，到庚辛日时便会死亡。在治疗时应当针刺足厥阴肝经与足少阳胆经。如果肝气上逆，便会头痛眩晕，这都是因为热邪随着肝脉上冲至头引起的。

如果心脏发热病，先会感觉心中不悦，几天后便开始发热，热得厉害时便会突然感觉心痛，烦闷，有时呕吐，头痛，面红，无汗；当碰到壬癸日时，便会因水克火而病重；如果是碰上丙丁日火旺时，便会大汗出而热退，如果是邪气胜脏，病情便会更加严重，如脏气上逆，将在壬癸日死亡。治疗时，应当针刺手少阴心、经手太阳小肠经。

如脾脏发生热病，会先感觉到头重，面颊痛，心里烦，且额头发青，想呕，身体发热。热得厉害时会腰痛到无法俯仰，且腹部胀满而泄泻，两颌部疼痛，碰到甲乙日木气旺时，便会因木克土而致病重；如果是碰到戊己日土旺时，便会大汗出而热退，如果是邪气胜脏，病情便会更严重，如脾气上逆，在甲乙日时就会死亡。治疗时，应当针刺足太阴脾经和足阳明胃经。

当肺脏发生热病时，先会体表感到寒冷，毫毛竖立，害怕风寒，舌面上发黄，且全身发热。如热得厉害则会气喘咳嗽，前胸后背会有疼痛感流窜，无法呼气叹息，头痛得很厉害，汗出而恶寒，当碰上丙丁日火旺时，则会因火克金而致病重；如果碰上庚辛日金旺时，便会大汗出而热退，要是邪气胜脏，病情更严重，肺气上逆，在丙丁日时就会死亡。治疗时，应当针刺手太阴肺经和手阳明大肠经, 当其刺出之血如大豆样大, 热邪便会除去而经脉调和, 病情便会很快治愈。

当肾脏发生了热病时, 首先会感觉到腰痛和小腿发酸, 口渴得厉害, 需不断喝水, 且全身发热。如热得厉害则会感觉脖子疼痛且强直, 小腿寒冷而酸痛, 脚心发热, 不想说话。如果肾气上逆, 便会出现脖颈痛, 头眩晕而心神不安的样子, 当碰上戊己日土旺时, 因土克水而会使病情加重; 如果碰上壬癸日水旺时, 便会大汗出而热退; 如果邪气胜脏, 病情更严重, 肾气上逆, 在戊己日时就会死亡。治疗时, 应当针刺足少阴肾经和足太阳膀胱经。以上所说的各种脏器大汗出, 都是到了各脏器旺之日, 正胜邪退, 所以大汗出, 热退而病愈。

当肝脏发生热病时, 左颊部会先出现赤色; 当心脏发生热病时, 额部会先出现赤色; 当脾脏发生热病时, 鼻部会先出现赤色; 当肺脏发生热病时, 右颊部会先出现赤色; 当肾脏发生热病时, 颐部会先出现赤色。虽然还没有出现病情, 但是面部已经出现了赤色, 那么就应该加以刺治, 这就叫做"治未病"。热病只在五脏对应的面部出现赤色, 而没有出现其他症状的, 说明病情还较轻, 如果及时治疗, 那么到其当旺之时, 病情便可治愈; 如果治疗不当, 应泻的反而补了, 应补的反而用泻, 这样就会延长病程, 在通过三次当旺之日后, 才能病愈; 若一再延误, 势必会导致病情恶化而使人死亡。各种脏热病应当汗出的, 都是到其当旺之日, 大汗出后而病愈。凡是治疗热病, 应当在喝些清凉饮料, 以解除里热之后再进行针刺, 并且要让病人衣服穿得单薄些, 居住在凉爽的地方, 以解除表热, 这样使表里热退而身凉, 病情也因此而愈。

热病先胸胁痛, 手足躁, 刺足少阳, 补足太阴, 病甚者为五十九刺。热病始手臂痛者, 刺手阳明、太阴而汗出止。热病始于头首者, 刺项太阳而汗出止。热病始于足胫者, 刺足阳明而汗出止。热病先身重,骨痛, 耳聋好瞑, 刺足少阴, 病甚为五十九刺。热病先眩冒而热, 胸胁满, 刺足少阴、少阳。

太阳之脉, 色荣^①颧骨, 热病也, 荣未交, 曰今且得汗, 待时而已; 与厥阴脉争见者, 死期不过三日, 其热病内连肾, 少阳之脉色也。少阳之脉, 色荣颊前, 热病也, 荣未交, 曰今且得汗, 待时而已; 与少阴脉争见者, 死期不过三日。

热病气穴: 三椎下间主胸中热; 四椎下间主鬲中热; 五椎下间主肝热; 六椎下间主脾热; 七椎下间主肾热, 荣在骶也。项上三椎, 陷者中也。颊下逆颧为大瘕, 下牙车为腹满, 颧后为胁痛。颊上者, 鬲上也。

【注释】①荣: 显现。

【译文】如果热病发作, 先出现胸胁痛、手足躁扰不安的, 说明病邪在足少阳经, 应当针刺足少阳经以泻阳分之邪, 补足太阴经, 以培补脾土, 病重的便用 "五十九刺" 之法治疗。如果热病是手臂先痛的, 这说明病在上而发于阳, 应当针刺手阳明、太阴二经之穴, 当汗出时热便可止。如果热病是开始发于头部的, 这是太阳为病, 应当针刺足太阳颈项部的穴位, 当汗出时热便可止。如果热病是开始发于足胫部的, 说明病发于阳而始于下, 应当针刺足阳明经穴, 当汗出时热便可止。如果热病是先出现身体沉重、骨节痛、耳聋、昏倦嗜睡的, 说明是发于少阴的热病, 应当针刺足少阴经之穴, 病重的应用 "五十九刺" 之法。如果热病是先出现头眩晕昏冒而后发热且胸胁满的, 这是病发于少阳并将传入少阴, 使阴阳枢机失常的症候, 应当针刺足少阴和足少阳二经, 使病邪从枢转而排出。

如果太阳经脉发病, 在颧骨部先出现赤色的, 这是热病; 如果荣色还未暗晦, 说明病情尚轻, 到其当旺之时, 可以使得其汗出而病可治愈。如果同时还出现了厥阴经的脉症, 这是木盛水衰的死症, 死期不会超过三天, 因为这说明热病已经连及到肾了。如果是少阳经脉发病, 在面颊的前方出现赤色的，这是少阳经脉热病，如果其色泽还没有暗晦，说明病情还轻，到其当旺之时，便可以使汗出而病愈。如果同时在颊部还出现了少阴脉色，这是母胜其子的死症，其死期不会超过三天。

治疗热病的腧穴：第三脊椎下方的腧穴，主治胸中的热病；第四脊椎下方的腧穴，主治膈中的热病；第五脊椎下方的腧穴，主治肝的热病；第六脊椎下方的腧穴，主治脾的热病；第七脊椎下方的腧穴，主治肾的热病；如果营分有热，可以针刺尾骶部的长强穴。怎样数脊椎呢，以脊椎下陷之地为气发之所。如果面颊部的赤色向上蔓延到颧部，病为大瘕；如果赤色下行到颊车部位，则病腹部胀满；如果赤色见于颧骨的后侧，则病胁痛；如果赤色见于颊上，为病在膈上。

评热病论篇第三十三

黄帝问曰: 有病温者, 汗出辄复热, 而脉躁疾[1], 不为汗衰, 狂言不能食, 病名为何?

岐伯对曰: 病名阴阳交[2], 交者死也。

帝曰: 愿闻其说?

岐伯曰: 人所以汗出者, 皆生于谷, 谷生于精。今邪气交争于骨肉而得汗者, 是邪却而精胜也。精胜, 则当能食而不复热。复热者, 邪气也。汗者, 精气也。今汗出而辄复热者, 是邪胜也。不能食者, 精无俾[3]也。病而留者, 其寿可立而倾也。且夫《热论》曰: 汗出而脉尚躁盛者死。今脉不与汗相应, 此不胜其病也, 其死明矣。狂言者, 是失志, 失志者死。今见三死[4]不见一生, 虽愈必死也。

帝曰: 有病身热, 汗出烦满, 烦满不为汗解, 此为何病?

岐伯曰: 汗出而身热者, 风也; 汗出而烦满不解者, 厥也, 病名曰风厥[5]。

帝曰: 愿卒闻之?

岐伯曰: 巨阳主气, 故先受邪, 少阴与其为表里也, 得热则上从之[6], 从之则厥也。

帝曰: 治之奈何?

岐伯曰: 表里刺之, 饮之服汤。

帝曰: 劳风[7]为病何如?

岐伯曰: 劳风法在肺下。其为病也, 使人强上冥视, 唾出若涕, 恶风而振寒, 此为劳风之病。

帝曰: 治之奈何?

岐伯曰: 以救俯仰。巨阳引⑧精者三日, 中年者五日, 不精者七日。咳出青黄涕, 其状如脓, 大如弹丸, 从口中若鼻中出, 不出则伤肺, 伤肺则死也。

【注释】①脉躁疾: 指脉象躁动急速。②阴阳交: 阳, 指阳热邪气; 阴, 指阴精正气。③俾: 补助、补充的意思。④三死: 指汗出复热而不能食、脉躁盛、狂言三症。⑤风厥: 指太阳受风, 精亏不足, 少阴虚火上逆而发热汗出, 烦闷不除的病症。⑥上从之: 指少阴虚热随太阳之气上逆。⑦劳风: 指因劳成虚, 因虚受风引起的以恶风阵寒, 颈项僵硬, 咳嗽吐浓痰的一种病症。⑧巨阳引: 指在太阳经上取穴, 进行针刺以引动经气的一种治疗方法。

【译文】黄帝问道: 有的温热病患者, 在汗出以后随即又再次发热, 脉象急疾躁动, 病势不仅没有因汗出而好转, 反而出现了胡言乱语、不进饮食等症状, 请问这种症候是什么病?

岐伯答道: 这种病叫阴阳交, 是死症。

黄帝道: 我想了解其中的道理。

岐伯说道: 人所以能出汗, 是因为有水谷所化生的精气支持, 如果水谷所化生的精气旺盛, 便能胜过邪气而出汗。现在病邪与正气在骨肉之间交争并得以汗出, 这是精气胜而邪气退的结果。精气胜的, 应当能够进食并且不再发热。再次发热的, 是邪气胜并停留在体内造成的。汗出, 是精气胜邪。现在汗出后又再发热, 是邪气胜过了精气。如果不进食, 那么精气便得不到继续补益, 邪热又停留体内不去, 这样发展下去, 病人的生命将会很快发生危险。《热论》中也曾记载: 汗出而脉依旧躁盛的, 是死症。现在病人脉象与汗出不相应, 是因精气已无法胜过邪气, 其死亡的征象已经非常明显了。况且，胡言乱语是神志失常的表现，而神志失常是死症。现在出现了三种死症，却没有一丝生机，病情即使可能会因汗出而暂时减轻，但病人终究会死亡。

黄帝道：有的病会全身发热，汗出，烦闷，且烦闷并不会因为汗出而缓解。请问这是什么病呢？

岐伯答道：汗出而全身发热，是因感受了风邪；而烦闷不能缓解，是因为下气上逆所致，这种病叫风厥。

黄帝说：希望您能详尽地给我讲讲。

岐伯道：太阳是诸阳主气，主人身之表，所以太阳会首先受到风邪的侵袭。少阴与太阳互为表里，表病那么里必会应之。少阴受太阳发热的影响，其气也随之上逆，这便叫做厥。

黄帝道：这病需要如何治疗呢？

岐伯回答道：治疗时要同时针刺太阳、少阴表里两经（刺太阳为泻风热之邪，刺少阴为降上逆之气），并且还要内服汤药。

黄帝问道：如果得了劳风病，会有什么症状？

岐伯答道：劳风病的发病部位常在肺下。发病后，常使人头、项强直，脑袋昏眩而视物不清，痰稠而粘像鼻涕，恶风而振寒。这就是劳风病的发病症状。

黄帝问道：要怎样治疗呢？

岐伯答道：治疗时，首先应让病人胸中通畅，俯仰自如。青年人肾经充盛，太阳之气能引肾经外布，这样水能济火，经过适当治疗，三天便可以治愈；中年人精气已稍衰，因此须五天才能治愈；而老年人则精气已衰，水不济火，所以必须七天才能治愈。这种劳风病病人，咳出粘痰呈青黄色，其状像脓，凝结成块，大小有如弹丸，应该让痰从口中或鼻中排出，否则便会损伤其肺，肺受损伤便会死。

帝曰：有病肾风①者，面胕疣然壅，害于言，可刺否？

岐伯曰：虚不当刺，不当刺而刺，后五日其气必至。

帝曰：其至何如？

岐伯曰：至必少气时热，时热从胸背上至头，汗出手热，口干苦渴，小便黄，目下肿，腹中鸣，身重难以行，月事不来，烦而不能食，不能正偃，正偃则咳甚，病名曰风水，论在《刺法》中。

帝曰：愿闻其说。

岐伯曰：邪之所凑，其气必虚。阴虚者阳必凑之，故少气时热而汗出也，小便黄者，少腹中有热也。不能正偃②者，胃中不和也。正偃则咳甚，上迫肺也。诸有水气者，微肿先见于目下也。

帝曰：何以言？

岐伯曰：水者阴也，目下亦阴也，腹者至阴之所居，故水在腹者，必使目下肿也。真气上逆，故口苦舌干，卧不得正偃，正偃则咳出清水也。诸水病者，故不得卧，卧则惊，惊则咳甚也。腹中鸣也，病本于胃也。薄脾则烦不能食。食不下者，胃脘隔也。身重难以行者，胃脉在足也。月事不来者，胞脉③闭也。胞脉者，属心而络于胞中。今气上迫肺，心气不得下通，故月事不来也。

帝曰：善！

【注释】①肾风：风热伤肾，肾不能主水，水邪泛滥而出现水肿的一种病症。②正偃：偃，仰面倒下。正偃，即仰卧。③胞脉：胞，子宫。胞脉，即子宫的络脉。

【译文】黄帝又问：患有肾风的人，会面部浮肿，目下壅起，妨害言语，这种病可用针刺治疗吗？

岐伯答道：虚症不能用针刺治疗。如果因此误用针刺治疗，必定会损伤其真气，使其脏气虚弱；五天以后，病气复发，因而病势便会加重。

黄帝问道: 病气至时会怎么样呢?

岐伯答道: 当病气至时, 病人必定会感到少气, 时而发热, 经常感觉到热从胸背上向上到头, 汗出手热, 觉得干渴, 小便色黄, 眼下会浮肿, 肚子里有鸣响, 身体变得沉重, 行动变得困难。如果病人是妇女, 那么会月经闭止, 心中烦闷而不能进食, 不能仰卧, 一仰卧就会咳嗽得很厉害, 这种病叫风水, 在《刺法》中有相关论述。

黄帝道: 我想听您说说其中的道理。

岐伯道: 人体之所以受邪气侵犯, 一定是因为其正气虚弱。肾脏属阴, 风邪属阳。当肾阴不足时, 风阳便会乘虚侵入, 所以会呼吸少气, 经常发热而汗出。小便颜色变黄, 是因为腹中有热邪。如果不能仰卧, 是因为胃中不和。如果一仰卧, 咳嗽便会加剧, 这是因为水气上迫于肺。凡是患有水气病的, 目下部位会先出现微肿。

黄帝问道: 这是为什么?

岐伯答道: 因为水是阴, 而目下也是属阴的部位, 腹部也是至阴所在之处, 所以腹内有水的, 必定会使目下部位微肿。水邪之气上迫于心, 使心火之气上逆, 所以才会口苦咽干, 不能仰卧, 仰卧便会水气上逆而咳出清水。凡是患有水气病的人, 都会因水气上乘于胃而不能卧, 卧则会水气上凌于心而受惊, 受惊则使咳嗽加剧。腹中鸣响, 是因为胃肠中有水气窜动, 其病的根本在于胃。如果水迫于脾, 那么会心烦无法进食。不能进食, 是因为胃脘被水气阻隔。身体沉重且行动困难, 是因为胃经下行于足部, 而水气随之下行所致。妇女月经不来, 是因为受水气阻滞, 导致胞脉闭塞不通的缘故。胞脉属于心而下络于胞中, 现在水气上迫于肺, 使得心气无法下通, 所以导致月经不来。

黄帝道: 说得好!

逆调论篇第三十四

黄帝问曰：人身非常温也，非常热也，为之热而烦满者，何也？

岐伯对曰：阴气少而阳气胜，故热而烦满也。

帝曰：人身非衣寒也，中非有寒气也，寒从中生者何？

岐伯曰：是人多痹气①也，阳气少，阴气多，故身寒如从水中出。

帝曰：人有四支热，逢风寒如炙如火者，何也？

岐伯曰：是人者，阴气虚，阳气盛。四支者，阳也。两阳相得，而阴气虚少，少水不能灭盛火，而阳独治。独治者，不能生长也，独胜而止耳。逢风而如炙如火者，是人当肉烁也。

帝曰：人有身寒，汤火不能热，厚衣不能温，然不冻栗，是为何病？

岐伯曰：是人者，素肾气胜，以水为事，太阳气衰，肾脂枯不长，一水不能胜两火。肾者水也，而生于骨，肾不生，则髓不能满，故寒甚至骨也。所以不能冻栗者，肝一阳也，心二阳也，肾孤脏也，一水不能胜二火，故不能冻栗，病名曰骨痹，是人当挛节也。

帝曰：人之肉苛者，虽近衣絮，犹尚苛也，是谓何疾？

岐伯曰：荣气②虚，卫气实也。荣气虚则不仁，卫气虚则不用，荣卫俱虚，则不仁且不用，肉如故也，人身与志不相有，曰死。

帝曰：人有逆气，不得卧而息有音者，有不得卧而息无音者；有起居如故而息有音者；有得卧，行而喘者；有不得卧，不能行而喘者；有不得卧，卧而喘者。皆何脏使然？愿闻其故。

岐伯曰：不得卧而息有音者，是阳明之逆也。足三阳者下行，今逆而上行，故息有音也。阳明者，胃脉也，胃者，六腑之海，其气亦下行。阳明逆，不得从其道，故不得卧也。《下经》曰：胃不和则卧不安。此之谓也。夫起居如故而息有音者，此肺之络脉逆也，络脉不得随经上下，故留经而不得。络脉之病人也微，故起居如故而息有音也。夫不得卧，卧而喘者，是水气之客也。夫水者，循津液而流也。肾者，水脏，主津液，主卧与喘也。

帝曰：善！

【注释】①痹气：指阳气虚，内寒盛，使营卫之气失调，血行不畅，而致气血闭阻不通的病理。②荣气：即是营气。

【译文】黄帝问道：人体一般都保持着正常的体温，而不是常发热。但有的人却经常发热，心烦胸闷，这是什么原因呢？

岐伯答道：这是因为病人阴气少而阳气胜，所以会发热而烦闷。

黄帝说：有的人穿的衣服并不少，也没有受寒邪侵袭，却总是觉得有寒气从体内冒出，这是什么原因呢？

岐伯答道：这是由于这种人体内多痹气，阳气少而阴气多，所以会经常感觉身体发寒，就像是从冰水中出来一样。

黄帝道：有的人四肢发热，只要一遇到风寒，便感觉身体像被热火熏炙一样，这是什么原因呢？

岐伯答道：这种人大多身体阴气虚而阳气胜。四肢属阳，而风邪也属阳，属阳的四肢感受属阳的风邪，这是两阳相并，使得体内阳气更加亢盛，而阴气日益虚少，以致虚少的阴气无法熄灭旺盛的阳火，因此形成了阳气独旺的局面。阳气独旺，便不能生长，生机也因阳气独生而停止。所以，这种四肢发热，逢风便热得被热火熏炙的，其人肌肉必定会逐渐瘦削。

黄帝道：有的人身体寒凉，即使是喝热水也不能使之发热，多穿衣服也无法使之变暖，然而却感觉不到寒冷战栗，这是什么病呢？

岐伯答道：这种人平时便肾水之气旺盛，且经常接近水湿，导致水寒之气渐渐偏盛，而太阳之阳气渐渐偏衰；太阳之阳气渐衰，那么肾水枯竭的日子便不长了。肾是水脏，主骨髓生长；如果肾脂不生，那么骨髓便不能充满，所以寒冷会侵至骨内。病人之所以不会感觉寒冷战栗，是因为肝是一阳，心是二阳，而独阴的肾水，胜不过心、肝二阳之火，因此虽然寒冷，但病人不会感觉寒冷战栗。这种病叫做"骨痹"，发病之人必定会骨节拘挛。

黄帝说：有的人皮肉麻木而沉重，即使穿上棉衣也仍然如故。请问这是什么病呢？

岐伯答道：这是因为营气虚弱而卫气坚实所造成的。营气虚弱，皮肉便会麻木不仁；卫气虚弱，肢体便无法举动；营气和卫气都虚弱，那么病人便会既皮肉麻木不仁，肢体也无法举动，所以皮肉会变得更加麻木和沉重。如果人的形体与内脏神志无法相互为用，那么病人便会死亡。

黄帝说道：如果人患有气逆，有的会不能安卧且呼吸有声；有的会不能安卧而呼吸无声；有的起居如常但呼吸有声；有的能安卧，但行动会气喘；有的不能安卧，也不能行动且气喘；有的不能安卧，且气喘。这些都是哪些脏器发病了才会这样呢？我想知道其中的详情。

岐伯答道：不能安卧而呼吸出声的，是阳明经脉之气上逆造成的。足三阳经脉从头到脚都是下行的，现在足阳明经脉之气上逆，所以呼吸会有声。阳明是胃脉，而胃是六脏之海，胃气也以下行为顺，如果阳明经脉之气上逆，那么胃气便无法按常道下行，所以无法安卧。《下经》中曾记载："胃不和则卧不安。"说的就是这个意思。如果起居如常但呼吸有声的，这是因为肺脉不顺，其络脉不能随着经脉之气上下运行，所以其气留滞在经脉中而没有流行于络脉。而络脉生病是比较轻微的，因此起居如常但呼吸却有声。如果不能安卧且气喘的，是因为受水气侵犯所致。水气，是循着津液流通的道路而流动的。肾是水脏，主化生津液。如果肾脏无法主水，水气因此上逆犯肺，那么便无法安卧且气喘。

黄帝说：说得好！

卷之十

疟论篇第三十五

黄帝问曰：夫痎疟皆生于风，其蓄作有时者何也？

岐伯对曰：疟之始发也，先起于毫毛，伸欠乃作，寒栗鼓颔，腰脊俱痛；寒去则内外皆热，头痛如破，渴欲冷饮。

帝曰：何气使然？愿闻其道。

岐伯曰：阴阳上下交争，虚实更作，阴阳相移也。阳并于阴，则阴实而阳虚，阳明虚则寒栗鼓颔也；巨阳虚则腰背头项痛；三阳俱虚，则阴气胜，阴气胜则骨寒而痛，寒生于内，故中外皆寒。阳盛则外热，阴虚则内热，外内皆热，则喘而渴，故欲冷饮也。此皆得之夏伤于暑，热气盛，藏于皮肤之内，肠胃之外，此荣气之所舍也。此令人汗空疏，腠理开，因得秋气，汗出遇风，及得之以浴，水气舍于皮肤之内，与卫气并居；卫气者，昼日行于阳，夜行于阴，此气得阳而外出，得阴而内薄，内外相薄，是以日作。

帝曰：其间日而作者何也？

岐伯曰: 其气之舍深, 内薄于阴, 阳气独发, 阴邪内著, 阴与阳争不得出, 是以间日而作也。

帝曰: 善! 其作日晏^①与其日早者, 何气使然?

岐伯曰: 邪气客于风府, 循膂^②而下, 卫气一日一夜大会于风府, 其明日日下一节, 故其作也晏, 此先客于脊背也。每至于风府, 则腠理开, 腠理开则邪气入, 邪气入则病作, 以此日作稍益晏也。其出于风府, 日下一节, 二十五日下至骶骨; 二十六日入于脊内, 注于伏膂之脉; 其气上行, 九日出于缺盆之中。其气日高, 故作日益早也。其间日发者, 由邪气内薄于五藏, 横连募原也, 其道远, 其气深, 其行迟, 不能与卫气俱行, 不得皆出, 故间日乃作也。

【注释】①日晏: 日暮, 与之相对的"日早"是逐日提前。②膂: 脊梁骨。

【译文】黄帝问道: 疟疾一般来说都是因为受了风邪而引起的, 其发作会有一定时间, 请问这是什么原因?

岐伯答道: 当疟疾开始发作的时候, 首先会表现出毫毛竖立, 呵欠连连, 寒战, 下颌鼓动, 牙齿打颤, 腰脊疼痛等症状; 当寒气退后, 便会全身内外发热, 头痛如裂, 口舌干渴, 喜欢冷饮。

黄帝问道: 请问这是什么原因引起的呢? 我想听您说说其中的道理。

岐伯答道: 这是阴阳上下相争, 虚实交替而作, 阴阳虚实互相易位转化的缘故造成的。如果阳气并入阴分, 便会使阴气变实而阳气变虚; 阳明经气虚, 就会发寒颤抖, 乃至两颌鼓动; 太阳经气虚, 腰背、头项便会疼痛; 如果三阳经气都虚, 那么阴气便更胜; 如果阴气胜, 那么便会感觉骨节寒冷且疼痛, 寒从内生, 所以会感觉内外都寒冷。如果阴气并入阳分, 那么阳气便会变实而阴气变虚。阳主外, 阳盛便会发生外热; 阴主内, 阴虚便会发生内热。因此, 外、内都发热, 热得厉害时便会气喘口渴, 因此会喜欢冷饮。这都是因为夏天时受暑气所伤, 热气过盛, 且留藏在皮肤内、肠胃之外,也就是营气所居留的地方。因为暑热内伏,会使人毛孔疏松,腠理开泄,一遇到秋凉,汗出便会感受风邪,或者是洗澡时受水气侵袭,而风邪、水气停留在皮肤之内,与卫气相合并居于卫气所流经的地方;而卫气白天运行于阳分,夜里运行于阴分,邪气也就随之循行,阳分时便外出,阴分时便内搏,如此阴阳内外相搏,所以会每日发作。

黄帝道:疟疾会隔日发作,这是为什么?

岐伯答道:这是因为邪气驻留的地方较深,向内逼近阴分,致使阳气独自在外运行,而阴邪附著在内,阴与阳相争,邪气不得出,所以会隔天才发作一次。

黄帝道:说得好!疟疾发作的时间,有逐日推迟或提前的,这是什么缘故?

岐伯答道:邪气从风府穴侵入后,便循着脊骨逐日逐节往下移,而卫气是一昼一夜都会于风府,而邪气却每天向下移行一节,所以其发作时间也就推迟一天,这是邪气先侵袭于脊骨的缘故。每当卫气会于风府时,则腠理会大开,腠理大开则邪气便会侵入,邪气侵入后与卫气交争,因此便会发病,但因邪气每天下行一节,所以发病的时间也就日益推迟了。邪气侵袭风府后,逐日向下移行一节,大约经二十五天后,邪气便会下行至骶骨;二十六日后,便又会侵入脊内,注入于肾脉;此后邪气沿冲脉上行,在九天后上行至到缺盆中。因为邪气日渐上升,因此发病的时间也就一天早一天。那些隔天发病一次的,是由于邪气内迫于五脏,横连于募原,其所经的道路较远,藏得比较深,循行得缓慢,无法与卫气并行,也无法与卫气同时皆出,因此在隔一天后才发作一次。

帝曰:夫子言卫气每至于风府,腠理乃发,发则邪气入,入则病作。今卫气日下一节,其气之发也,不当风府,其日作者奈何?

岐伯曰:此邪气客^①于头项,循膂而下者也,故虚实不同,邪中异所,则不得当其风府也。故邪中于头项者,气至头项而病;中于背者,气至背而病;中于腰脊者,气至腰脊而病;中于手足者,气至手足而病;卫气之所在,与邪气相合,则病作。故风无常府,卫气之所合,必开其腠理,邪气之所合,则其府也。

帝曰:善!夫风之与疟也,相似同类,而风独常在,疟得有时而休者,何也?

岐伯曰:风气留其处,故常在;疟气随经络,沉以内薄,故卫气应乃作。

帝曰:疟先寒而后热者,何也?

岐伯曰:夏伤于大暑,其汗大出,腠理开发,因遇夏气凄沧之水寒,藏于腠理皮肤之中,秋伤于风,则病成矣。夫寒者,阴气也;风者,阳气也。先伤于寒而后伤于风,故先寒而后热也,病以时作,名曰寒疟。

帝曰:先热而后寒者,何也?

岐伯曰:此先伤于风,而后伤于寒,故先热而后寒也,亦以时作,名曰温疟。其但热而不寒者,阴气先绝,阳气独发,则少气烦冤,手足热而欲呕,名曰瘅疟。

帝曰:夫经言有余者写②之,不足者补之。今热为有余,寒为不足。夫疟者之寒,汤火不能温也,及其热,冰水不能寒也。此皆有余不足之类。当此之时,良工不能止,必须其自衰乃刺之,其故何也?愿闻其说。

岐伯曰:经言无刺熇熇之热③,无刺浑浑之脉④,无刺漉漉之汗,故为其病逆,未可治也。夫疟之始发也,阳气并于阴,当是之时,阳虚而阴盛,外无气,故先寒栗也;阴气逆极,则复出之阳,阳与阴复并于外,则阴虚而阳实,故先热而渴。夫疟气者,并于阳则阳胜,并于阴则阴胜;阴胜则寒,阳胜则热。疟者,风寒之气不常也,病极则复。至病之发也，如火之热，如风雨不可当也。故经言曰：方其盛时必毁，因其衰也，事必大昌。此之谓也。夫疟之未发也，阴未并阳，阳未并阴，因而调之，真气得安，邪气乃亡。故工不能治其已发，为其气逆也。

【注释】①客：外来的，这里指入侵。②写：通"泻"。③熇熇之热：炽热的样子。④浑浑之脉：纷乱的样子。

【译文】黄帝道：先生您说卫气每至于风府时，腠理便开发，邪气因此乘机侵入，而邪气侵入后便会发病。现在又说卫气与邪气相遇的部位每日向下移行一节，那么发病时，邪气正好不在风府，因而能每天发作一次，是何缘故？

岐伯答道：这里所指的邪气，是指侵入头项，然后循着脊骨而下的。所以，因为人体各部的虚实不同，邪气侵犯的部位也不一样，那么被邪气所侵后就不一定会都在风府穴处。所以说，邪气从头项侵入的，当卫气循行到头顶时便会发病；邪气从背部侵入的，当卫气循行到背部时便会发病；邪气从腰脊侵入的，当卫气循行到腰脊时便会发病；邪气从手足侵入的，当卫气循行到手足时便会发病。总之，凡是卫气所行之处，与邪气相合，那么病情就会发作。所以说，风邪侵袭人体没有固定的部位，只要卫气与之相应，腠理开合，邪气能够侵入，那么这就是发病的所在。

黄帝道：说得好！风病和疟疾是相似的，同属一类，但为什么风病的症状常常会持续存在，而疟疾的发作却有时会休止呢？

岐伯答道：风邪是稽留于其所侵入之处，所以发病症状会持续存在；疟疾之气则是随着经络的循行而深入到体内，所以只有当它与卫气相遇时病才会发作。

黄帝道：疟疾发作时有先寒而后热的，这是为什么？

岐伯答道：当夏天受了严重的暑气时，会因此而汗大出，腠理开泄，再遇到寒凉水湿之气，其气便会留藏在腠理皮肤之中；当到了秋天，受到风邪侵袭后，便会成为疟疾。寒邪，是一种阴气；风邪，是一种阳气。由于先受水寒之气所伤，后受风邪之伤，所以会先寒而后热。病的发作有一定的时间，这种叫做寒疟。

黄帝道：还有一种先热而后寒的，是什么原故？

岐伯答道：这是先伤于风邪，后伤于水寒之气，所以会先热而后寒，发作也有一定的时间，这种叫做温疟。还有一种只发热而不发寒的，这是因为病人内里的阴气先亏损，因此导致阳气独旺于外，发病时，会出现少气烦闷，手足发热，要想呕吐的症状，这种名叫瘅疟。

黄帝道：医经上说有余的应当用泻，不足的应当用补。现在发热属有余，发冷属不足。疟疾的寒冷，即使是用泡热水或者烤火，也无法让病人感觉温暖；等到发热时，即使用冰水也无法使病人感觉到凉爽。这些寒热都是有余和不足之类。但当其发冷或发热时，良医也无法制止，必须等到病人病势自行减退之后才可以用刺法加以治疗。这是什么缘故呢？我想听您说说其中的道理。

岐伯说道：医经上曾说，当有高热时不能施以针刺，当脉搏纷乱时不能施以针刺，当汗出不止时不能施以针刺，因为这些时候正是邪盛气逆之时，所以不能立即治疗。疟疾刚开始发作时，阳气并于阴分，这个时候阳虚而阴盛，外表阳气虚弱，所以会先发寒颤抖；当阴气逆乱到极致时，势必会再出于阳分，因此阳气与阴气会并行于外，这时阴分虚而阳分实，所以会先热而口渴。疟疾之气，当其并与阳分时则阳气胜，当其并于阴分时则阴气胜；如果阴气胜则会发寒，阳气胜则会发热。疟疾，由于其所受的风寒之气变化无常，所以当其发作至阴阳之气都逆极时，寒热便会休止，过一段时间后又会重复发作。当其病发作时，会像火一样猛烈，像狂风暴雨一样无可抵挡。所以医经上说"当邪气盛极之时不可以攻邪，否则真气也必然会受损，应该乘在邪气衰退之时攻之，这样必定会成功"，说的便是这个意思。当疟疾还没发作，阴气尚未并于阳分，阳气尚未并于阴分，这时进行适当的治疗，必定能让真气得以安宁，邪气也因此得以消灭。所以，医生不能在疟疾发病后进行治疗，就是因为这时正是真气和邪气交争逆乱的时候。

帝曰：善。攻之奈何？早晏何如？

岐伯曰：疟之且发也，阴阳之且移也，必从四末始也。阳已伤，阴从之，故先其时坚束其处，令邪气不得入，阴气不得出，审候见之，在孙络盛坚而血者，皆取之，此真往而未得并者也。

帝曰：疟不发，其应何如？

岐伯曰：疟气者，必更盛更虚。当气之所在也，病在阳，则热而脉躁；在阴，则寒而脉静；极则阴阳俱衰，卫气相离，故病得休；卫气集，则复病也。

帝曰：时有间二日或至数日发，或渴或不渴，其故何也？

岐伯曰：其间日者，邪气与卫气客于六府，而有时相失，不能相得，故休数日乃作也。疟者，阴阳更胜也，或甚或不甚，故或渴或不渴。

帝曰：论言夏伤于暑，秋必病疟，今疟不必应者，何也？

岐伯曰：此应四时者也。其病异形者，反四时也。其以秋病者寒甚，以冬病者寒不甚，以春病者恶风，以夏病者多汗。

帝曰：夫病温疟与寒疟，而皆安舍，舍于何脏？

岐伯曰：温疟者，得之冬中于风，寒气藏于骨髓之中，至春则阳气大发，邪气不能自出，因遇大暑，脑髓烁，肌肉消，腠理发泄，或有所用力，邪气与汗皆出。此病藏于肾，其气先从内出之于外也。如是者，阴虚而阳盛，阳盛则热矣，衰则气复反入，入则阳虚，阳虚则寒矣，故先热而后寒，名曰温疟。

帝曰：瘅疟何如？

岐伯曰：瘅疟者，肺素有热，气盛于身，厥逆上冲，中气实而不外泄，因有所用力，腠理开，风寒舍于皮肤之内，分肉之间而发，发则阳气盛,阳气盛而不衰,则病矣。其气不及于阴,故但热而不寒,气内藏于心,而外舍于分肉之间,令人消烁①脱肉,故命曰瘅疟。

帝曰: 善。

【注释】①消烁: 溶化, 散失。

【译文】黄帝道:说得好! 那么疟疾到底要如何治疗? 时间的早晚应如何掌握呢?

岐伯答道:疟疾快发作时, 正是阴阳将要相移之时, 必定会先从四肢开始。如果阳气已经被邪气所伤, 那么阴分也必将受到邪气的影响。所以只有在病未发作之前, 用绳索将其四肢末端绑牢, 使邪气不能入, 阴气不能出, 两者无法相移; 绑牢以后, 要察看络脉的情况, 如果见到其孙络有充实而瘀血的地方, 要用针刺出其血, 这是在真气还未与邪气相并之前的一种的治法。

黄帝道:疟疾在没有发作的时候, 应该是什么样的情况?

岐伯答道:疟气留宿在人体内, 必定会使阴阳虚实更替而作。当邪气所在为阳分时, 病人便会发热而脉搏躁急; 如果病在阴分, 那么病人会发冷且脉搏较静; 如果病情到了极限, 那么阴阳二气都会衰疲, 卫气和邪气便相互分离, 病情便会暂时休止; 如果卫气和邪气再遇合, 那么病情便又会发作。

黄帝道:有些疟疾会隔两天或隔几天才发作一次, 发作时有的会口渴, 而有的又不渴, 这是什么缘故?

岐伯答道:有些疟疾会隔几天才发作, 是因为邪气与卫气在六腑相会的时间不一致, 有时没有相遇, 不得并出, 所以会停几天才发作。疟疾发作, 是因为阴阳更替相胜, 但其程度、轻重也会有不同, 所以有的口渴, 而有的不渴。

黄帝道:医经上说夏季伤于暑气, 秋季必定会得疟疾。但是, 有些疟疾并不是这样，这是为什么？

岐伯答道：医经上所说夏伤于暑，秋必病疟，是指与四季发病规律相对应而言。也有些疟疾会情形不同，会与四季的发病规律相反。例如秋天发病的，外在气温过于寒冷；冬天发病的，外在气温却不甚寒冷；春天发病的，大多害怕风；夏天发病的，会出很多汗。

黄帝道：疟疾有温疟和寒疟，邪气是怎么侵入的？会留宿在哪一脏呢？

岐伯答道：温疟发病是因为冬天受了风寒，邪气留藏在骨髓中，虽然到了春天阳气大肆生发，但邪气仍不能自行外出，又因遇夏热炽盛，使人脑髓消烁，精神倦怠，肌肉消瘦，腠理发泄，皮肤空疏，或是因为过度劳累，邪气才乘虚与汗一齐外出。这种病邪主要是潜藏在肾，所以发作时邪气是从内而于外。像这种病，是阴气先虚，而阳气偏盛，阳盛便会发热，在热到极限时，邪气便又回归于阴；邪气回入于阴，那么阳气便又会虚，阳气一虚便会发寒。所以这种病是先热而后寒，称为温疟。

黄帝道：瘅疟的情况是怎样的？

岐伯答道：瘅疟是由于肺脏平素有热，体内肺气壅盛，肺气逆而上冲，以致胸中气实而无法发泄。又因为劳力之后，腠理开泄，风寒便乘机侵袭于皮肤、肌肉，因此而发作，发作则会阳气偏盛，如果阳气盛而不衰，那么就会病了。由于发病时邪气不入于阴分，所以只热而不寒。这种病其邪气内伏于心脏，而外出则留连于肌肉之间，使人变得肌肉削瘦，所以称之为瘅疟。

黄帝道：说得好！

刺疟篇第三十六

　　足太阳之疟,令人腰痛头重,寒从背起,先寒后热,熇熇暍暍[①]然,热止汗出,难已,刺郄中出血。足少阳之疟,令人身体解㑊,寒不甚,热不甚,恶见人,见人心惕惕然,热多,汗出甚,刺足少阳。足阳明之疟,令人先寒,洒淅[②]洒淅,寒甚久乃热,热去汗出,喜见日月光火气,乃快然,刺足阳明跗上。足太阴之疟,令人不乐,好大息,不嗜食,多寒热汗出,病至则善呕,呕已乃衰,即取之。足少阴之疟,令人呕吐甚,多寒热,热多寒少,欲闭户牖而处,其病难已。足厥阴之疟,令人腰痛,少腹满,小便不利,如癃状,非癃也,数便,意恐惧,气不足,腹中悒悒,刺足厥阴。

　　肺疟者,令人心寒,寒甚热,热间善惊,如有所见者,刺手太阴、阳明。心疟者,令人烦心甚,欲得清水,反寒多,不甚热,刺手少阴。肝疟者,令人色苍苍[③]然,太息,其状若死者,刺足厥阴见血。脾疟者,令人寒,腹中痛,热则肠中鸣,鸣已汗出,刺足太阴。肾疟者,令人洒洒然,腰脊痛宛转,大便难,目眴眴[④]然,手足寒,刺足太阳、少阴。胃疟者,令人且病也,善饥而不能食,食而支满腹大,刺足阳明、太阴横脉出血。

　　疟发身方热,刺跗上动脉,开其空,出其血,立寒;疟方欲寒,刺手阳明太阴、足阳明太阴。疟脉满大急,刺背俞,用中针傍伍胠俞各一，适肥瘦，出其血也。疟脉小实急，灸胫少阴，刺指井。疟脉满大急，刺背俞，用五胠俞、背俞各一，适行至于血也。疟脉缓大虚，便宜⑤用药，不宜用针。凡治疟，先发如食顷，乃可以治，过之则失时也。诸疟而脉不见，刺十指间出血，血去必已；先视身之赤如小豆者，尽取之。十二疟者，其发各不同时，察其病形，以知其何脉之病也。先其发时如食顷而刺之，一刺则衰，二刺则知，三刺则已；不已，刺舌下两脉出血；不已，刺郄中盛经出血，又刺项已下侠脊者，必已。舌下两脉者，廉泉也。

刺疟者，必先问其病之所先发者，先刺之。先头痛及重者，先刺头上及两额、两眉间出血。先项背痛者，先刺之。先腰脊痛者，先刺郄中出血。先手臂痛者，先刺手少阴、阳明十指间。先足胫痠痛者，先刺足阳明十指间出血。风疟，疟发则汗出恶风，刺三阳经背俞之血者。骱痠痛甚，按之不可，名曰胕髓病，以镵针针绝骨出血，立已。身体小痛，刺至阴。诸阴之井，无出血，间日一刺。疟不渴，间日而作，刺足太阳；渴而间日作，刺足少阳；温疟汗不出，为五十九刺。

【注释】①暍暍：形容热气极盛。②洒淅：寒颤貌。③苍苍：青色，这里形容人脸上苍白。④眴眴：眼花。⑤便宜：方便合适。

【译文】足太阳经的疟疾，发病时会让人腰痛头重，脊背生寒，且为先寒后热，热势极甚，热止汗出，这种疟疾很难痊愈，宜采取刺委中穴出血的治疗之法。足少阳经的疟疾，发病时会让人感觉倦怠无力，发寒不是很厉害，发热也不是很厉害，但害怕见人，一看见人就会感到恐惧，发热的时间比较长，汗出得也很多，这种病应采取刺足少阳经的治疗方法。足阳明经的疟疾，发病时先会让人觉得怕冷，然后会渐渐加剧，日久方见热症，热象一过便会汗出，这种喜见阳光、月光及火光，见到亮光以及火气，就会感觉很爽快，这种病应当采取针刺足阳明经足背上冲阳穴的治疗之法。足太阴经的疟疾，发病时会让人闷闷不乐，时常叹息，不想吃东西，寒热往来，汗出得也很多，病情发作时很容易呕吐，呕吐后病情就会减轻，这种病应当采取针刺足太阴经井穴及公孙穴的治疗之法。足少阴经的疟疾，发病时会让人产生剧烈呕吐，多寒热并见，且热多寒少，经常喜欢紧闭门窗宅在家里，这种病不易痊愈。足厥阴经的疟疾，发病时会让人腰部疼痛，少腹胀满，小便不畅，有点像癃病却又不是癃病，只是小便频繁，病人心中常会感到恐惧，气不足，腹中郁滞不畅，这种病应当采取针刺足厥阴经的太冲穴之法。

肺疟病，发病时会让人心里感到发寒，冷到极点后便会发热；发热时容易受惊，就像是见到了可怕的事物一样，这种病应当采取针刺手太阴、手阳明两经的治疗之法。心疟，发病时会让人心中感到烦热得很厉害，想喝冷水，但是其身上却会常觉得冷而不太热，这种病应当采取针刺手少阴经的治疗之法。肝疟，发病时会让人面色苍青，经常叹气，病得厉害时，其状态有如死人，这种病应当采取针刺足厥阴经使出血的治疗之法。脾疟，发病时发病时会使人发冷，腹内疼痛，等到发热时，脾气运行时肠中便会鸣响，肠鸣之后阳气外达便会出汗，这种病应当采取针刺足太阴经的治疗之法。肾疟，发病时会阵阵发寒，腰脊疼痛，难以转侧，大便困难，眼睛花，手脚发冷，这种病应当采取针刺足太阳、足少阴两经的治疗之法。胃疟，发病时会让人容易感觉到饥饿，但又不能进食，一进食便会感到腹中胀满，这种病应当取足阳明、足太阴两经横行的络脉，用针刺出其血的治疗之法。

治疗疟疾，在病情刚发作要发热的时候，以针刺其阳明经脉，开其孔穴，刺出其血，可使病人立即热退身凉；如病情刚发作要发冷的时候，可以针刺手阳明、太阴和足阳明、太阴的腧穴。如果发病时病人的脉搏满大且急，便可针刺背部的俞穴，用中等针按五胠俞各取一穴，并根据病人形体的胖瘦，确定针刺出血的多少。如果发病时病人的脉搏小实且急的，可灸少阴经复溜穴，并针刺足指端的井穴。如果病人的脉搏满大且急，便可针刺其背部腧穴，五胠俞、背俞各取一穴，并根据病人的体质，用针刺之使出血。如发病时病人的脉搏缓大而虚，应当采取药物治疗，不宜用针刺。大凡治疗疟疾，应当在病没有发作之前约一顿饭的时间施以治疗，如果过了这个时间，就会失去最好时机。凡是有疟病的症状但病人脉象沉伏不现的，应当以针急刺十指间使之出血，血出后病情必愈；如果是先在皮肤上出现了像赤色小豆的红点，可采取针刺放血的方法。上述所说的十二种疟疾，其发作时间各有不相同，应当观察病人的症状，从而了解发病部位属于那一经脉。如果在病情没有发作以前的约一顿饭的时候就治以针刺，刺一次病情便会衰减，刺二次病情便会显著好转，刺三次病便会痊愈；如果没有痊愈，可以针刺舌下的两脉出血；如果还没痊愈，便可针刺委中青筋处血盛的经络，使出其血，并针刺项部以下挟脊两旁的经穴，这样病一定会痊愈。上面所说的舌下两脉，指的就是廉泉穴。

　　凡是针刺疟疾，一定要先问明病人发作时最先感觉到症状的部位，并先以针刺治疗。如果是先头痛且头重的，便先以针刺头上及两额、两眉间上星、百会、悬颅、攒竹等穴使其出血。如果是先颈项、脊背痛的，便先针刺颈项和背部风池、风府、大杼、神道等穴。如果是先腰脊痛的，便先针刺委中使其出血。如果是先手臂痛的，就先针刺手少阴、手阳明十指间的穴位。如果是先足胫酸痛的，便先针刺足阳明十趾间使其出血。如果是风疟，发作时会汗出怕风，可针刺三阳经背部的腧穴使其出血。如果是小腿疼痛剧烈而拒绝按压的，叫做胕髓病，可用镵针针刺绝骨穴使其出血，其疼痛便可以立即停止。如果是身体稍感疼痛，可针刺至阴穴，但应注意，凡是刺阴经之井穴时，都不可刺出血，并且应隔一天刺一次。如果疟病发病时口不渴且是隔日发作的，应针刺足太阳经；如果是口渴而隔日发作的，应当针刺足少阳经；如果是温疟且汗不出的，应当用"五十九刺"之法。

气厥论篇第三十七

黄帝问曰：五脏六腑，寒热相移^①者何？

岐伯曰：肾移寒于肝，痈肿，少气。脾移寒于肝，痈肿，筋挛。肝移寒于心，狂，隔中。心移寒于肺，肺消；肺消者，饮一溲二，死不治。肺移寒于肾，为涌水；涌水者，按腹不坚，水气客于大肠，疾行则鸣濯濯^②，如囊裹浆，水之病也。脾移热于肝，则为惊衄。肝移热于心，则死。心移热于肺，传为鬲消^③。肺移热于肾，传为柔痓^④。肾移热于脾，传为虚，肠澼、死，不可治。胞移热于膀胱，则癃溺血。膀胱移热于小肠，鬲肠不便，上为口糜。小肠移热于大肠，为虙瘕，为沉。大肠移热于胃，善食而瘦入，以谓之食亦^⑤。胃移热于胆，亦曰食亦。胆移热于脑，则辛頞鼻渊，鼻渊者，浊涕下不止也，传为衄蔑^⑥瞑目。故得之气厥也。

【注释】①相移：互相转移、转变。②濯濯：水流动的声音。③鬲消：指热消膈间，久为消渴病变。④柔痓：主要症状骨痓强而不举，筋柔缓而无力。⑤食亦：症状为多食但无力消瘦。⑥衄蔑：指鼻中出血。

【译文】黄帝问道：五脏六腑，其寒热是如何相互转移的？

岐伯答道：如果肾中寒气移到肝，那么会出现痈肿和少气。如果脾中寒气移到肝，那么会出现痈肿和筋挛。如果肝中寒气移到心，那么会出现发狂和胸中隔塞的病症。如果心中寒气移到肺，那么会出现肺消；如果患有肺消，饮水一分，小便便要排出二分，属无法治疗的死症。如果肺中寒气移到肾，那么会出现涌水病；涌水病的症状，表现为按压腹部时不是很坚硬，但因水气留居在大肠，所以快步行走时肠中会濯濯鸣响，就像皮囊装着水一样，这是水气之病。如果脾中的热移到肝，那么会出现惊骇和鼻衄症状。如果肝中的热移到心，便会引起死亡。如果心中的热移到肺，时间久了便会发展为鬲消，消渴而多饮。如果肺中的热移到肾，时间久了则会出现柔痓。如果肾中的热移到脾，时间久了便会渐成肠澼，便会成为无法治疗的死症。如果胞移热到膀胱，那么会出现小便不利和尿血的症状。如果膀胱移热于小肠，会使肠道隔塞，大便不通，热气上行，以至于口舌糜烂。如果小肠移热到大肠，那么会出现热结不散的现象，月事不至而瘕阻脆中，使之成为伏瘕，或是病已深。如果大肠移热到胃，那么会使人饮食增加却体瘦无力，被称为食亦病。如果胃移热到胆，这也叫做食亦。如果胆移热到脑，那么鼻梁内会感觉到鼻骨酸痛并成为鼻渊；鼻渊症状，主要是鼻子浊涕经常流个不停，时间久了便可使鼻中流血，两眼不明。以上各种病症，都是由于寒热之气厥逆，在脏腑中相互移传而引起的。

咳论篇第三十八

黄帝问曰：肺之令人咳，何也？

岐伯曰：五脏六腑皆令人咳，非独肺也。

帝曰：愿闻其状。

岐伯曰：皮毛者，肺之合也；皮毛先受邪气，邪气以从其合也。其寒饮食入胃，从肺脉上至于肺，则肺寒，肺寒则外内合邪，因而客之，则为肺咳。五脏各以其时受病，非其时，各传以与之。人与天地相参，故五脏各以治时①，感于寒则受病，微则为咳，甚则为泄、为痛。乘秋则肺先受邪，乘春则肝先受之，乘夏则心先受之，乘至阴则脾先受之，乘冬则肾先受之。

帝曰：何以异之？

岐伯曰：肺咳之状，咳而喘息有音，甚则唾血。心咳之状，咳则心痛，喉中介介如梗状②，甚则咽肿喉痹。肝咳之状，咳则两胁下痛，甚则不可以转，转则两胠③下满。脾咳之状，咳则右胁下痛，阴阴引肩背，甚则不可以动，动则咳剧。肾咳之状，咳则腰背相引而痛，甚则咳涎。

帝曰：六府之咳奈何？安所受病？

岐伯曰：五脏之久咳，乃移于六府。脾咳不已，则胃受之；胃咳之状，咳而呕，呕甚则长虫出。肝咳不已，则胆受之；胆咳之状，咳呕胆汁。肺咳不已，则大肠受之；大肠咳状，咳而遗矢。心咳不已，则小肠受之；小肠咳状，咳而失气，气与咳俱失。肾咳不已，则膀胱受之；膀胱咳状，咳而遗溺。久咳不已，则三焦受之；三焦咳状，咳而腹满，不欲食饮。此皆聚于胃，关于肺④，使人多涕唾而面浮肿气逆也。

帝曰：治之奈何？

岐伯曰：治脏者，治其俞；治腑者，治其合；浮肿者，治其经。

帝曰：善。

【注释】①治时：五脏分别主旺的时令。肝主春，心主夏，脾主长夏，肺主秋，肾主冬。②介如梗状：形容咽部如有东西阻塞。③两胠：指左右腋下胁肋部。④此皆聚于胃关于肺：无论是哪一脏腑的病变所致，其寒邪都聚积于胃，联属于肺。说明虽然五脏六腑皆令人咳，但与肺胃两者关系最为密切。

【译文】黄帝问道：肺病令人咳嗽，这是为什么呢？

岐伯答道：五脏六腑有了病，都能使人咳嗽，不仅仅是肺病这样。

黄帝道：希望听你讲讲各种咳嗽症状的详细情况。

岐伯说道：皮毛与肺是相应合的，如果皮毛先受到了外邪侵袭，邪气就会因此而影响到肺脏。另如果吃了寒冷的饮食，寒气就会从胃中循着肺脉上达于肺，因而引起肺寒，这样内外寒邪就会相合，并停留在肺脏，从而导致肺咳。这是肺咳的情况。至于五脏六腑之咳，是因五脏在各自所主的时令时受病，而不是在肺所主时令时受病，是各脏受病后传递给肺的。人与自然界是相应的，所以人的五脏如果在其所主时令时受了寒邪，便会生病，轻微的，会发生咳嗽；严重的，寒气入里便会导致腹泻、腹痛。当秋天的时候，肺会先受邪；春天的时候，肝会先受邪；夏天的时候，心会先受邪；长夏至主时，脾会先受邪；冬天的时候，肾会先受邪。

黄帝道：请问要如何鉴别这些咳嗽呢？

岐伯答道：肺受邪后，咳嗽会出现咳而气喘，呼吸有声，甚至唾血的症状。心受邪后，会出现一咳嗽便心痛的现象，喉中好象有东西梗塞一样，甚至会出现咽喉肿痛闭塞的症状。肝受邪后，咳嗽会出现两侧胁肋下疼痛，甚至痛得不能转侧，转侧则两胁下胀满的症状。脾受邪后，会出现一咳嗽便会右胁下疼痛，并隐隐然疼痛牵引肩背，甚至不可以动，一动就会使咳嗽加剧的症状。肾受邪后，会出现一咳嗽便腰背互相牵引而作痛，甚至咳吐痰涎的症状。

黄帝又问：那六腑咳嗽时有什么症状？是怎样得病的呢？

岐伯答道：如果五脏的咳嗽时间久了而不愈，便会转移到六腑。例如，如果脾咳不愈，那么胃就会受病；胃一咳嗽，便会出现呕吐的现象，甚至会呕出蛔虫。如果肝咳不愈，那么胆就会受病，胆一咳嗽，便会出现呕吐胆汁的症状。如果肺咳不愈，那么大肠便会受病；大肠一咳嗽，便会出现大便失禁的症状。心咳不愈，那么小肠便会受病；小肠一咳嗽，便会出现放屁的现象，而且往往是咳嗽与失气同时出现。肾咳不愈，那么膀胱便会受病；膀胱一咳嗽，便会出现遗尿的症状。以上这些咳嗽，如果时间久了还不愈，那么便会使三焦受病，三焦一咳嗽，便会出现腹满的症状，不想进食。凡是这些咳嗽，不论是由于那一脏腑的病变引起的，其邪必定会聚集于胃，并循着肺的经脉而影响到肺，进而使人多涕唾，且面部浮肿，咳嗽气逆。

黄帝问道：那要如何治疗呢？

岐伯答道：治疗五脏受病的咳嗽，应当从其相应的背俞穴或五输穴；治疗六腑的咳嗽，应当从其相应的合穴入手；凡是出现咳而浮肿症状的，可从其相关脏腑的经穴而分治之。

黄帝道：说得好！

卷之十一

举痛论篇第三十九

黄帝问曰：余闻善言天者，必有验①于人；善言古者，必有合于今；善言人者，必有厌于己。如此则道不惑而要数极②，所谓明也。今余问于夫子，令言而可知，视而可见，扪而可得，令验于己而发蒙解惑，可得而闻乎？

岐伯再拜稽首对曰：何道之问也？

帝曰：愿闻人之五脏卒痛，何气使然？

岐伯对曰：经脉流行不止，环周不休。寒气入经而稽迟③，泣而不行，客于脉外则血少，客于脉中则气不通，故卒然而痛。

帝曰：其痛或卒然而止者，或痛甚不休者，或痛甚不可按者，或按之而痛止者，或按之无益者，或喘动应手④者，或心与背相引而痛者，或胁肋与少腹相引而痛者，或腹痛引阴股者，或痛宿昔⑤而成积者，或卒然痛死不知人，有少间复生者，或痛而呕者，或腹痛而后泄者，或痛而闭不通者。凡此诸痛，各不同形，别之奈何？

岐伯曰：寒气客于脉外则脉寒，脉寒则缩踡，缩踡则脉绌急，绌急则外引小络，故卒然而痛，得炅则痛立止；因重中于寒，则痛久矣。寒气客于经脉之中，与炅气相薄则脉满，满则痛而不可按也。寒气稽留，炅气从上，则脉充大而血气乱，故痛甚不可按也。寒气客于肠胃之间，膜原之下，血不得散，小络急引故痛。按之则血气散，故按之痛止。寒气客于侠脊之脉⑥则深，按之不能及，故按之无益也。寒气客于冲脉，冲脉起于关元，随腹直上，寒气客则脉不通，脉不通则气因之，故喘动应手矣。寒气客于背俞之脉⑦，则脉泣，脉泣则血虚，血虚则痛，其俞注于心，故相引而痛。按之则热气至，热气至则痛止矣。寒气客于厥阴之脉，厥阴之脉者，络阴器，系于肝，寒气客于脉中，则血泣脉急，故胁肋与少腹相引痛矣。厥气⑧客于阴股，寒气上及少腹，血泣在下相引，故腹痛引阴股。寒气客于小肠膜原之间，络血之中，血泣不得注于大经，血气稽留不得行，故宿昔而成积矣。寒气客于五脏，厥逆上泄⑨，阴气竭⑩，阳气未入，故卒然痛死不知人，气复反则生矣。寒气客于肠胃，厥逆上出，故痛而呕也。寒气客于小肠，小肠不得成聚，故后泄腹痛矣。热气留于小肠，肠中痛，瘅热焦渴，则坚干不得出，故痛而闭不通矣。

【注释】①验：检验、验证的意思。②要数极：是说重要道理的本源。③稽迟：指血脉运行阻塞无力。④喘动应手：指血脉搏动急促。⑤宿昔：宿，止的意思；昔，久远的意思；宿昔，指羁留日久。⑥侠脊之脉：指脊柱两旁深部的经脉。⑦背俞之脉：指足太阳膀胱经。⑧厥气：指寒气。⑨泄：向上泄逆。⑩竭：遏制的意思。

【译文】黄帝问道：我听说知晓天地阴阳之理的人，必能应验在人们的生活中；善于谈论古圣先哲智慧之人，必能应合于当今的社会；善于谈论人事的，必能判断事物的憎恶。这样，便能掌握事物的规律而不会感到迷惑，非常透彻地掌握事物的要领，这就是所谓明达事理的人。现在我想请教先生，请将问诊所知、望诊所见、切诊所得的情况告诉我，使我有所体验，启发蒙昧，以此解除疑惑。先生能告诉我吗？

岐伯稽首拜了两拜回答道：请问您要问的是哪方面的道理呢？

黄帝道：我想听听人体五脏突然疼痛，是什么邪气造成的？

岐伯回答道：气血在人体的经脉中流行不止，就像环一样往复无端。如果寒邪侵入了经脉，经脉中的气血循行便会迟滞、凝涩，运行不畅。因此，如果寒邪侵袭了经脉外，那么便会使经脉凝涩而血少；如果寒邪侵袭了经脉内，那么脉气便会留止而不通，所以人体五脏会突然作痛。

黄帝道：其疼痛有些会突然停止；有些会疼得很剧烈且不停止；有些会痛得很剧烈而不能按压；有的会一按压疼痛便会停止；有的按压也不会缓解；有些会疼痛跳动应手；有些会心和背部相互牵引而痛；有些会胁肋和腹相互牵引而痛；有些会腹痛而牵引阴股；有些会疼痛日久而成积聚；有些会突然疼痛昏厥如死人，不知人事，稍停片刻便又清醒了；有的会疼痛而呕吐；有些会腹痛而泄泻；有些会疼痛而大便闭结不通。以上这些出现的疼痛，其病形各不相同，要如何来区别呢？

岐伯答道：寒邪侵袭了脉外的，那么经脉会受寒；经脉受了寒，那么经脉便会收缩不伸；经脉收缩不伸，那么便会屈曲拘急，因而会牵引到在外的细小脉络，这样内外引急，所以会突然发生疼痛，如果能得到热气，那么疼痛便会立刻停止。如果再次受寒邪侵袭，卫阳受损，那么就会久痛不止。如果寒邪侵袭了经脉之中，与体内本身的热气相搏争，那么经脉会充满，脉满为实后不能压迫，所以会痛不可按。如果寒邪停留在经脉中，人体本身的热气便会随之向上与寒邪搏争，使经脉充满，导致气血运行紊乱，所以会疼痛剧烈而不可触按。如果寒邪侵入了肠胃之间，膜原之下，将凝涩不散，引起细小脉络拘急牵引而产生疼痛；如果用手按揉，那么血气会散行，所以按压会使疼痛停止。如果寒邪侵袭了侠脊之脉，由于这个部位位置较深，因此按揉难以达到病所，所以按揉于事无济。如果寒邪侵入了冲脉，而冲脉是从小腹的关元穴开始循腹上行的，如寒气侵入，那么冲脉将滞涩不通；脉不通，那么气便会因此而鼓脉，想冲破障碍，所以会腹痛而跳动应手。如果寒邪侵袭了背俞足太阳之脉，那么血脉流行将滞涩，血脉滞涩便会血虚，血虚便会疼痛，由于足太阳脉背俞是与心相连的，所以心与背会相引而引起疼痛，按揉能引来热气，热气来后便会驱散寒邪，所以疼痛便会停止。如果寒邪侵袭了足厥阴之脉，而厥阴脉环络阴器，并系于肝。寒气侵入脉中，血液凝涩而不得流畅，脉道迫急，所以胁肋与少腹会互相牵引而作痛。如果逆行寒气侵入到阴股，气血不和累及少腹，阴股之血凝涩，在下相牵，所以腹痛会连于阴股。如果寒气侵入到小肠膜原之间，血络之中，血脉凝涩，不能贯注到小肠经脉里去，因而血气停住，不得畅通，这样日久在腹中形成积块。如果寒气侵入到五脏，则厥逆之气将被迫向上散发，以致脏气上越外泄，阴气衰竭，阳气郁遏不通，阴阳暂时相离，所以会忽然疼痛昏死，不省人事；如果阳气恢复，阴阳相接，仍然是能够苏醒的。如果寒气侵入肠胃，肠胃之气被迫厥逆上行，所以会出现腹痛并且呕吐症状。如果寒气侵入到小肠，小肠将失其受盛作用，因寒而阳气不化，水谷不得停留，所以会泄而腹痛。如果是热气蓄留于小肠，肠中也会发生疼痛，并且发热干渴，大便坚硬而难以排出，所以会腹部疼痛而大便闭结不通。

帝曰：所谓言而可知者也。视而可见奈何？

岐伯曰：五脏六府，固尽有部，视其五色，黄赤为热，白为寒，青黑为痛，此所谓视而可见者也。

帝曰：扪而可得奈何？

岐伯曰：视其主病之脉，坚而血及陷下者①，皆可扪而得也。

帝曰：善。余知百病生于气也。怒则气上，喜则气缓②，悲则气消③，恐则气下，寒则气收，炅则气泄，惊则气乱，劳则气耗，思则气结，九气不同，何病之生?

岐伯曰：怒则气逆，甚则呕血及飧泄，故气上矣。喜则气和志达，荣卫通利，故气缓矣。悲则心系急，肺布叶举，而上焦不通，荣卫不散，热气在中，故气消矣。恐则精却，却则上焦闭，闭则气还，还则下焦胀，故气不行矣。寒则腠理闭，气不行，故气收矣。炅则腠理开，荣卫通，汗大泄，故气泄。惊则心无所倚，神无所归，虑无所定，故气乱矣。劳则喘息汗出，外内皆越，故气耗矣。思则心有所存，神有所归，正气留而不行，故气结矣。

【注释】①坚而血及陷下者：这里指局部触诊。坚，坚实的，是邪盛；陷，陷下的，是不足。②气缓：指气涣散不收。③气消：悲伤则心系急，营卫之气阻遏于上焦化热，热邪耗伤胸中气血，所以叫气消。

【译文】黄帝问道：以上所说病情，是通过问诊可以了解的。如果通过目视，可以了解病情吗?

岐伯道：五脏六腑，在面部各有所属的部位，观察面部的五色变化就可以诊断疾病。黄色和赤色为热，白色为寒，青色和黑色为痛，这就是通过望诊可以了解的。

黄帝问：通过用手切诊可以了解病情吗? 岐伯说：这要看主病经脉。用手循按，如果坚实的，是邪盛，属气血留滞的，荤脉必充盛而高起；如果陷下的，是气血不足。这些是通过扪切用手切诊可以得知的。

黄帝道：讲得非常有道理! 我听说许多疾病都是由于气的影响而发生的。如暴怒则气上逆，大喜则气缓散，悲哀则气消沉，恐惧则气下陷，遇寒则气收聚，受热则气外泄，过惊则气混乱，过劳则气耗损，思虑则气郁结。这九种气的变化，各不相同，它们各自又会导致什么样的病呢?

岐伯答道：大怒则会使肝气上逆，血随气逆，严重的可以引起呕血和飧泄，所以说是"气逆"。高兴则气便和顺，营卫之气通利，所以说是

"气缓"。悲哀过甚则会心系拘急，肺叶张举胀起，上焦闭塞不通，营卫之气不散，热气郁结在内而耗损肺气，所以说是"气消"。恐惧则会使精气衰退，精气衰退就会使上焦闭塞，上焦闭塞则会使气归还于下焦，下焦气郁则会使其胀满，所以说是"气下"。如果寒冷之气侵袭人体，会使腠理闭塞，营卫之气不得畅行而收敛于内，所以说是"气收"。火热之气能使人腠理开发，营卫之气过于疏泄，汗液大量排出，致使气随津泄，所以说是"气泄"。过忧则会使人心悸，如无依靠，神气无所归宿，心中疑虑不定，所以说是"气乱"。 劳役过度则会让人喘息汗出，使里外都越发消耗，因此说是"气耗"。思虑太多心有所依靠，神志有所归依，以致真气凝滞而不能运行，因此说是"气结"。

腹中论篇第四十

　　黄帝问曰：有病心腹满，旦食则不能暮食，此为何病？

　　岐伯对曰：名为鼓胀①。

　　帝曰：治之奈何？

　　岐伯曰：治之以鸡矢醴②，一剂知，二剂已。帝曰：其时有复发者，何也？

　　岐伯曰：此饮食不节，故时有病也。虽然其病且已，时故当病，气聚于腹也。

　　帝曰：有病胸胁支满者，妨于食，病至则先闻腥臊臭，出清液，先唾血，四支清，目眩，时时前后血，病名为何？何以得之？

　　岐伯曰：病名血枯。此得之年少时有所大脱血，若醉入房中，气竭肝伤，故月事衰少不来也。

　　帝曰：治之奈何？复以何术？

　　岐伯曰：以四乌鲗骨③一藘茹二物并合之，丸以雀卵④，大如小豆，以五丸为后饭⑤，饮以鲍鱼汁，利肠中及伤肝也。

　　【注释】①鼓胀：是一种以腹部胀大如鼓，皮色萎黄，脉络显露为特征的疾病。现在把肝硬化腹水后期归为这类疾病。②鸡矢醴：矢，即鸡屎白。鸡矢醴，古人用来治疗鼓胀的一种药酒名。③乌鲗骨：即乌贼骨，又叫海螵蛸。④雀卵：麻雀卵。⑤后饭：即饭前服药的意思。

【译文】黄帝问道：有一种心腹胀满的病，早晨进食后晚上就不能再进食，这是什么病呢？

岐伯回答说：这叫鼓胀病。

黄帝说：如何治疗呢？

岐伯说：可用鸡矢醴来治疗，一剂就可以见效，两剂病情就会痊愈。

黄帝道：这种病偶尔会复发，这是什么原因呢？

岐伯道：这是由于不注意饮食造成的复发情况。当疾病将要痊愈时，因为不注意饮食而再次使邪气集聚于腹中，出现了病情复发的因素，因此会复发。

黄帝道：有一种胸胁胀满的病，饮食会受到妨碍，发病后会先闻到腥臊气味，流清鼻涕，会先吐血，且四肢发冷，头晕目眩，大小便时常出血，请问这是什么病？是什么原因引起的？

岐伯答道：这种病叫做血枯病，病因主要是因为在少年时患过大的失血病，导致内脏受损造成的。如果是醉后纵欲，会致使肾气衰竭，肝血受损伤，所以月经也会减少甚至停止。

黄帝问道：应当怎样治疗呢？用什么方法可使其恢复？

岐伯答道：可以用四份乌贼骨和一份藘茹，将二种药混合，以麻雀蛋来制成小豆大小的丸药，在饭前辅以鲍鱼汁服用，每次服五粒，这样可以通利肠道，补益损伤的肝脏。

帝曰：病有少腹盛，上下左右皆有根，此为何病？可治不？

岐伯曰：病名曰伏梁①。

帝曰：伏梁何因而得之？

岐伯曰：裹大脓血，居肠胃之外，不可治，治之每切按之致死。

帝曰：何以然？

岐伯曰：此下则因阴，必下脓血，上则迫胃脘，生鬲侠胃脘内痈。

此久病也，难治。居齐上为逆，居齐下为从，勿动亟夺。论在刺法中。

帝曰：人有身体髀股䯒皆肿，环齐而痛，是为何病？

岐伯曰：病名伏梁，此风根也。其气溢于大肠，而著于肓，肓之原②在齐下，故环齐而痛也。不可动之，动之为水溺涩之病。

帝曰：夫子数言热中、消中③，不可服膏粱、芳草、石药，石药发癫，芳草发狂。夫热中、消中者，皆富贵人也，今禁高粱，是不合其心，禁芳草、石药，是病不愈，愿闻其说。

岐伯曰：夫芳草之气美，石药之气悍，二者其气急疾坚劲，故非缓心和人，不可以服此二者。

帝曰：不可以服此二者，何以然？

岐伯曰：夫热气慓悍，药气亦然，二者相遇，恐内伤脾。脾者土也，而恶木，服此药者，至甲乙日更论。

帝曰：善。有病膺肿颈痛，胸满腹胀，此为何病？何以得之？

岐伯曰：名厥逆④。

帝曰：治之奈何？

岐伯曰：灸之则瘖，石之则狂，须其气并，乃可治也。

帝曰：何以然？

岐伯曰：阳气重上，有余于上，灸之则阳气入阴，入则瘖；石之则阳气虚，虚则狂。须其气并而治之，可使全也。

帝曰：善。何以知怀子之且生也？

岐伯曰：身有病而无邪脉也。

帝曰：病热而有所痛者，何也？

岐伯曰：病热者，阳脉也。以三阳之动⑤也，人迎一盛少阳，二盛太阳，三盛阳明。入阴也，夫阳入于阴，故病在头与腹，乃䐜胀而头痛也。

帝曰：善。

【注释】①伏梁：指脘腹痞满肿块的一类疾病。②肓之原：原，即原穴；这里指任脉的气海穴。③热中、消中：即后世所谓的三消病。④厥逆：指阴气并于阳上逆的意思。⑤三阳之动：三阳，即少阳、阳明、太阳，意思是三阳之脉盛大。

【译文】黄帝又问：有一种病，少腹坚硬盛满，上下左右都有根蒂，请问这是什么病？能够治好吗？

岐伯答道：这种病叫做伏梁。

黄帝问道：请问伏梁病是什么原因引起的？

岐伯答道：这是因为病人小腹里藏有大量脓血，处于肠胃之外，是无法治愈的。治疗时不能够重按，往往会因为重按而致人死亡。

黄帝问道：为什么会这样？

岐伯答道：因为这里往下是小腹及二阴，如果重按则会使脓血下出；往上则是胃脘部，重按便会上迫胃脘，使横膈与胃脘之间发生内痛，这是一种长久的病，难以治疗。这种病，如果发生在脐上便是逆症，如果发生在脐下便为顺症，千万不能用泄法，致使其下夺。在《刺法》中，对这种病的治法有所论述。

黄帝问道：有的人身体髀、股、胫等部位会发肿，并且会绕脐疼痛，请问这是什么病？

岐伯答道：这种病叫伏梁，由风邪所造成的。风寒之气溢出大肠并附着在肓处，肓的根源在脐下气海处，所以得了这种病会绕脐疼痛。得了这种病后，不能用攻下的方法治疗。如果误用了攻下的治疗方法，便会患小便涩滞不利的病。

黄帝问道：先生多次说如果患了热中、消中病，便不能吃肥甘厚味，也不能吃芳香药草和金石药，因为金石药吃了会使人发癫，芳草药吃了会使人发狂。患热中、消中病的，一般都是富贵人家。现在禁止他们吃肥甘厚味，便会不合他们的心意，不让他们使用芳草、石药，又不能治好他们的病，这应该怎样处理呢？我想听听先生的意见。

岐伯答道：芳草之气香美而上散，石药之气猛悍而下沉，且芳草之气急疾，石药之气坚劲，只有和缓之气可以化解，所以如果不是性情和缓的人，不可以服用这两类药物。

黄帝问道：不可以服用这两类药物，怎么解释？

岐伯答道：因为这种人易产生内热，而热气本身是剽悍的，药性也是如此，两者相遇，恐怕会损伤脾。脾脏属土，且恶木，所以服用这类药物，在甲日和乙日肝木主令时，病情就会变得更加严重。

黄帝说道：讲得好。有的人臂肿颈痛，胸满腹胀，请问这是什么病呢？是什么引起的？

岐伯答道：这叫厥逆病。

黄帝问道：请问要如何治疗呢？

岐伯答道：这种病如果用灸法便会失音，如果用针刺便会发狂，必须等到阴阳之气上下相合，才可进行治疗。

黄帝问道：这是为什么？

岐伯答道：上部本为阳，而阳气又上逆，因此重阳在上，阳气有余，再用灸法，便是以火济火，阳极乘阴，阴无法支撑，所以会发生失音；阳并于上，其下必虚，如果用砭石针刺，阳气便会随刺外泄，以致上下都虚，而神失其守，所以会发狂。所以，必须在阳气下降，阴气上升，阴阳二气交合后再进行治疗，才可使病痊愈。

黄帝道：说得好！如何才能知道妇女怀孕且要生产了呢？

岐伯答道：其身体会出现生病的症候，但是没有病脉，以此可知为妊娠。

黄帝问道：有的人会发热，兼有疼痛的现象，这是为什么？

岐伯答道：出现发热病症，会出现阳脉受损。因受三阳经脉气动而形成。如果人迎比寸口大一倍，是病在少阳；如果比寸口大两倍，是病在太阳；如果比寸口大三倍，是病在阳明。当三阳病发后，便会转入三阴。病在三阳时会发热头痛，当传入三阴后，便会胃腹胀满，所以病人会有腹胀和头痛的症状。

　　黄帝道：说得好！

刺腰痛篇第四十一

足太阳脉令人腰痛，引项脊尻背如重状，刺其郄中太阳正经出血，春无见血。

少阳令人腰痛，如以针刺其皮中，循循然①不可以俯仰，不可以顾，刺少阳成骨之端出血，成骨在膝外廉之骨独起者，夏无见血。

阳明令人腰痛，不可以顾，顾如有见者，善悲，刺阳明于骭前三痏，上下和之出血，秋无见血。

足少阴令人腰痛，痛引脊内廉②，刺少阴于内踝上二痏③，春无见血，出血太多，不可复也。

厥阴之脉，令人腰痛，腰中如张弓弩弦，刺厥阴之脉，在腨踵鱼腹之外，循之累累然，乃刺之，其病令人言默默然，不慧，刺之三痏。

解脉令人腰痛，痛引肩，目䀮䀮然④，时遗溲，刺解脉，在膝筋肉分间郄外廉之横脉出血，血变而止。解脉令人腰痛如引带，常如折腰状，善恐；刺解脉，在郄中结络如黍米，刺之血射以黑，见赤血而已。

【注释】①循循然：有顺序的样子。②内廉：内侧缘。③痏：针刺的刺数。④䀮䀮然：视线模糊不清的样子。

【译文】因足太阳经脉发病而引起的腰脊痛，发病时疼痛感会从颈部延伸到脊背，至尾骨感觉就像背上被重物压负一样。此时应该用针刺病人委中穴，使得被刺穴位部位流出恶血。但倘若是在春季，则无需见血。

少阳经脉发病所引起的腰脊痛，痛如用针刺入皮肤一般，且痛感会逐渐加重令人无法前俯后仰或左右相顾。治疗时，应刺少阳成骨之端直至见血，成骨位于膝下踝上外侧凸起骨头处，如果病发与夏季，则不可刺出血。

由阳明经脉不通而引起的腰脊痛，脖颈不可随意扭动环顾，否则可能会导致目眩神乱且容易感到悲伤。治疗时应用针刺阳明穴在足三里处三次，并配合上、下巨虚穴位针刺出血，如果发病于秋季，则不可见血。

足少阴经脉不通引起的腰脊痛，痛感发作时会牵引至脊骨内侧。治疗时应用针刺内踝上的复溜穴两次，若病发于春季则不可刺出血，若出血过多，则会导致肾气亏损、难以恢复。

厥阴经脉不通引起人腰脊痛，感觉好像腰部有如新张开的箭弩急弦一般。此时应当针刺足厥阴经脉，其部位在小腿肚和脚根间的鱼腹之外，有一蠡沟穴处，手随之触摸找到有经络累然成结、不平之感的位置，用针刺之，如果病人有抑郁沉默的症状，可以用针刺三次。

足太阳之别之，解脉不通使人腰痛，发病时疼痛感会引发至肩部，导致双目视物不清，时常有遗尿表现，治疗时应针刺解脉，于膝后大筋分肉间外侧的横脉处有血络交叉的横纹，将其刺出其血，血色变成正常红色方可停止。

解脉发病时引起的腰脊痛，会令人感觉腰腹间好像被带子牵引一样，时常感到腰部要被折断一般，且常常伴有恐慌的症状。此时应该刺解脉，在委中有处络脉结滞感觉好像黍米一样，针刺后会有黑血射出，要等到血色变红方可停止。

同阴之脉令人腰痛，痛如小锤居其中，怫然肿，刺同阴之脉，在外踝上绝骨之端，为三痏。

阳维之脉，令人腰痛，痛上怫然肿，刺阳维之脉，脉与太阳合腨下间, 去地一尺所。

衡络之脉令人腰痛, 不可以俯仰, 仰则恐仆, 得之举重伤腰, 衡络绝, 恶血归之, 刺之在郄阳筋之间, 上郄数寸, 衡居, 为二痏出血。

会阴之脉令人腰痛, 痛上漯漯然汗出, 汗干令人欲饮, 饮已欲走, 刺直阳之脉上三痏, 在蹻上郄下五寸横居, 视其盛者出血。

飞阳之脉令人腰痛, 痛上怫怫然①, 甚则悲以恐, 刺飞阳之脉, 在内踝上五寸, 少阴之前, 与阴维之会。

昌阳之脉令人腰痛, 痛引膺, 目䀮䀮然, 甚则反折, 舌卷不能言, 刺内筋为二痏, 在内踝上大筋前, 太阴后上踝二寸所。

散脉, 令人腰痛而热, 热甚生烦, 腰下如有横木居其中, 甚则遗溲; 刺散脉, 在膝前骨肉分间, 络外廉束脉, 为三痏。

肉里之脉令人腰痛, 不可以咳, 咳则筋缩急, 刺肉里之脉为二痏, 在太阳之外, 少阳绝骨之后。

腰痛侠脊而痛至头几几然②, 目䀮䀮欲僵仆③, 刺足太阳郄中出血。腰痛上寒, 刺足太阳、阳明; 上热, 刺足厥阴; 不可以俯仰, 刺足少阳; 中热而喘, 刺足少阴, 刺郄中出血。

腰痛, 上寒不可顾, 刺足阳明; 上热, 刺足太阴; 中热而喘, 刺足少阴。

大便难, 刺足少阴。少腹满, 刺足厥阴。如折不可以俯仰, 不可举, 刺足太阳。引脊内廉, 刺足少阴。腰痛引少腹控䏚, 不可以仰, 刺腰尻交者, 两髁胂上, 以月生死为痏数, 发针立已, 左取右, 右取左。

【注释】①怫怫然: 心情不舒畅的样子。②几几然: 指项背强硬、俯仰不舒、不能自如的症状。③僵仆: 指僵硬而倒下。

【译文】同阴之脉发病引起人腰脊痛, 痛时如同有小锤在内里敲击一般, 且会突然肿胀。应针刺同阴之脉, 在外脚踝上阳辅穴的穴位三次。

阳维脉使人腰痛时证见,痛处经脉怒胀肿起,刺阳维脉,取阳维脉和太阳经在腿肚下端会合处离地一尺左右的承山穴。

衡络之脉不通引起人腰脊痛,病人不可前俯后仰,后仰怕会跌倒。这种病大多由于举重过于用力而伤及腰部,导致横络堵塞不通,淤血滞留于血管中。治疗时应针刺委阳穴和大筋之间,委阳穴向上数寸之处,若有血络横居满者,与该处针刺两次,使其出血。

会阴之脉发病引起的腰脊痛,痛时会出汗,汗止则病人会感到口渴想走动,饮水后又要小便且状态焦灼、情绪不安。治疗时应针刺直阳之脉上三次,其部位在申脉穴上、承筋穴,其左右两边有络脉横居、可见血络盛满,应用针刺其出血。

飞阳之脉发病引起的腰脊痛,痛感令人焦躁不安、愤怒莫名,有甚者会悲痛以致愤怒。治疗时应针刺飞阳之脉,在足内踝上五寸处,少阴经之前与阴维脉会之处。

昌阳之脉发病引起的腰脊痛,疼痛会牵引至胸部,双目视物昏花不清,严重者甚至舌头打卷不能说话,此时应刺内筋两次,位置在脚内踝大筋前,足太阴穴后向上往交信穴二寸之处。

散脉不通,发病会使人腰痛且感到燥热,有甚者热且生烦,腰下好像有横木阻隔其中,病症严重者会遗尿。遇此状应刺散脉,位置于膝盖前骨肉分间,看到有经络缠束之处,针刺三次。

肉里之脉不通引起的腰脊痛,不可以咳嗽,否则会导致筋络急剧收缩。应刺肉里之脉两次,位置在足太阳穴外部,足少阳绝骨后面。

腰部疼痛会牵连至脊背疼痛,进一步导致头痛不舒服,头晕眼花、目光涣散几欲跌倒,此状应刺足太阳经的委中穴,刺至出血。腰痛还会导致有寒冷的感觉,此状应刺足太阳经和阳明经;如果感觉热,则应刺足厥阴穴;如果腰痛导致不能前倾或者后仰,则应刺足少阳经;感到内里发热且喘息不止,则刺足少阴经,并刺委中穴至出血。

腰痛发作时,若感到上身寒冷,且头颈部难以扭动环顾,应刺足阳明穴；若感到上身燥热，则刺足太阴经脉；感觉体内发热且喘息困难的，刺足少阴经脉。

大便不通者，应刺足少阴经脉。小腹胀满者，应刺足阙阴经。如果腰痛严重感觉像被折断一样，以致无法举物，应刺足太阳经脉。若腰痛牵引至脊背骨内侧，应刺足少阴经脉。腰痛牵引至小腹不适，进而牵扯至肋下，导致无法后仰，应刺腰、尻（尾骶部）相交处的下髎穴，其位置在两髁胂上，下针时以月亮的盈亏来计算次数，下针后即刻见效，治疗时可采用左痛刺右侧、右痛刺左侧的方法。

卷之十二

风论篇第四十二

　　黄帝问曰：风之伤人也，或为寒热，或为热中，或为寒中，或为疬风，或为偏枯①，或为风也；其病各异，其名不同，或内至五脏六腑，不知其解，愿闻其说。

　　岐伯对曰：风气藏于皮肤之间，内不得通，外不得泄。

　　风者善行而数变，腠理开则洒然寒，闭则热而闷，其寒也则衰食饮，其热也则消肌肉，故使人怢慄而不能食，名曰寒热。

　　风气与阳明入胃。循脉而上至目内眦，其人肥则风气不得外泄，则为热中而目黄；人瘦，则外泄而寒，则为寒中而泣出。

　　风气与太阳俱入，行诸脉俞，散于分肉之间，与卫气相干，其道不利，故使肌肉愤䐜而有疡；卫气有所凝而不行，故其肉有不仁也。

　　疬者，有荣气热胕，其气不清，故使其鼻柱坏而色败，皮肤疡溃。风寒客于脉而不去，名曰疬风，或名曰寒热。

　　以春甲乙伤于风者为肝风；以夏丙丁伤于风者为心风；以季夏戊

己伤于邪者为脾风；以秋庚辛中于邪者为肺风；以冬壬癸中于邪②者为肾风。风中五脏六腑之俞，亦为脏腑之风，各入其门户所中，则为偏风。风气循风府而上，则为脑风；风入系头，则为目风，眼寒；饮酒中风，则为漏风；入房汗出中风，则为内风；新沐中风，则为首风久风入中，则为肠风飧泄；外在腠理，则为泄风。故风者百病之长也，至其变化乃为他病也，无常方，然致有风气也。

【注释】①偏枯：即偏瘫，见于中风后遗症。②邪：这里的邪特指风邪。

【译文】黄帝问：风邪入体伤人，有的会引起寒热之症，有的会引起热中病，有的会引起寒中之症，有的引起麻风病，有的会导致偏瘫，有的或者为单纯之风气病。这些病症病变表现各不相同，因而名字也不同，有的甚至内伤五脏六腑。我对此有所不解，希望听听您的详细解说。

岐伯回答道：风寒邪气进入人体可滞留藏于皮肤之间，内受阻不通，使表里输运失常，外受阻汗液不出，难以排出体外。

然而风邪之气来去迅速、变化多端，倘若腠理打开则易导致阳气外泄、恶风寒；腠理闭合则体内热气难以排泄、燥热烦闷。恶寒会引起食欲减退，发热也会引起肌肉消瘦，因此会使病人寒颤不止、无法进食，这种病症名曰寒热症。

风邪之气由阳明经脉入侵胃部。风气由循着经脉而上直至目内眦，体态肥胖者，则风邪之气难以排除体外，热气滞留体中，病症体现在眼目发黄；体态消瘦者，阳气容易外泄而畏寒，形成寒中之症，有双眼流泪之症。

风寒邪气由太阳经侵入体内，遍经经脉各处及其腧穴，散布于肌肉之间，与卫气相互联系、对搏，使卫气行经的道路不畅，因而导致肌肉肿胀产生疮疡；卫气凝结而难以通行，则会导致肌肉麻木无感。

病风病是由于荣气有热、血气不清所致，因此患者会鼻柱溃坏、面色衰败，皮肤溃疡衰坏。此病症是由于风寒之气滞留于经脉之间未能去除，名曰疠风病，或叫做寒热。

在春季、甲日或乙日受伤于风邪者，形成肝风；在夏季、丙日或丁日受伤于风邪者，形成心风。在长夏、戊日或己日受伤于风邪者，形成脾风；在秋天、庚日或辛日为寒邪所侵者，形成肺风；在冬季或壬癸两日为风寒邪气所侵者，形成肾风。风邪侵入五脏六腑的腧穴，这是脏腑之风，风邪由此途径侵入人体各个门户中，则形成偏风。风气沿着风府穴一路向上，则形成脑风。风邪侵入头部眼目之中，则形成目风之病或眼寒，饮酒后受风，则为漏风；房事出汗时受风邪之气侵袭者，为内风病；沐浴过后受风邪的，为首风；风邪久滞未除，则伤及伤胃，导致肠风或飧泄之症；风邪留于腠理，则为泄风。因此，风邪是引起百病的首要原因，且入侵人体后常常容易引发其它疾病和病变，没有一定的规律，但病因都是由风邪引起的。

帝曰：五脏风之形状不同者何？愿闻其诊，及其病能。

岐伯曰：肺风之状，多汗恶风，色皏然①白，时咳短气，昼日则差，暮则甚，诊在眉上，其色白。

心风之状，多汗恶风，焦绝善怒吓，赤色，病甚则言不可快，诊在口，其色赤。

肝风之状，多汗恶风，善悲，色微苍，嗌②干善怒，时憎女子，诊在目下，其色青。

脾风之状，多汗恶风，身体怠惰，四肢不欲动，色薄微黄，不嗜食，诊在鼻上，其色黄。

肾风之状，多汗恶风，面庞③然浮肿，脊痛不能正立，其色炲④，隐曲不利，诊在肌上，其色黑。

胃风之状，颈多汗，恶风，食饮不下，鬲塞不通，腹善满，失衣则膜胀，食寒则泄，诊形瘦而腹大。

首风之状，头面多汗，恶风，当先风一日，则病甚，头痛不可以出内，至其风日，则病少愈。

漏风之状，或多汗，常不可单衣，食则汗出，甚则身汗，喘息恶风，衣常濡，口干善渴，不能劳事。

泄风之状，多汗，汗出泄衣上，口中干，上漬，其风不能劳事，身体尽痛，则寒。

帝曰：善。

【注释】①䐃（pěng）：浅白色。②嗌（ài）：咽喉蔽塞。③胧（máng）：肿起。④炱（tái）：古同"炱"，烟尘，烟气凝积而成的黑灰。

【译文】黄帝问道：五脏的风所表现的症状，都有哪些不同？希望听你谈谈诊察的要点和病态表现。

岐伯回答道：肺风的症状，是多汗怕风，面色䐃白，时而咳嗽气短，白天较轻，傍晚较重，诊察时要注意眉上的上部，色白即是。

心风的症状，是多汗怕风，形体干瘦，易惊善怒，面有赤色。病重时，说话就不爽快。诊察要注意舌，当见赤色。

肝风的症状，是多汗怕风，经常悲伤，面色微青，咽喉干燥，不时地厌恶女人。诊察时要注意目下，当见青色。

脾风的症状，是多汗怕风，身体疲倦，四肢不愿意活动，面色微微发黄，不想吃东西。诊察时要注意鼻上，当见黄色。

肾风的症状，是多汗怕风，面部浮肿，腰脊疼痛，不能长时间站立，面色黑得想煤烟灰，男子行房不能，女人经水不利。诊察时要注意肌肤，当见黑色。

胃风的症状，是颈部多汗怕风，食饮不下，膈下痞塞不通，腹满闷。如少穿衣服，腹部就容易胀满。吃了寒凉的东西，就要泄泻。诊察时要注意病人形瘦腹大这一特点。

头风的症状，是头面部多汗怕风。在风气将发前一日，就预先感到很痛苦，头痛得厉害，不愿到外面去。到了风胜那天，头痛的情况就会减轻了。

漏风的症状：汗出得多，不能穿单薄的衣服，一吃饭就出汗。汗出过多了，又觉得身上发冷，呼吸浅短，衣裳总是被汗水浸湿的，口干爱渴，禁受不了劳累。

泄风的症状，是多汗。汗出多了，湿沾衣裳，口中干燥，禁受不了劳累，周身疼痛并且发冷。

黄帝道：讲得好！

痹论篇第四十三

黄帝问曰：痹之安生？

岐伯对曰：风寒湿三气杂至，合而为痹也。其风气胜者为行痹；寒气胜者为痛痹；湿气胜者为著痹也。

帝曰：其有五者何也？

岐伯曰：以冬遇此者为骨痹；以春遇此者为筋痹；以夏遇此者为脉痹；以至阴遇此者为肌痹；以秋遇此者为皮痹。

帝曰：内舍①五脏六腑，何气使然？

岐伯曰：五脏皆有合，病久而不去者，内舍于其合也。故骨痹不已，复感于邪，内舍于肾；筋痹不已，复感于邪，内舍于肝；脉痹不已，复感于邪，内舍于心；肌痹不已，复感于邪，内舍于脾；皮痹不已，复感于邪，内舍于肺。所谓痹者，各以其时重感于风寒湿之气也。

凡痹之客五脏者：肺痹者，烦满喘而呕。

心痹者，脉不通，烦则心下鼓②，暴上气而喘。嗌干善噫③，厥气上则恐。

肝痹者，夜卧则惊，多饮数小便，上为引如怀。

肾痹者，善胀，尻以代踵④，脊以代头。

脾痹者，四支解堕，发咳呕汁，上为大塞。

肠痹者，数饮而出不得，中气喘争，时发飧泄。

胞痹者，少腹膀胱按之内痛，若沃以汤⑤，涩于小便，上为清涕。

阴气⑥者,静则神藏,躁则消亡。饮食自倍,肠胃乃伤。淫气喘息,痹聚在肺;淫气⑦忧思,痹聚在心;淫气遗溺,痹聚在肾;淫气乏竭⑧,痹聚在肝;淫气肌绝,痹聚在脾。诸痹不已,亦益内⑨也。其风气胜者,其人易已也。

【注释】①舍:羁留的意思。②心下鼓:指心悸。③善噫:因心痹,气机不畅,发出叹气。④尻以代踵:尻,骶尾部;踵,脚跟;尻以代踵,指只能坐不能站,更不能行走的意思。⑤若沃以汤:汤,热水;若沃以汤,形容热甚,如热水灌之。⑥阴气:指五脏的精气。⑦淫气:指五脏内逆乱失和的气。⑧乏竭:疲乏口渴的意思。⑨益内:益,通溢,蔓延的意思;益内,指病重向内发展。

【译文】黄帝问岐伯:痹病是如何产生的?

岐伯回答道:风气、寒气和湿气三者交杂而至有伤人体,合起来共侵成之为痹病。如果受风邪之气更多则称为行痹,受寒邪之气更多称为痛痹,受湿气影响更多者称为著痹。

黄帝问:痹病分为五种之多,这是为什么呢?

岐伯回答道:在冬季得病称为骨痹,在春季得此病称为筋痹,在夏季得病称为脉痹,在长夏得此病称为肌痹,在秋季得病称为皮痹。

黄帝又问:痹病的邪气由内侵伤至五脏六腑的,这又是为什么呢?

岐伯答道:五脏六腑都有与其相合的器官和经脉,久病而未能去除,邪气就会内侵至其相合的器官,以致最终伤及五脏。因此骨痹长久不愈,又再受邪气所侵,则内舍于肾;筋痹未愈,又受邪气所伤,则内舍于肝;脉痹未愈,再受邪气所侵,则内舍于心;肌痹未愈,又受邪气所伤,则内舍于脾;皮痹未愈,再受邪气所侵,则内舍于肺。所谓痹病之症,均是因为各种内脏在重要时节受到风气、寒气或湿气重复伤害所致。"

但凡痹病之邪气入侵至五脏,症状各有不同:肺痹患者会心烦、胸闷、气胀,气喘不顺且伴有呕吐症状。

心痹患者，血脉不通畅，烦闷心悸，突然气逆而呼吸不畅、气喘不止。咽喉干涩，易嗳气，厥气上逆则容易引起恐慌之感。

肝痹患者，夜晚睡觉易惊醒，喝水多且小便频繁，疼痛之感由上牵引而下，导致腹部隆起如怀孕状。

肾痹患者，有容易腹部发胀之症状，导致只能以臀部代替脚踝行走、脊部畸形远高于头部。

脾痹患者的症状是四肢无力，咳嗽、呕吐清水，上腹部严重堵塞不通。

肠痹患者饮水次数多且小便较少，时常伴有肠鸣现象，以及大便清稀，腹泻时夹有不消化的食物残渣。

膀胱痹的症状有，按住少腹部膀胱处会感到内里疼痛，好像被灌入了热水一般。小便艰涩，鼻流清涕。

人体之阴气，安静时则藏匿内守，躁动时则容易消散。如果饮食过量，则会伤及肠胃。痹之邪气导致呼吸不畅、气喘难顺，是因为痹邪之气聚集在了肺部；痹之邪气导致忧虑过甚，是因为痹邪之气聚在心中；痹之邪气引起遗尿，原因是痹病聚集在肾脏上；痹之邪气引起浑身乏力气竭，原因是痹病聚集在肝脏上；痹之邪气导致肌肉消瘦，是因为痹病聚集在脾脏上。诸多痹病久病不愈，则会损益内里，其中风邪之气占上风者更容易痊愈。

帝曰：痹，其时有死者，或疼久者，或易已者，其故何也？

岐伯曰：其入脏者死，其留连筋骨间者疼久，其留皮肤间者易已。

帝曰：其客于六腑者，何也？

岐伯曰：此亦其食饮居处为其病本也。六腑亦各有俞，风寒湿气中其俞，而食饮应之，循俞而入，各舍其府也。

帝曰：以针治之奈何？

岐伯曰：五藏有俞，六腑有合，循脉之分，各有所发[①]，各随其过，则病瘳^②也。

帝曰: 荣卫之气, 亦令人痹乎?

岐伯曰: 荣者, 水谷之精气也, 和调于五脏, 洒陈于六腑, 乃能入于脉也, 故循脉上下, 贯五脏, 络六腑也。卫者, 水谷之悍气也, 其气慓疾滑利, 不能入于脉也, 故循皮肤之中, 分肉之间, 熏于肓膜, 散于胸腹。逆其气则病, 从其气则愈。不与风寒湿气合, 故不为痹。

帝曰: 善! 痹, 或痛, 或不痛, 或不仁, 或寒, 或热, 或燥, 或湿, 其故何也?

岐伯曰: 痛者, 寒气多也, 有寒, 故痛也。其不痛、不仁者, 病久入深, 荣卫之行涩, 经络时疏, 故不痛, 皮肤不营, 故为不仁。其寒者, 阳气少, 阴气多, 与病相益, 故寒也。其热者, 阳气多, 阴气少, 病气胜, 阳遭阴, 故为痹热。其多汗而濡者, 此其逢湿甚也, 阳气少, 阴气盛, 两气相感^③, 故汗出而濡也。

帝曰: 夫痹之为病, 不痛何也?

岐伯曰: 痹在于骨则重; 在于脉则血凝而不流; 在于筋则屈不伸; 在于肉则不仁; 在于皮则寒。故具此五者, 则不痛也。凡痹之类, 逢寒则虫, 逢热则纵。

帝曰: 善。

【注释】①各有所发: 各经受邪, 均在经脉循行的部位发生病变而出现症状。②各随其过, 则病瘳: 各随病变部位而治疗则病能痊愈; 瘳, 病痊愈的意思。③两气相感: 指人体偏盛的阴气与以温邪为主的风寒相互作用。

【译文】黄帝问: 得痹病的人时常有人死亡, 有的人久痛不愈, 还有的人很容易就病愈了, 这是为什么呢?

岐伯回答道: 倘若痹之邪气侵入五脏则导致死亡, 长期滞留在筋骨间则会导致久疼难愈, 如果是流连于皮肤之间则相对容易痊愈。

黄帝问：痹病还会侵至六腑，这又是为什么呢？

岐伯回答：这也是饮食习惯不知节制、起居无常而导致痹病的根本原因啊。和五脏的规律一样，六腑也各自有相合的腧穴，如果外有风、寒、湿气通过经脉侵入其腧穴，内有饮食、起居等习惯不节导致的身体失调，痹病就会沿着腧穴侵入人体内部，进而滞留在相应的六腑各处。

黄帝问：如果用施针的方法该如何治疗呢？

岐伯回答道：五脏有"腧穴"相对应，六腑有"合穴"相对应，沿着经脉的分布，病症的征兆与不同的部位相对应，根据各个部位所发病邪，针对相应的经脉穴位进行针灸，则很快就能病愈了。

黄帝问：荣卫之气也能导致人患上痹病吗？

岐伯答道：荣，是水谷化生而成的精气，它平使五脏协调和谐与五脏之间，分散在六腑之中，然后方能汇入经脉之中，因此营气沿着经脉上下而行，贯穿于五脏，联络着六腑。卫，是由水谷所化的悍气，卫气流动迅速、滑动流利，无法进入血脉间，因此游走于皮肤之中、肌肉之间，熏蒸于肓膜、散布于胸腹中。倘若营卫之气逆行则会引起疾病，营卫之气顺畅调和了，则易痊愈。此二者不与风、寒和湿气相合，人就不会患上痹病。

黄帝问：很好！痹病，有的痛，有的不痛，麻木不仁，有的感觉寒冷，有的感觉易热，有点皮肤干燥，有的湿气较重，这又是为什么呢？

岐伯答道：患者感到疼痛，是体内寒气过多造成的，有寒气才会引起疼痛。那些没有疼痛症状或感觉麻木不仁的病患，是因为久病不愈、病气深入体内，荣卫之气运行艰涩，经脉气血不足因而不通畅，皮肤没有足够气血的滋润因此有麻木不仁之感。感觉寒冷是由于阳气缺乏而阴气过多，阴气可以助长寒邪之气。因此称为寒象。感觉发热，是因为阳气过多、阴气不足导致。病气偏胜，阳气遭阴气压制，因此形成痹热之症。汗多且皮肤湿润的，这是因为遭受的湿气邪气太重，加上体内阳气不足，阴气偏盛，两种气相互感应与相合，因此容易出汗且皮肤湿润。

黄帝问：那么得患痹病却不甚疼痛，这是为什么呢？

　　岐伯答道：痹病如果发病在骨则会感觉身重，发病在经脉则血液凝结、流动不畅。发病在筋则四肢躯干难以伸直，病症发于肌肉则会感觉麻木不仁；发病在皮肤间则会感觉寒冷。因此如果遇到这五种情况，就不会疼痛了。但凡这类疾病，遇到寒冷则筋脉拘急，遇热则经脉松弛。

　　黄帝说道：很好！

痿论篇第四十四

黄帝问曰：五脏使人痿，何也？

岐伯对曰：肺主身之皮毛，心主身之血脉，肝主身之筋膜，脾主身之肌肉，肾主身之骨髓。

故肺热叶焦^①，则皮毛虚弱，急薄，著则生痿躄^②也。

心气热，则下脉厥而上，上则下脉虚，虚则生脉痿，枢折挈^③，胫纵而不任地也。

肝气热，则胆泄口苦，筋膜干，筋膜干则筋急而挛，发为筋痿。

脾气热，则胃干而渴，肌肉不仁，发为肉痿。

肾气热，则腰脊不举，骨枯而髓减，发为骨痿。

帝曰：何以得之？岐伯曰：肺者，脏之长也，为心之盖也，有所失亡，所求不得，则发为肺鸣，鸣则肺热叶焦，故曰：五脏因肺热叶焦，发为痿躄，此之谓也。

悲哀太甚，则胞络绝，胞络绝，则阳气内动，发则心下崩数溲血也。故《本病》曰：大经空虚，发为肌痹，传为脉痿。

思想无穷，所愿不得，意淫于外，入房太甚，宗筋弛纵，发为筋痿，及为白淫^④。故《下经》曰：筋痿者生于肝使内也。

有渐于湿，以水为事，若有所留，居处相湿，肌肉濡渍，痹而不仁，发为肉痿。故《下经》曰：肉痿者，得之湿地也。

有所远行劳倦，逢大热而渴，渴则阳气内伐，内伐则热舍于肾，肾者水脏也；今水不胜火，则骨枯而髓虚。故足不任身，发为骨痿。故《下经》曰：骨痿者，生于大热也。

帝曰：何以别之？岐伯曰：肺热者色白而毛败；心热者色赤而络脉溢⑤；肝热者色苍而爪枯；脾热者色黄而肉蠕动⑥；肾热者色黑而齿槁。

帝曰：如夫子言可矣。论言治痿者，独取阳明，何也？

岐伯曰：阳明者五脏六腑之海，主润宗筋⑦，宗筋主束骨而利机关也。冲脉者，经脉之海也，主渗灌谿谷，与阳明合于宗筋，阴阳总宗筋之会，会于气街，而阳明为之长，皆属于带脉，而络于督脉。故阳明虚，则宗筋纵，带脉不引，故足痿不用也。

帝曰：治之奈何？

岐伯曰：各补其荥而通其俞，调其虚实，和其逆顺，筋脉骨肉，各以其时受月⑧，则病已矣。

帝曰：善。

【注释】①肺热叶焦：形容肺叶受热灼伤，津液损伤的一种病理状态。②痿躄：指四肢萎废，不能行走，包括下文的各种痿病。③枢折挈：枢，指关节；折，指断；挈，提举的意思；枢折挈，形容关节迟缓，不能做提举活动，像是枢轴折断不能活动的样子。④白淫：指男子滑精，女子带下的一类疾病。⑤络脉溢：指表浅部位的脉络出血。⑥肉蠕动：肌肉萎软无力的意思。⑦宗筋：指全身众多筋会聚地。泛指全身的筋膜。⑧各以其时受月：都各在其当旺的月份进行治疗。按张志聪说法，正月、二月，人气在肝；三月、四月，人气在脾；五月、六月，人气在头；七月、八月，人气在肺；九月、十月，人气在心；十一月、十二月，人气在肾。

【译文】黄帝问道：五脏会使人发生痿症，这是为什么呢？

岐伯回答道：肺部主全身皮毛，心主身体的血脉，肝脏主全身的筋膜，脾脏主全身的肌肉，肾主全身骨髓。

因此肺脏有热，则会导致枯焦以及皮毛虚弱、干枯不润等症状，热邪之气若不去，则会变成痿躄。

心脏有热，会使得气血上逆，从而引起在下的血脉空虚，进而可能演变成脉痿之症，使得关节如同被折断而不能举起，足胫弛缓以至于无法下地行走。

肝脏有热，会使胆汁外溢而口苦，筋膜干燥无津干枯，会导致筋脉挛缩拘急，进而病变成筋痿。

脾脏有热，胃津被灼耗因而有口渴之感，肌肉感觉麻木不仁，会病变成肉痿之症。

肾脏有热，则会致使肾精减少、骨髓枯竭，腰脊无法伸展，导致骨痿之症。

黄帝道：痿症是如何引起的呢？

岐伯回答说：肺是五脏之长，也是心脏的华盖。如果遇到有所得失的事，或个人所求得不到满足，则会导致肺气郁结、引发呼吸浊重有声。肺叶枯竭，使得精气不能布及周身，因此说，五脏是因肺热叶焦而发生痿躄之症，就是这个道理。

如果悲伤过度，则会因气结而导致心包脉络隔绝不通，进而导致阳气在体内躁动不调，迫使心血下崩，屡次出现小便尿血的症状。因此《本病》中说："大经脉空虚，会发展成为肌痹，进一步转变成脉痿之症。

如果思虑过甚、所思所想又欲求不得，或者意念容易受外界影响而被迷惑，且房事无节制，都会致使宗筋弛缓，并一步病变成筋痿或白浊等疾病。因此《下经》中有言：筋痿之症发生于肝脏，是由于房室过度引发的。

长时间受到湿邪之气的侵扰，例如多从事在有水或湿的工作环境中，水中的湿气逐渐滞留在体内；或者所居之处很潮湿，肌肉从外部受到湿邪之气的浸渍，导致发生痹病且肌肉麻木不仁，最终演变成了肉痿。因此《下经》中说道："肉痿之症是由久居湿地所引起的。"

如果长途跋涉劳累倦怠，又适逢天气炎热、十分口渴，此时阳气由外散转为内扰，内扰的邪热之气侵入肾脏，而肾为水脏，就像而今水火不相容一样，邪热灼耗了人的阴精，就会导致骨枯髓空，使得双腿无法支持身体和行走，发展成为骨痿。因此《下经》中说："骨痿之症是由于受到大热所致。"

黄帝问：有什么办法能鉴别这几种痿症呢？

岐伯说：肺部有热的，表现为面色发白且毛发稀疏衰败；心内有热者，面色发红且表面血管脉络充盈显现；肝脏有热者，面色泛青、指甲枯槁；脾脏有热者，面色发黄而肌肉有蠕动之态；肾脏有热者，面色发黑且牙齿枯槁。

黄帝说：先生您上述所言是有道理的。有相关言论提到，治疗痿病应该独取阳明，这是为什么呢？

岐伯说：阳明是五脏六腑的源泉供给所在，主要能滋养宗筋。宗筋主管约束骨节，从而使四肢关节能灵活运动。冲脉是经脉气血会聚的总处，主要负则输送气血以灌溉滋养皮肤肌肉，它和足阳明经在宗筋处会合，阴经和阳经都相会于宗筋一处，再在气衔穴会合，因此阳明经是它们的统领，其余的都连属于带脉，而联系于督脉。因此，如果阳明经气血不足则会导致宗筋失调弛缓，带脉无法牵引诸脉，故而导致两足痿弱无法任用了。

黄帝问道：那么该如何治疗呢？

岐伯说：应该调补各个经的荥穴，疏通他们的的腧穴，来调理机体的虚实、顺逆血气；筋脉或骨肉的病变，只要在其所合之脏相对应的月份进行治疗，那么病就会痊愈了。

黄帝说：您说得很对！

厥论篇第四十五

黄帝问曰：厥之寒热者何也？

岐伯对曰：阳气衰于下，则为寒厥^①；阴气衰于下，则为热厥^②。

帝曰：热厥之为热也，必起于足下者何也？

岐伯曰：阳气起于足五指之表^③，阴脉者集于足下，而聚于足心，故阳气胜则足下热也。

帝曰：寒厥之为寒也，必从五指而上于膝者何也？

岐伯曰：阴气起于五指之里，集于膝下而聚于膝上，故阴气胜，则从五指至膝上寒，其寒也，不从外，皆从内^④也。

帝曰：寒厥何失而然也？

岐伯曰：前阴者，宗筋之所聚，太阴阳明之所合^⑤也。春夏则阳气多而阴气少，秋冬则阴气盛而阳气衰。此人者质壮^⑥，以秋冬夺于所用^⑦，下气上争不能复，精气溢下^⑧，邪气因从之而上^⑨也；气因于中^⑩，阳气衰，不能渗营其经络，阳气日损，阴气独在，故手足为之寒也。

【注释】①阳气衰于下，则为寒厥：下，足部；足部阳气虚弱，阴寒之气乘机侵入，足冷，称为寒厥。②阴气衰于下，则为热厥：足部阴气逐渐衰弱，阳热邪气乘机侵入，足热，称热厥。③阳气起于足五指之表：足三阳经下行，沿下肢外侧止于足趾外端，所以说五指之表。下文足三阴经都起于足趾内侧端，沿下肢内侧上行，叫五指之里。④其寒也，不从外，皆从内：不从外，指不是受外邪所导致；皆从内，指寒从中生，阳虚不制阴则寒。⑤太阴阳明之所合：脾胃二经行于腹部，都近前阴。前阴周围有九脉循行，这里独指脾胃两脉，是因为脾胃为气血生化之源，五脏六腑之海，主润宗筋。⑥此人者质壮：指患寒厥的人自恃形体壮实而不知道修养身心。⑦秋冬夺于所用：指在秋冬阳气已衰的季节，房事不节制，损伤在下的阳气，损及肾阳。⑧精气溢下：指因为下元虚寒不能内藏，精气漏泄而滑精。⑨邪气因从之而上：阴寒之气得以上逆。⑩气因于中：气，指阳虚所致的阴寒之气。这里指阴寒之气不是外感，而是内生，应上文"不从外"的意思。

【译文】黄帝问道：厥之病症有寒有热，这是为什么呢？

岐伯回答：阳气从足下变得衰弱，则为寒厥；阴气从足下变得衰弱，则为热厥。

黄帝问道：热厥的热邪之气，必定先从足下发生，这是为什么呢？

岐伯说：阳气从足五指之表，阴脉集中在脚下，而聚集在脚底心，因此阳气盛，则脚底会发热。

黄帝问道：寒厥之寒气，必定先从脚五指发生，然后向上行至膝部，这是为什么呢？"

岐伯说：阴气起于脚趾五指的内侧，集中于膝下而聚集于膝部。所以阴气胜，寒气则会从脚趾五指向上行至膝上，这种寒气不是由外部侵入人体，而是从身体内部发生的。

黄帝问：寒厥是如何形成的呢？

岐伯回答道：前阴是宗筋所聚集的地方，也是太阴经和阳明经脉会合之处。通常说来，春夏两季阳气多而阴气少，秋冬季则阴气盛而阳气衰。患寒厥之症者，往往是自恃身强体壮，在秋、冬这种阳气渐衰的季节，房事不节制致使精气泄露，使向下行的阴气向上浮起，并与阳气相争，而阳气因为外泄、无法内藏，阴寒之气上逆势头强劲后，形成寒厥。寒邪之气潜藏在人体内，会导致阳气日益衰退，无法渗透滋养各经络。如此一来，阳气每日被损耗，只剩下阴气存在，故而导致手足发冷的现象。

帝曰：热厥何如而然也？

岐伯曰：酒入于胃，则络脉满而经脉虚①；脾主为胃行其津液者也，阴气虚则阳气入，阳气入则胃不和，胃不和则精气竭，精气竭②则不营其四肢也。此人必数醉若饱以入房，气聚于脾中不得散③，酒气与谷气相薄，热盛于中，故热遍于身内热而溺赤也。夫酒气盛而慓悍，肾气有衰，阳气独胜，故手足为之热也。

帝曰：厥或令人腹满，或令人暴不知人④，或至半日远至一日乃知人者何也？

岐伯曰：阴气盛于上则下虚，下虚则腹胀满；阳气盛于上，则下气重上，而邪气逆⑤，逆则阳气乱，阳气乱则不知人也。

帝曰：善。愿闻六经脉之厥状病能也。

岐伯曰：巨阳之厥，则肿首头重，足不能行，发为眴仆⑥。

阳明之厥，则癫疾欲走呼，腹满不得卧⑦，面赤而热，妄见而妄言。

少阳之厥，则暴聋颊肿而热，胁痛，胻不可以运。

太阴之厥，则腹满䐜胀，后不利不欲食，食则呕，不得卧。

少阴之厥，则口干溺赤，腹满心痛。

厥阴之厥，则少腹肿痛，腹胀，泾溲不利，好卧屈膝，阴缩肿，胻内热。

盛则泻之，虚则补之，不盛不虚，以经取之。

太阴厥逆⑧，胻急挛，心痛引腹，治主病者⑨。

少阴厥逆，虚满呕变，下泄清，治主病者。

厥阴厥逆，挛、腰痛，虚满前闭，谵言，治主病者。

三阴俱逆，不得前后，使人手足寒，三日死。

太阳厥逆，僵仆，呕血善衄，治主病者。

少阳厥逆，机关不利⑩，机关不利者，腰不可以行，项不可以顾，发肠痈不可治，惊者死。

阳明厥逆，喘咳身热，善惊，衄，呕血。

手太阴厥逆，虚满而咳，善呕沫，治主病者。

手心主少阴厥逆，心痛引喉，身热，死不可治。

手太阳厥逆，耳聋泣出，项不可以顾，腰不可以俯仰，治主病者。手阳明、少阳厥逆，发喉痹、嗌肿，痉，治主病者。

【注释】①酒入于胃，则络脉满而经脉虚：酒为水谷之精，熟谷之液，其气慓悍，所以入胃以后，即先从卫气行于皮肤而充盈于络脉，经脉和络脉不能同时充盈，所以说酒入于胃，则络脉满而经脉虚。②精气竭：指水谷精气无以化生而衰竭。③气聚于脾中不得散：醉饱入房，脾肾两伤，脾伤不能运化，肾虚不能资助脾胃运化，所以气聚于脾中不得散。④暴不知人：指突然昏厥，不省人事。⑤下气重上，而邪气逆：重，并、聚的意思；邪气，指气机失常，即逆乱之气。这句话是说在下的肾气虚衰，阴不能制阳，失于制约的肾中阳气上扰。⑥眴仆：眴，通"眩"；下虚上实，气机上逆，所以见眩晕或晕倒的症状。⑦不得卧：脾气失运，胃气不降，"胃不和则卧不安"。⑧太阴厥逆：《黄帝内经太素》经脉厥作"足太阴脉厥逆"。下面的少阴、厥阴、太阳、少阳、阳明也均加足字。⑨治主病者：取受病的经脉的腧穴治疗。⑩机关不利：指关节活动不灵便。

【译文】黄帝问：热厥之症是怎么一回事呢？

岐伯回答道：酒入胃中，则会使络脉中充满血液，而经脉却与之相反、较为空虚。脾的功能主要是帮助胃部输送其津液。阴气虚则阳气会趁虚而入，阳气侵入过多则胃气不和，胃气不和则导致精气衰竭，精气衰竭就会难以营养四肢了。这类患者，必定是由于常年酒醉，绝食厚味，房事无节，思淫欲且无节制，气聚集在脾且无法排解分散，，酒气与谷气两相争斗，内热盛于中焦，所以会浑身发热。因为有内热，因此小便呈赤色。酒气盛且性烈，肾气日益衰减，唯独阳气胜于内，因此才会手足发热。

黄帝说：厥病有的会使人腹部胀满，有的使人暴，犹卒也。突然不知人事而昏厥，或者过了半天甚至一天才能情况好转认出人，这是为什么呢？

岐伯回答："阴气在上部强盛则下部就会虚弱，身体下部虚弱，则腹部会胀满。阳气在上部强盛，阴气也会跟着向上而行，邪气是逆行的，邪气逆行则会导致阳气紊乱，阳气一旦变紊乱，则会昏迷不省人事。

黄帝说：很好！希望能听您说一说关于六经厥病的相关病症。

岐伯说：太阳经脉患厥病之症，会使患者感觉头部胀痛沉重，双腿无法行走，头晕眼花昏倒不知人事。阳明经患厥病之症，则会引癫疾，患者会疾走呼叫，腹部胀满不能平卧，面部发红、发热，看到一些妄见之物，容易胡言乱语。少阳经脉患厥病之症，会令人突然耳聋、双颊肿胀、发热，两胁处疼痛，无法行走运动。太阴经脉患厥病之症，则会肚腹胀满，大便不畅，食欲不振，吃了就呕吐，不能平卧。少阴经脉患厥病之症，则会使人出现舌干口燥、小便发红、腹部胀满、心痛等症状。厥阴经脉患厥病之症，则会使人小腹肿痛且出现腹胀、小便不利的现象，喜欢蜷缩双腿而卧，前阴萎缩，收缩肿胀，小腿内侧发热。治疗以上病症，患者若身体强壮就采用泻法，体格虚弱的就用滋补之法，如果既不强壮又不虚弱，就用针刺所患厥病的相应的本经主穴。

足太阴经厥逆，则会引起小腿急剧痉挛，心脏疼痛牵引至腹部，应该治疗其主病对应之经脉。足少阴经厥逆，则会引起腹部虚满、呕吐不止、腹泻清水，下利清谷应该治疗其主病对应之经脉。足厥阴经厥逆，则会出现痉挛、腰痛、小便不利、乱说胡话的症状，应该治疗其主病对应之经脉。如果此三阴同时厥逆，会导致患者大、小二便不通，手足寒冷，三日人就会死亡。足太阳经厥逆，会导致身体僵硬而昏仆，吐血平时易流鼻血，应该治疗其主病对应之经脉。足少阳经厥逆，则四肢关节不灵活，进而导致腰部无法运转，头颈部无法回顾，如若病变引发肠痈，就难以治疗了，此时再受惊吓，会直接导致死亡。足阳明经厥逆，则会气喘咳嗽、身体发热，容易受惊，会呕血和流鼻血。

手太阴经厥逆，会出现胸腹虚满、咳嗽之状，且常常呕吐涎沫，应该治疗其主病对应之经脉。手主少阴心经厥逆，则会心脏疼痛牵引至咽喉，如果身体发热就会死亡，是不治之症。手太阳经厥逆，会出现耳聋、泪出，颈部无法回顾，腰部不能前后俯仰，应该治疗其主病对应之经脉。手阳明经和少阳经厥逆，则会引发成为喉痹之症，出现咽肿痛、颈项强直，应该治疗其主病对应之经脉。

卷之十三

病能论篇第四十六

黄帝问曰：人病胃脘痈者，诊当何如？

岐伯对曰：诊此者，当候胃脉^①，其脉当沉细，沉细者气逆，逆者人迎甚盛，甚盛则热。人迎者，胃脉也，逆而盛，则热聚于胃口而不行，故胃脘为痈也。

帝曰：善。人有卧而有所不安者，何也？

岐伯曰：脏有所伤，及精有所之寄则安，故人不能悬^②其病也。

帝曰：人之不得偃卧者，何也？

岐伯曰：肺者，脏之盖也，肺气盛则脉大，脉大则不得偃卧。论在《奇恒阴阳》中。

帝曰：有病厥者，诊右脉沉而紧，左脉浮而迟，不然病主安在？

岐伯曰：冬诊之，右脉固当沉紧，此应四时；左脉浮而迟，此逆四时。在左当主病在肾，颇关在肺，当腰痛也。

帝曰：何以言之？

岐伯曰：少阴脉贯肾络肺，今得肺脉，肾为之病，故肾为腰痛之病也。

帝曰：善。有病颈痈者，或石治之，或针灸治之，而皆已，其真安在？

岐伯曰：此同名异等者也。夫痈气之息者，宜以针开除去之；夫气盛血聚者，宜石而写之。此所谓同病异治也。

帝曰：有病怒狂者，此病安生？

岐伯曰：生于阳也。

帝曰：阳何以使人狂？

岐伯曰：阳气者，因暴折而难决③，故善怒也，病名曰阳厥。

帝曰：何以知之？

岐伯曰：阴明者常动，巨阳、少阳不动，不动而动大疾，此其候也。

帝曰：治之奈何？

岐伯曰：夺其食即已。夫食入于阴，长气于阳，故夺其食即已。使之服以生铁洛为饮，夫生铁洛者，下气疾也。

帝曰：善。有病身热解堕，汗出如浴，恶风少气，此为何病？

岐伯曰：病名曰酒风。

帝曰：治之奈何？

岐伯曰：以泽泻、术各十分，麋衔五分，合，以三指撮为后饭。所谓深之细者，其中手如针也，摩之切之，聚者坚也，博者大也。《上经》者，言气之通天也；《下经》者，言病之变化也；《金匮》者，决死生也；《揆度》者，切度之也；《奇恒》者，言奇病也。所谓奇者，使奇病不得以四时死也；恒者，得以四时死也。所谓揆者，方切求之也，言切求其脉理也；度者，得其病处，以四时度之也。

【注释】①胃脉:指人迎脉和趺阳脉。②悬:杜绝。③暴折难决:精神突然受到挫折。难决,难以疏通。

【译文】黄帝问:如果有人患了胃脘痛这种病,应当如何诊治呢?

岐伯回答道:诊治此病,应当切诊胃脉,患者胃脉应当沉细,沉而细则表明胃部气机上逆,上逆时颈动脉的人迎脉尤其盛大,人迎脉盛大则表明内有热邪之气,而人迎脉就是胃脉。当胃气上逆时则人迎脉象盛大,邪热之气聚集于胃口而难以通行,因此有了胃脘痛。

黄帝说:原来如此。有的不能安睡心情烦乱,这是为什么呢?岐伯:因为人体五脏有所损伤,又或精气无法安寄于五脏,因此如果精气回归五脏则可安眠,会导致睡觉时不安宁。

黄帝问:有的人无法仰卧,这是为什么呢?

岐伯说:肺为五脏之华盖,肺气强盛则会导致脉气盛大,脉气盛大,便使人不能仰卧。在古医书《奇恒阴阳》中有相关论述。

黄帝说:有患厥病之症者,诊断其右手脉象沉重而发紧,左手脉象浮躁而迟缓,不知症结何在?

岐伯说:冬天诊脉时,右手的脉象本就应该沉而紧,这说明脉象与四季的阴阳变化相应和。如果左手脉象浮而迟,说明其变化违背了与四时的阴阳变化。此脉象出现在左手,其发病的主要部位在肾脏,如果出现了肺脉,则应当会引起腰痛。

黄帝问:为什么这样说呢?

岐伯回答道:足少阴经脉连贯着肾脏,向上的脉络连贯于肺部,如今诊断出肺脉,说明肾脏引发了病变,而腰属于肾之外府,因此肾脏不适会引起腰痛。

黄帝说:很好。另外,对于颈痛病患者,有的医生采用砭石法诊治,有的医生采用针灸法治疗,这两种方法都能都能将此病治愈,其中的道理又在哪里呢?

岐伯回答道:这些病症虽然名字相同,但类型却不同。那些主要由气滞引起的颈痛，适合采用针灸法清除病邪；那些主要由气滞血瘀引起的颈痛，适合采用砭石法进行治疗，以通泻排除邪气。这就是人们常说的同病异治。

黄帝问：有种狂怒病患者，这个病是如何产生的呢？

岐伯回答道：这是阳气过盛造成的。

黄帝问：阳气过盛为什么会使人癫狂呢？

岐伯答道：阳气会因为突然受到抑制而难以宣泄，从而导致人容易发怒，这种病叫做阳厥。

黄帝问：如何区分三阳经的阳厥呢？

岐伯回答说：太阳少阳气厥，天窗，天片莆及天柱，天客常不动，阳明经脉会经常跳动，阳明气厥时，人迎、气舍常动不止，而巨阳、少阳经上则少有跳动之处，本不应跳动的地方，突然跳动得很急速，这就是此病即将发病的表现。

黄帝再问道：这种病该如何医治呢？

岐伯回答道：控制并减少病人的饮食即可。因为当饮食之精华入于阴，就会增长人体内部的阳气。因此控制并减少病人的饮食，狂怒之症就会停止发作；此外，可以让病人服食饮用生铁落，因为生铁落具有降气逆的功效。

黄帝说：很好。还有一种病会使人身体发热、四肢倦怠无力，出汗之多就好像刚刚洗完澡一样，怕见风、少气，这是什么病呢？

岐伯答道：此病名叫酒风。

黄帝问：那么该如何治疗呢？

岐伯回答说：应用泽泻、苍术各十分，鹿衔草五分，放在一起研磨成细粉末状，每日服三指撮药量，饭前空腹送服。所谓深而细的脉象，切脉时应感觉如针细，无论是推还是按它，脉气强劲聚集不散的。就叫坚脉，阴阳相搏者称为大脉。《上经》一书是论述人之气与天地自然间的关系，《下经》一书是论述病理变化的；《金匮》一书是判断病症之死生的；《揆度》一书主要讲述的是切脉诊脉，推断病情的；《奇恒》一书是讲述疑难杂症的。所谓奇病，是指哪些未依照四时变化而关乎死生的病症；恒病，是指遵循了四时变化而关乎死生的病症。所谓"揆"，是指通过切脉来理顺脉络、判断治病的；所谓的"度"，是指诊断出其发病的位置，再结合相对应的四时气候诊断病情。

奇病论篇第四十七

黄帝问曰：人有重身，九月而瘖，此为何也？

岐伯对曰：胞之络脉绝也。

帝曰：何以言之？

岐伯曰：胞络者，系于肾，少阴之脉，贯肾系舌本，故不能言。

帝曰：治之奈何？

岐伯曰：无治也，当十月复。《刺法》曰：无损不足、益有余，以成其疹。所谓无损不足者，身羸瘦，无用镵石①也；无益其有余者，腹中有形而泄之，泄之则精出而病独擅中，故曰疹成也。

帝曰：病胁下满，气逆，二三岁不已，是为何病？

岐伯曰：病名曰息积，此不妨于食，不可灸刺，积为导引服药，药不能独治也。

帝曰：人有身体髀股䯒皆肿，环脐而痛，是为何病？

岐伯曰：病名曰伏梁，此风根也。其气溢于大肠，而著于肓，肓之原在脐下，故环脐而痛也。不可动之，动之为水溺涩之病也。

帝曰：人有尺脉数甚，筋急而见，此为何病？

岐伯曰：此所谓疹筋，是人腹必急，白色黑色见，则病甚。

帝曰：人有病头痛以数岁不已，此安得之，名为何病？

岐伯曰：当有所犯大寒，内至骨髓，髓者以脑为主，脑逆，故令头痛, 齿亦痛, 病名曰厥逆^②。

　　帝曰: 善。

　　【注释】①镵石: 镵, 指镵针, 古代使用的九种针具之一; 石, 指砭石, 经磨制而成的尖石或石片, 是我国最古老的医疗工具。②厥逆: 由于寒邪上逆于脑引起的一种顽固性头痛。

　　【译文】黄帝问: 有的孕妇怀孕到九个月时说不出话来, 这是为什么呢?

　　岐伯说: 这是由于子宫中的络脉被压迫, 阻塞不通所致。

　　黄帝说: 为什么这么说呢?

　　岐伯说: 子宫中的络脉联系于肾脏, 而少阴肾脉又贯穿肾脏且系于舌本舌根, 如果胞宫脉络受阻, 则肾脉不通于舌, 因此导致不能言语。

　　黄帝说: 该如何治疗呢?

　　岐伯说: 不需要治疗, 等到怀胎十月分娩后, 胞络自然会通, 声音就能恢复了。《刺法》篇中说过: 不要伤不足, 补有余, 以成久病。所谓"无损不足", 意思就是说身体羸弱的, 不可以用针砭之法治疗, 否则伤其正气。所谓"无益有余", 意思是说腹中有孕而又妄用泄法, 则会精气耗伤, 胎死腹中, 著而不去, 最终可能成为瘕痕一类的疾病。

　　黄帝说: 有的病人胁下胀满, 气上逆, 两三年都不见好, 这是什么病呢?

　　岐伯说: 此病名叫息积, 这种病由于发生在胁下, 因此不妨碍饮食, 治疗时不可以用灸法或针刺法, 应该用导引的方法疏通气血进而用药物进行调治, 单单只靠药物治疗是无法根治的。

　　黄帝说: 人的身体出现髀部、大腿、小腿肿胀现象, 并环绕肚脐周围作痛, 这是什么病呢?

　　岐伯说: 此病名叫伏梁, 风邪是得病的主要原因。病邪之气布满大肠且留在肓膜中, 而肓膜的根源就在肚脐下方, 因此环绕脐部疼痛。这种病不可以用药攻下, 否则就会造成小便困难引发病变。

黄帝说: 人的尺部脉搏急数, 筋脉拘急外现, 这又是什么病呢?

岐伯说: 这就是人们说的疹筋, 此病人必然肚腹拘急疼痛, 望之面色白黑混杂, 说明病情十分严重。

黄帝说: 有人患头痛多年不见好, 这是怎么得的呢? 这叫什么病呢?

岐伯说: 此人一定受过很厉害的寒气, 寒邪之气向内侵入骨髓, 脑为髓之海, 寒气上逆至脑部, 因此会引起头痛和牙痛, 病名叫做 "厥逆"。

黄帝说: 讲得好。

帝曰: 有病口甘者, 病名为何? 何以得之。

岐伯曰: 此五气之溢也, 名曰脾瘅①。夫五味入口, 藏于胃, 脾为之行其精气, 津液在脾, 故令人口甘也。此肥美之所发也。此人必数食甘美而多肥也。肥者令人内热, 甘者令人中满, 故其气上溢, 转为消渴。治之以兰, 除陈气也。

帝曰: 有病口苦, 取阳陵泉, 口苦者病名为何? 何以得之?

岐伯曰: 病名曰胆瘅。夫肝者, 中之将也, 取决于胆, 咽为之使。此人者, 数谋虑不决, 故胆虚, 气上溢, 而口为之苦。治之以胆募俞②。治在《阴阳十二官相使》中。

帝曰: 有癃者, 一日数十溲, 此不足也。身热如炭, 颈膺如格, 人迎躁盛, 喘息, 气逆, 此有余也。太阴脉微细如发者, 此不足也。其病安在? 名为何病?

岐伯曰: 病在太阴, 其盛在胃, 颇在肺, 病名曰厥, 死不治。此所谓得五有余二不足也。

帝曰: 何谓五有余二不足?

岐伯曰: 所谓五有余者, 五病之气有余也; 二不足者, 亦病气之不足也。今外得五有余, 内得二不足, 此其身不表不里, 亦正死明矣。

帝曰: 人生而有病巅疾③者, 病名曰何? 安所得之?

岐伯曰：病名为胎病，此得之在母腹中时，其母有所大惊，气上而不下，精气并居，故令子发为巅疾也。

帝曰：有病庞然如有水状，切其脉大紧，身无痛者，形不瘦，不能食，食少，名为何病？

岐伯曰：病生在肾，名为肾风。肾风而不能食，善惊不已，心气痿者死。

帝曰：善。

【注释】①脾瘅：指脾热而谷气上蒸所导致的口中甜腻的疾病。②胆募俞：募俞，针灸分类穴位名，指脏腑之气积聚于胸腹部的募穴和输注于背部的背腧穴。它们是治疗脏腑的重要穴位。③癫疾：这里指癫痫。

【译文】黄帝说：有的病人嘴里发甜，这是什么病呢？是如何得的呢？

岐伯回答说：这是由于五气向上泛溢所致，此病名叫脾瘅。食物进入口中，贮藏于胃中，再由脾脏运输，为胃输送食物所化精气，如果脾脏失调，津液向上泛溢于脾，就会使人口中发甜，这是由于食物过于肥美所引起的疾病。得此病者，必然经常食用甘美肥厚的食物，肥腻会使人生内热，甜味会使人中焦满闷，因此脾热上泛溢，且可能会转化成消渴病。治疗时可使用兰草来排除体内蓄积的陈久甘肥不化之气。

黄帝说：有的病人口中发苦，取阳陵泉治疗仍旧不愈，这是什么病呢？它是如何得的呢？

岐伯说：此病名叫胆瘅。肝可作为各器官中的将领，其能决策乃因为胆，其胆为中正之宫腑，有主决断的重要作用，咽喉为其出入之所。患胆瘅的人，必多谋虑而犹豫不决导致胆虚，胆汁向上泛溢，因此口中发苦。治疗时应刺日月、胆俞二穴，这种治法在《阴阳十二官相使》中有所记载。

黄帝说：有人患癃病的，每日小便数十次，这是身体不足的表现。同时身体发热如炭火，颈部与胸腔之间像有东西阻隔，人迎脉躁动，气喘不止、肺气上逆，这又是有余的表现。寸口脉搏细微得像头发，这也是不足的表现。这又是哪里有病呢？叫做什么病呢？

岐伯说：这种病发自太阴，胃中热邪之气过盛，症状却偏重于肺部，病名叫做厥，属于不治之症。这就是所谓的"五有余、二不足"的病症啊。

黄帝说："五有余、二不足"是何意呢？

岐伯说：所谓"五有余"，就是指五种病气有余的状态。所谓"二不足"，就是病气不足之状态。现在病人外表有五种有余的病症，内部有两种不足的脉症，既无法从表医治，又不能用补其里的方法治疗，所以说是不治死症。

黄帝说：有的人生下来就患有癫痫病，病名叫什么呢？是怎样得的呢？

岐伯说：这种病名叫胎病，是胎儿在母腹中得来的，由于尚在胎中时母亲受过很大的惊吓，气逆于上而不下，精气也随之上逆且聚集不散，影响到了胎儿，因此令孩子生下来就患有癫痫病。

黄帝说：有的患者面部浮肿、有如水状，诊测其脉象大而紧，身体却没有疼痛的地方，形体也不消瘦，但不能进食或者吃得很少，这是什么病呢？

岐伯说：此病发生在肾脏，叫做肾风。肾风病人如果到了不思进食或者食量很小的阶段，会常常感到惊恐，如果受惊后害怕不止，会导致心气萎弱而死。

黄帝说：说得很好。

大奇论篇第四十八

肝满、肾满、肺满①皆实，即为肿。

肺之雍，喘而两胠满；肝雍，两胠满，卧则惊，不得小便；肾雍，脚下至少腹满，胫有大小②，髀䯒大跛，易偏枯。

心脉满大，痫瘛筋挛；肝脉小急，痫瘛筋挛；肝脉骛暴，有所惊骇，脉不至若瘖，不治自已。

肾脉小急，肝脉小急，心脉小急，不鼓皆为瘕。

肝肾并沉为石水，并浮为风水，并虚为死，并小弦欲惊。

肾脉大急沉，肝脉大急沉，皆为疝。

心脉搏滑急为心疝。肺脉沉搏为肺疝。

三阳③急为瘕，三阴急为疝。二阴急为痫厥，二阳急为惊。

脾脉外鼓，沉为肠澼，久自已。肝脉小缓为肠澼，易治。肾脉小搏沉，为肠澼下血，血温身热者死。心肝澼亦下血，二脏同病者可治。其脉小沉涩为肠澼，其身热者死，热见七日死。

胃脉沉鼓涩，胃外鼓大；心脉小坚急，皆鬲偏枯。男子发左，女子发右，不瘖舌转，可治，三十日起。其从者瘖，三岁起，年不满二十者，三岁死。

脉至而搏，血衄身热者死。脉来悬钩浮为常脉。脉至如喘，名曰暴厥，暴厥者不知与人言。脉至如数，使人暴惊，三四日自已。

脉至浮合，浮合如数，一息十至以上，是经气予不足也，微见九十日死。

脉至如火薪然，是心精之予夺也，草干而死。

脉至如散叶，是肝气予虚也，木叶落而死。

脉至如省客，省客者，脉塞而鼓，是肾气予不足也，悬去枣华而死④。

脉至如丸泥，是胃精予不足也，榆荚落而死。

脉至如横格，是胆气予不足也，禾熟而死。

脉至如弦缕，是胞精予不足也，病善言，下霜而死，不言可治。

脉至如交漆，交漆者，左右傍至也，微见三十日死。

脉至如涌泉，浮鼓肌中，太阳气予不足也。少气味，韭英⑤而死。

脉至如颓土之状，按之不得，是肌气予不足也。五色先见黑白，垒发死。

脉至如悬雍，悬雍者，浮揣切之益大，是十二俞之予不足也，水凝而死。

脉至如偃刀，偃刀者，浮之小急，按之坚大急，五藏菀熟，寒热独并于肾也，如此其人不得坐，立春而死。

脉至如丸滑，不著手，不著手者，按之不可得也。是大肠气予不足也。枣叶生而死。

脉至如华者，令人善恐，不欲坐卧，行立常听，是小肠气予不足也，季秋而死。

【注释】①满：此处指脉气满实。②胫有大小：两小腿大、小不一样。③三阳：指太阳经。下文三阴指太阴经，二阴指少阴经，二阳指阳明经。④悬去枣华而死：张介宾注："悬者，花之开；去者，花之落，言于枣花开落之时，火旺而水败"，指从枣树开花到落花时就会死亡。⑤韭英：韭花。

【译文】肝、肾、肺三脉均为实象的，即为痈肿病。

肺痈表现为气喘急促、两胁胀满；肝痈表现为两胁胀满，睡觉时容易受惊不安，小便不通；肾痈表现为从脚下到小腹胀满，下肢两侧大小不一样，大腿和小腿患病导致活动不便，容易发展成为偏枯。

心脉满而大，容易发生癫痫、抽搐、筋脉拘急等现象；肝脉小而急数，也容易产生癫痫、抽搐和筋脉拘急现象；如果肝脉跳动迅急是突然受到惊骇；切脉时一时按不到脉搏，突然失音，一般不必治疗就会好。

肾脉小而紧，肝脉小而紧，心脉小而紧，不能鼓击，都可能发展为瘕病。

肝脉、肾脉均为沉象，将会产生石水之症，肝、肾两脉都见浮脉，将会产生风水之病症；如果肝脉、肾脉均出现虚象，则是不治死症；如若二脉均小而像弓弦一样，将会引发惊病。

肾脉大急而沉，或者肝脉大急而沉，都会发生为疝气病。

心脏脉搏滑而急，是心疝；肺部脉搏动而沉，则是肺疝。

膀胱和小肠脉部搏动紧且急，这是瘕证；脾、肺二脉搏动紧且急，这是疝气；心、肾二脉搏动紧且急，说明是痫厥之症；胃脉合大肠脉搏动紧且急，说明是惊病。

脾部脉象浮动且见沉象，这是痢疾病，日久自己会痊愈；肝脉小而缓，这也是痢疾病，很容易治疗；肾脉搏动小而沉，也是痢疾且会便血，如果血温大量外溢且身体发热，则为不治之症；如果心、肝二脉小而沉涩，是痢疾病，也会便血，如果二脏同时发病，则可以医治，心、肝脉小而沉涩的，是痢疾且会便血。如果身体发热可以致死，发热严重者七天即可死亡。

胃脉沉涩，或者位置浮动且脉象大，心脉小而急，这都是气血隔塞不通的症状，会引发偏枯病。此病男子多发生在左侧，女子多发生在右侧，如果声音不失声，舌头转动灵活，就可以治疗，大约三十天就有起色；如果，说话发不出声音的，三年才能恢复；如果病人年纪不满二十，大多在三年内就会死亡。

脉象搏击大而有力，身体发热、出血的，多数有死亡的危险；如果脉象浮而如月钩悬空，这是衄血正常的脉象；如果脉象如气喘一样短且急，这种病就叫暴厥症，所谓"暴厥"是指不省人事，无法言语；如果脉来有数象，则会使人突然感到惊恐，待热邪之气退去，大约三四天内自己会好。

脉来时脉象如浮波之相合，浮波相合，即脉搏过于频繁，人在一呼一吸之间，脉搏跳动十次以上，这是人体十二经气不足的表现，从开始出现起，大约九十天左右就会死亡。脉来时其象如烈火刚燃烧那样旺盛，这是心脏精气将要失脱的表现，大约到草丛干枯时冬季就会死亡。脉来其象如同散落的树叶，此乃肝脏精气虚极的表现，大约到树枯叶落时就会死亡。

脉来时其象如客来访，所谓如客人来访，是指被阻塞而弹指的脉象，此乃肾气衰败的表现，大约从枣树开花到春末夏初就会死亡。

脉来时其象如泥丸一般，是胃腑精气不足的表现，大约春季在榆叶枯落时就会死亡。

脉来时其象好像有东西横格在指下，这是胆气不足的表现，大约在秋天谷物成熟时死亡。

脉来时其象如弦如缕，这是胞络精气不足的表现，如果病人喜欢说话，大约到霜降时节就会死亡，不过病人不爱说话，则还能治疗。

脉来时其象如交漆，就是像荆棘交叉一样，左右相并、缠绵不清，从此脉象开始出现算起，三十天内就会死亡。

脉来时其象如泉水涌出，浮出鼓动肌肉中，是太阳经经气不足的表现，大约到初春韭菜开花的季节就会死亡。

脉来时其象如颓败的废土一样，按不到脉搏，这是肌肉精气不足的表现。从面部五色上看，如果经常出现黑白两色，则就快死亡。

脉来时其象如悬瓶，浮而省力，但切脉时力度越来越大，这是十二俞穴经气不足的表现，大约到冬季天寒冰冻时就会死亡。

脉来时其象如仰卧的刀口，浮取脉小而急，重按时脉搏紧大而急，说明五脏皆郁积邪热，寒热交并于肾脏，象这样的病人无法坐着，等到立春时就会死亡。

脉来时其象如弹丸，滑不著手，切脉时很难按到，这是大肠精气不足的表现，等到枣树生叶的时候就会死亡。

脉来时其象如草木之花，浮而弱，容易受到恐惧，坐立不安，行走、站立时常听见其它声音，说明小肠精气不足，等到深秋时节就会死亡。

脉解篇第四十九

太阳所谓肿，腰脽痛者，正月太阳寅，寅太阳也。正月阳气出，在上而阴气盛，阳未得自次也，故肿，腰脽痛也。

病偏虚为跛者，正月阳气冻解，地气而出也。所谓偏虚者，冬寒颇有不足者，故偏虚为跛也。

所谓强上引背者，阳气大上而争，故强上也。

所谓耳鸣者，阳气万物盛上而跃，故耳鸣也。

所谓甚则狂巅疾者，阳尽在上，而阴气从下，下虚上实，故狂巅疾也。

所谓浮为聋者，皆在气也。

所谓入中为瘖者，阳盛已衰，故为瘖也。内夺而厥，则为瘖俳①，此肾虚也，少阴不至者，厥也。

少阳所谓心胁痛者，言少阳盛也，盛者心之所表也，九月阳气尽而阴气盛，故心胁痛也。

所谓不可反侧者，阴气藏物也，物藏则不动，故不可反侧也。

【注释】①瘖俳：指喑哑不能说话，四肢瘫痪不能活动的病变。多由肾精亏虚，导致肾气厥逆所致。

【译文】太阳经有所谓腰部肿胀和臀部疼痛的病症，这是因为正月属于太阳，而正月建在寅，此时正是阳气升发，而阴寒之气尚盛，阳气不能按照正常规律通达，当旺不旺，因此引发了腰部肿胀和臀部疼痛。

病有阳气虚弱而引发为偏枯跛足的，因为正月阳气将冰冻解散，地气之冻自下而上，由于受寒气影响，人体内阳气颇感不足，如果阳气偏虚在太阳经一侧，则会引发偏枯跛足的症状。

所谓颈项强痛而牵引至背部的，是因为阳气剧烈，上升后相互争扰，影响了足太阳经脉所致，因此才会出现颈项强痛而牵引至背部的现象。

所谓患有耳鸣的，是因为阳气过盛，向上活跃，循经上逆，故此出现耳鸣现象。

所谓阳邪之气过盛引发狂病癫痫的，是因为阳气都在上部而阴气尽在下面，下虚上实，所以引发狂病和癫痫病。

所谓阳气上浮而致耳聋的，是因为气火失调，气逆而伤不能下。

所谓阳气进入内部导致无法言语的，是因为阳气盛极而衰，因此发生此症状。若房事过度损伤了肾精，精气耗散引发为四肢冰冷，就会发生瘖痱病，这是因为肾气衰弱，少阴经的精气达不到而引起的。

少阳经所谓发生心胁痛症状的，此言少阳过盛，脉盛乃心气之表征。是因少阳属九月，月建在戌，而戌属少阳脉，散络心包，病发时会影响心经，而九月正是阳气将尽、阴气方盛之时，邪气循经而上，导致心胁部疼痛。

所谓躺卧时不能侧身转动的，是因为九月万物开始静止收藏，呈现安静的状态，人体中的气也受到影响，由阴转阳，所以不能转侧。

所谓甚则跃者，九月万物尽衰，草木毕落而堕，则气去阳而之阴，气盛而阳之下长，故谓跃。

阳明所谓洒洒振寒者，阳明者午也，五月盛阳之阴也，阳盛而阴气加之，故洒洒振寒也。

所谓胫肿而股不收者，是五月盛阳之阴也。阳者衰于五月，而一阴气上，与阳始争，故胫肿而股不收也。

所谓上喘而为水者，阴气下而复上，上则邪客于脏腑间，故为水也。

所谓胸痛少气者，水气在脏腑也；水者阴气也，阴气在中，故胸痛少气也。

所谓甚则厥，恶人与火，闻木音则惕然而惊者，阳气与阴气相薄，水火相恶，故惕然而惊也。

所谓欲独闭户牖而处者，阴阳相薄也，阳尽而阴盛，故欲独闭户牖而居。

所谓病至则欲乘高而歌，弃衣而走者，阴阳复争而外并于阳，故使之弃衣而走也。

所谓客孙脉，则头痛鼻衄腹肿者，阳明并于上，上者则其孙络太阴也，故头痛鼻衄腹肿也。

太阴所谓病胀者，太阴子也，十一月万物气皆藏于中，故曰病胀。

所谓上走心为噫^①者，阴盛而上走于阳明，阳明络属心，故曰上走心为噫也。

所谓食则呕者，物盛满而上溢，故呕也。

【注释】①噫：指嗳气。

【译文】所谓甚则跳跃，是因为九月时万物开始衰败凋零，阴气渐盛，草木尽落，人体的阳气也由表入里，由阳转阴，如果阳气旺盛则会向下而长，活动于两足，容易引发跳跃的状态。

阳明经所谓的洒洒振寒的症状，是由于阳明旺于五月，月建在午，而五月正是阳极而阴生之时，人体也是如此。阴气凌驾于旺盛的阳之上，故此令人"洒洒然寒栗"。

所谓足胫浮肿而无法屈伸，是因为五月阳盛极时阴气生的缘故，阳气在五月开始衰弱，而原本在下阴的阴气，向上与之相争，致使阴阳经脉不和，因此发生了足胫浮肿而两腿无法屈伸的症状。

所谓因水肿而导致气喘的，是由于阴气自下而上逆行，滞留于脏腑之间，水气不化、侵犯了脾肺，所以出现了水肿和喘息的症状。

所谓胸部疼痛、少气的，是因为水气滞留在脏腑之间，水气属于阴气，停留在体内，上逆至心肺，就会出现胸痛少气的症状。

所谓病甚则厥逆，表现在厌恶见到人和火光，听到木头敲击的声音会惊恐不已，这是由于阴、阳两气相互争夺，水火不协调，所以会发生这类惊恐的症状。

所谓想要闭门不出而独居的，亦是由于阳气和阴气相争，阳气衰弱而阴气旺盛，阴主静，故而此类病人喜欢关闭门窗独自居住。

所谓发病时会登高歌唱，脱下衣服四处奔走的，这是由于阳气和阴气相争，阳气盛，因而热邪之气并与阳经上，所以使患者出现喜欢登高唱歌的现象，而热气旺盛发于体外，所以会脱衣而四处奔走。

所谓病邪之气侵入孙脉则会头痛、流鼻血和腹部肿胀的，是由于阳明经的邪气通过各细小的脉络向上逆行，因此出现头痛、流鼻血的症状，如果其孙络入于太阴，邪气逆行至太阴脾经，就会出现腹部肿胀的症状。

太阴经脉有所谓腹部肿胀的，是由于太阴为阴中之至阴，在十一月旺盛，而此时阴气最盛，万物皆处于闭藏的状态中，人体内部的气亦如此，如果阴邪循经藏于腹部，就会发生腹胀的症状。

所谓上走于心而为嗳气的，是由于阴邪之气旺盛，向上至阳明胃经，足阳明的脉络上通于心，心主嗳气，遭阴气侵犯就会发生嗳气。

所谓吃了东西就呕吐的，是由于食物过多无法消化，胃气满而向上泛溢，因而会发生呕吐的症状。

所谓得后与气则快然如衰者，十一月阴气下衰而阳气且出，故曰：得后与气则快然如衰也。

少阴所谓腰痛者，少阴者，肾也，十月万物阳气皆伤，故腰痛也。

所谓呕咳上气喘者，阴气在下，阳气在上，诸阳气浮，无所依从，故呕咳上气喘也。

所谓邑邑不能久立久坐，起则目䀮䀮无所见者，万物阴阳不定未有主也，秋气始至，微霜始下，而方杀万物，阴阳内夺，故目䀮䀮无所见也。

所谓少气善怒者，阳气不治，阳气不治，则阳气不得出，肝气当治而未得，故善怒，善怒者，名曰煎厥①。

所谓恐如人将捕之者，秋气万物未有毕去，阴气少，阳气入，阴阳相薄，故恐也。

所谓恶闻食臭者，胃无气，故恶闻食臭也。

所谓面黑如地色者，秋气内夺，故变于色也。

所谓咳则有血者，阳脉伤也，阳气未盛于上而脉满，满则咳，故血见于鼻也。

厥阴所谓癞疝，妇人少腹肿者，厥阴者辰也，三月阳中之阴，邪在中，故曰癞疝少腹肿也。

所谓腰脊痛不可以俯仰者，三月一振荣华，万物一俯而不仰也。

所谓癞癃疝肤胀者，曰阴亦盛而脉胀不通，故曰癞癃疝也。

所谓甚则嗌干热中者，阴阳相薄而热，故嗌干也。

【注释】①煎厥：是阳气亢盛，煎熬津液，使阴精耗竭而导致的气逆昏厥的病症。

【译文】所谓患者通了大便和矢气就觉得通体舒畅爽快的，是因为十二月阴气旺盛至极点而逐渐衰弱，阳气开始生发，人体中阴邪之气也同样得以下行，所以腹胀嗳气的病人通畅大便或矢气后，就会觉得爽快，好像病症减轻了一样。

少阴有所谓腰痛的，是因为少阴经月建在申，十月阴气刚开始发生，在万物开始衰败的节气，阳气被抑制，人体的阳气也随着衰弱，因此出现腰痛的症状。

所谓呕吐咳嗽、气逆喘息的，是因为处于下方的阴气旺盛，阳气越上浮越无所依附，因此出现呕吐咳嗽、气逆喘息的症状。

所谓身体衰弱无法久立，久坐起则眼花缭乱、看不清事物的，是由于七月秋天的肃杀之气始至，微霜始降，阴阳两气交替未定，万物皆受肃杀之气的影响而开始衰败，人体的阴阳之气亦是如此，因此无法久立，久坐乍起就会双眼模糊、难以视物了。

所谓少气善怒的，是由于秋天阳气变得衰弱失去了调节作用，少阳经气不得外出，阳气郁滞于内，肝气郁结无法疏泄，因此容易发怒，发怒时则气逆而厥，叫做"煎厥"。

所谓惊惧不安好像被人捉捕一样，是由于秋天阴气刚开始发生，万物阳气尚未完全衰退，人体的规律也是如此，此时尚阴气少而阳气入，阴阳交争，沿着经脉至肾部，因此出现惊惧不安好像感觉被人捉捕的症状。

所谓厌恶食物气味的，是由于肾火不足，使胃部虚弱、失去消化功能，因此食欲下降且厌恶食物的气味。

所谓面色发黑，如地之无光，是由于秋季的肃杀之气消耗尽了内脏的精华，导致肾虚，因此面色才会黑。

所谓咳嗽见血的，是由于上焦阳脉受到损伤，阳气充盛其上，血液充斥于血管中，上部脉满则会导致肺气不利，因此出现咳嗽以及流鼻血的症状。

厥阴经脉有所谓癞疝者，妇女少腹肿的，这是因为厥阴属辰应于三月，此时正是阳气方长尚虚、阴气尚存未尽的时节，阴邪积聚阳气中，循厥阴肝经引发病症，故发生阴囊肿大以及妇女少腹肿的症状。

所谓腰脊痛不能俯仰的，是因为三月阳气初发，万物始繁，然尚有余寒，人体也遵循着这种自然规律，因此出现腰脊疼痛、无法前后俯仰的症状。

所谓有癃疝、皮肤肿胀的，是由于厥阴经脉胀不通，因此发生前阴肿痛、小便不通以及肤胀等病状。

所谓嗌干热中的，是由于三月时阴阳两气相争，阳气胜因而产生内热，热邪之气循厥阴肝经向上逆行入喉，因此出现咽喉发干的症状。

卷之十四

刺要论篇第五十

　　黄帝问曰：愿闻刺要。

　　岐伯对曰：病有浮沉^①，刺有浅深，各至其理，无过其道。过之则内伤，不及则生外壅，壅则邪从之。浅深不得，反为大贼，内动五脏，后生大病。

　　故曰：病有在毫毛腠理者，有在皮肤者，有在肌肉者，有在脉者，有在筋者，有在骨者，有在髓者。

　　是故刺毫毛腠理无伤皮，皮伤则内动肺，肺动则秋病温疟，溯溯然^②寒栗。

　　刺皮无伤肉，肉伤则内动脾，脾动则七十二日四季之月，病腹胀烦，不嗜食。

　　刺肉无伤脉，脉伤则内动心，心动则夏病心痛。

　　刺脉无伤筋，筋伤则内动肝，肝动则春病热而筋驰。

　　刺筋无伤骨，骨伤则内动肾，肾动则冬病胀腰痛。

刺骨无伤髓，髓伤则销铄③骺④酸，体解㑊然不去矣。

【注释】①浮沉：这里指病位的深浅。②溯溯然：逆流而上，这里形容怕冷的样子。③销铄：指病久枯瘦。④骺：脚胫。

【译文】黄帝问：我想了解针刺方法的要领。

岐伯答道：疾病有表里之分，刺法也有深浅方法的不同，治病应该达到与病症程度对应的针刺程度，不可超过相应的准则和程度。刺得过深，就会伤及内脏；刺得太浅，不仅刺不到病处，还会使在表的气血壅滞，使得外部病邪有可乘之机。因此，深浅不当，反会给带来极大的危害，对内会伤及五脏导致其功能紊乱，继而引发更严重的疾病。

因此才说：疾病有在毫毛和腠理的，有的在皮肤，有的在肌肉，有的在血脉，有的在筋，有的在骨，有的在髓。

因此，应该刺毫毛腠理的，不要损伤皮肤，如若皮肤受伤，则会影响内部肺脏，导致肺脏功能紊乱，到了秋天，就容易患温疟病，发生恶寒怕冷的症状。

应该刺皮肤的，不要损伤到肌肉，如若肌肉受伤，则会影响内部脾脏，导致脾脏功能失调，就会在每季节的最后十八天中，发生腹胀烦满、不思饮食的病症。

应该刺肌肉的，不要损伤脉，如若血脉受伤，则会使心脏功能受损，到夏天时，容易得心痛的病症。

刺血脉时，不要伤及筋脉，若筋脉受伤，则会损伤肝脏的功能，以致到了秋天，容易得热性病，发生筋脉松弛的症状。

刺筋时，不要损伤骨，如若骨受伤，则会影响肾脏功能，以致到冬天时，容易得腹胀、腰痛之症。

刺骨时，不要伤及骨髓，如若骨髓受伤，体内精髓便会日渐消减，无法滋养骨骼，最终会导致身体枯瘦，肢体倦怠无力，无法行走。

刺齐论篇第五十一

黄帝问曰：愿闻刺浅深之分。

岐伯对曰：刺骨者无伤筋，刺筋者无伤肉，刺肉者无伤脉，刺脉者无伤皮，刺皮者无伤肉，刺肉者无伤筋，刺筋者无伤骨。

帝曰：余未知其所谓，愿闻其解。

岐伯曰：刺骨无伤筋者，针至筋而去[1]，不及骨也；

刺筋无伤肉者，至肉而去，不及筋也；

刺肉无伤脉者，至脉而去，不及肉也；

刺脉无伤皮者，至皮而去，不及脉也。

所谓刺皮无伤肉者，病在皮中，针入皮中，无伤肉也；

刺肉无伤筋者，过肉中筋也；

刺筋无伤骨者，过筋中骨也。此之谓反也[2]。

【注释】[1]而去：此处指停止针刺。[2]此之谓反也：这些就称为违反正常针刺原则。

【译文】黄帝问道：我想听您说一说做到针刺不深不浅、整齐规范的方法和要求。

岐伯答道：应该深刺的，比如针刺骨，则不要伤及筋；针刺筋的，不要损伤肌肉；针刺肌肉的，不要损伤到脉；针刺脉的，不要损伤皮肤。而该浅刺的，比如针刺皮肤，就不要伤到肌肉；针刺肌肉的，不要伤及筋；针刺筋的，不要伤到骨头。

黄帝说：我不懂其中的道理，希望您能为我详细解释一下。

岐伯回答说：所谓针刺骨就不要伤筋的，是说病在骨应当针刺到骨，不要只针刺到筋，就停针或出针。

所谓刺筋不要伤肉的，是说病在筋应当针刺到筋，不要只针刺到肉，就停针或出针。

所谓针刺肉不要伤脉的，是说病在肉应当针刺到肉，不要只针刺到脉，就停针或出针。

所谓针刺脉不要伤皮的，是说病在脉应针刺到脉，不要只针到皮就停针或出针。

所谓针刺皮肤就不要伤肉的，是说病在皮肤之中，就不要再深刺伤肉。针刺肉不要伤筋的，是说刺肉太过，就要伤损及筋。

针刺筋不要伤骨的，是说刺筋太过，就要伤损及骨。这些都称之为违反正常的针刺原则。

刺禁论篇第五十二

黄帝问曰：愿闻禁数①。

岐伯对曰：脏有要害，不可不察。肝生于左，肺藏于右②，心部于表③，肾治于里④脾为之使⑤，胃为之市⑥，鬲肓之上，中有父母⑦，七节之傍，中有小心⑧。从之有福，逆之有咎。

刺中心，一日死，其动为噫。刺中肝，五日死，其动为语。刺中肾，六日死，其动为嚏。刺中肺，三日死，其动为咳。刺中脾，十日死，其动为吞。刺中胆，一日半死，其动为呕。刺跗上⑨中大脉，血出不止，死。刺面中溜脉⑩，不幸为盲。刺头中脑户，入脑立死。刺舌下中脉太过，血出不止为瘖。刺足下布络中脉，血不出为肿。刺郄中大脉，令人仆脱色。刺气街中脉，血不出，为肿，鼠仆。刺脊间中髓，为伛。刺乳上中乳房，为肿根蚀。刺缺盆中内陷，气泄，令人喘咳逆。刺手鱼腹内陷，为肿。

无刺大醉，令人气乱。无刺大怒，令人气逆。无刺大劳人，无刺新饱人，无刺大饥人，无刺大渴人，无刺大惊人。

刺阴股，中大脉，血出不止，死。刺客主人内陷，中脉，为内漏、为聋。刺膝髌，出液，为跛。刺臂太阴脉，出血多，立死。刺足少阴脉，重虚出血，为舌难以言。刺膺中陷，中肺，为喘逆仰息。刺肘中内陷，气归之，为不屈伸。刺阴股下三寸内陷，令人遗溺。刺腋下胁间内陷，令人咳。刺少腹,中膀胱,溺出,令人少腹满。刺腨肠内陷,为肿。刺匡上陷骨中脉,为漏为盲。刺关节中液出,不得屈伸。

【注释】①禁数:禁,禁忌;数,几;禁数,指禁止针刺的地方有多少。②肝生于左,肺藏于右:肝主春生之气,应于东方,东方为左,所以肝生于左;同理,肺主秋收之气,应于西方,西方为右,所以肺藏于右。③心部于表:部,安排、布置,引申为调节。心在五行属火,心部于表,指心调节在表的阳气。④肾治于里:肾在五行中属水,调节在里的阴气。⑤脾为之使:使,指脾的传输功能。脾主运化,输送水谷精微营养至全身,所以脾为之使。⑥胃为之市:市,即市场。形容胃受纳水谷犹如货物集中于市场。⑦父母:指心肺两脏。⑧小心:心包及络脉。⑨跗上:足背。⑩溜脉:指与眼睛相流通的经脉。

【译文】黄帝问道:想听您说一说针刺时有哪些禁忌和注意事项?

岐伯回答道:五脏都有其对应的要害之处,不可以不注意。肝的功能在人体左侧,肺的功能在人体右侧;心脏主管着外部,肾脏治理着内部;胸膈之上,有心肺二脏如日月一般孕育生命。脾脏主司运送之功,像个差役;胃部容纳水和食物,像个集市;膈肓像父母提供新生命一样,上有能维持生命的气海,第七椎旁有心包络之心神的官室。这些重要部位在施针时,应当遵循法则才会有疗效,反之则会导致误刺的过失。

针刺时如果误中心脏,一日就会死,其外症可见出现噫气的症状。如果误刺肝脏,五日就会死,其发病状态是出现打哈欠的症状。如果误刺肾脏,六日就会死,其发病状态是会出现打喷嚏的症状。如果误中肺脏,三日就会死,其发病状态是会出现咳嗽的症状。如果误刺脾脏,十日就会死,其发病状态是出现吞咽的症状。如果误中胆部,一日半就会死,其发病状态是出现呕吐的症状。针刺脚面上,如果误伤骨间的大动脉,就会流血不止致失血而死。针刺面部,如果误刺溜脉,会使人不幸遭受眼盲。针刺头部,如果误伤了脑户穴,很快就会死亡。针刺舌下穴位,如果刺入动脉太深，会导致失血不止，以致失声最终不能说话。如果误刺损伤了足下的各处络脉，导致血液无法流出，就会发肿。针刺委中太深，误伤大脉，会使人晕倒、脸色变白。针刺气街穴，如果误伤血脉导致血液无法流出，就会瘀结而发肿，会牵扯得腹沟股也痛。针刺脊骨间，如果误伤脊髓，则会导致背曲病变。针刺乳中穴，如果伤害了乳房，乳房就会肿大，生成蚀疮。如果针刺缺盆穴过深，导致气外泄，造成患者喘逆。针刺手鱼际太深，会导致患者局部发肿。

不要针刺喝酒大醉的病人，如果刺了，会使人气脉紊乱。不可针刺正在大怒状态下的病人，如果刺了，会使人气血上逆。不可针刺疲劳过度的人，也不可刺过于饱的人，不可针刺饥饿过度的人，也不可刺极度口渴的人，不可针刺受到极大惊吓的人。

刺大腿内侧的穴位之时，如果误伤了大动脉，就会流血不止以致失血过多而亡。刺头面部的客主人穴时，如果误伤了近处其它络脉，会导致耳底生脓，使患者耳聋。针刺膝盖骨时，如果有液体流出，会使人跛足。针刺臂内侧的天府穴时，如果刺出血则大多情况下会使人很快死亡。针刺足少阴经脉时刺出血，会使肾气更加虚弱，造成舌头不灵活、无法说话的疾病。针刺胸膺太深，伤及肺脉，则会引发为气喘上咳、必须仰面呼吸的病症。针刺尺泽、曲泽两穴过深，造成气凝聚于人体局部，会使得手臂无法屈伸。针刺大腿内侧的部位太深，会导致人小便失禁。针刺胁肋之间的部位过深，会使人咳嗽。针刺少腹部过深，伤及到了膀胱，会使小逆流入腹腔，造成少腹胀满。针刺小腿肚过深，会导致小腿局部变肿。针刺眼眶骨时，如果伤害了眼周脉络，会导致泪流不止，严重者甚至失明。针刺腰脊处或四肢关节时，如果导致关节液流出，可能会使人失去伸屈活动的机能。

刺志论篇第五十三

黄帝问曰: 愿闻虚实之要。

岐伯对曰: 气实形实, 气虚形虚①, 此其常也, 反此者病。

谷盛气盛, 谷虚气虚, 此其常也, 反此者病。

脉实血实, 脉虚血虚, 此其常也, 反此者病。

帝曰: 如何而反?

岐伯曰: 气盛身寒, 气虚身热, 此谓反也;

谷入多而气少, 此谓反也; 谷入少而气多, 此谓反也;

脉盛血少, 此谓反也; 脉少血多, 此谓反也。

气盛身寒, 得之伤寒。气虚身热, 得之伤暑。

谷入多而气少者, 得之有所脱血, 湿居下也。谷入少而气多者, 邪在胃及与肺也。

脉小血多者, 饮中热②也。脉大血少者, 脉有风气③, 水浆不入, 此之谓也。

夫实者④, 气入也, 虚者, 气出也; 气实者热也, 气虚者寒也。入实者, 左手开针空也; 入虚者, 左手闭针空也。

【注释】①气实形实, 气虚形虚: 马莳注:"气者, 人身之气也; 形者, 人之形体也。气实则形实, 气虚则形虚, 此其相称者为正, 而相反则为病"。

②饮中热:饮酒过多,中焦郁热。③脉有风气:张介宾注:"风为阳邪,居于脉中,故脉大;水浆不入,则中焦无以生化,故血少"。④实者:指邪气盛实,下文虚者指正气虚弱。

【译文】黄帝说:我想听您说一说有关虚实的道理。

岐伯回答道:气充实则形体壮实,气不足则形体虚弱,这是人体正常的生理状态,反之则是病态。

食欲旺盛则气盛,食欲减弱则气虚,这是正常的现象,反之则是病态。

脉搏大而有力说明血实,脉搏小而细弱说明血虚,这是正常的现象,反则则是病态。

黄帝问道:那么不正常的现象是怎样的呢?

岐伯答道:体内气盛却感到身体寒冷,体内气虚却感到身体发热,这属于不正常的现象;饮食很多却气血不足,饮食很少反而气血旺盛,这是不正常的现象;脉搏充实有力但血管中的血液却很少,脉搏微弱但血液反而很多,这也是不正常的现象。

体内气盛却感到身体寒冷,是受了寒邪之气的伤害。体内气虚却感到身体发热,是受了暑气之邪的伤害。饮食很多却气虚,是由于曾有过大出血或者湿邪之气聚居于下部无法循环全身所致。不思饮食反而气血旺盛,是由于邪气聚结在胃部连及到肺部所致。脉搏微弱但血液反而很多,是由于留饮在中焦而生热。脉搏充实有力但血管中的血液却很少,是由于风邪之气侵入经脉之中,且水米不进所致。这些就是形成虚实反常的机制。

凡是实证,都是由于邪气过盛侵入人体所致;凡是虚症,都是由于人体阳气精气外泄所致。气实者大多表现为热象,气虚这大多表现为寒象。用针刺之法治疗实证时,起针时,左手不要按闭针孔,使邪气外泄;治疗虚症时,起针时,左手应该立即闭合针孔,不要让正气外泄。

针解篇第五十四

黄帝问曰：愿闻九针之解，虚实之道。

岐伯对曰：刺虚则实之者，针下热也，气实乃热也；满而泄之者，针下寒也，气虚乃寒也。

菀陈则除之者，出恶血也。

邪胜则虚之者，出针勿按。

徐而疾则实者，徐出针而疾按之；疾而徐则虚者，疾出针而徐按之。言实与虚者，寒温气多少也。

若无若有者，疾不可知也。

察后与先者，知病先后也。

为虚与实者，工勿失其法。若得若失者，离其法也。

虚实之要，九针最妙者，为其各有所宜也。

补泻之时者，与气开阖相合也。

九针之名，各不同形者，针穷其所当补泻也。

刺实须其虚者，留针阴气隆至，乃去针也；刺虚须其实者，阳气隆至，针下热，乃去针也。

经气已至，慎守勿失者，勿变更也。

深浅在志者，知病之内外也。近远如一①者，深浅其候等也。

如临深渊者，不敢堕也。手如握虎者，欲其壮也。神无营于众物者，静志观病人，无左右视也。

义无邪下者，欲端以正也。必正其神②者，欲瞻病人目制其神，令气易行也。

所谓三里者，下膝三寸也。所谓跗之者，举膝分易见也。巨虚者，蹻足胻独陷者。下廉者，陷下者也。

帝曰：余闻九针，上应天地，四时阴阳，愿闻其方，令可传于后世，以为常也。

岐伯曰：夫一天、二地、三人、四时、五音③、六律、七星、八风④、九野，身形亦应之，针各有所宜，故曰九针。

人皮应天；人肉应地；人脉应人；人筋应时；人声应音；人阴阳合气应律；人齿面目应星；人出入气应风；人九窍三百六十五络应野。

故一针皮，二针肉，三针脉，四针筋，五针骨，六针调阴阳，七针益精，八针除风，九针通九窍，除三百六十五节气，此之谓各有所主也。人心意应八风，人气应天，人发齿耳目五声，应五音六律，人阴阳脉血气应地，人肝目应之九。

【注释】①近远如一：近远，指针刺的深浅；如一，指候气的法则一样。②正其神：正，端正，引申为控制，即控制病人的精神活动。③五音：也称为"五声"，是古代中国五音声的宫、商、角、徵、羽。④八风：指八方之风。

【译文】黄帝问道：希望听您说一说九针之术，以及对虚实症状不同的治疗方法。

岐伯回答道：用针灸之法治疗虚症要用补法，针下如果有热感，说明正气充实了，因此针下才会发热；邪气过多应用泻法，针下如果有凉感，说明邪气变得衰弱了，因此才会发凉。血液郁积时间长了，应该用针放恶血的方法消除病症。邪气过多采用泻法治疗，是指起针时不要按闭针孔，让邪气泄出体外。所谓"徐而疾则实"，是指出针时要很慢，并在出针后迅速按闭针孔，以保证正气充实不外泄；所谓"疾而徐则虚"，是指出针要迅速，且出针后不要立即按闭针孔，使得邪气可以排出体外。此处所说实和虚的根据，是就气至之时针下凉感与热感的盛衰而言。如果热感和凉感若有若无、难以察觉，虚实就很难判断了。审察的先后，是指能辨别疾病变化的先后。要能辨别疾病是虚还是实，虚证采用补法，实证采用泻法。医生治病应该遵循这个原则。如果医生无法准确地把握病症的虚实，就会与正确的治疗方法相背离。运用虚实之法的关键在于巧妙地运用九针，因为九针各有其特点，适用于不同的病证。掌握针刺补泻的时间，应该遵循气的来去开阖的时间：气来时气孔张开，可采用泻法，气去时气孔闭合，可采用补法。九针的名称各不相同，形状各异，根据治疗的情况需要，能充分发挥各自的作用。

针刺实证需用泻法，下针后应留针，待出现较为明显的寒凉之感时方可出针。针刺虚证要达到补气的目的，需在针下留针，出现明显的热感时再出针。经脉中的气到来时，应谨慎守候不要使气丧失，也不要轻易变换下针手法。判断针刺的深浅，首先要察明疾病部位是在内还是在外，下针方法虽有深浅之分，但候气之法是相同的。行针时，应该像如临深渊、不敢失足那样小心谨慎。持针时，应该像握着老虎那样坚定有力。思想和精力不要被外界事物分散，要认真专心地观察病人，不可东张西望。下针的手法要正确，直刺，即要保持端正而下。下针后，一定要注视病人的双目以检查其神志，令其神正。三里穴是膝下外侧三寸之处的一处穴位。跗上穴在脚背上，取动脉可看清。巨虚穴举足时在小腿外侧肌肉凹陷处。下廉穴在小腿巨虚穴的下方。

黄帝说：我听说九针，在上应天地四时阴阳，希望听下其中的道理，便之流传于后世，作为治病的原则。

岐伯说：一天、二地、三人、四时、五音、六律、七星、八风、九野，人体各部分也是与自然界相对应的，而针也是根据各自所对应的病症所制，因此有九针之称。人的皮肤裸露在外，庇护着全身，对应着天，肌肉对应着地，像大地一般厚载着万物，经脉与人体相对应，筋对应着周身，各部分功能不一，如同一年四季气候各不相同，人的声音对应着五音，阴阳合气配合对应着高低不同的音律；人的牙齿和面目的组合排列对应着天上的星辰，人的呼吸之气对应着自然界的风，人的九窍三百六十五经络遍布全身，犹如百川纵横灌注于九野。所以九针之中，一针刺皮，二针刺肉，三针刺脉，四针刺筋，五针刺骨，六针调和阴阳，七针益精气，八针驱风邪，九针通九窍，方可祛除周身三百六十五节间的邪气。这就叫做针不同则功用和疗效不同。人的心意愿与八风相对应，人体内气的运行与天气的运行相对应，人的发、齿、耳、目五声和五音六律相对应，人体的阴阳经脉和气血的运行与江河大地相对应，人的肝脏精气对应两目，而双目又属于九窍，因此肝目与数九相对应。

长刺节论篇第五十五

刺家不诊，听病者言，在头，头疾痛，为针之，刺至骨病已，止无伤骨肉及皮，皮者道①也。

阳刺，入一傍四处，治寒热。深专者，刺大脏，迫脏刺背，背俞也，刺之迫脏，脏会②，腹中寒热去而止。与刺之要，发针而浅出血。

治痈肿者，刺痈上，视痈小大深浅刺。刺大者多血，小者深之，必端内针为故止。

病在少腹有积，刺皮䐃③以下，至少腹而止；刺侠脊两傍四椎间，刺两髂髎季胁肋间，导腹中气热下已。

病在少腹，腹痛不得大小便，病名曰疝，得之寒。刺少腹两股间，刺腰髁骨间，刺而多之，尽炅病已。

病在筋，筋挛节痛，不可以行，名曰筋痹。刺筋上为故，刺分肉间，不可中骨也。病起筋炅，病已止。

病在肌肤，肌肤尽痛，名曰肌痹，伤于寒湿。刺大分、小分，多发针而深之，以热为故。无伤筋骨，伤筋骨，痈发若变。诸分尽热，病已止。

病在骨，骨重不可举，骨髓酸痛，寒气至，名曰骨痹。深者刺，无伤脉肉为故。其道大分、小分，骨热，病已止。

病在诸阳脉，且寒且热，诸分且寒且热，名曰狂。刺之虚脉，视分尽热，病已止。病初发，岁一发，不治，月一发，不治，月四五发，名曰癫病。刺诸分诸脉，其无寒者，以针调之，病已止。

病风且寒且热，炅汗出，一日数过，先刺诸分理络脉；汗出且寒且热，三日一刺，百日而已。

病大风，骨节重，须眉堕，名曰大风。刺肌肉为故，汗出百日，刺骨髓，汗出百日，凡二百日，须眉生而止针。

【注释】①道：道路。皮肤为针刺出入的道路。②脏会：背部腧，是脏气聚会之处。③皮腨：《太素》作"腹齐"，杨上善注："故小肠有积，刺于齐腹，下至少腹。"是腹齐当乙作"齐腹"。指脐下五寸横纹处。

【译文】精通针灸之术的医生，在诊脉之前要先听病人的自诉。病在头部且头痛得很厉害，可以在头部相应部位取穴，用针刺之法治疗，针刺至头骨，痛感就消失了，那么病症即刻就能痊愈。但下针的深浅程度必须恰当，不要伤及骨肉和皮肤，虽然皮肤是下针的必经之道，仍应注意不要使其受到损伤。

阳刺的方法，就是在中间直刺一针，左右斜针四次，可以用来治疗寒热之症。如果病邪深入且邪气专攻内脏，则应当针刺五脏对应的穴位；如果邪气迫近五脏，应当刺背部的腧穴，因为背俞是五脏之气汇集的地方。下针后，等到腹中寒热之感消除后，才可停针。针刺的要领是出针时要稍微出一点血。

治疗痈肿病，应用针刺在痈肿的部位，并根据痈肿的大小决定下针的深浅以便放出脓血。痈肿部位较大的，针刺时宜多出血，对小且深的痈肿要深刺，且应保持端直进针为准，直到达到内部症结所在处。

病人少腹部生有积块，应针刺腹部下的部位，向下至少腹为止；然后再刺第四椎间两边夹背穴和髂骨两侧居髎穴，以及两季胁肋间京门穴，以引导腹中热气向下而行，如此一来病就能痊愈了。

疾病积聚在少腹，腹部疼痛且大小便不通的，此病叫做疝，是受寒所致。此时应刺腰部到两腿之间，以及腰部和髁骨间的穴位，针灸多个穴位，直到小腹都开始发热，病就能痊愈了。

疾病发生在筋，筋脉拘挛，关节疼痛、不能行走，此病名叫筋痹。针刺的方法是下针在病患所在的筋处，应该刺在分肉相连的地方，注意不要刺伤骨。下针后筋脉出现热感，表示病开始愈合，就可以停止针灸了。

疾病发生在肌肤的，全身肌肤均感疼痛，此病叫做肌痹，这种病是受寒湿邪气侵犯所致。治疗时应针刺大分、小分肉间，下针要深且应多施几针，以局部产生热感为准。注意不要损伤筋骨，如若伤及筋骨，寒气发作则会引起痛肿或其它病变。下针后等各处肌肉都出现热感，说明病邪已止，可以停止施针了。

疾病发生在骨，则会感到肢体沉重无法举起，如果感到骨髓深处十分酸痛，寒气深达至骨，这种病叫做骨痹。治疗时应深刺，以不伤及血脉肌肉为准则。针刺之道在大分和小分肉之间，下针后等到相应骨头部位感觉发热，说明病邪已止，可以停止施针了。

疾病发生在手足太阳、少阳、阳明等经脉的，出现时而寒冷或时而燥热的症状，且各分肉之间也有时而寒冷或时而燥热的感觉，这就叫狂病。针刺时应用泻法，观察各处分肉的情况，如果全部出现热感，说明病已开始痊愈，应该停止施针。此病，最初每年发作一次，如果不及时治疗，则会演变成每月发作一次；如果还不治疗，就会每月发作四到五次，这种病叫做癫病。应针刺各大、小分肉，若没有出现寒冷的感觉，就可以用针刺之法治疗，直到病痊愈为止。

风邪之气侵袭体内，出现时而寒冷时而燥热的症状，热时则会出汗，一天发作几次，应当首先针刺各分肉相应的皮肤和络脉；如果依然热时出汗且感觉时而寒冷时而燥热，可以三天施针一次，连续治疗一百天，病就能痊愈了。

如果病起于大风侵袭，出现骨节沉重，眉毛、胡须掉落，这种病叫做大风病。应该用针刺肌肉使其出汗，连续坚持一百天后，再刺骨髓，使之出汗，连续治疗一百天，总共二百天，直到眉毛、胡须重新生长才可停止施针。

卷之十五

皮部论篇第五十六

　　黄帝问曰：余闻皮有分部，脉有经纪，筋有结络^①，骨有度量，其所生病各异，别其分部，左右上下，阴阳所在，病之始终，愿闻其道。

　　岐伯对曰：欲知皮部，以经脉为纪者，诸经皆然。

　　阳明之阳，名曰害蜚，上下同法，视其部中，有浮络者，皆阳明之络也。其色多青则痛，多黑则痹，黄赤则热，多白则寒，五色皆见，则寒热也。络盛则入客于经，阳主外，阴主内。

　　少阳之阳，名曰枢持，上下同法，视其部中，有浮络者，皆少阳之络也。络盛则入客于经，故在阳者主内，在阴者主出，以渗于内，诸经皆然。

　　太阳之阳，名曰关枢，上下同法，视其部中，有浮络者，皆太阳之络也。络盛则入客于经。

　　少阴之阴，名曰枢儒，上下同法，视其部中，有浮络者，皆少阴之络也。络盛则入客于经，其入经也，从阳部注于经；其出者，从阴内注于骨。

心主之阴，名曰害肩，上下同法，视其部中，有浮络者，皆心主之络也。络盛则入客于经。

太阴之阴，名曰关蛰，上下同法，视其部中，有浮络者，皆太阴之络也。络盛则入客于经。

凡十二经络脉者，皮之部也。是故百病之始生也，必先于皮毛；邪中之则腠理开，开则入客于络脉；留而不去，传入于经；留而不去，传入于腑，廪②于肠胃。邪之始入于皮也，溯然③起毫毛，开腠理；其入于络也，则络脉盛，色变；其入客于经也，则感虚乃陷下；其留于筋骨之间，寒多则筋挛骨痛，热多则筋弛骨消，肉烁䐃破，毛直而败。

帝曰：夫子言皮之十二部，其生病皆何如？

岐伯曰：皮者，脉之部也。邪客于皮，则腠理开，开则邪入客于络脉；络脉满则注于经脉；经脉满则入舍于腑脏也。故皮者有分部，不与，而生大病也。

帝曰：善。

【注释】①结络：结，聚结；络，络属。②廪：王冰注："积也，聚也"。③溯然：王冰注："恶寒也"。

【译文】黄帝问道：我听说皮肤按照十二经脉的分布也划分了十二个部分，脉有经脉有络脉，筋有聚结和络属，骨有长短大小之分。它们所患疾病各有不同，其所发生的疾病要靠经脉在皮肤上所对应的区域进行划分治疗，上下左右、阴阳位置以及疾病发生的过程都要考虑到，我想听您讲一讲其中的道理。

岐伯回答道：要知道皮肤部位的划分，是以十二经脉循行的部位为纲纪的，各个经脉皆是如此。阳明经的阳叫"害蜚"，手、足阳明经脉的道理和治疗方法是一样的，其上下分属部位能浮现看见的络脉，都是属于阳明脉络，如果它们大多呈青色，为证痛；如果大多呈现黑色，则说明有证病；如果颜色多为黄赤色，说明有热证；如果颜色多为白色，说明有寒证；如果五种颜色都有，则说明是寒热相兼之证；如果络脉中邪气过盛，则会传入于经络中，络脉在外主阳，经脉在内属阴，凡是外邪的侵入，一般都是由络传入经，由表传至里的。

少阳经的阳名叫"枢持"，手、足少阳经的道理是一样的，如果看到其中有浮现的脉络，都属于少阳之络脉。络脉中的邪气过盛，就会向内传到经脉上，邪在阳分主内传入经，邪在阴分主外出。

太阳经的阳名叫"关枢"，手、足太阳经的道理是一样的。能看到的它分属部位所浮现的脉络，都是属于太阳经的络脉，络脉中的邪气过盛，就会向内传侵入本经。

少阴经的阴名叫"枢儒"，手、足少阴经的道理是一样的，能看到的它分属部位所浮现的脉络，都是属于少阴经的络脉。络脉中的邪气盛，就会向内传侵入本经，邪气侵入本经，首先是从阳部络脉注入到经络，然后从阴部经脉出，向内注入骨。

厥阴经的阴名叫"害肩"，手、足厥阴经的道理是一样的，能看到的它分属部位所浮现的脉络，都是属于厥阴经的络脉。络脉中的邪气盛，就会向内传侵入本经。

太阴经的阴名叫"关蛰"，手、足太阴经的道理是一样的，能看到的它分属部位所浮现的脉络，都是属太阴经的络脉。络脉中的邪气盛，就会向内传侵入本经。

总之，十二经络的各个分部，也分属于相对应的皮肤的各个分部。因此，百病的发生必受先从皮部开始，病邪中于皮部，则使腠理张开，因此病邪会通过皮肤侵入络脉之中；如果留滞不去，向内传入于经脉；如果再停留不去，病邪之气就会传入腑，聚积在肠胃中。病邪开始侵犯皮部时，会使人感到寒栗，汗毛竖起，腠理开泄。如果病邪之气侵入络脉，则会使络脉盛满，颜色发生特别的改变；如果病邪之气侵入经脉，会让病人感到虚弱无力，且经气内陷；如果病邪之气滞留在筋骨之间，寒邪之气过盛，则会导致筋痉挛和骨节疼痛；如果热邪之气过盛，则会导致筋脉骨松弛，因此软弱无力，会使得各处皮肉败坏、皮毛枯槁。

黄帝说，您说的皮部有十二个分部，他们发生的病症时是怎样呢？

岐伯说：皮肤是络脉分布的部位。邪气侵入皮肤，则腠理开泄，腠理开泄则病邪之气会由外部侵入络脉；络脉的邪气过盛满溢，则会向内注于经脉；经脉的邪气过盛满溢，则会进而侵入五脏六腑。所以说皮肤对应了十二经脉分属的部位，如果在刚开始病发时不及时预防或治疗，就会发展为大病。

黄帝说：说得很好。

经络论篇第五十七

黄帝问曰：夫络脉之见也，其五色各异，青黄赤白黑不同，其故何也?

岐伯对曰：经有常色，而络无常变也。

帝曰：经之常色何如?

岐伯曰：心赤、肺白、肝青、脾黄、肾黑，皆亦应其经脉之色也。

帝曰：络之阴阳，亦应其经乎?

岐伯曰：阴络之色应其经，阳络之色变无常，随四时而行也。寒多则凝泣，凝泣则青黑；热多则淖泽，淖泽则黄赤。此皆常色，谓之无病。五色具见者，谓之寒热。

帝曰：善。

【译文】黄帝道：络脉显露在外面，它们的五种颜色各有差异，如青、黄、赤、白、黑色各不相同，这是为什么呢?

岐伯回答道：经脉的颜色经常不变，而络脉则没有常色，会随着四时节气的改变而改变。

黄帝说：经脉的常色又是怎么样的呢?

岐伯说：心主赤色、肺主白色、肝主青色、脾主黄色、肾主黑色，他们都与其所属经脉的常色相对应。

　　黄帝说：络中之阴阳，也是与其经脉的主色相对应的吗？

　　岐伯说：阴络的颜色和它的经脉相对应，阳络的颜色则会经常发生变化，是随着四时季节的变化而变化的。寒气过多之时，气血运行迟缓，因此常出现青黑之色；热气过多之时，气血运行较为滑泽，因此多出现黄赤之色。这都是正常的颜色显示，称之为无病的表现。如果五种颜色全部显露，那么就称之为过寒或过热。

　　黄帝说：很好。

气穴论篇第五十八

黄帝问曰: 余闻气穴三百六十五, 以应一岁, 未知其所, 愿卒闻之。

岐伯稽首再拜对曰: 窘乎哉问也! 其非圣帝, 孰能穷其道焉! 因请溢意尽言其处。

帝捧手逡巡而却曰: 夫子之开余道也, 目未见其处, 耳未闻其数, 而目以明, 耳以聪矣。

岐伯曰: 此所谓圣人易语, 良马易御也。

帝曰: 余非圣人之易语也, 世言真数开人意, 今余所访问者真数, 发蒙解惑, 未足以论也。然余愿闻夫子溢志尽言其处, 令解其意, 请藏之金匮①, 不敢复出。

【注释】①金匮: 金色的盒子, 一般用于存放比较贵重的或具有纪念意义的东西。

【译文】黄帝问: 我听说人体有三百六十五个气穴, 与一年中的天数相对应, 但不知道它们所对应的位置, 想听您详尽地说一说。

岐伯再次鞠躬拜下并回答道: 您提出的这个问题很重要, 如果不是圣明的君主, 谁会去推究这些道理呢! 因此请允许我详尽地把气穴的相关部位一一讲述出来。

黄帝谦逊地拱手说道: 先生所言, 对我启发很大, 虽然我还未看到所讲的具体穴位, 还没听到相关的具体数字, 但已经使我耳聪目明得有所领悟了。

岐伯说：您的领会如此深刻，这就是所谓的"圣人易语，良马易御"！

黄帝说道：我并非是易语的圣人，人们都说懂得气穴的道理可以开阔人的思想，现在我向您咨询的就是这个，主要是希望能启发我的蒙昧、使我解除疑惑，还谈不上谈论深奥的理论。然而我希望听您详细、尽情地讲述气穴的全部部位，使我能了解其中的含义，我会将经验收藏于金匮之中，不敢轻易失掉或者传授它人。

岐伯再拜而起曰：臣请言之。背与心相控而痛，所治天突与十椎及上纪。上纪者，胃脘也，下纪者，关元也。背胸邪系阴阳左右，如此其病，前后痛涩，胸胁痛而不得息，不得卧，上气短气偏痛，脉满起，斜出尻脉，络胸胁，支心贯鬲，上肩加天突，斜下肩交十椎下。

脏俞五十穴，腑俞七十二穴，热俞五十九穴，水俞五十七穴，头上五行行五，五五二十五穴，中膂两傍各五，凡十穴，大椎上两傍各一，凡二穴，目瞳子浮白二穴，两髀厌分中二穴，犊鼻二穴，耳中多所闻二穴，眉本二穴，完骨二穴，项中央一穴，枕骨二穴，上关二穴，大迎二穴，下关二穴，天柱二穴，巨虚上下廉四穴，曲牙二穴，天突一穴，天府二穴，天牖二穴，扶突二穴，天窗二穴，肩解二穴，关元一穴，委阳二穴，肩贞二穴，瘖门一穴，脐一穴，胸俞十二穴，背俞二穴，膺俞十二穴，分肉二穴，踝上横二穴，阴阳跷四穴。水俞在诸分，热俞在气穴，寒热俞在两骸厌中二穴，大禁二十五，在天府下五寸。凡三百六十五穴，针之所由行也。

帝曰：余已知气穴之处，游针之居，愿闻孙络谿谷，亦有所应乎？

岐伯曰：孙络三百六十五穴会，亦以应一岁，以溢奇邪，以通荣卫，荣卫稽留，卫散荣溢，气竭血著，外为发热，内为少气。疾泻①无怠，以通荣卫，见而泻之，无问所会。

【注释】①疾写：迅速采用泻的方法。写，通"泻"。

【译文】岐伯再拜而起，说道：我现在就来谈一谈吧！背部与胸部互相牵引而感到疼痛，治疗时应该取任脉的天突穴，督脉的中枢穴以及上、下两纪。上纪就是中脘穴，下纪就是指关元穴。后背在后因此为阳，胸部在前因此为阴，经脉相交于阴阳左右，因此患者胸部和背部相互牵引而感到痹涩，胸胁痛得无法呼吸，不能平卧，上气喘息，呼吸急促，或胸部一侧偏痛，如果经脉中的邪气过盛则会泛溢于络，此络从尻脉斜出，络胸部、支心贯穿横膈，上肩胛，再行至天突，再斜下至肩，与之交汇于背部第十椎节下。

脏俞有左右共五十个穴位，腑俞有左右共七十二个穴位，与治疗热病有关的有五十九个穴位，与治疗诸水病有关的有五十七个穴位。头部有五行，每行有五穴，五五共二十五个穴位。背部脊椎两侧与五脏有关的各有五个穴位，总共十穴。大椎下有二穴，目童子与浮白共二穴，两髀枢中有环跳二穴，犊鼻二穴，听宫二穴，攒竹二穴，完骨二穴，风府一穴，枕骨二穴，上关二穴，大迎二穴，下关二穴，天柱二穴，上巨虚，下巨虚左右共四穴，颊车二穴，天突一穴，天府二穴，天牖二穴，扶突二穴，天窗二穴，肩井二穴，关元一穴，委阳二穴，肩贞二穴，瘖门一穴，神阙一穴，胸俞共十二穴，大杼二穴，膺俞十二穴，分肉二穴，交信、跗阳左右共四穴，阴蹻阳蹻左右共四穴。治疗诸水病的腧穴，都在各经脉的诸分肉间；治疗热病的腧穴，都在精气相交汇集的地方；治疗寒热的腧穴，在两膝关节处的外侧。大禁之穴是天府下的五里穴。以上总共三百六十五个穴位，都是针刺的部位。

黄帝说：我已经知道气穴所在之处了，还希望听您讲一讲孙络与谿谷，它们是不是也有所对应呢？

岐伯说：孙络与三百六十五穴相会，也和一岁相对应，它可以去除奇邪之气。孙络在内通经脉以保证营卫的通行，如果病邪之气在营卫处滞留，会导致卫气涣散，营血泛溢，若卫气散尽，营气留滞不通，在外则会导致发热，在内导致气短，因此应迅速采用针刺之泻法，使营卫通畅，只要见到这种病状，就立即用泻法，不必考虑其穴会之处。

帝曰：善。愿闻谿谷之会也。

岐伯曰：肉之大会为谷，肉之小会为谿。肉分之间，谿谷之会，以行荣卫，以会大气。邪溢气壅，脉热肉败，荣卫不行，必将为脓，内销骨髓，外破大腘，留于节凑，必将为败。积寒留舍，荣卫不居，卷肉缩筋，肋肘不得伸，内为骨痹，外为不仁，命曰不足，大寒留于谿谷也。谿谷三百六十五穴会，亦应一岁。其小痹淫溢，循脉往来，微针所及，与法相同。

帝乃辟左右而起，再拜曰：今日发蒙解惑，藏之金匮，不敢复出。乃藏之金兰之室，署曰《气穴所在》。

岐伯曰：孙络之脉别经者，其血盛而当泻者，亦三百六十五脉，并注于络，传注十二络脉，非独十四络脉也，内解泻于中者十脉。

【译文】黄帝说：好。我还想听一听关于谿骨之会合的情况。

岐伯说道：肌肉的大会合的处叫"谷"，肌肉与肌肉的小会合处叫"谿"。在肌肉的纹理之间，正是谿谷会合的地方，可以通行营卫，也可以会合宗气。如果外邪侵入且泛溢，正气壅滞，就会导致经血发热、肌肉败坏，营卫阻塞无法畅通，必将造成肌肉肿胀，在内会消蚀骨髓，在外会使肌肉溃烂，如果邪气留滞在关节肌腠，必将使得髓液溃烂为脓，使筋骨败坏。如果寒邪之气积留不去，则会使营卫不能正常通行，以致筋络卷缩，手胁肋不能伸展，如此一来，在内可能引发骨痹之症，在外会使肌肤麻木不仁，这是寒气滞留在谿骨所致。谿谷与三百六十五穴相会，也和一岁时间相对应。如果是小寒，寒邪之气在孙络的小痹，发展久了邪气也会随着经脉往来流通成疾，用微针可以治疗，方法与一般的针刺法相同。

　　黄帝于是遣退左右、起身再拜，说：今天您的一番话启发了我的愚昧，解除了我的疑惑，我会把它藏于金匮中，不敢轻易失掉或者传给他人。于是随即藏于金兰之室，署名叫《气穴所在》。

　　岐伯说：孙络之脉是属于经脉的支别，其气血充盛时能倾泻而出，因此它与三百六十五脉相同，再转注到十二络脉，就并非只是与十四络脉相连贯了。因此如果骨节之中的经络受邪气入侵，也能随时向内转注到五脏之脉中。

气府论篇第五十九

足太阳脉气所发者, 七十八穴: 两眉头各一, 入发至项三寸半, 傍五, 相去三寸。其浮气在皮中者, 凡五行, 行五, 五五二十五, 项中大筋两傍各一, 风府两傍各一, 侠背以下至尻尾二十一节, 十五间各一, 五脏之俞各五, 六腑之俞各六, 委中以下至足小指傍各六俞。

足少阳脉气所发者六十二穴: 两角上各二, 直目上发际内各五, 耳前角上各一, 耳前角下各一, 锐发下①各一, 客主人各一, 耳后陷中各一, 下关各一, 耳下牙车之后各一, 缺盆各一, 腋下三寸, 胁下至胠, 八间各一, 髀枢中傍各一, 膝以下至足小指次指各六俞。

足阳明脉气所发者六十八穴: 额颅发际傍各三, 面鼽骨空各一, 大迎之骨空各一, 人迎各一, 缺盆外骨空各一, 膺中骨间各一, 侠鸠尾之外, 当乳下三寸, 侠胃脘各五, 侠脐广三寸各三, 下脐二寸侠之各三, 气街动脉各一, 伏兔上各一, 三里以下至足中指各八俞, 分之所在穴空。

手太阳脉气所发者三十六穴: 目内眦各一, 目外各一, 鼽骨下各一, 耳郭上各一, 耳中各一, 巨骨穴各一, 曲掖上骨穴各一, 柱骨上陷者各一, 上天窗四寸各一, 肩解各一, 肩解下三寸各一, 肘以下至手小指本各六俞。

手阳明脉气所发者二十二穴: 鼻空外廉、项上各二, 大迎骨空各一，柱骨之会各一，髃骨之会各一，肘以下至手大指、次指本各六俞。

手少阳脉气所发者三十二穴：龂骨下各一，眉后各一，角上各一，下完骨后各一，项中足太阳之前各一，侠扶突各一，肩贞各一，肩贞下三寸分间各一，肘以下至手小指、次指本各六俞。

督脉气所发者二十八穴：项中央二。发际后中八，面中三，大椎以下至尻尾及傍十五穴，至骶下凡二十一节，脊椎法也。

任脉之气所发者二十八穴：喉中央二，膺中骨陷中各一，鸠尾下三寸，胃脘五寸，胃脘以下至横骨六寸半一，腹脉法也。下阴别一，目下各一，下唇一，龂交一。

冲脉气所发者二十二穴：侠鸠尾外各半寸至脐寸一，侠脐下傍各五分至横骨寸一，腹脉法也。

足少阴舌下，厥阴毛中急脉各一，手少阴各一，阴阳蹻各一，手足诸鱼际脉气所发者，凡三百六十五穴也。

【注释】①锐发下：《针灸学简编》始称"耳和髎穴"。下文"客主人"也是穴位名。

【译文】足太阳膀胱经的脉气所发共有七十八个穴位；在两眉间的陷中左右各有一穴，从眉头向上行至发际，其正中至前顶穴，上有神庭、上星、囟会三穴，共长三寸半。脉其浮于前顶居中的部位有所谓五行，即中行、次两行和外两行，相距三寸，每行五穴，一共有五行，共五五二十五穴，颈项上的大筋两边左右各有一穴，天柱穴、风府穴旁各有一穴，由此下行脊背两侧，向下再骶尾骨处有二十一椎节，其中十五个椎间其左右各有一个重要穴位；五脏的俞穴，其左右各有一穴位；六腑的俞穴，从委中穴向下到足中趾旁，左右各有六个俞穴。

足少阳胆经脉气所发处共有六十二个穴位，分别是：头两角上各有二穴；从瞳孔向上至发际处，其内各有五个穴位；两耳的前角上各有一穴；

锐发下各有一穴；客主人穴左右各有一穴；耳后陷中各有一穴；下关处左右各一穴；两耳下牙车后各有一穴；缺盆处各有一穴总共三穴；从腋下三寸至季肋，八肋之间各有一穴；髀枢中旁边各有一穴；膝盖以下至足第四趾小趾侧有阳陵泉、阳辅、丘墟、临泣、侠溪、窍阴六穴。

足阳明胃经脉气所发处共有六十八个穴位，分别是：额头颅骨发际旁各有三穴；颧骨骨空中间各有一穴；大迎穴在骨空陷中各有一穴；结喉旁人迎穴左右各有一穴；缺盆外骨空陷中左右各有一穴；膺中的骨空陷中各有一穴；在侠鸠尾之外、乳下三寸的侠胃脘左右各有五穴；侠脐横开三寸左右各三穴；肚脐下二寸左右各有三穴；气街穴在动脉跳动处左右各有一穴；在伏兔上各有一穴；从足三里向下到足中趾，其间左右各有八个俞穴，它们各自去往相应的空窍处。

手太阳小肠经脉气所发处共有三十六个穴位，分别是：目内眦各一穴，眼睛外侧各有一穴，颧骨下各一穴，耳廓之上各有一穴，耳中部位有听宫二穴，巨骨穴左右各一穴；曲腋上骨空各有一穴；柱骨上陷处各有一穴；天窗穴向上四寸各一穴；肩解部各一穴；肩解部向下三寸处各有一穴；手肘以下至小指指端共有六俞。

手阳明大肠经脉气所发处有二十二个穴位，分别是；鼻孔的外侧、项部各二穴；大迎穴在下颌骨空间处各有一穴；柱骨相会之处各有一穴；髃骨相会之处各有一穴；手肘以下至大指次指共有六俞。

手少阳三焦经脉气所发处有三十二个穴位，分别是：颧骨下各一穴；眉后各一穴；耳前角上各一穴；完骨后往下处各有一穴；项中足太阳经之前有风池二穴；侠扶突的外侧各一穴；肩贞穴左右各有一穴；肩贞往下三寸各分肉之间有三穴；手肘以下至小指次指共有六俞。

督脉脉气所发处有二十八个穴位，分别是：颈项中央有两个穴位；前发际中间向后延伸处有八穴；面部中央有三穴；大椎以下至尻尾共有十五穴；从大椎至尾骨共二十一骨节，这是根据脊椎来确定穴位的推算方法。

任脉之气所发处有二十八个穴位，分别是：喉部中间有两个穴位；胸膺中骨陷处各有六个穴位，鸠尾向下三寸，自胃部向上至神阙穴五寸间有五穴，神阙穴至横骨毛际有六寸半，共有六个穴位，这是在腹部取穴位的方法。曲骨往下至前后阴之间有会阴穴，双目之下各有一穴，唇下有一穴，上齿缝处有一穴。

冲脉之经气所发处有二十二个穴位，分别是：侠鸠尾外两边开半寸向下至脐部共有六穴，每个穴位相距一寸；从脐部旁边开半寸，向下至横骨处各有五穴，这是取腹部经脉上穴位的方法。

足少阴肾经脉气所发处，在舌下共有二穴，足厥阴肝经在毛际中各有一穴；阴跷、阳跷各有一穴；手足上的鱼际也是脉气发生的部位，以上一共三百六十五穴。

卷之十六

骨空论篇第六十

黄帝问曰：余闻风者百病之始也，以针治之奈何？

岐伯对曰：风从外入，令人振寒，汗出，头痛，身重，恶寒，治在风府，调其阴阳。不足则补，有余则泻。

大风颈项痛，刺风府，风府在上椎。大风汗出，灸譩譆，譩譆在背下侠脊傍三寸所，厌之，令病者呼譩譆，譩譆应手。

从风憎风，刺眉头。失枕，在肩上横骨间，折，使揄臂，齐肘正，灸脊中。䏚络季胁引少腹而痛胀，刺譩譆。腰痛不可以转摇，急引阴卵，刺八髎与痛上。八髎在腰尻分间。鼠瘘寒热，还刺寒府。寒府在附膝外解营。取膝上外者使之拜，取足心者使之跪。

任脉者，起于中极之下，以上毛际，循腹里，上关元，至咽喉，上颐循面入目。冲脉者，起于气街，并少阴之经，侠脐上行，至胸中而散。任脉为病，男子内结七疝①，女子带下瘕聚②。冲脉为病，逆气里急。

督脉为病，脊强反折。督脉者，起于少腹以下骨中央，女子入系廷孔，其孔，溺孔之端也。其络循阴器，合篡③间，绕篡后，别绕臀至少阴，与巨阳中络者合。少阴上股内后廉，贯脊属肾，与太阳起于目内眦、上额、交巅上、入络脑，还出别下项，循肩髆内侠脊抵腰中，入循膂，络肾。其男子循茎下至篡，与女子等。其少腹直上者，贯脐中央，上贯心，入喉，上颐环唇，上系两目之下中央。此生病，从少腹上冲心而痛，不得前后，为冲疝；其女子不孕，癃痔，遗溺，嗌干。督脉生病治督脉，治在骨上，甚者在脐下营。

其上气有音者，治其喉中央，在缺盆中者，其病上冲喉者，治其渐，渐者上侠颐也。蹇，膝伸不屈，治其楗。坐而膝痛，治其机。立而暑解，治其骸关。膝痛，痛及拇指，治其腘。坐而膝痛如物隐者，治其关。膝痛不可屈伸，治其背内。连骺若折，治阳明中俞髎，若别，治巨阳少阴荥。淫泺胫痠，不能久立，治少阳之维，在外踝上五寸。

【注释】①七疝：七种疝病。②瘕聚：一种疾病，主要分布于腹部脐下。③篡：医学上的人体部位名，与"会阴穴"部位相当。

【译文】黄帝问：我听说风邪是引起百病的根由，应该怎样用针刺法来治疗呢？

岐伯回答道：风邪由外部侵入人体，使人出现寒战、出汗、头痛、身重、畏寒等症状。治疗时应风府穴，以调和其阴阳。如果正气不足针刺时就采用补法，邪气有余就采用泻法。

受风邪之气而引发颈项疼痛的，应该针刺风府穴。风府穴在脊椎第一骨节上。如果受风邪之气导致不停出汗的，应该针灸譩譆穴。譩譆穴在背部第六脊椎骨下旁开三寸处，用手指按压其穴位，可使患者感到疼痛而发出"譩譆"的声音声，此时譩譆穴应在手指下会有跳动之感。

见风就害怕的病人，应针刺眉头的攒竹穴。失枕的颈项肌肉强痛的，应当去肩上横骨间的位置下针。如果手臂疼痛得好像被折断的，应当让病人屈伸手臂，取两肘相合的姿势，取脊部中央的相应位置，施以针灸。从络季胁牵引至少腹处而感到疼痛发胀的，应针刺譩譆穴。腰痛以致无法转动的，痛到极处会牵引至睾丸，应该针刺八髎穴和疼痛的地方，八髎穴在腰尻筋肉分间的空隙处。得了鼠瘘寒热之症，应该针刺寒府穴。寒府位于膝上外侧骨缝中间，取膝上外侧的孔穴时，要让病人做揖拜的姿势，取脚底的涌泉穴时，应该使病人采取跪坐的姿势。

任脉经起源于少腹处的中极穴下，向上经过毛际再到腹部，再通过关元穴到咽喉处，向上至颐，最后循行于面部、进入目中承泣穴。所谓冲脉，起源于气街穴，与足少阴经脉相并，侠脐左右上行，布散胸中。任脉如果发生病变，男子则会在腹内结为七种疝病，女子则会形成带下或瘕聚之症。冲脉如果发生病变，则会使气向上逆冲，腹中拘急疼痛。

督脉如果发生病变，会导致脊柱强硬反折。督脉起源于小腹下的横骨中央，在女子，则入内系于至廷孔，廷孔就是尿道的外端。然后从这里分出一支络脉，循着阴户在阴部会合，再分别绕过肛门后面，绕行至臀部直到足少阴经与足太阳经中的络脉，与足少阴经相结合，然后向上行至骨内后面，贯穿整个脊柱，连属于肾脏，与足太阳经共起于目内眦，向上行至额部，交会于巅顶，在内联络于脑，复返出脑，沿着左右颈项下行循至脊膊处，内行侠脊，再抵腰中，入内循膂络于肾即止。在男子身上，督脉会循至阴茎，下至会阴，结构道理与女子是相同的。不同之处在于，其后它从少腹直上，穿过肚脐中央，再往上贯入心脏，接着入喉，上行可环绕至口唇，再向上则系于两目中央之下。当它发生病变时，症状便是气从少腹向上冲心而痛，大、小便不通，称为冲疝；此症会导致女子不孕不育，或引发小便不利、痔疾、遗尿、咽喉干燥等症状。总而言之，督脉病变还应该从督脉下手治疗，病轻者可从横骨上的曲骨穴治疗，病重者则应取肚脐下的阴交穴。

对于气逆而上、气喘有声的病人，治疗时应取其喉部中央的天突穴，此穴在缺盆中间。如果患者气逆上行充于咽喉，治疗时应取其大迎穴，即在脸上的夹颐处。如果患者膝关节能伸不能屈、以致行走困难，治疗时应针刺其股部经穴。坐下时膝盖疼痛，治疗时应取环跳穴。站立时膝关节感到热痛，治疗时应取膝关节处的经穴。如果膝盖疼痛，以致牵引到拇趾，治疗时应针刺膝弯处的委中穴。坐下时膝盖疼痛，好像有东西隐藏其中的，治疗时针刺承扶穴。膝盖疼痛以致无法屈伸活动的，治疗时应取足太阳经上的腧穴。如疼痛牵连至尻骨，好像骨头被折断似的，治疗时应取阳明经中俞髎穴，膝盖疼得好像与股部分开一样，应取足太阳和足少阴经的荥穴。胫骨酸痛无力无法久立，应取少阳之络光明穴，位置在外脚踝向上五寸处。

辅骨上横骨下为楗，侠髋为机，膝解为骸关，侠膝之骨为连骸，骸下为辅，辅上为腘。腘上为关，头横骨为枕。

水俞五十七穴者：尻上五行，行五；伏兔上两行，行五；左右各一行，行五；踝上各一行，行六穴。髓空在脑后三分，在颅际锐骨之下，一在断基下，一在项后中复骨下，一在脊骨上空在风府上。脊骨下空，在尻骨下空。数髓空在面侠鼻，或骨空在口下当两肩。两髆骨空，在髆中之阳。臂骨空在臂阳，去踝四寸，两骨空之间。股骨上空在股阳，出上膝四寸。骱骨空在辅骨之上端。股际骨空在毛中动脉下。尻骨空在髀骨之后，相去四寸。扁骨有渗理腠，无髓孔，易髓无空。

灸寒热之法，先灸项大椎，以年为壮数①；次灸橛骨，以年为壮数。视背俞陷者灸之，举臂肩上陷者灸之，两季胁之间灸之，外踝上绝骨之端灸之，足小指次指间灸之，腨下陷脉灸之，外踝后灸之，缺盆骨上切之坚痛如筋者灸之，膺中陷骨间灸之，掌束骨下灸之，脐下关元三寸灸之，毛际动脉灸之，膝下三寸分间灸之，足阳明跗上动脉灸之，巅上一灸之。犬所啮之处灸之三壮，即以犬伤病法灸之。凡当灸二十九处。伤食灸之，不已者，必视其经之过于阳者，数刺其俞而药之。

【注释】①壮数：针灸学名词，施灸时所用艾炷的数目。每燃灸一个艾炷，即称一壮。

【译文】辅骨之上、横骨之下的部位叫做"楗"，髋骨相连处叫"机"。膝部的关节骨头缝处叫"骸关"。侠膝两边的高骨叫"连骸"。连骸下面的叫"辅骨"。辅骨之上是膝弯，叫"腘"。腘之上的骨节叫"关"，项部后面的横骨叫"枕骨"。

治疗水病的俞穴共有五十七个，分别是：尻骨上有五行，每行各有五穴；伏兔上方有两行，每行各五穴；左右各一行，每行各有五穴；足内踝上部各一行，每行各有六穴。髓空在脑后分为三处，均位于颅骨边锐骨下方，一处在龈基下，一处项后正中的复骨之下，一处在脊骨上空的风府穴上；脊骨下空位于尻骨下方的孔穴中，在面部侠鼻两旁有数个髓空，有的骨空则在口唇下方与两肩平行的位置；两肩膊的骨空在肩膊阳侧，臂骨的骨空在臂骨阳侧，距离腕骨有四寸，位于两骨空隙之间；股骨上的骨空在膝上四寸之处。尻骨骨空在辅骨上端，骨际的骨空位于阴毛里的动脉之下；尻骨的骨空在髀骨的后方，相距四寸。扁骨有血脉渗透的纹理聚合，没有连通骨髓的孔穴。

针灸治疗寒热之症的方法，是先针灸项后大椎穴，根据病人年龄决定艾灸的壮数；其次灸尾骨的尾闾穴，也是以年龄来确定为艾灸的壮数。观察背部，如有凹陷的地方用灸法，上举手臂与肩上相连处有凹陷的地方用灸法，季胁之间用灸法，足外踝上的部位用灸法，足小趾与次趾之间用灸法，腨下凹陷处的承山穴用灸法，足外踝骨后方用灸法，用手按缺盆骨上方，感觉坚硬如筋且病人感到疼痛的地方用灸法，胸膺中骨间凹陷处用灸法，手腕横骨之下的大陵穴用灸法，肚脐下三寸的关元穴可用灸法，阴毛边缘的动脉搏动处可用灸法，膝下三寸的三里穴可用灸法，足阳明经处之足背动脉可用灸法，头巅顶百会穴亦可用灸法。如果被狗咬伤，可以先在伤患处灸三壮，再按犬伤治疗的办法进行诊治。以上针灸治疗寒热之症的部位一共二十九处。因伤食而引发寒热症，灸后病仍不见好的，必须仔细观察它阳邪过盛的经脉处，多刺其腧穴，并且搭配药物治疗。

水热穴论篇第六十一

黄帝问曰：少阴何以主肾？肾何以主水？

岐伯对曰：肾者，至阴也；至阴者，盛水也。肺者，太阴也。少阴者，冬脉也。故其本在肾，其末在肺，皆积水也。

帝曰：肾何以能聚水而生病？

岐伯曰：肾者，胃之关也，关门不利，故聚水而从其类也。上下溢于皮肤，故为胕肿。胕肿者，聚水而生病也。

帝曰：诸水皆生于肾乎？

岐伯曰：肾者，牝脏也。地气上者，属于肾，而生水液也，故曰至阴。勇而劳甚，则肾汗出；肾汗出逢于风，内不得入于脏腑，外不得越于皮肤，客于玄府，行于皮里，传为胕肿。本之于肾，名曰风水。所谓玄府者，汗空①也。

帝曰：水俞五十七处者，是何主也？

岐伯曰：肾俞五十七穴，积阴之所聚也，水所从出入也。尻上五行、行五者，此肾俞。故水病下为胕肿大腹，上为喘呼、不得卧者，标本俱病。故肺为喘呼，肾为水肿，肺为逆不得卧，分为相输。俱受者，水气之所留也。伏兔上各二行、行五者，此肾之街也。三阴之所交结于脚也。踝上各一行、行六者，此肾脉之下行也，名曰太冲。凡五十七穴者，皆藏之阴络，水之所客②也。

【注释】①汗空: 汗孔。②客: 集结。

【译文】黄帝问: 少阴为什么是主肾? 肾为什么是主水呢?

岐伯回答道: 肾在五脏中属于至阴之脏至阴属水, 因此肾脏是主水的器官。肺属于太阴, 肾脉属于少阴, 是旺于冬令的经脉。因此水的源头在肾, 其末在肺, 肺、肾两脏都可以积聚水液而为病。

黄帝问道: 肾为什么能够积聚水气从而导致人生病呢? '

岐伯说: 肾是胃的阀门, 阀门关闭不通畅, 水就停滞而聚积在一起, 最终导致患病。水在人体内部泛溢于皮肤, 因此会导致浮肿。浮肿的原因, 就是水液不断积聚最终导致生病。

黄帝问道: 所有的水病都是由于肾的原因导致的吗?

岐伯说: 肾脏属阴。地气由下至上与肾脏相通, 会气化形成水液, 故此取名叫做"至阴"。如果有的人自视神勇, 而劳作或者房事过甚, 则会出汗; 出汗时如果遇到风邪之气, 邪气从开泄的皮肤腠理侵入, 导致汗孔骤闭, 余汗尚未出尽, 向内不能回到脏腑中, 向外也无法从皮肤排泄出体外, 于是滞留在玄府之中, 游走与皮肤之间, 最后形成浮肿之症。此病的根本在于肾, 名字叫"风水"。所谓玄府, 就是皮肤上的汗孔。

黄帝问: 治疗水病的俞穴有五十七处, 它们属哪脏所主呢?

岐伯回答说: 肾俞有五十七个穴位, 是阴气聚集的地方, 水液也是从此处出入。尻骨上有五行, 每行有五个穴位, 这些是肾的俞穴。因此水病表现在下部浮肿、腹部肿胀, 在上表现为呼吸急促、无法平卧, 这是标本同病的表现。因此肺病表现为呼吸急促, 肾病表现为水肿, 肺病也表现为水气逆行而上导致无法平卧; 肺与肾二者之间相互输出又相互影响, 是水气聚积的地方。如果肺、肾都发生了病症, 则是由于水气滞留其中的缘故。伏兔上方各有两行, 每行各有五穴, 此处是肾气通行的重要道路, 与肝经、脾经交结在脚上。足内踝上方各有一行, 每行各有六穴, 这是肾脉向下行至于脚的部分, 名叫"太冲"。以上共有五十七个穴位, 都隐藏在人体深处的脉络中, 也是水气容易聚积的地方。

帝曰: 春取络脉分肉①, 何也?

岐伯曰: 春者木始治, 肝气始生; 肝气急, 其风疾, 经脉常深, 其气少, 不能深入, 故取络脉分肉间。

帝曰: 夏取盛经分腠②, 何也?

岐伯曰: 夏者火始治, 心气始长, 脉瘦气弱, 阳气留溢, 热熏分腠, 内至于经, 故取盛经分腠。绝肤而病去者, 邪居浅也。所谓盛经者, 阳脉也。

帝曰: 秋取经俞, 何也?

岐伯曰: 秋者金始治, 肺将收杀, 金将胜火, 阳气在合, 阴气初胜, 湿气及体, 阴气未盛, 未能深入, 故取俞以泻阴邪, 取合以虚阳邪, 阳气始衰, 故取于合。

帝曰: 冬取井荥, 何也?

岐伯曰: 冬者水始治, 肾方闭, 阳气衰少, 阴气坚盛, 巨阳伏沉, 阳脉乃去, 故取井以下阴逆, 取荥以实阳气。故曰: 冬取井荥, 春不鼽衄。此之谓也。

帝曰: 夫子言治热病五十九俞, 余论其意, 未能领别其处, 愿闻其处, 因闻其意。

岐伯曰: 头上五行行五者, 以越诸阳之热逆也; 大杼、膺俞、缺盆、背俞, 此八者, 以泻胸中之热也; 气街、三里、巨虚上下廉, 此八者, 以泻胃中之热也; 云门、髃骨、委中、髓空, 此八者, 以泻四肢之热也; 五脏俞傍五, 此十者, 以泻五脏之热也。凡此五十九穴, 皆热之左右也。

帝曰: 人伤于寒而传为热, 何也?

岐伯曰: 夫寒盛则生热也。

【注释】①分肉: 指肌肉, 前人称肌肉外层为白肉, 内层为赤肉, 赤白相分, 或谓肌肉间界限分明, 故名。指皮内近骨之肉与骨相分者。②分腠: 指分肉和腠理所处部位, 合称分腠。

【译文】黄帝问: 在春天进行针刺, 应该取络脉分肉之间, 这是为什么呢?

岐伯说: 春天是万木发生的季节, 木气正当令, 此时人体中, 与之相应的肝气也开始发生; 肝气的特性是急躁, 好像瞬息万变的风一样变幻迅速, 但肝的经脉往往藏得很深, 而风才刚发生, 风邪之气尚弱, 不能深入经脉, 所以只需浅刺只能取络脉分肉之间了。

黄帝问: 在夏天进行针刺, 应取盛经分腠之间, 这是为什么呢?

岐伯答道: 夏天是火气开始当令的时候, 体内的心气开始渐渐生长旺盛起来; 因此虽然有的脉形瘦小、搏动力度较弱, 但是阳气却十分充盈, 热气熏蒸于肌肉腠理之间, 向内牵涉至经脉, 所以针刺时应当取盛经分腠。针刺只要透过皮肤而病就可达到痊愈, 这和邪气处在皮肤之前浅表的部位有关系。所谓"盛经", 就是指的阳脉。

黄帝问道: 在秋天进行针刺, 要取经穴和输穴, 这是为什么呢?

岐伯回答说: 秋气是肺气当令之时, 金气渐旺, 渐渐强盛过已经衰退的火气, 阳气在经脉合穴, 阴气初生, 遇湿邪之气侵犯人体, 由于阴气不够强盛, 无法助湿邪深入, 因此针刺应取输穴使阴湿邪气从体内排泄, 取合穴使阳热之邪从体内排泄, 由于阳气刚开始变得衰弱, 因此要取合穴。

黄帝说: 在冬天进行针刺, 应该取井穴和荥穴, 这是为什么呢?

岐伯说: 冬气是水气当令之时, 肾气开始出现闭藏, 阳气衰弱减少, 而阴气更加强盛, 太阳之气浮沉在骨, 阳气也随之向下沉伏, 因此要取井穴来抑制阴逆之气, 取输穴以充盈不足的阳气。因此说"冬取井荥, 春不衄", 就是说的这个道理。

黄帝说: 夫子所说的治疗热病有五十九个俞穴, 我已经了解其大概, 但还不清楚它们的具体部位, 希望听您讲一讲它们的部位所在, 以及它们治疗上的作用。

岐伯说：头上有五行，每行有五个穴位，能泄越诸阳经上逆的热邪之气；大杼、膺俞、缺盆、背俞这八个穴位可以泻除郁积在胸中的热邪之气；气街、三里、上巨虚和下巨虚这八个穴位，可以泻出藏于胃中的热邪之气；云门、肩髃、委中、髓空这八个穴位，可以泻出位于四肢的热邪之气。以上这些总共有五十九个穴位，都是治疗热病的腧穴。

黄帝说：人如果感受了寒邪之气反而会得热病，这是为什么呢？岐伯说：如果寒气过盛，就会因郁积而发热。

卷之十七

调经论篇第六十二

黄帝问曰：余闻刺法言，有余泻之，不足补之，何谓有余，何谓不足？

岐伯对曰：有余有五，不足亦有五，帝欲何问？

帝曰：愿尽闻之。

岐伯曰：神有余，有不足；气有余，有不足；血有余，有不足；形有余，有不足；志有余，有不足。凡此十者，其气不等也。

帝曰：人有精气、津液、四支、九窍、五脏十六部，三百六十五节，乃生百病，百病之生，皆有虚实。今夫子乃言有余有五，不足亦有五，何以生之乎？

岐伯曰：皆生于五脏也。夫心藏神，肺藏气，肝藏血，脾藏肉，肾藏志，而此成形。志意通，内连骨髓，而成身形五脏。五脏之道，皆出于经隧①，以行血气。血气不和，百病乃变化而生，是故守经隧焉。

【注释】①经隧：经脉。

【译文】黄帝问：我听《刺法》有提到，属有余的病症就用泻法，属于不足的病症就用补法。但什么是有余，什么是不足呢？

岐伯回答道：病症属有余的有五种，属于不足的也有五种，请问您是想要问是哪一种呢？

黄帝说：我希望您都讲给我听一听。

岐伯说："神"有有余和不足之分；"气"有有余和不足之分；"血"有有余和不足之分；"形"有有余和不足之分；"志"有有余和不足之分。凡此十种，其气情况各不相同。

黄帝说：人有精、气、津液，四肢、九窍、五脏、十六部经脉，三百六十五骨节，因而会发生各种疾病。但百病发生时，其虚实各有不同。现在先生您说病属于有余的有五种，属于不足的也有五种，这是如何发生的呢？

岐伯说：它们都是发生于五脏。心藏神、肺藏气、肝藏血、脾藏肉、肾藏志，由此成形。要保持志意通达，在内与骨髓相连，才能使身形和五脏形成一个整体。五脏相联的道路都是经脉，经脉运行血气，如果血气不和，百病就会由此而生，因此经脉是诊断和治疗的依据。

帝曰：神有余不足何如？

岐伯曰：神有余则笑不休，神不足则悲。血气未并，五脏安定，邪客于形，洒淅起于毫毛，未入于经络也。故命曰神之微。

帝曰：补泻奈何？

岐伯曰：神有余则泻其小络之血，出血勿之深斥；无中其大经，神气乃平。神不足者，视其虚络，按而致之，刺而利之，无出其血，无泄其气，以通其经，神气乃平。

帝曰：刺微①奈何？

岐伯曰：按摩勿释，著针勿斥，移气于不足，神气乃得复。

帝曰: 善。有余不足奈何?

岐伯曰: 气有余则喘咳上气, 不足则息利少气。血气未并, 五脏安定, 皮肤微病, 命曰白气微泄。

帝曰: 补泻奈何?

岐伯曰: 气有余则泻其经隧, 无伤其经, 无出其血, 无泄其气。不足则补其经隧, 无出其气。

帝曰: 刺微奈何?

岐伯曰: 按摩勿释, 出针视之, 曰: 我将深之, 适人必革, 精气自伏, 邪气散乱, 无所休息, 气泄腠理, 真气乃相得。

【注释】①刺微: 针刺治疗小邪。

【译文】黄帝说: 神的有余和不足会是怎样的呢?

岐伯说: 神有余的则会喜笑不止, 神不足则会感到悲伤。如果气血尚未和病邪之气相并, 五脏安定之时, 还没有出现或笑或悲的症状, 说明此时邪气仅仅客存于表面皮肤之中, 患者感到恶寒战栗只是起于毫毛, 尚未侵入经络, 这属于神病微邪, 因此叫做"神之微"。

黄帝说: 那么该如何进行补泻呢?

岐伯说: 神有余, 则应针刺其小络使其出血, 但不要刺针过甚, 以防刺中大经, 那么神气就会平复。神不足说明其络脉必然虚弱, 应在其虚弱的络脉之处, 用手先按摩, 使气血充盈至虚络, 再用针刺来疏通其气血, 但不要针刺出血或者使气外泄, 只需疏通其经络, 神气就可以恢复了。

黄帝说: 那么如何刺微邪呢?

岐伯说: 久按患病之处, 针刺时不要下针过深, 只需引导气血移到不足的地方, 神气就可以恢复了。

黄帝说: 说得好! 那么气有余和不足又是什么症状呢?

岐伯说: 气有余则会喘咳不止、气向上逆行, 气不足者, 呼吸虽然通利但气息短少。如果气血尚未与病邪之气相并，五脏安定之时，此时如有邪气入侵，那么邪气仅仅客存于表面皮肤之中，此时发生的皮肤病还不严重，只是表现在肺气微泄，因此叫做"白气微泄"。

黄帝说：该如何进行补泻呢？

岐伯说：气有余则应当泻它的经隧，但不要损伤了经脉，也不要使之针刺出血，不要使气外泄。气不足则应补它的经隧，不要使其气泄。

黄帝问：该如何用针刺微邪呢？

岐伯说：先按久按患处，，然后拿出针来看着说："我要深刺"，但在下针时不用深刺，适中即可，这样就能使病人的精气深注于内，使邪气流散于外，从皮肤泄出体外，如此一来，真气通达，病人就能恢复正常了。

帝曰：善。血有余不足奈何？

岐伯曰：血有余则怒，不足则恐，血气未并，五脏安定，孙络外溢，则经有留血。

帝曰：补泻奈何？

岐伯曰：血有余则泻其盛经，出其血；不足则视其虚经，内针其脉中，久留而视，脉大疾出其针，无令血泄。

帝曰：刺留血奈何？

岐伯曰：视其血络，刺出其血，无令恶血得入于经，以成其疾。

帝曰：善。形有余不足奈何？

岐伯曰：形有余则腹胀，泾溲不利。不足则四支不用，血气未并，五脏安定。肌肉蠕动，命曰微风。

帝曰：补泻奈何？

岐伯曰：形有余则泻其阳经，不足则补其阳络。

帝曰：刺微奈何？

岐伯曰：取分肉间，无中其经，无伤其络，卫气得复，邪气乃索。

帝曰：善。志有余不足奈何？

岐伯曰：志有余则腹胀飧泄，不足则厥。血气未并，五脏安定，骨节有动。

帝曰：补泻奈何？

岐伯曰：志有余则泻然筋血者，不足则补其复溜。

帝曰：刺未并奈何？

岐伯曰：即取之，无中其经，邪所乃能立虚。

帝曰：善。余已闻虚实之形，不知其何以生？

岐伯曰：气血以并，阴阳相倾，气乱于卫，血逆于经，血气离居，一实一虚。血并于阴，气并于阳，故为惊狂。血并于阳，气并于阴，乃为炅中。血并于上，气并于下，心烦惋善怒。血并于下，气并于上，乱而喜忘。

帝曰：血并于阴，气并于阳，如是血气离居，何者为实？何者为虚？

岐伯曰：血气者，喜温而恶寒，寒则泣不能流，温则消而去之，是故气之所并为血虚，血之所并为气虚。

帝曰：人之所有者，血与气耳。今夫子乃言血并为虚，气并为虚，是无实乎？

岐伯曰：有者为实，无者为虚，故气并则无血，血并则无气。今血与气相失，故为虚焉。络之与孙脉俱输于经，血与气并，则为实焉。血之与气并走于上，则为大厥，厥则暴死，气复反则生，不反则死。

帝曰：实者何道从来？虚者何道从去？虚实之要。愿闻其故。

岐伯曰：夫阴与阳皆有俞会。阳注于阴，阴满之外，阴阳匀平，以充其形，九候若一，命曰平人。夫邪之生也，或生于阴，或生于阳。其生于阳者，得之风雨寒暑；其生于阴者，得之饮食居处，阴阳喜怒。

帝曰：风雨之伤人奈何？

岐伯曰：风雨之伤人也，先客于皮肤，传入于孙脉，孙脉满则传入于络脉，络脉满则输于大经脉，血气与邪并客于分腠之间，其脉坚大，故曰实。实者，外坚充满不可按之，按之则痛。

帝曰：寒湿之伤人，奈何？

岐伯曰：寒湿之中人也，皮肤收，肌肉坚紧，荣血泣，卫气去，故曰虚。虚者，聂辟气不足，按之则气足以温之，故快然而不痛。

帝曰：善。阴之生实奈何？

岐伯曰：喜怒不节，则阴气上逆，上逆则下虚，下虚则阳气走之。故曰实矣。

帝曰：阴之生虚奈何？

岐伯曰：喜则气下，悲则气消，消则脉虚空。因寒饮食，寒气熏满，则血泣气去，故曰虚矣。

帝曰：经言阳虚则外寒，阴虚则内热，阳盛则外热，阴盛则内寒，余已闻之矣，不知其所由然也。

岐伯曰：阳受气于上焦①，以温皮肤分肉之间，令寒气在外，则上焦不通，上焦不通，则寒气独留于外，故寒栗。

帝曰：阴虚生内热奈何？

岐伯曰：有所劳倦，形气衰少，谷气不盛，上焦不行，下脘②不通，胃气热，热气熏胸中，故内热。

帝曰：阳盛生外热奈何？

岐伯曰：上焦不通利，则皮肤致密，腠理闭塞，玄府不通，卫气不得泄越，故外热。

帝曰：阴盛生内寒奈何？

岐伯曰：厥气上逆，寒气积于胸中而不泻，不泻则温气去，寒独留，则血凝泣，凝则脉不通，其脉盛大以涩，故中寒。

帝曰：阴与阳并，血气以并，病形以成，刺之奈何？

岐伯曰：刺此者取之经隧。取血于营，取气于卫。用形哉，因四时多少高下。

帝曰：血气以并，病形以成，阴阳相倾，补泻奈何？

岐伯曰：泻实者，气盛乃内针，针与气俱内，以开其门，如利其户，针与气俱出，精气不伤，邪气乃下，外门不闭，以出其疾，摇大其道，如利其路，是谓大泻，必切而出，大气乃屈。

帝曰：补虚奈何？

岐伯曰：持针勿置，以定其意，候呼内针，气出针入，针空四塞，精无从去，方实而疾出针，气入针出，热不得还，闭塞其门，邪气布散，精气乃得存，动气候时，近气不失，远气乃来，是谓追之。

【注释】①上焦：人体部位名，三焦之一。三焦的上部，从咽喉至胸膈部分。②下脘：别名幽门。属任脉。足太阴、任脉之会。在上腹部，前正中线上，当脐中上二寸。

【译文】黄帝说：说得好。血有余和血不足会又会怎么样呢？

岐伯说：血有余则会发怒，血不足则会感到害怕。如果气血尚未于病邪之气相并，五脏安足之时，此时如有邪气入侵，那么邪气仅仅客存于孙络中，孙络中的气血盛满就会向外泛溢，络脉中就会有血滞留其中。

黄帝说：该如何进行补泻呢？

岐伯说：血有余则应该用针刺之法使其充盈经脉中的血气外泄，使其出血。血不足则应该观察其虚弱的经脉以补之，针刺其经脉后，留针稍长并观察其情况，待到气至而脉象转为洪大时，立刻出针，但不要使它出血。

黄帝说：针刺流血应该如何做呢？

岐伯说：诊脉时观察血络情况，如果有流血的就刺其出血，使恶血无法流入经脉从而形成其他疾病。

黄帝说：说得好。那么形有余和形不足会是怎样的呢？

岐伯说：形有余就会出现腹胀满，大小便不利，形不足则会出现四肢无法运动。如果气血尚未于病邪之气相并，五脏安足之时，此时如有邪气入侵，那么邪气仅仅客存于肌肉中，导致肌肉有种在蠕动的感觉，这就叫做"微风"。

黄帝说：那么该如何进行补泻呢？

岐伯说：形有余者应当泻足阳明经脉，使病邪之气从体内泄出，形不足者应当补足阳明络脉。

黄帝说：那么微风该如果使用针刺之法呢？

岐伯说：应当取其分肉之间，不要伤及其中经脉和络脉，使卫气得以恢复，那么邪气就能消散了。

黄帝说：说得好。那么志有余和志不足会是怎样的呢？

岐伯说：志有余者会导致腹胀飧泄，志不足者会导致手足厥冷。如果气血尚未于病邪之气相并，五脏安足之时，此时如有邪气入侵，那么邪气仅仅客存于骨之上，使骨节间好像有物体震动的感觉。

黄帝说：那么该如何进行补泻呢？

岐伯说：志有余者应当泻然谷出血，志不足者应当补复溜穴。

黄帝：气血尚未于病邪之气相并，邪气仅仅客存于骨之上，应当如何进行针刺呢？岐伯说：应该在骨节有鼓动之感的地方立即施针，但不要刺中其经脉，那么病邪之气便会自然散去了。

黄帝说：说得好。我已经了解了虚实的症状，但还不清楚它是如何产生的？

岐伯说：虚实的产生是由于邪气与气血相并，导致阴阳失去协调、有所偏移，致使气乱于卫，血逆于经，血气各自脱离其所，因此形成一虚一实的现象。如果血并于阴，气并于阳，病人会发生惊狂状。如果血并于阳，气并于阴，则会发生热中。血并于上，气并于下，则会导致人心中烦闷且容易发怒。血并于下，气并于上，则会导致患者精神散乱且健忘。

黄帝说：血并于阴，气并于阳，如果血气各自脱离其所，这种病又何为实，何为虚呢？

岐伯说：血气喜温而厌恶寒冷，因为寒冷则会气血滞留、流动不畅，温暖则能使滞涩的气血消散通行。因此，如果气偏盛则会导致血虚，血偏胜则会导致气虚。

黄帝说：血和气是人体最为重要的东西。先生你说血并为虚，气并也为虚，难道没有实吗？

岐伯说：多余的就叫实，不足的就叫虚。所以气并之处则血不足，这是气实血虚，血并之处则气不足，血、气各脱离其本位、无法相济，而因为为虚。络脉和孙脉的气血都会流注到经脉，如果血与气相并，就成为实了。如果血与气并，循经脉向上逆行，就会发生大厥之症，会使人突然昏厥好像暴死一般，对于这种病症，如果气血能够及时下行，则可以生还，否则就会导致死亡。

黄帝说：那么"实"是通过什么而来？"虚"又是通过什么而去的呢？希望您能讲一讲虚和实形成的道理。

岐伯说：所有的阴经和阳经都有俞和会互相沟通。如果阳经中的气血流注到阴经中，阴经的气血盛满就会泛溢出去，运行不已，协调阴阳，使人体各处都能得到气血的充分滋养，使得九候的脉象也能表现一致，这就是作正常的人。但凡由于邪气伤人而发生的病变，有的发生于阴的内脏，有的发生于阳的体表。病生于阳经者，都是因为受了风雨寒暑的邪气；病生于阴经者，都是由于饮食失调、起居失常、房事过度、喜怒无常所致。

黄帝说：风雨邪气伤人会是怎样的呢？

岐伯说：风雨邪气伤人，是先从皮肤侵入，从皮肤传入孙脉，孙脉满溢后则传入络脉，络脉满溢后则流出大经脉。血气与邪气分别聚到分肉皮肤之间，其脉象坚实而洪大，因此叫实。实证表面坚实充盈，不可触按，按之则会疼痛。

黄帝说：寒湿之气伤人又是怎么样的呢？

岐伯说：寒湿之气伤人，会使人皮肤拘急，肌肉坚紧，营血凝结，卫气被耗尽，因此叫虚。虚证者，气不足，营血凝滞，可以用按摩使气足，能温煦营血，便会感觉舒服，不会疼痛了。

黄帝说：很好。阴分所发生的实证是如何的呢？

岐伯说：如果人对喜怒等情绪不加节制，就会导致阴气上逆，上逆则会导致下虚，下部虚弱者就得用阳气凑，所以叫做实证。

黄帝说：阴分所发生的虚证是怎样的呢？

岐伯说：人如果过度喜乐则会导致气容易下陷，过度悲伤则会导致气容易消散，气如果消散了则会血液运行迟缓，脉道空虚；如果再吃寒性和凉性食物，寒气就会充满体内，致使血气凝滞而气耗损，因此叫做虚证。

黄帝说：医经上所言的"阳虚则外寒，阴虚则内热，阳盛则外热，阴盛生内寒"，我已有所耳闻了，但不知是什么导致这种情况的呢？

岐伯说：阳气承受于上焦，用以温煦皮肤分肉之间，现在如果寒气从外部向人体侵袭，使上焦阻塞不通，则寒气会独留在肌肤表层，由此导致恶寒战栗。

黄帝说："阴虚则内热"是怎么样的呢？岐伯说：过度劳倦则伤脾，脾虚则不能运化，必定会造成气衰弱变少，形体衰弱气虚不足，也不能为人转输水谷精微，这样上焦则无法宣发五谷之气，下脘也无法转化水谷之精，胃气结郁而生热气，热气向上熏至胸中，因而导致发生内热。

黄帝说："阳盛则外热"是怎么回事呢？岐伯说：如果上焦不通畅，会导致皮肤致密，腠理闭塞，毛孔阻塞不通，故而使得卫气无法发泄消散，积郁而发热，所以产生外热现象。黄帝说："阴盛则内寒"是怎么回事呢？

岐伯说：如果寒厥之气向上逆行，寒气会积郁在胸中而无法下泄，寒气不泻，则必使阳气受损，阳气损伤，只剩下寒气留在体内，寒性凝滞，营血凝涩，血脉不畅，因此其脉象必会盛大而涩，最终形成内寒。

黄帝说：阴阳相并，气血相并，此时疾病已经形成，应该如何进行针刺治疗呢? 岐伯说: 针刺治疗这种病症, 应该取其经脉, 病在营分者刺治其血, 病症在卫分者刺治其气, 并根据患者形体的肥瘦高矮, 四时气候的寒热变化, 决定针刺的次数, 以及取穴位置的高下。黄帝说: 血、气已并, 疾病已经形成, 阴阳失调, 使用针刺治疗时应如何用补法和泻法呢?

岐伯说: 泻实证时, 应该在气盛之时下针, 即要在病人吸气时下针, 使针与气同时进入人体内, 刺患者腧穴以开邪出之门户, 并在患者呼气时出针, 使针与气同时抽离体外, 这样就不会损伤精气, 又能让邪气外泄; 在针刺时不要关闭针孔, 这样才能使邪气排泄, 摇大其针孔, 而通畅邪泄出的道路, 这就叫做"大泻", 应先用左手轻轻按针孔四周, 然后再迅速出针, 如此一来, 亢盛的邪气能被耗尽了。

黄帝说: 那么该如何补虚呢?

岐伯说; 手握住针, 不要马上下针, 应该先安定患者的神气, 等他呼气时开始下针, 即所谓气出针入, 针刺下后不要摇动, 让针孔周围针体紧密连接起来, 使精气没有空隙之处得以外泄, 当气至针下时, 然后在病人吸气时迅速出针, 气入针出, 这样就能使针下所聚集的热气无法内还, 出针后即可关闭针孔以保证精气不会丧失。针动候气时, 耐心等待, 必须等到其气至且充实的时候方能出针, 这样就能保证近处的气不会散失, 远处的气可以被引导过来, 这就叫做补法。

帝曰: 夫子言虚实者有十, 生于五脏, 五脏五脉耳。夫十二经脉皆生其病, 今夫子独言五脏。夫十二经脉者, 皆络三百六十五节, 节有病必被经脉, 经脉之病, 皆有虚实, 何以合之?

岐伯曰: 五脏者, 故得六腑与为表里, 经络支节, 各生虚实, 其病所居, 随而调之。

病在脉, 调之血; 病在血, 调之络; 病在气, 调之卫; 病在肉, 调之分肉; 病在筋, 调之筋; 病在骨, 调之骨。燔针劫刺其下及与急者。

病在骨，焠针药熨。病不知所痛，两跷为上。身形有痛，九候莫病，则缪刺之，痛在于左而右脉病者，巨刺之。必谨察其九候，针道备矣。

【译文】黄帝说：夫子您所说的虚证和实证共有十种，都发生于五脏，五脏有五条经脉，而十二经脉，每条皆能发生疾病，如今您只谈了五脏，更何况那十二经脉都联络着三百六十五骨节，骨节发生疾病必然波及经脉，经脉的疾病又都有虚有实，这些虚实之证又怎样和五脏的虚实之证相结合呢？

岐伯说：五脏与六腑本就有着表里关系，经络和肢节各有其对应发生的虚实之证，应该根据患处所在，按照其病情的虚实变化实施适当合理的调治。

病在脉的，调治其血；病在血的，调治其络脉；病在气分的，调治其卫气；病在肌肉的，调治其分肉间；病在筋的，调治其筋；病在骨的，调治其骨。病在筋者，还可以用焠针劫刺其患病处和筋脉拘急的地方；病在骨，还可以用焠针和药熨烫患处；如果发病而不知疼痛的，可以针刺阴阳二跷脉；身体上感到疼痛，但九候之脉没有发病迹象的，应用缪刺法来治疗。如果疼痛在左侧，但右脉有发病迹象，应用巨刺法治疗。总之，必须仔细、详尽地观察和诊治九候脉象，根据具体病情运用针刺进行治疗。如此一来，针刺的技术就算完备了。

卷之十八

缪刺论篇第六十三

黄帝问曰：余闻缪刺，未得其意，何谓缪刺？

岐伯对曰：夫邪之客于形也，必先舍于皮毛；留而不去，入舍于孙脉；留而不去，入舍于络脉；留而不去，入舍于经脉；内连五脏，散于肠胃，阴阳俱感，五脏乃伤。此邪之从皮毛而入，极于五脏之次也。如此，则治其经焉。今邪客于皮毛，入舍于孙络，留而不去，闭塞不通，不得入于经，流溢于大络，而生奇病也。夫邪客大络者，左注右，右注左，上下左右，与经相干，而布于四末，其气无常处，不入于经俞，命曰缪刺。

帝曰：愿闻缪刺，以左取右，以右取左，奈何？其与巨刺，何以别之？

岐伯曰：邪客于经，左盛则右病，右盛则左病，亦有移易者，左痛未已而右脉先病，如此者，必巨刺之。必中其经，非络脉也。故络病者，其痛与经脉缪处，故命曰缪刺。

帝曰：愿闻缪刺奈何？取之何如？

岐伯曰：邪客于足少阴之络，令人卒心痛，暴胀①，胸胁支满，无积②

者, 刺然骨之前出血, 如食顷而已; 不已, 左取右, 右取左, 病新发者, 取五日已。

【注释】①暴胀: 腹部胀大。②胸胁支满无积: 胸胁部胀满但并无积聚。

【译文】黄帝问: 我听说有一种叫"缪刺"的方法, 但不知道它的意义, 请问究竟什么是缪刺呢?

岐伯回答道: 那些病邪侵入人体的时候, 必先侵袭皮肤毛发; 如果在皮表滞留不去, 就会进入孙脉, 再滞留不去的, 就会进入络脉, 如果还是滞留不去, 就进入经脉, 并且向内延伸至五脏, 并流散到肠胃之间; 这时, 人体表里都受到了邪气入侵, 五脏就会受到损伤。这是病邪之气从皮表进入, 最终影响五脏的顺序。如此一来, 就需要治疗相应的经穴了。如果病邪之气从皮毛侵入, 进入孙、络后滞留不去, 由于络脉闭塞不通, 邪气无法进入经脉, 于是就会流出并泛溢至大络中, 从而引起一些奇怪异常的疾病。病邪之气侵入大络后, 在左边的会游窜到右侧, 在右边的会游窜到左侧, 或上或下、或左或右, 只影响络脉而无法进入经脉中, 从而会随着大络散布到四肢; 病邪之气游窜并无固定的地方, 也无法进入经脉俞穴, 因此病气在右者症见于左, 病气在左者症见于右, 因此右痛应针刺左侧, 左痛应针刺右侧, 如此才能刺中邪气, 这种针刺方法就叫做"缪刺"。

黄帝说: 我想听您说一说缪刺左病右取、右病左取的道理是如何的? 它和巨刺法有何分别呢?

岐伯说道: 当病邪之气侵入到经脉, 若左侧的经气较为强盛则会影响右边的经脉, 若右侧的经气较为强盛则会影响左边的经脉; 但也有左右两侧相互转移的情况, 例如左边的疼痛尚未好, 但右侧经脉已经开始发生病变, 像这样的情况就必须使用巨刺法了。使用巨刺一定是要病邪之气中于经脉, 邪气留于络脉则不能使用这种方法, 因为这并不是络脉发生病变。络病的发病疼痛部位和经脉所在的部位不同，因此称为"缪刺"。

黄帝说：我想知道缪刺是如何进行的，怎样用这种方法治疗病人呢？

岐伯说：当病邪之气侵入足少阴经络脉时，病人会突然发生心痛、腹部胀大、胸胁胀满但并无气血积聚，可以针刺然谷穴使其出血，大约等一顿饭的工夫，病情就会得到缓解了；如果用这种方法还不见好，那么病痛在左侧的刺右边，病痛在右侧的刺左边。如果是刚发生不久的病，针刺五天即可痊愈。

邪客于手少阳之络，令人喉痹舌卷，口干心烦，臂外廉痛，手不及头，刺手中指次指爪甲上，去端如韭叶①，各一痏。壮者立已，老者有顷已。左取右，右取左，此新病，数日已。

邪客于足厥阴之络，令人卒疝暴痛。刺足大指爪甲上，与肉交者②，各一痏。男子立已，女子有顷已。左取右，右取左。

邪客于足太阳之络，令人头项肩痛。刺足小指爪甲上，与肉交者，各一痏，立已。不已，刺外踝下三痏，左取右，右取左，如食顷已。

邪客于手阳明之络，令人气满胸中，喘息、而支胠，胸中热。刺手大指次指爪甲上，去端如韭叶，各一痏，左取右，右取左，如食顷已。

【注释】①去端如韭叶：距离指甲如韭菜叶宽那样远处，此处指关冲穴。②与肉交者：与皮肉交接处。

【译文】当病邪之气侵入手少阳经络脉，会使人发生咽喉疼痛、闭塞，舌卷、口干，心口烦闷，手臂外部疼痛，无法举手至头，此时可以针刺手部小指侧面的次指指甲上方，距离指甲大概好像韭菜叶那样的宽度的关冲穴，在其左右各刺一针。体壮的青年人病状立马就能见缓解，老年人稍等片刻也会见好。病痛在左侧的刺右边，病痛在右侧的刺左边。如果是刚发生不久的病，只要几天即可痊愈。

当病邪之气侵入足厥阴经络脉，会使人突然得疝气，疼痛剧烈，此时应针刺脚趾大拇趾趾甲上与皮肉相连处的大敦穴，在其左右各刺一针。男子症状立即得到缓解，如果是女子，稍等片刻也会见好。病痛在左侧的刺右边，病痛在右侧的刺左边。

当病邪之气侵入足太阳经的络脉，会使人发生头、项，以及肩部疼痛，此时应针刺脚趾小拇趾趾甲上与皮肉相连处的至阴穴，在其左右各刺一针，病状即刻就会缓解。如果没有得到缓解，再刺外脚踝下的金门穴三针，大约一顿饭的工夫就能见好。病痛在左侧的刺右边，病痛在右侧的刺左边。

当病邪之气侵入手阳明经络脉，会使人发生胸中气满、气喘不止、胁肋肿胀、胸中发热等症状，此时应针刺手指大拇指侧面次指指甲上方，距离指甲大概好像韭菜叶那样宽度的地方有商阳穴，在其左右各刺一针。病痛在左侧的刺右边，病痛在右侧的刺左边。大约一顿饭的时间就能见好。

邪客于臂掌之间，不可得屈。刺其踝后，先以指按之，痛，乃刺之，以月死生为数，月生一日一痏，二日二痏，十五日十五痏，十六日十四痏。

邪气客于足阳蹻之脉，令人目痛，从内眦始，刺外踝之下半寸所，各二痏。左刺右，右刺左。如行十里顷而已。

人有所堕坠，恶血留内，腹中满胀，不得前后，先饮利药。此上伤厥阴之脉，下伤少阴之络。刺足内踝之下、然骨之前血脉出血，刺足跗上动脉；不已，刺三毛上各一痏，见血立已，左刺右，右刺左。善悲惊不乐，刺如右方。

邪客于手阳明之络，令人耳聋，时不闻音，刺手大指次指爪甲上，去端如韭叶，各一痏，立闻；不已，刺中指爪甲上与肉交者，立闻。其不时闻者，不可刺也。耳中生风者，亦刺之如此数。左刺右，右刺左。

凡痹往来，行无常处①者，在分肉间，痛而刺之，以月死生为数②，用针者随气盛衰，以为痏数，针过其日数则脱气，不及日数则气不泻。左刺右，右刺左，病已，止；不已，复刺之如法。月生一日一痏，二日二痏，渐多之，十五日十五痏，十六日十四痏，渐少之。

邪客于足阳明之络，令人鼽衄，上齿寒，刺足中指次指爪甲上，与肉交者，各一痏。左刺右，右刺左。

邪客于足少阳之络，令人胁痛不得息，咳而汗出。刺足小指次指爪甲上与肉交者，各一痏，不得息立已，汗出立止，咳者温衣饮食，一日已。左刺右，右刺左，病立已；不已，复刺如法。

邪客于足少阴之络，令人嗌痛，不可内食，无故善怒，气上走贲上。刺足下中央之脉，各三痏，凡六刺，立已。嗌中肿，不能内③唾，时不能出唾者，缪刺然骨之前，出血立已。左刺右，右刺左。

邪客于足太阴之络，令人腰痛，引少腹控眇，不可以仰息。刺腰尻之解，两胂之上，是腰俞，以月死生为痏数，发针立已。左刺右，右刺左。

【注释】①行无常处：痹证疼痛走窜，无固定地方。②以月死生为数：根据月亮盈亏变化确定针刺的次数。③内：进饮食。

【译文】当病邪之气侵入手厥阴经络脉，会使人臂掌间疼痛，无法弯曲，此时应针刺手腕后方，用手指按压，找到患处，再施针。根据月亮的阴晴圆缺确定针刺次数，初一刺一针，初二刺二针，此后每天加一针，直到第十五日加到十五针，十六日又开始减到十四针，此后每天减一针。

当病邪之气侵入足阳蹻脉，会使人眼睛疼痛，治疗方法可以从内眦开始，针刺足外踝下半寸的申脉穴，在其左右各刺一针。病痛在左侧的刺右边，病痛在右侧的刺左边。大约人步行十里路那么长的时间就能痊愈了。

　　人堕坠跌伤，致使瘀血停留体内，会发生腹部胀满，大、小便不畅，先服通便祛瘀的药物，这些症状是因为坠跌引起，上伤了厥阴之脉，下伤了少阴之络脉。针刺时应取其足内踝下、然骨前方的血脉，针使其出血，再刺足背上动脉处的冲阳穴，如果病没有得到缓解，再刺足趾大拇趾的大敦穴左右各一针，见血后病情立即就能得到缓解。病痛在左侧的刺右边，病痛在右侧的刺左边。如果病人有容易悲伤或惊恐不安的现象，针刺法同上。

　　当病邪之气侵入手阳明经络脉，会使人耳聋，间断失去听觉，此时应针刺手指大拇指侧面次指指甲上方，距离指甲大概好像韭菜叶那样宽度的地方有商阳穴，在其左右各刺一针，听觉即刻恢复；再刺中指指甲上与皮肉相连处的中冲穴，耳朵立刻就可能听到声音。如果完全丧失了听力，就不能用针刺法治疗了。假如耳中有鸣响，好像风声一样，也可采用以上方法针刺治疗。病痛在左侧的刺右边，病痛在右侧的刺左边。

　　但凡是痹证导致疼痛之感四处流窜，没有固定的地方，就随着疼痛部位针刺其分肉之间，根据月亮的阴晴圆缺确定针刺的次数。凡是用针刺进行治疗的，都要遵循人体对应月周期中气血的盈亏情况来确定针刺的次数，如果次数超过与其相应的日期数，就会损耗正气，如果未达到相应的日期数，病邪之气就得不到泻除。病痛在左侧的刺右边，病痛在右侧的刺左边。病症有所好转就不要再刺；如果还没有痊愈，依照上述方法再进行针刺治疗。初一刺一针，初二刺二针，以后每天加一针，直到第十五日加到十五针，第十六日又减为十四针，以后每天各减一针。

　　当病邪之气侵入足阳明经络脉时，会使人出现鼻塞、衄血、上齿寒冷等症状，应针刺脚趾中趾的次趾侧面指甲上方与皮肉相连处的厉兑穴，在其左右各刺一针。病痛在左侧的刺右边，病痛在右侧的刺左边。

　　当病邪之气侵入足少阳经络脉时，病人会感到胁痛、呼吸不畅、咳嗽且出汗，此时应针刺足小趾的次趾侧面指甲上方与皮肉相连处的足窍阴穴,在其左右各刺一针,立马就能缓解呼吸不畅的问题,出汗的症状也能很快停止了;如果有咳嗽症状的的,应叮嘱患者注意饮食和穿衣的温暖,如此一来一天就可以好了。病痛在左侧的刺右边,病痛在右侧的刺左边,疾病很快就能痊愈。如果还是没有痊愈的,按照上述方法再进行针刺。

当病邪之气侵入足少阴经络脉时,会使人感到咽喉疼痛、无法进食,还会无故发怒,气向上逆行至门上,此时应针刺脚心涌泉穴,在其左右各刺三针,总共六针,即可立刻缓解症状。如果咽喉部肿痛,不能进食,想咯痰又无法咯出来的,应当针刺然骨穴,使之出血,那么疾病很快就会好。病痛在左侧的刺右边,病痛在右侧的刺左边。

当病邪之气侵入足太阴经络脉时,会令人腰痛甚至牵连少腹,进而牵引至胁下,导致无法挺胸呼吸,此时应当针刺腰尻部骨缝中以及下尻穴,这是腰部腧穴,只要根据月之阴晴圆缺确定下针次数,针刺后马上就能见效。病痛在左侧的刺右边,病痛在右侧的刺左边。

邪客于足太阳之络,令人拘挛背急,引胁而痛[①]。刺之从项始,数脊椎侠脊,疾按之,应手而痛,刺之傍三痏,立已。

邪客于足少阳之络,令人留于枢中痛,髀不可举。刺枢中以毫针,寒则久留针,以月死生为数,立已。

治诸经刺之,所过者不病,则缪刺之。耳聋,刺手阳明;不已,刺其通脉出耳前者。齿龋,刺手阳明;不已,刺其脉入齿中,立已。

邪客于五脏之间,其病也,脉引而痛,时来时止,视其病,缪刺之于手足爪甲上,视其脉,出其血,间日一刺,一刺不已,五刺已。缪传引上齿,齿唇寒痛,视其手背脉血者去之,足阳明中指爪甲上一痏,手大指次指爪甲上各一痏,立已。左取右,右取左。

邪客于手足少阴太阴足阳明之络,此五络皆会于耳中,上络左角,五络俱竭,令人身脉皆动,而形无知也,其状若尸,或曰尸厥。刺其足大指内侧爪甲上，去端如韭叶，后刺足心，后刺足中指爪甲上各一痏，后刺手大指内侧，去端如韭叶，后刺手少阴锐骨之端各一痏，立已；不已，以竹管吹其两耳，立已，不已，剃其左角之发，方一寸，燔治^②，饮以美酒一杯，不能饮者，灌之，立已。

凡刺之数，先视其经脉，切而从之，审其虚实而调之。不调者，经刺之；有痛而经不病者，缪刺之。因视其皮部有血络者，尽取之，此缪刺之数也。

【注释】①拘挛背急，引胁而痛：背部拘急，牵引胁肋部疼痛。②燔治：中药学术语，指将药物烧制为末的炮炙方法。

【译文】当病邪之气侵入足太阳经络脉时，会使人感到背部拘急，进而牵引至胁肋部发生疼痛，此时应从项部开始进行针刺治疗，手沿着脊骨旁向下按压，在患者感到疼痛的地方其周围针刺三针，症状立刻见好。

当病邪之气侵入足少阳经络脉时，令人感到环跳部疼痛，腿骨无法举起时，应以毫针刺环跳穴，内有寒气的可以留针久一点，应该根据月之阴晴圆缺的情况确定针刺的次数，则很快就能痊愈。

用针刺的方法治疗各经疾病，如果经脉所经过的部位未见病变，就应用缪刺法。耳聋针刺手阳明经商阳穴，如果不好，再刺其经脉走向耳前的听宫穴。蛀牙病刺手阳明经的商阳穴，如果不好，再刺其走入齿中的经络，很快就会见效。

病邪之气侵入五脏之间引起病变，其表现为经脉被牵引感到疼痛，时痛时止，根据病情，应在其手指和脚趾甲上进行缪刺法，选择血液郁滞堵塞的络脉，针刺其出血，隔一天刺一次，一次未好，连续刺五次就好了。阳明经脉内部有病气，交错传染而牵引到上牙齿，出现唇齿感到寒冷、疼痛的，可以观察患者手背上有瘀血滞留的经脉处，用针刺出血，再在足阳明脚趾中趾甲上刺一针，在手的大拇指侧面的商阳穴左右各刺一针，病症很快就会好。病痛在左侧的刺右边，病痛在右侧的刺左边。

当病邪之气侵入到手少阴、手太阴、足少阴、足太阴和足阳明经的络脉时，五经的络脉都聚集在耳中，并且向上绕过左耳上的额角，如果由于邪气侵入而导致此五络真气全部衰竭的，就会牵连导致经脉都发生振动，从而使人体失去知觉，状态好像死尸一样，因此有人把它称作"尸厥"。此时应当用针刺其足大趾内侧脚趾距离趾甲有韭菜叶宽度一样远的隐白穴，然后再刺脚心涌泉穴，再刺脚中趾上的厉兑穴，在其左右各刺一针；再刺手指大指内侧距离指甲有韭菜叶宽度一样远的少商穴，再针刺手少阴经在手掌后的神门穴，在其左右各刺一针，病人就会立刻清醒。如果这样还未见好，就用竹管吹向病人两耳中，就立刻会好的，不好的话取一方寸左侧头角上的头发剃下，烧制为末，用上等的酒一杯冲服，如果病人因当下没有知觉而无法饮服的，就把药酒灌下去，那么病人很快就能恢复过来。

大凡用针刺治疗的方法，要先根据所患病症的经脉，切脉推寻，察其虚实后方能进行医治；如果经络不调，要先采用经刺之法治疗；如果身有病痛但经脉没有发生病变，再采用缪刺法，观察皮肤是否出现有瘀血滞留的络脉，如果有的话应该把全部瘀血刺出。以上这些就是缪刺的方法。

四时刺逆从论篇第六十四

厥阴有余，病阴痹①；不足，病生热痹②；滑则病狐疝风；涩则病少腹积气。

少阴有余，病皮痹隐疹；不足，病肺痹；滑则病肺风疝；涩则病积，溲血。

太阴有余，病肉痹寒中；不足，病脾痹；滑则病脾风疝；涩则病积，心腹时满。

阳明有余，病脉痹，身时热；不足，病心痹；滑则病心风疝；涩则病积，时善惊。

太阳有余，病骨痹身重；不足，病肾痹；滑则病肾风疝；涩则病积，善时巅疾。

少阳有余，病筋痹胁满；不足，病肝痹；滑则病肝风疝；涩则病积，时筋急目痛。

是故春，气在经脉，夏，气在孙络，长夏，气在肌肉，秋，气在皮肤，冬，气在骨髓中。

帝曰：余愿闻其故？

岐伯曰：春者，天气始开，地气始泄，冻解冰释，水行经通，故人气在脉。

夏者，经满气溢，入孙络受血，皮肤充实。

长夏者，经络皆盛，内溢肌中。

秋者，天气始收，腠理闭塞，皮肤引急③。

冬者盖藏，血气在中，内著骨髓，通于五脏。

是故邪气者，常随四时之气血而入客也，至其变化，不可为度，然必从其经气，辟除其邪，除其邪则乱气不生。

【注释】①阴痹：肾病而肩背头项痛，多见于肾阳不足，肾中之寒气上逆所致。②热痹：凡是具有全身发热，关节肌肉灼热、疼痛、红肿等症状者统称为热痹。③引急：皮肤收缩紧密。

【译文】厥阴之气过盛，就会导致阴痹发生；不足则会发生热痹；气血过滑则会得狐疝风；气血运行阻塞不畅，则会使得少腹中形成积气。少阴有余，则可以引发皮痹和隐疹；不足则会发生肺痹；气血过于滑利则患肺风疝；气血运行涩滞则病积聚和尿血。太阴之气有余，可以发生肉痹和寒中；不足则会导致脾痹；气血过滑则会患脾风疝；气血运行阻塞不畅则会使病气积聚，胸部和腹部腹胀满。阳明之气有余，可以导致发生脉痹，有时会感觉身体发热；不足则引发心痹；气血过于滑利则会患心风疝；气血运行堵塞则会导致病气积聚、且不时感到害怕惊恐。太阳之气有余，可以引发骨痹、身体沉重等症状；不足则会发生肾痹；气血过于滑利的容易得肾风疝；气血运行阻塞不畅则会导致病气积聚体内，而且不时发生巅顶部疾病。少阳之气有余的，可以引发筋痹和胁肋满闷等现象；不足则会引起肝痹；气血过滑则容易患肝风疝；气血运行阻塞不畅会导致病气积聚体内，有时会发生筋脉拘急和眼部疼痛等现象。

因此，春季、人的气血在经脉，夏天、气血在孙络，长夏、人的气血在肌肉，秋季、人的气血在皮肤，冬季、其气血在骨髓中。黄帝说：我想听您讲一讲这其中的道理。岐伯说：在春季，天之阳气开始发生，地之阴气也刚开始散泄，冬天结的冰冻逐渐融化稀释，水道开始运行，因此人体内部的气血也集中在经脉之中流动运行。在夏季，经脉中的气血过多而泛溢至孙络，孙络接受了气血，皮肤也会变得更充实。在长夏，经脉和络脉中的气血都十分旺盛，因此可以充分地滋养于肌肉之中。到了秋季，天气开始收敛，皮肤腠理随之闭塞，皮肤也转而变得收缩、紧密起来了。冬天主闭藏，气血收藏在人体之中，聚集在骨髓之上，在内可以通向五脏。因此，病邪之气也常常随着四季气血的变化而侵入体内相应的部位，如果等到它发生了病变，那就很难预测了；一定要顺应四时节气中各类经气的变化及时进行诊治，驱除侵入的邪气，如此一来气血就不致变化逆乱了。

帝曰：逆四时而生乱气^①，奈何？

岐伯曰：春刺络脉，血气外溢，令人少气^②；春刺肌肉，血气环逆，令人上气^③；春刺筋骨，血气内著，令人腹胀。

夏刺经脉，血气乃竭，令人解㑊；夏刺肌肉，血气内却，令人善恐；夏刺筋骨，血气上逆，令人善怒。

秋刺经脉，血气上逆，令人善忘；秋刺络脉，气不外行，令人卧，不欲动；秋刺筋骨，血气内散，令人寒栗。

冬刺经脉，血气皆脱，令人目不明；冬刺络脉，内气外泄，留为大痹；冬刺肌肉，阳气竭绝，令人善忘。

凡此四时刺者，大逆大病^④不可不从也；反之，则生乱气，相淫病焉。故刺不知四时之经，病之所生，以从为逆，正气内乱，与精相薄，必审九候，正气不乱，精气不转。

帝曰：善。刺五脏，中心，一日死，其动为噫。

中肝，五日死，其动为语。

中肺，三日死，其动为咳。

中肾，六日死，其动为嚏欠^⑤。

中脾，十日死，其动为吞^⑥。

刺伤人五脏必死，其动则依其脏之所变，候知其死也。

【注释】①逆四时而生乱气：针刺违反了四时而导致气血逆乱。②少气：少气无力。③上气：上气咳喘。④大逆大病：严重地违背四时变化而导致疾病发生。⑤嚏欠：喷嚏和呵欠。⑥吞：吞咽之状。

【译文】黄帝说：针刺治疗时，如果违反了四时规律而导致气血逆乱，情况如何呢？

岐伯说：在春天针刺络脉，会使血气向外泛溢发散，使人产生气少且无力的感觉；在春天针刺肌肉，会导致血气循环逆乱，使人发生上气咳喘。春天刺筋骨，会使血气留著在内，使人发生腹胀。

夏天刺经脉，会使血气衰竭，使人感到疲惫倦懒；在夏天针刺肌肉，会使血气内闭，阳气不通，使人容易受惊惧怕；在夏季针刺筋骨，会使血气上逆，使人容易发怒。

在秋天针刺经脉，会导致血气上。容易出现记忆力下降；在秋天针刺络脉，人体的气血正直内敛且无法外行，因此使人阳气不足而出现嗜睡懒动的现象；在秋季针刺筋骨，会使人体全身血气在内部消耗殆尽，使人发生寒战的病状。

在冬季针刺经脉，会使血气虚脱，令人两眼视力模糊、看不清楚；在冬季针刺络脉，原本收敛在内的真气外泄，体内气血流通不畅而发生"大痹"；在冬天针刺肌肉，会导致体内阳气衰竭于体外，使人发生记忆力衰退、容易忘事的情况。

以上这些和四时有关的针刺法，都严重违反了四时变化从而导致发生疾病，因此要顺应四时变化，根据其变化的时节和具体情况来施刺，否则就会引生出逆乱之气，会通过扰乱人体的基本生理功能而使人患病！因此，针刺时没有掌握四时经气的盛衰变化和病发的原因和道理，不顺应四时违背四季时节的变化，从而导致身体内部的正气逆乱，病邪之气便与精气相聚集了。要仔细观察九候的脉象情况进行针刺，这样体内正气就不会逆乱，病邪之气也不会与精气相聚集了。

黄帝说：说得好！

如果进行针刺时误刺中了五脏，如果刺中心脏，那么一天就会死亡，其发生病变的症状为噫气；如果刺中了肝脏，那么病人五天就会死亡，其发生病变的症状为多语；如果刺中了肺脏，那么病人三天之内就会死亡，其发生病变的症状为咳嗽；如果刺中了肾脏，那么病人六天会死亡，其发生变动的症状为喷嚏和哈欠；如果刺中了脾脏，则病人十天内就会死亡，其发生病变的症状为吞咽之状等。如果五脏都被针刺误伤了的，必死无疑，其发生病变的症状要根据所伤的内脏与其所对应之处而各有不同，因此，可以按照它的规律来推测死亡日期。

标本病传论篇第六十五

黄帝问曰：病有标本，刺有逆从①，奈何？

岐伯对曰：凡刺之方，必别阴阳，前后相应，逆从得施，标本相移。故曰：有其在标而求之于标，有其在本而求之于本，有其在本而求之于标，有其在标而求之于本。故治有取标而得者，有取本而得者，有逆取而得者，有从取而得者。故知逆与从，正行无问；知标本者，万举万当；不知标本，是谓妄行。

夫阴阳、逆从、标本之为道也，小而大，言一而知百病之害；少而多，浅而博，可以言一而知百也。以浅而知深，察近而知远。言标与本，易而勿及。

治反为逆，治得为从。先病而后逆者治其本；先逆而后病者治其本。先寒而后生病者治其本；先病而后生寒者治其本。先热而后生病者治其本；先热而后生中满者治其标。先病而后泄者治其本；先泄而后生他病者治其本，必且调之，乃治其他病。先病而后生中满者治其标；先中满而后烦心者治其本。人有客气，有同气。小大不利治其标；小大利治其本。病发而有余，本而标之，先治其本，后治其标；病发而不足，标而本之，先治其标，后治其本。谨察间甚②，以意调之，间者并行，甚者独行。先小大不利而后生病者治其本。

【注释】①逆从：治疗学名词，系正治和反治法则的别称。用药逆证候而治者为逆，即正治；从证候而治者为从即反治。②间甚：疾病的轻重。

【译文】黄帝问道：疾病有标病和本病之分，刺法有逆治和从治的不同，这又是怎么一回事呢？

岐伯答道：大凡针刺之原则，必须要辨别清楚病情的阴阳属性，弄清楚发病的先后顺序，然后确定是施行逆治还是从治，是治标还是治本。因此说有的病在标病然后治标，有的病在本病然后治本，还有的疾病在本病而选择治标，在标病而选择治本的情况。而在治法疗效方面，有治标而奏效的，有治本而见效的，有用逆治法而见功效的，还有用从治法而得效的。所以懂得了治法分正反逆从的法则，就能放手治疗而无需疑虑；而掌握了标本的轻缓急重，便可随机应变而屡治屡愈。如果不懂得逆从和标本的相互关系，那就是所谓的妄自行事，胡乱医治。

阴阳逆从和标本作为医道的理论原则，可以使人们对疾病的认识由小而到大，由微而及宏，就能够了解各种疾病的害处，还可推知出各种疾病的利害转归；又可引少入多，由浅而至博，从一种疾病而推知出其他各类疾病，通过论述一种疾病过程的表里先后，还能探求出各种过程的轻重缓急，是谓以浅而知深，察近便能知远。理论上阐述标与本的道理虽然容易，而想在实践中运用却难以达成。

治疗过程与疾病标本相反的为逆治，治疗过程与疾病标本相顺的为从治。例如先患某病，然后发生气血失和的，则先病为本，应当先治本；而先因患气血失和，而后导致生某种病的，气血失和为本，则当先治本；先患寒邪致病而后发生其他病变的，寒病是为本，当先治本；先患某病而后发生寒病，先病为则为本，应当先治本；先患热病而后生其他病，热病为本，当先治本；先患热病而后发生中满，中满为标，当先治标；先生某病而后发生泄泻，先病为本，当先治本；先患泄泻而后生其他病，泄泻为本，当先治本，必先调治本病，然后再治他病；先患其他病而后发生中满，中满是为标，当先治标；先患中满而后发生心烦症状，中满为本，当先治本。人有感受外邪而导致发病的，也有自身失和而发病的。如果大小便不利，当先治标；大小便通利的话，当先治本。病发而见邪气仍然有余，适合先治本而后治标，即先治其本病，其后治其标病；病发而见正气不足的话，适宜先治标而后治本，即先治其标病，然后治其本病。谨慎观察疾病的轻重深浅，根据具体的情况选择恰当的治疗方法，病情轻浅的可以标本兼治，病情深重的则当标本独治，即分先治本而后治标，或先治标而后治本的法则。先有大小便不利而后发生其他病，大小便不利为本病，应当先治本。

夫病传者，心病先心痛，一日而咳；三日胁支痛；五日闭塞不通，身痛体重；三日不已，死。冬夜半，夏日中。

肺病喘咳，三日而胁支满痛；一日身重体痛；五日而胀；十日不已，死。冬日入，夏日出①。

肝病头目眩，胁支满，三日体重身痛；五日而胀；三日腰脊少腹痛，胫痠；三日不已，死。冬日入，夏早食。

脾病身痛体重，一日而胀；二日少腹腰脊痛，胫痠；三日背䏶筋痛，小便闭。十日不已，死。冬人定，夏晏食。

肾病少腹腰脊痛，骱痠；三日背䏶筋痛，小便闭；三日腹胀；三日两胁支痛；三日不已，死。冬大晨，夏晏晡②。

胃病胀满，五日少腹腰脊痛骱痠；三日背䏶筋痛，小便闭；五日身体重。六日不已，死。冬夜半后，夏日昳③。

膀胱病，小便闭，五日少腹胀，腰脊痛，骱痠；一日腹胀；一日身体痛；二日不已，死。冬鸡鸣，夏下晡④。

诸病以次相传，如是者，皆有死期，不可刺，间一脏止，及至三四脏者，乃可刺也。

【注释】①日入、日出：指日落时分和日出时分。②大晨、晏晡：指早晨和黄昏。③日昳：太阳偏西。④下晡：黄昏。

【译文】关于疾病的转变，如果心病先现心痛，一日后传肺出现咳嗽，大约三日后传肝出现胁肋胀痛，约莫五日后传脾出现大便不通、身痛体重的情况，再过三日不愈就会死亡。如果是在冬天发病则容易死于半夜，夏天的话则容易死于中午。

肺病出现喘咳，大约三日后传至肝部，出现胁肋胀满疼痛，再一日后传至脾部，出现身重疼痛，约莫五日后传至胃部，出现腹部胀满，再过十日左右没有治愈的话就会死亡。冬天发病容易死于日落时分，夏天则容易死于日出时分。

肝病出现时会头目眩晕、胁肋撑胀，大约三日后传至脾部出现体重身痛，再五日后传至胃部出现腹部胀满，再三日后传至肾部出现腰脊小腹疼痛、腿胫发酸，再三日不愈就会死亡。冬天容易死于日落时辰，夏天容易死于早餐时辰。

脾病出现身体沉重疼痛，大约一日后传至胃部出现腹部胀满，再二日后传至肾部出现小腹腰脊疼痛、腿胫酸楚，再三日后传入膀胱出现背脊筋骨疼痛、小便不通，再十日不愈就会死亡。冬天容易死于申时之后，夏天容易死于寅时之后。

肾病出现小腹腰脊疼痛、腿胫酸楚，再三日后传至膀胱出现背脊筋骨疼痛、小便不通，再三日后传至小肠出现小腹胀，再三日后传至肝部出现胁肋胀痛，再三日不愈就会死亡。冬天容易死于早晨，夏天容易死于黄昏时。

胃病时会出现胀满，五日后传肾出现小腹腰脊痛、腿胫酸楚，再三日后传膀胱出现背脊筋骨疼痛、小便不通，再五日后传脾出现身体沉重，再六日不愈就会死亡。冬天容易死于半夜过后，夏天容易死于午后之时。

膀胱病出现时会小便不通，约莫五日后传肾出现小腹胀满、腰脊疼痛、腿胫酸楚，再一日后传小肠出现小腹胀，再一日后传脾出现身体疼痛，再二日不愈就会死亡。冬天容易死于鸡鸣时分，夏天容易死于黄昏后。

各种疾病的病症都按次序相互转变，基于这样有规律地传变，所以都可以预测相应的死期。此时不可妄用针刺治疗。如果间脏相传或隔三四脏相传的，方可进行针刺治疗。

卷之十九

天元纪大论篇第六十六

黄帝问曰：天有五行，御①五位，以生寒暑燥湿风。人有五脏，化五气，以生喜怒思忧恐。《论》言：五运相袭，而皆治之，终期之日，周而复始，余已知之矣。愿闻其与三阴三阳之候奈何合之。

鬼臾区稽首再拜对曰：昭乎哉问也。夫五运阴阳者，天地之道也，万物之纲纪，变化之父母，生杀之本始，神明之府也，可不通乎。

故物生谓之化，物极谓之变，阴阳不测谓之神，神用无方谓之圣。

夫变化之为用也，在天为玄，在人为道，在地为化，化生五味，道生智，玄生神。

神在天为风，在地为木；在天为热，在地为火；在天为湿，在地为土；在天为燥，在地为金；在天为寒，在地为水。故在天为气，在地成形，形气相感，而化生万物矣。

然天地者，万物之上下也。左右者，阴阳之道路也。水火者，阴阳之征兆也。金木者，生长之终始也。气有多少，形有盛衰，上下相召，而损益彰矣。

帝曰：愿闻五运之主时也何如？鬼臾区曰：五气运行，各终期日，非独主时也。

帝曰：请闻其所谓也。鬼臾区曰：臣积考《太始天元册》，文曰：太虚寥廓②，肇基化元，万物资始，五运终天，布气真灵，总统坤元，九星悬朗，七曜周旋。曰阴曰阳，曰柔曰刚，幽显既位，寒暑弛张，生生化化，品物咸章，臣斯十世，此之谓也。

帝曰：善。何谓气有多少，形有盛衰？鬼臾区曰：阴阳之气，各有多少，故曰三阴三阳也。形有盛衰，谓五行之治，各有太过不及③也。故其始也，有余而往，不足随之；不足而往，有余从之。知迎知随，气可与期。应天为天符，承岁为岁直，三合④为治。

帝曰：上下相召奈何？鬼臾区曰：寒暑燥湿风火，天之阴阳也，三阴三阳上奉之。木火土金水火⑤，地之阴阳也，生长化收藏下应之。

天以阳生阴长，地以阳杀阴藏。

天有阴阳，地亦有阴阳。故阳中有阴，阴中有阳。所以欲知天地之阴阳者，应天之气，动而不息，故五岁而右迁；应地之气，静而守位，故六期而环会。动静相召，上下相临，阴阳相错，而变由生也。

帝曰：上下周纪，其有数乎？鬼臾区曰：天以六为节，地以五为制。周天气者，六期为一备；终地纪者，五岁为一周。君火以明，相火以位。五六相合，而七百二十气为一纪，凡三十岁，千四百四十气，凡六十岁而为一周，不及太过，斯皆见矣。

帝曰：夫子之言，上终天气，下毕地纪，可谓悉矣。余愿闻而藏之，上以治民，下以治身，使百姓昭著，上下和亲，德泽下流，子孙无忧，传之后世，无有终时，可得闻乎？

鬼臾区曰：至数之机，迫迮以微，其来可见，其往可追，敬之者昌，慢之者亡，无道行私，必得夭殃。谨奉天道，请言真要。

帝曰：善言始者，必会于终，善言近者，必知其远，是则至数极而道不惑，所谓明矣。愿夫子推而次之，令有条理，简而不匮，久而不绝，易用难忘，为之纲纪。至数之要，愿尽闻之。

鬼臾区曰：昭乎哉问？明乎哉道！如鼓之应桴，响之应声也。臣闻之，甲己之岁，土运统之；乙庚之岁，金运统之；丙辛之岁，水运统之；丁壬之岁，木运统之；戊癸之岁，火运统之。

帝曰：其于三阴三阳，合之奈何？鬼臾区曰：子午之岁，上见少阴⑥；丑未之岁，上见太阴；寅申之岁，上见少阳；卯酉之岁，上见阳明；辰戌之岁，上见太阳；巳亥之岁，上见厥阴。少阴所谓标也，厥阴所谓终也。

厥阴之上，风气主之；少阴之上，热气主之；太阴之上，湿气主之；少阳之上，相火主之；阳明之上，燥气主之；太阳之上，寒气主之。所谓本也，是谓六元。

帝曰：光乎哉道，明乎哉论！请著之玉版，藏之金匮，署曰《天元纪》。

【注释】①御：统御的意思。②太虚寥廓：太虚，即太空，意思是太空无穷地广大。③太过不及：阳年为太过，阴年为不及。④三合：中运与司天、年支都相符的年份，也叫做"太乙天符"。⑤木火土金水火：五行本是五个，而此为六个，是因为火分君火与相火，所以火有二。⑥子午之岁，上见少阴：逢子年和午年，少阴司天，因三阴三阳为六气之上奉于天，所以称为"上见"。

【译文】黄帝问：自然过程中有五行的运动序列，五行所属的五方随四时而运转，出现了寒、暑、燥、湿、风五候的变化。生命过程中有五脏的运动方式，五脏所属的五气随四时而演化，出现了喜、怒、思、忧、恐五情的波动。《六节藏象论》中述及五行递相承袭都有所主时令，直至年终的一日再重新周而复始。这些原理我已经知道了。我希望了解五运与三阴三阳怎样相合的呢？

鬼臾区两次行叩拜礼后回答说：多么明白的提问啊！五运阴阳反映了自然过程中最基本的相互作用规律，是一切事物的纲纪，是各种变化的由来，是生长消亡的根本，是神明运转的所在。难道可以不通晓吗？

事物在相互作用中发生就是所谓"化"，事物发展演化到了极端就是所谓"变"，阴阳变化无穷深不可测就是所谓的"神"，能够掌握和运用这种变化莫测的规律就叫做"圣"。

变化作为阴阳之用，在天表现为自然过程的玄机，在人表现为生命过程的生成，在地表现为各种物类的演化。物类演化出现饮食五味，生命生成出现智慧，自然玄机出现神明变化。

神明变化无穷，在天表现为风，在地表现为木；在天表现为热，在地表现为火；在天表现为湿，在地表现为土；在天表现为燥，在地表现为金；在天表现为寒，在地表现为水。所以，在天为无形之气，在地为有形之质，气与形相互作用可演化生成各种物类。

天地是指各种物类化生的上下，左右是指六气阴阳运转的道路，水火是指阴阳作用状态的征象，金木是指生长收成的终始。气有多少的差别，形有盛衰的不同，天地上下阴阳形气等运动方式相互作用，生成损益多少盛衰的现象就会显示出来。

黄帝问：我希望了解五运主时如何？鬼臾区答：五气相继运行，每运各主一年，并非仅主一时。

黄帝问：请让我了解五气运行的意义。鬼臾区答：臣查考了《太始天元册》，其中有文字记载说：太虚寂寥，无形无象，运动初作，一气化元，于是各种物类开始孕育。五运周天，终而复始，六元真灵，布气四方，总统各种物类化育生成。"九星"列位天穹高悬明朗，"七曜"循着天道环周旋转。天运推移，有阴有阳，地气流行，有柔有刚。昼夜幽明交替有隐有显，四时寒暑往来有弛有张。生而又生，化而又化，众多物类，尽皆显彰。我家研究这些道理已历十世，以此所论相传。

黄帝说：好。什么称做气有多少，形有盛衰？鬼臾区答：阴阳气各有多少的不同，所以有三阴三阳的分别。形有盛衰指五行主岁运，各有太过和不及的情况。如果开始的一运太过，随之而来的下一运就会不及；如果开始的一运不及，随之而来的下一运就会太过。知道了太过不及递相迎随的规律，也就可以掌握运气变化的周期了。中运与司天之气相应称做"天符'"，中运与年支属性相承称做"岁直"，中运与司天之气及年支属性都相合称做"三合"。

黄帝问：天地之气怎样上下感召？鬼臾区答：寒暑燥湿风火是天气的阴阳变化，三阴三阳六气在上与之相应。木火土金水火是地气的阴阳变化，生长化收藏运在下与之相应。

天气主阳生阴长，地气主阳杀阴藏。

天气有阴阳的变化，地气也有阴阳的变化。阳中有阴，阴中有阳。所以，想要知道天地阴阳的不同，那就是与天之六气相应的五运偏于运动不息，每五年环转一周；与地之五运相应的六气偏于静守其位，每六年环转一周。天地动静相互感召，上下气运相互作用，阴阳升降相互交错，万千变化由此而生。

黄帝问：天地气运周期循环，有一定的常数吗？鬼臾区答：天气以六数为节，地运以五数为制。天气循环，六年为一周；地运循环，五年为一周。君火照耀四方不主令，相火代君宣化火令。运有五，气有六，五与六相合，七百二十个节气为一纪，共三十年。经过一千四百四十个节气，共六十年为一个周期，在这六十年中，所有的太过不及都会出现。

黄帝说：先生所论，在上极于天气的周流，在下尽述地运的纪会，可以说是非常详备了。我愿了解气运的理论，并且把它们珍藏起来。上以调治民间的疾苦，下以养治自己的身心。要使百姓明白，上下和睦相亲，恩德泽被后裔，子孙无忧无虑，相传世世代代，永远没有终结。我能够了解吗？

鬼臾区答：气运变化自有定数玄机，既切近精细又微妙深远，气运来时可通过自然现象进行观察，气运去时可通过自然规律进行追寻。敬重这一自然规律，就可保持健康长寿；轻慢这一自然规律，就会患病甚至死亡；无视这一自然规律，按自己的私欲行事，必然蒙受天伤灾殃。要谨慎地遵奉这一自然之道，请让我先讲这些真义要领吧。

黄帝说：善于讲述气运周期起始的人，必定可以领会气运周期的终末；善于讲述气运变化已见的人，必定可以知晓气运变化的未至。于是就能通过气运至数，而对道的理解不会困惑，这也就是那所谓的圣明。请先生依次进行推论，使条理清楚而不紊乱，简单扼要而不匮乏，永久流传而不断绝，便于应用而不易遗忘，成为观察气运的纲纪。有关气运至数的要领，我希望能详尽地了解。

鬼臾区说：多么清晰的提问啊！多么显明的大道！就像鼓声之应桴，回响之应声一样。我了解的岁运是：甲、己年土运主岁，乙、庚年金运主岁，丙、辛年水运主岁，丁、壬年木运主岁，戊、癸年火运主岁。

黄帝问：五运与三阴三阳怎样相合？鬼臾区答：子、午年少阴司天，丑、未年太阴司天，寅、申年少阳司天，卯、酉年阳明司天，辰、戌年太阳司天，巳、亥年厥阴司天。子、午年少阴为始，巳、亥年厥阴为终。

厥阴司天风气为主，少阴司天热气为主，太阴司天湿气为主，少阳司天相火为主，阳明司天燥气为主，太阳司天寒气为主。风热湿火燥寒就是所谓"本气"，本于天元一气而又称为"六元"。

黄帝说：多么光辉灿烂的大道啊！多么明白晓畅的论述！请让我把它铭刻在玉版上，珍藏在金匮里，署名为《天元纪》。

五运行大论篇第六十七

黄帝坐明堂，始正天纲，临观八极①，考建五常，请天师而问之曰：论言天地之动静，神明为之纪，阴阳之升降，寒暑彰其兆。余闻五运之数于夫子，夫子之所言，正五气之各主岁尔，首甲定运，余因论之。鬼臾区曰：土主甲乙，金主乙庚，水主丙辛，木主丁壬，火主戊癸。子午之上，少阴主之；丑未之上，太阴主之；寅申之上，少阳主之；卯酉之上，阳明主之；辰戌之上，太阳主之；巳亥之上，厥阴主之。不合阴阳，其故何也？

岐伯曰：是明道也，此天地之阴阳也。夫数之可数者，人中之阴阳也，然所合，数之可得者也。夫阴阳者，数之可十，推之可百，数之可千，推之可万。天地阴阳者，不以数推，以象之谓②也。

帝曰：愿闻其所始也。

岐伯曰：昭乎哉问也！臣览《太始天元册》文，丹天之气，经于牛女戊分；黅天之气，经于心尾己分；苍天之气，经于危室柳鬼；素天之气经于亢氐昴毕；玄天之气经于张翼娄胃。所谓戊己分者，奎壁角轸则天地之门户也。夫候之所始，道之所生，不可不通也。

帝曰：善。《论》言天地者，万物之上下，左右者，阴阳之道路，未知其所谓也。

岐伯曰：所谓上下者，岁上下见阴阳之所在也。左右者，诸上见厥阴，左少阴，右太阳；见少阴，左太阴，右厥阴；见太阴，左少阳，右少阴；见少阳，左阳明，右太阴；见阳明，左太阳，右少阳；见太阳，左厥阴，右阳明。所谓面北而命其位，言其见也。

【注释】①八极：八方。②以象之谓：从自然万象的变化中去推求。

【译文】黄帝坐在明堂之上，开始校正天文纲纪，临下直观八方地理，考察建立五行运行常态。并延请天师而问道：有的论著中记载，天地的动静变化，日月星辰可以标志和纪度；阴阳的升降运动，四时寒暑可以彰显其征兆。我从先生那里曾听过五运数理，如今先生所述是五气分别主岁。用甲子为首的纪年法确定气运，我曾经就这一问题进行过讨论。鬼臾区说：土运主甲、己年，金运主乙、庚年，水运主丙、辛年，木运主丁、壬年，火运主戊、癸年。子、午年少阴君火司天，丑、未年太阴湿土司天，寅、申年少阳相火司天，卯、酉年阳明燥金司天，辰、戌年太阳寒水司天，巳、亥年厥阴风木司天。此不合于阴阳之数，这又是什么原因呢？

岐伯答：因为这里是申明阴阳之道。是反映天地阴阳变化之道。数的可以推算的数，是人中的阴阳。如脏腑表里等相合关系，通过数的推算可以得知。阴阳为代表的数，由一可推演到十，由十可推演到百，由百可推演到千，由千可推演到万。但天地阴阳之道不可以数相推，只能用所谓取象比类加以探求。

黄帝问：我希望了解气运的理论是如何创始的。

岐伯答：这是个多么明智的问题啊！我阅读过《太始天元册》，其中有记载：赤色的火气横布于牛女二宿与西北方戊位之间，黄色的土气横布于心尾二宿与东南方己位之间，青色的木气横布于危室二宿与柳鬼二宿之间，白色的金气横布于亢氐二宿与昴毕二宿之间，黑色的水气横布于张翼二宿与娄胃二宿之间。所谓戊位与己位，即奎壁二宿及角轸二宿的方位，被称作天地的门户。以上五气经天的记载，乃是古人观察天象以推论四时气运的始端，人类对自然运动变化之道的认识由此产生。这是不可不通晓的。

黄帝说：是的，鬼臾区在讨论中说，天地是指各种物类化生的上下之气，左右是指六气阴阳运转的东西道路。不知道具体指的是什么。

岐伯说：所谓上下，是指一年中司天在泉的阴阳所在位置。所谓左右，是指司天在泉之气的左右二间气，如厥阴司天，左边是少阴，右边是太阳；少阴司天，左边是太阴，右边是厥阴；太阴司天，左边是少阳，右边是少阴；少阳司天，左边是阳明，右边是太阴；阳明司天，左边是太阳，右边是少阳；太阳司天，左边是厥阴，右边是阳明。这是面向北方，而确定的左右位置，说的是司天左右所见的间气。

帝曰：何谓下？

岐伯曰：厥阴在上，则少阳在下，左阳明，右太阴；少阴在上，则阳明在下，左太阳，右少阳；太阴在上，则太阳在下，左厥明，右阳明；少阳在上，则厥阴在下，左少阴，右太阳；阳明在上，则少阴在下，左太阳，右厥阴；太阳在上，则太阴在下，左少阳，右少阴。所谓面南而命其位，言其见也。上下相遘，寒暑相临，气相得则和，不相得则病。

帝曰：气相得而病者何也？

岐伯曰：以下临上，不当位①也。

帝曰：动静何如？

岐伯曰：上者右行，下者左行，左右周天，余而复会也。

帝曰：余闻鬼臾区曰：应地者静。今夫子乃言下者左行，不知其所谓也。愿闻何以生之乎？

岐伯曰：天地动静，五行迁复，虽鬼臾区其上候而已，犹不能遍明。夫变化之用，天垂象，地成形，七耀纬虚②，五行丽地③。地者，所以载生成之形类也。虚者，所以列应天之精气也。形精之动，犹根本之与枝叶也。仰视其象，虽远可知也。

【注释】①当位：运气术语。与本身的位分相符，处于应见的时位。②七耀纬虚：日月五星围绕在太空之中。③五行丽地：五行附着在大地之上。

【译文】黄帝问：什么称做"下"呢？

岐伯答："下"指的是在泉。厥阴司天，则少阳在泉，其左边是阳明，右边是太阴；少阴司天，则阳明在泉，其左边是太阳，右边是少阳；太阴司天，则太阳在泉，其左边是厥阴，右边是阳明；少阳司天，厥阴在泉，其左边是少阴，右边是太阳；阳明司天，则少阴在泉，其左边是太阳，右边是厥阴；太阳司天，则太阴在泉，其左边是少阳，右边是少阴。这是面向南方而确定的左右位置，说的是在泉之气左右所见的间气。客主之气上下相交，寒暑往来轮流加临，客主相合会和顺，客主相胜就会发病。

黄帝问：客主相合就会引发病症，是为什么呢？

岐伯答：这是因为下气临于上气，上下不能安其位所造成。

黄帝问：司天在泉之气运转的动静如何？

岐伯答：在上的司天之气由左向右运行，在下的在泉之气由右向左运行。左右运行一周，然后回到原位。

黄帝问：我听鬼臾区说，应地之气主静。而先生却说在泉之气由右向左运行，不知晓这里所指的是什么？愿了解何以产生这种认识？

岐伯答：天地动静变化无穷，五运六气周而复始。鬼臾区虽是上等占候家，仍然不能完全说得明白。自然过程无限变化所产生的作用，在天表现为高悬苍穹的星象，在地表现为各种物类的形态。七大行星环周运转在虚空中，五行之气流行附着在大地上。大地承载生长收成的有形物类，虚空悬列精气凝聚的日月五星。有形物类与虚空精气间的相互作用，犹如树木根本与枝叶的关系一样。仰观天地运动的气象，即使变化微妙而深远，仍可取象比类以推知。

帝曰：地之为下否乎？

岐伯曰: 地为人之下, 太虚之中者也。

帝曰: 冯①乎?

岐伯曰: 大气举之也。燥以干之, 暑以蒸之, 风以动之, 湿以润之, 寒以坚之, 火以温之, 故风寒在下, 燥热在上, 湿气在中, 火游行其间, 寒暑六入, 故令虚而生化也。故燥胜则地干, 暑胜则地热。风胜则地动, 湿胜则地泥, 寒胜则地裂, 火胜则地固矣。

帝曰: 天地之气, 何以候之?

岐伯曰: 天地之气, 胜复之作, 不形于诊也。《脉法》曰: 天地之变, 无以脉诊, 此之谓也。

帝曰: 间气何如?

岐伯曰: 随气所在, 期于左右②。

帝曰: 期之奈何?

岐伯曰: 从其气则和, 违其气则病。不当其位者病, 迭移其位者病, 失守其位者危, 尺寸反者死, 阴阳交者死。先立其年, 以知其气, 左右应见, 然后乃可以言死生之逆顺。

帝曰: 寒暑燥湿风火, 在人合之奈何? 其于万物, 何以生化?

岐伯曰: 东方生风, 风生木, 木生酸, 酸生肝, 肝生筋, 筋生心。其在天为玄, 在人为道, 在地为化。化生五味, 道生智, 玄生神, 化生气。神在天为风, 在地为木, 在体为筋, 在气为柔, 在脏为肝。其性为暄③, 其德为和, 其用为动, 其色为苍, 其化为荣, 其虫毛, 其政为散, 其令宣发, 其变摧拉, 其眚为陨, 其味为酸, 其志为怒。怒伤肝, 悲胜怒; 风伤肝, 燥胜风; 酸伤筋, 辛胜酸。

南方生热, 热生火, 火生苦, 苦生心, 心生血, 血生脾。其在天为热, 在地为火, 在体为脉, 在气为息, 在脏为心。其性为暑, 其德为显, 其用为躁, 其色为赤, 其化为茂, 其虫羽, 其政为明, 其令郁蒸, 其变炎烁, 其眚燔焫, 其味为苦, 其志为喜。喜伤心, 恐胜喜; 热伤气, 寒胜热；苦伤气，咸胜苦。

中央生湿，湿生土，土生甘，甘生脾，脾生肉，肉生肺。其在天为湿，在地为土，在体为肉，在气为充，在脏为脾。其性静兼，其德为濡，其用为化，其色为黄，其化为盈，其虫倮，其政为谧，其令云雨，其变动注，其眚淫溃，其味为甘，其志为思。思伤脾，怒胜思；湿伤肉，风胜湿；甘伤脾，酸胜甘。

西方生燥，燥生金，金生辛，辛生肺，肺生皮毛，皮毛生肾。其在天为燥，在地为金，在体为皮毛，在气为成，在脏为肺，其性为凉，其德为清。其用为固，其色为白，其化为敛，其虫介，其政为劲，其令雾露，其变肃杀，其眚苍落，其味为辛，其志为忧。忧伤肺，喜胜忧；热伤皮毛，寒胜热；辛伤皮毛，苦胜辛。

北方生寒，寒生水，水生咸，咸生肾，肾生骨髓，髓生肝，其在天为寒，在地为水，在体为骨，在气为坚，在脏为肾。其性为凛，其德为寒，其用为藏，其色为黑，其化为肃，其虫鳞，其政为静，其令霰雪，其变凝冽，其眚冰雹，其味为咸，其志为恐。恐伤肾，思胜恐；寒伤血，燥胜寒，咸伤血，甘胜咸。五气更立，各有所先，非其位则邪，当其位则正。

帝曰：病生之变何如？

岐伯曰：气相得则微，不相得则甚④。

帝曰：主岁何如？

岐伯曰：气有余，则制己所胜而侮所不胜；其不及，则己所不胜侮而乘之，己所胜轻而侮之；侮反受邪，侮而受邪，寡于畏也。

帝曰：善。

【注释】①冯：通"凭"。②随气所在，期于左右：可以随着每年间气应于左右手的脉搏去测知。③暄：温暖。④气相得则微，不相得则甚：来气与主时之方位相合,则病情轻微,来气与主时之方位不相合,则病情严重。

【译文】黄帝问:地是否总在下呢?

岐伯答:对于人来说地在下,对于虚空来说地在其中。

黄帝问:依凭的是什么呢?

岐伯答:那是宇宙运转之气的推举。燥气有干燥的作用,暑气有蒸腾的作用,风气有摇动的作用,湿气有滋润的作用,寒气有坚凝的作用,火气有温暖的作用。所以,风寒之气在下,燥热之气在上,湿气居于其中,火气游行其间。一年四季寒暑往来,六气下临大地,因此使虚空之气作用而生化。所以,燥气偏胜则地干枯,暑气偏胜则地温热,风气偏胜则地摇动,湿气偏胜则地泥泞,寒气偏胜则地冻裂,火气偏胜则地坚固。

黄帝问:对于司天在泉之气,什么方法可以观察?

岐伯答:关于司天在泉之气,及其胜复气的发作,不会表现在脉象上。《脉法》中记载:司天在泉之气的变化,无法用脉象进行诊察。其指的就是这种情况。

黄帝问:间气的情况如何呢?

岐伯答:根据司天在泉气的所在,可以随间气的所在,以左右尺寸的脉象变化去感知。

黄帝问:该怎样进行感知呢?

岐伯答:脉气与岁气相合则和顺,脉气与岁气不合则发病。相应之脉不当其位见于他位的要生病,左右脉互移其位的要生病,相应之脉位反见于克贼脉象的,病情危重。两手尺寸之脉相反的要死亡,左、右手阴阳互相交见的也要死亡。首先确定纪年干支,以此推知司天在泉,左右间气相应出现,然后才可观察变化,谈论人的死生逆顺。

黄帝问:寒暑燥湿风火,怎样与人相应?作用于各种物类,又如何进行生化?

岐伯答:东方应春生风气,风气生木,木气生酸,酸味生肝,肝气生筋,筋气生心。其在天表现为自然过程的玄机,在人表现为生命过程的生成, 在地表现为各种物类的演化。演化出现饮食五味, 生命生成出现意识智慧, 自然玄机出现神奇变化, 神明变化出现阴阳气运。神明变化的作用, 在天表现为风, 在地表现为木, 在体表现为筋, 在气表现为柔, 在脏表现为肝; 其性表现为温暖, 其德表现为谦和; 其用表现为发动, 其色表现为青色, 其化表现为欣荣, 其虫表现为有; 其政表现为发散, 其令表现为宣发; 其变表现为摧残, 其害表现为毁损; 其味表现为酸收, 其志表现为愤怒。过怒伤肝气, 悲哀可胜怒; 风太过伤肝, 燥气可胜风; 味过酸伤筋, 辛味可胜酸。

南方应夏生热气, 热气生火, 火气生苦, 苦味生心, 心气生血, 血气生脾。其在天表现为热, 在地表现为火, 在体表现为脉, 在气表现为息, 在脏表现为心; 其性表现为暑热, 其德表现为彰显; 其用表现为躁动, 其色表现为赤色, 其化表现为繁茂, 其虫表现为有羽; 其政表现为明曜, 其令表现为郁蒸; 其变表现为销烁, 其害表现为焚烧; 其味表现为苦, 其志表现为喜乐。过喜伤心气, 恐惧可胜喜; 热太过伤气, 寒气可胜热; 味过苦伤气, 咸味可胜苦。

中央应长夏生湿气, 湿气生土, 土气生甘, 甘味生脾, 脾气生肉, 肉气生肺。其在天表现为湿, 在地表现为土, 在体表现为肉, 在气表现为充盈, 在脏表现为脾; 其性表现为静兼, 其德表现为濡润; 其用表现为生化, 其色表现为黄色, 其化表现为丰盈, 其虫表现为保虫; 其政表现为静谧, 其令表现为云雨; 其变表现为流注, 其害表现为泛滥; 其味表现为甘缓, 其志表现为思虑。过思伤脾气, 愤怒可胜思; 湿太过伤肉, 风气可胜湿; 味过甘伤脾, 酸味可胜甘。

西方应秋生燥气, 燥气生金, 金气生辛, 辛气生肺, 肺气生皮毛, 皮毛之气生肾。其在天表现为燥, 在地表现为金, 在体表现为皮毛, 在气表现为成熟, 熟在脏表现为肺; 其性表现为清凉, 其德表现为清净; 其用表现为守固, 其色表现为白色, 其化表现为收敛, 其虫表现为有壳; 其政表现为坚劲, 其令表现为雾露; 其变表现为肃杀, 其害表现为枯落; 其味表现为辛散，其志表现为忧愁。过忧伤肺气，喜乐可胜忧；燥热伤皮毛，寒气可胜热；味过辛伤皮毛，苦味可胜辛。

北方应冬生寒气，寒气生水，水气生咸，咸味生肾，肾气生骨髓，骨髓气生肝。其在天表现为寒，在地表现为水，在体表现为骨，在气表现为坚，在脏表现为肾；其性表现为凛冽，其德表现为严寒；其用表现为闭藏，其色表现为黑色，其化表现为清肃，其虫表现为有鳞；其政表现为凝静，其令表现为冰雪；其变表现为凝冽，其害表现为冰雹；其味表现为咸软，其志表现为恐惧。过恐伤肾气，思虑可胜恐；寒太过伤血脉，燥气可胜寒；味过咸伤血，甘味可胜咸。以上五气的交替主时，各有所至的先后次序。非己当令的时位出现为邪气，是己当令的时位出现为正气。

黄帝问：疾病发生时的变异如何？

岐伯答：气与节令相合时病轻，气与节令不相合时病重。

黄帝问：五运主岁如何？

岐伯答：主岁之气太过，则会乘己所胜之气，反侮己所不胜之气。主岁之气不及，则己所不胜之气相乘，己所胜之气轻薄反侮。反侮之气也会受邪，是因为侮而反受邪。这是缺少畏忌，侮而太过所至。

黄帝说：说得很对。

六微旨大论篇第六十八

黄帝问曰：呜呼远哉！天之道也，如迎浮云，若视深渊，视深渊尚可测，迎浮云莫知其极。夫于数言谨奉天道，余闻而藏之，心私异之，不知其所谓也。愿夫子溢志尽言其事，令终不灭，久而不绝，天之道可得闻乎？

岐伯稽首再拜对曰：明乎哉问，天之道也！此因①天之序，盛衰之时也。

帝曰：愿闻天道六六之节，盛衰何也？

岐伯曰：上下有位，左右有纪。故少阳之右。阳明治之；阳明之右，太阳治之；太阳之右，厥阴治之；厥阴之右，少阴治之；少阴之右，太阴治之；太阴之右，少阳治之。此所谓气之标，盖南面而待也。故曰，因天之序，盛衰之时，移光定位，正立而待之，此之谓也。少阳之上，火气治之，中见厥阴；阳明之上，燥气治之，中见太阴；太阳之上，寒气治之，中见少阴；厥阴之上，风气治之，中见少阳；少阴之上，热气治之，中见太阳；太阴之上，湿气治之，中见阳明。所谓本也，本之下，中之见也，见之下，气之标也，本标不同，气应异象。

帝曰：其有至而至，有至而不至，有至而太过，何也？

岐伯曰：至而至者和；至而不至，来气不及也；未至而至，来气有余也。

帝曰：至而不至，未至而至^②如何？

岐伯曰：应则顺，否则逆，逆则变生，变则病。

帝曰：善。请言其应。

岐伯曰：物，生其应也；气，脉其应^③也。

【注释】①因：根据。②至而不至，未至而至：时至而气不至，时未至而气已至。③物，生其应也；气，脉其应：万物对六气的感应，表现其生长的情况。六气对于人体的影响，从脉象上可以反映出来。

【译文】黄帝问：哎呀，真是玄妙深远啊！无穷无尽的天道！好像仰望浮云，犹如俯视深渊。俯视深渊还可以进行测量，仰望浮云却不能知其所终。先生曾屡次对我讲，要谨慎地遵循天道，我听后铭记不忘，但心中仍有疑问，不知所指是什么。望先生尽情详述，使其能保存不灭，长久流传而不绝。先生所说的天道，我可以了解它吗？

岐伯两次行叩拜礼后回答：多么明白的提问啊！我这里所说的天道，是指根据六气循环的次序，可以了解六步盛衰的时位。

黄帝问：我希望了解天之六气循环盛衰如何？

岐伯答：司天在泉主治各有其位，左右间气运转各有其纪。少阳的右面是阳明主治，阳明的右面是太阳主治，太阳的右面是厥阴主治，厥阴的右面是少阴主治，少阴的右面是太阴主治，太阴的右面是少阳主治。这就是所谓的六气之标。左右是面向南而确定的。所以说：根据六气循环的次序，可以了解盛衰的时位；通过阳光移动来定位，面向南方正立而观察。其指的就是这一方法。

少阳司天是火气主治，中气是厥阴；阳明司天是燥气主治，中气是太阴；太阳司天是寒气主治，中气是少阴；厥阴司天是风气主治，中气是少阳；少阴司天是热气主治，中气是太阳；太阴司天是湿气主治，中气是阳明。火燥寒风热湿六气即所谓"本"。本气的下面是中气，中气下面的三阴三阳是六气之"标"。由于六气的标本不同,与气相应的象也各异。

黄帝问:有时令到而气也到,有时令到而气不到,有时令未到而气先到,这是为什么?

岐伯答:时令到而气也到,是来气相和;时令到而气不到,是来气不及;时令未到而气先到,是来气有余。

黄帝问:时令到而气不到,时令不到而气先到,会出现什么情况?

岐伯答:能相应为顺,不相应为逆,逆则发生异常变化,异常变化引起疾病。

黄帝说:对。请说明其相应。

岐伯答:物的生化与其相应,人的脉象与气相应。

帝曰:善。愿闻地理之应六节气位何如?

岐伯曰:显明之右,君火之位也;君火之右,退行一步,相火治之;复行一步,土气治之;复行一步,金气治之;复行一步,水气治之;复行一步,木气治之;复行一步,君火治之。相火之下,水气承之;水位之下,土气承之;土位之下,风气承之;风位之下,金气承之;金位之下,火气承之;君火之下,阴精承之。

帝曰:何也?

岐伯曰:亢则害,承乃制,制则生化,外列盛衰,害则败乱,生化大病。

帝曰:盛衰何如?

岐伯曰:非其位则邪,当其位则正,邪则变甚,正则微。

帝曰:何谓当位?

岐伯曰:木运临卯,火运临午,土运临四季,金运临酉,水运临子。所谓岁会,气之平也。

帝曰:非位何如?

岐伯曰: 岁不与会也。

帝曰: 土运之岁, 上见太阴; 火运之岁, 上见少阳、少阴; 金运之岁, 上见阳明; 木运之岁, 上见厥阴; 水运之岁, 上见太阳, 奈何?

岐伯曰: 天之与会也。故《天元册》曰天符。

帝曰: 天符岁会何如?

岐伯曰: 太一天符之会也。

帝曰: 其贵贱何如?

歧伯曰: 天符为执法, 岁位为行令, 太一天符为贵人。

帝曰: 邪之中也奈何?

岐伯曰: 中执法者, 其病速而危; 中行令者, 其病徐而持; 中贵人者, 其病暴而死。

帝曰: 位之易也, 何如?

岐伯曰: 君位臣则顺, 臣位君则逆, 逆则其病近, 其害速; 顺则其病远, 其害微, 所谓二火也。

帝曰: 善。愿闻其步, 何如?

岐伯曰: 所谓步者, 六十度而有奇。故二十四步积盈百刻而成日也。

帝曰: 六气应五行之变何如?

岐伯曰: 位有终始, 气有初中①, 上下不同②, 求之亦异也。

帝曰: 求之奈何?

岐伯曰: 天气始于甲, 地气始于子, 子甲相合, 命曰岁立, 谨候其时, 气可与期。

帝曰: 愿闻其岁, 六气始终, 早晏何如?

【注释】①位有终始, 气有初中: 每一气所占的位置, 是有始有终的, 一气中又分为初气和中气。②上下不同: 天干地支上下不同。

【译文】黄帝说：对。我希望了解与地相应的六气循环所主时位如何？

岐伯答：春分节气之后是少阴君火所主的时位，君火之后再行一步是少阳相火所主的时位，再行一步是太阴湿土所主的时位，再行一步是阳明燥金所主的时位，再行一步是太阳寒水所主的时位，再行一步是厥阴风木所主的时位，再行一步是少阴君火所主的时位。相火的下面有水气上承，水位的下面有土气上承，土位的下面有风气上承，风位的下面有金气上承，金位的下面有火气上承，君火的下面有阴精上承。

黄帝问：有何作用？

岐伯答：亢盛之气导致损害，相承之气可以承制，正常承制则能生化。外列六气循环盛衰，亢盛为害引起败乱，生化之机败乱就会发生严重疾病。

黄帝问：六气盛衰会如何？

岐伯答：不当其位就成为邪气，恰当其位就成为正气。邪气引起的病变较重，正气引起的病变轻微。

黄帝问：什么称做当其位？

岐伯答：木运临卯年，火运临午年，土运临辰戌丑未年，金运临酉年，水运临子年，这称做岁会，气运将平和。

黄帝问：不当位会如何？

岐伯答：岁运不与地支会，该年气运不平和。

黄帝问：土运主岁而太阴司天，火运主岁而少阳少阴司天，金运主岁而阳明司天，木运主岁而厥阴司天，水运主岁而太阳司天，遇到这种年份会怎样？

岐伯答：五行属性相同的司天与中运会合，《天元册》把这样的年份称做"天符"。

黄帝问：既逢天符，又逢岁会如何？

岐伯答：这称做太一天符的会合。

黄帝问：它们的地位如何？

岐伯答：天符好似执法，岁会犹如行令，太乙天符就像贵人。

黄帝问：感受邪气而发病会怎样？

岐伯答：感受邪气于天符年，发病急速而危重；感受邪气于岁会年，发病缓慢而持久；感受邪气于太乙天符年，发病暴烈而容易死亡。

黄帝问：易位而发病会如何？

岐伯答：君主居于臣位为顺，臣子居于君位为逆。逆则发病急速，危害较重；顺则发病缓慢，危害轻微。这里所谓的君与臣，是指君相二火而言。

黄帝说：对。我希望了解步是什么？

岐伯答：一步是六十日有余。二十四步积累余数相加共一百刻而成一日。

黄帝问：六气与五行如何相应变化？

岐伯答：六气主时位有始终，六步之气皆有初中，天干地支上下不同，推求方法气运各异。

黄帝问：怎样进行推求？

岐伯答：天干从甲开始，地支从子开始，子甲交合，称为"岁立"天干地支相合纪年，岁运岁气得以标明，谨慎守候岁时变迁，六气始终可以推求。

黄帝问：我希望了解每年六气始终的早晚时刻如何？

岐伯曰：明乎哉问也！甲子之岁，初之气天数始于水下一刻，终于八十七刻半；二之气始于八十七刻六分，终于七十五刻；三之气始于七十六刻，终于六十二刻半；四之气始于六十二刻六分，终于五十刻；五之气始于五十一刻，终于三十七刻半；六之气始于三十七刻六分，终于二十五刻。所谓初六，天之数也。

乙丑岁，初之气，天数始于二十六刻，终于一十二刻半；二之气始于一十二刻六分，终于水下百刻；三之气始于一刻，终于八十七刻半；四之气始于八十七刻六分，终于七十五刻；五之气始于七十六刻，终于六十二刻半；六之气始于六十二刻六分，终于五十刻。所谓六二，天之数也。

丙寅岁，初之气天数始于五十一刻，终于三十七刻半；二之气始于三十七刻六分，终于二十五刻；三之气始于二十六刻，终于一十二刻半；四之气始于一十二刻六分，终于水下百刻；五之气始于一刻，终于八十七刻半；六之气始于八十七刻六分，终于七十五刻。所谓六三，天之数也。

丁卯岁，初之气天数始于七十六刻，终于六十二刻半；二之气，始于六十二刻六分，终于五十刻；三之气始于五十一刻，终于三十七刻半；四之气始于三十七刻六分，终于二十五刻；五之气始于二十六刻，终于一十二刻半；六之气始于一十二刻六分，终于水下百刻。所谓六四，天之数也。

次戊辰岁，初之气复始于一刻，常如是无已，周而复始。

帝曰：愿闻其岁候何如？

岐伯曰：悉乎哉问也！日行一周，天气始于一刻，日行再周，天气始于二十六刻，日行三周，天气始于五十一刻，日行四周，天气始于七十六刻，日行五周，天气复始于一刻，所谓一纪也。是故寅午戌岁气会同，卯未亥岁气会同，辰申子岁气会同，巳酉丑岁气会同，终而复始。

帝曰：愿闻其用也。

岐伯曰：言天者求之本，言地者求之位，言人者求之气交。

帝曰：何谓气交？

岐伯曰：上下之位，气交之中，人之居也。故曰：天枢之上，天气主之；天枢之下，地气主之；气交之分，人气从之，万物由之。此之谓也。

帝曰：何谓初中^①？

岐伯曰：初凡三十度而有奇。中气同法。

帝曰：初中何也？

岐伯曰：所以分天地也。

帝曰：愿卒闻之。

岐伯曰：初者地气也，中者天气也。

帝曰：其升降何如？

岐伯曰：气之升降，天地之更用也。

帝曰：愿闻其用何如？

岐伯曰：升已而降，降者谓天；降已而升，升者谓地。天气下降，气流于地；地气上升，气腾于天。故高下相召，升降相因，而变作矣。

【注释】①初中：初气和中气。

【译文】岐伯答：多么明确的提问啊！甲子年，第一气的天数开始于水下一刻，终止于八十七刻半；第二气开始于八十七刻六分，终止于七十五刻；第三气开始于七十六刻，终止于六十二刻半；第四气开始于六十二刻六分，终止于五十刻；第五气开始于五十一刻，终止于三十七刻半；第六气开始于三十七刻六分，终止于二十五刻。这是六气循环的第一周，各气始终的刻分数。

乙丑岁，第一气的天数开始于二十六刻，终止于一十二刻半；第二气开始于一十二刻六分，终止于水下百刻；第三气开始于水下一刻，终止于八十七刻半；第四气开始于八十七刻六分，终止于七十五刻；第五气开始于七十六刻，终止于六十二刻半；第六气开始于六十二刻六分，终止于五十刻。这是六气循环的第二周，各气始终的刻分数。

丙寅年，第一气的天数开始于五十一刻，终止于三十七刻半；第二气开始于三十七刻六分，终止于二十五刻；第三气开始于二十六刻，终止于一十二刻半；第四气开始于一十二刻六分，终止于水下百刻；第五气开始于水下一刻，终止于八十七刻半；第六气开始于八十七刻六分，终止于七十五刻。这是六气循环的第三周，各气始终的刻分数。

丁卯年，第一气的天数开始于七十六刻，终止于六十二刻半；第二气开始于六十二刻六分，终止于五十刻；第三气开始于五十一刻，终止于三十七刻半；第四气开始于三十七刻六分，终止于二十五刻；第五气开始于二十六刻，终止于一十二刻半；第六气开始予一十二刻六分，终止于水下百刻。这是六气循环的第四周，各气始终的刻分数。以下是戊辰年，第一气又重复开始于水下一刻，并照此常规周而复始循环不已。

黄帝问：我希望了解如何以年计算六气始终的时刻？

岐伯答：多么详尽的提问啊！太阳运行第一周时，六气开始于水下一刻；太阳运行第二周时，六气开始于二十六刻；太阳运行第三周时，六气开始于五十一刻；太阳运行第四周时，六气开始于七十六刻；太阳运行第五周时，六气又开始子水下一刻。以上四周称做一纪。所以六气始终的刻分数，寅、午、戌三年相同，卯、未、亥三年相同，辰、申、子三年相同，巳、酉、丑三年相同，终而复始，往返无穷。

黄帝问：我希望了解六气循环始终的变化如何？

岐伯答：论述天气的变化要推求六气这个根本，论述地气的变化要推求六气主时步位，论述人气的变化要推求天地气的交会。

黄帝问；什么称做气交？

岐伯答：天气在上而下降，地气在下而上升，天地气交会之中，是人气所居之处。所以说：天枢以上，为天气所主；天枢以下，为地气所主；天地气交之中，人气顺应而成长，物类因此而生化。其指的就是这一现象。

黄帝问：什么称做初气和中气？

岐伯答：初气占三十日有余，中气也是如此。

黄帝问：为什么分初气和中气？

岐伯答：用以区分与天地之气相应的始终。

黄帝说：希望能详尽地了解。

岐伯说：初气与地气相应为始，中气与天气相应为终。

黄帝问：气的升降运动如何？

岐伯答：气的升降运动，是天地之气的相互为用。

黄帝问：我希望了解天地之气如何相互为用？

岐伯答：上升以后再下降，降是天气的作用；下降以后再上升，升是地气的作用。天气的下降作用，使气流行于地；地气的上升作用，使气蒸腾于天。所以，天地上下相与感召，阴阳升降互为因果，各种变化由此发生。

帝曰：善。寒湿相遘，燥热相临，风火相值，其有间乎？

岐伯曰：气有胜复，胜复之作，有德有化，有用有变，变则邪气居之。

帝曰：何谓邪乎？

岐伯曰：夫物之生从于化，物之极由乎变，变化之相薄，成败之所由也。故气有往复，用有迟速①，四者之有，而化而变，风之来也。

帝曰：迟速往复，风所由生，而化而变，故因盛衰之变耳。成败倚伏游乎中，何也？

岐伯曰：成败倚伏生乎动，动而不已，则变作矣。

帝曰：有期乎？

岐伯曰：不生不化，静之期也。

帝曰：不生化乎？

岐伯曰：出入废则神机化灭，升降息则气立孤危。故非出入，则无以生长壮老已；非升降，则无以生长化收藏。是以升降出入，无器不有。故器者生化之宇，器散则分之，生化息矣。故无不出人，无不升降，化有大小，期有近远，四者之有，而贵常守，反常则灾害至矣。故曰：无形无患，此之谓也。

帝曰：善。有不生不化乎？

岐伯曰：悉乎哉问也。与道合同，惟真人也。

帝曰：善。

【注释】①迟速：慢和快；缓慢或迅速。

【译文】黄帝说：对。如果出现寒湿相交，燥热相加，风火相遇的情况，其变化可以了解吗？

岐伯答：六气间互有胜复，由于胜复的作用，就会有相互滋生，就会有相互化育，就会有相互为用，就会有相互变异。由于变异的作用，就会有邪气出现。

黄帝问：什么称做邪气？

岐伯答：物类的生成是源于化，物类的极端是由于变。变与化之间的相互作用，是事物成败的根本原因。所以，气有去来往复，用有缓急迟速。因为有四种运动方式的存在，从而出现不断的生化和变异，由变异形成的邪气就会到来。

黄帝问：六气有往复迟速的运动，邪气就是由于此而发生，因为不断的生化和变异，所以会出现盛衰的变化。成败盛衰相依相伏，存在于化与变之中，这是为什么？

岐伯答：成败盛衰相依相伏，根本原因在于运动，无限运动永不停息，无穷变化就会出现。

黄帝问：运动有静止的时候吗？

岐伯答：除非一切都不生不化，才是运动静止的时候。

黄帝问：运动静止就不生化吗？

岐伯答：出入的运动弛废，在内的神机就会熄灭；升降的运动停息，在外的气立就会衰亡。所以,没有内外出入的运动,就没有生长壮老已的生命过程;没有上下升降的运动,就没有生长化收藏的自然现象。因此升降出入的运动,存在于任何形器之中。器是生化自组的载体,形器散乱分解而消灭,自组生化就随之停息。所以,出入的运动无处不在,升降的运动无处不有,只是变化的程度有大小,变化的时间有远近而已。四种运动方式的存在,可贵之处是遵守常规,违反常规就导致灾害。所以说:没有形体就没有祸患。指的就是这一原理。

黄帝说:对。请问有不生不化的人吗?

岐伯答:这是多么详尽的提问啊!与自然之道和合相同,不生不化的唯有"真人"。

黄帝说:说得好很对。

卷之二十

气交变大论篇第六十九

黄帝问曰：五运更治，上应天期，阴阳往复，寒暑迎随，真邪相薄，内外分离，六经波荡，五气倾移，太过不及，专胜兼并①，愿言其始，而有常名，可得闻乎？

岐伯稽首再拜对曰：昭乎哉问也！是明道也。此上帝所贵，先师传之，臣虽不敏，往闻其旨。

帝曰：余闻得其人不教，是谓失道，传非其人，慢泄天宝。余诚菲德，未足以受至道；然而众子哀其不终，愿夫子保于无穷，流于无极，余司其事，则而行之，奈何？

岐伯曰：请遂言之也。《上经》②曰：夫道者，上知天文，下知地理，中知人事，可以长久，此之谓也。

帝曰：何谓也？

岐伯曰：本气位也，位天者，天文也，位地者，地理也，通于人气③之变化者，人事也。故太过者先天，不及者后天，所谓治化而人应之④也。

【注释】①专胜兼并：一气独盛，叫做"专胜"，专胜为太过。二气相兼称为"兼并"，并有吞并侵占的意思，兼并为不及。例如木气太过，则乘土侮金，是"专胜"，反之，如果木气不及，则受土侮金乘，是"兼并"。②《上经》：古书名，现在已经遗失。③通于人气：五运居中，司人气的变化，所以说通于人气。④治化而人应之：治化，指六气的变化，六气的变化会影响五运，五运主人气的变化，所以人应之。

【译文】黄帝问：五运交替主治，上应六气周天，阴阳消长往复，寒暑来去迎随。正气失和邪气相迫，内外表里分别离散，六经神气波涌激荡，五脏随之倾斜移易，太过不及偏盛偏衰，一气独胜二气兼并。我愿讨论它的起始，从而掌握变化常规，及气运时位的名义，您可以讲给我听吗？

岐伯两次行叩拜礼后回答说：多么明白的提问啊！这是对明道的追求。这是上古帝王所重，历代先师相传至今，我虽愚钝而不机敏，也曾略知此中要旨。

黄帝问：我听说遇到合适的人而不教，就是所谓的违失于道；把至真要道传给不适当的人，就是轻慢和泄露天机。我因为才菲德薄，不足以接受至道，然而我怜悯民众有病苦，都不能尽终天年，愿先生保全性命于无穷，流传大道于无极。我司掌这造福民众的事业，怎样才能效法至道而工作？

岐伯说：请让我详细地讲述。《上经》中载：凡领悟道的人，在上通达天文，在下知晓地理，在中谙熟人事，如此可以长久。指的就是这一原理。

黄帝问：这里具体是指什么呢？

岐伯答：是指本于气运的时位。通晓六气时位，就是上知天文；通晓五运时位，就是下知地理；通晓人气变化，就是中知人事。所以，气运太过，先天时而至；气运不及，后天时而至。这就是所谓气运的治化，人的生命活动与此相应。

帝曰：五运之化，太过何如？

岐伯曰：岁木太过，风气流行，脾土受邪。民病飧泄，食减，体重，烦冤，肠鸣腹支满，上应岁星①。甚则忽忽善怒，眩冒巅疾。化气不政，生气独治，云物飞动，草木不宁，甚而摇落，反胁痛而吐甚，冲阳②绝者死不治，上应太白星③。

岁火太过，炎暑流行，肺金受邪。民病疟，少气咳喘，血溢血泄注下，嗌燥耳聋，中热肩背热，上应荧惑星。甚则胸中痛，胁支满胁痛，膺背肩胛间痛，两臂内痛，身热肤痛而为浸淫。收气不行，长气独明，雨冰霜寒，上应辰星④。上临少阴少阳⑤，火燔焫，冰泉涸，物焦槁，病反谵妄狂越，咳喘息鸣，下甚血溢泄不已，太渊绝者死不治，上应荧惑星。

岁土太过，雨湿流行，肾水受邪。民病腹痛，清厥⑥意不乐，体重烦冤，上应镇星。甚则肌肉萎，足痿不收，行善瘈⑦，脚下痛，饮发中满食减，四支不举。变生得位，脏气伏，化气独治之，泉涌河衍，涸泽生鱼，风雨大至，土崩溃，鳞见于陆，病腹满溏泄肠鸣，反下甚而太谿绝者，死不治，上应岁星。

岁金太过，燥气流行，肝木受邪。民病两胁下少腹痛，目赤痛眦疡，耳无所闻。肃杀⑧而甚，则体重烦冤，胸痛引背，两胁满，且痛引少腹，上应太白星。甚则喘咳逆气，肩背痛，尻阴股膝髀腨胻足皆病，上应荧惑星。收气峻，生气下，草木敛，苍干凋陨，病反暴痛，胠胁不可反侧，咳逆甚而血溢，太冲绝者死不治，上应太白星。

岁水太过，寒气流行，邪害心火。民病身热烦心，躁悸，阴厥上下中寒，谵妄心痛，寒气早至，上应辰星。甚则腹大胫肿，喘咳，寝汗出、憎风，大雨至，埃雾朦郁，上应镇星。上临太阳，则雨冰雪，霜不时降，湿气变物，病反腹满肠鸣，溏泄食不化，渴而妄冒，神门绝者，死不治，上应荧惑辰星。

【注释】①岁星：即木星。②冲阳：即胃脉，在足跗之上，第二与第三骨之间。③太白星：即金星。④辰星：指水星。⑤上临少阴少阳：上临，指司天。凡火运太过的年份是戊年，又逢少阴司天，是戊子、戊午年；少阳司天是戊申、戊寅年。戊子、戊申、戊午、戊寅都是天符，其热尤重。下文的"火燔焫，冰泉涸，物焦槁"都是说火热太过的自然表现。⑥清厥：是四肢厥冷的意思。⑦瘛：抽搐拘挛的意思。⑧肃杀：秋气肃杀，所以称燥金之气为肃杀。

【译文】黄帝问：五运主治之化，太过将会如何？

岐伯答：主岁木运太过，风气流动肆行，脾土将会受邪。人们多病飧泄，并见饮食减少，肢体沉重烦闷，肠鸣腹胀撑满。上应木星明亮。风气偏盛严重，则见迷惑易怒，头晕目眩烦乱，或为癫疾发作。土气无权布政，木气亢盛独治，天上云物飞动，地上草木不宁，甚至倒偃摇落。在人反见胁痛，而且呕吐严重，冲阳脉气竭绝，就会不治而死。上应金星明亮。

主岁火运太过，炎热暑气流行，肺金将会受邪。人们多患疟疾，气短咳嗽喘息，上为吐血衄血，下为便血尿血，泄泻如注不止，咽喉干燥耳聋，胸中热及肩背热。上应火星明亮。暑气偏盛严重，则见胸中疼痛，胁肋撑满胀痛，胸背肩胛间痛，两臂内侧疼痛，身发热而肤痛，成为疮疡浸淫。金气无权行令，火气亢盛独治，雨水寒霜来复，上应水星明亮。如果火运太过，又逢少阴君火、少阳相火司天，热如大火燔灼，而致水泉干涸，众物焦裂枯槁。病多谵妄狂躁，咳嗽喘息痰鸣，热邪偏盛于下，溢血泄血不止，太渊脉气竭绝，就会不治而死。上应火星明亮。

主岁土运太过，雨水湿气流行，肾水将会受邪。人们多患腹痛，四肢清冷厥逆，心意郁而不乐，肢体沉重烦闷。上应土星明亮。湿气偏盛严重，则见肌肉痿弱，两足痿软不收，行走时易抽掣，脚下经常疼痛，饮邪发作于中，腹满而饮食减少，四肢不能上举。土邪盛而变生，得其本位之时，水气隐藏潜伏，土气亢盛独治，泉水溢涌而出，河水漫流泛滥，涸泽又可生鱼，急风暴雨大作，山石土垣崩溃，鱼类见于陆地。病多腹部胀满，以及飧泄肠鸣，反见泻下不止，太谿脉气竭绝，就会不治而死。上应木星明亮。

主岁金运太过，燥气流动肆行，肝木将会受邪。人患两胁下痛，以及小腹疼痛，目赤痛生眦疡，耳不能听声音。如果肃杀太过，则见肢体沉重，而且心烦郁闷，胸痛牵引背部，两侧胁肋胀满，疼痛牵引小腹。上应金星明亮。金气偏盛严重，则见咳喘逆气，肩背相引疼痛，腰下腿膝各部，以及足部疼痛。上应火星明亮。金气峻急过盛，木气被迫下隐，草木抑制收敛，枝叶枯干凋谢。其病反见急痛，胁肋不可转侧，咳嗽气急喘逆，甚则出现血溢，太冲脉气竭绝，就会不治而死。上应金星明亮。

主岁水运太过，寒气流行肆虐，邪气危害心火。人们多病身热，心烦躁而悸动，阴寒之气厥逆，上下中部皆寒，并见神识谵妄，以及胃脘疼痛。寒水之气早至，上应水星明亮。寒水偏盛严重，则见腹大胫肿，咳喘盗汗恶风。大雨骤降来复，尘埃雾露迷蒙，上应土星明亮。如果水运太过，又逢太阳司天，则见冰雨雪霜，不时向下降临，如果湿气来复，众物因此变形。其病反见腹满，以及肠鸣飧泄，食物不能消化，渴而谵妄眩晕，神门脉气竭绝，就会不治而死。上应火星减耀，并应水星明亮。

帝曰：善。其不及如何？

岐伯曰：悉乎哉问也！岁木不及，燥乃大行，生气失应，草木晚荣，肃杀而甚，则刚木辟著，柔萎苍干，上应太白星。民病中清[1]，胠胁痛，少腹痛，肠鸣溏泄，凉雨时至，上应太白星，其谷苍[2]。上临阳明，生气失政，草木再荣[3]，化气乃急，上应太白、镇星，其主苍早[4]。复则炎暑流火，湿性燥，柔脆草木焦槁，下体再生[5]，华实齐化[6]，病寒热疮疡痹胗痈痤，上应荧惑、太白，其谷白坚[7]。白露早降，收杀气行，寒雨害物，虫食甘黄，脾土受邪，赤气后化，心气晚治，上胜肺金，白气乃屈，其谷不成，咳而鼽，上应荧惑、太白星。

岁火不及，寒乃大行，长政不用，物荣而下[8]，凝惨[9]而甚，则阳气不化，乃折荣美，上应辰星。民病胸中痛，胁支满，两胁痛，膺背肩胛间及两臂内痛，郁冒朦昧，心痛暴喑，胸腹大，胁下与腰背相引而痛，甚则屈不能伸，髋髀如别^⑩，上应荧惑、辰星，其谷丹。复则埃郁，大雨且至，黑气乃辱，病鹜溏腹满，食饮不下，寒中肠鸣，泄注腹痛，暴挛痿痹，足不任身，上应镇星、辰星，玄谷不成。

【注释】①中清：中气虚寒的意思。②谷苍：谷，是五谷；苍，即青色，不成熟之意。③草木再荣：金气抑木，所以夏秋才荣。④苍早：苍，苍老的意思；苍早，说明草木很早就凋谢了。⑤下体再生：意思是从根部重新生长。⑥华实齐化：是指开花结果同时可见。⑦白坚：坚而不实的意思。⑧物荣而下：指植物由茂盛走向零落。⑨凝惨：形容严寒天气下的萧条景象。⑩髋髀如别：别，分离的意思；髋髀如别，是指髋骨与股部好像裂开一样，不能自由活动。

【译文】黄帝说：对。五运主治之化，不及将会如何？

岐伯答：多么详细的提问啊。主岁木运不及，燥气于是大行，生气后时而应，草木推迟繁荣。如果肃杀太甚，劲木严重受损，柔枝衰萎枯干，上应金星明亮。人患腹中清冷，两肢胁肋疼痛，连及小腹部痛，并见肠鸣飧泄。凉雨不时下降，上应金星明亮，青色谷物不成。如果木运不及，又逢阳明司天，木气无法布政，草木荣而后枯，木气不能制土，化气于是急速，上应金星明亮，并应土星争耀，草木提前凋落。火气来复之时，则见暑热炎炎，湿性物类受燥，柔枝脆草焦枯，下之根部再生，同时开花结果。病多寒热疮疡，痱疹痈肿痤疮。上应火星明亮，并见金星失耀，五谷秀而不实。白露过早降临，肃杀收气大行，寒雨侵害众物，虫食甘黄谷物。人的脾土受邪，火气来复后化，心气于是晚治，在上制约肺金。金气受到抑制，谷物不得成熟。其病多见咳嗽，以及鼻塞流涕。上应火星明亮，金星于是失耀。

主岁火运不及，寒气于是流行，长气不能布政，荣物之气减弱，凝惨之气过盛，阳气不能生化，摧折华茂秀美，上应水星明亮。人患胸中疼痛，两胁支撑胀满，而且发生疼痛，胸背肩胛间痛，及两臂内侧痛，郁闷眩晕迷蒙，并见胃脘疼痛，以及突然失音，胸腹部位胀大，胁下腰背引痛，重则屈曲不伸，髋髀疼痛如裂。上应火星失耀，并应水星明亮，谷物呈现赤色。土气来复之时，则见埃尘郁蒸，大雨将要降临，水气受到抑制。病多大便鹜溏，腹满饮食不下，腹中寒而肠鸣，泄如注而腹痛，突发拘挛痿痹，两足无力支撑。上应土星明亮，水星于是失耀，黑色谷物不成。

岁土不及，风乃大行，化气不令，草木茂荣。飘扬而甚，秀而不实，上应岁星。民病飧泄霍乱，体重腹痛，筋骨繇复，肌肉眴酸，善怒，藏气举事，蛰虫早附，咸病寒中，上应岁星、镇星，其谷龄。复则收政严峻，名木苍凋，胸胁暴痛，下引少腹，善太息，虫食甘黄，气客于脾，龄谷乃减，民食少失味，苍谷乃损，上应太白、岁星。上临厥阴，流水不冰，蛰虫来见，藏气不用，白乃不复，上应岁星，民乃康。

岁金不及，炎火乃行，生气乃用，长气专胜，庶物以茂，燥烁以行，上应荧惑星，民病肩背瞀重，鼽嚏血便注下，收气乃后，上应太白星，其谷坚芒。复则寒雨暴至，乃零冰雹霜雪杀物，阴厥且格，阳反上行，头脑户痛，延及囟顶发热，上应辰星，丹谷不成，民病口疮，甚则心痛。

岁水不及，湿乃大行，长气反用，其化乃速，暑雨数至，上应镇星。民病腹满身重，濡泄寒疡流水，腰股痛发，腘腨股膝不便，烦冤，足痿，清厥，脚下痛，甚则跗肿，藏气不政，肾气不衡，上应辰星，其谷秬。上临太阴，则大寒数举，蛰虫早藏，地积坚冰，阳光不治，民病寒疾于下，甚则腹满浮肿，上应镇星，其主龄谷。复则大风暴发，草偃木零，生长不鲜，面色时变，筋骨并辟，肉眴瘛，目视𥉂𥉂，物疏璺①，肌肉胗发，气并鬲中，痛于心腹，黄气乃损，其谷不登，上应岁星。

帝曰：善。愿闻其时也。

岐伯曰：悉哉问也！木不及，春有鸣条律畅之化②，则秋有雾露清凉之政，春有惨凄残贼之胜，则夏有炎暑燔烁之复，其眚东，其脏肝，其病内舍胠胁，外在关节。

火不及，夏有炳明光显之化，则冬有严肃霜寒之政，夏有惨凄凝冽之胜，则不时有埃昏大雨之复，其眚南，其脏心，其病内舍膺胁，外在经络。

土不及，四维有埃云润泽之化，则春有鸣条鼓拆之政，四维发振拉飘腾之变，则秋有肃杀霖霆之复，其眚四维，其脏脾，其病内舍心腹，外在肌肉四支。

金不及，夏有光显郁蒸之令，则冬有严凝整肃之应，夏有炎烁燔燎③之变，则秋有冰雹霜雪之复，其眚西，其脏肺，其病内舍膺胁肩背，外在皮毛。

水不及，四维有湍润埃云之化，则不时有和风生发之应，四维发埃昏骤注之变，则不时有飘荡振拉之复，其眚北，其脏肾，其病内舍腰脊骨髓，外在谿谷踹膝。

夫五运之政，犹权衡也，高者抑之，下者举之，化者应之，变者复之，此生长化收藏之理，气之常也，失常则天地四塞矣。故曰：天地之动静，神明为之纪，阴阳之往复，寒暑彰其兆，此之谓也。

【注释】①墨：裂纹、分裂之意。②鸣条律畅之化：鸣条律畅，惠风畅鸣，春风和气，形容春天正常的时令。之化，指时令正常，即春天有正常的时令气候特点。"秋有雾露清凉之政""春有惨凄残贼之胜""夏有炎暑燔烁之复""夏有炳明光显之化"等后文关于季节、时令的论述都类似此解。③燔燎：焚烧的意思。

【译文】主岁土运不及，风气于是大行，化气不能行令，草木繁茂华荣，枝叶飘扬太甚，开花不结果实，上应木星明亮。人患飧泄霍乱，身体沉重腹痛，筋骨反复摇动，肌肉跳动酸楚，经常容易发怒。藏气发挥作用，蛰虫于是早伏，病皆寒盛于内。上应木星明亮，并应土星失耀，黄色谷物不成。金气来复之时，收气行令峻烈，树木枯槁凋落。病多胸胁暴痛，在下牵引小腹，经常容易太息。虫食黄色谷物。邪气侵害脾土，黄色谷物受损，人们饮食减少，而且食不知味，青色谷物受损。上应金星明亮，木星于是失耀。土运不及之岁，又逢厥阴司天，流水不能结冰，蛰虫提前出现。水气不能行令，金气无法来复，上应木星明亮，人们感觉舒适。

主岁金运不及，火气于是流行，生气于是用事，长气偏盛专治，众物生长繁茂，燥热之气流行，上应火星明亮。人患肩背闷重，鼻流涕兼喷嚏，便血泻下如注。金气于是后至，上应金星失耀，白色谷物坚硬。复气发作之时，寒雨突然到来，降落冰雹霜雪，于是肃杀众物。阴气厥逆格拒，阳气浮越上行，病多脑后疼痛，而且延及囟顶，并见身体发热。上应水星明亮，红色的谷物不成。人们多患口疮，重则出现心痛。

主岁水运不及，湿气于是大行，长气反而用事，化气于是疾速，暴雨频繁降临，上应土星明亮。人患腹满身重，泄泻稀薄水便，阴性疮疡流水，腰股疼痛发作，下肢运动不便，心中烦躁郁闷，双足痿软清冷，经常脚底疼痛。湿气偏盛严重，则见足跗肿胀。水气不能布政，肾气就会失调，上应水星失耀，黑色谷物不成。如果水运不及，又逢太阴司天，则见大寒数至，蛰虫过早伏藏，大地积聚坚冰，阳气不能敷布。病多寒疾于下，重则腹满浮肿。上应土星明亮，黄色谷物成熟。木气来复之时，则见大风暴作，草木倒伏凋零，生长之气尽无。人的面色时变，筋骨松懈失用，肌肉跳动抽搐，两目视物不清，物如裂而双影，肌肉隐疹发作，气并胸膈之中，痛在胃脘与腹。土气于是受损，黄色谷物不成，上应木星明亮。

土运不及之年，如果四维尚有天空云漫、潮湿润泽的化气，春季还能保持木鸣条达、鼓动萌生的时政；如果四维反见风振催拉、树木飘腾的变气，秋季就会出现天气肃杀、淫雨不止的复气。其灾害发生在四隅，其应人的五脏在脾，其病邪内留心腹，外在肌肉四肢。

金运不及之年，如果夏季尚有光耀显明、火热郁蒸的时令，冬季还能保持严寒凝冻、休整肃藏的应气；如果夏季见有炎暑销烁、火燔热燎的交气，秋季就会出现冰寒雹冷、霜凝雪降的复气。其灾害发生在西方，其应人的五脏在肺，其病邪内留胸胁肩背，外在皮肤毛发。

水运不及之年，如果四维尚有水湍润泽、天空云漫的化气，不时还能发生和风畅达、萌生笃发的应气；如果四维反见天空昏蒙、暴雨倾泻的变气，不时就会出现风振摧拉、枝叶飘荡的复气。其灾害发生在北方，其应人的五脏在肾，其病邪内留腰脊骨髓，外在谿谷踹膝。

五运发挥作用，犹如权衡一样，太过的加以抑制，不及的予以扶持，正常的化气有正常的应气，异常的交气有异常的复气。这是生长化收藏的原理，是四时五气运化的常规。如果失去了这一运化的常规，天地四时之气就会阻塞不通。所以说：天地动静始终，神明变化作为其纲纪；阴阳消长往复，四时寒暑彰显其征兆。其指的就是这一原理。

黄帝说：对。我希望了解五运与四时的相应。

岐伯答：多么详尽的提问啊！木运不及之年，如果春季尚有木鸣条达、音律和畅的化气，秋季还能保持雾润露泽、清平凉爽的时政；如果春季反见惨淡凄凉、残败戕贼的胜气，夏季就会出现炎热暑蒸、火燔销烁的复气。其灾害发生在东方，其应人的五脏在肝，其病邪内留胁肋，外在筋脉关节。

火运不及之年，如果夏季尚有彪炳明耀、光亮显彰的化气，冬季还能保持严厉肃藏、霜冻冰寒的时政；如果夏季反见惨冷凄寒、水凝冰冽的胜气，不时就会出现天空昏蒙、大雨倾盆的复气。其灾害发生在南方，其应人的五脏在心，其病邪内留胸膺胁肋，外在经络之间。

土运不及之年，如果四维尚有天空云漫、潮湿润泽的化气，春季还能保持木鸣条达、鼓动萌生的时政；如果四维反见风振催拉、树木飘腾的变气，秋季就会出现天气肃杀、淫雨不止的复气。其灾害发生在四隅，其应人的五脏在脾，其病邪内留心腹，外在肌肉四肢。

金运不及之年，如果夏季尚有光耀显明、火热郁蒸的时令，冬季还能保持严寒凝冻、休整肃藏的应气；如果夏季见有炎暑销烁、火燔热燎的交气，秋季就会出现冰寒雹冷、霜凝雪降的复气。其灾害发生在西方，其应人的五脏在肺，其病邪内留胸胁肩背，外在皮肤毛发。

水运不及之年，如果四维尚有水湍润泽、天空云漫的化气，不时还能发生和风畅达、萌生笃发的应气；如果四维反见天空昏蒙、暴雨倾泻的变气，不时就会出现风振摧拉、枝叶飘荡的复气。其灾害发生在北方，其应人五脏在肾脏，其病邪内留腰脊骨髓，外在谿谷端膝。总而言之，五运的作用，好似权衡之器，太过的加以抑制，不及的加以帮助，正常则和平，反常则必起反应，这是生长化收藏的道理，是四时气候应有的规律，如果失却了这些规律，天地之气不升不降，就是闭塞不通了。所以说："天地的动静变化，受自然规律的控制；阴去阳来、阳去阴来的往复变化，可以从四时寒暑来显示出它的征兆。"就是这个意思。

帝曰：夫子之言五气之变，四时之应，可谓悉矣。夫气之动乱，触遇而作，发无常会，卒然灾合，何以期之？

岐伯曰：夫气之动变，固不常在，而德化政令灾变，不同其候也。

帝曰：何谓也？

岐伯曰：东方生风，风生木，其德敷和，其化生荣，其政舒启，其令风，其变振发，其灾散落。南方生热，热生火，其德彰显，其化蕃茂，其政明曜，其令热，其变销烁，其灾燔炳。中央生湿，湿生土，其德溽蒸，其化丰备，其政安静，其令湿，其变骤注，其灾霖溃。西方生燥，燥生金，其德清洁，其化紧敛，其政劲切，其令燥，其变肃杀，其灾苍陨。北方生寒，寒生水，其德凄沧，其化清谧，其政凝肃，其令寒，其变凓冽，其灾冰雪霜雹。是以察其动也，有德有化，有政有令，有变有灾，而物由之，而人应之也。

帝曰：夫子之言岁候，其不及太过而上应五星。今夫德化政令，灾眚变易，非常而有也，卒然而动，其亦为之变乎？

岐伯曰：承天而行之，故无妄动，无不应也。卒然而动者，气之交变也，其不应焉。故曰：应常不应卒。此之谓也。

帝曰：其应奈何？

岐伯曰：各从其气化也。

帝曰：其行之徐疾逆顺何如？

岐伯曰：以道留久，逆守而小，足谓省下；以道而去，去而速来，曲而过之，是谓省遗过也；久留而环，或离或附，是谓议灾与其德也；应近则小，应远则大，芒而大倍常之一，其化甚；大常之二，其眚即发也；小常之一，其化减；小常之二，是谓临视，省下之过与其德也。德者福之，过者伐之。是以象之见也，高而远则小，下而近则大，故大则喜怒迩，小则祸福远。岁运太过，则运星北越，运气相得，则各行以道。故岁运太过，畏星失色而兼其母，不及则色兼其所不胜。肖者瞿瞿，莫知其妙，闵闵之当，孰者为良，妄行无征，示畏侯王。

帝曰：其灾应何如？

岐伯曰：亦各从其化也。故时至有盛衰，凌犯有逆顺，留守有多少，形见有善恶，宿属有胜负，征应有吉凶矣。

帝曰：其善恶何谓也？

岐伯曰：有喜有怒，有忧有丧，有泽有燥，此象之常也，必谨察之。

帝曰：六者高下异乎？

岐伯曰：象见高下，其应一也，故人亦应之。

帝曰：善。其德化政令之动静损益，皆何如？

岐伯曰：夫德化政令灾变，不能相加也。胜复盛衰，不能相多也。往来小大，不能相过也。用之升降，不能相无也。各从其动而复之耳。

帝曰：其病生何如？

岐伯曰：德化者气之祥，政令者气之章，变易者复之纪，灾眚者伤之始，气相胜者和，不相胜者病，重感于邪则甚也。

帝曰：善。所谓精光之论，大圣之业，宣明大道，通于无穷，究于无极也。余闻之，善言天者，必应于人，善言古者，必验于今，善言气者, 必彰于物, 善言应者, 同天地之化, 善言化言变者, 通神明之理, 非夫子孰能言至道欤! 乃择良兆而藏之灵室, 每旦读之, 命曰《气交变》, 非斋戒不敢发, 慎传也。

【译文】黄帝问: 先生所说五气太过不及的变化, 以及其与四时气候相应的关系, 可以说是很详尽了。关于五气的动乱, 是由触遇而引起, 发作无一定常规, 突然便出现灾害, 这又如何预测呢?

岐伯答: 关于五气的动乱变化, 固然没有一定的常规, 但五气正常的德、化、政、令和异常的灾变, 却可以从不同的气候变化上反映出来。

黄帝问: 这指的是什么?

岐伯答: 东方生风气, 风气生木气, 木的德性是敷布温和, 气化作用是生发繁荣, 施政表现是舒展开启, 行令职能是风气主时, 并常变化是摧拉振荡, 造成灾害是凋残散落。南方生热气, 热气生火气, 火的德性是光明彰显, 气化作用是蓄育茂盛, 施政表现是明亮光耀, 行令职能是热气主时, 异常变化是炎暑销烁, 造成灾害是火热焚烧。中央生湿气, 湿气生土气, 土的德性是湿热濡润, 气化作用是丰实充备, 施政表现是安稳沉静, 行令职能是湿气主时, 异常变化是暴雨骤降, 造成灾害是久雨堤溃。西方生燥气, 燥气生金气, 金的德性是清凉洁净, 气化作用是紧缩收敛, 施政表现是强劲急切, 行令职能是燥气主时, 异常变化是严厉肃杀, 造成灾害是干枯坠落。北方生寒气, 寒气生水气, 水的德性是凄冷寒沧, 气化作用是清藏静谧, 施政表现是凝固严肃, 行令职能是寒气主时, 异常变化是冻溧凛冽, 造成灾害是冰雪霜雹。所以观察五气的运动, 有正常的德化和政令, 有反常的变异和灾害, 众物因此而盛衰荣枯, 人亦相应而康病寿夭。

黄帝问: 先生所说岁运气候, 有不及和太过, 上与五星相应。今天所说德、化、政、令, 其灾害与变异, 不按一定常规, 而是突然发生, 五星也相应变化吗?

岐伯答：五星承天道而运行，所以不能妄自变动，天道变化，无不相应。突然发生变动，位于气交之分，五星不与相应。所以说：应常规而不应突变。指的就是这一原理。

黄帝问：五星与岁运相应怎样？

岐伯答：各随岁运的气化而变。

黄帝问：五星运行的快慢顺逆如何？

岐伯答：五星随道慢行久留，逆行退守，光芒变小，就要省察在下气化。理应依道运行而去，去后又迅速返回来，或者迂回屈曲而行，就要省察遗留灾过。五星久留而环绕旋转，或时离时附似去似来，就要审议在下灾与德。应于变异的时间近，五星的光芒小；应于变异的时间远，五星的光芒大。光芒大于正常一倍，说明气化作用亢盛；大于正常二倍，灾害即将发生。光芒小于正常一倍，说明气化作用衰减；小于正常二倍，就要慎重观察，省察在下的过与德，正常德化对人有利，异常灾过对人有害。天象的呈现，五星高而远，看起来就小；五星低而近，看起来就大。所以，五星大就距喜怒近，五星小就离祸福远。岁运之气太过，运星北行越度；岁运之气平和，五星各行其道。所以，岁运太过，被制星失耀而兼见母色；岁运不及，运星会兼见所不胜之色。贤人仰观天象而肃然起敬，尚难尽悉气运变化的玄妙；常人面对幽冥而难以处断，不知晓谁的看法更为正确；奸人妄行猜测而毫无证验，却出示邪说去吓唬那侯王。

黄帝问：五星变异的灾害应验如何？

岐伯答：也各从岁运的气化而不同。所以，时令的到来有盛衰，凌犯的方式有顺逆，留守的时间有长短，呈现的星象有善恶，星宿的所属有胜负，灾害的征应有吉凶。

黄帝问：善恶是指什么呢？

岐伯答：善恶有喜、怒、忧、丧、泽、燥，这是星象变化的常规，必须谨慎地予以观察。

黄帝问：六种星象因星位高低而所应各异吗？

岐伯答：星象显现有高低不同，与其应验却是一致的，所以人也会与之相应。

黄帝说：对。五运德化政令的动静损益都如何？

岐伯答：五运的德化政令灾变不能彼此相加，胜复盛衰不能彼此相多，往来大小不能彼此相过，升降为用不能彼此相无，各从其变动而出现应复。

黄帝问：它们与疾病发生的关系如何？

岐伯答：德化是岁气作用的吉祥之兆，政令是岁气主治的显彰，变异是应生复气的缘由，灾害是众物损伤的始因。正气胜邪气就会平和无病，正气不胜邪气就会引起疾病，重复感受邪气病情就会加重。

黄帝说：对。这真是所谓精深光耀的论述，伟大圣人的业绩，宣扬显明了大道，融会通达于无穷，推衍广究于无极。我听说善于谈论天道的人，必然能相应于人身；善于谈论古代的人，必然能验证于今朝；善于谈论气运的人，必然能彰显于众物，善于谈论通应的人，必然能同天地之化；善于谈论化变的人，必然能通神明之理。如果不是先生的睿智，谁能说明这样的至道！我将选择吉兆的日子，把这些论述藏于灵室，每天早晨都进行阅读，称这篇文章为《气交变》，未斋戒不敢随便取出，并要审慎地进行传授。

五常政大论篇第七十

　　黄帝问曰：太虚寥廓，五运回薄①，衰盛不同，损益相从，愿闻平气，何如而名，何如而纪也？

　　岐伯对曰：昭乎哉问也！木曰敷和，火曰升明，土曰备化，金曰审平，水曰静顺。

　　帝曰：其不及奈何？

　　岐伯曰：木曰委和，火曰伏明，土曰卑监，金曰从革，水曰涸流。

　　帝曰：太过何谓？

　　岐伯曰：木曰发生，火曰赫曦，土曰敦阜，金曰坚成，水曰流衍。

　　帝曰：三气之纪，愿闻其候。

　　岐伯曰：悉乎哉问也！敷和之纪，木德周行，阳舒阴布②，五化宣平。其气端，其性随，其用曲直，其化生荣，其类草木，其政发散，其候温和，其令风，其脏肝，肝其畏清；其主目，其谷麻，其果李，其实核，其应春，其虫毛，其畜犬，其色苍；其养筋，其病里急支满，其味酸，其音角，其物中坚，其数八。

　　升明之纪，正阳而治，德施周普，五化均衡。其气高，其性速，其用燔灼，其化蕃茂，其类火，其政明曜，其候炎暑，其令热，其脏心，心其畏寒，其主舌，其谷麦，其果杏，其实络，其应夏，其虫羽，其畜马，其色赤；其养血，其病瞤瘛，其味苦，其音徵，其物脉，其数七。

备化之纪,气协天休,德流四政,五化齐修。其气平,其性顺,其用高下,其化丰满,其类土,其政安静,其候溽蒸③,其令湿,其脏脾,脾其畏风;其主口,其谷稷,其果枣,其实肉,其应长夏,其虫倮,其畜牛,其色黄,其养肉,其病痞,其味甘,其音宫,其物肤,其数五。

【注释】①五运回薄:五运循环不息。②阳舒阴布:阳气舒畅,阴气散布。③溽蒸:湿热蒸腾。

【译文】黄帝说:宇宙辽阔深远无边,五行之运往复循环。因阴阳盛衰不同,损益亦随之有差别。请您为我解惑,告诉我五运之中的"平气"是如何命名的?又是如何选择出其代表标志的?

岐伯回答说:您问得真有意义!所谓平气,在木,称之为"敷和";因其散发着温和之气,可使万物荣华蔵蕤。于火,称其为"升明";为明朗且有长盛之气,可使万物繁茂向上。而土则称为"备化";因具备一生二、二生三、三生万物的生化万物之气,乃使万物具备形体。在金,称为"审平";为其发宁静和平之气能使万物结实稳固。于水,称为"静顺";因其具有宁静和顺之气,可使万物归复。

黄帝又问:如果五运不及怎么样?

岐伯答:如果不及,木为"委和",没有了阳和之气万物就会萎靡不振。火"伏明",缺乏温暖之气万物则会暗淡无光。土为"卑监",没有生化之气,万物即便成长也会萎弱无力。金为"从革",缺少坚硬之气,万物就会质松无力。在水喻上够不上则为"涸流",万物缺封藏之气就会干枯。

黄帝继问:五运太过又怎样?

岐伯回答说:如果太过,木叫"发生"。过早散布温和之气,会使万物提早发育。火叫做"赫曦",散发了强烈的火气,则使万物烈焰不安。土叫做"敦阜",浓厚坚实之气太多反而使得万物难以成形。金叫做"坚成";强硬之气可使万物刚直。水叫做"流行";溢满之气太过则让万物漂流反而不得归宿。

黄帝续问:上述三气所属年份,请告诉我它们之间的不同?

岐伯回答说:你所问的真是精妙极了!敷和的年份,木德没有四方上下到处散布,阴阳皆散,惠和舒畅。五行皆能发挥它们各自正常的作用。气正直,则性顺从。它能发挥的作用就像树木的枝干一样可以自由伸展。它可以使万物繁荣。属类是草木,其施政为发散。如果表现为温和气候,其时令为风。对应于内脏是肝;它畏惧清凉的金气(因其属性为木,而金克木);肝开窍于目;作用在谷是麻;作用于果是李。它充实的是核,对应的时令为春。其对应的动物亦分种类;在虫是毛虫;在畜是犬。在颜色则为苍。它所作用充养的是筋,如果发病则表现为里急而胀满。在五味是酸味;在五音是角。于物体来说则是中坚。它在五行成数是八。

升明之年,南方的火运可正常行令,它的德行惠及到的每一个地方,五行之气都平衡发展。气上升,性急速,作用为燃烧。它在生长方面可以使万物繁荣茂盛。属火的权力则是使万物光明显耀。气候炎暑,表现是热,人体相对应的内脏是心。心惧怕冰冷的水气(水克火);又因心开窍于舌,所以心主舌。在谷是麦;在果是杏;火充实的是络,所对应的时令是夏。火所对应的动物,在虫是羽;在畜是牛,它在颜色上所对应的则是红。因为它所充养的是血,所以发病会表现为肌肉抽搐。它在五味上表现为苦;在五音是徵。于物体来说则是血脉。它在五行成数是七。

备化之年,天地之间的气相互协调且平和。德怀均匀布于四方,五行之气都能完善发挥各自的作用。气和平,性和顺,五行气运的作用就能高能下收放自如。生化功能使万物丰满成熟。它的属类是土,那么它能使物安静宁祥。气候表现为湿热交蒸;其时令表现为湿。它所对应于人体的内脏是脾;因脾畏惧风(木克土),脾又开窍于口,所以脾主于口。在谷是稷;在果是枣。它充实的是肉,所对应的时令是长夏。它所应的动物,作用在虫是倮;作用在畜是牛;颜色是黄色。发病则表现为痞塞。在五味是甘；在五音是宫；而作用在物体上来说，则属于肌肤。它在五行生数是五。

审平之纪，收而不争，杀而无犯①，五化宣明。其气洁，其性刚，其用散落，其化坚敛，其类金，其政劲肃，其候清切，其令燥，其脏肺，肺其畏热；其主鼻，其谷稻，其果桃，其实壳，其应秋，其虫介，其畜鸡，其色白；其养皮毛，其病咳，其味辛，其音商，其物外坚，其数九。

静顺之纪，藏而勿害，治而善下②，五化咸整。其气明，其性下，其用沃衍，其化凝坚，其类水，其政流演，其候凝肃，其令寒，其脏肾，肾其畏湿；其主二阴，其谷豆，其果栗，其实濡，其应冬，其虫鳞，其畜彘，其色黑，其养骨髓，其病厥，其味咸，其音羽，其物濡，其数六。

故生而勿杀，长而勿罚，化而勿制，收而勿害，藏而勿抑，是谓平气。

委和之纪，是谓胜生，生气不政，化气乃扬③，长气自平，收令乃早，凉雨时降，风云并兴，草木晚荣，苍干雕落，物秀而实，肤肉内充。其气敛，其用聚，其动緛戾拘缓，其发惊骇，其脏肝，其果枣李，其实核壳，其谷稷稻，其味酸辛，其色白苍，其畜犬鸡，其虫毛介，其主雾露凄沧，其声角商，其病摇动注恐，从金化也。少角与判商同，上角与正角同，上商与正商同。其病支废，痈肿疮疡，其甘虫，邪伤肝也。上宫与正宫同。萧飋肃杀，则炎赫沸腾，眚于三，所谓复也，其主飞蠹蛆雉。乃为雷霆。

【注释】①收而不争，杀而无犯：虽主收束，但无剥夺的现象，虽主肃杀，但无残害的情况。②藏而勿害，治而善下：藏气能纳藏而无害于万物，其德性平顺而下行。③生气不政，化气乃扬：气不能很好的行使职权，化气发扬。

【译文】在审平的年份，金气所化虽然主收割束拢，但是并没有剥夺抢掠夺的现象。虽然金气是肃杀之气，但是也没有残害生灵情况。五行之气在审平之年都能够得以宣畅清明。气洁净，性刚强，它的作用是使万物成熟散落。在生化作用上它能使万物收敛而结实。属类是金，那么它的政令表现为轻劲严肃。气候清凉，在时令的表现则是燥。它对应的内脏是肺；而肺畏火热（火克金）。又因肺开窍于鼻，所以肺主鼻。在谷是稻；在果是桃；金气充实的是外壳；所对应的时令是秋。它所对应的动物，在虫是介；在畜是鸡；在颜色是白。又因为金气所充养的是皮毛，所以发病表现为咳嗽；在五味是辛；在五音是商；在物体则是属于外裹一类。它在五行成数是九。

在静顺的年份，气能够纳藏因而对万物无害。它的德性能平顺自然往下行。五行之气的作用都能得以完整发挥。气明净，性向下，它的作用为水流灌溉。它的生化作用表现为使物凝固坚硬。它的属类为水，那么他的权力则表现为流动不息。气候严寒阴冷，它的权力的表现为寒。对应内脏是肾。肾怕湿土（土克水），又因肾开窍于二阴，所以主二阴。在谷是豆；在果是栗。它充实液汁，所对应的时令是冬。对所应的动物，在虫是鳞；在畜是猪；在颜色则是黑。因为它充养的是骨髓，所以若有发病则表现为昏厥。它作用在五味是咸；作用在五音是羽；而作用在物体上，则是属于可流动的液体类；它在五行成数是六。

所以万物生长的规律不容破坏。在万物播种繁衍的季节不杀伤；成长的时节而不削罚；由量化质时不制止；收割之时不残害；收藏的时侯不抑制，这就叫做平气。

委和之年，称为胜生。生气无法畅行行使职权；化气无限发扬（土不畏木）；而长气自然宁静（木不能生火），于是提早收令（金胜木）。金气有余，时不时下几场凉雨；偶尔风气云气并兴；草木即便能存活生长也不会茂盛；且容易干枯凋零。物早熟，皮肉充实。气收敛，作用拘束而不得曲直自由伸展。作用在人体则是筋络变得拘挛无力；或者是容易惊骇。它相对应的内脏为肝。作用在果类则是枣、李一类。它所充实的是核和壳。作用在谷是稷、稻一类。作用在五味是酸、辛两种。作用在颜色则是白而苍。作用在畜类则是犬鸡二类。作用在虫则是毛虫和介虫二者。它所主的气候则是寒冷的雾露之气。作用在声音则是角、商二音。如果发生病变则表现为不尽摇动与无限恐惧。这是因为木运不及而从金化的关系。因此少角又等同于判商。如果恰逢厥阴风木司天，那么缺乏的木运会得到帮助，在这种情况下也可以化为平气。所以委和之年遇逢上角，那么它的气可看作与正角之力相同。如果遇逢阳明燥金司天，那么木运只会变得更加衰弱，顺从金用事成为金之平气，那么逢上商就可以看作和正商相等。作用在人体就可发生痛肿或四肢萎弱或疮疡或生虫等病。而这正是由于邪气伤了肝的原因。如果正当太阴湿土司天；而土没有畏惧之气，也能形成一股土气而成事。因而成为土之平气。所以当太阴湿土司天之时，遇逢上宫则可看作与正宫相同。因此在委和之年，起初会是一片肃杀的景象，但随之而来的则是一片火热蒸腾之象。当年的灾害主要应于三（即为东方）。这是金气克木，从而迫使火气前来报复的缘故。所以当火气前来报复的时候，当年多飞虫、蠹虫、蛆虫之害和雉，木郁火复，循环造成反复，发为雷霆。

伏明之纪，是为胜长。长气不宣，脏气反布，收气自政①，化令乃衡，寒清数举，暑令乃薄，承化物生，生而不长，成实而稚，遇化已老，阳气屈服，蛰虫早藏。其气郁，其用暴，其动彰伏变易，其发痛，其脏心，其果栗桃，其实络濡，其谷豆稻，其味苦咸，其色玄丹，其畜马彘，其虫羽鳞，其主冰雪霜寒，其声徵羽，其病昏惑悲忘。从水化也。少徵与少羽同，上商与正商同。邪伤心也。凝惨凛冽，则暴雨霖霆，眚于九，其主骤注，雷霆震惊，沉黔淫雨。

卑监之纪，是谓减化。化气不令，生政独彰，长气整，雨乃愆，收气平，风寒并兴，草木荣美，秀而不实，成而粃也。其气散，其用静定，其动疡涌，分溃痈肿，其发濡滞，其脏脾，其果李栗，其实濡核，其谷豆麻，其味酸甘，其色苍黄，其畜牛犬，其虫倮毛，其主飘怒振发，其声宫角，其病留满否塞，从木化也。少宫与少角同，上宫与正宫同，上角与正角同，其病飧泄，邪伤脾也。振拉飘扬，则苍干散落，其眚四维，其主败折虎狼，清气乃用，生政乃辱。

【注释】①长气不宣，脏气反布，收气自政：长气不得发扬，脏气反见布散，收气也擅自行使职权。②化气不令，生政独彰：土的化气不得其令，而木的生气独旺。

【译文】伏明的年份，称为胜长。在伏明之年，长气得不到发扬；藏气反而得以布散。收气在此时也能自行使用职权，而化气平定不能得到发展，寒冷之气经常出现；暑热之气力存衰薄。万物虽然承蒙土的化气而生得以存活，却因为火气的运力不足，之能生存而得不到生长。虽然也能结果实，然而在这种情况下结的果实却很小。等到来年生化的时候，这些种子已经衰老，阳气屈服不用，冬眠的虫类更早地蛰伏收藏。火气郁结得不到疏散，所以发作的时候，必然就会横暴，脾气多变。作用在人体中，病发时表现为痛，它相对应的内脏为心。作用在果为栗和桃二类。因为它所充实的是络和汁；所以作用在谷是豆和稻二类。作用在五味是苦和咸二味。作用在颜色则是玄和丹二色。作用在畜是马和猪二类。作用在虫是则羽虫和鳞虫二类。作用在气候上，当年则主冰雪霜寒。作用在声音是徵、羽二音。如果发生病变的话，表现则为精神混乱，大悲大喜，易哀易忘。火运不及而从水化，就会出现以上情况。所以少徵可看作与少羽相同。如果遇逢阳明燥金司天，金不畏火，容易形成金气用事而成金之平气。所以伏明之年逢上商则可以看作与正商相同。因此金气主导所发之病，大多是由于邪气侵心而火运渐衰才会出现的阴凝惨淡之状，寒风凛冽的现象。但随之而来的是暴雨淋漓不止，九方（即南方）有灾。这是土气来复。因而暴雨如注，雷霆震惊；使得乌云蔽日，阴雨连绵不得开。

卑监的年份，称为减化。在卑监的年份，土的化气不得施令，而木的生气独旺。长气完整如常，而雨水不能及时下降。收气平定，风寒并起。草木虽能繁荣美丽，但只得外秀而不能成实。所结之实只是空壳。其气散漫，作用不足就会变得过于静定。从而表现在人体内的变动就是疮疡，常伴有脓多、溃烂和痈肿症状。更严重者就会发展为水气不通。其相对应的内脏是脾。作用在果类是李和栗二类。它所充实的是植物液汁和核。因此作用在谷是豆和麻二种。作用在五味是酸、甘两味。作用在颜色是苍、黄二色。作用在畜是牛和犬二种。作用在虫则是倮虫毛虫两类。因木胜风动，则有振动摧折之势。作用在声音上是宫、角二音。如果发生病变则表现为腹胀满，痞塞不通。这是因为土运不及而从木化。所以少宫可以看作与少角相同。如果逢遇太阴湿土司天，虽然土运不及，但得死天之时助，也可成为平气。所以监逢的年份，上宫可以与正宫相同。如果逢遇厥阴风木之气主导天气，那么土运会变得更为衰弱。顺从木气用事，从而成为木之平气。所以遇逢上角则可以看作与正角相同。从病发角度来说，消化不良引发的腹泻，正是邪气伤脾的原因。土衰木胜，所以遇风势振动，一副摧折飘扬的现象，随之而现的则是草木干枯凋落。灾害作用于中宫即流于四方。由于金气来复，所以有主败坏折伤，有如虎狼之势。清气发生作用，之后生气就会被抑制，从而不能发扬它的政令。

从革之纪，是为折收。收气乃后，生气乃扬，长化合德，火政乃宣，庶类以蕃。其气扬，其用躁切，其动铿禁瞀厥，其发咳喘，其脏肺，其果李杏，其实壳络，其谷麻麦，其味苦辛，其色白丹，其畜鸡羊，其虫介羽,其主明曜炎烁,其声商徵,其病嚏咳鼽衄,从火化也。少商与少徵同,上商与正商同,上角与正角同,邪伤肺也。炎光赫烈,则冰雪霜雹,眚于七,其主鳞伏彘鼠,岁气早至,乃生大寒。

涸流之纪,是为反阳,藏令不举,化气乃昌,长气宣布,蛰虫不藏,土润水泉减,草木条茂,荣秀满盛。其气滞,其用渗泄,其动坚止,其发燥槁,其脏肾,其果枣杏,其实濡肉,其谷黍稷,其味甘咸,其色黅玄,其畜彘牛,其虫鳞倮,其主埃郁昏翳,其声羽宫,其病痿厥坚下,从土化也。少羽与少宫同,上宫与正宫同,其病癃闭,邪伤肾也。埃昏骤雨,则振拉摧拔,眚于一,其主毛湿狐貉,变化不藏。

故乘危而行,不速而至,暴疟无德,灾反及之,微者复微,甚者复甚,气之常也。

发生之纪,是为启陈。土疏泄,苍气达,阳和布化,阴气乃随,生气淳化,万物以荣。其化生,其气美,其政散,其令条舒,其动掉眩巅疾①,其德鸣靡启坼②,其变振拉摧拔③,其谷麻稻,其畜鸡犬,其果李桃,其色青黄白,其味酸甘辛,其象春,其经足厥阴少阳,其脏肝脾,其虫毛介,其物中坚外坚,其病怒。太角与上商同。上征则其气逆,其病吐利。不务其德,则收气复,秋气劲切,甚则肃杀,清气大至,草木凋零,邪乃伤肝。

赫曦之纪,是为蕃茂。阴气内化,阳气外荣,炎暑施化,物得以昌。其化长,其气高,其政动,其令鸣显,其动炎灼妄扰④,其德喧暑郁蒸⑤,其变炎烈沸腾,其谷麦豆,其畜羊彘,其果杏栗,其色赤白玄,其味苦辛咸,其象夏,其经手少阴太阳,手厥阴少阳,其脏心肺,其虫羽鳞,其物脉濡,其病笑疟疮疡血流狂妄目赤。上羽与正徵同。其收齐,其病痉,上征而收气后也。暴烈其政,藏气乃复,时见凝惨,甚则雨水,霜雹、切寒、邪伤心也。

敦阜之纪,是为广化。厚德清静,顺长以盈,至阴内实,物化充成。烟埃朦郁，见于厚土，大雨时行，湿气乃用，燥政乃辟。其化圆，其气丰，其政静，其令周备，其动濡积并稸，其德柔润重淖⑥，其变震惊，飘骤崩溃，其谷稷麻，其畜牛犬，其果枣李，其色黅玄苍，其味甘咸酸，其象长夏，其经足太阴阳明，其脏脾肾，其虫倮毛，其物肌核，其病腹满，四支不举，大风迅至，邪伤脾也。

【注释】①掉眩巅疾：眩晕和巅顶部的疾病。②鸣靡启坼：形容风气之用，鸣动散发，启陈生新。③振拉摧拔：摇动拔折。④炎灼妄扰：烧灼发热，并且因为过热而缭乱烦扰。⑤喧暑郁蒸：暑热郁郁蒸蒸。⑥柔润重淖：柔润，使万物不断得到润泽。

【译文】从革的年份，称为折收。收气如果不能及时，生气就会得以发扬。长气和化气合而相得。火气于是就会大肆施行权力，从而使万物繁盛。其气发扬，其作用急躁。发病表现为咳嗽失音且烦闷气逆，进一步发展成为咳嗽气喘。它作用于内脏则为肺。作用在果类是李和杏。因为它充实的是壳和络，所以作用在谷类是麻和麦二类。作用在五味则是苦与辛两味。在颜色上表现是白和朱红两色。作用在畜类则是鸡和羊。作用在虫类是介虫和羽虫。因为金虚火胜，它处于主导地位会有发光灼热之势。在声音上表现为商、徵。若发生病变，则会有打喷嚏、咳嗽和鼻塞、衄血等症状。这些都是因金运不及从而顺从火化的原因。所以少商又可看作与少徵相同。如果逢遇阳明金司天相助也能变为平气。所以从革遇到上商就和正商相同。如果逢遇厥阴风木司天，因为金运不及，而木不畏金。在这种情况下，亦能形成木气用事从而形成木之平气。所以遇到，上角便可以正角相同。而它的病变多是因为邪气伤肺。因金衰火旺，所以火势炎热。但随之所见则是一片冰雪霜雹之象。灾害应于七（即西方）。这是水气来复。因此主如鳞虫伏藏，猪、鼠冬藏之气提前到来，于是就会发生大寒。

涸流的年份，称为反阳。藏气衰弱而不能行使本身封藏的权力。化气因而得以昌盛。长气反被宣行从而散布于四方。本应蛰伏的虫却没有冬眠;土里润泽而泉水减少。草木条达茂盛。万物繁荣秀丽且丰满。气如果得不到流通,那么它的作用就为暗中渗透。它的变动表现为坚实止流。发病的时候具体表现为干燥枯槁。其相对应于的内脏是肾。作用在果类是枣、杏二种。充实的是植物的汁液和肉。作用在谷类是黍和稷二类。作用在五味则是甘、咸二味。作用在颜色上是黄、黑两大类颜色。而作用在畜类则是猪、牛两类。在虫类中的对应物种是鳞虫倮虫。水运衰,土气用事。因此会有尘土昏郁的现象出现。在声音上对应的两音是羽、宫。作用在人体的病变则为四肢痿弱厥冷,下部坚实。这是水运不及而从土化的原因。所以少羽可等同于少宫。如果碰上太阴湿土司天,则水运会更衰。是以涸流遇逢上宫则与正宫相同。表现为大小便不通;那就是邪气伤了肾脏而引发的病变。因水运不及,故尘埃昏蔽。在这种情况下,或许会骤然下雨。但岁之反见大风振动,摧折倒拔,灾害应于一(即北方)。这是因为木气来复,所以当年会现毛虫狐狢之类。其善于变动而不会主动蛰伏躲藏。

所以当运气不及的年份,所胜与所不胜之气都会乘着某一方的衰弱而大肆行令。就像是不速之客,不请自来,暴虐而又毫无道德。结果往往反而使自己受到损害。这就是子来报复的原因。凡施行暴虐轻微的,它所受的反噬报复也轻。反而言之,施行厉害的那么它自己所受到的报复也厉害。这种有胜必有复的表现,是运气中的一种常规情况。

发生的年份,称为启陈。在启陈之年,土气疏松虚薄。当年草木青葱,欣欣向荣。阳气温和匀散分布于四方。阴气随阳气而动。生气淳厚,化生万物。万物皆因此繁荣葳蕤。这种变化表现为生发。万物在此间可以变得秀丽。其施政为散布,表现为舒展畅达。在人体的变动是则表现为眩晕以及巅顶部的疾病。它的正常性能是使得天气风和日丽,使万物秀丽,华丽,推陈出新。如果有变动则会变为怒号的狂风,将树木摧折。在谷类中对应的物种是麻、稻两种。在畜类中的则是鸡、犬二类。作用在果类中则是李、桃。作用在颜色上是青、黄、白三色杂见。在五味中表现为酸、甘、辛。象征着春天。在人体的经络中主足厥、阴经与足少阳经。它所对应的内脏为肝、脾二脏。在虫类中对应毛虫、介虫二类。在物体中属内外皆硬的一类。若有发病则表现为怒。这是因为木运太过，叫作太角。木气太过就相当于金气主导，因此太角又与上商等同。若遇逢上徵，正当火气司天，木运太过亦能生火。火性上逆，木旺克土。因此病发气逆、吐泻。木气太盛就会失去木的正常性能而金气就会来复。以致于发生秋令劲切的景象。存有更多肃杀之气。天气微凉，草木凋零，邪气伤肝。

赫曦之年，称之为蕃茂。少阴之气从内而外地散发。阳气发扬在外。炎暑气候施化，那么就可以让万物都得以昌盛。使生化之气为其成长而献力。火气的性质是上升；施政为闪烁活动；它的权力表现为显露声色。如有变动，则能使烧灼发热，并因过于热烈而呈现出缭乱烦扰之态。它的正常性能表现为暑热郁蒸。它的变化则表现为热度像烈火一样高涨。在谷类中对应的物种是麦、豆。在畜类中对应的动物则是羊、猪。而在果类中的对应植物则是杏、栗。作用于颜色时，表现为赤、白、黑。在五味中表现为苦、辛、咸。象征夏天。在人体中对应的经脉则是手少阴与手少阳，手太阳和手厥阴之穴。对应的内脏是心、肺。在虫类中对应的物种是羽虫鳞虫。在人体中属于脉络和津液。在人体中的病变是因为心气实而笑。在暑热天气发作就表现为：疟疾、失血、发狂、目赤等。火运太过，如果遇逢太阳寒水司天；水能胜火但适得其平。因此赫曦逢上羽，则可等同于正徵。水运既平，金不受克。所以收割的时令能够得以正常。水气司天，水受火制，所以在人体上发病表现为痊。如果火运太过而又恰逢火气主导的年份，火火相合，金气受伤。因此每当上徵的年份，收割就不能及时行令。火运行令之时，过于暴烈；那么水之藏气来复，就会导致经常出现阴凝惨淡的景象；更甚者会出现雨水霜雹的天气现象，从而天气转为寒冷。如果出现病变，大多是因为邪气伤了心脏。

敦阜的年份，称为广化。德行浑厚而清静。万物顺时生长至充盈。土的至阴之气充实，那么万物也能随之生化成形。如果土运太过，那么就会出现土气蒸腾如烟的现象。笼罩在山丘之上而大雨常下。湿气用事，燥气退避。化圆满，气丰盛，施政静。这种气的权力表现是详备，若有变动则会湿气积聚，性能柔润。从而使得万物不断得到润泽。如有变化则表现为雷霆骤雨、山崩堤溃。在谷类中对应的植被是稷、麻。在畜类中对应的动物是牛、犬。在果类中对应的则是枣、李。在颜色中对应的是黄、黑、青三色。在五味中表现为咸、酸，象征长夏。在人体中对应的经脉是足太阴与足阳明。相对应的内脏是脾、肾。在虫类中对应的是倮虫和毛虫。在物体中属于植物果核和人体肌肉。病变之时表现为腹中胀气，四肢沉重且举动不便。土运太过，木气来复，所以大风都会迅速而来。这种气主导所见的疾病，大多是因为邪气伤了脾脏。

坚成之纪，是为收引。天气洁，地气明，阳气随阴治化，燥行其政，物以司成，收气繁布，化洽不终。其化成，其气削，其政肃，其令锐切，其动暴折疡疰，其德雾露萧飅，其变肃杀凋零，其谷稻黍，其畜鸡马，其果桃杏，其色白青丹，其味辛酸苦，其象秋，其经手太阴阳明，其脏肺肝，其虫介羽，其物壳络，其病喘喝，胸凭仰息。上徵与正商同。其生齐，其病咳。政暴变，则名木不荣，柔脆焦首，长气斯救，大火流炎，烁且至，蔓将槁，邪伤肺也。

流衍之纪，是为封藏。寒司物化，天地严凝，藏政以布，长令不扬。其化凛，其气坚，其政谧，其令流注，其动漂泄沃涌，其德凝惨寒雾，其变冰雪霜雹，其谷豆稷，其畜彘牛，其果栗枣，其色黑丹黅，其味咸苦甘，其象冬，其经足少阴太阳，其脏肾心，其虫鳞倮，其物濡满，其病胀。上羽而长气不化也。政过则化气大举，而埃昏气交，大雨时降，邪伤肾也。

故曰：不恒其德，则所胜来复；政恒其理，则所胜同化，此之谓也。

帝曰: 天不足西北, 左寒而右凉; 地不满东南, 右热而左温, 其故何也?

岐伯曰: 阴阳之气, 高下之理, 太少之异也。东南方, 阳也, 阳者, 其精降于下, 故右热而左温。西北方, 阴也。阴者, 其精奉于上, 故左寒而右凉。是以地有高下, 气有温凉。高者气寒, 下者气热, 故适寒凉者胀, 之温热者疮, 下之则胀已, 汗之则疮已, 此腠理开闭之常, 太少之异耳。

帝曰: 其于寿夭, 何如?

岐伯曰: 阴精所奉其人寿; 阳精所降其人夭。

帝曰: 善。其病也, 治之奈何?

岐伯曰: 西北之气, 散而寒之, 东南之气, 收而温之, 所谓同病异治也。故曰气寒气凉, 治以寒凉, 行水渍之; 气温气热, 治以温热, 强其内守, 必同其气, 可使平也, 假者反之。

帝曰: 善。一州之气, 生化寿夭不同, 其故何也?

岐伯曰: 高下之理, 地势使然也。崇高则阴气治之, 污下则阳气治之, 阳胜者先天, 阴胜者后天, 此地理之常, 生化之道也。

帝曰: 其有寿夭乎?

岐伯曰: 高者其气寿, 下者其气夭, 地之大小异也。小者小异, 大者大异, 故治病者, 必明天道地理, 阴阳更胜, 气之先后, 人之寿夭, 生化之期, 乃可以知人之形气矣。

帝曰: 善。其岁有不病, 而脏气不应不用者, 何也?

岐伯曰: 天气制之, 气有所从①也。

帝曰: 愿卒闻之。

岐伯曰: 少阳司天, 火气下临, 肺气上从, 白起金用, 草木眚, 火见燔炳, 革金且耗, 大暑以行, 咳嚏、鼽衄、鼻窒曰疡, 寒热胕肿。风行于地,尘沙飞扬,心痛胃脘痛,厥逆鬲不通,其主暴速。

阳明司天,燥气下临,肝气上从,苍起木用而立,土乃眚,凄沧数至,木伐草萎,胁痛目赤,掉振鼓栗,筋痿不能久立。暴热至土乃暑,阳气郁发,小便变,寒热如疟,甚则心痛,火行于槁,流水不冰,蛰虫乃见。

【注释】①天气制之,气有所从:受这天气的制约,人身脏气顺从于天气。

【译文】坚成的年份,称为收引。天空晴朗洁净,地气亦清静明朗,阳气跟随阳气的权力而生化,因为阳明燥金之气当权,于是万物都成熟,但金运太过,因此秋收之气繁荣旺盛,从而导致长夏的化气未尽而顺从收气行令。其化是提早收成,其气是切削砍伐,其权力过于严厉肃杀,它权力的表现是尖锐锋利而刚劲,它在人体的伤害体现为为强烈的折伤和疮疡、皮肤病,其正常的性能是散布雾露凉风习习,其变化则为肃杀凋零的景象,在谷类是稻、黍,在畜类是鸡、马,在果类是桃、杏,在颜色是白、青、丹,它化生的在五味是辛、酸、苦,其象征为秋天,在人体上相应的经脉是手太阴、手阳明,对应人体内脏的肺与肝,化生的在虫类是介虫羽虫,生成物体是属于皮壳和筋络的一类,如果发生疾病,大都为表现为大声的气喘而且呼吸困难。若遇到金运太过而恰逢火气司天的年份,因为火能克制金,刚好保持平衡,所以说上徵与正商相同。金气得到抑制,则木气不受克制,生气就能正常行令,发生的疾病的表现为咳嗽。金运太过的年份突然变得暴虐,各种树木受到影响,不能繁荣生长,就会使得草类柔软脆弱都会焦枯,但当火气第二次再来的时候,好象夏天的气候前来相救,故炎热的天气又流行,蔓草被烧灼而渐至枯槁,人们发生疾病,大多是由邪气使肺脏受伤。

流衍的年份,称为封藏。寒冷的气候掌控着万物的变化,天地间严寒霜冻，阴气盛行，闭藏之气行使其权力，火的生长之气不得发扬。其化为凛冽，其气则坚凝，其施政为安静，它权力的表现是流动灌注，其活动的时候则或为漂浮，有的时候是下泻，有的时候是灌溉，有的时候是外溢，其性能是阴凝惨淡、寒冷雾气充盈，其气候的变化为冰雪霜雹天气，在谷类是豆、稷，在畜类是猪、牛，在果类是栗、枣，显露的颜色是黑、朱红与黄，化生的五味是咸、苦、甘，其象征为冬天，在人体相应的经脉是足少阴、足太阳，其对应人体的内脏为肾和心，化生的虫类是鳞虫倮虫，生成物体属充满汁液肌肉的一类，如果发生疾病的表现是胀。若逢水气司天，水运更太过，二水相合，火气更衰，故流衍逢上羽，火生长之气更不能发挥作用。如果水行太过，则土气来复，而化气发动，从而导致了地气上升，大雨不时下降，人们发生的疾病，大多是由于邪气使人体肾脏受伤。

所以说：以上讨论太过的年份，其所行使的权力，失去了正常的基本性能，横施暴虐，而那些欺侮被我所战胜的，但最后的结果必有战胜我者前来报复，若行使政令平和，合乎正常的规律，即使所胜的也能同化。就是这个意思。

黄帝问：天气不足于西北，北方寒而西方凉；地气不满于东南，南方热而东方温。这是什么原因呢？

岐伯答道：天气有阴阳之分，地势有高低之别，其中都有太过与不及的差异。东南方属阳；阳气有余，阳精自上而下降落，所以南方炎热而东方温暖。西北方属阴；阴气有余，阴精自下而上奉，所以北方寒冷而西方清凉。因此，地势有高有低，气候有温暖有清凉，地势高的气候寒凉，地势地下的气候温热。所以在西北寒凉的地方多发生胀病，在东南温热的地方多发生疮疡。胀病用下法则胀可消，疮疡用汗法则疮疡自愈。这是气候和地理影响人体腠理开闭的一般情况，无非是太过和不及的区别罢了。

黄帝道：天气寒冷炎热与地势高下对于人的寿夭，有什么样的关系呢？

岐伯说：阴精上承的地方，阳气坚固，因此这样的人长寿；阳精下降的地方, 阳气经常发泄而衰薄, 因此这样的人多夭。

黄帝说: 好。若发生疾病, 应该怎样处理?

岐伯说: 西北方天气寒冷清凉, 这样的疾病大多表现为体外寒冷而体内炎热, 应驱散其外寒, 而凉其里热; 东南方天气温热, 因阳气外泄, 故生内寒, 所以应收敛其外泄的阳气, 而温热其内寒。这是所谓 "同病异治" 即同样发病而治法不同。所以说: 气候寒凉的地方, 多出现内热这样的疾病, 可用寒凉药治好, 并可以用汤液浸渍的方法, 气候温湿的地方, 多出现内寒这样的疾病, 可以用温热的方法治好, 以加强内部阳气的坚固守防。治法必须与该地的气候相同, 才能使之平顺调和, 但必须辨别其相反的情况, 比如西北之人有假热之寒病, 东南之人有假寒之热病, 又应当用相反的方法治疗。

黄帝道: 好。有一个州, 而当地生化寿夭各有不同, 是什么缘故?

岐伯道: 虽然处在同一州, 而地势高低大不相同, 因此当地的生化寿夭的不同, 是地势高低的不同所造成的。因为地势高的地方, 属于阴气所充盈覆盖, 地势低的地方, 属于阳气所充盈覆盖。阳气盛的地方气候温暖炎热, 草木万物生长繁殖往往比一般情形下的时间要早, 阴气盛的地方气候寒冷, 草木万物生长繁殖往往比一般情形下的时间要晚, 这是地理的常规, 而影响着万物生长早晚的规律。

黄帝道: 有没有寿和夭的分别呢?

岐伯说: 地势高的地方, 阴气所充盈覆盖, 因此这里的人的寿命长; 地势低下的地方, 阳气多泄, 因此这里的人的寿命短。而地势高下相差有程度上的不同, 相差小的其寿命长短的差别也小, 相差大的其寿命长短差别也大, 所以治病必须懂得天道和地理的影响, 阴阳的相胜, 气候的先后, 人的寿命长短, 生化的时间, 然后可以知道人体内外形气的的疾病了。

黄帝道: 这话说的很对! 一年之中, 有应当出现疾病而没有发生疾病, 脏气应当相互对应而没有相互相应, 应当发生作用的而不发生作用,这是什么道理呢?

岐伯说:这是由于受天气的制约,人身脏气顺从于天气的关系呀。

黄帝道:请您细告诉我。

岐伯说:少阳相火司天的年份,火气下临于地,人身肺脏之气上从天气,燥金之气起浮而用事,地上的草木遭受灾害,火热如烧灼,金气也因此发生了变化,且被消耗,火气太过因而酷暑炎热流行,人们发生的疾病如咳嗽、喷嚏、鼻涕、衄血、鼻塞不利,疮疡、寒热、浮肿;少阳司天则厥阴在泉,故风气遍布于地面,沙尘飞扬,发生的疾病为心痛,胃脘痛,厥逆,胸膈不通,其变化急暴快速。

阳明司天的年份,燥气下临于地,人生肝脏之气上从天气,风木之气起而用事,因此脾土必受其灾害,凄沧清冷之气常见,草木被砍伐而枯萎,所以发生的疾病为胁痛,目赤,眩晕,摇动,战栗,筋萎不能长时间站立;阳明司天则少阴君火在泉,故炎热酷暑将要到来,地气变为炎热上升,在人则阳气积存在体内而发生疾病,小便不正常,寒热往来如疟,甚至发生心痛。火气遍布在冬令草木枯槁之时,气候不寒冷而流水不得结冰,蛰虫反而能在外面看见而不冬眠。

太阳司天,寒气下临,心气上从,而火且明。丹起,金乃眚,寒清时举,胜则水冰,火气高明,心热烦,嗌干、善渴、鼽嚏、喜悲数欠,热气妄行,寒乃复,霜不时降,善忘,甚则心痛。土乃润,水丰衍,寒客至,沉阴化,湿气变物,水饮内稸,中满不食,皮㾦肉苛,筋脉不利,甚则胕肿,身后痈。

厥阴司天,风气下临,脾气上从,而土且隆,黄起,水乃眚,土用革。体重,肌肉萎,食减口爽,风行太虚,云物摇动,目转耳鸣。火纵其暴,地乃暑,大热消烁,赤沃下,蛰虫数见,流水不冰,其发机速。

少阴司天,热气下临,肺气上从,白起金用,草木眚。喘呕、寒热、嚏鼽、衄、鼻窒，大暑流行，甚则疮疡燔灼，金烁石流。地乃燥清，凄沧数至，胁痛、善太息，肃杀行，草木变。

太阴司天，湿气下临，肾气上从，黑起水变，火乃眚，埃冒云雨，胸中不利，阴萎气大衰，而不起不用。当其时，反腰脽痛，动转不便也，厥逆。地乃藏阴，大寒且至，蛰虫早附，心下否痛，地裂冰坚，少腹痛，时害于食，乘金则止水增，味乃咸，行水减也。

帝曰：岁有胎孕不育，治之不全，何气使然？

岐伯曰：六气五类，有相胜制也，同者盛之，异者衰之，此天地之道，生化之常也。

故厥阴司天，毛虫静，羽虫育，介虫不成；在泉，毛虫育，倮虫耗，羽虫不育。

少阴司天，羽虫静，介虫育，毛虫不成；在泉，羽虫育，介虫耗不育。

太阴司天，倮虫静，鳞虫育，羽虫不成；在泉，倮虫育，鳞虫不成。

少阳司天，羽虫静，毛虫育，倮虫不成；在泉，羽虫育，介虫耗，毛虫不育。

阳明司天，介虫静，羽虫育，介虫不成；在泉，介虫育，毛虫耗，羽虫不成。

太阳司天，鳞虫静，倮虫育；在泉，鳞虫耗，倮虫不育。

诸乘所不成之运，则甚也。故气主有所制，岁立有所生，地气制己胜，天气制胜己，天制色，地制形，五类衰盛，各随其气之所宜也。故有胎孕不育，治之不全，此气之常也。所谓中根也，根于外者亦五，故生化之别，有五气，五味，五色，五类，五宜也。

帝曰：何谓也？

岐伯曰：根于中者，命曰神机，神去则机息；根于外者，命曰气立，气止则化绝。故各有制，各有胜，各有生，各有成，故曰不知年之所加，气之同异，不足以言生化，此之谓也。

帝曰：气始而生化，气散而有形，气布而蕃育，气终而象变，其致一也。然而五味所资，生化有薄厚，成熟有少多，终始不同，其故何也？

岐伯曰：地气制之也，非天不生，地不长也。

帝曰：愿闻其道。

岐伯曰：寒热燥湿不同其化也，故少阳在泉，寒毒不生，其味辛，其治苦酸，其谷苍丹。

阳明在泉，湿毒不生，其味酸，其气湿，其治辛苦甘，其谷丹素。

太阳在泉，热毒不生，其味苦，其治淡咸，其谷黔秬。

厥阴在泉，清毒不生，其味甘，其治酸苦，其谷苍赤，其气专，其味正。

少阴在泉，寒毒不生，其味辛，其治辛苦甘，其谷白丹。

太阴在泉，燥毒不生，其味咸，其气热，其治甘咸，其谷黔秬。化淳则咸守，气专则辛化而俱治。

故曰：补上下者从之，治上下者逆之，以所在寒热盛衰而调之。故曰：上取下取，内取外取，以求其过；能毒者以厚药，不胜毒者以薄药，此之谓也。气反者，病在上，取之下；病在下，取之上；病在中，傍取之。治热以寒，温而行之；治寒以热，凉而行之；治温以清，冷而行之；治清以温，热而行之。故消之削之，吐之下之，补之泻之，久新同法。

帝曰：病在中而不实不坚，且聚且散，奈何？

岐伯曰：悉乎哉问也！无积者求其脏，虚则补之，药以祛之，食以随之，行水渍之，和其中外，可使毕已。

帝曰：有毒无毒，服有约乎？

岐伯曰：病有久新，方有大小，有毒无毒，固宜常制矣。大毒治病，十去其六，常毒治病，十去其七，小毒治病，十去其八，无毒治病，十去其九。谷肉果菜，食养尽之，无使过之，伤其正也。不尽，行复如法，必先岁气，无伐天和，无盛盛，无虚虚，而遗人天殃，无致邪，无失正，绝人长命。

帝曰：其久病者，有气从不康，病去而瘠奈何？

岐伯曰：昭乎哉！圣人之问也，化不可代，时不可违。夫经络以通，血气以从，复其不足，与众齐同，养之和之，静以待时，谨守其气，无使倾移，其形乃彰，生气以长，命曰圣王。故大要曰无代化，无违时，必养必和，待其来复，此之谓也。

帝曰：善。

【译文】太阳司天的年份，寒水之气下临于地，人身心脏之气从天气，火气照耀显明，火热之气起而用事，则肺金必然受伤，寒冷之气非时而出现，寒气太过则水易凝结成冰，因火气被迫而应从天气，故发生的疾病表现为心热烦闷，咽喉干燥，常口渴，鼻涕，喷嚏，容易出现悲哀，时常打呵欠，热气妄行于上，故寒气来报复于下，则寒霜不时下降，寒复则神气伤，发生的疾病表现为善忘，甚至心痛；太阳司天则太阴湿土在泉，土能制水，故土气滋润，水流丰盛，太阳司天则寒水之客气加临于三之气，太阴在泉则湿土之气下加临于终之气，水湿相合而从阴化，万物因寒冷潮湿而发生变化，应在人身发生的疾病表现为水饮内蓄，腹中胀满，不能饮食，皮肤麻痹，肌肉僵硬，筋脉活动不利，甚至浮肿，背部生痈。

厥阴司天的年份，风木之气下临于地，人身脾脏之气上从天气，土气兴起而隆盛，湿土之气起而用事，于是水气必受损，土从木化而受其克制，其功用亦为之变易，人们发病的身体重，肌肉枯萎，饮食减少，口败无味，风气行于宇宙之间，云气与万物为之动摇，在人体就发生了眩晕，耳鸣，厥阴司天则少阳相火在泉，风火相扇，故火气横行，地气变为暑热，在人体则见大热而消烁津液，血水下流，因气候温热，故蛰虫不藏而常见，流水不能成冰，其所发的病机非常急速。

少阴君火司天的年份，火热之气下临于地，人身肺脏之气上从天气，燥金之气起而用事，所以草木必然会受损，人们发病为气喘、呕吐、寒热、喷嚏、鼻涕、衄血、鼻塞不通，暑热流行，甚至病发疮疡，高热，暑热如火焰，有熔化金石之状；少阴司天则阳明燥气在泉，故地气干燥而清净，寒凉之气常至，在病变为胁痛，好叹息，肃杀之气行令，草木发生变化。

太阴司天的年份，湿气下临于地，人身肾脏之气上从天气，寒水之气起而用事，火气必然会受损，人体发病为胸中不爽，阴痿，阳气大衰，不能振奋而失去作用，当土旺之时则感腰臀部疼痛，转动不便，或厥逆；太阴司天则太阳寒水在泉，故地气因凝闭藏，大寒就会便至，蛰虫很早就伏藏，人们发病则心下痞塞而痛，若寒气太过则土地冻裂，冰冻坚硬，病发为少腹痛，常常不喜欢饮食，水气上乘肺金，则寒水外化，故少腹痛止，若水气增多，则口味觉咸，必使水气通行外泄，那时候就可以减退。

黄帝道：在同一年中，有的动物能胎孕繁殖，有的却不能生育，这是什么气使它这样的？

岐伯说：六气和五类动物之间，有相胜而制约的关系。若六气与动物的五行相同，则生育力就强盛，如果不同，生育力就衰退。这是自然规律，万物生化的常规。所以逢厥阴风木司天，毛虫不生育，亦不耗损，厥阴司天则少阳相火在泉，羽虫同地之气，故得以生育，火能克金，故介虫不能生成；若厥阴在泉，毛虫同其气，所以就生育，因为木可以克土，故倮虫遭受损耗，羽虫静而不育。少阴君火司天，羽虫同其气，故羽虫不生育，亦不耗损，少阴司天则阳明燥金在泉，介虫同地之气，故得以生育，金克木，故毛虫不能生成；少阴在泉，羽虫和它通气其气，则多生育，火克金，所以介虫遭受损耗且不得生育。太阴湿土司天，倮虫同其气，所以倮虫不生育，亦不耗损；太阴司天则太阳寒水在泉，鳞虫同地之气，所以鳞虫多生育，水克火，所以羽虫不能生成；太阴在泉，倮虫同其气，所以多生育，土克水，所以鳞虫不能生成。少阳相火司天，羽虫同其气，所以羽虫不能生育，亦不耗损，少阳司天则厥阴风木在泉，毛木同地之气，所以多生育，木克土，故鳞虫不能生成；少阳在泉，羽虫同其气，则多生育，火克金，所以介虫遭受损耗，而毛虫静而不育。阳明燥金司天，介虫同天之气，故介虫静而不生育，阳明司天则少阴君火在泉，羽虫同地之气，则多生育，火克金，所以介虫不得生成；阳明在泉，介虫同其气，则多生育，金克木，故毛虫损耗，而羽虫不能生成。太阳寒水司天，鳞虫同天之化，故鳞虫静而不育，太阳司天则太阴湿土在泉，倮虫同地之气，故多生育；太阳在泉，鳞虫同其气，则多生育，水克火，所以羽虫损耗，倮虫静而不育。凡五运被六气所乘的时候，被克之年所应的虫类，则更不能孕育。所以六气所主的司天在泉，各有制约的作用，自甲相合，而岁运在中，秉五行而立，万物都有所化，在泉之气制约我所胜者，司天之气制约岁气之胜我者，司天之气制色，在泉之气制形，五类动物的繁盛和衰微，各自随着天地六气的不同而相应。因此有胎孕和不育的分别，生化的情况也不能完全一致，这是运气的一种常度，因此被称之为中根。在中根之外的六气，同样根据五行而施化，所以万物的生化有五气、五味、五色、五类的分别，随五运六气而各得其宜。

黄帝说：这是什么道理呢？

岐伯说：根于中的叫做神机，它是生化作用的主宰，所以神去则生化的机能也停止；根于外的叫做气立，假如没有六气在外，则生化也随之而断绝。故运各有制约，各有相胜，各有生，各有成。因此说：如果不知道当年的岁运和六气的加临，以及六气和岁运的异同，就不足以谈生化，就是这个意思。

黄帝说：万物开始受气而生化，气散而有形，气敷布而繁殖，气中的时候形象便发生变化，万物虽然有不同，但这种情况是一致的。然而如五谷的资生，生化有厚有薄，成熟有少有多，开始和结果也有不同，这是什么缘故呢？

岐伯说：这是由于受在泉之气所控制，所以其生化非天气则不生，非地气则不长。

黄帝又说：请告诉我其中的道理。

岐伯说：寒、热、燥、湿等气，其气化作用各有不同。所以少阳相火在泉，则寒毒之物不生，火能克金，味辛的东西被克而不生，其所主之味是苦和酸，在谷类是属青和火红色的一类。阳明燥金在泉，则湿毒之物不生，味酸及属生的东西都不生，其所主之味是辛、苦、甘，在谷类是属于火红和素色的一类。太阳寒水在泉，则热毒之物不生，凡苦味的东西都不生，其所主之味是淡和咸，在谷类属土黄和黑色一类。厥阴风木在泉，则清毒之物不生，凡甘味的东西都不生，其所主之味是酸、苦，在谷类是属于青和红色之类；厥阴在泉，则少阳司天，上阳下阴，木火相合，故其气化专一，其味纯正。少阴君火在泉，则寒毒之物不生，味辛的东西不生，其所主之味是辛、苦、甘，在谷类是属于白色和火红之类。太阴湿土在泉，燥毒之物不生，凡咸味及气热的东西都不生，其所主之味是甘和咸，在谷类是属于土黄和黑色之类；太阴在泉，是土居地位，所以其气化淳厚，足以制水，故咸味得以内守，其气专精而能生金，故辛味也得以生化，而于湿土同治。所以说：因司天在泉之气不及而病不足的，用补法当顺其气，因为太过而病有余的，治疗时当逆其气，根据其寒热盛衰进行调治。所以说：从上、下、内、外取治，总要探求致病的原因。凡体质强盛能耐受毒药的就给以性味厚的药物，凡体质衰弱不能耐受毒药的就给以性味薄的药物。就是这个道理。若病气有相反的，如病在上，治其下；病在下的，治其上；病在中的，治其四旁。治热病用寒药，而用温服法；治寒病用热药，而用凉服法；治温病用凉药，而用冷服法；治清冷的病用温药，而用热服的方法。故用消法通积滞，用削法攻坚积，用吐法治上部之实，补法治虚证，泻法治实证，凡久病新病都可根据这些原则进行治疗。

黄帝道：如果病在内，不实也不坚硬，有时聚而有形，有时散而无形，那怎样治疗呢？

岐伯说: 您问得真仔细! 这种病如果没有积滞的, 应当从内脏方面去探求, 虚的用补法, 有邪的可先用药驱其邪, 然后以饮食调养之, 或用水渍法调和其内外, 便可使病痊愈。

黄帝道: 有毒药和无毒药, 服用时有一定的规则吗?

岐伯说: 病有新有久, 处方有大有小, 药物有毒无毒, 服用时当然有一定的规则。凡用大毒之药, 病去十分之六, 不可再服; 一般的毒药, 病去十分之七, 不可再服; 不怎么毒的药物, 病去十分之八, 不可再服; 即使没有毒之药, 病去十分之九, 也不可再服。以后就用谷类、肉类、果类、蔬菜等饮食调养, 让邪去正复而病痊愈, 不要用药过度, 以免伤其正气。如果邪气未尽, 再用药时仍如上法。必须首先知道该年的气候情况, 不能够违反天人相应的规律。不要实证用补使其重实, 不要虚证误下使其重虚, 而造成使人夭折生命的灾害。不要误补而使邪气更盛, 不要误泄而损伤人体正气, 断送了人的性命!

黄帝道; 有久病的人, 气机虽已调顺而身体不得康复, 病虽去而形体依然瘦弱, 应当怎样处理呢?

岐伯说: 您所问的真精细啊! 要知道天地之气化, 是不可用人力来代行的, 四时运行的规律, 是不可以违反的。若经络已经畅通, 血气已经和顺, 要恢复正气的不足, 使与平常人一样, 必须注意保养, 协调阴阳, 耐心等待天时, 谨慎守护真气, 不使有所消耗, 它的形体就可以壮实, 生气就可以长养, 这就是圣王的法度。所以《大要》上说: 不要以人力来代替天地之气化, 不要违反四时的运行规律, 必须善于调养, 协调阴阳, 等待真气的恢复。就是这个意思。

黄帝说: 您讲得很对。

卷之二十一

六元正纪大论篇第七十一

　　黄帝问曰: 六化六变①, 胜复淫治②, 甘苦辛咸, 酸淡先后, 余知之矣。夫五运之化, 或从天气, 或逆天气③, 或从天气, 而逆地气, 或从地气而逆天气, 或相得, 或不相得, 余未能明其事。欲通天之纪, 从地之理, 和其运, 调其化, 使上下合德, 无相夺伦, 天地升降, 不失其宜, 五运宣行, 勿乖其政, 调之正味, 从逆奈何?

　　岐伯稽首再拜对曰: 昭乎哉问也! 此天地之纲纪, 变化之渊源, 非圣帝孰能穷其至理软! 臣虽不敏, 请陈其道, 令终不灭, 久而不易。

　　【注释】①六化六变:六气的正常生化, 六气的异常变化。②淫: 邪气。③天气: 即五运与司天之气相违。

　　【译文】黄帝问道: 六气的正常生化和异常生化, 胜气复气等淫邪致病和主治原则, 甘苦辛咸酸淡这些气味所化的情况, 我已经知道了。关于五运主岁的气化, 或与司天之气相顺, 或与司天之气相逆, 或与岁运之气相生，或与岁运司天相制，我还未能完全明了其中的道理。我想通晓司天在泉的道理，并据此以协调运气之所化，使天地德行施化相互应合，不致破坏正常的秩序，天地升降的正常规律，不失其宜，五运之气的布化运行，不致违背其应时的政令，根据运气的顺逆情况，调之以五味，应当怎样呢？

岐伯再次跪拜回答道：这个问题提的很高明啊！这是有关天气和地气问题的一个总纲，是万物变化的本源，若非圣明之帝，谁能够穷尽这些至理要道呢！我对这个问题虽然领会不深，愿意讲述其中的道理，使它永远不致灭绝，能长期流传而不被更改。

帝曰：愿夫子推而次之，从其类序①，分其部主，别其宗司②，昭其气数③，明其正化④，可得闻乎？

岐伯曰：先立其年，以明其气，金木水火土，运行之数，寒暑燥湿风火，临御之化，则天道可见，民气可调，阴阳卷舒，近而无惑，数之可数者，请遂言之。

【注释】①类序：类属次序。②宗司：配五气运行之位。一年之中，有主岁的运气统领治之，各部之中，有相应之气司之。③气数：天地五运气更用之正数也。三阴三阳各有其气，阴阳之气也各有多少，其作用各不相同。④正化：正常生化的规则。岁直气味所宜，酸苦甘辛咸，寒湿冷热。

【译文】黄帝说：希望先生把这些道理进一步推演，使其更加条理，根据干支的属类和次序，分析司天在泉等所主的部位，分别每年主岁之气与各步之气，明了司天岁运所属之气与数，及正化从化的变化情况等，可以听您进一步讲述吗？

岐伯说：首先要确立纪年的干支，以明确主岁之气与金木水火土五运值年之数，及寒暑燥湿风火六气司天在泉的气化，则自然界的变化规律,就比较清楚明白,人们就可以根据这种规律调养身体。阴阳之气消长的道理,也浅近易知,不会被迷惑。气运之数可以推算,让我详尽地讲给您听。

帝曰:太阳之政奈何?岐伯曰:辰戌之纪也①。

太阳 太角 太阴 壬辰 壬戌 其运风,其化鸣紊启拆,其变振拉摧拔,其病眩掉目瞑。

太角(初正) 少徵 太宫 少商 太羽(终)②

太阳 太徵 太阴 戊辰 戊戌 同正徵。其运热,其化暄暑郁燠③,其变炎烈沸腾,其病热郁。

太徵 少宫 太商 少羽(终) 少角(初)

太阳 太宫 太阴 甲辰(岁会同天符) 甲戌(岁会同天符) 其运阴埃④,其化柔润重泽,其变震惊飘骤⑤,其病湿下重。

太宫 少商 太羽(终) 太角(初) 少徵

太阳 太商 太阴 庚辰 庚戌 其运凉,其化雾露萧飔,其变肃杀凋零,其病燥、背瞀、胸满。

太商 少羽(终) 少角(初) 太徵 少宫

太阳 太羽 太阴 丙辰(天符) 丙戌(天符)。其运寒,其化凝惨栗冽⑥,其变冰雪霜雹,其病大寒留于谿谷。

太羽(终) 太角(初) 少徵 太宫 少商

【注释】①辰戌之纪:以地支中辰和戌来表示年份。②角、徵、宫、商、羽:为古时的五个音级,此处代表木、火、土、金、水,说明一年中主客运的顺序。③暄暑郁燠:即气候温暖。④阴埃:阴雨。⑤震惊飘骤:雷声大作,狂风暴雨。⑥凝惨栗冽:严寒凛冽。

【译文】黄帝说:太阳寒水值年的施政情况是如何的呢?

岐伯说：太阳寒水值年的施政在辰年与戌年。

壬辰年、壬戌年。太阳寒水司天，太阴湿土在泉。丁壬为木运，壬为阳年，故运为太角。木运之气为风，其正常气化为风声萦乱，物体启开，其反常变化为大风震撼摧毁折拔，其致病为头目眩晕，视物不明。

客运五步：初之运太角（客运与主运之气相同，气得正化），二之运少徵，三之运太宫，四之运少商，终之运太羽。主运五步与客运相同，起于太角，终于太羽。

戊辰，戊戌年（运火虽太过，但为司天之寒水所克，则与火运平气相同）。太阳寒水司天，太阴湿土在泉。戊癸为火运，戊为阳年，故运为太徵。火运之气为热，其正常气化为温暑郁热，其反常变化为火炎沸腾，其致病为热邪郁滞。

客运五步：初之运太徵，二之运少宫，三之运太商，四之运少羽，终之运太角。主运五步：初之运少角，二之运太徵，三之运少宫，四之运太商，终之运少羽。

甲辰年、甲戌年（此二年既是岁会，又是同天符）。太阳寒水司天，太阴湿土在泉。甲己为土运，甲为阳年，故运为太宫。土运之气为阴雨，其正常气化为柔软厚重润泽，其反常变化为暴风骤雨震撼惊骇，其致病为湿邪下重。

客运五步：初之运太宫，二之运少商，三之运太羽，四之运少角，终之运太徵。主运五步：初之运太角，二之运少徵，三之运太宫，四之运少商，终之运太羽。

庚辰年、庚戌年。太阳寒水司天，太阴湿土在泉。己庚为金运，庚为阳年，故运为太商。金运之气为凉，其正常气化为雾露萧瑟，其反常变化为肃杀，草木凋零，其致病为津液干燥，胸背满闷。

客运五步：初之运太商，二之运少羽，三之运太角，四之运少徵，终之运太宫。主运五步：初之运少角，二之运太徵，三之运少宫，四之运太商，终之运少羽。

丙辰年，丙戌年（此二年均为天符）。太阳寒水司天，太阴湿土在泉。丙辛为水运，丙为阳年，故运为太羽。水运之气寒冷肃杀，其正常气化为寒风凛冽，凝剑凄惨，其反常变化为冰雪霜雹，其致病为大寒流滞于筋肉关节空隙处。

客运五步：初之运太羽，二之运少角，三之运太徵，四之运少宫，终之运太商。主运五步：初之运太角，二之运少徵，三之运太宫，四之运少商，终之运太羽。

凡此太阳司天之政，气化运行先天，天气肃，地气静，寒临太虚，阳气不令，水土合德①，上应辰星、镇星。其谷玄黅②，其政肃，其令徐。寒政大举，泽无阳焰，则火发待时。少阳中治，时雨乃涯，止极雨散，还于太阴，云朝北极，湿化乃布，泽流万物，寒敷于上，雷动于下，寒湿之气，持于气交。民病寒湿，发肌肉萎，足痿不收，濡泻血溢。

初之气，地气迁③，气乃大温，草乃早荣，民乃厉，温病乃作，身热头痛呕吐，肌腠疮疡。

二之气，大凉反至，民乃惨，草乃遇寒，火气遂抑，民病气郁中满，寒乃始。

三之气，天政布，寒气行，雨乃降，民病寒，反热中，痈疽注下，心热瞀闷，不治者，死。

四之气，风湿交争，风化为雨，乃长乃化乃成，民病大热少气，肌肉萎，足痿，注下赤白。

五之气，阳复化，草乃长，乃化乃成，民乃舒。

终之气，地气正，湿令行，阴凝太虚，埃昏郊野，民乃惨凄，寒风以至，反者孕乃死。

故岁宜苦以燥之温之，必折其郁气，先资其化源，抑其运气，扶其不胜，无使暴过，而生其疾，食岁谷以全其真，避虚邪以安其正。适气同异,多少制之,同寒湿者燥热化,异寒湿者燥湿化,故同者多之,异者少之,用寒远寒,用凉远凉,用温远温,用热远热,食宜同法。有假者反常,反是者病,所谓时也。

【注释】①合德:互相配合,发挥作用。②黅:黄色。③地气迁:指上年的在泉之气迁易其位。

【译文】凡此辰戌太阳司天之政,其气太过,先天时而至,太阳寒水司天,其气肃厉,太阴湿土在泉,其气沉静,寒水之气临于太空,阳气不得施令,水土二气相合,寒水与湿土之气和合主事,以为功德,上应于辰星与镇星之光较强。其在谷类,应于黑色与黄色者,其司天之政严肃,其在泉之令徐缓。由于寒水之政大起,阳气不得伸张,湖泽中不见阳热的气焰升腾,火气需等到其相应之时,方能舒发。主气少阳居为三之气,因火气过胜,则应时之雨水穷尽不降,四之气,在泉用事,雨水止极而云散,气还于太阴主令之时,云会于北极雨府之处,湿气乃得布化,万物为之润泽,太阳寒气布于高空,少阴雷火动而在下,寒湿之气则持续于气交之中。人们易患寒湿病,肌肉痿弱,两足痿软不收,大便泄泻,血液外溢等症。

初之气,主气为厥阴风木,客气为少阳相火,上年在泉之气迁移退位,温气大行,草木繁荣较早,人们易患疫疠,温热病发作,身热,头痛,呕吐,肌肤疮疡等。

二之气,主气为少阴君火,客气为阳明燥金,故凉气反而大行,阳气不得舒发,人们感到凄惨,草木因遇到寒凉之气,也不易生长,火气受到抑制,人们易患气郁不舒,腹中胀满等病,寒气开始形成。

三之气,主气为少阳相火,客气为太阳寒水,司天之气布其政令,寒气大行,雨乃降下。人们易患外寒,热反病于内,出现痈疽,下利如注,心热烦闷,热郁于内,易伤心神,若不急治,病多死亡。

四之气，主气为太阴湿土，客气为厥阴风木，风湿二气，交争于气交，湿得风气乃化为雨，万物乃得盛长、化育、成熟，人们易患大热少气，肌肉痿弱，两足痿软，下利赤白等病。

五之气，主气为阳明燥金，客气为少阴君火，阳气重新施化，草木之类有得盛长、化育而成熟，人们感到舒畅无病。

终之气，主气为太阳寒水，客气为太阴湿土，在泉之气，得其政令，湿气大行，阴寒之气凝集太空，尘埃昏暗，笼罩郊野，人们感到凄惨，若寒风骤至，则土气不胜，脾不得长养，所以妊娠，亦多主死而不能生。凡此太阳寒水司天之年，则火气郁而不行，宜食苦味以泻火，以燥治湿，以温治寒，必须折减其政郁之胜气，资助不胜之气，不要使运气太过而发生疾病，应当食用得岁气的谷类以保全真气，避免虚邪贼风以安定正气。根据中运与司天在泉阴阳五行之气的同异，裁定药食性味的多少而制之，运与气寒湿相同者，其气微，可少用制其气之品。凡用寒性药品时，应避开寒气主令之时，用热性药品时，应避开热气主令之时，用凉性药品时，应避开凉气主令之时，用温性药品时，应避开温其主令之时，用饮食调养时，也应遵照这个原则，这是就一般情况而言。若气候有反常变化时，就不必拘守这一原则，若不遵守这些规律，就会导致疾病的发生。所以说要根据四时气候变化的具体情况，决定治疗原则。

帝曰：善。阳明之政奈何？岐伯曰：卯酉之纪也。

阳明 少角 少阴 清热胜复同①，同正商。丁卯（岁会）丁酉 其运风清热。

少角（初正）太徵 少宫 太商 少羽（终）

阳明 少徵 少阴 寒雨胜复同②，同正商。癸卯（同岁会）癸酉（同岁会）其运热寒雨。

少徵 太宫 少商 太羽(终) 太角(初)

阳明 少宫 少阴 风凉胜复同③。己卯 己酉 其运雨风凉。

少宫 太商 少羽(终) 少角(初) 太徵

阳明 少商 少阴 热寒胜复同④，同正商。乙卯（天符） 乙酉（岁会），太一天符。其运凉热寒。

少商 太羽(终) 太角(初) 少徵 太宫

阳明 少羽 少阴 雨风胜复同，同少宫。辛酉辛卯 其运寒雨风。

少羽(终) 少角(初) 太徵 太宫 太商

【注释】①清热胜复同：胜气盛复气也盛。②寒雨胜复：寒水之气盛，雨为湿土之气，故雨为复气。③风凉胜复：土运不及，风为胜气，金气为复气。④热寒胜复：金运不及，热为胜气，寒为复气。

【译文】黄帝说：好。阳明燥金值年的施政情况是怎样的呢？

岐伯答：阳明燥金施政在卯年与酉年。丁卯年（为岁会）、丁酉年。阳明燥金司天，少阴君火在泉。丁壬为木运，丁为阴年，故运为少角。木运不及，则克我之金的清气乃为胜气，胜气之后，则我生之火的热来复，此二年胜之气相同。由于木运不及，司天之燥金胜之，则金兼木化，反得其政，故同金运平气。凡此二年，运气为风，胜气为清，复气为热。

客运五步：初之运少角（客运与主运之气相同，气得正化），二之运太徵，三之运少宫，四之运太商，终之运少羽。主运五步与客运相同，起于少角，终于少羽。

癸卯年，癸酉年（此二年俱为同岁会）。阳明燥金司天，少阴君火在泉。戊癸为火运，癸为阴年，故运少徵。火运不及，则克我之水的寒气乃为胜气，胜气之后，则我生之土的气来复，此二年胜之气相同。由于火运不及，无力克金，司天之金气得政，故同金运平气。凡此二年，运气为热，胜气为寒，复气为雨。

客运五步：初之运少徵，二之运太宫，三之运少商，四之运太羽，终之运少角。主运五步：初之运太角，二之运少徵，三之运太宫，四之运少商，终之运太羽。

己卯年、己酉年。阳明燥金司天，少阴君火在泉。甲为土运，为阴年，故运为少宫。土运不及，则克我之木的风气乃为胜气，胜气之后，则我生之金的凉气来复，此二年胜复之气相同。凡此二年，运气为雨，胜气为风，复气为凉。

客运五步：初之运少宫，二之运太商，三之运少羽，四之运太角，终之运少徵。主运五步：初之运少角，二之运太徵，三之运少宫，四之运太商，终之运少羽。

乙卯年（为天符），乙酉年（既是岁会，又是太一天符）。阳明燥金司天，少阴君火在泉。乙庚为金运，乙为阴年，故运为少商。金运不及，则克我之火的热气乃为胜气，胜气之后则生我之水的寒气来复，此二年胜之气相同。金运虽不及，但得司天金气相助，故同金运平气。凡此二年，运气为凉，胜气为热，复气为寒。

客运五步：初之运少商，二之运太羽，三之运少角，四之运太徵，终之运少宫。主运五步：初之运太角，二之运少徵，三之运太宫，四之运少商，终之运太羽。

辛卯年、辛酉年。阳明燥金司天，少阴君火在泉。丙辛为水运，辛为阴年，故运少羽。水运不及，则克我之土的雨气乃为胜气，胜气之后，则我生之木的风气来复，此二年胜之气相同。凡此二年，运气为寒，胜气为雨，复气为风。

客运五步：初之运少羽，二之运太角，三之运少徵，四之运太宫，终之运少商。主运五步：初之运少角，二之运太徵，三之运少宫，四之运太商，终之运少羽。

凡此阳明司天之政,气化运行后天,天气急,地气明,阳专其令,炎暑大行,物燥以坚,淳风乃治①。风燥横运②,流于气交,多阳少阴,云趋雨府,湿化乃敷,燥极而泽,其谷白丹,间谷命太③者,其耗白甲品羽④,金火合德,上应太白荧惑。其政切,其令暴,蛰虫乃见,流水不冰,民病咳,嗌塞,寒热,发暴,振栗,癃閟,清先而劲,毛虫乃死,热后而暴,介虫乃殃,其发躁,胜复之作,扰而大乱,清热之气,持于气交。

初之气,地气迁,阴始凝,气始肃,水乃冰,寒雨化。其病中热胀,面目浮肿,善眠,鼽衄,嚏欠,呕,小便黄赤,甚则淋。

二之气,阳乃布,民乃舒,物乃生荣,厉大至,民善暴死。

三之气,天政布,凉乃行,燥热交合,燥极而泽,民病寒热。

四之气,寒雨降,病暴仆,振栗谵妄,少气,嗌干引饮,及为心痛,痈肿疮疡,疟寒之疾,骨痿血便。

五之气,春令反行,草乃生荣,民气和。

终之气,阳气布,候反温,蛰虫来见,流水不冰,民乃康平,其病温。

故食岁谷以安其气,食间谷以去其邪,岁宜以咸以苦以辛,汗之、清之、散之,安其运气,无使受邪,折其郁气,资其化源。以寒热轻重少多其制,同热者多天化⑤,同清者多地化。用凉远凉,用热远热,用寒远寒,用温远温,食宜同法。有假者反之,此其道也。反是者,乱天地之经,扰阴阳之纪也。

【注释】①淳风乃治:和淳的风行使权力。②风燥横运:风燥之气运行。③间谷命太:感司天在泉之左右间气而成熟的谷类,称为"间谷"。命太,指间气的太过之气。④其耗白甲品羽:耗,伤也。白与甲,金所化。品羽,火虫品类也。白甲,白色甲壳类动物。⑤同热者,多天化:岁运与在泉之气同为热气，应多以清凉之气调之。天化，阳明燥金清凉之气。

【译文】凡卯酉年阳明燥金司天，其气不及，气后时而至，少阴君火在泉，后天时至；天气急切，地气盛明，金气不及，火气乘之，阳气得专其令，炎暑之气大行，万物干燥而坚硬，金气不及，木气不胜，其风和谐。风气与燥气相兼流行在气交时节，阳气多阴气少，阳气盛极必衰，阴气来复，化云为雨，湿气敷布，燥气极，变为润泽。在谷类，应于白色与赤色的种类，间谷借间气太过能成熟，金气不及，火气乘之，损伤属金之白色有翅的甲虫类，金气与火气相合，其作用，天上的太白星与荧惑星的光较强。其司天之政急切，其在泉之令热暴，蛰虫不归藏，流水不得结冰。人们易患咳嗽，咽喉肿塞，寒热发作急暴，寒战胸闷，小便清长等病。如果燥金清凉之气早至，属木的毛虫类乃死，如在泉之热气后至急暴，属金的介虫类受灾殃。胜气与复气发作急燥，正常的气候，被扰乱而不定，司天清气与在泉热气，相持续到节气交接之时。

初之气，上年在泉之气厥阴风木迁移退位，阳明司天燥金用事，阴气开始凝集，天气肃厉，水乃结成冰，寒水之气化雨。其发病为内热胀满，面目浮肿，善眠，鼻塞衄血，喷嚏呵欠，呕吐，小便赤黄，甚则淋沥不通。

二之气，主气为少阴君火，客气为少阳相火，二火用事，阳气乃布，人们感到舒适，万物开始生长繁荣。若疫疠大行时，人们容易猝暴死亡。

三之气，阳明燥金司天之政乃布，凉气乃行，客气之燥气与主气之热气相互交合，燥气极则湿气复而润泽，人们易患寒热之病。

四之气，水土气化，寒雨降下。发病为猝然仆倒，振动战栗，谵言妄语，少气，咽喉干燥，爱喝水，以及心痛，痈肿疮疡，疟疾寒冷，骨萎软，便血等病。

五之气，秋行春令，草木又得生长而繁荣，人们也和平无病。

终之气，在泉之气用事，阳气敷布，气反湿暖，蛰虫现于外面，流水不得结冰，人们也健康平安，阳气盛则易发温病。

因而在阳明司天之年，应当食用得岁气的谷类以安定正气，食用得间气的谷类，以祛邪气，本年当用咸味、苦味、辛味的药物以汗、清、散的方法进行治疗，安定运气抵制邪气。若病应根据寒热的轻重，决定方宜的多少，若热与在泉之热气相同时，应多用与在司天之气相同之品，若热与司天之凉气相同时，应多用与在泉之热气相同之品。用凉药时，应避开寒气主令之时，用温药时，应避开温气主令之时，用饮食调养时，也应遵照这个原则，这是就一般情况而言。若气候有反常的变化时，就不必拘守这一原则，这是指的自然变化之道，若违背了它，就会扰乱天地阴阳的自然规律。

帝曰：善。少阳之政奈何？

岐伯曰：寅申之纪也。

少阳 太角（同天符） 厥阴 壬寅（同天符） 壬申（同天符） 其运风鼓①，其化鸣紊启坼，其变振拉摧拔，其病掉眩②、支胁、惊骇。

太角（初正） 少徵 太宫 少商 太羽（终）

少阳 太徵 厥阴 戊寅（天符） 戊申（天符） 其运暑，其化暄嚣郁燠③，其变炎烈沸腾，其病上热郁，血溢、血泄、心痛。

太徵 少宫 太商 少羽（终） 少角（初）

少阳 太宫 厥阴 甲寅 甲申 其运阴雨，其化柔润重泽，其变震惊飘骤，其病体重、胕肿、痞饮④。

太宫 少商 太羽（终） 太角（初） 少徵

少阳 太商 厥阴 庚寅 庚申 同正商 其运凉，其化雾露清切，其变肃杀凋零，其病肩背胸中。

太商 少羽（终） 少角（初） 太徵 少宫

少阳 太羽 厥阴 丙寅 丙申 其运寒肃，其化凝惨栗冽，其变冰雪霜雹，其病寒、浮肿。

太羽（终） 太角（初） 少徵 太宫 少商

【注释】①其运风鼓：其运像风鼓动。②掉眩：头目昏花，看东西摇晃不定。③暄嚣郁燠：非常热，闷热。④痞饮：水饮停蓄，形成心腹胀满的证候。

【译文】黄帝说：好。少阳相火值年的施政是怎样的呢？

岐伯说：少阳相火施政在寅年与申年。壬寅年、壬申年（此二年俱为同天符）。少阳相火司天，厥阴风木在泉。丁壬为木运，壬为阳年，故运为太角。木运之气为风气鼓动，其正常气化为风声萦乱，物体启开，反常变化为大风震撼摧毁折拔，致病为头目眩晕，两胁疼痛，神魂惊骇。

客运五步：初之运太角，（客运与主运之气相同，气得正化），二之运少徵，三之运太宫，四之运少商，终之运太羽。主运五步与客运相同，起于太角，终于太羽。

戊寅年、戊申年（此二年俱为天符）。少阳相火司天，厥阴风木在泉。戊癸为火运，戊为阳年，故运为太徵。运气为暑热，正常气化为火盛热郁，其反常变化为火炎沸腾，致病为热郁于上，热甚迫血妄行则血溢、血泄，心痛。

客运五步：初之运太徵，二之运少宫，三之运太商，四之运少羽，终之运太角。主运五步：初之运少角，二之运太徵，三之运少宫，四之运太商，终之运少羽。

甲寅年、甲申年。少阳相火司天，厥阴风木在泉。甲为土运，甲为阳年，故运为太宫。土运之气为阴雨，正常气化为柔软厚重润泽，反常变化为风飘雨骤震撼惊骇，致病为身重浮肿，水饮痞满。

客运五步：初之运太宫，二之运少商，三之运太羽，四之运少角，终之运太徵。主运五步：初之运太角，二之运少徵，三之运太宫，四之运少商，终之运太羽。

庚寅年、庚申年。少阳相火司天，厥阴风木在泉。庚为金运，庚为阳年，故运为太商。金运虽太过，但被司天相火所克，故同金运平气。金运之气为凉，正常气化雾露清冷急切，反常变化为肃杀凋零，其致病则发为肩背与胸中。

客运五步：初之运太商，二之运少羽，三之运太角，四之运少徵，终之运太宫。主运五步：初之运少角，二之运太徵，三之运少宫，四之运太商，终之运少羽。

丙寅年、丙申年。少阳相火司天，厥阴风木在泉。丙辛为水运，丙为阳年，故运为太羽。水运之气为寒，正常气化凝敛凄惨，寒风凛冽，其反常变化为冰雪霜雹，其致病为寒气浮肿。

客运五步：初之运太羽，二之运少角，三之运太徵，四之运少宫，终之运太商。主运五步：初之运太角，二之运少徵，三之运太宫，四之运少商，终之运少羽。

凡此少阳司天之政，气化运行先天，天气正，地气扰，风乃暴举，木偃沙飞，炎火乃流，阴行阳化，雨乃时应，火木同德，上应荧惑岁星。其谷丹苍，其政严，其令扰。故风热参布①，云物沸腾，太阴横流，寒乃时至，凉雨并起。民病寒中，外发疮疡，内为泄满。故圣人遇之，和而不争。往复之作，民病寒热、疟泄、聋瞑呕吐、上怫肿色变②。

初之气，地气迁，风胜乃摇，寒乃去，候乃大温，草木早荣，寒来不杀③，温病乃起，其病气怫于上，血溢目赤，咳逆头痛，血崩胁满，肤腠中疮。

二之气，火反郁，白埃四起，云趋雨府，风不胜湿，雨乃零，民乃康，其病热郁于上，咳逆呕吐，疮发于中，胸嗌不利，头痛身热，昏愦脓疮。

三之气，天政布，炎暑至，少阳临上，雨乃涯，民病热中、聋瞑血溢、脓疮咳呕、鼽衄渴嚏欠、喉痹目赤，善暴死。

四之气，凉乃至，炎暑间化④，白露降，民气和平，其病满身重。

五之气，阳乃去，寒乃来，雨乃降，气门乃闭，刚木早凋，民避寒邪，君子周密。

终之气，地气正，风乃至，万物反生，霜雾以行，其病关闭不禁，心痛，阳气不藏而咳。

抑其运气，赞所不胜，必折其郁气，先取化源，暴过不生，苛疾不起。故岁宜咸宜辛宜酸，渗之泄之，渍之发之，观气寒温，以调其过，同风热者多寒化，异风热者少寒化，用热远热，用温远温，用寒远寒，用凉远凉，食宜同法，此其道也。有假者反之，反是者，病之阶也。

【注释】①风热参布：少阳热气和厥阴风气互相参合散布。②上怫肿色变：上部怫郁肿胀，颜色发生改变。③寒来不杀：虽然寒气来并不能降低温热之气。杀，衰退。④炎暑间化：气候有时寒凉有时炎热，所以称为间化。

【译文】凡此寅申少阳司天之政，其气太过，先天时而至，司天之气得其正化之位，厥阴风木在泉，地气扰动不宁，大风突然而起，草木卧倒，走石飞沙，少阳阳火之气为之流行，阴气流行，阳气布化，雨应时而降，少阳司天为火，厥阴在泉为木，木火相生，共同作用，天上应于荧惑星与岁星之光较强。在谷类应于赤色与青色者，其司天之政严厉，在泉之令扰动。所以热风相参，云雾沸腾，流动不定，太阴湿土之气横行，寒气有时而至，凉雨并起。人们易患寒病于内，外部多发疮疡，内为泄泻胀满等病。所以聪明圣智的人，遇到这种情况时，是调和顺应气候，不与之抗争。寒热之气，反复发作，人们易患疟疾，泄泻，耳聋，目瞑,呕吐,脸部气郁胀肿,颜色欠佳等病。

初之气,主气为厥阴风木,客气为少阴君火,上年在泉之气,迁移退位,风气盛时则摇动不宁,主客二气木火相生,寒气乃去,气候大温,草木早荣。有时寒气虽来但不能行其杀伐之令,于是温热病发生,其发病为气郁于上部,血液外溢,目赤,咳嗽气逆,头痛,血崩,胁部胀满,皮肤肌腠生疮等。

二之气,主气为少阴君火,客气为太阴湿土,火气反为湿土之气郁遏而不发,白色云埃四起,云气归于雨府,风气不胜湿土之气,雨水降下,人们身体安康。其发病为热郁于上部,咳嗽气逆,呕吐,疮疡发生于内部,胸中与咽喉不利,头痛身热,甚至昏愦不清,脓疮等。

三之气,主气为少阳相火,客气亦为少阳相火,主客气同,司天之气施布政令,炎暑乃至,少阳相火上临,火气过甚,故雨水穷尽而不降。人们易患热病在内,耳聋目瞑,血外溢,脓疮,咳嗽,呕吐,鼻塞衄血,口渴,喷嚏呵欠,喉痹,目赤等病,往往突然死亡。

四之气,主气为太阴湿土,客气为阳明燥金,阳明主令,凉气乃至,炎暑之气间时而化,白露降下,人们和平无殃,其发病为胀满身重。

五之气,主气为阳明燥金,客气为太阳寒水,阳气乃去,寒气乃至,雨水下降,由于阳气敛藏,气门乃闭,刚硬的树木早为凋零,人们应避开寒邪,通晓养生之道者,居处周密,以避寒气。

终之气,主气为太阳寒水,客气为厥阴风木,在泉之气得其正化之位,风气乃至,万物反而有生发之施,雾气流行。由于气机外泄,故其发病为应关闭者反而不能禁固,心痛,阳气不得收敛,咳嗽等。

凡此少阳司天之年,必须抑制中运与司天的太过之气,赞助所不胜之气,折减其致郁的胜气,资助不胜之气的生化之源,则暴气太过之气不能发生,重病可以不生。所以本岁当用咸味辛味及酸味药物,用渗泄水渍发散等方法进行治疗,观察气候的寒热变化,以调治其太过之邪气,岁气风热相同之年,应多用寒化之品,岁气风热不同之年,应少用寒化之品，用热性药品应避开热气主令之时，用温性药品应避开温其主令之时，用寒性药品，应避开寒气主令之时，用凉性药品，应避开凉气主令之时，用饮食调养时，也应遵照这个原则，这是就一般情况而言。若气候有反常变化时，就不必拘守这一原则，若不遵守这些规律，就会导致疾病的发生。

　　帝曰：善。太阴之政奈何？岐伯曰：丑未之纪也。

　　太阴 少角 太阳 清热胜复同，同正宫①。丁丑 丁未 其运风清热。

　　少角（初正） 太徵 少宫 太商 少羽（终）

　　太阴 少徵 太阳 寒雨胜复同。癸丑 癸未 其运热寒雨。

　　少徵 太宫 少商 太羽（终） 太角（初）

　　太阴 少宫 太阳 风清胜复同，同正宫②。己丑（太一天符） 己未（太一天符） 其运雨风清。

　　少宫 太商 少羽（终） 少角（初） 太徵

　　太阴 少商 太阳 热寒胜复同。乙丑 乙未 其运凉热寒。

　　少商 太羽（终） 太角（初） 少徵 太宫

　　太阴 少羽 太阳 雨风胜复同，同正宫。辛丑（同岁会） 辛未（同岁会） 其运寒雨风。

　　少羽（终） 少角（初） 太徵 少宫 太商

　　【注释】①同正宫：少角木运不及，上临太阴湿土司天，则土气旺盛，所以少角同正宫。②同正宫：少宫土运不及，得司天湿土之助，所以少宫同正宫。

　　【译文】黄帝说：好。太阴湿土值年的施政是怎样的呢？

　　岐伯说：太阴湿土施政在丑年与未年。丁丑年、丁未年。太阴湿土司天，太阳寒水在泉。丁壬为木运，丁为阴年，故运为少角。木运不及，则克我之金的清气乃为胜气，清气之后，则我生之火的热来复，此二年胜之气相同。木运不及，无力克土，司天之气得政，故同土运平气。凡二年，运气为风，胜气为清，复气为热。

客运五步：初之运少角（客运与主运之气相同，气得正化），二之运太徵，三之运少宫，四之运太商，终之运少羽。主运五步与客运相同，起于少角，终于少羽。

癸丑年，癸未年。太阴湿土司天，太阳寒水在泉。戊癸为火运，癸为阴年，故运少徵。火运不及，则胜我之水的寒气乃为胜气，胜气之后，则我生之土的雨气来复，此二年胜之气相同。凡此二年，运气为热，胜气为寒，复气为雨。

客运五步：初之运少徵，二之运太宫，三之运少商，四之运太羽，终之运少角。主运五步：初之运太角，二之运少徵，三之运太宫，四之运少商，终之运太羽。

己丑年、己未年（此二年俱为太一天符）。太阴湿土司天，太阳寒水在泉。甲己为土运，己为阴年，故运为少宫。土运不及，则克我之木的风气乃为胜气，胜气之后，则我生之金的清气来复，此二年胜复之气相同，土运虽不及，但得司天土之助，故同土运平气。凡此二年，运气为雨，胜气为风，复气为清。

客运五步：初之运少宫，二之运太商，三之运少羽，四之运太角，终之运少徵。主运五步：初之运少角，二之运太徵，三之运少宫，四之运太商，终之运少羽。

乙丑年、乙未年。太阴湿土司天，太阳寒水在泉。乙庚为金运，乙为阴年，故运为少商。金运不及，则克我之火的热气乃为胜气，胜气之后则生我之水的寒气来复，此二年胜之气相同。凡此二年，运气为凉，胜气为热，复气为寒。

客运五步：初之运少商，二之运太羽，三之运少角，四之运太徵，终之运少宫。主运五步：初之运太角，二之运少徵，三之运太宫，四之运少商,终之运太羽。

辛丑年、辛未年(此二年俱为同岁会)。太阴湿土司天,太阳寒水在泉。丙辛为水运,辛为阴年,故运少羽。水运不及,则克我之土的湿气乃为胜气,胜气之后,则我生之木的风气来复,此二年胜之气相同。由于水运不及,司天之土气胜之,则土兼水化,反得其政,故同土运平气。凡此二年,运气为寒,胜气为雨,复气为风。

客运五步:初之运少羽,二之运太角,三之运少徵,四之运太宫,终之运少商。主运五步:初之运少角,二之运太徵,三之运少宫,四之运少商,终之运少羽。

凡此太阴司天之政,气化运行后天,阴专其政,阳气退辟,大风时起,天气下降。地气上腾,原野昏霿,白埃四起,云奔南极①,寒雨数至,物成于差夏②。民病寒湿,腹满,身腈愤,胕肿痞逆,寒厥拘急。湿寒合德,黄黑埃昏,流行气交,上应镇星辰星。其政肃,其令寂,其谷黅玄。故阴凝于上,寒积于下,寒水胜火,则为冰雹,阳光不治,杀气乃行。故有余宜高,不及宜下,有余宜晚,不及宜早,土之利,气之化也,民气亦从之,间谷命其太也。

初之气,地气迁,寒乃去,春气正,风乃来,生布万物以荣,民气条舒,风湿相薄,雨乃后。民病血溢,筋络拘强,关节不利,身重筋痿。

二之气,大火正,物承化③,民乃和,其病温厉大行,远近咸若,湿蒸相薄,雨乃时降。

三之气,天政布,湿气降,地气腾,雨乃时降,寒乃随之,感于寒湿,则民病身重胕肿,胸腹满。

四之气,畏火临④,溽蒸化,地气腾,天气否隔,寒风晓暮,蒸热相薄,草木凝烟,湿化不流,则白露阴布,以成秋令。民病腠理热,血暴溢疟，心腹满热，胪胀，甚则胕肿。

五之气，惨令已行，寒露下，霜乃早降，草木黄落，寒气及体，君子周密，民病皮腠。

终之气，寒大举，湿大化，霜乃积，阴乃凝，水坚冰，阳光不治。感于寒则病人关节禁固，腰脽痛，寒湿推于气交而为疾也。必折其郁气，而取化源，益其岁气，无使邪胜，食岁谷以全其真，食间谷以保其精。故岁宜以苦燥之温之，甚者发之泄之。不发不泄，则湿气外溢，肉溃皮拆而水血交流。必赞其阳火，令御甚寒，从气异同，少多其判也，同寒者，以热化，同湿者，以燥化，异者少之，同者多之，用凉远凉，用寒远寒，用温远温，用热远热，食宜同法。假者反之，此其道也，反是者病也。

【注释】①云奔南极：即云趋雨府。②差夏：夏末秋初立秋之后三十日。③物承化：万物得以生长发育。④畏火：少阳相火。

【译文】凡丑未太阴司天之政，其气不及，后天时而至，太阴司天太阳寒水在泉，其气皆阴，故阴专其令，阳气退避，时常有大风兴起，司天之气下降于地，在泉之气上腾于天，原野雾气昏暗，白色云埃四起，云奔于南极雨府，由于太阴湿土与太阳寒水主令，故寒雨频频降下，万物成熟于夏末秋初。人们易患寒湿，腹部胀满，全身肿胀，浮肿，痞满气逆，寒气厥逆，筋脉拘急等病。湿气与寒气相合，黄黑色尘埃昏暗，流行于气交之内，上应于镇星与辰星之光较强。司天之政严肃，在泉之令寂静，在谷类应于黄色与黑色者。司天之阴气凝集于上，在泉之寒气积聚于下，寒水之气胜于火气，至极为冰雹，阳光不得施治，阴寒肃杀之气盛行。应于谷物，太过年份应在高地种植作物，不及年应在低地种植作物，在太过年份宜种晚熟品种，不及年应种早熟品种，这不仅要看土地条件是否有利，而且要根据气候的情况而定，人们对于养生之道，也必须适应这些情况，间谷则借间气之太过而得以成熟。

初之气，主气为厥阴风木，客气亦为厥阴风木，上年在泉之气，迁移退位，由于主客二气相同春气正，风气生发之气来布化，万物因而繁荣，人们感到条畅舒适，由于湿湿为风气所迫，降雨较迟。人们易患血液外溢，筋络拘急强直，关节不利，身体沉重，筋脉痿软等病。

二之气，主气为少阴君火，客气亦为少阴君火，主客二气相同，故火得气化之正，万物因而生化，人们也感到平和，其发病为温热与疫疠大行，远近的患者病皆相同。湿与热气相迫，雨水可按时降下。

三之气，主气为少阳相火，客气为太阴湿土，司天之气布化，湿气乃降，地气上升，雨水时常降下。寒气随之而来。人容易得身重浮肿胸腹满。

四之气主气为太阴湿土，客气为少阳相火，相火加临于主气之上，湿热合化，地气上升，与天气否隔不通，早晚俱有寒风吹来，热气与湿气相迫，烟雾凝集于草木之上，湿化之气不得流动，白露阴布。成为秋令。人容易得发热、出血热、溢血、心腹满热、浮肿。

五之气，主气为阳明燥金，客气亦为阳明燥金，凄惨寒凉之气开始施行，寒露降下，霜乃早降，草木萎黄凋落，寒气侵及人体，善于养生的人们应居处周密，人们亦患皮肤与腠理等部位的疾病。

终之气，主气为太阳寒水，客气亦为太阳寒水，寒气大起，湿气大化，霜乃聚积，阴气凝结，水结坚冰，阳光不得施治。人们易感受寒邪，易患关节强急，活动不灵，腰椎疼痛等病，都是由于寒湿之气相持于气交所致。

凡此太阴司天之年，必须折减其致郁的邪气，而取气不胜之气的生化之源，补益不及的岁气，不使邪气过胜，食用得岁气的谷类以保全其真气，食用得间气的谷类以保养精气。所以本年宜用苦味的药物，用燥性以去湿，用温性以去寒，甚则用发泄的方法以去湿邪。如果不发不泄，湿气向外溢出，肌肉溃烂，皮肤破裂，致水血相交。必须扶持阳气，以御寒气，并根据气候情况，决定用药量，寒者热化，湿者燥化，不同者量小点，相同者量大点，用凉性药品时，应避开凉气主令之时，用寒性药品时，应避开寒气主令之时，用热性药品时应避开热气主令之时，用饮食调养时，也应遵照这个原则，这是就一般情况而言。若气候有反常变化时，就不必拘守这一原则，若不遵守这些规律，就会导致疾病的发生。

帝曰：善。少阴之政奈何？

岐伯曰：子午之纪也。

少阴 太角 阳明 壬子 壬午 其运风鼓，其化鸣紊启拆，其变振拉摧拔，其病支满。

太角（初正） 少徵 太宫 少商 太羽（终）

少阴 太徵 阳明 戊子（天符） 戊午（太一天符） 其运炎暑，其化暄曜郁燠，其变炎烈沸腾，其病上热血溢。

太徵 少宫 太商 少羽（终） 少角（初）

少阴 太宫 阳明 甲子 甲午 其运阴雨，其化柔润时雨①，其变震惊飘骤，其病中满身重。

太宫 少商 太羽（终） 太角（初） 少徵

少阴 太商 阳明 庚子（同天符） 庚午（同天符） 同正商 其运凉劲②，其化雾露萧飋，其变肃杀凋零，其病下清。

太商 少羽（终） 少角（初） 太徵 少宫

少阴 太羽 阳明 丙子（岁会） 丙午 其运寒，其化凝惨栗冽，其变冰雪霜雹，其病寒下。

太羽（终） 太角（初） 少徵 太宫 少商

【注释】①其化柔润时雨：其气化柔软润泽，雨水及时下降。②其运凉劲：运与在泉同其气，故曰凉劲。

【译文】黄帝说：好。少阴君火值年的施政是怎样的呢？

岐伯说：少阴君火施政在子年与午年。壬子年、壬午年。少阴君火司天，阳明燥金在泉。丁壬为木运，壬为阳年，故运为太角。木运之气为风气鼓动，其正常气化为风声紊乱，物体开启，其变化为大风震撼摧毁折拔，其致病为胁下支撑胀满。

客运五步：初之运太角（客运与主运之气相同，气得正化），二之运少徵，三之运太宫，四之运少商，终之运太羽。主运五步与客运相同，起于太角，终于太羽。

戊子年（天符年）、戊午年（太一天符年）。少阴君火司天，阳明燥金在泉。戊癸为火运，戊为阳年，故运为太徵。火运之气为火炎暑热，其正常气化为温暖光曜郁热，其变化为火炎沸腾，其致病为热在上部，血液外溢。

客运五步：初之运太徵，二之运少宫，三之运太商，四之运少羽，终之运太角。主运五步：初之运少角，二之运太徵，三之运少宫，四之运太商，终之运少羽。

甲子年、甲午年。少阴君火司天，阳明燥金在泉。甲己为土运，甲为阳年，故运为太宫。土运之气为阴雨，其正常气化为柔软厚重润泽，其变化为风飘雨骤震撼惊骇，其致病为腹中胀满，肢体沉重。

客运五步：初之运太角，二之运少徵，三之运太宫，四之运少商，终之运太羽。主运五步：初之运太宫，二之运少商，三之运太羽，四之运少角，终之运太徵。

庚子年（同天符）、庚午年。少阴君火司天，阳明燥金在泉。乙庚为金运，庚为阳年，故运为太商。金运虽太过，但被司天相火所克，故同金运平气。金运之气为凉，其正常气化雾露萧瑟，其变化为肃杀凋零，其致病则为清气在下。

客运五步：初之运少角，二之运太徵，三之运少宫，四之运太商，终之运少羽。

主运五步：初之运太商，二之运少羽，三之运太角，四之运少徵，终之运太宫。

丙子年（岁会年）、丙午年。少阴君火司天，阳明燥金在泉。丙辛为水运，丙为阳年，故运为太羽。水运之气为寒，其正常气化凝敛凄惨，寒风凛冽，其变化为冰雪霜雹，其致病为寒气在下。

客运五步：主运五步：初之运太角，二之运少徵，三之运太宫，四之运少商，终之运太羽。客运：初之运太羽，二之运少角，三之运太徵，四之运少宫，终之运太商。

凡此少阴司天之政，气化运行先天，地气肃，天气明，寒交暑①，热加燥，云驰雨府，湿化乃行，时雨乃降，金火合德，上应荧惑、太白。其政明，其令切，其谷丹白。水火寒热，持于气交，而为病始也。热病生于上，清病生于下，寒热凌犯而争于中，民病咳喘、血溢血泄、鼽嚏、目赤、眦疡、寒厥入胃、心痛、腰痛、腹大、嗌干肿上。

初之气，地气迁，暑将去，寒乃始，蛰复藏，水乃冰，霜复降，风乃至，阳气郁，民反周密，关节禁固，腰脽痛，炎暑将起，中外疮疡。

二之气，阳气布，风乃行，春气以正，万物应荣，寒气时至，民乃和，其病淋，目瞑目赤，气郁于上而热。

三之气，天政布，大火行，庶类蕃鲜②，寒气时至，民病气厥心痛、寒热更作、咳喘目赤。

四之气，溽暑至，大雨时行，寒热互至，民病寒热、嗌干、黄瘅、鼽衄、饮发③。

五之气，畏火临，暑反至，阳乃化，万物乃生乃长荣，民乃康，其病温。

终之气，燥令行，余火内格④，肿于上，咳喘甚则血溢。寒气数举，则霜雾翳，病生皮腠，内舍于胁，下连少腹，而作寒中，地将易也。必抑其运气，资其岁胜，折其郁发，先取化源，无使暴过，而生其病也。食岁谷以全真气，食间谷以辟虚邪。岁宜咸以软之，而调其上，甚则以苦发之，以酸收之，而安其下，甚则以苦泄之。适气同异，而多少之，同天气者以寒清化，同地气者以温热化，用热远热，用凉远凉，用温远温，用寒远寒，食宜同法。有假则反，此其道也，反是者病作矣。

【注释】①寒交暑：太阳寒气与少阳暑气交接。②庶类蕃鲜：万物繁盛美丽。③饮发：水饮之病发作。④余火内格：火热的余邪未尽，郁滞在内，无法发泄。

【译文】凡子午年少阴司天之年，其气太过，先天时而至，在泉的地气肃杀，司天之气光明，初气之寒，与上年终气少阳之暑相交，司天之热与在泉之燥气相加，云驰于雨府，湿化之气流行，雨乃应时而降，金之燥气与火之热气相合，应在荧惑星与太白星光较强。司天之政光明，在泉之气急切，应于赤色与白色谷类。水之寒气与火之热气相持于气交，为疾病发生的起因，热性病变发生在上部，凉性病变发生在下部，寒气与热气相互侵犯而争扰于中部，人们易患咳嗽气喘，血液上溢或下泄，鼻塞喷嚏，目赤，眼角疮疡，寒气厥逆入于胃部，心痛腰痛，腹部胀大，咽喉干燥，上部肿胀等病。

初之气，主气为厥阴风木，客气为太阳寒水，上年在泉之气迁移退位，燥气退去，寒冷之气始来，蛰虫重又归藏，水结为冰，霜又降下，主气之风受客气之影响而凛冽寒冷，阳气被郁，不得宣发，人们反而居处周密，以避寒气，易患关节强硬，活动不灵，腰部与臀部疼痛等病，初之气后，炎暑之气即将发生，可致内部与外部疮疡之病。

二之气，主气为少阴君火，客气为厥阴风木。阳气乃得舒布，风气流行；万物繁荣，寒气虽然有时而至，但因主客二气均属阳，所以人们仍然感到平和。其发病为小便淋沥，目视不清，两眼红赤，气郁于上部可发生热病。

三之气，主气为少阳相火，客气为少阴君火，司天之气布化，主客二气皆为火，所以大火流行，万物蕃盛而鲜明，寒气有时而至。人们易患气厥逆而心痛，寒热交替发作，咳嗽气喘，目赤等病。

四之气，主气为太阴湿土，客气亦为太阴湿土，暑湿俱至，大雨时常降下，寒热交互而至。人们易患寒热，咽喉干燥，黄疸，鼻塞，衄血，水饮发作等病。

五之气，主气为阳明燥金，客气为少阳相火，少阳之烈火降临，暑气反而又至，阳热之气生化，万物又出现生长繁荣景象，人们感到安康，其发病为温病。

终之气，主气为太阳寒水，客气为阳明燥金，燥气流行，由于燥金之收敛，使气的余火隔拒于内，不得外泄，病肿于上部，咳嗽气喘，血液外溢。寒气时常袭来，雾气弥漫，为病多发生于皮肤，邪气客居于胁部，向下连及少腹会发生内部寒冷的病，终之气之末，则在泉之气将要改变。

凡此少阴司天之年，必须抑制其太过的运气，资助岁气所胜之气，折减其郁而发生疾病。从源头上控制不要是气候太过而引起人们疾病。食用得岁气的谷类以保全真气，食用得间气的谷类以避虚邪。本年宜用咸味以濡养身体，调节身体的上部，不行的话用苦味以发泄。用酸性的食物收敛，安定身体下部，不行的话用苦味以下泄之，应根据中运与岁气的同异，而制定用多或用少，中运与司天之气同为热者用寒凉之品以化之，若中运与在泉之气同为凉者，用温热之品以化之，用热性药品时应避开热气主令之时，用温性药品时，应避开温其主令之时，用寒性药品时，应避开寒气主令之时，用凉性药品时，应避开凉气主令之时，用饮食调养时，也应遵照这个原则，这是就一般情况而言。若气候有反常变化时，就不必拘守这一原则，若不遵守这些规律，就会导致疾病的发生。

帝曰：善。厥阴之政奈何？

岐伯曰：巳亥之纪也。

厥阴 少角 少阳 清热胜复同，同正角①。丁巳（天符） 丁亥（天符） 其运风清热。

少角（初正） 太徵 少宫 太商 少羽（终）

厥阴 少徵 少阳 寒雨胜复同。癸巳（同岁会） 癸亥（同岁会） 其运热寒雨。

少徵 太宫 少商 太羽（终） 太角（初）

厥阴 少宫 少阳 风清胜复同，同正角。己巳 己亥 其运雨风清。

少宫 太商 少羽（终） 少角（初） 太徵

厥阴 少商 少阳 热寒胜复同，同正角。乙巳 乙亥 其运凉热寒。

少商 太羽（终） 太角（初） 少徵 太宫

厥阴 少羽 少阳 雨风胜复同。辛巳 辛亥 其运寒雨风。

少羽（终） 少角（初） 太徵 少宫 太商

【注释】①同正角：木运不及，得司天厥阴之助，而成为正角。

【译文】黄帝说：好。厥阴风木值年的施政情况是怎样的呢？

岐伯说：厥阴风木值年施政在巳年与亥年。丁巳年、丁亥年（此二年俱为天符年）。厥阴风木司天，少阳相火在泉。丁壬为木运，丁为阴年，故运为少角。木运不及，则克我之金的清气乃为胜气，胜气之后，则我生之火的热来复，凡二年，运气为风，胜气为清，复气为热。

客运五步：初之运少角（客运与主运之气相同，气得正化），二之运太徵，三之运少宫，四之运太商，终之运少羽。主运五步与客运相同，起于少角，终于少羽。

癸巳年，癸亥年（此二年俱为同岁会）。厥阴风木司天，少阳相火在泉。戊癸为火运，癸为阴年，故运少徵。火运不及，则胜我之水的寒气乃为胜气，胜气之后，则我生之土的雨气来复，此二年胜之气相同。

凡此二年,运气为热,胜气为寒,复气为雨。

客运五步:初之运少徵,二之运太宫,三之运少商,四之运太羽,终之运少角。主运五步:初之运太角,二之运少徵,三之运太宫,四之运少商,终之运太羽。

己巳年、己亥年。厥阴风木司天,少阳相火在泉。甲己为土运,己为阴年,故运为少宫。土运不及,则克我之木的风气乃为胜气,胜气之后,则我生之金的凉气来复,此二年胜复之气相同。由于土运不及,司天之木气胜之,则木兼土化,反得其政,故同土运平气。凡此二年,运气为雨,胜气为风,复气为清。

客运五步:初之运少宫,二之运太商,三之运少羽,四之运太角,终之运少徵。主运五步:初之运少角,二之运太徵,三之运少宫,四之运太商,终之运少羽。

乙巳年(为天符)、乙亥年(既是岁会,又是太一天符)。厥阴风木司天,少阳相火在泉。乙庚为金运,乙为阴年,故运为少商。金运不及则克我之火的热气乃为胜气,胜气之后则生我之水的寒气来复,此二年胜之气相同。金运虽不及,无力克木,司天之木气反而得政,故同木运平气。凡此二年,运气为凉,胜气为热,复气为寒。

客运五步:初之运少商,二之运太羽,三之运少角,四之运太徵,终之运少宫。主运五步:初之运太角,二之运少徵,三之运太宫,四之运少商,终之运太羽。

辛巳年、辛亥年。厥阴风木司天,少阳相火在泉。丙辛为水运,辛为阴年,故运少羽。水运不及,则克我之土的雨气乃为胜气,胜气之后,则我生之木的风气来复,此二年胜之气相同。凡此二年,运气为寒,胜气为雨,复气为风。

客运五步:初之运少羽,二之运太角,三之运少徵,四之运太宫,终之运少商。主运五步:初之运少角,二之运太徵,三之运少宫,四之运太商,终之运少羽。

凡此厥阴司天之政,气化运行后天,诸同正岁①,气化运行同天②,天气扰,地气正,风生高远③,炎热从之,云趋雨府,湿化乃行,风火同德,上应岁星荧惑。其政挠,其令速,其谷苍丹,间谷言太者,其耗文角品羽。风燥火热,胜复更作,蛰虫来见,流水不冰,热病行于下,风病行于上,风燥胜复形于中。

初之气,寒始肃,杀气方至,民病寒于右之下。

二之气,寒不去,华雪水冰,杀气施化,霜乃降,名草上焦,寒雨数至,阳复化,民病热于中。

三之气,天政布,风乃时举,民病泣出、耳鸣、掉眩。

四之气,溽暑湿热相薄,争于左之上,民病黄瘅而为胕肿。

五之气,燥湿更胜,沉阴乃布,寒气及体,风雨乃行。

终之气,畏火司令,阳乃大化,蛰虫出见,流水不冰,地气大发,草乃生,人乃舒,其病温厉。

必折其郁气,资其化源,赞其运气,无使邪胜,岁宜以辛调上,以咸调下,畏火之气,无妄犯之,用温远温,用热远热,用凉远凉,用寒远寒,食宜同法。有假反常,此之道也,反是者病。

【注释】①诸同正岁:同正角的诸年份。②同天:同正常的天时一样。③风生高远:厥阴风木司天,故风生于高远之处。

【译文】凡此巳亥年厥阴司天之政,其气不及,后天时而至。其气化情况,中运与司天之气相同。司天之气扰动,在泉之气正化,司天之风气,生于高远之处,在泉之炎热自下而从上,云归于雨府,湿化之气流行,司天之风气与在泉之火相合,以为功德,上应于岁星与荧惑星之光较强。司天之政扰动,在泉之令迅速,其在谷类应于青色与赤色者,间谷为借间气太过而成熟者,易耗损具有纹角虫类及羽虫类动物。风气燥，火气热，互为胜复，交替发作，蛰虫出现，流水不能结冰，热病生于人之下部，风病生于人之上部，风气与燥气则互为胜复，见于人体中部。

初之气，主气为厥阴风木，客气为阴明燥金，寒气开始严厉，杀伐之气方来。人们易患寒病于右侧下方。

二之气，主气为少阳君火，客气为太阳寒水，所以寒冷之气不去，雪花飘，水成冰，杀伐之气施化，霜降下，草类上部干燥，寒冷的雨水时常下，若阳气来复，人们易患内部热症。

三之气，主气为少阳相火，客气为厥阴风木，司天之政布化，大风时起，人们易患两目流泪，耳鸣，头目眩晕等病。

四之气，主气为太阴湿土，客气为少阴君火，暑湿湿热之气交争人们易患黄疸病，以至于浮肿。

五之气，主气为阳明燥金，客气为太阴湿土，燥气与湿气互有胜，阴寒沉降之气得以布化，寒气侵及人体，风雨流行。

终之气，主气为太阳寒水，客气为少阳相火，由于少阳之烈火主令，阳气大化，蛰虫出现，流水不得结冰，地中阳气发泄，草类生长，人们也感到舒适，其发病则为温热疫疠。

凡此厥阴司天之年，必须折减其致郁之气，资助不胜之气的生化之源，赞助其不及的运气，不要使邪气太胜。本年宜用辛味以调治风邪，用咸味以调治火邪，少阳相火，其性尤烈，不可轻易触犯。用温性药品时，应避开温其主令之时，用热性药品时应避开热气主令之时用凉性药品时，应避开凉气主令之时，用寒性药品时，应避开寒气主令之时，用饮食调养时，也应遵照这个原则，这就是一般规律。若气候有反常变化时，就不必拘守这一原则，若不遵守这些规律，就会导致疾病的发生。

帝曰：善。夫子言可谓悉矣，然何以明其应乎？

岐伯曰：昭乎哉问也！夫六气者，行有次，止有位^①，故常以正月朔日，平旦视之，睹其位，而知其所在矣。运有余，其至先，运不及，其至后，此天之道，气之常也。运非有余非不足，是谓正岁②，其至当其时也。帝曰：胜复之气，其常在也，灾眚时至，候也奈何？岐伯曰：非气化者，是谓灾也。

帝曰：天地之数③，终始奈何？

岐伯曰：悉乎哉问也！是明道也。数之始，起于上而终于下④，岁半之前，天气主之，岁半之后，地气主之，上下交互，气交主之，岁纪毕矣。故曰：位明，气月可知乎，所谓气也。

帝曰：余司其事，则而行之，不合其数何也？

岐伯曰：气用有多少，化洽有盛衰，衰盛多少，同其化也。

帝曰：愿闻同化，何如？

岐伯曰：风温，春化同，热曛昏火夏化同，胜与复同，燥清烟露，秋化同，云雨昏暝埃，长夏化同，寒气霜雪冰，冬化同。此天地五运六气之化，更用盛衰之常也。

【注释】①行有次，止有位：主客六气的运行各有次序和方位。②正岁：和平之岁，无太过和不及。③天地之数：六气司天在泉之数。④起于上而终于下：上下指司天和在泉。司天在前，在泉在后，司天主上，在泉主下，故起于上而终于下。

【译文】黄帝说：好。先生讲的，可以说是很详尽了，然而怎样才能知道它适应或不应的？

岐伯说：您提的问题很高明啊！关于六气的问题，其运行有一定的次序，其终止有一定的方位，通常在正月初一平旦时进行观察，根据六气主时所在的位置，就可以知道其气是应或不应。中运太过的，其气先时而至，中运不及的，其气后时而至，这是自然气象的一般规律和六气的正常情况。若中运既非太过亦非不及的平气，谓之"正岁"，其气正当其时而至。

黄帝说: 胜气和复气是经常存在的, 灾害的发生, 怎样能够测知呢?

岐伯说: 不属正常气化的, 就属于灾害。

黄帝说: 司天在泉之气的开始和终止是怎样的呢?

岐伯说: 您问的很详细啊! 这是属于阐明气象变化规律的问题。司天在泉之数, 开始于司天, 终止于在泉, 岁半以前, 司天主其气, 岁半以后, 在泉主其气, 天气地气相交之处, 气交主其气, 本年终了一年的气数就终结了。六气应于十二月, 分主六步的气数。

黄帝说: 我关注这件事情, 并按这些原则去运用它, 有时与实际的气数不完全符合, 是什么原因呢?

岐伯说: 岁气有太过不及的差别, 四时主治的气化也有盛衰的不同, 盛衰的多少与春、夏、长夏、秋、冬之气化相同。

黄帝说: 同化是怎样的?

岐伯说: 风温与春季之气化同, 热曛昏火与夏季之气化同, 胜气与复气的同化也是一样的, 燥清烟露与秋季之气化同, 云厚多雨昏沉与长夏季节特点相同, 寒气霜雪冰冻与冬季特点相同。这就是天地间五运六气及运气互有胜衰的一般情况。

帝曰: 五运行同天化者^①, 命曰天符, 余知之矣。愿闻同地化者^②何谓也?

岐伯曰: 太过而同天化者, 三, 不及而同天化者, 亦三, 太过而同地化者, 三, 不及而同地化者, 亦三。此凡二十四岁也。

帝曰: 愿闻其所谓也。

岐伯曰: 甲辰甲戌太宫, 下加太阴, 壬寅壬申太角, 下加厥阴, 庚子庚午太商, 下加阳明, 如是者三。癸巳癸亥少徵, 下加少阳, 辛丑辛未少羽, 下加太阳, 癸卯癸酉少徵, 下加少阴, 如是者三。戊子戊午太徵,上临少阴,戊寅戊申太徵,上临少阳,丙辰丙戌太羽,上临太阳,如是者三。丁巳丁亥少角,上临厥阴,乙卯乙酉少商,上临阳明,己丑己未少宫,上临太阴,如是者三。除此二十四岁,则不加不临也。

帝曰:加者何谓?

岐伯曰:太过而加同天符,不及而加同岁会也。

帝曰:临者何谓?

岐伯曰:太过不及,皆曰天符,而变行有多少,病形有微甚,生死有早晏耳。

帝曰:夫子言用寒远寒,用热远热,余未知其然也,愿闻何谓远?

岐伯曰:热无犯热,寒无犯寒,从者和,逆者病,不可不敬畏而远之,所谓时兴六位也。

帝曰:温凉何如?

岐伯曰:司气以热③,用热无犯,司气以寒,用寒无犯,司气以凉,用凉无犯,司气以温,用温无犯,间气同其主④无犯,异其主则小犯之,是谓四畏,必谨察之。

帝曰:善。其犯者何如?

岐伯曰:天气反时,则可依时,及胜其主,则可犯,以平为期,而不可过,是谓邪气反胜者。故曰:无失天信,无逆气宜,无翼其胜,无赞其复,是谓至治。

【注释】①同天化:就是岁运与司天之气相同。②同地化:就是岁运与在泉之气相同。③司气:主气,司,主。④间气同其主:间气与主气相同。

【译文】黄帝说:五运值年与司天之气同化的,叫作"天符",我已经知道了。我想听听五运与在泉之气同化是怎样的呢?

岐伯说:岁运太过而与司天之气同化的有三,岁运不及而与司天之气同化的也有三，岁运太过而与在泉之气同化的有三，岁运不及而于在泉之气同化的也有三，属于这类情况的共有二十四年。

黄帝说：请您把上述情况进一步加以说明。

岐伯说：甲辰甲戌年中运太宫，为土运太过，下加太阴湿土在泉，壬寅壬申年中运太角，为木太过，下加厥阴风木在泉，庚子庚午年中运太商，为金运太过，下加阳明燥金在泉，象这种情况的有三。癸巳癸亥年中运少徵，为火运不及，下加少阳相火在泉，辛丑辛未年中运少羽，为水运不及，下加太阳寒水在泉，癸卯癸酉年中运太徵，为火运太过，下加少阴君火在泉，象这种情况的也有三。戊子 戊午年中运太徵，为火运太过，上临少阴君火司天，戊寅戊申年中运太徵，为火运太过，上临少阳相火司天，丙辰丙戌年中运太羽，为水运太过，上临太阳寒水司天，象这种情况有三。丁巳丁亥年中运少角，为木运不及，上临厥阴风木司天，乙寅乙卯年中运少商，为金运不及，上临阳明燥金司天，丑未年中运少宫，为土运不及，上临太阴湿土司天，象这种情况的也有三。除此二十四年之外的，就是中运与司天在泉不加不临的年份。

黄帝说：加是什么意思呢？

岐伯说：岁运太过而与在泉相加的是"同天符"，岁运不及而与在泉相加的是"同岁会"。

黄帝说：临是什么意思呢？

岐伯说：凡是岁运太过或不及与司天相临的，都叫做"天符"，由于运气变化有太过不及的不同，病情变化则有轻微与严重的差异，生死转归也有早晚的区别。

黄帝说：先生说"用寒远寒，用热远热"，我不明白其所以然，还想听听怎样叫做"远"。

岐伯说：用热性药品者不要触犯主时之热，用寒性药品者，不要触犯主时之寒，适从这一原则时，就可以和平，违背这一原则时，就会导致疾病，所以对主时之气不可不畏而忌之，这就是所说的应时而起的六步之气的方位。

黄帝说：温凉之气，次于寒热，应当怎样呢？

岐伯说：主时之气为热的，用热性药品时不可触，主时之气为寒的，用寒性药品时不可触犯，主时之气为凉的，用凉性药品时不可触，主时之气为温的，用温性药品时不可触，间气与主气相同的，不可触犯，间气与主气不相得，可以稍稍犯之，由于寒热温凉四气，不可随意触犯，所以谓之"四畏"，必须谨慎地加以考察。

黄帝说：好。如果触犯了会怎么样呢？

岐伯说：天气与主时之气相反的，可以主时之气为依据，客气胜过主气的，则可以触犯，以到达平衡协调为目的，而不可使之太过，这是指邪气胜过主气者而言。所以说不要违背时令的规律，不要违背了六气之所宜，不可帮助胜气，不可赞助复气，这才是最好的治疗原则。

帝曰：善。五运气行主岁之纪，其有常数^①乎？

岐伯曰：臣请次之。

甲子 甲午岁

上少阴火，中太宫土运，下阳明金。热化二，雨化五，燥化四，所谓正化日也。其化^②上咸寒，中苦热，下酸热，所谓药食宜也。

乙丑 乙未岁

上太阴土，中少商金运，下太阳水。热化寒化胜复同，所谓邪气化日^③也。灾七宫^④。湿化五，清化四，寒化六，所谓正化日也。其化上苦热，中酸和，下甘热，所谓药食宜也。

丙寅 丙申岁

上少阳相火，中太羽水运，下厥阴木。火化二，寒化六，风化三，所谓正化日也。其化上咸寒，中咸温，下辛温，所谓药食宜也。

丁卯（岁会） 丁酉岁

上阳明金,中少角木运,下少阴火。清化热化胜复同,所谓邪气化日也。灾三宫。燥化九,风化三,热化七,所谓正化日也。其化上苦小温,中辛和,下咸寒,所谓药食宜也。

戊辰 戊戌岁

上太阳水,中太徵火运,下太阴土。寒化六,热化七,湿化五,所谓正化日也。其化上苦温,中甘和,下甘温,所谓药食宜也。

己巳 己亥岁

上厥阴木,中少宫土运,下少阳相火。风化清化胜复同,所谓邪气化日也。灾五宫。风化三,湿化五,火化七,所谓正化日也。其化上辛凉,中甘和,下咸寒,所谓药食宜也。

庚午(同天符)庚子岁(同天符)

上少阴火,中太商金运,下阳明金。热化七,清化九,燥化九,所谓正化日也。其化上咸寒,中辛温,下酸温,所谓药食宜也。

辛未(同岁会)辛丑岁(同岁会)

上太阴土,中少羽水运,下太阳水。雨化风化胜复同,所谓邪气化日也。灾一宫。雨化五,寒化一,所谓正化日也。其化上苦热,中苦和,下苦热,所谓药食宜也。

壬申(同天符)壬寅岁(同天符)

上少阳相火,中太角木运,下厥阴木。火化二,风化八,所谓正化日也。其化上咸寒,中酸和,下辛凉,所谓药食宜也。

癸酉(同岁会)癸卯岁(同岁会)

上阳明金,中少徵火运,下少阴火。寒化雨化胜复同,所谓邪气化日也。灾九宫。燥化九,热化二,所谓正化日也。其化上苦小温,中咸温,下咸寒,所谓药食宜也。

甲戌(岁会同天符)甲辰岁(岁会同天符)

上太阳水,中太宫土运,下太阴土。寒化六,湿化五,正化日也。

其化上苦热，中苦温，下苦温，药食宜也。

乙亥 乙巳岁

上厥阴木，中少商金运，下少阳相火。热化寒化胜复同，邪气化日也。灾七宫。风化八，清化四，火化二，正化度也。其化上辛凉，中酸和，下咸寒，药食宜也。

丙子（岁会）丙午岁

上少阴火，中太羽水运，下阳明金。热化二，寒化六，清化四，正化度也。其化上咸寒，中咸热，下酸温，药食宜也。

丁丑 丁未岁

上太阴土，中少角木运，下太阳水。清化热化胜复同，邪气化度也。灾三宫。雨化五，风化三，寒化一，正化度也。其化上苦温，中辛温，下甘热，药食宜也。

戊寅 戊申岁（天符）

上少阳相火，中太徵火运，下厥阴木。火化七，风化三，正化度也。其化上咸寒，中甘和，下辛凉，药食宜也。

己卯（太一天符）己酉岁（天符）

上阳明金，中少宫土运，下少阴火。风化清化胜复同，邪气化度也。灾五宫。清化九，雨化五，热化七，正化度也。其化上苦小温，中甘和，下咸寒，药食宜也。

庚辰 庚戌岁

上太阳水，中太商金运，下太阴土。寒化一，清化九，雨化五，正化度也。其化上苦热，中辛温，下甘热，药食宜也。

辛巳 辛亥岁

上厥阴木，中少羽水运，下少阳相火。雨化风化胜复同，邪气化度也。灾一宫。风化三，寒化一，火化七，正化度也。其化上辛凉，中苦和，下咸寒，药食宜也。

壬午 壬子岁

上少阴火，中太角木运，下阳明金。热化二，风化八，清化四，正化度也。其化上咸寒，中酸凉，下酸温，药食宜也。

癸未 癸丑岁

上太阴土，中少徵火运，下太阳水。寒化雨化胜复同，邪气化度也。灾九宫。雨化五，火化二，寒化一，正化度也。其化上苦温，中咸温，下甘热，药食宜也。

甲申 甲寅岁

上少阳相火，中太宫土运，下厥阴木。火化二，雨化五，风化八，正化度也。其化上咸寒，中咸和，下辛凉，药食宜也。

乙酉（太一天符）乙卯岁（天符）

上阳明金，中少商金运，下少阴火。热化寒化胜复同，邪气化度也。灾七宫。燥化四，清化四，热化二，正化度也。其化上苦小温，中苦和，下咸寒，药食宜也。

丙戌（天符）丙辰岁（天符）

上太阳水，中太羽水运，下太阴土。寒化六，雨化五，正化度也。其化上苦热，中咸温，下甘热，药食宜也。

丁亥（天符）丁巳岁（天符）

上厥阴木，中少角木运，下少阳相火。清化热化胜复同，邪气化度也。灾三宫。风化三，火化七，正化度也。其化上辛凉，中辛和，下咸寒，药食宜也。

戊子（天符）戊午岁（太一天符）

上少阴火，中太徵火运，下阳明金。热化七，清化九，正化度也。其化上咸寒，中甘寒，下酸温，药食宜也。

己丑（太一天符）己未岁（太一天符）

上太阴土，中少宫土运，下太阳水。风化清化胜复同，邪气化度也。灾五宫。雨化五，寒化一，正化度也。其化上苦热，中甘和，下甘热，药食宜也。

庚寅 庚申岁

上少阳相火，中太商金运，下厥阴木。火化七，清化九，风化三，正化度也。其化上咸寒，中辛温，下辛凉，药食宜也。

辛卯 辛酉岁

上阳明金，中少羽水运，下少阴火。雨化风化胜复同，邪气化度也。灾一宫。清化九，寒化一，热化七，正化度也。其化上苦小温，中苦和，下咸寒，药食宜也。

壬辰 壬戌岁

上太阳水，中太角木运，下太阴土。寒化六，风化八，雨化五，正化度也。其化上苦温，中酸和，下甘温，药食宜也。

癸巳（同岁会） 癸亥岁（同岁会）

上厥阴木，中少徵火运，下少阳相火。寒化雨化胜复同，邪气化度也。灾九宫。风化八，火化二，正化度也。其化上辛凉，中咸和，下咸寒，药食宜也。

凡此定期之纪，胜复正化，皆有常数，不可不察。故知其要者，一言而终，不知其要，流散无穷，此之谓也。

【注释】①常数：恒常之数。②其化：流行病，时令病。③邪气化日：指胜复之气，非本身之正化。④灾七宫：胜复之邪损害所及的方位在正西方。

【译文】黄帝说：好。五运之气的运行与主岁之年，有一定的规律吗？

岐伯说：让我把它排列出来，讲给您听吧：甲子年、甲午年：上为少阴君火司天；中为太宫土运太过；下为阳明燥金在泉。司天之气数为热化二，中运之气数为雨化五，在泉之气数为燥化四，凡不出现胜气的，就是所谓正化日。其气化致病时，司天热化所致宜用咸寒，中运雨化所致宜用苦热，在泉燥化所致宜用酸温，这就是所谓适宜的药食性味。

乙丑年、乙未年：上为太阴湿土司天；中为少商金运不及；下为太阳寒水在泉。金运不及，则可出现热化的胜与寒化往来的的复气，丑年与未年相同，凡出现胜气复气的，就是所谓邪化日。灾变发生在西方七宫。司天之气数为湿化五，中运之气数为清化四，在泉之气数为寒化六，若不出现胜气复气的，就是所谓正化日。其气化致病时，司天湿化所致宜用苦热，中运清化所致宜用酸和，在泉寒化所致宜用甘热，这就是所谓适宜的药食性味。

丙寅、丙申岁，上为少阳相火司天；中为太羽水运太过；下为厥阴风木在泉。司天之气数为热化二，中运之气数为寒化六，在泉之气数为风化三，凡不出现胜气复气的，就是所谓正化日。其气化致病时，司天热化所致宜用咸寒，中运寒化所致宜用咸湿，在泉风化所致宜用辛凉，这就是所谓适宜的药食性味。

丁卯年（属岁会年）、丁酉年：上为阳明燥金司天；中为少角木运不及；下为少阴君火在泉。木运不及，则可出现清化的胜气与热化的复气，卯年与酉年相同，凡出现胜气复气的，就是所谓邪化日。灾变发生在东方三宫。司天之气数为燥化九，中运之气数为风化三，在泉之气数为热化七，若不出现胜气复气的，就是所谓正化日。其气化致病时，司天燥化所致宜用苦小温，中运风化所致宜用辛和，在泉寒化所致宜用咸寒，这就是所谓适宜的药食性味。

戊辰、戊戌年司天为太阳寒水，中为太徵火运太过，在泉为太阴湿土。司天寒化数为六，中火运热化数七，在泉湿化数五，这就是所说的正化日，其气化所引起疾病的治疗，司天寒化者，用苦温药物；中火运热化所致者，用甘和；在泉湿化所致者，用甘温药。这就是戊辰、戊戌两年适宜的药食性味。

己巳、己亥年司天为厥阴风木，中为少宫土运不及，在泉为少阳相火。这两年风化的胜气及清化的复气相同，这就是所谓的邪气化日，灾害出现在中央五宫。司天的风化数为三，中土运湿化数为五，在泉的火化数为七，这就是所说的正化日。其气化所引起疾病的治疗，司天风化所致者用辛凉药物；中土运湿化所致者，用甘和；在泉火所致者，用咸寒药物。这就是己巳、己亥两年适宜的药食性味。

庚午、庚子年司天为少阴君火，中为太商金运太过，在泉为阳明燥金。司天的热化数为七，中金运清化数为九，在泉燥化数为九，此即是所说的正化日。其气化所引起疾病的治疗，司天热化所致者，用咸寒药；中金运清化所致者，用辛温药物；在泉燥化所致者，用酸温药物。这是庚午、庚子两年适宜的药食性味。

辛未、辛丑年司天为太阴湿土，中为少羽水运不及，在泉为太阳寒水。这两年雨化的胜气及风化的复气相同，此即所说的邪气化日，灾害出现在北方一宫。司天的雨化数为五，中水运寒化数为一，此即所说的正化日。其气化所引起疾病的治疗，司天雨化所致者，用苦热药物；中水运寒化所致者，用苦和；在泉寒化所致者，用苦热药物。这是辛未、辛丑两年适宜的药食性味。

壬申、壬寅年司天为少阳相火，中太角木运太过，在泉为厥阴风木。司天火化数为二，中木运风化数为八，此即所说的正化日。气化所引起疾病的治疗，司天火化所致者，用咸寒药物；中木运风化所致者，用酸和；在泉风化所致者，用辛凉药。这是壬申、壬寅两年适宜的药食性味。

癸酉、癸卯年司天为阳明燥金，中少徵火运不及，在泉为少阴君火。这两年寒化的胜气及雨化的复气相同。此即所说的邪气化日，灾害出现在南方九宫。司天燥化数为九，中火运热化数为二，此即所说的正化日。气化所引起疾病的治疗，司天燥化所致者，用苦微温药物；中火运热化所致者，用咸温药物；在泉热化所致者，用咸寒药物。这是癸酉、癸卯两年适宜的药食性味。

甲戌、甲辰年司天为太阳寒水，中太宫土运太过，在泉为太阴湿土。司天寒化数为六，中土湿化数为五，此即所说的正化日。气化所引起疾病的治疗，司天寒化所致者，用苦热药物；中土运湿化所致者，用苦温药物；在泉湿化所致者，用苦温药物。这是甲戌、甲辰两年适宜的药食性味。

乙亥、乙巳年司天为厥阴风木，中少商金运不及，在泉为少阳相火。这两年热化的胜气及寒化的复气相同，此即所说的邪气化日，灾害出现在西方七宫、司天风化数为八，中金运清化数为四，在泉火化数为二，此即所说的正化日。气化所引起疾病的治疗，司天风化所致者，用辛凉药物；中金运清化所致者，用酸和；在泉火化所致者，用咸寒药物。这是乙亥、乙巳两年适宜的药食性味。

丙子、丙午年司天为少阴君火，中太羽水运太过，在泉为阳明燥金。司天热化数为二，中水运寒化数为六，在泉清化数为四，此即为正化日。气化所引起疾病的治疗，司天热化所致者，用咸寒药物；中水运寒化所致者，用咸热药物；在泉清化所致者，用酸温药物。这是丙子、丙午两年适宜的药食性味。

丁丑、丁未年司天为太阴湿土，中少角木运不及，在泉为太阳寒水。这两年清化的胜气及热化的复气相同，此即邪气化日，灾害出现在东方三宫。司天的雨化数为五，中木运风化数为三，在泉寒化数为一，此即正化日。气化所引起疾病的治疗，司天雨化所致者，用苦温药物；中木运风化所致者，用辛温药物；在泉寒化所致者，用甘热药物，这是丁丑、丁未两年适宜的药食性味。

戊寅、戊申年司天为少阳相火，中太徵火运太过，在泉为厥阴风木。司天火化及中运火化数均为七，在泉风化数为三，此即正化日。气化所引起疾病的治疗，司天火化所致者，用咸寒药物；中火运火化所致者，用甘和；在泉风化所致者，用辛凉药物。这是戊寅、戊申两年适宜的药食性味。

己卯、己酉年司天为阳明燥金，中少宫土运不及，在泉为少阴君火。这两年风化的胜气及清化的复气相同，此即邪气化日，灾害出现在中央五宫。司天清化数为九，中土运雨化数为五，在泉热化数为七，此即正化日。气化所引起疾病的治疗，司天清化所致者，用苦微温的药物；中土运雨化所致者，用甘和；在泉热化所致者，用咸寒药物，这是己卯、己酉两年适宜的药食性味。

庚辰、庚戌年司天为太阳寒水，中太商金运太过，在泉为太阴湿土。司天寒化数为一，中金运清化数为九，在泉雨化数为五，此即正化日。气化所引起疾病的治疗，司天寒化所致者，用苦热药物；中金运清化所致者，用辛温药物；在泉雨化所致者，用甘热药物。这是庚辰、庚戌两年适宜的药食性味。

辛巳、辛亥年司天为厥阴风木，中少羽水运不及，在泉为少阳相火。这两年雨化的胜气及风化的复气相同，此即邪气化日，灾害出现在北方一宫。司天风化数为三，中火运寒化数为一，在泉火化数为七，此即正化日。气化所引起疾病的治疗，司天风化所致者，用辛凉药物；中水运寒化所致者，用苦和；在泉火化所致者，用咸味药物，这是辛巳、辛亥两年适宜的药食性味。

壬午、壬子年司天为少阴君火，中太角木运太过，在泉为阳明燥金。司天热化数为二，中木运风化数为八，在泉清化数为四，此即正化日。气化所引起疾病的治疗，司天热化所致者，用咸寒药物；中木运风化所致者，用酸凉药物；在泉清化所致者，用酸温药物，这是壬午、壬子两年适宜的药食性味。

癸未、癸丑年司天为太阴湿土，中少徵火运不及，在泉为太阳寒水。这两年寒化的胜气与雨化的复气相同，此即邪气化日，灾害出现在南方九宫。司天的雨化数为五，中火运火化数为二，在泉寒化数为一，此即正化日。气化所引起疾病的治疗，司天雨化所致者，用苦温药物；中火运火化所致者，用咸温药物；在泉寒化所致者，用甘热药物，这是癸未、癸丑两年适宜的药食性味。

甲申、甲寅年司天为少阳相火,中太宫土运太过,在泉为厥阴风木。司天火化数为二,中土运雨化数为五,在泉风化数为八,此即正化日。气化所引起疾病的治疗,司天火化所致者,用咸寒药物;中土运雨化所致者,用咸和;在泉风化所致者,用辛凉药物,这是甲申、甲寅两年适宜的药食性味。

乙酉、乙卯年司天为阳明燥金,中少商金运不及,在泉为少阴君火。这两年热化的胜气及寒化的复气相同,此即邪气化日,灾害出现在西方七宫。司天的燥化数为四,中金运的清化数为四,在泉的热化数为二,此即正化日。气化所引起疾病的治疗,司天燥化所致者,用苦微温药物;中金运清化所致者,用苦和;在泉热化所致者,用咸寒药物,这是乙酉、乙卯两年适宜的药食性味。

丙戌、丙辰年司天为太阳寒水,中太羽水运太过,在泉为太阴湿土。司天寒化数为六,在泉雨化数为五,此即正化日。气化所引起疾病的治疗,司天寒化所致者,用苦热药物;中水运寒化所致者,用咸温药物;在泉雨化所致者,用甘热药物,这是丙戌、丙辰两年适宜的药食性味。

丁亥、丁巳年司天为厥阴风木,中少角木运不及,在泉为少阳相火。这两年清化的胜气及热化的复气相同,此即邪气化日,灾害出现在东方三宫。司天风化数为三,在泉火化数为七,此即正化日。气化所引起疾病的治疗,司天风化所致者,用辛凉药物;中木运风化所致者,用辛和;在泉火化所致者,用咸寒药物,这是丁亥、丁巳两年适宜的药食性味。

戊子、戊午年司天为少阴君火,中太徵火运太过,在泉为阳明燥金。司天热化七,在泉清化九,此即正化日。气化所引起疾病的治疗,司天热化所致者,用咸寒药;中火运热化所致者,用甘寒药物;在泉清化所致者,用酸温药物,这是戊子、戊午两年适宜的药食性味。

己丑、己未年司天为太阴湿土，中少宫土运不及，在泉为太阳寒水。这两年风化的胜气及清化的复气相同，此即邪气化日，灾害出现在中央五宫。司天雨化数为五，在泉寒化数为一，此即正化日。气化所引起疾病的治疗，司天雨化所致者，用苦热药物；中土运雨化所致者，用甘和；在泉寒化所致者，用甘热药物，这是己丑、己未两年适宜的药食性味。

庚寅、庚申年司天为少阳相火，中太商金运太过，在泉为厥阴风木。司天火化数为七，中金运清化数为九，在泉风化数为三，此即正化日。气化所引起疾病的治疗，司天火化所致者，用咸寒药物，中金运清化所致者，用辛温药物；在泉风化所致者，用辛凉药物，这是庚寅、庚申两年适宜的药食性味。

辛卯、辛酉年司天为阳明燥金，中少羽水运不及，在泉为少阴君火。这两年雨化的胜气及风化的复气相同，此即邪气化日，灾害出现在北方一宫。司天的清化数为九，中水运寒化数为一，在泉热化数为七，此即正化日。气化所引起疾病的治疗，司天清化所致者，用苦微温药物；中水运寒化所致者，用苦和；在泉热化所致者，用咸寒药物，这是辛卯、辛酉两年适宜的药食性味。

壬辰、壬戌年太阳寒水司天，中太角木运太过，在泉为太阴湿土。司天寒化数为六，中木运风化数为八，在泉雨化数为五，此即正化日。气化所引起疾病的治疗，司天寒化所致者，用苦温药物；中木运风化所致者，用酸和；在泉雨化所致者，用甘温药物，这是壬辰、壬戌两年适宜的药食性味。

癸巳、癸亥年司天为厥阴风木，中少徵火运不及，在泉为少阳相火，这两年寒化的胜气及雨化的复气相同，此即邪气化日，灾害出现在南方九宫。司天的风化数为八，在泉的火化数为九，此即正化日。气化所引起疾病的治疗，司天风化所致者，治用辛凉药物；中火运火化所致者，治用咸和；在泉火化所致者，治用咸寒药，这是癸巳、癸亥两年适宜的药食性味。

凡此五运六气之定期值年，胜气复气及正化邪化的不同变化，都有一定的规律可循，不可不加以考察。所以说，有关五运六气的问题，只要掌握了它的要领，一句话就可以结束，不能掌握它的要领，则漫无边际，就是这个意思。

帝曰：善。五运之气，亦复岁乎①？

岐伯曰：郁极乃发，待时而作也。

帝曰：请问其所谓也？

岐伯曰：五常之气，太过不及，其发异也。

帝曰：愿卒闻之。

岐伯曰：太过者暴，不及者徐。暴者为病甚，徐者为病持②。

帝曰：太过不及，其数何如？

岐伯曰：太过者其数成③，不及者其数生，土常以生也。

帝曰：其发也何如？

岐伯曰：土郁之发，岩谷震惊，雷殷气交，埃昏黄黑，化为白气，飘骤高深，击石飞空④，洪水乃从，川流漫衍，田牧土驹。化气乃敷，善为时雨，始生始长，始化始成。故民病心腹胀，肠鸣而为数后，甚则心痛胁膜，呕吐霍乱，饮发注下，胕肿身重。云奔雨府，霞拥朝阳，山泽埃昏，其乃发也，以其四气。云横天山，浮游生灭，怫之先兆。

金郁之发，天洁地明，风清气切，大凉乃举，草树浮烟，燥气以行，霜雾数起，杀气来至，草木苍干，金乃有声。故民病咳逆，心胁满引少腹，善暴痛，不可反侧，嗌干，面尘色恶。山泽焦枯，土凝霜卤，怫乃发也，其气五。夜零白露，林莽声凄，怫之兆也。

水郁之发，阳气乃辟，阴气暴举，大寒乃至，川泽严凝，寒雾结为霜雪，甚则黄黑昏翳，流行气交，乃为霜杀，水乃见祥。故民病，寒客心痛，腰脽痛，大关节不利，屈伸不便，善厥逆，痞坚腹满。阳光不治，空积沉阴，白埃昏暝，而乃发也，其气二火前后。太虚深玄，气犹麻散，微见而隐，色黑微黄，怫之先兆也。

木郁之发，太虚埃昏，云物以扰，大风乃至，屋发折木，木有变。故民病，胃脘当心而痛，上支两胁，鬲咽不通，食饮不下，甚则耳鸣眩转，目不识人，善暴僵仆。太虚苍埃，天山一色，或气浊色，黄黑郁若，横云不起雨，而乃发也，其气无常。长川草偃，柔叶呈阴，松吟高山，虎啸岩岫，怫之先兆也。

火郁之发，太虚肿翳，大明不彰，炎火行，大暑至，山泽燔燎，材木流津，广厦腾烟，土浮霜卤，止水乃减，蔓草焦黄，风行惑言，湿化乃后。故民病，少气，疮疡痈肿，胁腹胸背，面首四肢䐜愤，胪胀，疡痱，呕逆，瘛疭骨痛，节乃有动，注下温疟，腹中暴痛，血溢流注，精液乃少，目赤心热，甚则瞀闷懊憹，善暴死。刻终大温，汗濡玄府，其乃发也，其气四。动复则静，阳极反阴，湿令乃化乃成。华发水凝，山川冰雪，焰阳午泽，怫之先兆也。

有怫之应而后报也，皆观其极而乃发也。木发无时，水随火也。谨候其时，病可与期，失时反岁，五气不行，生化收藏，政无恒也。

【注释】①复岁：五运之气的胜复关系。②持：相持。③其数成：太过者其气盛，因此其数成。数为五行的生成数。④击石飞空：形容雨非常大，落在石头上又飞溅到空中。

【译文】黄帝说：好！五运六气也会有复气之年吗？岐伯说：五运之气郁到极点，就要爆发，不过需要等待一定的时机才能发作。黄帝说：请问其中的道理是什么呢？岐伯说：五运之气的太过年和不及年，其复气的发作是不一样的。黄帝说：我想请您详尽地讲讲。岐伯说：太过者，发作急暴，不及者，发作徐缓，暴者，致病严重，徐缓者，致病持久。黄帝说：太过与不及的气化之数是怎样的呢？岐伯说：气太过，其气化之数为五行的成数，气不及的，其气化之数为五行的生数，惟有土运，无论太过不及，其气化之数，皆为生数。

黄帝说：五气郁而发作是怎样的呢？岐伯说：土气郁发而发作的情况是：山谷惊动，雷声震于气交，尘埃黄黑昏暗，湿气蒸发则化为白气，急风骤雨降于高山深谷，山崩石陷，撞击横飞，山洪暴发，大水随之而至，河流湖泊泛滥漫衍，土质破坏，水去之后，田土荒芜，只可牧畜。如果土气正常运化，则土之化得以敷布，喜降应时之雨，万物开始生长化成。人体水湿的运化受到影响，所以人们易患心腹部胀满，心痛胁满，呕吐霍乱，水饮发作，大便泄下如注，浮肿身重等病。云气奔向雨府，早霞应于朝阳之处，尘埃昏暗，山泽不清，这就是土郁开始发作的现象，发作时间多在夏至后三十一日起至秋分日之时。云雾横贯于天空山谷，或骤或散，忽生忽灭，浮动不定，乃是土郁将发的先兆。

金气郁而发作的情况是：天气清爽，地气明净，风清凉，气急切，凉气大起，草木之上轻浮着云烟，燥所流行，时常有雾气弥漫，肃杀之气来，草木干枯凋落，发为秋声。受燥气影响，人们易患咳嗽气逆，心与胁部胀满牵引少腹部，经常急剧疼痛，不能转动，咽喉干燥，面色如烟尘金胜而木病等病。山泽干枯，地面凝聚着如霜一样的白色盐卤，这就是金郁开始发作的现象，发作时间多在秋分后至立冬后十五日之时。发现夜间降下白露，丛林深处风声凄凉，是金郁将发的先兆。

水气郁而发作的情况是：阳气退避，阴气骤起，大寒的气候乃至，川流湖泽，严寒冻结，寒冷的雾气结为霜雪，甚则雾气黄黑昏暗遮避，流行于气交，成为霜雪肃杀之气，是水气郁发的征兆。人们易患寒气侵犯人体而心痛，腰部与臀部疼痛，大关节活动不灵，屈伸不便，多厥逆，腹部痞满坚硬等病。阳气不能主政，阴气聚积于空中，白埃昏暗，这就是水郁开始发作的现象，发作时间多在君火与相火主时的前后。发现太空之气深远昏暗，散乱如麻，隐约可见，颜色黑微黄，是水郁发的先兆。

　　木气郁而发作的情况是：在空中尘埃昏暗，云物飘动，大风乃至，屋坏树木折断，草木发生变化。人们易患胃脘当心处疼痛，向上撑两胁，咽喉阻塞不通，食饮难以咽下，甚则耳鸣，头目眩晕旋转，目不识人，多突然僵直仆倒等病。太空中尘埃苍茫，天空和山脉同样颜色，或呈现浊气，色黄黑郁滞不散，云虽横于空中，而雨水不降，这就是木郁开始发作的现象，发作的时间不固定。发现平野中的草皆低垂不起，柔软的树叶皆背面翻转向外，高山之松，风吹作响，虎啸山崖风峦之上，是木郁将发的先兆。

　　火气郁而发作的情况是：太空中有黄赤之气遮蔽，太阳光不甚明亮，火炎流行，大暑至，高山湖泽似被火炎烧燎一样，树木流出液汁，广大的夏屋烟气升腾，地面上浮现出霜卤样物质，湖泊的水减少，蔓草焦枯干黄，风热炽盛，人们言语惑乱，湿之化气，后期而至。人们易患气喘，疮疡痈肿，胁腹胸背，头面四肢，胀满而不舒适，生疮疡与痱子，呕逆，筋脉抽搐，骨节疼痛而抽动，泄泻不止，温疟，腹中急剧疼痛，血外溢流注不止，精液乃少，目赤，心中烦热，甚则昏晕烦闷懊恼等病，容易突然死亡。每日晚上，阳气来复，气候大温，汗大出，这就是火郁开始发作的现象，发作的时间，多在四气之时。事物动极则静，阳极则阴，热极之后，湿气生化而成。花开之时又见水结成冰，山川出现冰雪，火气被郁，在午时，见有阳热之气生于湖中，乃是火郁将发的先兆。

　　五气之郁，必有先兆，发生报复之气，都是在郁极的时候，开始发作，木郁的发作，没有固定的时间，水郁的发作，在君、相二火主时的之后。细心的观察时令，发病的情况是可以预测的，失于正常的时令及岁气运行，则五行之气运行错乱，生长化收藏的政令，也就不正常了。

　　帝曰：水发而雹雪，土发而飘骤，木发而毁折，金发而清明，火发而曛昧，何气使然？

岐伯曰：气有多少，发有微甚，微者当其气，甚者兼其下，征其下气，而见可知也。

帝曰：善。五气之发，不当位者，何也？

岐伯曰：命其差。

帝曰：差有数乎？

岐伯曰：后皆三十度而有奇也。

帝曰：气至而先后者何①？

岐伯曰：运太过则其至先，运不及则其至后，此候之常也。

帝曰：当时而至者，何也？

岐伯曰：非太过，非不及，则当时，非是者，眚也。

帝曰：善。气有非时而化者②，何也？

岐伯曰：太过者，当其时，不及者，归其己胜也。

帝曰：四时之气，至有早晏，高下左右，其候何如？

岐伯曰：行有逆顺，至有迟速，故太过者化先天，不及者化后天。

帝曰：愿闻其行何谓也？

岐伯曰：春气西行，夏气北行，秋气东行，冬气南行。故春气始于下，秋气始于上，夏气始于中，冬气始于标③。春气始于左，秋气始于右，冬气始于后，夏气始于前。此四时正化之常。故至高之地，冬气常在，至下之地，春气常在，必谨察之。

帝曰：善。

黄帝问曰：五运六气之应见④，六化之正，六变之纪，何如？

岐伯对曰：夫六气正纪，有化有变，有胜有复，有用有病，不同其候，帝欲何乎？

帝曰：愿尽闻之。

岐伯曰：请遂言之。

夫气之所至也，厥阴所至为和平，少阴所至为暄，太阴所至为埃溽，少阳所至为炎暑，阳明所至为清劲，太阳所至为寒雾。时化之常也。

厥阴所至为风府，为璺启；少阴所至为火府，为舒荣；太阴所至为雨府，为员盈；少阳所至为热府，为行出；阳明所至为司杀府，为庚苍；太阳所至为寒府，为归藏。司化之常也。

厥阴所至为生，为风摇；少阴所至为荣，为形见；太阴所至为化，为云雨；少阳所至为长，为番鲜；阳明所至为收，为雾露；太阳所至为藏，为周密。气化之常也。

厥阴所至为风生，终为肃；少阴所至为热生，中为寒；太阴所至为湿生，终为注雨；少阳所至为火生，终为蒸溽；阳明所至为燥生，终为凉；太阳所至为寒生，中为温。德化之常也。

厥阴所至为毛化，少阴所至为羽化，太阴所至为倮化，少阳所至为羽化，阳明所至为介化，太阳所至为鳞化。德化之常也。

厥阴所至为生化，少阴所至为荣化，太阴所至为濡化，少阳所至为茂化，阳明所至为坚化，太阳所至为藏化。布政之常也。

厥阴所至为飘怒，大凉，少阴所至为大暄，寒，太阴所至为雷霆骤注，烈风，少阳所至为飘风燔燎，霜凝，阳明所至为散落，温，太阳所至为寒雪冰雹，白埃。气变之常也。

厥阴所至为挠动，为迎随；少阴所至为高明，焰为曛；太阴所至为沉阴，为白埃，为晦暝；少阳所至为光显，为彤云，为曛；阳明所至为烟埃，为霜，为劲切，为凄鸣；太阳所至为刚固，为坚芒，为立。令行之常也。

厥阴所至为里急，少阴所至为疡疹身热，太阴所至为积饮否隔，少阳所至为嚏呕，为疮疡，阳明所至为浮虚，太阳所至为屈伸不利，病之常也。

厥阴所至为支痛，少阴所至为惊惑、恶寒、战栗、谵妄，太阴所至为稸满，少阳所至为惊躁、瞀昧、暴病，阳明所至为鼽，尻阴股膝髀腨䯒足病，太阳所至为腰痛。病之常也。

厥阴所至为緛戾，少阴所至为悲妄衄衊⑤，太阴所至为中满，霍乱吐下，少阳所至为喉痹，耳鸣、呕涌，阳明所至为皴揭，太阳所至为寝汗、痉。病之常也。

厥阴所至为胁痛呕泄，少阴所至为语笑，太阴所至为重胕肿，少阳所至为暴注、瞤瘛、暴死，阳明所至为鼽嚏，太阳所至为流泄，禁止。病之常也。

【注释】①气至而先后者：节气的到来有先后。②气有非时而化者：气候与时令不合。③标：外表。④应见：相应于运气变化而显现的物象。⑤衄衊（nù miè）：病证名称。狭义专指各种程度的鼻出血，广义上也可指汗孔乃至全身各处出血。在鼻为衄，在汗孔为衊。

【译文】黄帝说：水郁发为冰雪霜雹，土郁而发为聚雨，木郁发为毁坏断折，金郁清爽明净，火郁发为热气黄赤昏暗，这是什么气造成的呢？

岐伯说：六气有太过不及的不同，发作时有轻微和严重的差别，发作轻微的，只限于本气，发作严重的，兼见于其下承之气，看气发的情况就可以知道了。

黄帝说：好。五郁之气的发作，不在其应发之时，是什么道理呢？

岐伯说：这是属于时间上的差异。

黄帝说：这种差异，有日数吗？

岐伯说：差异都在应发时之后三十日有余。

黄帝说：主时之气，来时有先后的不同，是什么原因呢？

岐伯说：岁运太过，气先时而至，岁运不及，气后时而至，这属于正常的气候。

黄帝说：岁运之气，应时而来的，属于什么呢？

岐伯说：没有太过和不及，是正当其时而至，不应时而来就要发生灾害。

黄帝说：好。气也有不能应时运化的情况是什么道理呢？

岐伯说：气太过，其气运化正当其时；气不及的，其运化的是胜己之气。

黄帝说：四时之气，来时有早有晚高下左右的不同，怎样测知呢？

岐伯说：气的运行有逆有顺，气之来至有快有慢。气太过的，气化先于天时，气不及的，气化后于天时。

黄帝说：我想听听关于气这样运行的原因？

岐伯说：春气生于东而西行，夏气生于南而北行，秋气生于西而东行，东气生于北而南行。所以春气自下而升于上，秋气始生于上，夏气其气布化于中，冬气严于外表，开始于标。春气在东，故始于左，秋气在西，开始于右，冬气在北，开始于后，夏气在南，开始于前。这就是四时正常气化的一般规律。所以高原地带，气候严寒，冬气常在，下洼地带，气候温和，春气常在，必须根据不同的时间地点，仔细地加以考察。

黄帝说：好。

黄帝问道：五运六气变化应于所见的物象，其正常气化与反常的变化是怎样的呢？

岐伯回答说：关于六气在正常的年份，有气化，有变化，有胜气，有复气，有作用，有病气，各有不同的情况，您想了解哪一方面的呢？

黄帝说：我想听您详尽地讲讲。

岐伯说：我详尽地讲给您听吧。

关于六气之所至，厥阴风木之气至时，则为平和；少阴君火之气至时，则为温暖；太阴湿土之气至时，则为尘埃湿润；少阳相火之气至时，则为火炎暑热；阳明燥金之气至时，则为清凉刚劲；太阳寒水之气至时，则为寒冷。这是四时正常气化的一般情况。

厥阴之气来，为风气主时，万物生长；少阴之气到，为火气主时，万物舒发繁荣；太阴之气来湿气主时雨化，物体充盈圆满；少阳之气来热气主时，气化尽现于外；阳明之气来，为肃杀主时，物体生发之气变更；太阳之气来，为寒化之府，为阳气敛藏。这是六气司化的一般情况。

厥阴之气来，万物发生，和风飘荡；少阴之气来，万物繁荣，形象显现；太阴之气来，万物化育，湿化云雨；少阳之气来，万物盛长，蕃盛鲜明；阳明之气来，万物收获，雾露降临，太阳之气来，物体万物闭藏，阳气固密。这是六气所化的一般情况。

厥阴之气来，风气发生，到金气肃杀结束；少阴之气来，热气发生，到太阳寒化结束；太阴之气来，湿气发生，终则大雨如注；少阳之气来，火气发生，气终为湿热交蒸；阳明之气来，燥气发生，气终则为凉；太阳之气来，寒气发生，其终为温化。这是六气德化的一般情况。

厥阴之气来，毛虫类化育；少阴之气来，羽虫类化育；太阴之气来，倮虫类化育；少阳之气来，有羽民办昆类化育；阳明之气来，介虫类化育；太阳之气来，鳞虫类化育。这是六气化育虫类的一般情况。

厥阴之气来，万物生发，所以为生化；少阴之气来，万物繁荣，所以叫荣化；太阴之气来，万物湿润，叫濡化；少阳之气来，万物茂盛，所以叫茂化；阳明之气来，万物坚实，所以叫坚化；太阳之气来，万物闭藏，叫藏化。这是六气施政的一般情况。

厥阴风木之气来，旋风怒狂，风木亢盛则金气承而制之，气就会大凉；少阴君火之气来，气甚温暖，火气亢盛则水承而制之，其气寒冷；太阴湿土之气来，雷雨剧烈，湿土亢盛则风气承而制之，其气为狂风；少阳相火之气来，为旋风、火热、霜凝；火气亢盛则水气承而制之，其气为霜凝；阳明燥金之气至，为草木凋零，金气亢盛则火气承而制之，其气温暖；太阳寒水之气来，寒雪冰雹，寒水亢盛则土气承而制之，其气为白色尘埃。这是六气变化的一般情况。

厥阴风木之气来，万物扰动，随风往来；少阴君火之气到，火焰高明，空中有黄赤之气色；太阴湿土之气来，阴气沉滞，有白色尘埃，晦暗不明；少阳相火之气来，虹电光显，有赤色之云，空中有黄赤之色；阳明燥金之气到，为烟尘，为霜冻，为刚劲急切，为凄惨之声；太阳寒水之气来，为坚硬，为锋利，为挺立。这是六气行令的一般情况。

厥阴风木之气致病，为腹中拘急；少阴君火之气致病，为疮疡皮疹身热；太阴湿土之气致病，为水饮积聚，阻塞不通；少阳相火之气致病，为喷嚏呕吐，为疮疡；阳明燥金之气致病，为皮肤气肿；太阳寒水之气致病，为关节屈伸不利。这是六气致病的一般情况。

厥阴之气致病，为肝气不舒，胁部支撑疼痛；少阴之气致病，为心神不宁，易惊而惑乱，恶寒战栗，谵言妄语；太阴之气致病，为脾气不运，蓄积胀满；少阳之气致病，为胆气被伤，易惊，躁动不安，昏晕闷昧，常突然发病；阳明之气致病，为胃足阳明之经脉不适，鼻塞，尻阴股膝胫足等处发病；太阳之气致病，为膀胱足太阳之经脉不适，发为腰痛。这是六气致病的一般情况。

厥阴之气致病，为胁痛，呕吐泻利；少阴之气致病，为多言善笑；太阴之气致病，为身重浮肿；少阳之气致病，为急剧泻利不止，肌肉抽搐；常突然死亡；阳明之气致病，为鼻塞喷嚏；太阳之气致病，为大便泻利，津液之窍道闭止不通。这是六气致病的一般情况。

凡此十二变者，报德以德[①]，报化以化，报政以政，报令以令，气高则高，气下则下，气后则后，气前则前，气中则中，气外则外，位之常也。故风胜则动，热胜则肿，燥胜则干，寒胜则浮，湿胜则濡泄，甚则水闭胕肿，随气所在，以言其变耳。

帝曰：愿闻其用也。

岐伯曰：夫六气之用，各归不胜而为化[②]。故太阴雨化，施于太阳；太阳寒化，施于少阴；少阴热化，施于阳明；阳明燥化，施于厥阴；

厥阴风化,施于太阴。各命其所在,以征之也。

帝曰:自得其位,何如?

岐伯曰:自得其位,常化也。

帝曰:愿闻所在也。

岐伯曰:命其位,而方月可知也。

帝曰:六位之气③,盈虚何如?

岐伯曰:太少异也,太者之至徐而常,少者暴而亡。

帝曰:天地之气盈虚何如?

岐伯曰:天气不足,地气随之,地气不足,天气从之,运居其中,而常先也。恶所不胜,归所同和,随运归从,而生其病也。故上胜则天气降而下,下胜则地气迁而上,胜多少而差其分④,微者小差,甚者大差,甚则位易气交,易则大变生,而病作矣。《大要》曰:甚纪五分,微纪七分,其差可见。此之谓也。

帝曰:善。论言热无犯热,寒无犯寒。余欲不远寒,不远热奈何?

岐伯曰:悉乎哉问也!发表不远热,攻里不远寒。

帝曰:不发不攻,而犯寒犯热,何如?

岐伯曰:寒热内贼,其病益甚。

帝曰:愿闻无病者何如?

岐伯曰:无者生之,有者甚之。

帝曰:生者何如?

岐伯曰:不远热则热至,不远寒则寒至。寒至则坚否腹满,痛急下利之病生矣。热至则身热,吐下霍乱,痈疽疮疡,瞀郁注下,瞤瘛肿胀,呕,鼽衄,头痛,骨节变,肉痛,血溢血泄,淋闭之病生矣。

帝曰:治之奈何?

岐伯曰:时必顺之,犯者治以胜也。

黄帝问曰：妇人重身，毒之何如？

岐伯曰：有故无殒，亦无殒也。

帝曰：愿闻其故，何谓也？

岐伯曰：大积大聚，其可犯也，衰其太半而止，过者死。

帝曰：善。郁之甚者，治之奈何？

岐伯曰：木郁达之，火郁发之，土郁夺之，金郁泄之，水郁折之。然调其气，过者折之，以其畏也，所谓泻之。

帝曰：假者何如？

岐伯曰：有假其气，则无禁也。所谓主气不足，客气胜也。

帝曰：至哉圣人之道！天地大化，运行之节，临御之纪，阴阳之政，寒暑之令，非夫子孰能通之！请藏之灵兰之室，署曰《六元正纪》。非斋戒不敢示，慎传也。

【注释】①报德以德：六气作用是德，万物回报的也是德。②归不胜而为化：就是加于不胜之气而发生变化。③六位之气：六时之主气。④胜多少而差其分：胜气的多少决定升迁和下降的差别。

【译文】气的这十二变化，六气作用为德者，那么万物以德回应它；六气作用为化者，那么万物以化回应它；六气作用为政者，那么万物以政回应它；六气作用为令者，那么万物以令回应它；气在上的则病位高；气在下的则病位低；气在中的则病位在中；气在外的则病位在外；这是六气致病之病位的一般情况。所以风气胜者则动而不宁，热气胜者则肿，燥气胜者则干，寒气胜者则虚浮，湿气胜者则湿泻，甚止水气闭滞而为浮肿。随着六气所在之处，以知其病变的情况。

黄帝说：我想听听六气的作用是怎样的。

岐伯说：关于六气的作用，各自归之于被我克之气而气化。太阴湿土加于太阳寒水而为化，太阳寒水加于少阴君火而为化，太阳的寒化，作用于少阴；少阴的热化，作用于阳明；阳明的燥化，作用于厥阴；厥阴的风化，作用于太阴。各随其所在的方位以显示其作用。

黄帝说：六气自得其本位是怎样的呢？

岐伯说：六气自得其本位的，是正常的气化。

黄帝说：我想听听六气本位的所在。

岐伯说：确立了六气所居的位置，就可以知道它所主的方位和时间了。

黄帝说：岁气六步之位的太过不及是怎样的呢？

岐伯说：太过和不及是不相同的。太过之气，来时缓慢而时间持续较长，不及之气，来时躁急作用的时间短。

黄帝说：司天与在泉之气的太过和不及是怎样的呢？

岐伯说：司天之气不足时，在泉之气随之上迁，在泉之气不足时，司天之气从之下降，岁运之气居于中间，若在泉之气上迁，则运气先上迁，司天之气下降，则运气先下降，所以岁运之气的迁降，常在司天在泉之先。岁运不胜司天在泉之气时则相恶，岁运与司天在泉之气相和时，则同归其化，随着岁运与司天在泉之气所归从，会发生各种不同的病变。所以司天之气太过时，则天气下降，在泉之气太过时，则地气上迁，上迁下降的多少，随着天地之气胜之多少，存在着一定的差异，气微则差异小，气甚则差异大，甚至可以改变气交的时位，气交时位移易大的变化，疾病就要发作。《大要》上说：差异大的有五分，差异小的有七分，可见差异不小。就是这个意思。

黄帝说：好。前面论述过用热品时，不要触犯主时之热；用寒品时，不要触犯主寒之寒。我想不避热不避寒，应当怎样呢？

岐伯说：您问的很全面啊！发表时可以不避热，攻里时可以不避寒。

黄帝说：不发表不攻里时而触犯了寒热会怎样呢？

岐伯说：若寒热之气伤害于内，他的病就更加严重了。

黄帝说：我想听听无病的人会怎样呢？

岐伯说：无病的人，能够生病，有病的人会更加严重。

黄帝说：生病的情况是怎样的呢？

岐伯说：不避热时则热至，不避寒时则寒至。寒至则发生腹部坚硬痞闷，胀满疼痛急剧，下利等病；热至则发生身热，呕吐下利，霍乱，痈疽疮疡，眼花郁闷泄下，肌肉抽动，筋脉抽搐，肿胀，呕吐，鼻塞衄血，头痛，骨节病变，肌肉疼痛，血外溢或下泄，小便淋沥，癃闭不通等病。黄帝说：应当怎样治疗呢？岐伯说：主时之气，必须顺从之，触犯了主时之气时，可用相胜之气的药品加以治疗。

黄帝问道：妇女怀孕，若用毒药攻伐时，会怎样呢？

岐伯回答说：只要有应攻伐的疾病存在，则母体不会受伤害，胎儿也不会受伤害。

黄帝说：我想听听这是什么道理呢？

岐伯说：身虽有妊，而有大积大聚这种病，是可以攻伐的，但是在积聚衰减一大半时，就要停止攻伐，攻伐太过了就要引起死亡。

黄帝说：好。郁病之严重者，应当怎样治疗呢？

岐伯说：肝木郁的，应当舒畅条达之；心火郁的，应当发散之。脾土郁的，应当劫夺，肺金郁的应当宣泄，肾水郁的，应当折服其气，然后调整五脏的气机，凡气太过的，就要折服其气，因为太过则畏折，就是所谓泻法。黄帝说：假借之气致病，应当怎样治疗呢？岐伯说：如果主气不足而有假借之气致病时，就不必要遵守"用寒远寒，用热远热"等禁忌法则了。这就是所谓主气不足，客气胜之，有非时之气的意思。

黄帝说：圣人的要道真伟大呀！关于天地的变化，运行的节律，运用的纲领，阴阳的治化，寒暑的号令，不是先生谁能通晓它！我想把它藏在灵兰室中，署名叫《六元正纪》，不经过洗心自戒，不敢随意将其展示，不是诚心实意的人，不可轻易传授给他。

刺法论篇第七十二

黄帝问曰：升降不前，气交有变，即成暴郁，余已知之。何如预救生灵，可得却乎？

岐伯稽首再拜对曰：昭乎哉问！臣闻夫子言，既明天元，须穷刺法，可以折郁扶运①，补弱全真，泻盛蠲余，令除斯苦。

帝曰：愿卒闻之。岐伯曰：升之不前，即有甚凶也。木欲升而天柱窒抑②之，木欲发郁，亦须待时，当刺足厥阴之井。火欲升而天蓬窒抑之，火欲发郁，亦须待时，君火相火同刺包络之荥。土欲升而天冲窒抑之，土欲发郁，亦须待时，当刺足太阴之俞。金欲升而天英窒抑之，金欲发郁，亦须待时，当刺手太阴之经。水欲升而天芮窒抑之，水欲发郁，亦须待时，当刺足少阴之合。

【注释】①折郁扶运：消减郁气，帮助增长运气。②窒抑：阻遏；抑制。

【译文】黄帝问道：左右间气，不能够升降，气交发生不正常的变化，就可以变成暴烈的邪气，这个我已经知道了。如何来进行预防，拯救人类的疾病，可以得到消退邪气的办法吗？

岐伯再次跪拜着回答道：您的这个问题很高深英明啊！我听老师说，既然明白了天地之中六元之气的变化，必须也要深知刺法，它可能够消减郁气, 扶助增长运气, 补助虚弱, 保证真气, 祛除盛气, 除去余邪, 让它来消除这种疾苦。

黄帝说: 我希望听您详尽地说说。岐伯说: 气在应该要升而不能够升的时候, 便会有严重的凶灾。厥阴风木将要升为司天之左间, 遇到了金气过胜, 但天柱阻止抑制它, 那么木气就会变为郁气, 木的郁气要爆发, 必须等到木气在适当的位置的时候, 在人体则应该要刺扎足厥阴的井穴大敦穴, 来泻祛木郁。火气如果升为司天之左间, 遇到了水气过胜, 并且天蓬阻抑它, 那么火气郁, 火的郁气如果要爆发, 必须等到火气在适当的位置的时候, 在人体不管是君火还是相火, 一样的应该要刺扎心包络手厥阴的荥穴劳宫穴, 来泻祛火郁。太阴湿土将要升为司天之左间, 遇到了木气过胜, 并且天冲阻抑它, 那么土气郁, 土的郁气如果要爆发, 必须等到土气在适当的位置的时候, 在人体则应该要刺扎足太阴的俞穴太白穴, 来泻祛土郁。阳明燥金将要升为司天之左间, 遇到了火气过胜, 并且天应阻抑它, 那么金气郁, 金的郁气如果要爆发, 必须等到金气在适当的位置的时候, 在人体则应该要刺扎手太阴的经渠穴, 来泻祛金郁, 水的郁气如果要爆发, 必须等到土气在适当的位置的时候, 在人体则应该要刺扎足少阴的合穴谷穴, 来泻祛水郁。

帝曰: 升之不前, 可以预备, 愿闻其降, 可以先防。岐伯曰: 既明其升。必达其降也, 升降之道, 皆可先治也。木欲降而地晶窒抑之, 降而不入, 抑之郁发, 散而可得位, 降而郁发, 暴如天间之待时也。降而不下, 郁可速矣, 降可折其所胜也, 当刺手太阴之所出, 刺手阳明之所入。火欲降, 而地玄窒抑之, 降而不入, 抑之郁发, 散而可入。当折其所胜, 可散其郁, 当刺足少阴之所出, 刺足太阳之所入。土欲降而地苍窒抑之, 降而不下, 抑之郁发, 散而可入, 当折其胜, 可散其郁, 当刺足厥阴之所出, 刺足少阳之所入。金欲降而地彤窒抑之, 降而不下，抑之郁发，散而可入，当折其胜，可散其郁，当刺心包络所出，制手少阳所入也。水欲降而地阜窒抑之，降而不下，抑之郁发，散而可入，当折其土，可散其郁，当刺足太阴之所出，刺足阳明之所入。

帝曰：五运之至有前后，与升降往来，有所承抑之，可得闻乎刺法？岐伯曰：当取其化源也。是故太过取之，不及资之，太过取之，次抑其郁，取其运之化源，令折郁气；不及扶资，以扶运气，以避虚邪也。资取之法，令出《密语》。

黄帝问曰：升降之刺，以知其要。愿闻司天未得迁正，使司化之失其常政，即万化之或其皆妄，然与民为病，可得先除，欲济群生，愿闻其说。

岐伯稽首再拜曰：悉乎哉问！言其至理，圣念慈悯，欲济群生，臣乃尽陈斯道，可申洞微。太阳复布，即厥阴不迁正，不迁正，气塞于上，当泻足厥阴之所流。厥阴复布，少阴不迁正，不迁正，即气塞于上，当刺心包络脉之所流。少阴复布，太阴不迁正，不迁正，即气留于上，当刺足太阴之所流。太阴复布，少阳不迁正，不迁正，则气塞未通，当刺手少阳之所流。少阳复布，则阳明不迁正，不迁正，则气未通上，当刺手太阴之所流。阳明复布，太阳不迁正，不迁正，则复塞其气，当刺足少阴之所流。

帝曰：迁正不前，以通其要。愿闻不退，欲折其余，无令过失，可得明乎？岐伯曰：气过有余，复作布正，是名不退位也。使地气不得后化，新司天未可迁正，故复布化令如故也。巳亥之岁，天数有余，故厥阴不退位也，风行于上，木化布天，当刺足厥阴之所入。子午之岁，天数有余，故少阴不退位也，热行于上，火余化布天，当刺手厥阴之所入。丑未之岁，天数有余，故太阴不退位也，湿行于上，雨化布天，当刺足太阴之所入。寅申之岁，天数有余，故少阳不退位也，热行于上，火化布天，当刺手少阳之所入。卯酉之岁，天数有余，故阳明不退位也，金行于上，燥化布天，当刺手太阴之所入。辰戌之岁，天数有余，故太阳不退位也，寒行于上，凛水化布天，当刺足少阴之所入。故天地气逆，化成民病，以法刺之，预可平疴。

黄帝问曰：刚柔二干，失守其位，使天运之气皆虚乎？与民为病，可得平乎？岐伯曰：深乎哉问！明其奥旨，天地迁移，三年化疫，是谓根之可见，必有逃门。

假令甲子刚柔失守，刚未正，柔孤而有亏，时序不令，即音律非从，如此三年，变大疫也。详其微甚。察其浅深，欲至而可刺，刺之当先补肾俞，次三日，可刺足太阴之所注。又有下位己卯不至，而甲子孤立者，次三年作土疠，其法补泻，一如甲子同法也。其刺以毕，又不须夜行及远行，令七日洁，清净斋戒，所有自来。肾有久病者，可以寅时面向南，净神不乱思，闭气不息七遍，以引颈咽气顺之，如咽甚硬物，如此七遍后，饵舌下津令无数。

假令丙寅刚柔失守，上刚干失守，下柔不可独主之，中水运非太过，不可执法而定之。布天有余，而失守上正，天地不合，即律吕音异，如此即天运失序，后三年变疫。详其微甚，差有大小，徐至即后三年，至甚即首三年，当先补心俞，次五日，可刺肾之所入。又有下位地甲子，辛巳柔不附刚，亦名失守，即地运皆虚，后三年变水疠，即刺法皆如此矣。其刺如毕，慎其大喜欲情于中，如不忌，即其气复散也，令静七日，心欲实，令少思。

假令庚辰刚柔失守，上位失守，下位无合，乙庚金运，故非相招，布天未退，中运胜来，上下相错，谓之失守，姑洗林钟，商音不应也。如此则天运化易，三年变大疫。详其天数，差有微甚，微即微，三年至，甚即甚，三年至，当先补肝俞，次三日，可刺肺之所行。刺毕，可静神七日，慎勿大怒，怒必真气却散之。又或在下地甲子乙未失守者，即乙柔干，即上庚独治之，亦名失守者，即天运孤主之，三年变疠，名曰金疠,其至待时也。详其地数之等差,亦推其微甚,可知迟速耳。诸位乙庚失守,刺法同。肝欲平,即勿怒。

假令壬午刚柔失守,上壬未迁正,下丁独然,即虽阳年,亏及不同,上下失守,相招其有期,差之微甚,各有其数也,律吕二角,失而不和,同音有日,微甚如见,三年大疫。当刺脾之俞,次三日,可刺肝之所出也。刺毕,静神七日,勿大醉歌乐,其气复散,又勿饱食,勿食生物,欲令脾实,气无滞饱,无久坐,食无太酸,无食一切生物,宜甘宜淡。又或地下甲子丁酉失守其位,未得中司,即气不当位,下不与壬奉合者,亦名失守,非名合德,故柔不附刚,即地运不合,三年变疠,其刺法亦如木疫之法。

假令戊申刚柔失守,戊癸虽火运,阳年不太过也,上失其刚,柔地独主,其气不正,故有邪干,迭移其位,差有浅深,欲至将合,音律先同,如此天运失时,三年之中,火疫至矣,当刺肺之俞。刺毕,静神七日,勿大悲伤也,悲伤即肺动,而真气复散也,人欲实肺者,要在息气也。又或地下甲子癸亥失守者,即柔失守位也,即上失其刚也。即亦名戊癸不相合德者也,即运与地虚,后三年变疠,即名火疠。

是故立地五年,以明失守,以穷法刺,于是疫之与疠,即是上下刚柔之名也,穷归一体也。即刺疫法,只有五法,即总其诸位失守,故只归五行而统之也。

黄帝曰:余闻五疫之至,皆相染易[1],无问大小,病状相似,不施救疗,如何可得不相移易者?岐伯曰:不相染者,正气存内,邪不可干,避其毒气,天牝从来,复得其往,气出于脑,即不邪干。气出于脑,即室先想心如日,欲将入于疫室,先想青气自肝而出,左行于东,化作林木;次想白气自肺而出,右行于西,化作戈甲;次想赤气自心而出,南行于上,化作焰明;次想黑气自肾而出,北行于下,化作水;次想黄气自脾而出,存于中央,化作土。五气护身之毕,以想头上如北斗之煌煌，然后可入于疫室。又一法，于春分之日，日未出而吐之。又一法，于雨水日后，三浴以药泄汗。又一法，小金丹方：辰砂二两，水磨雄黄一两，叶子雌黄一两，紫金半两，同入合中，外固了，地一尺筑地实，不用炉，不须药制，用火二十斤煅之也；七日终，候冷七日取，次日出合子，埋药地中，七日取出，顺日研之三日，炼白沙蜜为丸，如梧桐子大，每日望东吸日华气一口，冰水下一丸，和气咽之，服十粒，无疫干也。

黄帝问曰：人虚即神游失守位，使鬼神外干，是致夭亡，何以全真？愿闻刺法。岐伯稽首再拜曰：昭乎哉问！谓神移失守，虽在其体，然不致死，或有邪干，故令夭寿。只如厥阴失守，天以虚，人气肝虚，感天重虚。即魂游于上，邪干，厥大气，身温犹可刺之，制其足少阳之所过，次刺肝之俞。人病心虚，又遇君相二火司天失守，感而三虚，遇火不及，黑尸鬼犯之，令人暴亡，可刺手少阳之所过，复刺心俞。人脾病，又遇太阴司天失守，感而三虚，又遇土不及，青尸鬼邪，犯之于人，令人暴亡，可刺足阳明之所过，复刺脾之俞。人肺病，遇阳明司天失守，感而三虚，又遇金不及，有赤尸鬼犯人，令人暴亡，可刺手阳明之所过，复刺肺俞。人肾病，又遇太阳司天失守，感而三虚，又遇水运不及之年，有黄尸鬼，干犯人正气，吸人神魂，致暴亡，可刺足太阳之所过，复刺肾俞。

【注释】①染易：传染。

【译文】黄帝说：岁气中那些应该要升但却不能升的，能够预防，我想听一下岁气之间应该要降却不能够降的，是不是也能事先防备。岐伯说：既然知道气升的道理，也一定可以明白气降的道理。间气升降不正常而造成的疾患，都能够预先调理治疗。厥阴风木想要下降在泉之左间，遇到金气过胜，并且地晶阻止抑制它，导致木郁下降并且不得入，木受到抑制便成为了郁气，等到郁气消散从而木可以降而得位，气应该要降却不能够降的时候郁气就会发作，其剧烈程度与司天间气应该要升却不能升的郁气等到合适的时间发作一样，应降却不能够降，能够很快地变为郁气，降则能够减少其胜气，在人体则应该用针刺扎手太阴的井穴少商和手阳明的合穴曲池。火想要下降在泉之左间，遇到了水气过胜，并且地玄阻止抑制它，导致火想要下降并且不得入，火受到抑制便成为了郁气，等到郁气消散从而火气可以降而得位，应减少其胜气，能够驱散它的郁气，在人体则应该用针刺扎足少阴的井穴涌泉和足太阳的合穴委中。太阴湿土想要下降在泉之左间，遇到了木气过胜，并且地苍阻止抑制它，导致土想要下降却不能够下，土受到抑制便成为了郁气，等到郁气消散从而土气可入，应该要折减它的胜气，可以驱散它的郁气，在人体应该要刺扎足厥阴的井穴大敦和足少阳的合穴阳陵泉。阳明燥金想要下降于在泉之左间，遇到了火气过胜阻止抑制它，导致金想要下降并且不得入，金受到抑制便成为了郁气，等到郁气消散从而金气可入，应减少其胜气，能够驱散它的郁气，在人体则应该用针刺扎手厥阴心包络的井穴中冲和手少阳的合穴天井。太阳寒水想要下降在泉之左间，遇土气过胜阻止抑制它，导致土想要下降并且不得入，水受到抑制便成为了郁气，待等到郁气消散从而水气可入，应减少其胜气，能够驱散它的郁气，在人体则应该用针刺足太阴的井穴隐白和足阳明的合穴足三里。

黄帝说：有关五运之太过不及，气的到来有先后，和天气的升降相关，互相之间有相承相抑的问题，我可以听一下其至病时运用的针刺法则吗？岐伯说：应该要取六气生化之源。因此气太过的人取治它，气不足就要资助它。太过取之，应该要根据他的致郁之次第来抑制它的郁气，取治于运气生化的源头，来消减他的郁气。不及资之，应该要助运气的不定，避免虚邪之气。资助的方法，出自《密语》。

黄帝问道：有关六气升降不前而导致生病的刺法，我已经知道它的大概了，我想再听一下司天之气没有能迁于正位，导致司天的气化政令不正常，也就是一切生化都不正常。这样就会致使百姓患病，是否可以让它预先解除,来救济人类,请您解说一下这个问题。

岐伯又一次跪拜答道:您问的很全面啊!说起这些至理要言,表现出了圣王仁慈怜悯的善心,要拯救人间的疾苦,我一定细细地来讲述这些道理,说明它深奥微妙的意义。如果上年司天的太阳寒水,仍然施布这些政令,那么厥阴风木就不能移位到司天的正位,厥阴不移到正位就会导致气郁塞于上,应该要泻除足厥阴经的荥穴行间。如果上年司天的厥阴风木,仍然施布这些政令,那么少阴君火就不能移位到司天的正位,厥阴不移到正位就会导致气郁塞于上,应该要用针刺手厥阴心包经的荥穴劳宫。如果上年司天的少阴君火,仍然施布这些政令,那么太阴湿土就会不能移位到司天的正位,太阴不移到正位就会导致气郁塞于上,应该要用针刺足太阴经的荥穴大都。如果上年司天的太阴湿土,仍然施布这些政令,那么少阳相火就会不能移位到司天的正位,少阳不移到正位就会导致气郁塞于上,应该要手少阳经的荥穴液门。如果上年司天的少阳相火,仍然施布这些政令,那么阳明燥金就会不能移位到司天的正位,阳明不移到正位就会导致气郁塞于上,应该要针刺足少阴经的荥穴然谷。

黄帝说:有关岁气应该迁正但却不能迁正的,我已经知道了它的要点,还想听一下有关岁气不退位的问题,如果要消减它的有余之气,不让它因为太过而有损失,您可以让我知道吗?岐伯说:如果旧岁的岁气太多而有剩余,继续位于正位,发号它的政令,叫做不退位。导致在泉的气,也无法后退并且行间气之化,新一年的司天之气无法移位到正位,风气运行在上面,木气布化于天,应该用针扎厥阴的合穴曲泉。在子年和午年,司天的气数有剩余,在丑年和未年,少阴君火的气,不能够退位,热气运行在上面,火的余气布化在天上,应该用针扎手厥阴的合穴曲泽。在丑年和未年,司天的气数有剩余,在寅年和申年,太阴湿土的气,不能够退位,湿气运行在上面,雨气化布在天上,应该用针扎足太阴的合穴阴陵泉。在卯年和酉年,司天的气数有剩余,在辰年和戌年,阳明燥金的气,不能够退位,金气运行在上面,燥气化布在天上,应该用针扎手太阴的合穴尺泽。到辰年和戌年, 司天的气数有剩余, 在巳年与亥年, 太阳寒水的气, 不能够退位, 寒气运行在上面, 凛冽的水气化布在天上, 应该用针扎足少阴穴阴谷。因此说司天在泉的气, 出现不正常变化, 就会导致人们生病, 按照之前的方法进行针刺, 能够预先平定将要发生的病患。

黄帝说: 刚干和柔干, 失守它司天在泉的位置, 能够让司天和中运的气都变虚弱吗? 岐伯说: 您这个问题问的很高深啊! 需要理解其奥妙的意思, 司天在泉的气, 每一年更迭迁移, 如果刚柔失守, 它开始被窒, 三年左右, 就会变化成为疫, 所以说, 认识了它的根本所在, 就一定能有避免疫病的方法。

假设在甲子年, 刚柔失守, 司天的刚气不能够移到正位, 在泉的柔气也一定会孤立并且亏虚, 四季的气候, 失去正常的规律, 响应的音律, 无法再相从, 这样的话, 在三年左右, 就要成为较大的疫病。应该要审察它程度的微甚和浅深, 在它将要发生可以刺扎时, 用针来刺扎它, 土疫容易伤水脏, 应该要先取背部的肾俞穴, 来补充肾水, 隔三天以后, 再扎足太阴的太白穴, 来泄除土气。又有在泉的气无法迁正, 而司天甲子阳刚的气, 就孤立没有配对, 三年左右, 也可能爆发土疠病。它补泻的方法, 和上面说的甲子司天不能够迁正而导致疫的方法是一样的。针刺完成以后, 不能够夜行或远行, 七天以内, 一定要洁净, 素食养神。如果原来肾脏不好, 可以吸而不呼, 连续七次, 伸直脖子, 用力咽气, 就像咽很硬的东西, 这样重复做七遍, 然后吞咽舌下的津液口水, 不拘其数。

如果丙寅年, 刚柔失守, 司天的刚干失守它的位置, 不能够迁正, 在泉之录干不能独主它的命令, 因为司天的气没有迁正, 所以丙虽然阳干, 但水运不是太过, 不能够拘执常法来论定。司天的气虽然属于有余, 但不能够移位到它的位置, 天地上下, 没有互相配合, 律吕不协调而发音各异, 如此, 就是天气运行没有了平时的秩序, 在这以后的三年左右, 就会成为疫病。审察它程度的微甚和差异的大小, 缓慢的会在三年后发生病情, 严重的会在三年发生病情, 水疫容易伤心火, 在它将要发生并且可以刺扎的时候，用针刺扎它，水疫容易伤火脏，要先取背部的心俞穴，来补心水，隔五天，再次刺足少阴肾经的阴谷穴，来泻肾水。又有在泉干支辛巳无法移位附在上刚的，也叫失守，就会导致司天与在泉的气都虚，在这以后三年左右，变成水疫，它的补泻方法，也与上面所说的司天不能够迁正导致疫病方法是相同。针刺完毕以后，一定不要大喜情动于中，如果不加以禁忌，就会导致气再一次耗散，应使它安静七天，心要忠实，不能够有过多的思念。

如果庚辰年，刚柔失守，司天的刚气不能够迁正，在泉的位置没有配合，乙庚为金运，刚柔失守，上下无法相招，去年的阳明燥金司天地气没消退，它在泉的火，来胜过今年中运的金，司天在泉，其位相互交错，叫做失守，使商阳律的姑洗和少商阴吕的林钟，无法相应，这样，那么天运变化不正常，三年左右，就会成为较大的疫病。审察它的天运变化规律，和差异大小，差异甚的疫气，一样在三年左右，金疫容易伤肝木，应该先取背部的肝俞穴，来补肝木，隔三天，再一次肺太阴经的经渠穴，来泻肺金。针刺完成以后，安静养神七天，一定不能够大怒，大怒会让真气散失。如果在泉干支乙没有失守，不能够迁正乙干不至，上庚刚干，也成为失守，就是司天和中运独治的一年，，三年左右，变为疠气，叫做金疠，审察它在泉的变化规律，推断它的疠气多少，就可以知道发病的速度。只要是乙庚刚柔失位，它们的刺法都相同，肝应该要保持平和，不能够发怒，以免伤到其气。

如果壬午年，刚柔失守，配司天之壬不能够迁正，配在泉之丁，孤独没有配对，壬虽阳年，不能够迁正，不能够迁正就会亏，不像正常的气，上下失守，那么它相应有一定时间，它们的差异很小，各有一定的数，太角的阳律和少角的阴吕相互错过而不能配合，等到上下得位的时候，律吕的音相同有日，依据它们极小的差异，三年左右就可变成较大的病情，木疫易伤脾土，应该先取背部的脾俞穴，来补脾土，隔三天，再扎肝足厥阴经的大敦穴，来泻肝木。行刺完成以后，安静神志七天，不能够大醉或者歌唱娱乐，导致真气再度消散，也不要吃的太饱或者吃生的食物，要让脾气充实，不能够滞塞饱满，不能够久坐不动，食物不能够太酸，不能够吃一切生的食物，适合吃口味清淡的食物。又或在泉干支丁酉，不能够迁正，失守它的位置，不能和中运司天的气相对应，也就是下位无法奉合于上，也称为失守，不能称为合德，因为柔不附刚，也就是在泉的气，和中运不合，三年就可以变成疫疠，它的针刺方法，与上面所说的针刺木疫的方法相同。

如果戊申年，刚柔失守，即使戊癸是火运阳年，如果刚柔失守，那么阳年也不属于火运太多，司天之气不能够移位，上失去了其刚，在泉之柔，独主没有配合，岁气不正，因此会有邪气的干扰，司天在泉的位置，更迭便移，它的差异有不同，刚柔之位，将要对应配合，阳律和阴吕一定先要同像这样失去正常时位，在三年里面，火疫就要发生，火疫容易伤害肺金，应取背部的肺俞穴，来补肺金，针刺完成后，安静神志七天，并且不能够大悲伤，悲伤会动肺气，导致真气再次消散，人们要使肺气充足，最好的方法是闭气养神。或者在泉干支癸亥失守，不能够迁正，导致司天的刚气没有配合，也叫做戊癸无法合德，也称作运与在泉的气俱虚，三年之后成为疠气，叫做火疠。

因此用五运的气，分立五年，来明确刚柔失守的义，用尽针刺的方法，于是可以知道疫与疠，就是根据上下刚柔失守来确定名称的，虽然有两个，但是总的来说，就是刺疫疠方法，就只有上面说的五种，也就是汇总了所有刚柔之位失守的治法，全部归纳在五行里统一来说。

黄帝说：我听说五疫的病，都能够互相传染，无论大人还是小儿，症状都是一样，如果不用上面的方法治疗，如何能让它不传染呢？岐伯说：五疫发病而不受感染的，是因为正气充实在体内，邪气无法触犯，还一定要避其毒气，邪气从鼻孔进入，又从鼻孔出来，正气来自脑，那么邪气就不能干犯。所说的正气出之于脑部，也可以说，在屋里面先要集中神思，觉得自己的心就像太阳那样光明。将要进入病房的时候，先要想象有青气从肝脏发出，向左运行到东方，成为繁荣的树木，来诱导肝气。然后想象有白气从肺脏发出，向右运行到西方，成为干戈金甲，来诱导肺气。然后想象有赤气从心脏发出，向南运行到上方，成为火焰光明，来诱导心气。然后想象有黑气从肾脏发出，向北运行到下方，成为寒冷的水，来诱导肾气。然后想象有黄气从脾脏发出，留存在中央，成为黄土，来诱导脾气。有了五脏之气保护身体之后，还要假想自己头顶有北斗星的光辉，然后才能够进入病室。另有一种方法，于春分之日，在太阳初升的时候，行吐气的功法。还有一种方法，于雨水日后三浴，以药泄汗。再有一种方法用小金丹方：辰砂二两水磨，雄黄一两，叶子雌黄一两，紫金半两，同入盒子中，外面做密封加固，挖地一尺筑地室，不用炉，不须其它药物炮制，用火二十斤烧锻，七日终。冷却七日后从地室取出，次日从盒子中取出，再将药埋到地中，七日后取出。顺时针方向研磨三日后，与白沙蜜搅拌为丸，如梧桐子大。每日望东吸日华气，一口冰水下一丸，和气咽下，服十粒，这样就没有疫病可侵犯。

黄帝问道：人身体虚弱，就会导致神志游离无主，不在正常的位置上，从而导致邪气从外部干扰，致使不正常的死亡，如何才能保全真气呢？我想听一下关于针刺治疗的方法。岐伯又一次跪拜答道：您问的这个问题十分高明啊！即使神志游离无主，失去了它的常位，但未离开身体，这样也还是不会死亡，如果再有邪气侵犯，便会因此造成短命而死亡。比如说厥阴司天不能够迁正，失守它的位置，天气因虚，如果人体肝气素虚，受到天气的虚邪导致重虚，从而神魂不能够归藏而游离在上方，邪气侵犯就会大气厥逆，身体温暖，尚可以针刺救治，先刺扎足少阳经的原穴"丘墟"，然后刺扎背部肝脏的俞穴，来补本脏的气。人体素病心气虚弱，又碰到君火相火司天不能够迁正，失守它的位置，如果脏气又一次受伤，感受外邪，称作三虚，遇到火不及的时候，水疫的邪气侵犯，让人突然死亡，可以首先刺扎手少阳经原穴"阳池"，然后再刺扎背部心脏的俞穴"心俞"，来补充本脏的气。人体紊乱脾气虚弱，又遇上了太阴司天不能够迁正，失守它的位置，如果脏气又受伤，感受外邪，称为三虚，遇到土气不足的时候，木疫的邪气侵犯，导致人突然死亡，先刺扎足阳明经的原穴"冲阳"，然后再刺扎背部脾脏的俞穴"脾俞"，来补充本脏的气。人体紊乱肺气虚弱，碰上阳明司天不能够迁正，失守它的位置，如果脏气再一次受伤，感受外邪，称作"三虚"，又遇到金气不及的时候，火疫的邪气侵犯，导致人突然死亡，先刺扎足阳明经的原穴"合谷"然后再刺扎背部肺脏的俞穴"肺俞"，来补充本脏的气。人体紊乱肾虚弱，碰上太阳天不能够迁正，失守它的位置，如果脏气再一次受伤，感受外邪，称作"三虚"，又遇到水运不及的年份，土疫的邪气侵犯，伤到了它的正气，人的神魂就如同被取去了一样，突然死亡，可以先刺扎足太阳脉气的原穴"京骨"，然后再刺扎背部肾的俞穴"肾俞"，来补充本脏的气。

黄帝问曰：十二脏之相使，神失位，使神彩之不圆，恐邪干犯，治之可刺？愿闻其要。岐伯稽首再拜曰：悉乎哉问！至理道真宗，此非圣帝，焉究斯源，是谓气神合道，契符上天。心者，君主之官，神明出焉，可刺手少阴之源。肺者，相傅之官，治节出焉，可刺手太阴之源。肝者，将军之官，谋虑出焉，可刺足厥阴之源。胆者，中正之官，决断出焉，可刺足少阳之源。膻中者，臣使之官，喜乐出焉，可刺心包络所流。脾为谏议之官，知周出焉，可刺脾之源。胃为仓廪之官，五味出焉，可刺胃之源。大肠者，传道之官，变化出焉，可刺大肠之源。小肠者，受盛之官，化物出焉，可刺小肠之源。肾者，作强之官，伎巧出焉，刺其肾之源。三焦者，决渎之官，水道出焉，刺三焦之源。膀胱者，州都之官，津液藏焉，气化则能出矣，刺膀胱之源。凡此十二官者，不得相失也。是故刺法有全神养真之旨，亦法有修真之道，非治疾也。故要修养和神也，道贵常存，补神固根，精气不散，神守不分，然即神守而虽不去，亦能全真，人神不守，非达至真，至真之要，在乎天玄，神守天息，复入本元，命曰归宗。

【译文】黄帝问道：十二个脏器是相互为用的，如果脏腑的神气，失守其位，就会导致神彩不能丰满，容易被邪气侵犯，可以采取刺法治疗，我想听一下关于针刺治疗的要点。岐伯又一次跪拜回答说：您问的十分详尽啊！问到了这些至关重要的道理，真正的宗旨，如果不是圣明的帝王，怎么能深究这些根本缘由。这就是所说的精、气、神，合乎固定的自然规律，遵循司天之气。心的职能就像君主，神明由此而出，可以刺手少阳经的原穴"神门"。而肺的职能，就像相傅，起到治理与调节的功能，所以，可以刺手太阴经的原穴"太渊"。而肝的职能，就像将军，深谋远虑，所以，可以刺足厥阴经的原穴"太冲"。至于胆的职能，就像中正，临事决断，因此，可以刺足少阳经的原穴"丘墟"。而膻中的职能，就像臣使，欢喜快乐，因此，可以刺心包络经的荥穴"劳宫"。而脾的职能，就像谏议，智慧，周密因此，可以刺太阴经的原穴"太白"。而胃的职能，就像仓廪，饮食五味，因此，可以刺足阳明经的原穴"冲阳"。大肠的职能，就像传导，变化糟粕，因此，可以刺手阳明大肠经的原穴"合谷"。而小肠的职能，就像受盛，化生精微，因此，可以刺手太阳小肠经的原穴"腕骨"。而肾的职能，就像作强，才能技巧，因此，可以刺足少阴肾经的原穴"太溪"。而三焦的职能，就像决渎，水液隧道由此而出，因此，可以刺手少阳经的原穴"阳池"。而膀胱的职能，就像州都，为精液储藏的地方，通过气化，才可以排出，可以刺足太阳经的原穴"京骨"。以上这十二种脏器的功能，不得相失，所以刺法有保全真气调养真元的作用，并不是只能单纯用于治疗疾病，因此一定要注重修养与调和神气。调养神气的方法，最重要的是坚持，补养神气，巩固根本，保证精气无法离散，神气内守从而无法分离，只有神守不分离，才可以保全真气，如果人神不守，就无法达到至真的境界，至真最重要的，在于天玄之气，神可以守住天息，复入本元，叫作归宗。

本病论篇第七十三

黄帝问曰：天元九窒，余已知之，愿闻气交，何名失守？

岐伯曰：谓其上下升降，迁正退位，各有经论，上下各有不前，故名失守也。是故气交失易位，气交乃变，变易非常，即四时失序，万化不安，变民病也。

帝曰：升降不前，愿闻其故，气交有变，何以明知？岐伯曰：昭乎哉问，明乎道矣！气交有变，是谓天地机，但欲降而不得降者，地窒刑之。又有五运太过，而先天而至者，即交不前，但欲升而不得其升，中运抑之，但欲降而不得其降，中运抑之。于是有升之不前，降之不下者，有降之不下，升而至天者，有升降俱不前，作如此之分别，即气交之变。变之有异，常各各不同，灾有微甚者也。

帝曰：愿闻气交遇会胜抑之由，变成民病，轻重何如？

岐伯曰：胜相会，抑伏使然。是故辰戌之岁，木气升之，主逢天柱，胜而不前；又遇庚戌，金运先天，中运胜之忽然不前，木运升天，金乃抑之，升而不前，即清生风少，肃杀于春，露霜复降，草木乃萎。民病温疫早发，咽嗌乃干，四肢满，肢节皆痛；久而化郁，即大风摧拉，折陨鸣紊②。民病卒中偏痹，手足不仁。

【注释】①天元九窒：天元之气窒抑。②鸣紊：鸣声紊乱。
【译文】黄帝说：对于天元之气窒抑的情况，我已经晓得了，还想听一下气交变化，什么叫失守呢?

岐伯说:讲的是司天在泉的迁正退位和左右间气升降的问题，司天在泉的迁正退位，都有经文论述，左右间气各有升降不前的反常现象，因此叫做失守。因为气交失守，不可以移易其时位，气交就要发生不一样的变化，也就是四时节令失去本来的秩序，万物生化不能平安，人类就要发生疾病。

黄帝说:关于升降不前的问题，我想听听它发生的原因，气交发生变化，怎样才能知晓呢?

岐伯说:您提的问题非常厉害啊! 必须知道其中的道理。气交发生变化的原因，是天地运转的原理，气欲降但不能降的，是由于地之五气窒抑相胜所导致。又有五运之气太过，先天时而至，导致气交升降不前，也是受到中运的阻碍，于是有升不上去的，有降不下来的的，有降不下来反而上升的，也有不能升也不能降的，作出这样分别，就是因为在气交的各种变化中，变化都不相同，所以，灾害的情况也就有轻有重了。

黄帝说:我想听一听关于气交互相遇到，互相取胜，互相抑制的原因，变化而生疾病，其病情轻重是什么样的呢?

岐伯说:气交有胜气相会时，就可以抑伏使得气交有变化。因此在辰戌之年，厥阴风木应该从上年在泉的右间，上升为本年司天的左间，若遇到天柱金气太过，是木气不能上升。又假如碰到庚戌之年，金运之气比天时提前到达，中运之胜气，就使木气忽然不能上升。木气欲升天，金气阻碍它，升而不前，就引发清凉的气，风气反而减少，肃杀之气盛行在春季，露霜的时候再次降下，草木因此变得枯萎。人们容易得温疫，咽喉干燥，两胁胀满，肢节皆痛等病。木气不升，日久就转化为郁气，郁气多了就会发病，出现大风摧拉折损，鸣声紊乱。人们容易得卒中，半身不遂麻痹，手足不仁等病。

是故巳亥之岁，君火升天，主窒天蓬，胜之不前；又厥阴未迁正，则少阴未得升天，水运以至其中者，君火欲升，而中水运抑之，升之不前，即清寒复作，冷生旦暮。民病伏阳，而内生烦热，心神惊悸，寒热间作；日久成郁，即暴热乃至，赤风肿翳，化疫，温疠暖作，赤气彰而化火疫，皆烦而躁渴，渴甚，治之以泄之可止。

是故子午之岁，太阴升天，主窒天冲，胜之不前；又或遇壬子，木运先天而至者，中木遇抑之也，升天不前，即风埃四起，时举埃昏，雨湿不化。民病风厥涎潮，偏痹不随，胀满；久而伏郁，即黄埃化疫也。民病夭亡，脸肢府黄疸满闭。湿令弗布，雨化乃微①。

是故丑未之年，少阳升天，主窒天蓬，胜之不前；又或遇太阴未迁正者，即少阳未升天也，水运以至者，升天不前，即寒雾反布，凛冽如冬，水复涸，冰再结，暄暖乍作，冷复布之，寒暄不时。民病伏阳在内，烦热生中，心神惊骇，寒热间争；以成久郁，即暴热乃生，赤风肿翳，化成郁疠，乃化作伏热内烦，痹而生厥，甚则血溢。

【注释】①湿令弗布，雨化乃微：湿气不能布化，雨水就要减少。

【译文】所以在巳亥之年，少阴君火应该从上年在泉的右间，上升成为本年司天的左间，如果碰到天蓬水气过胜，导致君火升之不前。又如果遇到厥阴司天，没能够迁居正位，少阴君火也就不能升于司天的左间，这是因为水运在中间阻碍导致。少阴君火欲升司天的左间，受到水运的阻碍，所以不能前进上升，所以清凉寒冷之气再一次发作，早晚都有冷气发生。阳气易伏郁在身体内，所以升烦热，心神惊悸，寒热交作等病。君火不升，时间久了就化为郁气，郁气多了就会发作，出现暴热的症状，火热的风气聚积覆盖于上，化为疫气，温疠逢温暖的时间就发作，由于火气暴露变化为火疫，就可以引发心烦而且躁动口渴等症，特别渴的，可以泻其火热，那么各种症状就可停止。

所以在子午年，太阴湿土应该从上年在泉的右间，上升为本年司天的左间，如果遇到天冲木气太强，所以土气升之不前。又假如遇到壬子年，木运之气比以往提前到达，中运之胜气，土气升天就会风土埃尘昏暗，雨湿之气不得分散。人们容易得风厥，口水上涌，半身不遂，腹部胀满等病。土气不升，时间久了化为郁气，郁气太多日久发作，就要发生土气尘埃等疫病，人们容易患病突然死亡，容易患脸部四肢六腑胀满闭塞黄疸等病，湿气不能布散，雨水就要减少。

所以在丑未年，少阳相火应该是从上年在泉的右间，升为本年司天的左间，若遇到天蓬水气太强，是少阳相火升之不前。又或者遇到太阴司天，没能够迁居正位，就会导致少阴相火也就不能升于司天的左间，这是由于水运以至而阻碍导致的。少阳之气欲升司天的左间，受到水运的阻碍而升之不前，那寒冷的雾露反而布化，气候寒冷像冬天，河水又已经干涸，冰冻再次凝结，突然出现温暖的气候，接着就有寒气的来临，忽冷忽热，发作时间不定。人们容易阳气伏郁在体内，烦热上升在心中，心神不宁，一会儿冷一会热等病。相火不能繁荣昌盛，时间久了变化成郁气，郁气多了则发病，就要出现暴热的气，风火的气聚积覆盖在上面，成为疫气，变化成伏热内烦，肢体麻痹导致厥逆，甚至发生血液外溢的病变。

是故寅申之年，阳明升天，主窒天英，胜之不前；又或遇戊申戊寅，火运先天而至；金欲升天，火运抑之，升之不前。即时雨不降，西风数举，咸卤燥生。民病上热喘嗽，血溢；久而化郁，即白埃翳雾，清生杀气①，民病胁满，悲伤，寒鼽嚏，嗌干，手坼皮肤燥。

是故卯酉之年，太阳升天，主窒天芮，胜之不前；又遇阳明未迁正者，即太阳未升天也，土运以至，水欲升天，土运抑之，升之不前，即湿而热蒸，寒生两间。民病注下，食不及化；久而成郁，冷来客热，冰雹卒至。民病厥逆而哕，热生于内，气痹于外，足胫疫疼，反生心悸, 懊热, 暴烦而复厥。

【注释】①白埃翳雾, 清生杀气: 白色埃雾笼罩天空, 清冷而生肃杀之气。

【译文】所以在寅申年, 阳明燥金应该从上年在泉的右间, 上升为本年司天的左边, 如果遇到天英火气太强, 导致金气升之不前。又遇到戊申戊寅年, 中运之火提前而至, 金气欲升之成为司天之左间, 中运之火阻碍它, 金气升之不前, 则那个时候的雨降不下, 西风频吹, 土地干燥, 土地板结发生。人们容易得气喘咳嗽, 血液外流等病。燥气不上升, 时间久而化为郁气, 郁气太多则发作, 就要发生白色雾笼罩天空, 冷而肃杀之气, 人们易患胁下胀满, 容易悲伤, 感冒鼻塞喷嚏, 咽喉干燥, 手部开裂, 皮肤干燥等病。

所以在卯酉年, 太阳寒水应该从上年在泉的右间, 上升为本年司天的左间, 若遇到天芮土气太强, 是太阳寒水上升不前。又或者遇到阳明司天, 没能迁居正位, 则太阳寒水也就不能上升于司天的左间, 土运准时以至。寒水之气想升司天的左间, 受到土运的阻碍, 而升之不前, 那么湿热相蒸, 寒气发生在天地之间。人们容易得腹泻, 消化不良等病。寒水不上升, 时间久了而化为郁气, 郁气太多则发, 冷气又比客热之气要好, 冰雹突然下。人们容易得厥逆呃逆, 热病发生在体内, 气痹表现在外足, 腿酸痛, 反而发生心悸懊侬烦热, 极度烦躁而又厥逆等病。

黄帝曰: 升之不前, 余已尽知其旨, 愿闻降之不下, 可得明乎?

岐伯曰: 悉乎哉问! 是之谓天地微旨, 可以尽陈斯道。所谓升已必降也, 至天三年, 次岁必降, 降而入地, 始为左间也。如此升降往来, 命之六纪者矣。

是故丑未之岁, 厥阴降地, 主室地晶, 胜而不前①; 又或遇少阴未退位，即厥阴未降下，金运以至中，金运承之，降之未下，抑之变郁，木欲降下，金承之，降而不下，苍埃远见，白气承之，风举埃昏，清躁行杀，霜露复下，肃杀布令。久而不降，抑之化郁，即作风躁相伏，暄而反清，草木萌动，杀霜乃下，蛰虫未见，惧清伤脏。

【注释】①厥阴降地，主窒地晶，胜而不前：厥阴风木应从上年司天的右间，降为本年在泉的左间，若遇到地晶金气过胜，则厥阴风木降之不前。

【译文】黄帝说：六气上升不前的问题，我已经全部明白了它的意义。还想听听关于六气不降的问题，可以说得我明白吗？

岐伯说：您的问题很全面啊！这其中讲的是天气与地气变化的意义，我可以全面来讲一下它的道理。简单点说，就是说六气上升之后，肯定会下降。六气中的每一气，上升到天上，待三年，到火就是第四年，必然下降到地面，成为地的左间，又在地上待三年。这样一升一降，一来一往，共花费六年，就叫做六纪。

所以，丑未之年，厥阴风木应该从上年司天的右间，下降为本年在泉的左间，如果遇到地晶金气太强，则厥阴风木不能下降。又或者遇到少阴司天，不能退位，那么厥阴风木也就不能下降于在泉的左间，中间的金运则准时到达。金运居于司天的下面而承受其气，那么厥阴风木，降之不下，那么青色的尘埃在上面，白气承在下面，吹风时，尘埃昏暗，清燥的空气行杀令，霜露又一次降下，肃杀的气施布其令，如果木气很久不降，其气被抑制则成为郁气，就会发生风气与燥气一起，气才温暖就反而觉得清冷，草木虽然已经萌芽生长，严寒霜冻又到，蛰虫不能出现，人们也害怕这种清凉之气要伤害脏气。

是故寅申之岁，少阴降地，主窒地玄，胜之不入；又或遇丙申丙寅，水运太过，先天而至，君火欲降，水运承之，降而不下，即彤云才见，黑气反生，暄暖如舒，寒常布雪，凛冽复作，天云惨凄。久而不降，伏之化郁，寒胜复热，赤风化疫，民病面赤、心烦、头痛、目眩也，赤气彰而温病欲作也。

是故卯酉之岁，太阴降地，主窒地苍，胜之不入；又或少阳未退位者，即太阴未得降也；或木运以至，木运承之，降而不下，即黄云见而青霞彰，郁蒸作而大风，雾翳埃胜，折损乃作。久而不降也，伏之化郁，天埃黄气，地布湿蒸。民病四肢不举、昏眩、肢节痛、腹满填臆。

是故辰戌之岁，少阳降地，主窒地玄，胜之不入；又或遇水运太过，先天而至也，水运承之，降而不下，即彤云才见，黑气反生，暄暖欲生，冷气卒至，甚则冰雹也。久而不降，伏之化郁，冷气复热，赤风化疫，民病面赤、心烦、头痛、目眩也，赤气彰而热病欲作也。

是故巳亥之岁，阳明降地，主窒地彤，胜而不入；又或遇太阴未退位，即阳明未得降；即火运以至之，火运承之不下，即天清而肃，赤气乃彰，暄热反作。民皆昏倦，夜卧不安，咽干引饮，懊热内烦，天清朝暮，暄还复作；久而不降，伏之化郁，天清薄寒，远生白气。民病掉眩，手足直而不仁，两胁作痛，满目䀮䀮。

是故子午之年，太阳降地，主窒地阜胜之，降而不入；又或遇土运太过，先天而至，土运承之，降而不入，即天彰黑气，暝暗凄惨，才施黄埃而布湿，寒化令气，蒸湿复令。久而不降，伏之化郁，民病大厥，四肢重怠，阴痿少力，天布沉阴，蒸湿间作①。

【注释】①间作：交替发作。

【译文】所以在寅申年，少阴君火应该从上年在泉的右间，降为本年在泉的左间，如果遇到地玄火气太强，那么少阴君火不能降入地下。又或者遇到丙申丙寅这些年，则水运太强，提前天时而至。少阴君火想下降，水运在中间承之，使得君火不能降下，那么赤色之云气开始出现，黑色云气反生，温暖的气候让万物觉得舒适，又有雪降下，天气严寒，天云凄凉。少阴君火老是蛰伏却不降，就化为郁气，郁太久必发作，所以寒气过胜以后，又有热气发生，火风转化为疫气，所以人们易患面红心烦，头痛目眩等病，火气显扬之后，温病就要发作了。

所以在卯酉年，太阴湿土应该从上年司天的右间，升为本年在泉的左间，如果遇到地苍木气过胜，是太阴湿土不能够降入地下。又或者遇到少阳司天，不能够退位，那么太阴湿土不得降入在泉的左间，或木运准时以至。木运在司天之下面而承受其气，太阴湿土降不下来，就出现黄云而且又有青色云霞显露，云气郁蒸而大风狂吹，雾气漫天，尘埃太多，折损草木。如果太阴湿土日久久不下降，伏而不分散则变化为郁气，天空中出现尘埃黄气，地上湿气郁蒸，人们容易患四肢不能举动，头晕目眩，四肢疼痛，腹胀胸满等病。

所以在辰戌年，少阳相火应该从上年司天的右间，下降为本年在泉的左间，如果遇到地玄火气太强，则少阳相火不得下降入地下。又或者遇到水运太强，则提前天时而至。水运居中间承受，相火想降而降不下，那么红色云气始见，黑色云气反而会发生，温暖的气才会发生，冷空气又突然到达，甚至下冰雹。如果少阳相火老是不得降下，伏而不分散则变化为郁气，冷空气之随后又生热，火风之气便化为疫气，那么人们易患面红心烦，头痛目眩等病，火气暴露之后，温病就要发作了。

所以在巳亥年，阳明燥金应该从上年司天的右间，上升为本年在泉的左间，如果遇到地彤火气过胜，那么阳明燥金不得降入地下。又或者遇到太阳司天不得退位，那么阳明燥金不得降入在泉的左间，或火运准时以至。火运在于司天之下而承其气，阳明燥金降不下来，那么天气清冷而肃降，火气显露那么温热发作。人们感到昏沉想睡，夜卧不安，容易患咽喉干燥，口渴想喝水，懊侬烦燥发热等病，早晚有大凉之气，但湿热之气却又开始发作。如果阳明燥金日久不降，伏而不分散则化为郁气，天空清凉而且寒冷，远处有白气发生。人们容易患眩晕，手足麻木，两胁作痛，双目视物不清等病。

所以在子午年，太阳寒水应从上年司天的右间，下降为本年在泉的左间，如果遇到地阜土气太过则太阳寒水不能降入地下。又或者遇到土运太强，提前天时而至。土运待在中间承之，太阳寒水想降而不得降下，那么天空显露黑气，昏暗凄惨，就会出现黄色尘埃，而且湿气弥漫，寒气分散之后，又出现热化与湿化之现象。如果太阳寒水日久不得降下，伏而不分散则化为郁气，则人们容易患大厥，四肢沉重倦怠，阴萎少力等病，天气阴沉，热气与湿气交替发病。

帝曰：升降不前，晰知其宗，愿闻迁正，可得明乎?

岐伯曰：正司中位，是谓迁正位，司天不得其迁正者，即前司天，以过交司之日，即遇司天太过有余日也，即仍旧治天数，新司天未得迁正也。

厥阴不迁正，即风暄不时，花卉萎瘁。民病淋溲，目系转，转筋，喜怒，小便赤。风欲令而寒由不去，温暄不正，春正失时。

少阴不迁正，即冷气不退，春冷后寒，暄暖不时。民病寒热，四肢烦痛，腰脊强直。木气虽有余，而位不过于君火也。

太阴不迁正，即云雨失令，万物枯焦，当生不发。民病手足肢节肿满，大腹水肿，填臆不食，飧泄胁满，四肢不举。雨化欲令，热犹治之，温煦于气，亢而不泽。

少阳不迁正，即炎灼弗令，苗莠不荣，酷暑于秋，肃杀晚至，霜露不时。民病痎疟，骨热，心悸，惊骇甚时血溢。

阳明不迁正，则暑化于前，肃杀于后，草木反荣。民病寒热，鼽嚏，皮毛折，爪甲枯焦甚则喘嗽息高，悲伤不乐。热化乃布，燥化未令，即清劲未行，肺金复病。

太阳不迁正，即冬清反寒，易令于春，杀霜在前，寒冰于后，阳光复治，凛冽不作，雾云待时，民病温疠至，喉闭嗌干，烦躁而渴，喘息而有音也。寒化待燥，犹治天气，过失序，与民作灾。

帝曰：迁正早晚，以命其旨，愿闻退位，可得明哉？

岐伯曰：所谓不退者，即天数未终，即天数有余，名曰复布政，故名曰再治天也。即天令如故，而不退位也。

厥阴不退位，即大风早举，时雨不降，湿令不化，民病温疫，疵废，风生，民病皆肢节痛，头目痛，伏热内烦，咽喉干引饮。

少阴不退位，即温生春冬，蛰虫早至，草木发生，民病膈热，咽干，血溢，惊骇，小便赤涩，丹瘤，疹疮疡留毒。

太阴不退位，而取寒暑不时，埃昏布作，湿令不去，民病四肢少力，食饮不下，泄注淋满，足胫寒，阴痿，闭塞，失溺，小便数。

少阳不退位，即热生于春，暑乃后化，冬温不冻，流水不冰，蛰虫出见，民病少气，寒热更作，便血，上热，小腹坚满，小便赤沃，甚则血溢。

阳明不退位，即春生清冷，草木晚荣，寒热间作。民病呕吐，暴注，食饮不下，大便干燥，四肢不举，目瞑掉眩。

太阳不退位，即春寒复作，冷雹乃降，沉阴昏翳，二之气寒犹不去。民病痹厥，阴痿，失溺，腰膝皆痛，温疠晚发。

帝曰：天岁早晚，余已知之，愿闻地数，可得闻乎？

岐伯曰：地下迁正、升天及退位不前之法，即地土产化，万物失时之化也。

帝曰：余闻天地二甲子，十干十二支，上下经纬天地，数有迭移，失守其位，可得昭乎？

岐伯曰：失之迭位者，谓虽得岁正，未得正位之司，即四时不节，即生大疫。（注《玄珠密语》云：阳年三十年，除六年天刑，计有太过二十四年，除此六年，皆作太过之用。令不然之旨，今言迭支迭位，皆可作其不及也。）

假令甲子阳年，土运太窒，如癸亥天数有余者，年虽交得甲子，厥阴犹尚治天，地已迁正，阳明在泉，去岁少阳以作右间，即厥阴之地阳明，故不相和奉者也。癸巳相会，土运太过，虚反受木胜，故非太过也，何以言土运太过，况黄钟不应太窒，木既胜而金还复，金既复而少阴如至，即木胜如火而金复微，如此则甲己失守，后三年化成土疫，晚至丁卯，早至丙寅，土疫至也，大小善恶，推其天地，详乎太一。又只如甲子年，如甲至子而合，应交司而治天，即下己卯未迁正，而戊寅少阳未退位者，亦甲己下有合也，即土运非太过，而木乃乘虚而胜土也，金次又行复胜之，即反邪化也。阴阳天地殊异尔，故其大小善恶，一如天地之法旨也。

假令丙寅阳年太过，如乙丑天数有余者，虽交得丙寅，太阴尚治天也。地已迁正，厥阴司地，去岁太阳以作右间，即天太阴而地厥阴，故地不奉天化也。乙辛相会，水运太虚，反受土胜，故非太过，即太簇之管，太羽不应，土胜而雨化，木复即风，此者丙辛失守其会，后三年化成水疫，晚至己巳，早至戊辰，甚即速，微即徐，水疫至也，大小善恶，推其天地数，乃太乙游宫。又只如丙寅年，丙至寅且合，应交司而治天，即辛巳未得迁正，而庚辰太阳未退位者，亦丙辛不合德也，即水运亦小虚而小胜，或有复，后三年化疠，名曰水疠，其状如水疫。治法如前。

假令庚辰阳年太过，如己卯天数有余者，虽交得庚辰年也，阳明犹尚治天，地已迁正，太阴司地，去岁少阴以作右间，即天阳明而地太阴也，故地不奉天也。乙巳相会，金运太虚，反受火胜，故非太过也，即姑洗之管，太商不应，火胜热化，水复寒刑，此乙庚失守，其后三年化成金疫也，速至壬午，徐至癸未，金疫至也，大小善恶，推本年天数及太一也。又只如庚辰，如庚至辰，且应交司而治天，即下乙未未得迁正者，即地甲午少阴未退位者，且乙庚不合德也，即下乙未柔干失刚，亦金运小虚也，有小胜或无复，后三年化疠，名曰金疠，其状如金疫也。治法如前。

假令壬午阳年太过，如辛巳天数有余者，虽交得壬午年也，厥阴犹尚治天，地已迁正，阳明在泉，去岁丙申少阳以作右间，即天厥阴而地阳明，故地不奉天者也。丁辛相合会，木运太虚，反受金胜，故非太过也，即蕤宾之管，太角不应，金行燥胜，火化热复，甚即速，微即徐。疫至大小善恶，推疫至之年天数及太一。又只如壬午，且应交司而治之，即下丁酉未得迁正者，即地下丙申少阳未得退位者，见丁壬不合德也，即丁柔干失刚，亦木运小虚也，有小胜小复。后三年化疠，名曰木疠，其状如风疫。治法如前。

假令戊申阳年太过，如丁未天数太过者，虽交得戊申年也。太阴犹尚治天，地已迁正，厥阴在泉，去岁壬戌太阳以退位作右间，即天丁未，地癸亥，故地不奉天化也。丁癸相会，火运太虚，反受水胜，故非太过也，即夷则之管，上太徵不应，此戊癸失守其会，后三年化疫也，速至庚戌，大小善恶，推疫至之年天数及太一。又只如戊申，如戊至申，且应交司而治天，即下癸亥未得迁正者，即地下壬戌太阳未退位者，见戊癸未合德也，即下癸柔干失刚，见火运小虚也，有小胜或无复也，后三年化疠，名曰火疠也。治法如前治之法，可寒之泄之。

黄帝曰：人气不足，天气如虚，人神失守，神光不聚，邪鬼干人，致有夭亡，可得闻乎？

岐伯曰：人之五藏，一藏不足，又会天虚，感邪之至也。人忧愁思虑即伤心，又或遇少阴司天，天数不及，太阴作接间至，即谓天虚也，此即人气天气同虚也。又遇惊而夺精，汗出于心，因而三虚，神明失守。心为君主之官，神明出焉，神失守位，即神游上丹田，在帝太一帝君泥丸宫下。神既失守，神光不聚，却遇火不及之岁，有黑尸鬼见之，令人暴亡。

人饮食劳倦即伤脾，又或遇太阴司天，天数不及，即少阳作接间至，即谓之虚也，此即人气虚而天气虚也。又遇饮食饱甚，汗出于胃，醉饱行房，汗出于脾，因而三虚，脾神失守，脾为谏议之官，智周出焉。神既失守，神光失位而不聚也，却遇土不及之年，或己年或甲年失守，或太阴天虚，青尸鬼见之，令人卒亡。

人久坐湿地，强力入水即伤肾，肾为作强之官，伎巧出焉。因而三虚，肾神失守，神志失位，神光不聚，却遇水不及之年，或辛不会符，或丙年失守，或太阳司天虚，有黄尸鬼至，见之令人暴亡。

人或恚怒，气逆上而不下，即伤肝也。又遇厥阴司天，天数不及，即少阴作接间至，是谓天虚也，此谓天虚人虚也。又遇疾走恐惧，汗出于肝。肝为将军之官，谋虑出焉。神位失守，神光不聚，又遇木不及年，或丁年不符，或壬年失守，或厥阴司天虚也，有白尸鬼见之，令人暴亡也。

已上五失守者，天虚而人虚也，神游失守其位，即有五尸鬼干人，令人暴亡也，谓之曰尸厥。人犯五神易位，即神光不圆也。非但尸鬼，即一切邪犯者，皆是神失守位故也。此谓得守者生，失守者死。得神者昌，失神者亡。

【译文】黄帝说：关于间气升降的原理，我已经懂了它的意义。还想听听关于六气迁正的原理，可以讲的我明白吗？岐伯说：值年的岁气，迁居于一年的中间位置，叫做迁正位。司天之气不能迁居于正位，就是上年司天之气超过了交司之日。也就是上年司天之气太过，其值时有剩余的时间，仍旧治理着本年的司天之数，因此使新司天不能迁正，风木温暖的气不能应时施化，那么花卉枯萎，人们容易患淋病，目系转，转筋，善怒，小便红等病。风气想施其令而寒气不退，温暖的气候不能正时，那么失去正常的春令。子午年，如果上年厥阴不退位，那么本年少阴不得迁正，冷气不后退，春天先变冷而后又变寒，温暖之气不能应时施化。人们容易患寒热，四肢烦痛，腰脊强直等病。上年厥阴木之气虽有剩余，但是在其不退位的情况，不能超过主气二之气君火当令的时。丑未年，如果上年少阴不退位，那么本年太阴不得迁正，雨水不能及时下，万物渴死，应当生长发育的时间不能生长发芽。人们容易患手足肢节肿满，大腹水肿，胸满不想吃饭，飧泄胁满，四肢不能举动等病。雨气欲分散其令，但因为少阴君火仍然居天位而治之，所以温暖之气亢盛而缺少雨水。寅申年，如果上年太阴不退位，那么本年少阳不得迁正，炎热的气候不能施布其令，植物的苗莠不能生长，少阳之气晚治，那么酷暑见于秋天，肃杀之气亦必推迟到达，霜露不能应时而降。人们易患疟疾、骨热、心悸、惊骇，严重时出现血溢。

阳明燥金不迁正，则暑化于前，肃杀于后，草木反常复荣。人们容易患寒热，鼻塞打喷嚏，皮毛脆容易折，爪甲枯焦，严重的则喘咳上气，悲伤不开心等病。由于热化之令继续，燥令不能，也就是清冷急切的空气不行，肺金又要生病。辰戌年，如上年阳明不退位，那么本年太阳不得迁正，导致使冬季寒冷之令，然而改行于春季，肃杀霜冻之空气在前，严寒冰雪之气在后面，若阳光之气重新得而治，那么凛冽之气不得发作，雾云待时而出现。人们容易患温疫发作，喉闭咽干，烦躁口渴，喘息等病。太阳寒化之令，必须待燥气过后，才能司天主治，如果燥气过期不退，世界失去正常规律，就会发生灾害。

黄帝说：关于迁正早晚的问题，您已将它的情况告知了我，还想听听有关退位的事，可以让我明白吗？岐伯说：说的不退位，就是指司天之数不尽，也就是司天之数有剩余，名字叫复布政，所以也被叫做再治天，是因为司天之数有余，同以前一样而不得退位的缘故。厥阴风木不退位的时候，就大风早起，时雨不得降下，温令不能实施，人们容易患温暖，斑疹偏废，风病发病，普遍出现四肢关节痛，头目痛，伏热在体内而感到心烦，咽喉干燥，口渴想喝水等病。少阴君火不退位的时候，那么温暖之气发生于春冬季节，蛰虫很早出现，花草树木提前发芽生长，人们容易患膈热咽干、血液外流、惊骇、小便红而艰涩难出、丹瘤疹疮痒等病。太阴湿土不退位时候，那么寒冷与暑热容易发生于春季，尘埃昏暗遍布天空，湿令不退，人们容易患四肢无力、吃不下饭、腹泻、尿频、腹满、足胫寒冷、阴萎、便秘、小便失禁或小便频数等病。少阳相火不退位时候，那么炎热的气候发生在春季，由于暑热在后期发生，所以冬季温暖而不冷，流水不冰冻，蛰虫出现，人们容易患少气、寒热交替发作、大便出血、上面发热、小腹坚硬而胀、小便红，严重的则血液外溢等病。阳明燥金不退位时候，那么春天发生清冷之气，草木生长推迟，寒气与热气一起发作。人们容易患呕吐、发生泄泻、吃不下饭、大便干燥、四肢不能动、头晕目眩等病。太阳寒水不退位时候，那么春季又发生在寒冷的时候，冰雹降下，阴沉之空气昏暗覆盖，至二之气时，寒气还没有退去，人们容易得寒痹厥逆、阴痿不用、小便失禁、腰膝皆痛等病，温疠之发作比较晚。

黄帝说：岁气司天的早晚，我已经完全知道了。还想听听在泉之数理，您可以告诉我吗？岐伯说：地的三气，每年都有一种气迁正，一种气升天，一种气退位，使它不得前进，应于土地的生化，使万物的生化失于正常的时令。

黄帝说：我听别人说天地二甲子，十干与十二支配对。司天在泉，上下相合并且主治天地的气，其数能够互相更移，有时失守其位，您可以使我明白吗？

岐伯说：失其更移之正位的，就是说虽然已经得岁时之正位，但是未得司正位之气，就会节令变化失序，发生大疠疫。

假如甲子年，本来为阳年，但土运受到抑塞，如果上年癸亥年，司天的气数太过而有余，在时间上虽已到了甲子年，但厥阴风木仍待在于司天之位，本年地气已经被迁正，阳明在泉，去年在泉之少阳，已后退为本年在泉的右间，这样，去年司天之厥阴不退位在上面，本年在泉之阳明已迁正在下面，因此二者不相和。因为在上之癸与在下之乙反而相会，那么本应太过的土运，却变虚成为木气胜，所以就不是能太过了，况且应该于土运之黄种阳年不应受到抑塞，今年木气既胜，那么土的子金气又来，金气又来，如果少阴君火随之而到，那么木之胜气随从君火之气，所以金之复气就微，这样，上甲与下己经失去守其位，其后面三年则变成土疫，最晚至丁卯年，最早在丙寅年，土疫就会要发作，发作的大小和善恶，可以根据当年司天在泉的气的盛衰和太乙游宫的情况去推断。又比如甲子年，在上面的甲与子相结合，相交于司天已治天之位，在下面的己卯没能够得迁正，上年戊寅在泉至少阳不能退位，也属于上甲与下己没能合德，也就是土运不算太多，而且木气也要乘虚而入克土，土之子金气又生气，以其邪气相反之化。司天在泉，阴阳属性不相同，其变化为疫疠之气的大小善恶，和司天在泉失守其位的变化规律是一样的。

比如丙寅年，本为阳年太强，如果上年乙丑年司天的气数太过而有余，在时间上虽已到丙寅年，但太阴湿土仍然居于司天之位，本年地气已经到了迁正，厥阴在泉，去年在泉的少阳，已退后为本年在泉的右间，这样的话，去年司天之太阴不退位在上面，本年在泉之厥阴已迁正在下面，所以，在泉的厥阴不能奉承和于司天的气化。因为在上的乙与在下的辛反而互相遇到，那么本应太过的水运，就变虚而为土气所胜，因此就已经不是太过了，也就是说太簇之律管，不应太羽之音。土胜而且雨气施化，水之子来又为风化，这样的话，上丙与下辛失去守之位而不能相会，其后三年就化成水疫，最晚至巳年，最早在戊辰年，水疫严重发作迅速，水疫轻微者发作徐缓，水疫发作的大小和善恶，可以根据当年司天在泉之气的盛衰和太乙游宫的情况去推断。如丙寅年，在上的丙与寅相交会，交于司天已经治天之位，而在下面的辛巳未得迁正，上年庚辰在泉至少阳不能退位，也属于上丙与下辛未能合德，于是使水运小虚而有小的胜气，或者有小的复气，其后面三年变而为疬，名叫水疬，其症状像水疫，治法同前面。

比如庚辰年，本为阳年太过，如果去年己卯司天之数有余，今年虽已到了庚辰年，阳明仍待在司天之位，下面的太阴已经迁正在泉，去年在泉的己卯少阴退位，己作地之右间，就成为司天阳明而司地太阴，所以司地不能承奉天令所化。上乙下巳相会，金运太虚，反受火克，故不能算阳土太过，即如姑洗与太商不能相应，火胜水复，气候当先热后寒，这是乙庚失守，其后三年当化成金疫，最快在壬午年，最慢在癸未年，金疫就要发生。其病的大小与善恶，要根据本年司天在泉的气数及北斗所指之月令而定。又如庚辰应时迁正司天，而下乙未未得迁正在泉，去年甲午少阴未得退位，那么上位司天便孤立，乙庚不能合德，即在下乙未柔干不能合刚，亦金运小虚，有小胜或无复，后三年化成疫疠，名为金疠，其症状与金疫相似。治法同前面。

　　如果壬午年，本来为阳年太过，如果上年辛巳年司天的气数太过而有余，在时间上虽已到了壬午年，但厥阴风木仍待在司天之位，本年的地气已经迁正，太阳在泉，去年的丙申在泉的少阳已经退为本年在泉的右间，这样的话，去年司天之厥阴不退位在上面，本年在泉之阳明已迁正在下面，所以，在泉的阳明不能和于司天的气化。因此在上的辛与在下的丁相会，那么本应太过的木运，却变虚被为金气所胜，所以就不是太多了，也就是说是蕤宾之律管，不应该太角之音。金气行而燥气胜出，木之子火气来又热化，其后面化成木疫，疫严重的发作迅速，疫轻微的发作徐缓，木疫发作的大小和善恶，可以根据当年司天在泉之数的盛衰和太乙游宫的情况去推断。又比如壬午年，在上的壬与午相交会，交在司天已治天之位，而在下面的丁酉未得迁正，也就是说上年甲午在泉至少阴未不能退位，也属于上庚与下乙未能相交，也就是说丁柔干不能合刚，也可以让木运小虚，并且有小的胜气与小的复气，其后三年变为疠，名字叫木疠，其症状与风疫相似，治法同前面。

　　比如戊申年，本来为阳年太过，如果上年丁未年司天的气数太过而有余，在时间上虽交至戊申年，但太阴湿土仍然居于司天之位，本年地气已经被迁正，厥阴在泉，去年戊申在泉的太阳已经后退为本年在泉的右间，这样的话,去年丁未司天之太阴不愿意退位而仍在上,本年癸亥在泉之厥阴已迁正在下面了,所以在泉的厥阴不能奉和于司天的气化。因为在上的丁与在下面的癸相会,那么本应太过的火运,就变虚而为水气所胜,因此就不是太过了,也就是说夷则之律管,不应太徵之声音。这样上丁与下癸失守其位而不得相会,其后三年变为疫,快的至庚戌年就要发作,发作的大小和善恶,可以根据当年司天之气的盛衰和太乙游宫的情况去推断。比如戊申年,在上的戊与申相会,且应该交于司天巳治天之位,而在下面的癸亥未能够迁正,也就是说上年壬戌太阳未得退位,属于上戊与下癸没能合德,就是说下癸的柔干失与戊壬刚干的配合,让火运小虚,有小胜气,或者虽有胜气但无复气,其后三年变为疠,名叫火疠,治法同前面一样,其治法可以用寒法和泄法。

黄帝说:人的精气不足,天气如果不正常,那么神志失守,神光不得聚敛,邪气伤人,导致暴亡,我可以听一下这是什么道理呢?

岐伯说:人有五脏,只要有一脏不足,又遇上岁气不足,就会感受邪气。人如果过度忧愁思虑就要伤心,又或者遇少阴司天之年,天气不及,那么间气太阴接之而至,这就是说的天虚,也就是人气和天气同虚。又遇到因惊而劫夺精气,汗出而伤心之液,因而形成三种虚,则神明失守。心是一身的君主,神明由此而出,神明失守其位,游离于丹田,也就是泥丸宫下,神既然失守而不得聚敛,却又遇到火运不及之年,必定有水疫之邪气发病,让人突然死亡。

人如果饮食不规律,劳倦过度就要伤脾,又或者遇太阴司天之年,天气不及,那么间气少阳接之而至,这就是说的所谓天虚,也就是说的人气虚与天气虚。又遇到饮食太饱,汗出伤胃之液,或者喝醉吃饱行房,汗流出伤脾的液,因而形成第三虚,那么脾之神志失守。脾的职能比之于谏议之宫,智谋由此而出,神既失守其位而不得聚敛,却又遇到土运不及之年,必然有木疫之邪气发病,使人突然死亡。

人若久坐湿地,或者强力劳动而又入水则必然伤到肾脏。肾的职能就是作强，一切技巧都从这里而出，由于人虚加上天气虚，所以形成三虚，令肾的神志失守，神志失守其位而不得聚敛，却又遇到水运不及之年，必有土疫邪气发作，使人突然死亡。

人有时忿怒，气上逆而不下，就要伤肝。又或者遇厥阴司天，天气不及，则间气少阴接踵而至，这就是所说的天虚，也就是说的天虚与人虚。又或者遇急走恐惧，那么汗出而伤肝之液。肝的职能，比之于将军，人的谋虑自此而出，神志失守其位而不聚敛，又遇到木运不及之年份，或者丁年上丁与下壬不符合，或上壬与下丁失守其位，或厥阴司天天气不及，必然有金疫邪气发病，让人突然死亡。

上述五种失守其位，就是由于天气虚与人气虚，导致神志游离失守其位，就会有五疫之邪伤人，使人突然死亡，名叫尸厥。人犯了五脏神志换位，就会使神光不圆，不止是疫邪，一切邪气伤人都是由于神志失守其位的缘故。就是说，神志内守的就可以生存，神志失守的就要死亡，安神者就会安康，失神者就要死亡。

卷之二十二

至真要大论篇第七十四

　　黄帝问曰：五气交合，盈虚更作①，余知之矣。六气分治，司天地者，其至何如？

　　岐伯再拜对曰：明乎哉问也。天地之大纪，人神之通应也。

　　帝曰：愿闻上合昭昭，下合冥冥奈何？

　　岐伯曰：此道②之所主，工之所疑也。

　　帝曰：愿闻其道也。

　　岐伯曰：厥阴司天，其化以风；少阴司天，其化以热；太阴司天，其化以湿；少阳司天，其化以火；阳明司天，其化以燥；太阳司天，其化以寒，以所临脏位，命其病者也。

　　帝曰：地化奈何？

　　岐伯曰：司天同候，间气皆然。

　　帝曰：间气何谓？

　　岐伯曰：司左右者是谓间气也。

　　帝曰：何以异之？

　　岐伯曰：主岁者纪岁，间气者纪步也。

帝曰：善。岁主奈何？

岐伯曰：厥阴司天为风化，在泉为酸化，司气③为苍化，间气为动化。

少阴司天为热化，在泉为苦化，不司气化，居气④为灼化。

太阴司天为湿化，在泉为甘化，司气为黅化，间气为柔化。

少阳司天为火化，在泉为苦化，司气为丹化，间气为明化。

阳明司天为燥化，在泉为辛化，司气为素化，间气为清化。

太阳司天为寒化，在泉为咸化，司气为玄化，间气为藏化。

故治病者，必明六化分治，五味五色所生，五脏所宜，乃可以言盈虚，病生之绪也。

帝曰：厥阴在泉，而酸化先，余知之矣。风化之行也何如？

岐伯曰：风行于地，所谓本也，余气同法。本乎天者，天之气也；本乎地者，地之气也。天地合气，六节⑤分，而万物化生矣。故曰：谨候气宜，无失病机⑥，此之谓也。

【注释】①盈虚更作：指五运之太过与不及交替作用。②道：这里指自然规律。③司气：指五运之气。④居气：即间气。⑤六节：即六步。⑥病机：指疾病发生和发展的机理。

【译文】黄帝问：五运相交主岁，太过不及相互交替，这些我已经知道了。六气分治一年，主管司天在泉，其气来时会怎么样呢？

岐伯再拜后回答道：问得多么明智啊！这是天地间的基本规律，人体的变化是与天地变化相适应的。

黄帝说：希望听您说一说人与天地变化相适应的情况是怎样的？岐伯说：这是受自然规律主宰支配的，也是一般医生疑惑不解的。

黄帝说：五气相交，虚盈相交，我希望知道它的道理。岐伯说：厥阴司天，气从风化；少阴司天，气从热化；太阴司天，气从湿化；少阳司天，气从火化；阳明司天，气从燥化；太阳司天，气从寒化。这些都是根据客气所至的脏位，来确定相关疾病的。

黄帝说：在泉之气的气化又是怎样的？岐伯说：它与司天规律相同，间气也这样。

黄帝说：间气是什么样的呢？岐伯说：分司司天和在泉的左右，就叫间气。

黄帝说：那么它与司天在泉有什么区别呢？

岐伯说：司天在泉之气，掌管着一年中的气化，间气的气，主管一步（六十多天）的气化。

黄帝道：说得很对！那么一年之中气化的情况是怎么样的呢？

岐伯说：厥阴司天者属风化，在泉者属酸化，岁运者属苍化，间气者属动化；少阴司天的年份为热化，在泉的情况为苦化，岁运者不司气化，间气者属灼化；太阴司天属湿化，在泉者属甘化，间气者属柔化；少阳司天属火化，在泉者属苦化，岁运者属丹化，间气者属明化；阳明司天为燥化，在泉者属辛化，岁运者属素化，间气者属清化；太阳司天为寒化，在泉者属咸化，岁运者属玄化，间气者属藏化。因此作为一名医生，必须了解六气各自所掌管的气化，以及五味、五色的产生和五脏所对应的情况，然后才能对气化太过、不及与疾病发生的联系有头绪。

黄帝说：厥阴在泉而从酸化，这个我已经知道了。那么风之气化的运行情况又是怎样的呢？岐伯说：风气在地而行，本于地气转化为风化，其他火、湿、寒等气的运行也是如此。因为原本属于天的，是天气，原本属于地的是地气，天、地之气相通相化，六节之气分化之后才有了万物的生长。所以才说：要谨慎地观察时节和气候，不可贻误病情。说的就是这个道理。

帝曰：其主病^①何如？

岐伯曰：司岁备物，则无遗主矣。

帝曰: 先岁物何也?

岐伯曰: 天地之专精^②也。

帝曰: 司气者何如?

岐伯曰: 司气者主岁同, 然有余不足也。

帝曰: 非司岁物何谓也?

岐伯曰: 散也, 故质同而异等也。气味有薄厚, 性用有躁静, 治保有多少, 力化有浅深, 此之谓也。

帝曰: 岁主脏害何谓?

岐伯曰: 以所不胜命之, 则其要也。

帝曰: 治之奈何?

岐伯曰: 上淫于下, 所胜平之^③; 外淫于内, 所胜治之。

帝曰: 善。平气何如?

岐伯曰: 谨察阴阳所在而调之, 以平为期。正者正治, 反者反治。

帝曰: 夫子言察阴阳所在而调之, 论言人迎与寸口相应, 若引绳, 小大齐等, 命曰平。阴之所在寸口, 何如?

岐伯曰: 视岁南北^④可知之矣。

帝曰: 愿卒闻之。

岐伯曰: 北政之岁, 少阴在泉, 则寸口不应; 厥阴在泉, 则右不应; 太阴在泉, 则左不应; 南政之岁, 少阴司天, 则寸口不应; 厥阴司天, 则右不应; 太阴司天, 则左不应; 诸不应者反其诊则见矣。

【注释】①主病: 指主治疾病的药物。②专精: 精粹的意思。③平之: 即治疗的意思。④南北: 即下文的南政、北政。

【译文】黄帝说: 这些主治疾病的药物是怎么样的呢?

岐伯说: 根据岁气来采备疾病所需要的药物, 那么就不会有遗漏了。

黄帝说: 为什么要根据岁气采备所需的药物呢?

岐伯说：因为这样才能得到天地精华之气，这样的来的气完备而力厚。

黄帝说：司运气的药物怎样？

岐伯说：司运气的药物与主岁的药物相同，但是有有余和不足的区别。

黄帝说：不属于司岁之气所生化的这些药物，又会怎样呢？

岐伯说：这种药物的气散且不专。因此非主岁和主岁的药物相比，虽然形质相同，却有上等和下等的差别，气味上有厚、薄之分，性能上有躁、静之别，疗效有好、坏之别，药力也有深、浅之异。说的就是这个道理。

黄帝说：岁主之气会伤害五脏，应该如何阐明说明呢？

岐伯说：用脏气所不胜之气来说明这个问题，就是回答的要领。

黄帝说：那么用什么治疗方法呢？

岐伯说：司天之气淫胜在下者，用其所胜之气来调和使之平缓；在泉之气淫胜在内者，治疗时可利用其所胜之气。

黄帝说：说得对。但是也有岁气平和但依旧得病的，这种情况该怎么办呢？

岐伯说：应该仔细观察阴阳尺寸的相应与否，并加以调整，使之达到平衡的状态。正病用正治法，反病用反治法。

黄帝说：先生您所说的是用观察阴阳尺寸之脉是否相应方式进行调治，在医论中有记载，人迎和寸口脉是相对应，就像牵引绳索那样大小相等，这种情况叫做平脉。那么阴脉在寸口脉应该是怎样的呢？

岐伯说：通过观察主岁的是南政还是北政，就能得知。

黄帝道：请您详细地跟我讲一讲吧。

岐伯说：北政之年，少阴在泉，则寸口沉细而伏，不应于指；厥阴在泉，则右寸沉细而伏；太阴在泉，则左寸沉细而伏。南政之年，少阴司天，则寸口沉细而伏；厥阴司天，则右寸沉细而伏；太阴司天，则左寸沉细而伏。如果是诸脉都不应的，反其诊就可以得见了。

帝曰：尺候何如？

岐伯曰：北政之岁，三阴在下，则寸不应，三阴在上，则尺不应。南政之岁，三阴在天，则寸不应，三阴在泉，则尺不应，左右同。故曰知其要者，一言而终，不知其要，流散无穷，此之谓也。

帝曰：善。天地之气，内淫而病何如？

岐伯曰：岁厥阴在泉，风淫所胜，则地气不明，平野昧，草乃早秀。民病洒洒振寒，善伸数欠，心痛支满，两胁里急，饮食不下，鬲咽不通，食则呕，腹胀善噫，得后与气，则快然如衰，身体皆重。

岁少阴在泉，热淫所胜，则焰浮川泽，阴处反明。民病腹中肠鸣，气上冲胸、喘、不能久立，寒热皮肤痛、目瞑齿痛、頔肿、恶寒发热如疟，少腹中痛、腹大、蛰虫不藏。

岁太阴在泉，草乃早荣，湿淫所胜，则埃昏岩谷，黄反见黑^①，至阴之交。民病饮积，心痛，耳聋，浑浑焞焞，嗌肿喉痹，阴病血见，少腹痛肿，不得小便，病冲头痛，目似脱，项似拔，腰似折，髀不可以回，腘如结，腨如别。

岁少阳在泉，火淫所胜，则焰明郊野，寒热更至。民病注泄赤白，少腹痛，溺赤，甚则血便，少阴同候。

岁阳明在泉，燥淫所胜，则霿雾清瞑。民病喜呕，呕有苦，善太息，心胁痛，不能反侧，甚则嗌干、面尘，身无膏泽，足外反热。

岁太阳在泉，寒淫所胜，则凝肃惨栗。民病少腹控睾、引腰脊，上冲心痛，血见嗌痛，颔肿。

【注释】①黄反见黑：黄色反见于北方黑色的地方。

【译文】黄帝说：尺候又是怎样的呢？

岐伯说：北政之年，三阴在泉，则寸部不应；三阴司天，则尺部不应。

南政之年，三阴司天，则寸部不应；三阴在泉，则尺部不应。左右的脉象是相同的。因此说，如果能掌握其要领，用简要的语言就能说完了，如果不得要领，就会茫然无头绪，说的就是这个道理。

黄帝说：您说得很对。天地之气内淫发生疾病的情况是怎样的呢？

岐伯说：厥阴在泉之年，风淫之气强胜，则地气不明，平野昏暗，草类提早结实。人们多患恶寒之症，时而喜欢伸懒腰、打呵欠，或者有心痛或撑满之感，两侧胁下感到拘急不舒服，不思饮食，胸膈和咽喉部畅通，吃东西就会呕吐，还会出现腹胀、多噫气等症状，大便或放屁通气后感觉身体轻快好像病情变轻一样，也会全身沉重乏力。

少阴在泉之年，热淫之气胜于内，导致气浮至川泽，阴处反而明。人们患病时多会表现腹中鸣响，体内之气逆行上冲至胸脘，气喘不止以致无法长久站立，寒热之感交加，皮肤疼痛，双眼模糊，牙齿痛，眼部下肿，恶寒发热时有如患疟疾，小腹疼痛，腹部胀大。如果天气温热，则虫类迟迟不会潜伏躲藏。

太阴在泉之年，草会提早生长繁荣，湿淫之气盛行，岩谷间昏暗浑浊，黄土因湿旺盛反而变黑，这是由于土气与至阴之气相互交合所致。人们得病多表现在饮邪积聚，心痛，耳聋，没有知觉，咽喉肿痛，喉痹，阴病会出血，小腹疼痛，小便不通，气向上逆冲至头部，导致头部疼痛，眼睛都好像快要眼球鼓胀似欲脱出，项部好像要被拔出来，腰像被折断一样，髀骨不能回转，膝弯处活动不灵，小腿好像裂开一般。

少阳在泉之年，火气旺盛，郊外野地火光四射明朗，时冷时热。这个时节的人生病多腹泻如注，痢疾赤白，小腹疼痛，小便红色，甚至血便。其余的症状与少阴在泉之年的相同。

阳明在泉之年，燥邪之气淫盛，导致雾气清冷、天色昏暗。这个时节的人生病多出现呕吐症状，吐苦水，时常叹气，心脏、胁部疼痛，无法辗转翻身，甚至咽喉干涩，面色灰暗如蒙灰尘，身体枯瘦，足外侧反感到有热。

太阳在泉之年，寒邪之气淫盛，因此天地间之气凝冷惨栗。这个时节的人生病多出现小腹疼痛，痛感牵引至睾丸、腰脊，向上逆冲至心脘导致心痛，出血，咽喉疼痛，颔部发肿。

帝曰：善。治之奈何？

岐伯曰：诸气在泉，风淫于内，治以辛凉，佐以苦甘；以甘缓之，以辛散之；热淫于内，治以咸寒，佐以甘苦，以酸收之，以苦发之；湿淫于内，治以苦热，佐以酸淡，以苦燥之，以淡泄之；火淫于内，治以咸冷，佐以苦辛，以酸收之，以苦发之；燥淫于内，治以苦温，佐以甘辛，以苦下之；寒淫于内，治以甘热，佐以苦辛，以咸泻之，以辛润之，以苦坚之。

帝曰：善。天气之变何如？

岐伯曰：厥阴司天，风淫所胜，则太虚埃昏，云物以扰，寒生春气，流水不冰，蛰虫不去。民病胃脘当心而痛，上支两胁，膈咽不通，饮食不下，舌本强，食则呕，冷泄腹胀，溏泄瘕水闭，病本于脾。冲阳绝，死不治。

少阴司天，热淫所胜，怫①热大雨且至，火行其政。民病胸中烦热，嗌干、右胠满、皮肤痛，寒热咳喘，唾血血泄、鼽衄、嚏呕、溺色变，甚则疮疡胕肿，肩背臂臑及缺盆中痛，心痛肺䐜，腹大满，膨膨而喘咳，病本于肺，尺泽绝，死不治。

太阴司天，湿淫所胜，则沉阴且布，雨变枯槁，胕肿，骨痛，阴痹。阴痹者，按之不得，腰脊头项痛、时眩、大便难，阴气不用，饥不欲食，咳唾则有血，心如悬。病本于肾，太谿绝，死不治。

【注释】①怫：憋闷的意思。

【译文】黄帝说：是的。这样该如何治疗呢？

岐伯说：但凡在泉之气，风气过盛导致侵入体内的，治疗时主要用辛凉之药，辅佐以苦味，用甘味来缓和，用辛味使其散出风邪之气；热气过盛导致侵入体内的，治疗时主要用咸寒之药，佐以甘苦之味，用酸味之药收敛阴气，用苦味之药发散热邪之气；燥气过重导致侵入体内的，治疗时主要采用苦热之药，佐以酸淡之味，以苦味之药减除湿气，以淡味之药渗泄湿邪；火气过重导致侵入体内的，治疗时主要采用咸冷之药，佐以苦辛之药，以酸味收敛阴气，以苦味发泄火邪之气；燥气过重导致侵入体内的，治疗时主要采用苦温之药，佐以甘辛之药，用苦味来泄下；寒气过重导致侵入体内的，治疗时主要采用甘热之药，佐以苦辛之药，用咸味来泻水，用辛味来温润体内，用苦味之药来巩固阳气。

黄帝说：很对。司天之气的时节变化是怎样的呢？

岐伯说：厥阴司天，风邪气胜，天空低垂昏暗，尘埃低下，云雾搅动不宁，寒冷之季行春令，流水无法结冰，蛰虫不潜伏。这个时节的人生病多出现胃脘，心胸部位疼痛，从两胁至咽喉，咽膈不通，难以饮食，舌根强硬，吃东西就会呕吐，出现冷泻、腹胀、腹泻溏泄、小便不通等症状，病根在脾脏。如果出现冲阳脉绝之状，则多数属于不治之症。

少阴司天，热邪强胜，天气闷热，热极则表示大雨将至。这个时节的人生病多出现胸中烦热，喉咙干燥，右胁处上部胀满，出现皮肤疼痛、寒热、气喘咳嗽、咳血、便血、鼻塞流涕、打喷嚏、呕吐、小便色深，甚至疮疡等症状，出现浮肿，肩、背、臂、臑及缺盆处疼痛，心痛、肺部发胀、腹部、胸部胀满，气喘咳嗽，病根在肺脏。如果出现尺泽脉绝之状，多属于不治之症。

太阳司天，湿气强胜，此时出现天气阴沉，乌云密布，降雨多反使草木枯槁。这个时节的人生病多出现浮肿之状，骨痛阴痹之症，用手按患处不知哪里疼痛，腰脊、头项疼痛，时而晕眩，出现大便困难、阳痿、饥饿不思进食、咳血、心悸如悬等症状，病根在肾。如果出现太谿脉绝之状，多属于不治之症。

少阳司天，火淫所胜，则温气流行，金政不平。民病头痛，发热恶寒而疟，热上皮肤痛，色变黄赤，传而为水，身面胕肿、腹满仰息、泄注赤白、疮疡、咳唾血、烦心，胸中热，甚则衄衄，病本于肺。天府绝，死不治。

阳明司天，燥淫所胜，则木乃晚荣，草乃晚生，筋骨内变，大凉革候，名木敛，生菀于下，草焦上首，蛰虫来见。民病左胠胁痛，寒清于中，感而疟，咳、腹中鸣，注泄鹜溏心胁暴痛，不可反侧，嗌干面尘腰痛，丈夫㿉疝，妇人少腹痛，目昧眦疡，疮痤痈，病本于肝。太冲绝，死不治。

太阳司天，寒淫所胜，则寒气反至，水且冰，运火炎烈，雨暴乃雹。血变于中，发为痈疡。民病厥心痛，呕血、血泄、衄衄、善悲，时眩仆。胸腹满、手热肘挛，掖肿、心澹澹大动，胸胁胃脘不安、面赤目黄、善噫嗌干，甚则色炲，渴而欲饮，病本于心。神门绝，死不治。

所谓动气，知其脏也。

帝曰：善。治之奈何？

岐伯曰：司天之气，风淫所胜，平以辛凉，佐以苦甘，以甘缓之，以酸泻之。热淫所胜，平以咸寒，佐以苦甘，以酸收之。湿淫所胜，平以苦热，佐以酸辛，以苦燥之，以淡泄之。湿上甚而热，治以苦温，佐以甘辛，以汗为故而止。火淫所胜，平以酸冷，佐以苦甘，以酸收之，以苦发之，以酸复之。热淫同。燥淫所胜，平以苦湿，佐以酸辛，以苦下之。寒淫所胜，平以辛热，佐以甘苦，以咸泻之。

帝曰：善。邪气反胜^①，治之奈何？

岐伯曰：风司于地^②，清反胜之，治以酸温，佐以苦甘，以辛平之。热司于地，寒反胜之，治以甘热，佐以苦辛，以咸平之。湿司于地，热反胜之，治以苦冷，佐以咸甘，以苦平之。火司于地，寒反胜之，治以甘热，佐以苦辛，以咸平之。燥司于地，热反胜之，治以平寒，佐以苦甘，以酸平之，以和为利。寒司于地，热反胜之，治以咸冷，佐以甘辛，以苦平之。

帝曰：其司天邪胜③何如？

岐伯曰：风化于天，清反胜之，治以酸温，佐以甘苦。热化于天，寒反胜之，治以甘温，佐以苦酸辛。湿化于天，热反胜之，治以苦寒，佐以苦酸。火化于天，寒反胜之，治以甘热，佐以苦辛。燥化于天，热反胜之，治以辛寒，佐以苦甘。寒化于天，热反胜之，治以咸冷，佐以苦辛。

帝曰：六气相胜奈何？

岐伯曰：厥阴之胜，耳鸣头眩，愦愦欲吐，胃鬲如寒。大风数举，倮虫不滋。胠胁气并，化而为热，小便黄赤，胃脘当心而痛，上支两胁，肠鸣飧泄，少腹痛，注下赤白，甚则呕吐，鬲咽不通。

少阴之胜，心下热，善饥，脐下反动，气游三焦。炎暑至，木乃津，草乃萎。呕逆躁烦，腹满痛，溏泄，传为赤沃④。

太阴之胜，火气内郁，疮疡于中，流散于外，病在胠胁，甚则心痛，热格⑤，头痛、喉痹、项强。独胜则湿气内郁，寒迫下焦，痛留顶，互引眉间，胃满。雨数至，湿化乃见。少腹满，腰脽重强，内不便，善注泄，足下温，头重，足胫胕肿，饮发于中，胕肿于上。

少阳之胜，热客于胃，烦心、心痛、目赤、欲呕、呕酸、善饥、耳痛、溺赤、善惊、谵妄。暴热消烁，草萎水涸，介虫乃屈。少腹痛，下沃赤白。

阳明之胜，清发于中，左胠胁痛、溏泄、内为嗌塞、外发癩疝。大凉肃杀，华英改容，毛虫乃殃。胸中不便，嗌塞而咳。

太阳之胜，凝栗且至，非时水冰，羽乃后化。痔疟发，寒厥入胃则内生心痛，阴中乃疡⑥，隐曲不利，互引阴股，筋肉拘苛，血脉凝泣，络满色变，或为血泄，皮肤否肿，腹满食减，热反上行，头项囟顶脑户中痛，目如脱；寒入下焦，传为濡泻。

【注释】①邪气反胜：本气为自己所不胜的邪气所乘。②风司于地：即厥阴风木在泉。③司天邪胜：指司天之气被邪气反盛。④赤沃：尿血的意思。⑤热格：指热气被阻隔于上。⑥阴中乃疡：指阴部生疮疡。

【译文】少阳司天，火气强胜，此时温热之气盛行，金秋时令不平。这个时节的人生病多出现头痛，发热恶寒引发疟疾，热气久上不下，导致皮肤疼痛，面色黄赤，在里则引发为水病，身体面部浮肿，腹部胀满，抬头仰面喘息不止，腹泻如注，痢疾赤白，疮疡，咳嗽吐血，心中烦闷，胸中发热，甚至鼻涕带血，病根在肺。如果出现天府脉绝之状，多属于不治之症。

阳明司天，燥气强胜，此时树木生长繁盛较迟，草类生长较晚。人体筋骨发生变化，凉气使得天气反常，树木生发之气郁结于下，花草树叶均出现焦枯现象，应该蛰伏的虫类却出动。这个时节的人生病多出现胠胁部位疼痛，受寒凉之气后转发则为疟疾，咳嗽，腹鸣，腹泻严重，大便稀溏，心胁突然疼痛，不能转侧，咽喉干燥，面如土色，腰部疼痛，男子患癫疝，女子小腹疼痛，两眼昏昧不明，眼角发疼，患疮疡痈痤，病根发在肝脏。如果出现太冲脉绝之状，多数属于不治之症。

太阳司天，寒邪之气旺胜，寒气未按时气而至，水多结成冰，如果遇到戊癸火运炎烈，则会出现暴雨冰雹天气。这个时节的人生病多出现内部血脉病变，出现痈疡，厥逆心痛，呕吐有血，便血、衄血，鼻塞流涕，容易感到悲伤，时常感到眩晕，胸腹胀满，手部发热，肘臂挛急，腋下肿胀，心悸严重，胸胁、胃脘难受，面色赤黄，容易引发嗳气，咽喉干燥，甚至面色发黑如饴，口干严重，其病根在心脏。如果出现神门脉绝之状，多属不治之症。

因此说，根据脉气的搏动，可以测其内脏的存亡。

黄帝说:说得对。那么该如何治疗呢?

岐伯说:司天之气,风邪之气旺盛者,治疗时用以辛凉之药,佐以苦甘之味,以甘味缓其急,酸味泻其邪;热邪之气旺盛者,治疗时用以咸寒之药,佐以苦甘之味,以酸味收其阴气;湿邪之气旺盛者,治疗时用以苦热之药,佐以酸辛之味,以苦味药治燥湿,以淡味泄湿邪。如湿邪严重且上部有热的,治疗时用以苦味温性之药,佐以甘辛之味,利用汗解法缓解病情,直到病人恢复其常态方停止;火邪之气旺盛者,治疗时用以酸冷之药,佐以苦甘之味,用酸味收其阴气,以苦味药发泄其火,以酸味药恢复真气,热淫与火淫之气旺盛的情况相同;燥气旺盛者,治疗时以苦温平调,佐以酸辛之味,以苦味之药下其燥结;寒邪之气旺盛的,治疗时用以辛热之药,佐以苦甘之味,以咸味之药泄其寒邪。

黄帝说:说得很对! 本气不足但邪气反胜所导致的病症,应该如何治疗呢?

岐伯说:风气本在泉,若其反被清气所胜,治疗时用以酸温之药,佐以苦甘之味,以辛味药平其气;热气在泉者,若其反被寒气所胜,治疗时用以甘热之药,佐以苦辛之味,用咸味之药平其气;湿气在泉者,若其反被热气所胜,治疗用以苦冷之药,佐以咸甘之味,以苦味之药平其气;火气在泉,但反被寒气所胜,治疗时用以甘热之药,佐以苦辛之味,以咸味之药平其气;燥气在泉者,若其反被热气所胜,治疗时用以平寒之法,佐以苦甘之味,以酸味之药平其气,使冷热平方得宜;寒气在泉者,若其反被热气所胜,治疗时用以咸冷之药,佐以甘辛之味,以苦味之药平其气。

黄帝问:如果司天之气被邪气所胜导致生病的,应该如何治疗呢?

岐伯说:风气司天被清凉之气所胜的,治疗时用以酸温,佐以甘苦之味;热气司天被寒水之气所胜的,治疗时用以甘温,佐以苦酸辛之味;湿气司天被热气所胜的,治疗时用以苦寒,佐以苦酸之味;火气司天被寒气所胜的,治疗时用以甘热,佐以苦辛之味;燥气司天被热气所胜的,治疗用以辛寒,佐以苦甘之味;寒气司天被热气所胜的,治疗时用以咸冷,佐以苦辛之味。

黄帝说：六气偏胜从而导致人体生病的情况是怎么样的？

岐伯说：厥阴风气偏胜的，会引发耳鸣，头晕目眩，胃中翻腾欲吐，胃脘横膈处感到寒冷；大风骤起不断，倮虫不能滋生，此时人们生病多表现，气滞留在胠胁，内化成热，导致小便黄赤，胃脘当心处感到疼痛，肠鸣飧泄，小腹疼痛，痢疾赤白，生病则会呕吐，咽膈之间堵塞不通。

少阴热气偏胜的，则病生心下且有热，常常感到饥饿，肚脐下有气向上逆冲，热气游走至三焦；炎热的夏天到来时，树木流津，草类枯萎，此时人们生病多表现为容易呕逆、烦躁，腹部胀痛，大便溏泻，容易病变成血痢。

太阴湿气偏胜的，火气郁结于内，导致形成疮疡，流散在外则会导致病发于胠胁，严重者会引发心痛，热气被阻隔在上部，容易引发头痛、喉痹、颈项强硬等症状；如果只是单纯由于湿气偏胜导致的内部郁结，寒气迫结下焦，头顶疼痛，从而痛感牵引至眉间，胃中气胀发闷；雨量增多，下雨后湿化现象才开始出现，小腹发胀，腰臀部感到沉重且强直，导致不宜房事，经常腹泻如注，脚下温暖，头部沉重，足胫处浮肿，饮水后上部容易浮肿。

少阳火气偏胜的，热气停留于胃，使得病人感到心烦，心痛，眼睛发红，欲呕，呕则吐酸水，容易感到饥饿，耳痛，小便赤色，容易受惊、谵妄；太阳暴晒的天气消烁津液，草木枯萎，河水干涸，介虫屈伏，患者容易小腹疼痛，痢疾赤白。

阳明燥金偏胜的，清凉之气发于体内，左胠胁处疼痛，大便溏泄，对内则导致咽喉窒塞，外发则导致疝气；此时寒凉肃杀之气胜于天地间，因此草木之花叶开始变色，有毛的虫类会死亡，患病者胸中不舒服，咽喉窒塞，咳嗽不止。

太阳寒气偏胜的，正是凝栗之气到来的时节，会造成不是这个时节该出现的冰冻，羽类之虫孵化延迟。发病会导致生痔疮、得疟疾，如果寒气进入胃部则会导致心病，阴部生疮疡，难于房事，连累至两股内侧，筋肉痉挛麻木，血脉不同，络脉郁结充盈而色变，或者便血，皮肤因气血不通而发肿，腹中气满，食欲不振，热气向上逆行，头顶脑部多处疼痛，眼珠疼得好像要脱出，寒气侵入下焦，发病严重者腹泻如水。

帝曰：治之奈何？

岐伯曰：厥阴之胜，治以甘清，佐以苦辛，以酸泻之。少阴之胜，治以辛寒，佐以苦咸，以甘泻之，太阴之胜，治以咸热，佐以辛甘，以苦泻之。少阳之胜，治以辛寒，佐以甘咸，以甘泻之。阳明之胜，治以酸温，佐以辛甘，以苦泄之。太阳之胜，治以甘热，佐以辛酸，以咸泻之。

帝曰：六气之复何如？

岐伯曰：悉乎哉问也！厥阴之复，少腹坚满，里急暴痛。偃木飞沙，倮虫不荣。厥心痛，汗发呕吐，饮食不入，入而复出，筋骨掉眩清厥，甚则入脾，食痹而吐。冲阳绝，死不治。

少阴之复，燠热内作，烦燥鼽嚏，少腹绞痛，火见燔焫，嗌燥，分注时止，气动于左，上行于右，咳、皮肤痛、暴喑、心痛、郁冒不知人，乃洒淅恶寒振栗，谵妄，寒已而热，渴而欲饮，少气骨痿，隔肠不便，外为浮肿，哕噫。赤气后化[1]，流水不冰，热气大行，介虫不复。病痱疹疮疡、痈疽痤痔，甚则入肺，咳而鼻渊。天府绝，死不治。

太阴之复，湿变乃举，体重中满，食饮不化，阴气上厥，胸中不便，饮发于中，咳喘有声。大雨时行，鳞见于陆[2]，头顶痛重，而掉瘛尤甚，呕而密默，唾吐清液，甚则入肾窍，泻无度。太谿绝，死不治。

少阳之复，大热将至，枯燥燔爇，介虫乃耗。惊瘛咳衄，心热烦躁，便数憎风，厥气上行，面如浮埃，目乃脱瘛；火气内发，上为口糜、呕逆、血溢、血泄，发而为疟，恶寒鼓栗，寒极反热，嗌络焦槁，渴引水浆，色变黄赤，少气脉萎，化而为水，传为胕肿，甚则入肺，咳而血泄。尺泽绝，死不治。

阳明之复，清气大举，森木苍干，毛虫乃厉。病生肤胁，气归于左，善太息，甚则心痛，否满腹胀而泄，呕苦咳哕烦心，病在鬲中，头痛，甚则入肝，惊骇筋挛。太冲绝，死不治。

太阳之复，厥气上行，水凝雨冰，羽虫乃死。心胃生寒，胸膈不利，心痛否满，头痛善悲，时眩仆，食减，腰脽反痛，屈伸不便，地裂冰坚，阳光不治，少腹控睾，引腰脊，上冲心，唾出清水，及为哕噫③，甚则入心，善忘善悲。神门绝，死不治。

【注释】①赤气后化：即火气之行令推迟。②鳞见于陆：鳞，代指鱼类。因为雨水暴发，鱼类出现在陆地的意思。③哕噫：指嗳气。

【译文】黄帝该：那么应该如何治疗呢？

岐伯说：厥阴风气偏胜导致生病的，治疗时用甘清之药，佐以苦辛之味，用酸味之药泻其胜气；少阴热气偏胜导致生病，治疗时用辛寒之药，佐以苦咸之味，用甘味泻其胜气；太阴湿气偏胜导致生病的，治疗时用咸热之药，佐以辛甘之味，用苦味泻其胜气；少阳火气偏胜导致生病的，治疗时用辛寒之药，佐以甘咸之味，用甘味泻其胜气；阳明燥金之气偏胜导致病，治时用酸温之药，佐以辛甘之味，用苦味泻其胜气；太阳寒气偏胜导致生病的，治疗时用苦热之药，佐以辛酸之味，用咸味泻其胜气。

黄帝说：六气引起人体发病等情况是怎样的？

岐伯说：问得真详细啊！厥阴风气之复，则发为少腹部坚满，腹胁之内拘急暴痛，树木倒卧，尘沙飞扬，保虫不得繁荣；发生厥心痛，多汗，呕吐，饮食不下，或食入后又吐出，筋脉抽痛，眩晕，手足逆冷，甚至风邪入脾，食入痹阻不能消化，必吐出而后。如果冲阳脉绝，多属不治的死证。

少阴火气之复，则烦热从内部发生，烦躁，鼻塞流涕，喷嚏，少腹绞痛；火势盛而燔的，咽喉干燥，大便时泄时止，动气生于左腹部而向上逆行于右侧，咳嗽，皮肤痛，突然失音，心痛，昏迷不省人事，继续则洒渐恶寒，振栗寒战，谵语妄动，寒罢而发热，口渴欲饮水，少气，骨软萎弱，肠道梗塞而大便不通，肌肤浮肿，呃逆，嗳气；少阴火热之气后化，因此流水不会结冰，热气流行过甚，介虫不蛰伏，病多痱疹，疮疡，痈疽，痤，痔等外症，甚至热邪入肺，咳嗽，鼻渊。如果天府脉绝，多属不治的死证。

太阴湿气之复，则湿气变化而大行，于是发生身体沉重，胸腹满闷，饮食不消化，阴气上逆，胸中不爽，水饮生于内，咳喘有声；大雨时常下降，洪水淹没了田地，鱼类游行于陆地，人们病发头顶痛而重，抽痛瘈疭更加严重，呕吐，神情默默，口吐清水，甚则湿邪入肾，泄泻频甚而不止。如果太溪脉绝，多属不治的死证。

少阳热气之复，则大热将至，干燥灼热，介虫亦死亡。病多惊恐瘈疭，咳嗽，衄血，心热烦躁，小便频数，怕风，厥逆之气上行，面色如蒙浮尘，眼睛因而瞤动不宁，火气内生则上为口糜，呕逆，吐血，便血，发为疟疾，则恶寒鼓慄，寒极转热，咽喉干燥，渴而善饮，小便变为黄赤，少气，脉萎弱，气蒸热化为水病，传变为浮肿，甚则邪气入肺，咳嗽，便血，如果尺泽脉绝，多属不治的死证。

阳明燥金之复，则清肃之气大行，树木苍老干枯，兽类因之多发生疫病。人们的疾病生于胠胁，燥气偏行于左侧，善于叹息，甚则心痛痞满，腹胀而泄泻，呕吐苦水，咳嗽，呃逆，烦心，病在膈中，头痛，甚则邪气入肝，惊骇，筋挛。如果太冲脉绝，多属不治的死证。

太阳寒气之复，则寒气上行，水结成雨与冰雹，禽类因此死亡。人们的病心胃生寒气，胸膈不宽，心痛痞满，头痛，容易伤悲，时常眩仆，纳食减少，腰臀部疼痛，屈伸不便，地裂坼，冰厚而坚，阳光不温暖，少腹痛牵引睾丸并连及腰脊，逆气上冲于心，以致唾出清水或呃逆嗳气，甚则邪气入心，善忘善悲。如果是神门脉绝，多属不治的死证。

帝曰：善。治之奈何？

岐伯曰：厥阴之复，治以酸寒，佐以甘辛，以酸泻之，以甘缓之。

少阴之复，治以咸寒，佐以苦辛，以甘泻之，以酸收之，辛苦发之，以咸软之。

太阴之复，治以苦热，佐以酸辛，以苦泻之，燥之、泄之。

少阳之复，治以咸冷，佐以苦辛，以咸软之，以酸收之，辛苦发之；发不远热，无犯温凉。少阴同法。

阳明之复，治以辛温，佐以苦甘，以苦泄之，以苦下之，以酸补之。

太阳之复，治以咸热，佐以甘辛，以苦坚之。

治诸胜复，寒者热之，热者寒之，温者清之，清者温之，散者收之，抑者散之，燥者润之，急者缓之，坚者软之，脆者坚之，衰者补之，强者泻之，各安其气，必清必静，则病气衰去，归其所宗，此治之大体也。

帝曰：善。气之上下何谓也？

岐伯曰：身半以上其气三矣，天之分也，天气主之；身半以下，其气三矣，地之分也，地气主之。以名命气，以气命处，而言其病半，所谓天枢也。

故上胜而下俱病者，以地名之[①]；下胜而上俱病者，以天名之[②]。所谓胜至，报气屈伏而未发也。复至则不以天地异名，皆如复气为法也。

【注释】①以地名之：即以地气之名来命名人身受病的脏器。②以天名之：即以天气之名来命名人身受病的脏器。

【译文】黄帝道：对。怎样治疗呢？

岐伯说：厥阴复气所致的病，治用酸寒，佐以甘辛，以酸泻其邪，以甘缓其急。

少阴复气所致的病，治用咸寒，佐以苦辛，以甘泻其邪，以酸味收敛，辛苦发散，以咸软坚。

太阴复气所致的病，治用苦热，佐以酸辛，以苦泻其邪，燥其湿、渗其湿。

少阳复气所致的病，治用咸冷，佐以苦辛，以咸味软坚，以酸味收敛，以辛苦发汗，发汗之药不必避忌热天，但不要触犯温凉的药物，少阴复气所致的病，用发汗药物时与此法相同。

阳明复气所致的病，治用辛温，佐以苦甘，以苦渗泄，以苦味通下，以酸味补虚。

太阳复气所致的病，治用咸热，佐以甘辛，以苦味坚之。

凡治各种胜气复气所致之病，寒的用热，热的用寒，温的用清，清的用温，气散的用收敛，气抑的用发散，燥的使用润泽，急的使用缓和，坚硬使用柔软，脆弱的使用坚固，衰弱的补，亢盛的泻。用各种方法安定正气，使其清静安宁，于是病气衰退，各归其类属，自然无偏生之害。这是治疗上的基本方法。

黄帝道：对。气有上下之分，是什么意思？

岐伯说：身半以上，其气有三，是人身应天的部分，所以是司天之气所主持的；身半以下，其气亦有三，是人身应地的部分，所以是在泉之气所主持的。用上下来指明它的胜气和复气，用气来指明人身部位而说明疾病。"半"就是指天枢。

所以上部的三气胜而下部的三气都病的，以地气之名来命名人身受病的脏气；下部的三气胜而上部的三气都病的，以天气之名来命名人身受病的脏气。以上所说，是指胜气已经到来，而复气尚属伏未发者而言；若复气已经到来，则不能以司天在泉之名以区别之，当以复气的情况为准则。

帝曰：胜复之动，时有常乎？气有必乎？

岐伯曰：时有常位，而气无必也。

帝曰：愿闻其道也。

岐伯曰：初气终三气，天气主之，胜之常也；四气尽终气，地气主之，复之常也。有胜则复，无胜则否。

帝曰：善。复已而胜何如？

岐伯曰：胜至则复，无常数也，衰乃止耳。复已而胜，不复则害，此伤生也。

帝曰：复而反病何也？

岐伯曰：居非其位，不相得也。大复其胜，则主胜之，故反病也，所谓火燥热也。

帝曰：治之何如？

岐伯曰：夫气之胜也，微者随之，甚则制之；气之复也，和者平之，暴者夺之。皆随胜气，安其屈伏，无问其数，以平为期，此其道也。

帝曰：善。客主之胜复奈何？

岐伯曰：客主之气，胜而无复也。

帝曰：其逆从何如？

岐伯曰：主胜逆，客胜从，天之道也。

帝曰：其生病何如？

岐伯曰：厥阴司天，客胜则耳鸣掉眩，甚则咳，主胜则胸胁痛，舌难以言。

少阴司天，客胜则鼽、嚏、颈项强、肩背瞀热、头痛、少气，发热、耳聋、目瞑，甚则胕肿、血溢、疮疡、咳喘。主胜则心热烦躁，甚则胁痛支满。

太阴司天，客胜则首面胕肿，呼吸气喘。主胜则胸腹满，食已而瞀。

少阳司天，客胜则丹疹外发，及为丹熛^①、疮疡、呕逆、喉痹、头痛、嗌肿、耳聋、血溢、内为瘛瘲。主胜则胸满、咳、仰息，甚而有血，手热。

阳明司天，清复内余^②，则咳、衄、嗌塞、心鬲中热，咳不止，而白血出者死。

太阳司天，客胜则胸中不利，出清涕，感寒则咳，主胜则喉嗌中鸣。

厥阴在泉，客胜则大关节不利，内为痉强拘瘛，外为不便；主胜则筋骨繇并，腰腹时痛。

少阴在泉，客胜则腰痛，尻股膝髀腨胻足病，瞀热以酸，胕肿不能久立，溲便变。主胜则厥气上行，心痛发热，鬲中，众痹皆作，发于胠胁，魄汗不藏，四逆而起。

太阴在泉，客胜则足痿下重，便溲不时；湿客下焦，发而濡泻，及为肿，隐曲之疾。主胜则寒气逆满，食饮不下，甚则为疝。

少阳在泉，客胜则腰腹痛，而反恶寒，甚则下白溺白；主胜则热反上行，而客于心，心痛发热，格中而呕，少阴同候。

阳明在泉，客胜则清气动下，少腹坚满，而数便泻。主胜则腰重腹痛，少腹生寒，下为鹜溏，则寒厥于肠，上冲胸中，甚则喘，不能久立。

太阳在泉，寒复内余，则腰尻痛，屈伸不利，股胫足膝中痛。

【注释】①丹熛：丹毒一类的病症。②清复内余：因为阳明司天为金气居火位，没有客胜之名，而清气仍复内余。

【译文】黄帝道：胜复之气的运动，有一定的时候吗？是否一定有胜复之气呢？

岐伯说：四时有一定的常位，而胜复之气的有无，却是不一定的。

黄帝道：请问是何道理？

岐伯说：初之气至三之气，司天之气所主，是胜气常见的时位；四之气到终之气，是在泉气之所主，是复气常见的时位。有胜气才有复气，没有胜气就没有复气。

黄帝道：对。复气已退而又有胜气发生，是怎样的？

岐伯说：有胜气就会有复气，没有一定的规律，气衰减才会停止。因复气之后又有胜气发生，而胜气之后没有相应的复气发生，就会有灾害，这是由于生机被伤的缘故。

黄帝道：复气反而致病，又是什么道理呢？

岐伯说：复气所至之时，不是它时令的正位，与主时之气不相融洽。所以大复其胜，而反被主时之气所胜，因此反而致病。这是指火、燥、热三气来说的。

黄帝道：治疗之法怎样？

岐伯说：六气之胜所致的，轻微的随顺它，严重的制止它；复气所致的，和缓的平调它，暴烈的削弱它。都宜随着胜气来治疗其被抑伏之气，不论其次数多少，以达到平衡为目的。这是治疗的一般规律。

黄帝道：对。客气与主气的胜复是怎样的？

岐伯说：客气与主气二者之间，只有胜没有复。

黄帝道：其逆与顺怎样区别？

岐伯说：主气胜是逆，客气胜是顺，这是自然规律。

黄帝道：客气与主气相胜所致之病是怎样的？

岐伯说：厥阴司天，客气胜则病耳鸣，振掉，眩晕，甚至咳嗽；主气胜则病胸胁疼痛，舌强难以说话。

少阴司天，客气胜则病鼻塞流涕，喷嚏，颈项强硬，肩背部闷热，头痛，神疲无力，发热，耳聋，视物不清，甚至浮肿，出血，疮疡，咳嗽气喘；主气胜则心热烦躁，甚则胁痛，支撑胀满。

太阴司天，客气胜则病头面浮肿，呼吸气喘；主气胜则病胸腹满，食后胸腹闷乱。

少阳司天，客气胜则病亦疹发于皮肤，以及赤游丹毒，疮疡，呕吐气逆，喉痹，头痛，咽喉肿，耳聋，血溢，内症为瘤瘕；主气胜则病胸满，咳嗽仰息，甚至咳而有血，两手发热。

阳明司天，清气复胜而有余于内，则病咳嗽，衄血，咽喉窒塞，心膈中热，咳嗽不止，出现面白出血就会死亡。

太阳司天，客气胜则胸闷不舒，流清涕，受寒咳嗽；主气胜则咽喉鸣响。

厥阴在泉，客气胜则大关节不利，内为痉强拘挛瘤瘕，外为运动不便；主气胜则病筋骨振摇强直，腰腹时时疼痛。

少阴在泉，客气胜则病腰痛，尻、股、膝、髀足等部位病瞀热而酸，浮肿不能久立，二便失常；主气胜则病逆气上冲，心痛发热，膈内及诸痹都发作，病发于肤胁，汗多不收，四肢厥冷因之而起。

太阴在泉，客气胜则病足痿，下肢沉重，大小便不时而下，湿客下焦，则发为濡泻以及浮肿、前阴病变；主气胜则病寒气上逆而痞满，饮食不下，甚至发为疝痛。

少阳在泉，客气胜则病腰腹痛而反恶寒，甚至下痢白沫、小便清白；主气胜则热反上行而侵犯到心胸，心痛，发热，中焦格拒而呕吐。其他各种证候与少阴在泉所致者相同。

阳明在泉，客气胜则清凉之气动于下部，少腹坚满而频频腹泻；主气胜则病腰重，腹痛，少腹生寒，大便溏泄，寒气逆于肠，上冲胸中，甚则气喘不能久立。

太阳在泉，寒气复胜而有余于内，则腰、尻疼痛，屈伸不利，股、胫、足、膝中疼痛。

帝曰：善。治之奈何？

岐伯曰：高者抑之，下者举之，有余折之，不足补之，佐以所利，和以所宜，必安其主客，适其寒温，同者逆之，异者从之。

帝曰：治寒以热，治热以寒，气相得者逆之，不相得者从之，余以知之矣。其于正味何如？

岐伯曰：木位之主，其泻以酸，其补以辛；火位之主，其泻以甘，其补以咸；土位之主，其泻以苦，其补以甘；金味之主，其泻以辛，其补以酸；水位之主，其泻以咸，其补以苦。

厥阴之客，以辛补之，以酸泻之，以甘缓之。少阴之客，以咸补之，以甘泻之，以酸收之。太阴之客，以甘补之，以苦泻之，以甘缓之。少阳之客，以咸补之，以甘泻之，以咸软之。阳明之客，以酸补之，以辛泻之，以苦泄之。太阳之客，以苦补之，以咸泻之，以苦坚之，以辛润之，开发腠理，致津液通气也。

帝曰：善。愿闻阴阳之三也，何谓？

岐伯曰：气有多少，异用也。

帝曰：阳明何谓也？

岐伯曰：两阳合明也。

帝曰：厥阴何也？

岐伯曰：两阴交尽也。

帝曰：气有多少，病有盛衰，治有缓急，方有大小，愿闻其约奈何？

岐伯曰：气有高下，病有远近，证有中外，治有轻重，适其至所为故也。

《大要》曰：君一臣二，奇之制也；君二臣四，偶之制也；君二臣三，奇之制也；君二臣六，偶之制也。

故曰：近者奇之，远者偶之；汗者不以奇，下者不以偶；补上治上制以缓，补下治下制以急；急则气味厚，缓则气味薄，适其至所，此之谓也。

病所远而中道气味乏者, 食而过之, 无越其制度也。是故平气之道, 近而奇偶, 制小其服也; 远而奇偶, 制大其服也; 大则数少, 小则数多, 多则九之, 少则二之。

奇之不去则偶之, 是谓重方; 偶之不去, 则反佐以取之, 所谓寒热温凉, 反从其病也。

帝曰: 善。病生于本①, 余知之矣。生于标者, 治之奈何?

岐伯曰: 病反其本, 得标之病, 治反其本, 得标之方。

帝曰: 善。六气之胜, 何以候之?

岐伯曰: 乘其至也; 清气大来, 燥之胜也, 风木受邪, 肝病生焉; 热气大来, 火之胜也, 金燥受邪, 肺病生焉; 寒气大来, 水之胜也, 火热受邪, 心病生焉; 湿气大来, 土之胜也, 寒水受邪, 肾病生焉; 风气大来, 木之胜也, 土湿受邪, 脾病生焉。所谓感邪而生病也。乘年之虚②, 则邪甚也。失时之和, 亦邪甚也。遇月之空, 亦邪甚也。重感于邪, 则病危矣。有胜之气, 其必来复也。

帝曰: 其脉至何如?

岐伯曰: 厥阴之至其脉弦, 少阴之至其脉钩, 太阴之至其脉沉, 少阳之至大而浮, 阳明之至短而涩, 太阳之至大而长。至而和则平, 至而甚则病, 至而反者病, 至而不至者病, 未至而至者病。阴阳易者危。

帝曰: 六气标本, 所从不同奈何?

岐伯曰: 气有从本者, 有从标本者, 有不从标本者也。

帝曰: 愿卒闻之。

岐伯曰: 少阳太阴从本③, 少阴太阳从本从标④, 阳明厥阴不从标本, 从乎中⑤也。故从本者化生于本, 从标本者有标本之化, 从中者以中气为化也。

帝曰：脉从而病反者，其诊何如？

岐伯曰：脉至而从，按之不鼓，诸阳皆然。

帝曰：诸阴之反，其脉何如？

岐伯曰：脉至而从，按之鼓甚而盛也。

是故百病之起，有生于本者，有生于标者，有生于中气者，有取本而得者，有取标而得者，有取中气而得者，有取标本而得者，有逆取而得者，有从取而得者。逆，正顺也，若顺，逆也。

故曰：知标与本，用之不殆，明知逆顺，正行无问，此之谓也。不知是者，不足以言诊，足以乱经。故大要曰：粗工嘻嘻，以为可知，言热未已，寒病复始，同气异形，迷诊乱经，此之谓也。

夫标本之道，要而博，小而大，可以言一而知百病之害，言标与本，易而勿损，察本与标，气可令调，明知胜复，为万民式，天之道毕矣。

【注释】①本：指风、热、湿、火、燥、寒六气。②年之虚：指主岁之气不及的年份。③少阳太阴从本：因为少阳之本为火，太阴之本为湿，本末同。④少阴太阳从本从标：少阴之本热，其标阴；太阳之本寒，其标阳，本末不同。⑤阳明厥阴，不从标本从乎中：阳明之中太阴，厥阴之中少阳，本末与中不同。

【译文】黄帝道：对。治法应该怎样？

岐伯说：上冲的抑使下降，陷下的举之使上升，有余的折其势，不足的补其虚，以有利于正气的辅助，以适宜的药食来调和，必须使主客之气安泰，根据其寒温，客主之气相同的用逆治法，相反的用从治法。

黄帝道：治寒用热，治热用寒，主客之气相同的用逆治，相反的用从治，我已经知道了。应该用哪些适宜的正味补泻呢？

岐伯说：厥阴风木主气之时，其泻用酸，其补用辛；少阴君火与少阳相火主气之时, 其泻用甘, 其补用咸; 太阴湿土主气之时, 其泻用苦, 其补用甘; 阳明燥金主气之时, 其泻用辛, 其补用酸; 太阳寒水主气之时, 其泻用咸, 其补用苦。

厥阴客气为病, 补用辛, 泻用酸, 缓用甘; 少阴客气为病, 补用咸, 泻用甘, 收用酸; 太阴客气为病, 补用甘, 泻用苦, 缓用甘; 少阳客气为病, 补用咸, 泻用甘, 软坚用咸; 阳明客气为病, 补用酸, 泻用辛, 泄用苦; 太阳客气为病, 补用苦, 泻用咸, 坚用苦, 润用辛。开发腠理, 使津液和利阳气通畅。

黄帝道: 对。请问阴阳各分之为三, 是什么意思?

岐伯说: 因为阴阳之气有多有少, 作用各有不同的缘故。

黄帝道: 何以称为阳明?

岐伯说: 两阳相合而明, 故称阳明。

黄帝道: 何以称为厥阴?

岐伯说: 两阴交尽, 故称为厥阴。

黄帝道: 气有多少, 病有盛衰, 因之治疗有缓急, 方剂有大有小, 请问其中的一般规律怎样?

岐伯说: 邪气有高下之别, 病位有远近之分, 症状有内外之异, 治法有轻重的不同, 总之以药气适达病所为准则。

《大要》说, 君药一, 臣药二, 是奇方的制度; 君药二, 臣药四, 是偶方的制度; 君药二, 臣药三, 是奇方的制度; 君药二, 臣药六, 是偶方的制度, 病在近用奇方, 病在远用偶方, 发汗之剂不用奇法, 攻下不用偶方。

补益与治疗上部的方制宜缓, 补益与治疗下部的方制宜急。急的气味厚, 缓的气味薄。方制用药要恰到病处, 就是指此而言。

如果病所远, 药之气味中道不足者, 当调剂药食的时间, 病在上可先食而后药, 病在下可先药而后食, 不要违反这个规律。所以适当的治疗方法, 病位近用奇方或偶方, 宜制小其方药之量, 病位远用奇偶之方, 宜制大其方药之量, 方剂大的是药味数少而量重, 方制小的是药味数多而量轻。

味数多的可至九味，味数少的可用两味。

用奇方而病不去，则用偶方，叫做重方；用偶方而病不去，则用相反的药味来反佐，以达治疗之目的。所谓反佐，就是佐药的性味，反而与病情的寒热温凉相同。

黄帝道：对。病生于风热湿火燥寒的，我已经知道了。生于标的怎样治疗呢？

岐伯说：懂得病生于本，反过来就会明白病生于标，治疗病生于本的方法，反过来就是治疗病生于标的方法。

黄帝道：对。六气的胜气，怎样候察呢？

岐伯说：当胜气到来的时候进行候察。清气大来是燥气之胜，风木受邪，肝病就发生；热气大来是火气之胜，燥金受邪，肺病就发生了；寒热气大来，是水气之胜，火热受邪，心病就发生了；湿气大来是土气之胜，寒水受邪，脾病就发生了；这些都是感受胜气之邪而生病的。如果遇到运气不足之年，则邪气更甚；如主时之气不和，也会使邪气更甚；遇月廓空的时候，其邪亦甚。重复感受邪气，其病就危重了。有了胜气，其后必然会有复气。

黄帝道：六气到来时的脉象是怎样的？

岐伯说：厥阴之气到来，其脉为弦；少阴之气到来，其脉为钩；太阴之气到来，其脉为沉；少阳之气到来，其脉为大而浮；阳明之气到来，其脉为涩；太阳之气到来，其脉为大而长。气至而脉和缓的是平人，气至而脉应过甚的是病态，气至而脉相反的是病态，气至而脉不至的是病态，气未至而脉已至的是病态，阴阳交错更易的其病危重。

黄帝道：六气各有标本，变化所不同，是怎样的？

岐伯说：六气有从本化的，有从标化的，有不从标本的。

黄帝道：我希望听您详细地讲讲。

岐伯说：少阳、太阴从本化，少阴、太阳既从本又从标，阳明、厥阴不从标本而从其中气。所以从本的化生于本，从标的化生于标，从中气的化生于中气。

黄帝道: 脉与病似相同而实相反的, 怎样诊察呢?

岐伯说: 脉至与症相从, 但按之不鼓击于指下, 诸似阳证的, 都是这样。

黄帝道: 凡是阴证而相反的, 其脉象怎样?

岐伯说: 脉至与症相从, 但按之却鼓指而强盛有力。

所以各种疾病开始发生, 有生于本的, 有生于标的, 有生于中气的; 治疗时有治其本而得愈的, 有治其标而得愈的, 有治其中气而得愈的, 有治其标而得愈的, 有逆治而得愈的, 有从治而得愈的。所谓逆其病气而治, 其实是顺治; 所谓顺其病气而治, 其实是逆治。

所以说, 知道了标与本的理论, 用之于临床就不会有困难; 明白了逆与顺的治法, 就可正确的进行处理而不产生疑问。就是这个意思。不知道这些理论, 就不足以谈论诊断, 却足以扰乱经旨。故《大要》说: 技术粗浅的医生, 沾沾自喜, 以为什么病都能知道了, 结果他认为是热证, 言语未了, 而寒病又开始显露出来了。他不了解同是一气所生的病变而有不同的形证, 诊断迷惑, 经旨错乱。就是这个道理。

标本的理论, 扼要而广博, 从小可及大, 举一个例子可以了解许多病的变化。所以懂得了标与本, 就易于掌握而不致有所损害, 察之属本与属标, 就可以使病气调和, 明确胜之气的道理, 就可以为群众的榜样。对天地变化的道理, 就了解得比较彻底了。

帝曰: 胜复之变, 早晏何如?

岐伯曰: 夫所胜者, 胜至已病, 病已愠愠①, 而复已萌也。夫所复者, 胜尽而起, 得位而甚, 胜有微甚, 复有少多, 胜和而和, 胜虚而虚, 天之常也。

帝曰: 胜复之作, 动不当位, 或后时而至, 其故何也?

岐伯曰：夫气之生，与其化，衰盛异也。寒暑温凉，盛衰之用，其在四维，故阳之动始于温，盛于暑；阴之动始于清，盛于寒；春夏秋冬各差其分。故大要曰：彼春之暖为夏之暑彼秋之忿，为冬之怒。谨按四维，斥候皆归，其终可见，其始可知，此之谓也。

帝曰：差有数乎？

岐伯曰：又凡三十度也。

帝曰：其脉应，皆何如？

岐伯曰：差同正法，待时而去也。《脉要》曰：春不沉，夏不弦，冬不涩，秋不数，是谓四塞。沉甚曰病，弦甚曰病，涩甚曰病，数甚曰病，参见曰病，复见曰病，未去而去曰病，去而不去曰病，反者死。故曰气之相守司也，如权衡之不得相失也。夫阴阳之气，清静则生化治，动则苛疾起，此之谓也。

帝曰：幽明何如？

岐伯曰：两阴交尽故曰幽，两阳合明故曰明。幽明之配，寒暑之异也。

帝曰：分至②何如？

岐伯曰：气至之谓至，气分之谓分。至则气同，分则气异，所谓天地之正纪也。

帝曰：夫子言春秋气始于前，冬夏气始于后，余已知之矣。然六气往复，主岁不常也，其补泻奈何？

岐伯曰：上下所主，随其攸利③，正其味，则其要也。左右同法。《大要》曰：少阳之主，先甘后咸；阳明之主，先辛后酸；太阳之主，先咸后苦；厥阴之主，先酸后辛；少阴之主，先甘后咸；太阴之主，先苦后甘。佐以所利，资以所生，是谓得气。

帝曰：善。夫百病之生也，皆生于风寒暑湿燥火，以之化之变也。经言盛者泻之，虚则补之，余锡以方士，而方士用之，尚未能十全，余欲令要道必行，桴鼓相应，犹拔刺雪污，工巧神圣，可得闻乎？

岐伯曰：审察病机，无失气宜，此之谓也。

帝曰：愿闻病机何如？

岐伯曰：诸风掉眩④，皆属于肝；诸寒收引⑤，皆属于肾；诸气膹郁，皆属于肺；诸湿肿满，皆属于脾；诸热瞀瘛⑥，皆属于火；诸痛痒疮，皆属于心；诸厥固泄⑦，皆属于下；诸痿喘呕，皆属于上；诸禁鼓慄⑧，如丧神守，皆属于火；诸痉项强，皆属于湿；诸逆冲上，皆属于火；诸腹胀大，皆属于热；诸躁狂越，皆属于火；诸暴强直⑨，皆属于风；诸病有声，鼓之如鼓，皆属于热；诸病胕肿，疼酸惊骇，皆属于火；诸转反戾⑩，水液浑浊，皆属于热；诸病水液，澄澈清冷，皆属于寒；诸呕吐酸，暴注下迫，皆属于热。

故《大要》曰：谨守病机，各司其属，有者求之，无者求之，盛者责之，虚者责之，必先五胜，疏其血气，令其调达，而致和平，此之谓也。

【注释】①愠愠：愠通"蕴"，积聚的意思。②分至：指春分与秋分，夏至与冬至。③攸利：攸，所。攸利，所宜的意思。④掉眩：掉，摇晃；掉眩，眩晕旋转之意。⑤收引：指筋脉痉挛的样子。⑥瞀瘛：瞀，昏闷；瘛，抽搐。⑦厥固泄：厥，在病症中指昏厥和肢厥；固，二便不通；泄，二便泄利。⑧禁鼓慄：禁，通"噤"，指口噤不开；鼓慄，是战栗的样子。⑨暴强直：暴，是突然的意思，指突然发生的全身筋脉挛急。⑩转反戾：转，扭转；反，反张；戾，身体屈曲；转反戾，即由于筋脉扭曲，使肢体出现扭曲、反张等状态，与抽搐不同。

【译文】黄帝道：胜气复气的变化，时间的早晚怎样？

岐伯说：大凡所胜之气，胜气到来就发病，待病气积聚之时，而复气就开始萌动了。复气，是胜气终了的时候开始的，得其气之时位则加剧。胜气有轻重，复气也有多少，胜气和缓，复气也和缓，胜气虚，复气也虚，这是自然变化的常规。

黄帝道：胜复之气的发作，萌动之时不当其时位，或后于时位而出现，是什么缘故？

岐伯说：因为气的发生和变化，盛和衰有所不同。寒暑温凉盛衰的作用，表现在辰戌丑未四季月之时。故阳气的发动，始于温而盛于暑；阴气的发动，始于凉而盛于寒。春夏秋冬四季之间，有一定的时差。故《大要》说：因春天的温暖，成为夏天的暑热，因秋天的肃杀，成为冬天的凛冽。谨慎体察四季月的变化，伺望气候的回归，如此可以见到气的结束，也可以知道气的开始。就是这个意思。

黄帝道：四时之气的差分有常数否？

岐伯说：大多是三十天。

黄帝道：其在脉象上的反应是怎样的？

岐伯说：时差与正常时相同，待其时过而脉亦去。《脉要》说：春脉无沉象，夏脉无弦象，动脉无涩象，秋脉无数象，是四时生气闭塞。沉而太过的是病脉，弦而太过的是病脉，涩而太过的是病脉，数而太过的是病脉，参差而见的是病脉，去而复见的是病脉，气未去而脉先去的是病脉。气去而脉不去的是病脉，脉与气相反的是死脉。所以说：气与脉之相守，象权衡之器一样不可有所差失，大凡阴阳之气，清静则生化就正常，扰动则导致疾病发生。就是这个道理。

黄帝道：幽和明是什麽意思？

岐伯说：太阴、少阴两阴交尽，叫做幽；太阳、少阳两阳和明，叫做明。幽和明配合阴阳，就有寒暑的不同。

黄帝道：分和至是什么意思？

岐伯说：气来叫做至，气分叫做分；气至之时其气同，气分之时其气就异。所以春分秋分的二分和夏至冬至的二至，是天地正常气化纪时的纲领。

黄帝道：先生所说的春秋之气开始在前，冬夏之气开始于后，我已知道了。然而六气往复运动，主岁之时有非固定不变，其补泻方法是怎样的？

岐伯说：根据司天、在泉之气所主之时，随其所宜，正确选用药味，是治疗上的主要关键。左右间气的治法与此相同。《大要》说：少阳主岁，先甘后咸；阳明主岁，先辛后酸；太阳主岁，先咸后苦；厥阴主岁，先酸后辛；少阴主岁，先甘后咸；太阴主岁，先苦后甘；佐以所宜的药物，助其生化之源泉，就掌握了治疗规律。

黄帝道：讲得对！许多疾病的发生，都由于风寒暑湿燥火六气的变化。医经上说：实证用泻法治疗，虚证用补法治疗，我把方法告诉了医工，但是医工们运用，却不能收到十全的效果。我想使这些重要的理论得到普遍运用，并且能够收到桴鼓相应的效果，如拔刺、雪污一样，对于望闻问切的诊察方法和技术，可以告诉我吗？

岐伯说：审查疾病和发展变化的机理，切勿失却气宜。就是这个意思。

黄帝道：请问疾病发生和发展变化机理是怎样的？

岐伯说：凡是风病，振摇眩晕，都属于肝。凡是寒病，收引拘急，都属于肾。凡是气病，喘急胸闷，都属于肺。凡是湿病，浮肿胀满，都属于脾。凡是热病，神志昏乱，肢体抽搐，都属于火。凡是疼痛，瘙痒的疮疡，都属于心。凡是厥逆，二便不痛或失禁，都属于下焦。凡是痿证，喘逆呕吐，都属于上焦。凡是口噤不开，鼓颌战栗，神志不安，都属于火。凡是痉病，颈项强急，都属于湿。凡是气逆上冲，都属于火。凡是胀满腹大，都属于热。凡是躁动不安，发狂越常，都属于火。凡是突然发生强直，都属于风。凡是因病有声，叩之如鼓，都属于热。凡是浮肿，疼痛酸楚，惊骇不宁，都属于火。凡是转筋反折，排除的水液，都属于热。凡是排泄的水液澄明清冷，都属于寒。凡是呕吐酸水，急剧下利，都属于热。

所以《大要》说：谨慎地掌握病机，分别观察其所属关系，有邪、无邪均必须加以推求,实证、虚证都要详细研究,首先分析五气中何气所胜,然后疏通其血气,使之调达舒畅,而归于和平。就是这个意思。

　　帝曰:善。五味阴阳之用何如?

　　岐伯曰:辛甘发散为阳,酸苦涌泄为阴,咸味涌泄为阴,淡味渗泄为阳。六者或收或散,或缓或急,或燥或润,或软或坚,以所利而行之,调其气使其平也。

　　帝曰:非调气而得者,治之奈何? 有毒无毒,何先何后,愿闻其道。

　　岐伯曰:有毒无毒,所治为主,适大小为制也。

　　帝曰:请言其制?

　　岐伯曰:君一臣二,制之小也;君一臣三佐五,制之中也,君一臣三佐九,制之大也。

　　寒者热之,热者寒之①,微者逆之,甚者从之②,坚者削之,客者除之,劳者温之,结者散之,留者攻之,燥者濡之,急者缓之,散者收之,损者温之,逸者行之,惊者平之,上之下之,摩之浴之,薄之劫之,开之发之,适事为故。

　　帝曰:何谓逆从?

　　岐伯曰:逆者正治,从者反治,从少从多,观其事也。

　　帝曰:反治何谓?

　　岐伯曰:热因热用,寒因寒用③,塞因塞用,通因通用,必伏其所主,而先其所因④,其始则同,其终则异,可使破积,可使溃坚,可使气和,可使必已。

　　帝曰:善。气调而得者何如?

　　岐伯曰:逆之从之,逆而从之,从而逆之,疏气令调,则其道也。

　　帝曰:善。病之中外何如?

岐伯曰：从内之外者，调其内，从外之内者，治其外；从内之外而盛于外者，先调其内而后治其外，从外之内而盛于内者，先治其外而后调其内；中外不相及，则治主病。

帝曰：善。火热复，恶寒发热，有如疟状，或一日发，或间数日发，其故何也？

岐伯曰：胜复之气，会遇之时，有多少也。阴气多而阳气少，则其发日远⑤；阳气多而阴气少，则其发日近。此胜复相薄，盛衰之节，疟亦同法。

帝曰：论言治寒以热，治热以寒，而方士不能废绳墨而更其道也。有病热者寒之而热，有病寒者热之而寒，二者皆在，新病复起，奈何治？

岐伯曰：诸寒之而热者，取之阴；热之而寒者，取之阳；所谓求其属也。

帝曰：善。服寒而反热，服热而反寒，其故何也？

岐伯曰：治其王气，是以反也。

帝曰：不治王而然者何也？

岐伯曰：悉乎哉问也！不治五味属也。夫五味入胃，各归所喜，故酸先入肝，苦先入心，甘先入脾，辛先入肺，咸先入肾，久而增气，物化之常也。气增而久，天之由也。

帝曰：善。方制君臣，何谓也？

岐伯曰：主病之谓君，佐君之谓臣，应臣之谓使，非上下三品之谓也。

帝曰：三品何谓？

岐伯曰：所以明善恶之殊贯⑥也。

帝曰：善。病之中外何如？

岐伯曰：调气之方，必别阴阳，定其中外，各守其乡。内者内治，外者外治, 微者调之, 其次平之, 盛者夺之, 汗之下之, 寒热温凉, 衰之以属, 随其攸利, 谨道如法, 万举万全, 气血正平, 长有天命。

帝曰: 善。

【注释】①寒者热之, 热者寒之: 这是一般正治的方法, 即用温热的药治疗寒证, 用寒凉的药物治疗热证。②微者逆之, 甚者从之: 微和甚, 指病势而言。指病情轻浅的单纯没有假象, 治疗药物性质要与疾病外在表现相反, 如表现为热, 就用寒药, 这种方法就是"逆之"; 病情很重的往往表现出与疾病性质本身相反的假象, 治疗时药物的属性可能与疾病外在表现的偏性一致, 例如大寒表现的发热, 还要用温药治疗, 这就是"从之"。③热因热用, 寒因寒用: 即反治法的法则。指用热药治疗真寒假热证, 用寒药治疗真热假寒证。④伏其所主, 而先其所因: 主, 指疾病的本质。意思是要想制伏其主病, 必先找出致病的原因。⑤日远: 这里指间隔的时间比较长。⑥善恶之殊贯: 这里指药物的有毒无毒之分。

【译文】黄帝道: 讲得对。药物五味有阴阳之分, 它们的作用怎样?

岐伯说: 辛甘发散的属阳, 酸苦涌泄的属阴, 咸味涌泄的属阴, 淡味渗泄的属阳。辛甘酸苦咸淡六者, 或收敛, 或发散, 或缓和, 或急暴, 或燥湿, 或润泽, 或柔软, 或坚实, 根据病情之所宜运用, 以条理气机, 使阴阳归于平衡。

黄帝道: 有的病不是用调气之法所能治愈的, 应该怎样治疗? 有毒无毒之药, 哪种先用, 哪种后用? 我想知道它的方法。

岐伯说: 有毒无毒药物的使用, 以适应所治病症的需要为原则, 根据病情的轻重制定方剂大小。

黄帝道: 请您讲讲方剂的制度?

岐伯说: 君药一, 臣药二, 是小方的组成法; 君药一, 臣药三, 佐药五, 是中等方的组成法; 君药一, 臣药三, 佐药九, 是大方的组成法。

寒病用热药治疗, 热病用寒药治疗, 病轻的逆其病气而治, 病重的从其病气而治，坚实的削弱它，有客邪的驱除它，因劳倦所致的温养它，耗散的收敛它，虚损的温补它，安逸的通行它，惊悸的平静它，在上者使之上越，在下者使之下夺，或用按摩，或用汤浴，或迫使其外出，或劫截其发作，或用开导，或用发泄，以适合病情为度。

黄帝道：那什么叫逆从？

岐伯说：逆就是正治法，从就是反治法。反治药的多少，要根据病情而定。

黄帝道：反治是怎样的？

岐伯说：就是热因热用，寒因寒用，塞因塞用，通因通用。要制伏疾病的本质，必先探求发病的原因。反治法开始时药性与病性似乎相同，但最终其药性与病性是相反的。可以用来破除积滞，消散坚块，调畅气机，使疾病痊愈。

黄帝道：对。调畅气机而病得痊愈的是怎样的呢？

岐伯说：或用逆治，或用从治，或先逆后从，或先从后逆，疏通气机，使其调达，这就是调气的治法。

黄帝说：说得对。生病有内脏与身体外部相互影响的，这种情况该如何治疗呢？

岐伯说：由内脏影响至身体外部的，应该先治疗其内脏；由身体外部影响到内脏的，应该先治疗其身体上的病；由内脏影响至身体外部但症状偏重于内脏的，应该先治疗其身体上的病，然后再治内脏上的病；内脏与身体外部没有影响的，只要治疗其发病的主要部位的病症。

黄帝说：说得对。火热之症，反复出现恶寒发热症状，有如患疟疾一般，或者一天发作一次，或者几天发作一次，这是什么原因呢？

岐伯说：这是由于胜复之气相遇时，阴阳之气的数量各有不同。阴气多、阳气少的，发作的间隔时间长；阳气多、阴气少的，发作的间隔时间就短。胜气与复气的各相搏斗，这也是寒热盛衰的关键所在，疟疾的原理同样如此。

　　黄帝说：医论上说，治疗寒证应该用热药，治疗热证应该用寒药，医生不能违背这些准则，不能改变其规律。但有的热病，服用寒药后会更热；有的寒病，服用热药后更寒。不但原有的寒、热没有散去，反而新增加了病情，这该如何治疗呢？岐伯说：但凡用寒药后反而更热的，应该为其滋阴，用热药反而更寒的，应该为其补阳，这就是究其根本的治疗方法。

　　黄帝说：说得对。服用寒药而反热，服用热药而反寒，这是什么原因呢？

　　岐伯说：如果只注意到了治疗亢盛之气，而忽略了虚弱的根本原因，就会导致相反的结果。

　　黄帝说：有的病情并不是由于亢盛之气所致，是什么原因呢？

　　岐伯说：您问得真详细呀！没有治疗亢盛之气，那就是因为不了解五味的相互关系。一般情况下，五味入胃后，各自归入所属的脏器。因此酸先入肝，苦先入心，甘先入脾，辛先入肺，咸先入肾。服用时间越长，体内的积累越多越强，因此是致死的原因。

　　黄帝说：是的。方剂制度分君臣，这是什么意思呢？

　　岐伯说：治病的主治之药叫做"君"，辅助之药的叫"臣"，顺应臣药的叫"使"，并非指上、中、下三品。

　　黄帝说：那什么叫"三品"呢？

　　岐伯说："三品"是用来表示药性有无毒性的分类方法。

　　黄帝说：对。请问疾病的内在和外在如何区分治疗呢？

　　岐伯说：调治病气必须能够辨别阴阳，确定它是发自内还是发在外，根据病症所在，在内者治内，在外者治外。轻微的病况，较盛的病况，亢盛的病况，在表的汗之，在里的下之，根据寒热和温凉等不同情况和属性，衰减其所属的病症，以随其变化而调整为准。谨慎地遵守以上这些的法则，看病时就能万治万全，保证气血平和，确保病人能颐养天年。

　　黄帝说：您说得好极了。

卷之二十三

著至教论篇第七十五

黄帝坐明堂，召雷公而问之曰：子知医之道乎？

雷公对曰：诵而颇能解，解而未能别，别而未能明，明而未能彰，足以治群僚，不足至侯王。愿得受树天之度，四时阴阳合之，别星辰与日月光，以彰经术，后世益明，上通神农，著至教，疑于二皇。

帝曰：善。无失之，此皆阴阳表里，上下雌雄相输应也。而道，上知天文，下知地理，中知人事，可以长久，以教众庶，亦不疑殆，医道论篇，可传后世，可以为宝。

雷公曰：请受道，讽诵用解。

帝曰：子不闻《阴阳传》乎？

曰：不知。

曰：夫三阳天为业。上下无常，合而病至，偏害阴阳。

雷公曰：三阳莫当，请闻其解。

帝曰：三阳独至者，是三阳并至，并至如风雨，上为巅疾，下为漏病。外无期，内无正，不中经纪，诊无上下，以书别。

雷公曰：臣治疏愈，说意而已。

帝曰：三阳者至阳也，积并则为惊，病起疾风，至如礔砺^①，九窍皆塞，阳气滂溢^②，干嗌喉塞。并于阴则上下无常，薄为肠澼，此谓三阳直心，坐不得起,，卧者便身全三阳之病。且以知天下，何以别阴阳，应四时，合之五行。

雷公曰：阳言不别，阴言不理，请起受解^③，以为至道。

帝曰：子若受传，不知合至道，以惑师教，语子至道之要，病伤五脏，筋骨以消，子言不明不别，是世主学尽矣。肾且绝，愧愧日暮，从容不出，人事不殷。

【注释】①礔砺：响声巨大的急雷。②滂溢：像大小涌流横溢。③受解：接受教导。

【译文】黄帝坐在明堂里面，召来雷公向他问问题：您知道医学道理吗？

雷公答道：我虽然读了很多医书，却还是不能很好地去解释，就算可以作一些粗浅的解释，但不能解释清楚，就算能作一些辨别，但还不懂其中的道理，即使能知晓一些道理，但还不能很好的用在临床，因此我的医术只能用来治疗一般官员的病，不能用它来治疗王侯的疾病。希望您教我树立天的理数，融合四时阴阳的变化，测算日月星辰光影的知识，从而阐明医学理论，可以让后世更加明确无误，可以上通于神农，这确实是至真至确的教化，简直就可以同二皇的功德相比。

黄帝说：讲得很好！不要忘记了，这些都是阴阳、表里、上下、雌雄相互联系相互呼应的道理。从医学上讲，必须上知天文，下知地理，中知人事。只有如此才能长久流传，并用来教育众人，才不会导致产生疑惑，把这些内容写成医学著作，流传于后世，成为一份宝贵财富。

雷公说：恳请让我接收这些医学理论，方便诵读理解。

黄帝说：您没有听说《阴阳传》这部著作吗？

雷公回答说：没听说过。

黄帝说：三阳在人体中就象自然界天的作用一样，护卫人身体上下，如果上下运行失去平衡，那么内外的邪气就会相合伤害人的身体，从而导致疾病，以致伤害人身体的阴阳之气。

雷公问说：三阳莫当这句话要怎么解释？

黄帝说：说的三阳独至，就是说的三阳之气合并而至。三阳之气合并而至时，其气势就象风雨一样迅速，向上侵袭人体头部，就导致头部疾病；向下侵袭人体下部，就造大小便失禁的病证。它所引起的疾病，外面看无一定的脉色可察，没有特定的征像可辨，其病变又没有固定的规律可循，所以诊断时不能确定病位属于上还是属于下，并将它记录下来方便辨别。

雷公说：我在治疗这类疾病的时候，常常得不到很好的疗效，希望您解释一下其中的原因，以消除我的疑虑。

黄帝说：三阳之气相合并以后，阳气极盛，并积在一起就使人产生惊惧，生病时象风一样迅速，病来时如霹雳一样猛烈，九窍都闭塞不通，阳气过盛而满溢，所以病表现为咽干喉塞。如果阳气内并于阴，就会使上下失去平衡，下迫肠道则形成肠澼。若三阳之气直冲到心脏，就会使病人坐下就不能够站起来，躺下便感觉全身沉重。这就是三阳合并所导致的疾病。从这里解释知道天与人相应的关系，分别四时和相应五行相合的意义。

雷公说：对这些理论，公开地说我不能辨别，背后说我不能懂。请让我站起来认真听您解释，好理解这一深奥的道理。

黄帝说：您即使得到了老师的传授，却还不能与至道相结合，所以对老师的知识产生了疑惑。现在我来告诉你至道的重点，如果疾病伤害了五脏六腑，筋骨日渐消损，像您那样说不明白而且不能辨别，那么世界上医学理论就要消失了。如肾气将消耗完时，病人心中郁郁不乐，傍晚时更加严重，想静静待着而不想出门，更不想老是应酬人事。

示从容论篇第七十六

黄帝燕坐[①]，召雷公而问之曰：汝受术诵书者，若能览观杂学，及于比类，通合道理，为余言子所长，五脏六腑，胆胃大小肠，脾胞膀胱，脑髓涕唾，哭泣悲哀，水所从行，此皆人之所生，治之过失，子务明之，可以十全，即不能知，为世所怨。

雷公曰：臣请诵《脉经》上下篇，甚众多矣。别异比类，犹未能以十全，又安足以明之？

帝曰：子别试通五脏之过，六腑之所不和，针石之败，毒药所宜，汤液滋味，具言其状，悉言以对，请问不知。

雷公曰：肝虚、肾虚、脾虚皆令人体重烦冤[②]，当投毒药，刺灸砭石汤液，或已或不已，愿闻其解。

帝曰：公何年之长，而问之少，余真问以自谬也。吾问子窈冥，子言《上下篇》以对，何也？夫脾虚浮似肺，肾小浮似脾，肝急沉散似肾，此皆工之所时乱也，然从容得之。若夫三脏土木水参居，此童子之所知，问之何也？

雷公曰：于此有人，头痛、筋挛、骨重，怯然少气，哕、噫、腹满、时惊不嗜卧，此何脏之发也？脉浮而弦，切之石坚，不知其解，复问所以三脏者，以知其比类也。

帝曰：夫从容之谓也，夫年长则求之于腑，年少则求之于经，年壮则求之于脏。今子所言皆失，八风菀热，五脏消烁，传邪相受。夫浮而弦者，是肾不足也；沉而石者，是肾气内著也；怯然少气者，是水道不行，形气消索也。咳嗽烦冤者，是肾气之逆也。一人之气，病在一脏也。若言三脏俱行，不在法也。

雷公曰：于此有人，四肢解堕，喘咳血泄，而愚诊之，以为伤肺，切脉浮大而紧，愚不敢治。粗工下砭石，病愈，多出血，血止身轻，此何物也？

帝曰：子所能治，知亦众多，与此病失矣。譬以鸿飞，亦冲于天③。夫圣人之治病，循法守度，援物比类，化之冥冥，循上及下，何必守经？今夫脉浮大虚者，是脾气之外绝，去胃，外归阳明也。夫二火不胜三水，是以脉乱而无常也。四肢解堕，此脾精之不行也。喘咳者，是水气并阳明也。血泄者，脉急，血无所行也。若夫以为伤肺者，由失以狂也。不引比类，是知不明也。夫伤肺者，脾气不守，胃气不清，经气不为使，真脏坏决，经脉傍绝，五脏漏泄，不衄则呕，此二者不相类也。譬如天之无形，地之无理，白与黑相去远矣。是失吾过矣，以子知之，故不告子，明引比类、从容，是以名曰诊轻，是谓至道也。

【注释】①燕坐：燕，安闲的意思；燕坐，即安闲地坐着。②烦冤：冤，指郁而乱的意思；烦冤，就是郁闷烦乱。③譬以鸿飞，亦冲于天：譬如鸿雁，有时也会飞到高空。这里是比喻粗工治病的成功，犹如鸿雁冲天，是偶然所得。

【译文】黄帝安坐，召唤雷公并问他：你学习医术，阅读医书博览医书以外的其它名作，还可以取类比象，利用医学道理融会贯通，来测知病情，请给我讲一讲你的学习体会吧！像五脏、六腑、胆、肝、胃、大肠、小肠、脾、膀胱、脑髓、鼻涕、唾液、哭泣、悲伤、水液运行之道等。这些都是人们所赖以生存的，并且是在临床治疗中经常出现失误的，你一定要明晓这些道理，才能在治疗时保证万无一失；如果没有了解这些道理，就会因为失治误治而受到人们的抱怨。

雷公回答道：我诵读《脉经》上下篇已经有很多次，但关于辨别异同，取类比象，还是无法尽善尽美，又如何可以完全清楚呢！

黄帝说：你试用《脉经》上下篇之外的理论，尝试描述一下五脏的病变，六腑的不和，用针的禁忌，配药的适宜，汤水的味道等，具体地进行描述，尽量地向我说清楚，如果有不明白地方的请问我。

雷公问：肝、肾、脾虚，都会导致人身体困重并且心中烦闷，这类病情按道理应该用中药、刺灸、砭石、汤水来治疗，但结果却是有的有效，有的无效，我想要了解一下这里面的原因。

黄帝说：你的年龄这么大了，问的问题为什么会这么幼稚呢。也许是我提的问题不太明确吧。我问的是《脉经》上下篇之外的更高深的道理，你却还是用《脉经》上下篇的内容回答，是什么原因？脾部患病但脉虚浮而像是肺脉。肾部患病但脉小浮而像是脾脉。肝部患病但脉搏急沉而散像是肾脉，一般医生常常容易搞错的这些，但按照正确的方法，还是能够辨别清楚的，并且肝脾肾这三个脏腑分属于木土水，部位都十分相近，全都在下腹那里，这些即使是小孩子都知道的问题，你问它有什么意义呢？

雷公回答说：假如说有个病人，头痛，筋挛，骨节沉重，气虚少气，经常惊恐，没有睡意，这是哪一个内脏有病呢？他的脉象浮取像弦。重按却坚硬得像石头，我不清楚其中的道理，还想再请问一下用三脏之脉如何比类？

黄帝说：这就需要慢慢详细地分析。一般情况下，年长的人经常过度饮食，因此应从六腑去衡量；年少的人常做体力劳动，因此应从经络去探求；年壮的人常常嗜欲伤情，因此应从五脏来诊察。现今你所说的和这三条都不对应，这是外邪传到体内而发病的。因此脉浮取而弦者，是肾气不足；重按却坚硬的像石头的，是肾气内着而不行；气怯少气的人，是水津不能输布。导致了形体消损，气弱胆怯；咳嗽心烦，是肾气上逆的原因。这是人受到了邪气的表现，其病变的部位在肾脏，如果诊断为肝脾肾三脏都病了，这是不符合医理与临床实际的。

雷公又问道：有一病人，四肢怠惰没有力气，喘息咳嗽，我诊断为是肺部受伤，切脉时脉象浮大而虚，我不敢治疗，然而某个医术普通的医生却用砭石治疗，导致病人出了更多的血。但是血止以后全身轻快并且病痊愈了，这是什么病呢？

黄帝说：你可以治的和知道的病已十分多了，然而对这种病来说，是你错了。比如说鸿雁，也会飞到高空中。然而圣人治病，是按照医理法度的，从而达到奇妙的境界，观察上便可以知以下，不需要拘泥一经。此时看到脉象浮大并且虚弱，是脾气外绝，不能使胃行其津液，导致津液单独归于阳明。阳明比不上太阴，所以脉乱而失去正常。四肢怠惰无力，是因为脾精无法输布的关系。喘息咳嗽，是因为水气泛滥于阳明的原因。大便出血，是因为脉气并急，血液不通行于脉道的原因。假定认为是伤肺的病，就如同失志狂言一样。因为不能援物比类，所以了解得不够彻底。伤肺的病，是由于脾气不够内守，致胃气不清，经气不为其所使，肺脏虚损败坏，经脉丧失了部署精气的作用，五脏中精气漏泄，不衄血则呕血，这是二者不相类同的地方。比如说天之无形可求，地之无位可理没有方寸来理算，黑白不分十分大。这是我的失误，以为你已经清楚了，因此没有告诉你。这里很明显的引用比类、从容的内容，所以称为诊法的法度，这是至真至善之道啊。

疏五过论篇第七十七

黄帝曰: 呜呼远哉! 闵闵①乎若视深渊, 若迎浮云, 视深渊尚可测, 迎浮云莫知其际, 圣人之术, 为万民式, 论裁志意, 必有法则, 循经守数, 按循医事, 为万民副②。故事有五过四德, 汝知之乎?

雷公避席③再拜曰: 臣年幼小, 蒙愚以惑, 不闻五过与四德, 比类形名, 虚引其经, 心无所对。

帝曰: 凡诊病者, 必问尝贵后贱, 虽不中邪, 病从内生, 名曰脱营。尝富后贫, 名曰失精, 五气留连, 病有所并。医工诊之, 不在脏腑, 不变躯形, 诊之而疑, 不知病名, 身体日减, 气虚无精, 病深无气, 洒洒然时惊。病深者, 以其外耗于卫, 内夺于荣。良工所失, 不知病情, 此亦治之一过也。

凡欲诊病者, 必问饮食居处, 暴乐暴苦, 始乐后苦, 皆伤精气。精气竭绝, 形体毁沮。暴怒伤阴, 暴喜伤阳。厥气上行, 满脉去形。愚医治之, 不知补泻, 不知病情, 精华日脱, 邪气乃并, 此治之二过也。

善为脉者, 必以比类、奇恒, 从容知之, 为工而不知道, 此诊之不足贵, 此治之三过也。

诊有三常, 必问贵贱, 封君败伤, 及欲侯王。故贵脱势, 虽不中邪, 精神内伤, 身必败亡。始富后贫, 虽不伤邪, 皮焦筋屈, 痿躄为挛, 医不能严, 不能动神, 外为柔弱, 乱至失常, 病不能移, 则医事不行, 此治之四过也。

凡诊者，必知终始，有知余绪，切脉问名，当合男女。离绝菀结，忧恐喜怒，五脏空虚，血气离守，工不能知，何术之语。尝富大伤，斩筋绝脉，身体复行，令泽不息，故伤败结，留薄归阳，脓积寒炅。粗工治之，亟刺阴阳，身体解散，四肢转筋，死日有期，医不能明，不问所发，惟言死日，亦为粗工，此治之五过也。

凡此五者，皆受术不通，人事不明也。故曰：圣人之治病也，必知天地阴阳，四时经纪，五脏六腑，雌雄表里。刺灸砭石，毒药所主，从容人事，以明经道，贵贱贫富，各异品理，问年少长勇惧之理审于分部，知病本始，八正九候，诊必副矣。

治病之道，气内为宝，循求其理，求之不得，过在表里，守数据治，无失俞理，能行此术，终身不殆。不知俞理，五脏菀熟，痈发六腑。诊病不审，是谓失常，谨守此治，与经相明。《上经》《下经》，揆度阴阳，奇恒五中，决以明堂，审于始终，可以横行。

【注释】①闵闵：深远的样子。②副：帮助。③避席：离开座位。

【译文】黄帝说：啊！真是辽远高深啊！研究医学的原理就好像俯视幽深的峡谷，好似仰望天上的浮云。俯视峡谷还可测量它的深度，仰望浮云，却无法测知它的边际。圣人的医术，可作为百姓遵循的法则，即是裁定病人的志意，也会有一定的法则。他们按照自然的规律来研究医学的道理，从而给百姓提供帮助。之前就有五过与四德的说法，你知道吗？

雷公起身叩拜之后回答说：我年轻知识浅薄，天资愚笨，所见所闻不广，从未听说过五过和四德的说法。即使知道比类形名，也只是虚引经义，并未明了它远大博深的道理，所以很难回答您提出来的问题。

黄帝说：在给病人诊治以前，必须询问病患的职业以及他政治地位的变化。如果他曾经地位高但后来失势，病人虽然没有外邪，疾病也依然会由内而生，这种病称为"脱营"。或者是曾经富裕但后来破产贫困患病的，这种叫做"失精"。这些病都是因为五脏之中的邪气郁结，导致了病势日益严重。医生在诊病的时候，如果患病的地方不在脏腑，身体形态都还没有发生明显变化，医者常常会产生疑惑，无法确定是什么病，但这是患者的身体会日渐瘦削，病势深重。这种病情之所以会日益加重，是由于情志郁结，耗损了卫气，并且劫夺了体内血气的缘故。如果遇到这些疾病，哪怕是医术很高的医生，如果不问清楚病人的有关情况，一样会很难明白致病的原因，从而也就无法治疗，这也是我们临床诊疗中第一种易犯的错误。

凡是诊察病人，一定先要问他的饮食起居以及周围环境的情况。突然的开心，或突然的悲伤，或先开心而后悲伤，都会导致耗伤精气，致使精气衰竭，形体损伤。暴怒会伤阴气，暴喜会伤阳气，阴阳受到了损伤，导致厥逆之气上行，从而神气离散身体。学识浅薄的医生在诊治这些疾病的时候，不知道是运用补法还是泻法，也不清楚病情，导致病人五脏中的精气日益消耗殆尽，邪气乘虚侵袭身体，这是诊疗上容易犯的第二种的错误。

善于诊脉的医生一定可以别异比类，分析奇恒，细致深入地把控脉象的变化。身为医生却不明白这个道理，他的医疗技术就称不上高明。这是诊治上容易犯的第三种的错误。

诊察疾病时，对患者的贫穷、富有、苦乐三种情况，一定要加以注意，第一要先是要问清楚病人地位的贵贱，第二要了解他有没有遭遇过地位的变化和挫折，第三是有没有升官发财的妄想。因为本来是高官显爵的人，一旦没落，即使没有被外邪所伤，但精神上却受伤了，从而导致身体败坏，甚至死亡。原本富有后来变得贫穷的人，即使没有外邪侵袭，依然会筋脉拘急，发为痿躄。如果对于这些疾病，医生没有严谨的治疗态度，就无法说服病人遵从医嘱，导致表现得软弱无能，举止不当，从而治疗失败，这是容易犯的第四种的错误。

只要是诊察疾病，一定要清楚发病的原因以及发病后的诊疗情况，并了解疾病的相关情况。在进行切脉诊病的时候，应要考虑男女的生理特点以及病理的区别。如果出现了生离死别等情志变化，都导致五脏空虚，气血离散，假如医生不清楚这些，还说什么诊疗技术呢？本来富有的人，因为失去了财势而导致身心受到伤害，导致筋脉消损衰绝，却还是勉强劳作，从而导致津液不能滋生，因此形体损伤，郁而从阳化热，导致肌肉腐烂而生痈脓，同时可能产生寒热病。不负责任的医生治疗时，总是常常用针刺阴阳经脉，导致气血更加消散，患者的身体无法自如运动，四肢拘挛转筋，死期也就不远了。因此，医生不能明察病情，不问疾病发生的原因，只看到疾病的预后不良，这只会是一个不负责任的医生，这是诊治上的第五种最常容易犯的错误。

上面所说的五种错误，都是因为学术不精通，又不清楚人情世故所致，因此说，圣明的医生在治病时，知道自然界的变化规律，四季寒暑的变迁，五脏六腑之间的关系，然后再运用刺灸、砭石、毒药等治疗方法；更会按照病人的具体病情，掌握诊治的常规。了解贵贱贫富、年龄长幼，再诊断病情，就可以明晓疾病的根本原因，只有这样，才能准确无误地进行治疗。

治病的关键，是以人体脏气内守最为重要，来找到邪正变化的机理。如果五脏的变化不大，那么病变的部位就应该在阴阳表里之间，诊断的时候应循经守则，不可以搞错取穴的理法，如果可以这样来治疗，就能够避免医疗上的过错。如果不知道取穴的理法，随便用刺灸，会导致五脏郁热无法消散，六腑发生痈疡。诊病不能谨慎细密，这叫做失常，严格遵守这些常规来治疗，自然会和经旨相符要求。依照《上经》《下经》、揆度阴阳、奇恒之道，五脏之病表现的气色，再通过观察病人的面部细节来了解疾病的缘由，就能够得心应手地行医，医治天下苍生了。

徵四失论篇第七十八

黄帝在明堂，雷公侍坐。黄帝曰：夫子所通书，受事众多矣。试言得失之意，所以得之，所以失之。

雷公对曰：循经受业[①]，皆言十全，其时有过失者，请闻其事解也。

帝曰：子年少，智未及邪，将言以杂合耶？夫经脉十二、络脉三百六十五，此皆人之所明知，工之所循用也。所以不十全者，精神不专，志意不理，外内相失，故时疑殆。诊不知阴阳逆从之理，此治之一失矣。

受师不卒，妄作杂术，谬言为道，更名自功，妄用砭石，后遗身咎[②]，此治之二失也。

不适贫富贵贱之居，坐之薄厚[③]，形之寒温，不适饮食之宜，不别人之勇怯，不知比类，足以自乱，不足以自明，此治之三失也。

诊病不问其始，忧患饮食之失节，起居之过度，或伤于毒，不先言此，卒持寸口，何病能中，妄言作名，为粗所穷，此治之四失也。

是以世人之语者，驰千里之外，不明尺寸之论，诊无人事，治数之道，从容之葆。坐持寸口，诊不中五脉，百病所起，始以自怨，遗师其咎。是故治不能循理，弃术于市，妄治时愈，愚心自得。呜呼，窈窈冥冥，孰知其道。道之大者，拟于天地，配于四海，汝不知道之谕，受以明为晦。

【注释】①循经受业：遵循医经学习医术。②咎：过错。③坐之薄厚：处所环境的好坏。

【译文】黄帝坐在明堂上，雷公侍坐在旁，黄帝说：先生所通晓医书和从事的工作已经很多的了，请您尝试着说一说成功与失败的经验教训，成功在何处，失败在何处呢？

雷公回答道：我遵循医经学习医术，书上和授业老师都说可以达到十全的效果，但在实际治疗的过程中有时也有过失的，希望听听其中的看法。

黄帝说：您这是由于年纪尚轻，智力不及，考虑不周呢？还是因为对众家学说缺乏分析呢？经脉有十二处，络脉有三百六十五处，这是人们都知道的，也是医生所遵循的。治病时之所以不能收到百分之百的疗效，这是由于精神不专一，志意不够有条理，未能将外在的实际脉证与内在的病情综合分析，因此经常发生疑惑和失误。

诊病却不懂得阴阳逆从的道理，这是导致治病失败的第一个原因。跟随师父学习医术未卒业，学术不精，妄自乱用杂术，把谬言当做真理，变易其说成为自己的言论，妄施砭石，为自己留下过错，这是导致治病失败的第二个原因。

治病时不能理解病人贫富贵贱生活特点、住所环境的好坏、形体的寒温，不能了解当地生活饮食习惯，无法区分体质的强弱，不知道应该用比类异同的方法对病人情况进行分析，这种作法，只会扰乱自己的思想，使医生无法正确地认识和估量自己，这是导致治病失败的第三个原因。

问诊时不问病人最初发病的情况，以及是否曾受到忧虑等精神刺激，饮食是否规律，是否保持正常的生活起居习惯，或者是否曾经受过毒伤，如果看病时不先向病人咨询清楚这些情况，便仓促地去巡视寸口，又如何能确诊出病情呢，结果只会是胡乱说病名，使得病情被这种粗率的看病作风所困，这是导致治病失败的第四个原因。

因此世间某些医生，虽然说起理论来可以谈到千里之外，但却并不真正明白其中的道理，治疗病人时，不知道参考病人各方面实际情况，看病之道，医生的从容是最宝贵的。只知道诊察寸口，这种作法，既无法看准五脏之脉，更看不准生病的原因，然后埋怨起自己学术不精，继而怪罪于老师传教不明。所以如果看病不能遵循医理，必定不会为人信服，在慌乱中偶尔治愈一例疾病，不自知是侥幸，反而洋洋得意。哎！医道中的博大精深，又有谁能彻底明白其中的道理呢？医道之大，能与天地相比拟，与四海相匹配，你如果不能通晓其中的明道，那么所接受的医道，虽能明白，却无法真正理解运用，还是糊涂的。

卷之二十四

阴阳类论篇第七十九

　　孟春始至①，黄帝燕坐，临观八极，正八风之气，而问雷公曰：阴阳之类，经脉之道，五中所主，何脏最贵？

　　雷公对曰：春甲乙青，中主肝，治七十二日，是脉之主时，臣以其脏最贵。

　　帝曰：却念《上下经》，阴阳从容，子所言贵，最其下也。

　　雷公致斋②七日，旦复侍坐。帝曰：三阳为经，二阳为维，一阳为游部，此知五脏终始。三阴为表，二阴为里，一阴至绝，作朔晦③，却具合以正其理。

　　雷公曰：受业未能明。

　　帝曰：所谓三阳者，太阳为经。三阳脉至手太阴，弦浮而不沉，决以度，察以心，合之阴阳之论。

　　所谓二阳者，阳明也，至手太阴，弦而沉急，不鼓炅至，以病皆死。

　　一阳者少阳也，至手太阴上连人迎，弦急悬不绝，此少阳之病也，专阴则死。

三阴者，六经之所主也。交于太阴，伏鼓不浮，上空志心。

二阴至肺，其气归膀胱，外连脾胃。

一阴独至，经绝气浮，不鼓，钩而滑。

此六脉者，乍阴乍阳，交属相并，缪通五脏，合于阴阳。先至为主，后至为客。

雷公曰：臣悉尽意，受传经脉，颂得《从容》之道，以合《从容》，不知阴阳，不知雌雄？

帝曰：三阳为父，二阳为卫，一阳为纪；三阴为母，二阴为雌，一阴为独使。

二阳一阴，阳明主病，不胜一阴，脉软而动，九窍皆沉。

三阳一阴，太阳脉胜，一阴不能止，内乱五脏，外为惊骇。

二阴二阳，病在肺，少阴脉沉，胜肺伤脾，外伤四肢。

二阴二阳皆交至，病在肾，骂詈妄行，巅疾为狂。

二阴一阳，病出于肾。阴气客游于心脘，下空窍堤，闭塞不通，四支别离。

一阴一阳代绝，此阴气至心，上下无常，出入不知，喉咽干燥，病在土脾。

二阳三阴，至阴皆在，阴不过阳，阳气不能止阴，阴阳并绝，浮为血瘕，沉为脓胕。阴阳皆壮，下至阴阳，上合昭昭，下合冥冥，诊决死生之期，遂合岁首。

雷公曰：请问短期，黄帝不应。雷公复问，黄帝曰：在经论中。雷公曰：请问短期。

黄帝曰：冬三月之病，病合于阳者，至春正月，脉有死征，皆归出春。冬三月之病，在理已尽，草与柳叶皆杀，春阴阳皆绝，期在孟春。

春三月之病，曰阳杀，阴阳皆绝，期在草干。

夏三月之病，至阴不过十日，阴阳交，期在溓水[④]。

秋三月之病，三阳俱起，不治自已。阴阳交合者，立不能坐，坐不能起。三阳独至，期在石水。二阴独至，期在盛水。

【注释】①孟春始至：孟春，即农历正月；孟春始至，指立春当日。②斋：古人在祭祀或者举行典礼前整洁身心示庄重。③朔晦：朔，农历每月初一；晦，农历每月最后一日。④潇水：在初冬结薄冰的时候。

【译文】立春这一天，黄帝安闲地坐着，眼观八方的远景，候察着八风所至的方向，问雷公说：按照阴阳的分类分析和经脉理论之说，配合五脏主时，哪一脏最贵呢？

雷公回答道：春季属甲乙木，颜色为青，在五脏中主肝，肝脏旺于春季七十二日，此时正是肝脉当令的时节，因此我认为肝脏最贵。

黄帝说：我依据《上下经》，阴阳及从容的道理，你所认为最贵的，却是我认为最不重要的。

雷公斋戒七日，一日又侍坐在黄帝一旁。

黄帝说：三阳为经，二阳为维，一阳为游部，知道这些就能知道五脏之气运行的过程了。三阴为表，二阴为里，一阴为阴气之最终，却也是阳气的开始，有如朔晦的交界，这就印证了天地阴阳的道理。

雷公说：我还没有明白其中的道理。

黄帝说：所谓的"三阳"，即太阳，从其经脉到手太阴寸口，如果出现弦浮不沉的现象，应当根据四时的规律进行判断，用心观察，结合阴阳之论。

所谓"二阳"，即阳明，从其经脉到手太阴寸口，如果出现弦且沉急的现象，指下感受不到脉搏的鼓动，火热大至之时有此病脉，多数有死亡的危险。

"一阳"即少阳，从其经脉到手太阴寸口，上连人迎，如果脉象弦急悬而不绝，就是少阳经的病脉，如果脉象有阴而无阳，就快要死亡了。

"三阴"即为手太阴肺经，肺部联系百脉，因此它是六经之主，其气交汇于太阴寸口，脉象沉浮，沉伏鼓动而不浮是以心志空虚。

"二阴"指的是少阴，其脉至肺，其气归于膀胱，对外与脾胃相连。

"一阴"指的是厥阴，其脉独至于太阴寸口，其中经气已绝，因此脉气浮而不鼓，脉象如钩且滑。

以上这六种脉象，时阴时阳，相互交错，连通五脏，与阴阳相合。先见于寸口者为主，后见于寸口者为客。

雷公说：微臣已经明白您的意思了，把您传授给我的有关经脉的道理，以及我自己阅读时了解到的《从容》之道，和今天您所述的《从容》之法相结合，但我对阴阳和雌雄还不理解。

黄帝说：三阳就像父亲那样地位尊贵，二阳就像外卫，一阳就像枢纽；三阴如同母亲一样善于哺养，二阴就像雌者那样内守，一阴就像使者一般，能与阴阳相通。

二阳一阴，为阳明主病，二阳无法胜过一阴，则阳明经脉软而动，九窍皆沉滞不通。

三阳一阴会导致病发，变现在太阳脉胜，寒水之气大盛，一阴肝气无法制止寒水，因此会扰乱五脏，外部出现惊骇状。

二阴二阳则病发在肺部，变现在少阴脉沉，少阴之气胜过肺气、损伤脾，在外则会伤及四肢。

二阴与二阳交互为病，其病发生在肾脏，出现骂詈妄行、癫疾狂乱的症状。

二阴一阳，其病出自肾脏，阴气向上逆行至心脏，使胃脘下空窍好像被堤坝阻隔一样闭塞不通，四肢好像离开了身体一样无法支配。

一阴一阳为病，其脉代绝，这是阴气上到心脏部位所引发的疾病，上下位置不定，饮食无味，喉咙干燥，症结在脾土。

二阳三阴引发病症，至阴脾土也在其中，阴气无法过阳，阳气不能达到于阴，阴阳二气相互隔绝，阳气浮出则形成血瘕，阴气沉于里则外终成脓肿；若阴阳二气都旺盛，而病变趋向下部，会使男子阳道生病，或者使女子阴器生病。上合天道，下察地理，必定要以阴阳的道理来诊断病人的死生，同时参合一年之中何气为首。

雷公说：请问短期死亡的情况。黄帝没有回答。雷公又问。黄帝于是说：医书上有说。雷公又说：请问短期死亡的情况？

黄帝说：冬季三月的病，如果病症都属阳盛，则到春季正月其脉象会出现死症，等到初春交夏之时，便会有死亡的危险。冬季三月的病，根据道理来说势已将尽，草和柳叶皆已枯死，等到春天阴阳两气都绝尽之时，则其死期就在正月。

春季三月的病，名叫"阳杀"。阴阳两气都绝尽，死期就在冬天草木枯荣之时。

夏季三月的病，如果没有痊愈，到了至阴之气相合的季节，则死期就在至阴后十日之内；如果脉象表现为阴阳交错，其死期就在初冬水结冰如石的时候。

秋季三月的病，表现为足三阳的症状，不进行治疗也能自愈。如果是阴阳交错导致生病，则患者只能站立而无法坐下，坐则不能站起。如果三阳脉至，则死期就在水结冰如石一样的时候。三阴独至，则死期就在正月的雨水季节。

方盛衰论篇第八十

雷公请问：气之多少，何者为逆，何者为从？

黄帝答曰：阳从左，阴从右，老从上，少从下，是以春夏归阳为生，归秋冬为死，反之则归秋冬为生，是以气多少，逆皆为厥。

问曰：有余者厥耶？

答曰：一上不下，寒厥到膝，少者秋冬死，老者秋冬生，气上不下，头痛巅疾，求阳不得，求阴不审，五部隔无征，若居旷野，若伏空室，绵绵乎属不满日。是以少气之厥，令人妄梦，其极至迷。三阳绝，三阴微，是为少气。

是以肺气虚，则使人梦见白物，见人斩血藉藉①。得其时则梦见兵战。

肾气虚，则使人梦见舟船溺人，得其时则梦伏水中，若有畏恐。

肝气虚，则梦见菌香生草，得其时则梦伏树下不敢起。

心气虚，则梦救火阳物，得其时则梦燔灼。

脾气虚，则梦饮食不足，得其时则梦筑垣盖屋。

此皆五脏气虚，阳气有余，阴气不足，合之五诊，调之阴阳，以在经脉。

诊有十度②，度人、脉度、脏度、肉度、筋度、俞度。阴阳气尽，人病自具。脉动无常，散阴颇阳，脉脱不具，诊无常行，诊必上下，度民君卿，受师不卒，使术不明，不察逆从，是为妄行，持雌失雄，弃阴附阳，不知并合，诊故不明，传之后世，反论自章。

至阴虚，天气绝；至阳盛，地气不足。阴阳并交，至人之所行。阴阳并交者，阳气先至，阴气后至。

是以圣人持诊之道，先后阴阳而持之，《奇恒之势》，乃六十首，诊合微之事③，追阴阳之变，章五中之情，其中之论，取虚实之要，定五度之事，知此乃足以诊。

是以切阴不得阳，诊消亡；得阳不得阴，守学不湛。知左不知右，知右不知左，知上不知下，知先不知后，故治不久。知丑知善，知病知不病，知高知下，知坐知起，知行知止，用之有纪，诊道乃具，万世不殆。

起所有余，知所不足，度事上下，脉事因格。是以形弱气虚死，形气有余，脉气不足死；脉气有余，形气不足生。

是以诊有大方，坐起有常，出入有行④，以转神明，必清必净，上观下观，司八正邪⑤，别五中部，按脉动静，循尺滑涩，寒温之意，视其大小，合之病能，逆从以得，复知病名，诊可十全，不失人情，故诊之或视息视意，故不失条理，道甚明察，故能长久。不知此道，失经绝理，亡言妄期，此谓失道。

【注释】①藉藉：梦死状众多的意思。②十度：度，衡量；十度，是指脉度、脏度、肉度、筋度、俞度各有二。③合微之事：就是把各种诊察所得到的细微的临床资料结合起来。④出入有行：指一举一动必须保持医生的品德。⑤司八正邪：司，是候查的意思；八正，指八节；邪，是不正之气。

【译文】雷公请问：气的多少，哪种是逆，哪种是顺呢？

黄帝回答说：阳气从左而至，阴气从右而至，老年人的气从上而下，青少年的气从下而上。因此春夏之病见阳症阳脉，以阳归阳，则为顺为生，若见阴症阴脉，如秋冬之令，则为逆为死。相反，则归于秋冬为生。所以不论气多还是气少,逆则都为厥。

雷公问:气有余者也能成为厥吗?

黄帝回答道:阳气一上于头而不下于足,则足部寒气冷至膝盖,少年在秋冬之时得病则死,而老人在秋冬之时得病却可生。阳气在上不在下,则会头痛癫疾,这种厥病,说它属阳又没有阳热,说它属阴又非阴盛,五脏之气隔绝,没有显著的表象,好像置身于旷野之上,身处于空室之中,病势绵绵细微难以察出,视其生命却时日无多了。因此气虚的厥,会使人胡乱做梦;厥气上逆到达极处,则梦多离奇。三阳脉象悬绝,三阴脉象细微,这就是所谓的少气之候。

肺气虚则会梦到不好的事物,比如梦见杀人流血满地、尸体狼籍的现场,或梦见打仗。

肾气虚则会使人梦见舟船沉没、人被淹死,或梦见掉入水中,惊恐害怕至极。

肝气虚则会使人梦见,菌香草木,当木气正当时的时候,会梦见伏在树下不敢出来。

心气虚则会使人梦见救火等阳气事物,当火气正当时的时候,会梦见大火灼烧。

脾气虚则会使人梦见饮食不足,当土气正当时的时候,则会梦见砌墙盖房。

这些都是由于五脏气虚,阳气有余而阴气不足所致。应当参照五脏见证,调和其阴阳,其在十二经脉相应处进行诊治。

诊法有十度,即脉度、脏度、肉度、筋度、俞度、阴阳虚实,了解了这些,就能对病情有全面了解。脉息之动本无常规可循,或者出现阴阳散乱而偏阳,或者脉搏不明显,因此诊察时也没有固定的常规。看病时必须了解病人身份尊卑,是平民还是君臣。如果对老师传授的医道无法全部理解并融会贯通,医术不会高明,不仅无法辨别逆从,而且会在问诊时盲目或片面地对待问题,只能看到一面而看不到另一面,只能抓住一点而丢弃了另一点，不知道结合情况进行全面分析，进行综合判断，因此无法明确下诊断，如果将这种看病的方法授给后人，在实际中就会明显地暴露出它的缺点和错误。

至阴虚，则天之阳气离绝；至阳盛，则地之阴气不足。能使阴阳相互交通，这是医生修行的本事。阴阳之气相互交通，阳气先至，阴气后至。

因此，高明的医生看病时，能掌握阴阳先后而至的规律，根据《奇恒之势》中的六十首，根据诊断时的各种细微情况综合所得，追寻阴阳变化的道理，了解五脏的情况，得出中肯的结论，并根据虚实之要、五度之事来加以判断，知道了这些才能进行诊治。

所以切其阴而不能得其阳，这种诊法是通行或流传于世的；切其阳而不能得其阴，那么所学的医术也是不高明的。知其左而不知其右，知其右而不知其左，知其上而不知其下，知其先而不知其后，那么他的医术生涯不会长久。知道好的，也要知道不好的；要知道有病的，也要知道没有病的；知道高也知道下；知道坐也知道起；知道行也要知道止。如此这样有条不紊，其诊治之道才算完备，才能做到一直不出差错。

见到病邪之气有余的一面，就应该考虑到不足的问题，考虑到病者的上下各部，整合脉症，才能穷尽其病理。因此形弱气虚的，主死；形气有余、脉气不足，主死；脉气有余、形气不足，主生。

因此，看病有一定的大原则和法度，作为医生起坐有姿态，一举一动，行为举止得体；思维敏捷，头脑清静，对病人上下左右全面观察，能分辨四时八节之病邪，辨别邪气对应五脏的哪一部；诊脉时根据脉息的动静，探察皮肤的滑涩、寒温等情况；通过观察病人大小便的变化，结合与病状进行分析，从而判断是逆还是顺，也能知道病名，用这样的方法看病，可以十拿九稳，也不会违背人情。因此看病时，或者观察病人的呼吸状况，或者观察其神情，都能使下诊断时不失于条理，技术高明，就能保持一直不出差错；假如不知道这些道理，违反了医道最基本的原则和真理，乱判病情，妄下结论，这是不符合医道的行为。

解精微论篇第八十一

黄帝在明堂，雷公请曰：臣受业传之，行教以经论，从容形法，阴阳刺灸，汤药所滋，行治有贤不肖，未必能十全。若先言悲哀喜怒，燥湿寒暑，阴阳妇女，请问其所以然者。卑贱富贵，人之形体所从，群下通使①，临事以适道术，谨闻命矣。请问有愚愚仆漏之问，不在经者，欲闻其状。

帝曰：大矣。

公请问：哭泣而泪不出者，若出而少涕，其故何也？

帝曰：在经有也。

复问：不知水所从生，涕所从出也。

帝曰：若问此者，无益于治也。工之所知，道之所生也。夫心者，五脏之专精也，目者其窍也，华色者其荣也。是以人有德也，则气和于目，有亡，忧知于色②。是以悲哀则泣下，泣下水所由生。

水宗者，积水也，积水者，至阴也。至阴者，肾之精也。宗精之水所以不出者，是精持之也，辅之裹之，故水不行。夫水之精为志，火之精为神，水火相感，神志俱悲，是以目之水生也。故谚言曰：心悲名曰志悲，志与心精，共凑于目也。是以俱悲则神气传于心精，上不传于志，而志独悲，故泣出也。

泣涕者，脑也，脑者阴也。髓者，骨之充也。故脑渗为涕。志者骨之主也，是以水流而涕从之者，其行类也。夫涕之与泣者，譬如人之兄弟，急则俱死，生则俱生，其志以早悲，是以涕泣俱出而横行也。夫人涕泣俱出而相从者，所属之类也。

雷公曰：大矣。请问人哭泣而泪不出者，若出而少，涕不从之何也？

帝曰：夫泣不出者，哭不悲也。不泣者，神不慈③也。神不慈，则志不悲，阴阳相持，泣安能独来。

夫志悲者惋，惋则冲阴，冲阴则志去目，志去则神不守精，精神去目，涕泣出也。且子独不诵不念夫经言乎，厥则目无所见。夫人厥则阳气并于上，阴气并于下，阳并于上则火独光也；阴并于下则足寒，足寒则胀也。夫一水不胜五火，故目眦盲。

是以冲风，泣下而不止。夫风之中目也，阳气内守于精。是火气燔目，故见风则泣下也。有以比之，夫火疾风生，乃能雨，此之类也。

【注释】①群下通使：使他们通晓理论。②有亡，忧知于色：心有所失意，则表现忧愁之色。③神不慈：心神没有被感动。

【译文】黄帝坐于明堂上，雷公请教说：我接受了您所传授的医道，并将它们传授给我的弟子，都是按照经典理论来传授施教的，都是关于从容形法，诊治的阴阳刺治之法，汤药的临床效果等等。但是施治的方法和治疗效果有所差别，因此未必都能取得十全的疗效。我首先告诉他们有关悲哀喜怒的情感、燥湿寒暑等气候，与阴阳妇女相关的情况和治疗的事宜，然后询问他们之所以会这样的原因，以及卑贱富贵等情况的不同。他们都能遵从所说的教育方法进行学习，并且在临床时能合理运用所学医理和医术，并严格遵守其规则。现在我还想请问一些愚陋、荒谬的问题，这些问题在医经中没有给出论述，因此想听您说一说它们的情状。

黄帝回答道：这个问题真有深度啊！

雷公请问道：人哭泣时流不出眼泪，或是虽然能流泪却流出少量的鼻涕, 其中的缘故是什么呢?

黄帝说: 这个在医经中有所记载。

雷公又问: 我不知道泪水和鼻涕是从哪里产生的, 您能说一说这个问题吗?

黄帝回答说: 这个问题对于治疗看病没有什么帮助, 但这也是医生所应该了解的, 同时也是医学理论的基础。五脏中主精气的是心脏, 双目是五脏之气所通的孔窍, 脸色是五脏之气人体情况的外在表现。因此, 当如果遇到得意的事情, 和悦的神气就会集中在目光中; 如果遇到失意的事, 脸上就会显现出忧郁的表情。因此, 悲哀时就会哭泣流泪, 流下的泪水便是由水所生成的。

体内水津来源于水的聚积之处, 它就在人体的至阴之处, 至阴之处就是肾脏之精。来源于肾脏之精的水在平时不会外泄, 就是因为肾的精气能够控制、夹持和包裹它, 因此水分不会妄行。肾水之精就是肾脏所守的志。心火之精气是心脏所守的神, 肾水和心火之气相互交感, 其心神、志都收到了悲哀的情绪感应, 因而产生了泪水。所以, 俗话说: 心悲名叫志悲, 是由于肾志与心精相互交汇到双目的缘故。因此, 当心肾同时感到时, 神气就会传到心精, 即使没有传到肾志, 肾志也会独自感到悲哀, 因而流出眼泪。

哭泣而涕出的, 其故在脑, 脑属阴, 贿充于骨并且藏于脑, 而鼻窍通于脑, 所以脑髓渗漏而成涕。肾志是骨之主, 所以泪水出而鼻涕也随之而出, 是因为鼻涕泪是同类的关系。涕之与泪, 譬如兄弟, 危急则同死, 安乐则共存, 肾志先悲而脑髓随之, 所以涕随泣出而涕泪横流。涕泪所以惧出而相随, 是由于涕泪同属水类的缘故。

雷公请问说: 您讲的道理真是博大精深啊! 有的人在哭泣时流不出眼泪, 或者虽然流泪但却很少, 或者鼻涕不会随眼泪一起流出来, 这是什么缘故呢?

黄帝回答道: 哭泣时眼泪流不出来的是因为哭泣时心中不够悲伤, 遇到悲哀的事却不哭泣是因为缺乏爱怜的感情，精神中缺乏爱怜的感情就不会感到悲伤。由于不慈不悲的情绪影响了心肾两脏控制的神志，那么眼泪怎么会流出来呢？

那些志悲者的情绪凄惨，情绪凄惨则会导致邪气逆行上冲到脑际，邪气逆入脑的时候，肾志会离开眼睛，因此会导致神不守精，精和神气都离开眼睛而去，则会流出鼻涕和眼泪。你难道没有读过医经上的话吗？医经上说，得了厥证，阳气就会聚集到上部，阴气聚集到下部。阳气在上部就会出现阳亢之症；阴气在下部就会出现厥冷之症，患了厥冷之症就脚部胀满。一水不能胜五火，所以就会导致眼部失明。

因此，人迎风而行走时，就会流泪不止。那是因为风邪之气侵入了眼中，阳气内守于精，因此导致火气灼伤眼部，故而见风就会落泪。有其他事例可以与之相类比，像那火盛急才能生风，然后才能下雨，就是说的这类情况。

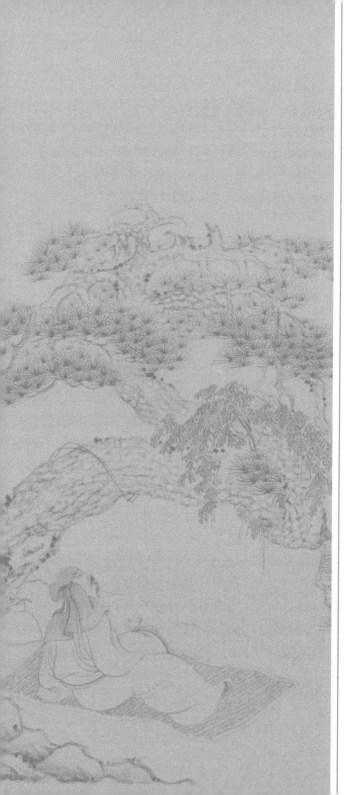

全—本—全—注—全—译

黄帝内经

（下）

中华文化讲堂　注译

学谦　修订

团结出版社

图书在版编目（CIP）数据

黄帝内经：谦德国学文库 / 中华文化讲堂译. --
北京：团结出版社, 2018.3
　　ISBN 978-7-5126-6050-2

　　Ⅰ. ①黄… Ⅱ. ①中… Ⅲ. ①内经—译文 Ⅳ. ①R221

中国版本图书馆CIP数据核字(2018)第008380号

出版：团结出版社
　　（北京市东城区东皇城根南街84号　邮编：100006）
电话：(010) 65228880　　65244790　（传真）
网址：www.tjpress.com
Email：65244790@163.com
经销：全国新华书店
印刷：北京天宇万达印刷有限公司

开本：148×210　1/32
印张：32
字数：780千字
版次：2018年9月　第1版
印次：2022年9月　第3次印刷

书号：978-7-5126-6050-2
定价：108.00元（全2册）

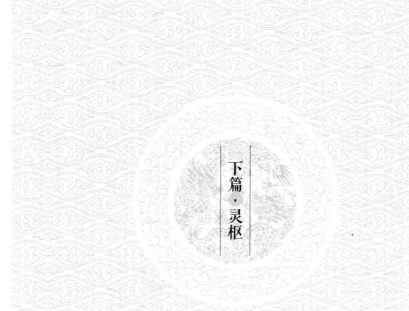

下篇·灵枢

卷之一

九针十二原第一

黄帝问于岐伯曰：余子万民，养百姓，而收其租税。余哀其不给，而属有疾病。余欲勿使被毒药①，无用砭石，欲以微针通其经脉，调其血气，营其逆顺出入之会。令可传于后世，必明为之法。令终而不灭，久而不绝，易用难忘，为之经纪。异其章，别其表里，为之终始，令各有形，先立《针经》。愿闻其情。

岐伯答曰：臣请推而次之，令有纲纪，始于一，终于九焉。请言其道。小针之要，易陈而难入。粗守形，上守神。神乎神，客在门。未睹其疾，恶知其原？刺之微，在速迟。粗守关，上守机。机之动，不离其空。空中之机，清静而微。其来不可逢，其往不可追。知机之道者，不可挂以发；不知机道②，叩之不发。知其往来，要与之期。粗之暗乎，妙哉！工独有之。往者为逆，来者为顺，明知逆顺，正行无问。逆而夺之，恶得无虚？追而济之，恶得无实？迎之随之，以意和之，针道毕矣。

【注释】①毒药：古人将可以治疗疾病的药物通称为毒药。②机道：经气循行的规律。

【译文】黄帝对岐伯说：我将所有的百姓都当做自己的子女般来爱护，教育、培养他们，并从他们那征收钱粮赋税。我为他们经常不能自给自足感到怜悯，他们还经常生病。对于疾病，我不想让他们服用苦药，不想他们使用砭石，希望仅仅只用一根细小的针刺入肌肤，便能使他们经脉疏通、血气调和，使气血在经脉中逆顺运行、出入离合畅行无阻，从而使疾病得到治愈。同时，为了将这种疗伤方法传给后人，就必须明确地制定出使用规则，从而使它永远不会湮没，历经久远而不致失传；并且这个规则必须容易运用且不易忘记，这样就必须为其建立纲纪，明确章节，辨明表里关系，确定气血往复循环的运行规律。所用的针具形状，在什么情况下什么时候使用，都需要明确。针对以上这些问题，我想先编著成一部《针经》。对此，我想听你谈谈自己的看法。

岐伯回答道：针对您说的这些，我想按照先后次序，有条理的叙说，从小针开始，直到九针结束，详细的说一下其中的原则。针刺的要领，说起来感觉很容易，但是要真正的达到精微境界却是很不容易的。医术一般的医者，只会拘泥于形体，治病的时候只会在知道的病位上面针刺；医术高明的医者，却能够根据病人神情气色的变化来进行针刺治疗，这真是高明啊！人身体的所有经脉，就像是体外的门户一样，邪气疾病可以通过体外的门户来侵袭入体内，此时如果看不出是什么病，又怎么能知道生病的原因呢？针刺的微妙之处在于，如何巧妙的运用疾徐的手法。医术一般的医生，习惯拘泥于四肢关节上面穴位的诊治，医术高明的医生，可以很好的把握经气之间的机动变化。经气在体内的机动变化，与孔穴是密不可分的。这其中所蕴藏的理论，同样是极其精细和微妙的。如果体内的邪气旺盛，此时不可用补法，迎而补之；如果体内的邪气衰弱，此时不可用泻法，追而泻之。医生如果懂得了体内气机变化的原理，治疗的时候就不会出现任何的误差。倘若不懂得体内气机变化的原理，就会像拿着弓弩一样，扣而不发，针不应手，不知如何是好。所以，针刺治疗的时候医生必须掌握人体内气机的往来逆顺，强盛衰弱的时机，这样才可以真正的起到治疗的作用。医术一般的医生对此事浑然不知，只有医术高明的医生才会懂得其中的精妙之处。正气已去的现象叫做逆，正气已来的现象叫做顺，明白了人体内的逆顺原理，就可以放心大胆的进行治疗，此时已经不必多问。如果人体内的正气虚弱，医生反而用了泻法治疗，这样身体怎么会不更加虚弱呢？如果人体内邪气旺盛，医生反而用了补法治疗，这样身体怎么会不更加充实呢？因此，针刺治疗的时候必须是根据人体内的气机情况，邪气旺盛的时候用泻法，邪气衰弱的时候用补法，对于针刺的泻补之法，医生要用头脑去仔细的分析，然后谨慎的使用，这样，针刺的道理就会比较详细了。

　　凡用针者，虚则实之，满则泄之，宛陈则除之，邪胜则虚之。《大要》曰：徐而疾则实，疾而徐则虚。言实与虚，若有若无。察后与先，若存若亡。为虚与实，若得若失。

　　虚实之要，九针最妙。补泻之时，以针为之。泻曰：必持内之，放而出之，排阳得针，邪气得泄。按而引针，是谓内温①，血不得散，气不得出也。

　　补曰：随之，随之意若妄之，若行若按，如蚊虻止，如留如还，去如弦绝。令左属右，其气故止，外门以闭，中气乃实。必无留血，急取诛之。

　　【注释】①内温：指气血蕴蓄于内，此处当理解为邪气留于体内。

　　【译文】但凡是用针刺治疗时，体内正气衰弱的时候要用补法，体内邪气旺盛的时候就要用泻法，体内长期淤血不散的要用破除法，邪气旺盛的就要用祛除法。《大要》说：针刺的手法是缓慢的进针然后快速的出针，针刺结束后迅速的按住针孔，此法为补法；针刺的手法是快速的进针然后缓慢的出针，针刺完后不用按住针孔的，此法为泻法。针刺中这种补法和泻法的作用，就像是有感觉，但是又没有感觉。医者要仔细的观察气的先后顺序，然后决定是去针还是留针。总而言之，不论针刺手法是补法还是泻法，都要让病人自身感受到不同，补法的时候要感觉若有所得，泻法的时候要感觉若有所失。

补法和泻法的要领，分别用九针会有不同的妙处。需要用补法或者泻法的时候，直接用针刺的手法就可以。若是需要用泻法，就根据时日的不同将针刺入体内，针刺得气之后，摇动大针孔，旋转以后出针，这样便可以让邪气跟着针而出。如果是出针以后马上按住针孔，不让邪气流出，就会导致邪气蕴积于体内，淤血得不到疏散，这样就起不到泻法的作用。

如果是需要用补法，便可以不拘泥时日的限制，随时用针都可以，用针的过程要感觉若无其事，像是行进又像是停止不进，就像蚊虫虻一样叮在皮肤上，针刺入到皮肤中，等待气息到来的时候，就像是针徘徊停留在此刻；得气之后要迅速的出针，出针的速度就像离弦之箭一样快。用右手拔针，然后左手紧紧的按闭针孔，经气因此而停留，针孔闭合，体内的中气就会变的充实。如果病人是皮下出血，就不可以放任淤血不管，任其淤留，一定要以最快速度将淤血作速除去。

持针之道，坚者为宝，正指直刺，无针左右，神在秋毫，属意病者，审视血脉者，刺之无殆。方刺之时，必在悬阳，及与两卫，神属勿去，知病存亡。血脉者，在腧横居，视之独澄，切之独坚。

九针之名，各不同形：一曰镵针，长一寸六分；二曰员针，长一寸六分；三曰鍉针，长三寸半；四曰锋针，长一寸六分；五曰铍针，长四寸，广二分半；六曰员利针，长一寸六分：七曰毫针，长三寸六分；八曰长针，长七寸；九曰大针，长四寸。镵针者，头大末锐，去泻阳气；员针者，针如卵形，揩摩分间，不得伤肌肉，以泻分气；鍉针者，锋如黍粟之锐，主按脉勿陷，以致其气；锋针者，刃三隅，以发痼疾；铍针者，末如剑锋，以取大脓；员利针者，大如氂①，且员且锐，中身微大，以取暴气；毫针者，尖如蚊虻喙，静以徐往，微以久留之而养，以取痛痹；长针者，锋利身长，可以取远痹；大针者，尖如梃，其锋微员，以泻机关之水也。九针毕矣。

【注释】①氂（máo）：指长毛，牦牛尾之毛。

【译文】针刺中持针的准则，医者自身的精神坚定是最为重要的，针刺时对准穴位，而后垂直而刺，针一定要不偏不倚，针刺的同时还要观察病人的神情，仔细观察病人的血脉，针刺治疗时要避开血脉，这样才能保证病人的安全，不让危险发生。将要进行针刺之前，要先观察病人的神情和卫气和脾气的状况，医者针刺时必须全神贯注，不可疏忽，这样才可以预知病人病情的好坏。血脉一般是横布在腧穴的四周，看起来特别的明显清晰，摸起来会感觉到十分的坚实。

九针的名字和形状各不相同。九针的第一种叫镵针，身长一寸六分；九针的第二种叫员针，身长一寸六分；九针的第三种叫鍉针，身长三寸半；九针的第四种叫锋针，身长一寸六分；九针的第五种叫铍针，身长四寸，宽二分半；九针的第六种叫员利针，身长一寸六分；九针的第七种叫毫针，身长三寸六分；九针的第八种叫长针，长七寸；最后第九种叫大针，身长四寸。镵针，针头大且针尖锐利，比较适用于浅刺以泻皮肤表面之热；员针，针尖椭圆如卵，比较适用于磨擦分肉之间，可以用来按摩，并不会损伤肌肉，又可以疏泄分肉里面的邪气；鍉针，针尖像黍粟之粒一样的圆，适用于按压经脉，流通正气，不会刺入皮肤，用来排除邪气；锋针，针的三面有刃，适用于来治疗热毒痈疡或是积久难治的疾病；铍针，针尖锐利像剑锋，适用于痈疡或者刺痛排脓等病患；

员利针，针尖硕大如同长毛，圆而锐利，针身略微粗壮，适用于治疗暴痹等急性病症；毫针，针尖细小的如同蚊虻之嘴，适用于徐缓地刺入皮肉，静候气的到来，因为针身细小所以适合留针养神，以治疗痛痹之症；长针，针尖锐利且针体较细长，适用于治疗日久不愈的痹症；大针，针体像折竹一样锐利，针尖略圆，适用于治疗滞留在关节上的滞水，作为泻水来用。九针的名字和各自的情况用法，大体就是如此。

夫气之在脉也，邪气在上；浊气在中，清气在下，故针陷脉则邪气出，针中脉则浊气出，针太深则邪气反沉，病益。故曰：皮肉筋脉，各有所处，病各有所宜，各不同形，各以任其所宜。无实无虚，损不足而益有余，是谓甚病，病益甚。取五脉者死，取三脉者怄。夺阴者死，夺阳者狂。针害毕矣。

刺之而气不至，无问其数；刺之而气至，乃去之，勿复针。针各有所宜，各不同形，各任其所为。刺之要，气至而有效，效之信，若风之吹云，明乎若见苍天。刺之道毕矣。

黄帝曰：愿闻五脏六腑所出之处。

岐伯曰：五脏五腧，五五二十五腧；六腑六腧，六六三十六腧。经脉十二，络脉十五。凡二十七气，以上下。所出为井，所溜为荥，所注为输，所行为经，所入为合。二十七气所行，皆在五腧也。

节之交，三百六十五会。知其要者，一言而终；不知其要，流散无穷。所言节者，神气之所游行出入也，非皮肉筋骨也。

睹其色，察其目，知其散复；一其形，听其动静，知其邪正。右主推之，左持而御之，气至而去之。

凡将用针，必先诊脉，视气之剧易，乃可以治也。五脏之气已绝于内，而用针者反实其外，是谓重竭①。重竭必死，其死也静。治之者辄反其气，取腋与膺。五脏之气已绝于外，而用针者反实其内，是谓逆厥。逆厥则必死，其死也躁。治之者反取四末。

刺之害，中而不去，则精泄；不中而去，则致气。精泄则病益甚而恇，致气则生为痈疡。

【注释】①重竭：指虚上加虚，造成阴亡。

【译文】邪气侵犯经脉引起的疾病，一般情况是在人体经脉之内，所以由头部侵入人体的阳邪之气，常常在上部；因饮食不当产生的糟粕之气，常常在中部，人体内的寒湿之气，常常在人体下部。所以这就导致针刺的部位不同了。如果针刺上部取头部骨陷中的腧穴，这样就会使阳邪随针得以泄出；如果针刺阳明胃经的经脉，这样就会使浊气随针得以外出。但凡是病在浅表的，针刺都不可以太深，针刺太深会引邪入里，反而会加重病情。所以说，皮、肉、筋、脉各有自己的不同部位，也各不相同，人的病症也都各有自己相对应的孔穴，情况不同，用针的方式也就不同，九针各不相同，要根据病人的具体病症找寻相对应的治疗方法。正气十足的实症不可以再用补法，体力不支的虚症不可以再用泻法，正气不足的情况下用了泻法或者邪气旺盛的情况下用了补法，那样会损不足而益有余，只会加重病人的病情。病人精亏气虚的时候，若是误泻了五脏腧穴经气，这样就可能导致病人死亡；病人阳气不足的时候，若是误泻了三阳经的腧穴经气，这样就可能导致病人怯弱，体弱多病，难以恢复。病重的时候耗伤了阴经，会致死；病重的时候损伤了阳经，会引发狂症，这些都是用针不当和补泻出错的危害。

针刺治疗之时，需要等待气至，如针刺后并没有感觉得气，那就说明气还没有到，不问针刺的次数多少，必须等待气至为止；如果针刺之后，已经得气，这时候就可去针，不用反复再刺了。九针各有不同的功能，各有彼此的适应症状，形状也各不相同，针刺的时候要根据病情去选择合适的。针刺的要领，在于针刺的时候是否得气，得气才能证明针刺有疗效，疗效过后的效果，就像风吹过后乌云消散，可以看到很晴朗的苍天一样。以上这些都是针刺的道理，基本都包含在里面了。

黄帝说：我想了解一下五脏六腑经气所出之处的情况。

岐伯说：五脏都各自有自己的经脉，各有井、荥、输、经、合五个腧穴，五五共二十五个腧穴；六腑也都各自有自己的经脉，各有井、荥、输、原、经、合六个腧穴，六六共三十六个腧穴。人体内脏腑共有十二经脉，每条经脉各有一络脉，加上任脉之络、督脉之络、脾之大络，一共十五络，所以人体内经络合起来共有二十七条。这二十七条经络之气在人体上下周行，出入于人体上下手足之间，脉气像泉水一样所出的为"井"，脉气像小溪流过的为"荥"，脉气像灌注的水流一样慢慢汇聚的为"输"，脉气像大的水流一样迅速流动的为"经"，脉气像进入到大海中会合一眼的为"合"。这二十七条经络气流注于五脏，流动不止，昼夜不息。

人体所有关节部位交汇的地方，共有三百六十五个会合处，这些都是络脉之气会合的地方，也就是气穴。如果了解了这些要妙的精髓之处，用一句话就可以将它完全说明白，如果不懂，只会感觉到毫无规则，也就无法理解所有的腧穴。这里所说的关节交汇，指的是体内血气游行出入的地方，是体内的气血，并不是指皮肉筋骨这类的表面。

医者在实施针刺之时，必须先注意察看病人的神色和眼神，这样便可以了解病人血气耗散以及正气恢复的状态；诊断病人身体的强弱病情，要通过他的声音动静，以此来判断掌握邪气正气虚实情况。然后在针刺治疗的时候，右手负责持针，主推而进针，左手负责佐助，在一旁护针身，等针下有了气至时，就可以出针了。

凡是在针刺治疗之前，一定要先诊脉确定病患的病情，然后根据脉象呈现出来的和与不和，再确定针刺的相应手法。如果病人的五脏之气已经气绝于内，这就是阴虚，如果这时候医者用针反补在外的阳经，这样就会造成阳气过盛而阴气更虚，虚上加虚，这种情况叫"重竭"，重竭的病人必死无疑，这种病人死的时候是非常安静的。重竭形成的主要原因，是因为医者违反经气，违反了人体内脏的原则，误泻了腋下和胸前的腧穴，促使脏气愈加的虚竭。如果病人五脏之气已经气绝于外，这就是阳虚，如果这时候医者用针反补在内的阴经，这样就会造成阴气过盛而阳气更加虚竭，容易引起四肢厥冷，这种情况叫"逆厥"，逆厥的病人必死无疑，这种病人死的时候烦躁不堪。逆厥形成的主要原因，是因为医者误取四肢末端穴位，违反了人体内脏的原则，促使阳气愈加虚弱导致的。

凡是针刺治疗的，针刺的要害，刺中病以后仍然不出针的，就会损耗精气，未刺中邪气要害后迅速出针的，就会导致邪气留滞在体内不去。出针太晚或者出针太快的，会损耗精气，精气损耗以后会使病势加重，使病人愈加虚弱，邪气滞留在体内容易发生痈疡病。

五脏有六腑，六腑有十二原，十二原出于四关，四关主治五脏。五脏有疾，当取之十二原。十二原者，五脏之所以禀三百六十五节之会也。五脏有疾也，应出十二原，而各有所出。明知其原，睹其应，而知五脏之害矣。阳中之少阴，肺也，其原出于太渊，太渊二。阳中之太阳，心也，其原出于大陵，大陵二。阴中之少阳，肝也，其原出于太冲，太冲二。阴中之至阴，脾也，其原出于太白，太白二。阴中之太阴，肾也，其原出于太溪，太溪二。膏之原，出于鸠尾，鸠尾一。肓之原，出于脖胦①，脖胦一。凡此十二原者，主治五脏六腑之有疾者也。

胀取三阳，飧泄取三阴。

今夫五脏之有疾也，譬犹刺也，犹污也，犹结也，犹闭也。刺虽久，犹可拔也；污虽久，犹可雪也；结虽久，犹可解也；闭虽久，犹可决也。或言久疾之不可取者，非其说也。夫善用针者，取其疾也，犹拔刺也，犹雪污也，犹解结也，犹决闭也。疾虽久，犹可毕也。言不可治者，未得其术也。

刺诸热者，如以手探汤^②；刺寒清者，如人不欲行。阴有阳疾者，取之下陵三里，正往无殆，气下乃止，不下复始也。疾高而内者，取之阴之陵泉；疾高而外者，取之阳之陵泉也。

【注释】①肓腴：是任脉气海穴的别名，在脐下一寸五分处。②以手探汤：用手试探沸汤，意手法轻盈且迅速，一触即还。

【译文】五脏之外有六腑，六腑之外有十二原，十二原穴的经气又多出于两肘两膝的四关，四关以下的原穴可以主治五脏病变。所以五脏发生病变，都可以取十二原穴进行治疗。因为十二原穴是五脏聚集全身三百六十五节经气而集中的地方。所以五脏发生病变的时候，十二原穴就会有所反应，而十二原穴分别对应各有所属的内脏，明白了十二原穴各自的特性，然后观察十二原穴表现出来的情况，就可以知道脏腑受病的情况。心、肺位于胸膈之上，上方属于阳位。肺是阳部的阴脏，为阳中之少阴，肺脏的原穴是太渊，太渊左右两边共二穴。心是阳部的阳脏，是阳中之太阳，心脏的原穴是大陵，大陵左右两边共二穴。肝、脾、肾位于胸膈以下，下方属于阴位。肝脏是阴部的阳脏，为阴中之少阳，肝脏的原穴是太冲，太冲左右两边共二穴。脾脏是阴部的阴脏，为阴中之至阴，脾脏的原穴是太白，太白左右两边共二穴。肾脏是阴部的阴脏，为阴中之太阴，肾脏的原穴是太溪，太溪左右两边共二穴。另外有膈和肓两个原穴，位于胸腹部脏器附近，膈的原穴是鸠尾，属于任脉，只有一穴。肓的原穴是气海，属于任脉，也只有一穴。以上所说的这十二原穴，都是脏腑经络之气在体内流通的关键所在，都能够治疗五脏六腑各种各样的疾病。

患有腹胀疾病的，都应该取足三阳经，就是胃、胆、膀胱三经进行治疗；凡是患有飧泄疾病的，都应该取足三阴经，就是脾、肝、肾三经来进行治疗。

　　五脏发生病变的情况，就像是人的肌肉上扎了刺，衣服被污染有了污渍，绳索上面打了结，河流中发生拥堵一样。但是，刺虽然扎了很长时间，仍然可以拔掉它；衣服沾染污渍的时间虽然长，仍然可以洗干净；绳索打了结的时间虽然很久，仍然可以解开它；河流拥堵淤塞的时间虽然长，仍然还可以疏通它。有些人认为久病痼疾，得病时间越长就越不可针治而愈，这种说法是没有依据，不正确的。对那些针刺手法特别高明的医者来说，治病就像是拔刺、洗干净污渍、解开结扣、疏通河流一样。虽然得病的时日长久，同样可以达到完全治愈效果的。那些说时间长病不能治愈的人，那是因为他没有完全掌握针刺的要领罢了。

　　用针刺治疗各种热病，手法要轻盈，就如同以手试沸汤一样；用针刺治疗各种寒病，手法要深入，就如同人不愿意出门的样子。体内阴分发生了阳邪热的现象，应当取足三里穴治疗，要准确无误的用针，不能懈怠，直到邪气退下，就应停针，如果邪气一直不退，就需要继续用针。如果病症发于上部，同时属于内脏的，此时可取阴陵泉穴治疗；如果病症病发于上部，同时属于外腑的，此时可取阳陵泉治疗。

本输第二

　　黄帝问于岐伯曰：凡刺之道，必通十二经络之所终始，络脉之所别处，五输之所留，六腑之所与合，四时之所出入，五脏之所溜处，阔数之度，浅深之状，高下①所至。愿闻其解。

　　岐伯曰：请言其次也。

　　肺出于少商，少商者，手大指端内侧也，为井木；溜于鱼际，鱼际者，手鱼②也，为荥；注于太渊，太渊，鱼后一寸陷者中也，为输；行于经渠，经渠，寸口中也，动而不居，为经；入于尺泽，尺泽，肘中之动脉也，为合。手太阴经也。

　　心出于中冲，中冲，手中指之端也，为井木；溜于劳宫，劳宫，掌中中指本节之内间也，为荥；注于大陵，大陵，掌后两骨之间方下者也，为输；行于间使，间使之道，两筋之间，三寸之中也，有过则至，无过则止，为经；入于曲泽，曲泽，肘内廉下陷者之中也，屈而得之，为合。手少阴也。

　　肝出于大敦，大敦者，足大指之端及三毛③之中也，为井木；溜于行间，行间，足大指间也，为荥；注于太冲，太冲，行间上二寸陷者之中也，为输；行于中封，中封，内踝之前一寸半，陷者之中，使逆则宛，使和则通，摇足而得之，为经；入于曲泉，曲泉，辅骨之下，大筋之上也，屈膝而得之，为合。足厥阴也。

【注释】①高下：高，指头目；下，指肢体末端；高下，即人体上下。②手鱼：指手腕之前，大拇指本节之间的部位，有肥肉隆起，如鱼的形状，把此部位称为"手鱼"。③三毛：在大脚趾第一节背面，趾甲根之后。

【译文】黄帝问岐伯道：但凡是想深入了解针刺方法的人，都必须先了解十二经络在体内运行的起点和终点，络脉所出的地方，井、荥、输、经、合等腧穴相对应四肢的部位，脏腑之前相合的关系，以及一年四季气候对人体经气出入的影响变化，五脏与经络之气的结合流行灌注，还有经脉、络脉、孙脉的宽窄程度，分别在体内的浅深情况，上至于头部，下至于足下之间的相连关系。关于上面这些，我想听听你对这些问题的讲解。

岐伯说：请让我按先后次序来讲解一下吧。

肺经中的脉气，出于少商穴，少商穴位于手部大指端的内侧，我们将其称之为井，属木；脉气由井穴流向鱼际穴，鱼际穴在手部大鱼穴之后，我们将其称之为荥，属火；脉气由荥穴注入太渊穴，太渊穴位于手部大鱼穴后一寸凹陷之中，我们将其称之为输，属土；脉气由此通过经渠穴，经渠穴在手部寸口之陷中，此处的动脉动而不止，为诊脉之处，我们将其称之为经，属金；脉气由经穴入归于尺泽穴，尺泽穴就是肘中的动脉，我们将其称之为合，属水。以上这就是手太阴肺经所属五腧穴的情况。

心经中的脉气，出于中冲穴，中冲位于手中指顶端，我们将其称之为井穴，属木；脉气由井穴流入劳宫穴，劳宫穴在手部掌中央中指本节的内间，我们将其称之为荥，属火；脉气由荥穴注入大陵穴，大陵穴在掌后腕关节两骨之间凹陷中，称之为输，属土；脉气由腧穴通过间使穴，间使穴在手部掌后三寸两筋之间凹陷中，如果此脉有反应时，就表示本经有病症，无病时脉气就很平静无异常，我们将其称之为经，属金；脉气由经穴入归于曲泽穴，曲泽穴在肘部肘内侧陷中，取穴时屈肘即可得穴，我门将其称之为合，属水。以上这就是手少阴心经所属五腧穴的情况。

肝经中的脉气，出于大敦穴，大敦穴位于足大指的外侧和大指背侧的三毛中间，我们将其称之为井，属木；脉气由井穴流于行间穴，行间穴在足大指、次指间动脉凹陷中，我们将其称之为荥，属火；脉气由荥穴注入太冲穴，太冲穴在行间穴上二寸凹陷中，我们将其称之为输，属土；脉气由腧穴通过中封穴，中封穴在足内踝之前一寸凹陷中，对该穴进行针刺时，如果逆使脉气就会使脉气阻塞，导致气血郁结；如果和则脉气通畅，则进针可通，成令患者将足微摇即可得穴，我们将其称之为经，属金；脉气由经穴入归于曲泉穴，曲泉穴在膝内辅骨之下，大筋上方的凹陷中，取穴时屈膝可取该穴，我们将其称之为合，属水。以上这就是足厥阴肝经所属五腧穴的情况。

脾出于隐白，隐白者，足大指之端内侧也，为井木；溜于大都，大都，本节之后，下陷者之中也，为荥；注于太白，太白，腕骨之下也，为输；行于商丘，商丘，内踝之下，陷者之中也，为经；入于阴之陵泉，阴之陵泉，辅骨之下，陷者之中也，伸而得之，为合。足太阴也。

肾出于涌泉，涌泉者，足心也，为井木；溜于然谷，然谷，然骨之下者也，为荥；注于太溪，太溪，内踝之后，跟骨之上，陷中者也，为输；行于复留，复留，上内踝二寸，动而不休①，为经；入于阴谷，阴谷，辅骨之后，大筋之下，小筋之上也，按之应手，屈膝而得之，为合。足少阴经也。

膀胱出于至阴，至阴者，足小指之端也，为井金；溜于通谷，通谷，本节之前外侧也，为荥；注于束骨，束骨，本节之后，陷中者也，为输；过于京骨，京骨，足外侧大骨之下，为原；行于昆仑，昆仑，在外踝之后，跟骨之上，为经；入于委中，委中，腘中央，为合；委而取之。足太阳也。

胆出于窍阴，窍阴者，足小指次指之端也，为井金；溜于侠溪，侠溪，足小指次指之间也，为荥；注于临泣，临泣，上行一寸半陷者中也，为输；过于丘墟，丘墟，外踝之前，下陷者中也，为原；行于阳辅，阳辅，外踝之上，辅骨之前，及绝骨②之端也，为经；入于阳之陵泉，阳之陵泉，在膝外陷者中也，为合，伸而得之。足少阳也。

胃出于厉兑，厉兑者，足大指内次指之端也，为井金；溜于内庭，内庭，次指外间也，为荥；注于陷谷，陷谷者，上中指内间上行二寸陷者中也，为输；过于冲阳，冲阳，足跗上五寸陷者中也，为原；摇足而得之，行于解溪，解溪，上冲阳一寸半陷者中也，为经；入于下陵，下陵，膝下三寸，胻骨外三里也，为合；复下三里三寸为巨虚上廉③，复下上廉三寸为巨虚下廉；大肠属上，小肠属下，足阳明胃脉也。大肠小肠，皆属于胃，是足阳明也。

【注释】①动而不休：意思是跳动不停，为动脉搏动。②绝骨：相当于腓骨下端。③巨虚上廉：指上巨虚穴。巨虚下廉即指下巨虚穴。

【译文】脾经中的脉气，出于隐白穴，隐白穴位于足大指端的内侧，我们将其称之为井，属木；脉气由井穴流到大都穴，大都穴在足大指本节后内侧陷中，我们将其称之为荥，属火；脉气由荥穴注入太白穴，太白穴在足内侧核骨之下陷中，我们将其称之为输，属土；脉气由输穴通过商丘穴，商丘穴在足内踝下方微前的凹陷中，我们将其称之为经，属金；脉气由经穴入归于阴陵泉穴，阴陵泉穴在膝内侧辅骨下方的凹陷中，取穴时伸足可取该穴，称之为合，属水。以上这就是足太阴脾经所属五腧穴的情况。

肾经中的脉气，出于涌泉穴，涌泉穴位于足心陷中，我们将其称之为井，属木；脉气由井穴流于然谷穴，然谷穴在足内踝前大骨陷中，我们将其称之为荥，属火；脉气由荥穴注入太溪穴，太溪穴在足内踝后，跟骨之上陷中，我们将其称之为输，属土；脉气由腧穴行于复留穴，复留穴在足内踝上二寸，有动脉跳动不止的地方，我们将其称之为经，属金；脉气由经穴入归于阴谷穴，阴谷穴在膝内侧辅骨之后大筋之上，小筋之下，按后有动脉跳动应手的地方，取穴时屈膝，在腘横纹内侧端二筋之间取该穴，我们将其称之为合，属水。以上这就是足少阴肾经所属的五腧穴的情况。

膀胱经中的脉气，出于至阴穴，至阴穴在足小指的外侧位置，称之为井，属金；脉气由井穴流于通谷穴，通谷穴在足小指外侧本节之前陷中，我们将其称之为荥，属水；脉气由荥穴注入束骨穴，束骨穴在足小指外侧本节后陷中，我们将其称之为输，属木；脉气由腧穴通过京骨穴，京骨穴在足外侧大骨下赤白肉际陷中，我们将其称之为原穴；脉气由原穴行于昆仑穴，昆仑穴在足外踝之后、跟骨之上的陷中，我们将其称之为经，属火；脉气由经穴入归于委中穴，委中穴在膝腘后横纹中央位置，取穴时屈而得穴，我们将其称之为合，属土。以上这就是足太阳膀胱经所属的五腧穴以及原穴的情况。

胆经中的脉气，出于窍阴穴，窍阴穴在足第四指尖端的外侧位置，我们将其称之为井，属金；脉气由井穴流于侠溪穴，侠溪穴在足小指次指岐骨间本节前的凹陷中，我们将其称之为荥，属水；脉气由荥穴贯注于临泣穴，临泣穴在侠溪上行一寸半本节后陷中，我们将其称之为输，属木；脉气由腧穴过于丘墟穴，丘墟穴在足外踝前面陷中，我们将其称之为原穴；脉气由原穴行于阳辅穴，阳辅穴在足外踝上四寸，辅骨的前方，绝骨上端的位置，我们将其称之为经，属火；脉气由经穴入归于阳陵泉穴，阳陵泉穴在膝下一寸外辅骨的陷中处，取穴时伸足即可得穴，我们将其称之为合，属土。以上这就是足少阳胆经所属的五腧穴以及原穴的情况。

胃经中的脉气，出于厉兑穴，厉兑穴在足第二指尖端的外侧的地方，我们将其称之为井，属金；脉气由井穴流于内庭穴，内庭穴在足第二指的外间本节前的凹陷中，我们将其称之为荣，属水；脉气由荣穴注入陷谷穴，陷谷穴在中指内间内庭上二寸本节后方的陷中，我们将其称之为输，属木；脉气由腧穴过于冲阳穴，冲阳穴在脚面上五寸骨间动脉应手处凹陷中，取穴时晃动脚部取该穴，我们将其称之为原穴；脉气由原穴行于解溪穴，解溪穴在冲阳上一寸半脚面关节上的凹陷中，我们将其称之为经，属火；脉气由经穴入归于下陵穴，下陵穴膝下三寸胫骨外缘的足三里穴，我们将其称之为合，属土；从三里穴下行三寸的位置，是巨虚上廉；再下行三寸的位置，是巨虚下廉，大肠脉气属于上廉，小肠脉气属于下廉，大肠小肠都和阳明胃脉相关的，所以大肠小肠都同属于胃脉，他们之间脉气相通。以上这就是足阳明胃经所属的五腧穴以及原穴的情况。

　　三焦者，上合手少阳，出于关冲，关冲者，手小指次指之端也，为井金；溜于液门，液门，小指次指之间也，为荣；注于中渚，中渚，本节之后陷者中也，为输；过于阳池，阳池，在腕上陷者之中也，为原；行于支沟，支沟，上腕三寸，两骨之间陷者中也，为经；入于天井，天井，在肘外大骨之上陷者中也，为合，屈肘乃得之；三焦下腧，在于足大指之前，少阳之后，出于腘中外廉，名曰委阳，是太阳络也，手少阳经也。三焦者，足少阳、太阳之所将，太阳之别也，上踝五寸，别入贯腨肠，出于委阳，并太阳之正[①]，入络膀胱，约下焦。实则闭癃，虚则遗溺；遗溺则补之，闭癃则泻之。

　　【注释】①太阳之正：指足太阳膀胱经本经。
　　【译文】三焦中的脉气运行，上与手少阳三焦经相合，出于关冲穴；关冲穴在小指侧无名指之顶端，我们将其称之为井，属金；脉气由井穴流于液门穴，液门穴在小指外侧与无名指顶端之间，我们将其称之为荣，属水；脉气由荣穴注入中渚穴，中渚穴在小指与无名指本节后两骨间的凹陷中，我们将其称之为输，属木；脉气由腧穴过于阳池穴，阳池穴在手腕上横纹凹陷中，我们将其称之为原穴；脉气由原穴行于支沟穴，支沟穴在腕上三寸两骨之间凹陷中，我们将其称之为经，属火，脉气由经穴入归于天井穴，天井穴在肘外大骨之上的凹陷中，取穴时屈肘即可得穴，我们将其称之为合，属土。三焦的脉气，虽是由手至头，但另有一脉通于足部的下腧穴，下腧穴脉气在足太阳经之前，足少阳经之后，上行出于膝腘中外侧一寸凹陷处，我们称其为委阳穴。委阳穴是足太阳膀胱经经脉别行之络的地方，又是手少阳的经脉。三焦中的脉气，足少阳、太阳两经为之输给，三焦脉气是足太阳经的别络，它的脉气由踝上五寸分出而进入贯于腿肚，而后出于委阳穴，并足太阳膀胱经的正脉，后入腹腔内经络与膀胱相连，以约束下焦。所以三焦委阳穴出现的实症，会导致小便不通畅之类的闭癃病；三焦的虚症，会导致小便不禁之类的遗溺病。遗溺病治疗的时候，当用补法，闭癃病治疗的时候，当用泻法。

小肠者，上合手太阳，出于少泽，少泽，小指之端也，为井金；溜于前谷，前谷，在手外廉本节前陷者中也，为荣；注于后溪，后溪者，在手外侧本节之后也，为输；过于腕骨，腕骨在手外侧腕骨之前，为原；行于阳谷，阳谷，在锐骨之下陷者中也，为经；入于小海，小海，在肘内大骨之外，去端半寸陷者中也，伸臂而得之，为合。手太阳经也。

大肠上合手阳明，出于商阳，商阳，大指次指之端也，为井金；溜于本节之前二间，为荣；注于本节之后三间，为输；过于合谷，合谷，在大指歧骨之间，为原；行于阳溪，阳溪，在两筋间陷者中也，为经；入于曲池，在肘外辅骨陷者中也，屈臂而得之，为合。手阳明也。

是谓五脏六腑之腧，五五二十五腧，六六三十六腧也。六腑皆出足之三阳，上合于手者也。

缺盆之中，任脉也，名曰天突；一次脉，任脉侧之动脉，足阳明也，名曰人迎；二次脉，手阳明也，名曰扶突；三次脉，手太阳也，名曰天窗；四次脉，足少阳也，名曰天容；五次脉，手少阳也，名曰天牖；六次脉，足太阳也，名曰天柱；七次脉，颈中央之脉，督脉也，名曰风府。腋内动脉，手太阴也，名曰天府；腋下三寸，手心主也，名曰天池。

刺上关者，呿不能欠；刺下关者，欠不能呿。刺犊鼻者，屈不能伸；刺两关者，伸不能屈。

足阳明，挟喉之动脉也，其腧在膺①中。手阳明，次在其腧外，不至曲颊一寸。手太阳，当曲颊。足少阳，在耳下曲颊之后。手少阳，出耳后，上加完骨之上。足太阳，挟项大筋之中发际。阴尺动脉，在五里，五腧之禁也。

肺合大肠，大肠者，传道之腑。心合小肠，小肠者，受盛之腑。肝合胆，胆者，中精之腑。脾合胃，胃者，五谷之腑。肾合膀胱，膀胱者，津液之腑也。少阳属肾，肾上连肺，故将两脏。三焦者，中渎之腑也，水道出焉，属膀胱，是孤之腑也。是六腑之所与合者。

春取络脉诸荥大经分肉之间，甚者深取之，间者浅取之。夏取诸腧孙络②肌肉皮肤之上。秋取诸合，余如春法。冬取诸井诸腧之分，欲深而留之。此四时之序，气之所处，病之所舍，藏之所宜。转筋者，立而取之，可令遂已。痿厥者，张而刺之，可令立快也。

【注释】①膺：指胸前两旁的高处。②孙络：孙有细小之意，络有网络之意。孙络是最细小的支络，像网一样联系在诸经之间。

【译文】小肠腑中的脉气运行，经气上合于手太阳经，脉气出于少泽穴，少泽穴在手小指尖端的外侧，我们将其称之为井，属金。脉气由井穴流于前谷穴，前谷穴在手外侧小指本节前四陷中，我们将其称之为荥，属水；脉气由荥穴注于后溪穴，后溪穴在手外侧小指本节后凹陷中，我们将其称之为输，属木；脉气由腧穴过于腕骨穴，腕骨穴在手外侧腕骨前方的凹陷中，我们将其称之为原穴；脉气由原穴行于阳谷穴，阳谷穴在手外侧腕中，锐骨下方的凹陷中，我们将其称之为经，属火；脉气由经穴入归于小海穴，小海穴在肘外侧大骨的外缘凹陷中，离肘尖五分处，取穴时伸臂屈肘向头即可得穴，我们将其称之为合，属土。以上的就是手太阳小肠经所属的五腧穴以及原穴的情况。

大肠中的脉气运行，经气上合于手阳明经，脉气出于商阳穴，商阳穴在手大指食指尖端的外侧部，我们将其称之为井，属金；脉气由井穴流于食指内侧本节前方凹陷中的二间穴，我们将其称之为荥，属水；脉气由荥穴注于食指本节后面凹陷中的三间穴，我们将其称之为输，属木；脉气由腧穴过于合谷穴，合谷穴在手大指和食指的岐骨中间，我们将其称之为原穴；脉气由原穴行于阳溪穴，阳溪穴在手腕上两筋中间的凹陷中，我们将其称之为经，属火；脉气由经穴入归于曲池穴，曲池穴在肘外辅骨横纹内的凹陷中，取穴时屈肘横肱即可得穴，我们将其称之为合，属土。以上的就是手阳明大肠经所属的五腧穴以及原穴的情况。

以上所说的，就是五脏六腑脉气出入的腧穴，五脏中各有井、荥、输、经、合五个腧穴，总共二十五个腧穴；六腑各多一个原穴，总共三十六个腧穴。六腑中的脉气都出于足太阳、足阳明、足少阳，这三条人体内的阳经，向上与手之三阳经分别相合。

在左右两缺盆的中间位置，便是任脉所行之处，叫做天突穴。次于第一行在天突穴两旁，而近任脉之侧的动脉应手处位置，是足阳明胃经所行之处，叫做人迎穴。次于第二行在人迎穴之外，属于手阳明大肠经的叫做扶突穴。次于第三行在扶突穴之外，是属于手太阳小肠经所行之处，叫做天窗穴。次于第四行在天窗穴之后，是属于足少阳胆经所行之处，叫做天容穴。次于第五行在天容穴之后，是属于手少阳三焦经所行之处，叫做天牖穴。次于第六行在天牖穴之后，是属于足太阳膀胱经所行之处，叫做天柱穴。次于第七行在天柱穴之后，居于颈部中央第八行经脉上的穴位，属于督脉所行之处，叫做风府穴。在腋下动脉处的穴位，是属于手太阴肺经所行之处，叫做天府穴。腋下三寸边的穴位，是属于手厥阴心包络经所行之处，叫做天池穴。

针刺治疗上关穴时，病人要张口而不能合口；针刺治疗下关穴时，病人要合口而不能张口。针刺治疗犊鼻穴时，病人要屈足取穴而不能伸足；针刺治疗内关、外关穴位时，病人要伸直手臂而不能弯屈。

足阳明经的人迎穴，位于挟结喉两旁的动脉应手处位置，脉气下行分布在胸壁之中。手阳明大肠经的扶突穴，在足阳明经动脉人迎穴之外，不到曲颊处，距离曲颊一寸的地方。手太阳小肠经的天窗穴，穴位则正当曲颊下方，扶突穴后面一寸位置。足少阳胆经的天冲穴，穴位在曲颊之后，耳朵之下。手少阳三焦经的天牖穴在耳朵后方位置，在这里上有足少阳胆经的完骨穴。足太阳膀胱经的天柱穴，位于项部项后在大筋外侧发际的凹陷中。手太阴尺泽穴上有动脉之处，是手阳明大肠经的五里穴，此处是经隧之要害处，误刺后会导致脏气竭绝，所以这个位置是一个禁止针刺治疗的穴位。

肺和大肠之间相互配合，大肠是传送糟粕排泄粪便之腑。心和小肠之间相互配合，小肠是受盛胃转移过来食物的器官。肝和胆之间相互配合，胆是负责清净和贮藏胆汁之腑。脾和胃之间相互配合，胃是负责受纳水谷、消化食物的器官。肾和膀胱之间相互配合，膀胱是负责蓄积和排泄水液的器官。手少阳三焦隶属于肾，肾的经脉上与肺连接，所以肾经之脉气行于膀胱和肺两个脏器。三焦是人体的中渎之腑，可以疏调水道，下直接通膀胱，结合以上所说，肺心肝脾肾五脏都各自有六腑中的一腑与其相配合，只有三焦无脏与之匹配，所以我们称三焦是一个孤独之腑。以上所说的这些就是六腑与五脏配合的关系。

在春天进行针刺治疗时，应取浅表部位的络脉和各经荥穴以及大经和肌肉的间隙部位，比较严重的病需要深刺，轻微的病要浅刺。在夏天进行针刺治疗时，应取十二经的腧穴以及肌肉、皮肤之上的浅表部位。在秋天进行针刺治疗时，深刺或浅刺的针刺手法，与春天针刺的方法一样即可，取十二经的合穴针刺。在冬天进行针刺治疗时，针刺的手法是要深刺并且留针于体内，取十二经的井穴和脏腑的腧穴。以上所说的针刺手法是根据四时气候的暖热凉寒的次序，人体内脉气各自不同所聚的处所，病疾在发生时不同的部位，以及针刺五脏六腑最为适宜的地方。如果针刺期间遇到转筋的病症，针刺的时候要让患者站立稳定，身形稳定以后再取穴针刺，刺其应该针刺的腧穴，这样就可以使筋伸缩自如，病症快速消除。如果针刺期间遇到四肢偏废的痿厥病症，针刺的时候要让患者仰卧，并将四肢伸开，然后再进行针刺，这样就可以使气血通畅病症快速消除。

针解第三

所谓易陈者,易言也。难入者,难著于人也。粗守形者,守刺法也。上守神者,守人之血气,有余不足,可补泻也。神客者,正邪共会也。神者,正气也,客者,邪气也。在门者,邪循正气之所出入也。未睹其疾者,先知邪正,何经之疾也。恶知其原者,先知何经之病,所取之处也。

刺之微,在数迟者,徐疾之意也。粗守关者,守四肢而不知血气正邪之往来也。上守机者,知守气也。机之动,不离其空中者,知气之虚实,用针之徐疾也。空中之机,清净以微者,针以得气,密意守气勿失也。其来不可逢者,气盛不可补也。其往不可追者,气虚不可泻也。不可挂以发者,言气易失也。扣之不发者,言不知补泻之意也,血气已尽而气不下也。

知其往来者,知气之逆顺盛虚也。要与之期者,知气之可取之时也。粗之暗者,冥冥不知气之微密也。妙哉!工独有之者,尽知针意也。往者为逆者,言气之虚而小,小者,逆也。来者为顺者,言形气之平,平者,顺也。明知逆顺,正行无问者,言知所取之处也。迎而夺之者,泻也;追而济之者,补也。

所谓虚则实之者,气口①虚而当补之也。满则泄之者,气口盛而当泻之也。宛陈则除之者,去血脉也。邪胜则虚之者,言诸经有盛者,皆泻其邪也。徐而疾则实者，言徐内而疾出也。疾而徐则虚者，言疾内而徐出也。言实与虚，若有若无者，言实者有气，虚者无气也。察后与先，若亡若存者，言气之虚实，补泻之先后也，察其气之已下，与常存也。为虚与实，若得若失者，言补者佖然②若有得也，泻则怳然③若有失也。

【注释】①气口：位置相当于手太阴肺经的经渠穴和太渊穴之间的部位。肺主气，气之盛衰反映于此，故称气口。又因两穴之间相距一寸有余，所以又名寸口，是诊脉的部位。②佖（bì）然：指满足的样子。③怳（huǎng）然：指失意的样子。

【译文】"易陈"的说法，就是指一般理论说来非常容易明白的。"难入"的说法，就是指理论简单但是一般人很难理解其中的精微奥妙之处。"粗守形"的说法，就是指一般的普通医生技术不高，只知道机械地拘守基本刺法来针刺治疗。"上守神"的说法，就是指高明的医生，可以根据病人气血的虚实情况来判断病人的病症，然后灵活地运用补泻之法。"神客"的说法，就是指说正气与邪气两者交争，共留于血脉中产生各种不同的病症。"神"指的是正气，"客"指的是邪气。"在门"的说法，就是指邪气能随正气出入的门户侵入到人体。"未睹其疾"的说法，就是指没有先弄清楚病邪所在的经络、病邪的性质，就漫无目标的进行针刺治疗。"恶知其原"的说法，就是指没有明确发病的原因，也就不能明确应取的腧穴。

"刺之微，在数迟"的说法，就是指针刺治疗手法的微妙，主要是在于掌握针刺过程进针出针的手法快慢程度。"粗守关"的说法，就是指技术一般的庸医，只知道根据看到的在四肢关节处进行治疗，却不知道血气正气的往来盛衰和进退的情况。"上守机"的说法，就是指技术高明的医生，可以通过观察病人脉气的虚实情况，灵活的运用补泻之法。"机之动,不离其空中"的说法,就是指气机之至,已经到达,到达之后都会在腧穴之中,了解了气血的虚实变化这一点,就可以灵活的运用疾徐的补泻手法。"空中之机,清净以微"的说法,就是指气机之至很清静而又微妙的,如果是针刺的时候已经得气,此时就要谨慎注意气之往来情况,只有这样才不至于失掉应补应泻的最佳时机。"其来不可逢"的说法,就是指气刚来,体内邪气正盛的时候,此时切不可用补法迎邪气之势而补之。"其往不可追",就是指体内的邪气已去,正气正要恢复之时,此时切不可用泻法迎正气之势而泻之。"不可挂以发"的说法,就是指施针的时候应该细致地观察气之往来,根据观察到的情况及时运用补泻之法,不能有丝毫的失误,否则气机在一瞬间丢失就很难再达到预期的效果。"扣之不发"的说法,就是指医者完全不懂得补泻之法的意义,往往在这时候误用手法错失时机,就像扣着的箭到该发的时候没有发出去一样,这样会导致病人血气竭绝,又达不到祛除邪气的效果。

"知其往来"的说法,就是指完全了解气在运行过程中,气机有逆有顺有盛有衰的各种变化情况。"要与之期"的说法,就是指准确的掌握气至的时机,才能在最好的时机用针不失其时。"粗之暗者"的说法,就是指技术一般的庸医,昏昧无知,完全不懂得气行的微妙和奥秘所在。"妙哉!工独有之"的说法,就是指技术高超的医生,可以完全理解通晓针刺的方法和用针的机制变化。"往者为逆"的说法,就是指邪气已去之时,病人的脉象虚弱而小,此时的小就叫做逆。"来者为顺"的说法,就是指正气缓缓渐来之时,病人的形气相称而脉象平和,此时的平就叫顺。"明知逆顺,正行无问"的说法,就是指如果能知道病人体内血气逆顺虚实的关系,就能准确地选取合适的腧穴进行针刺治疗了。"迎而夺之"的说法,就是指乘其邪气来的走向,迎其势而施针以泻其邪,这就是泻法。"追而济之"的说法,就是指乘其正气往来的走向,随其势而施针以补其气,这就是补法。

　　"虚则实之"的说法,就是指气口脉虚的情况下,应该用补法来补其正气。"满则泄之"的说法,就是指气口脉盛的情况下,应该用泻法来去其邪气。"宛陈则除之"的说法,就是指皮肤血脉中如有蓄积已久的淤血,就应该采用刺破皮肤泻血气的方法排除它。"邪胜则虚之"的说法,就是指体内经脉中邪气旺盛时,应该采取泻法,让体内的邪气外泄而出。"徐而疾则实"的说法,就是指缓缓的进针而快速出针的补法。"疾而徐则虚"的说法,就是指快速的进针而后缓缓出针的泻法。"言实与虚,若有若无"的说法,就是指脉气中的虚实,可用补法来使正气恢复,用泻法来使邪气消失。"察后与先,若亡若存"的说法,就是指医者应该先察明病人体内气的虚实,然后再决定如何使用补泻手法,以及先后顺序,同时要观察气的退还情况,然后再确定针的去留。"为虚与实,若得若失"的说法,就是指用补法针刺过后要让患者感觉充实就像是似有所得一样,用泻法针刺过后要让患者感到轻爽而似有所失一样轻松。

　　夫气之在脉也,邪气在上者,言邪气之中人也高,故邪气在上。浊气在中者,言水谷皆入于胃,其精气上注于肺,浊溜于肠胃,若寒温不适,饮食不节,而病生于肠胃,故命曰浊气在中也。清气在下者,言清湿地气之中人也,必从足始,故曰清气在下。针陷脉,则邪气出者,取之上。针中脉,则浊气出者,取之阳明合也。针太深,则邪气反沉者,言浅浮之病,不欲深刺也,深则邪气从之入,故曰反沉也。皮肉筋脉,各有所处者,言经络各有所主也。

　　取五脉者死,言病在中,气不足,但用针尽大泻其诸阴之脉也。取三阳之脉者惟,惟言尽泻三阳之气,令病人惟然不复①也。夺阴者死,言取尺之五里五往者也。夺阳者狂,正言也。

【注释】①恇然不复：形体衰败，不能恢复。

【译文】"气之在脉，邪气在上"的说法，就是指邪气侵入人体经脉，不同邪气侵入的位置不同，虚邪贼风总是侵袭人的头部，所以会说邪气在上。"浊气在中"的说法，就是指人吃的水谷杂粮全部都入于胃中，胃中化生的精微之气上注于肺部，剩余的浊气则蓄留于胃肠之中，如果人体的寒温不适宜，在饮食方面毫无节制，就会对胃肠的消化功能产生影响，人就会生病，所以会说浊气在中。"清气在下"的说法，就是指清冷、潮湿之气侵袭人体伤人，这类潮湿之气必从足部发起，所以会说清气在下。"针陷脉，则邪气出"的说法，就是指风热邪气侵袭伤人上部，所以应该取头部侵入经脉的腧穴进行治疗。"针中脉，则浊气出"的说法，就是指如果是胃肠中浊气发病，此时应取胃经的阳明合穴、足三里穴进行治疗。"针太深，则邪气反沉"的说法，就是指邪气在浅层表面轻微的病症，此时针刺不应该刺得过深，如果是刺的太深，就会使邪气随着针继续深入到体内，从而加重病情，所以称此现象为"反沉"。"皮肉筋脉，各有所处"的说法，就是指皮肉筋脉各有一定的部位，每个部位也就是说经络各有主治的地方。

"取五脉者死"的说法，就是指病在内脏之中导致体内元气不足的，此时如果用针大泻五脏的腧穴，这种针法是猛泻其气，气尽就会导致病人死亡。"取三阳之脉"的说法，就是指不清楚病症所在，误用针泻尽六腑三阳经腧穴之气，这样会导致病人形神虚怯，此后不易复元。"夺阴者死"的说法，就是指针刺尺泽后的动脉，就是手阳明大肠经的五里穴，连泻至五次，病人就会因为脏阴之气泻尽死亡。"夺阳者狂"的说法，就是指病人被误泻夺了三阳的正气，阳气耗散会使病人精神变化而成狂症。

睹其色，察其目，知其散复，一其形，听其动静者，言上工知相五色于目。有知调尺寸小大缓急滑涩，以言所病也。知其邪正者，知论虚

邪与正邪^①之风也。右主推之，左持而御之者，言持针而出入也。气至
而去之者，言补泻气调而去之也。调气在于终始一者，持心也。节之交
三百六十五会者，络脉之渗灌诸节者也。

【注释】①虚邪与正邪《素问·八正神明论》说："虚邪者，八正之虚，
邪气也"，"正邪者，身形若用力汗出，腠理开，逢虚风"。即四时八节之时乘
虚而侵入人体的贼风，叫做虚邪。因用力汗出，腠理开泄而遭受的风邪，叫
做正邪。

【译文】"睹其色，察其目，知其散复，一其形，听其动静"的说法，
就是指医术高明的医生可以通过观看病人面色和眼睛色泽的变化，或
者观察尺肤和寸口部位脉象所表现出的大小、缓急、滑涩等不同的脉
象，以此为依据就可知道病人病症的部位和原因。"知其邪正"的说
法，就是指可以清楚的知道病人的病症是虚邪还是正邪。"右主推之，
左持而御之"的说法，就是指进针和出针时手部的两种不同动作。"气
至而去之"的说法，就是指施针的时候不论是用补法还是泻法，等达到
气机平和以后，都应该停针。"调气在于终始一"的说法，就是指医生
在用针治疗的时候，必须专心致志，毫无杂念。"节之交三百六十五会"
的说法，就是指周身共有三百六十五穴，所有穴位都是脉络中的气血渗
灌到全身各部的通会之处。

所谓五脏之气，已绝于内者，脉口气，内绝不至，反取其外之病
处，与阳经之合，有留针以致阳气，阳气至，则内重竭，重竭则死矣；
其死也，无气以动，故静。

所谓五脏之气，已绝于外者，脉口气，外绝不至，反取其四末之
输，有留针以致其阴气，阴气至，则阳气反入，入则逆，逆则死矣；其
死也，阴气有余，故躁。

所以察其目者，五脏使五色循明，循明则声章。声章者，则言声与平生异也。

【译文】所谓"五脏之气，已绝于内"的说法，就是指五脏之中的精气全部衰竭，脉口的脉象出现浮虚脉象，按起来就像没有一样。像这样的症状是属于阴虚，如果在针刺的时候反取体表的病处腧穴和阳经的合穴，并且用留针的手法来补充在外的阳气，这样只会导致阳气更加旺盛阴气更加虚弱，从而导致气竭于五脏之内，这种情况就叫重竭，重竭的病人必死无疑。由于病人已经耗尽所有的精气，无气以动，所以患者死的时候都是安静的。

所谓"五脏之气，已绝于外"的说法，就是指五脏之中的精气全部衰竭，脉口的脉象出现沉微脉象，轻取如无一般。像这样的症状是属于阳虚，如果在针刺治疗的时候反取四肢末梢的腧穴，并且用留针的手法来补充在内的阴气，体内的阴气旺盛阳气就会愈发衰竭，发生内陷，然后就会导致四肢厥逆的病症，厥逆的病人就会死亡。由于病人已经阳气竭绝，体内阴气过盛，所以患者死的时候表现会躁扰不安。

所以说上面说的"睹其色，察其目"中，医者要特别注意的就是"察其目"的意义，因为五脏六腑的精气都上注于目，这样才能是目光炯炯有神且目色色泽明润。目色色泽鲜明，那人发生的声音也必然洪亮，这里说的声音洪亮，是说发出的声音和平常情况下是不同的。

邪气脏腑病形第四

黄帝问于岐伯曰：邪气之中人也，奈何？

岐伯答曰：邪气之中人高也。

黄帝曰：高下有度乎？

岐伯曰：身半已上者，邪中之也；身半已下者，湿中之也。故曰：邪之中人也，无有常，中于阴则溜于腑，中于阳则溜于经。

黄帝曰：阴之与阳也，异名同类，上下相会，经络之相贯，如环无端。邪之中人，或中于阴，或中于阳，上下左右，无有恒常，其故何也？

岐伯曰：诸阳之会，皆在于面。中人也，方乘虚时，及新用力，若饮食汗出，腠理开，而中于邪。中于面则下阳明，中于项则下太阳，中于颊则下少阳，中于膺背两胁亦中其经。

黄帝曰：其中于阴，奈何？

岐伯曰：中于阴者，常从臂胻①始。夫臂与胻，其阴皮薄，其肉淖泽，故俱受于风，独伤其阴。

黄帝曰：此故伤其脏乎？

岐伯答曰：身之中于风也，不必动脏。故邪入于阴经，则其脏气实，邪气入而不能客，故还之于腑。故中阳则溜于经，中阴则溜于腑。

黄帝曰：邪之中人脏，奈何？

岐伯曰：愁忧恐惧则伤心，形寒寒饮②则伤肺。以其两寒相感，中外皆伤，故气逆而上行。有所堕坠，恶血留内，若有所大怒，气上而不下，积于胁下则伤肝。有所击仆，若醉入房，汗出当风则伤脾。有所用力举重，若入房过度，汗出浴水则伤肾。

黄帝曰：五脏之中风，奈何？

岐伯曰：阴阳③俱感，邪气乃往。

黄帝曰：善哉。

【注释】①臂胻：指手臂和足胫。②形寒寒饮：指身体感受外寒的同时，又内伤寒饮。③阴阳：指属阳的五脏和属阴的六腑。

【译文】黄帝问岐伯说：因为天气原因外邪伤人，大概情况是怎样的呢？

岐伯回答说：外邪伤人，分在人体的上部和下部。

黄帝又问说：侵袭的部位上下的不同，这个有一定的标准吗？

岐伯回答说：如果是上半身发病的，多半是受了风邪所导致的；如果是下半身发病的，多半是受了湿邪所导致的。由此来看，外邪侵袭人体，是没有正常规律可循的。比如外邪侵袭了五脏中的阴经，有可能会流传到六腑；外邪侵袭了阳经，也有可能直接流传在本经循行的通路而发病。

黄帝说：阴经与阳经，叫的名字虽然不同，但两者都属于经络系统中气血的部分，在人体中上部下部互相会合，从而让经络之间可以互相联贯起来，就像是一个没有终点的圆环一样。当病邪侵袭人体的时候，有的病邪是在阴经发病，有的病邪是在阳经发病，发病的地方或上、或下、或左、或右，这些病没有固定的规律，这又是因为什么呢？

岐伯回答说：不管是手三阳经还是足三阳经，两者都是在头面部会合。一般的病邪伤人侵袭人体，经常都是乘人体经脉空虚，趁虚而入，或者是劳累之后，或者是饮食出了汗，这个过程中就会导致腠理开泄，腠理开泄就容易被邪气侵袭。当邪气侵袭中于面部的时候，就会直接下行到足阳明胃经。当邪气侵袭中于项部的时候，就会直接下行至足太阳膀胱经。当邪气侵袭中于颊部的时候，就会直接下行至足少阳胆经。如果邪气没有侵袭头面部而是直接中于胸膺、脊背、两胁部位，也会分别下行各自所属的三阳经。

黄帝问道：如果外邪侵袭中了阴经，这种情况是怎样的？

岐伯回答说：外邪侵袭中了阴经，多半是从手臂或者足胫开始的。因为手臂和足胫的内侧皮肤位置都比较薄，相对而言肌肉也较柔弱，这样风邪就比较容易内侵，所以有时候人体同样是受风，只是惟独阴经最容易受伤。

黄帝问道：邪气侵袭了阴经以后，也会伤及五脏吗？

岐伯回答说：人的身体倘若受了风邪，不一定都会伤及到五脏。如果邪气侵袭了阴经，这时候五脏之气正好都很充实，那邪气到了五脏里面也没有办法留住，还是要重新回归于腑脏之中。所以如果阳经受了邪气侵袭，就会直接流传于本经而发病；如果是阴经受了邪气侵袭，这时候就会从五脏流传于六腑而发病。

黄帝问道：此时邪气若是有伤及到内脏的，这又是什么情况呢？

岐伯回答说：忧愁和恐惧的时间太久，都会使心脏受伤。身体受寒，又喝冷水，这样就会直接导致肺脏受伤，这是因为两寒相迫，内外两种寒邪都受到了伤害，就会导致肺气上逆的病症。如果是从高处堕坠的跌伤，淤血就会积留在体内，全部都在胸协之下，此时如果又受大怒的刺激，气直上而不下，这样就会导致肝脏受伤。如果是被击倒以后肝脏受伤，或者醉后行房，或者当风为汗，这些都会导致脾脏受伤。如果是用力举重过度，或者是房事过度，亦或者是出汗后用冷水直接洗澡，这些都会导致肾脏受伤。

黄帝问道：五脏被风邪侵袭，这是怎么回事呢？

岐伯回答说：如果是脏腑都受到了风邪的侵袭，在这种内外俱伤的情况下，风邪才能留在内脏成病。

黄帝赞道：你说得太好了！

黄帝问于岐伯曰：首面与身形也，属骨连筋，同血合于气耳。天寒则裂地凌冰，其卒寒，或手足懈惰①，然而其面不衣，何也？

岐伯答曰：十二经脉，三百六十五络，其血气皆上于面而走空窍，其精阳气上走于目而为睛，其别气走于耳而为听，其宗气上出于鼻而为臭，其浊气出于胃走唇舌而为味。其气之津液皆上熏于面，而皮又厚，其肉坚，故热甚，寒不能胜之也。

【注释】①懈惰：指因天气寒冷手足麻木而缩手缩脚。

【译文】黄帝向岐伯问道：人的头面和全身上下各个部位，都有骨头连着筋，然后同血和气在一起互相运行。但是当天气突然特别的寒冷、地裂积冰的情况下，人的手足往往都冻得不灵活，不能自由活动，但是面部却可以不用任何衣服之类御寒就露在外面，这是因为什么缘故呢？

岐伯回答说：人周身共有十二经脉和三百六十五络脉的气血，全都直接上注于头面部，然后从头面部分别入于各个孔窍之中。其中精阳之气上注于眼目，然后眼睛才能够看见。其中旁行的经气上达于耳部，然后耳朵才能够听见。其中大气上出于鼻部，然后鼻子才能有嗅觉闻到。其中谷气出于胃而上达于唇舌部位，然后唇舌部位才能有味觉。这些所有气所化的津液都上行熏蒸于面部之上，加上面部的皮肤本来就比较厚，肌肉相对也比较坚实，所以就算是在很寒冷的天气中，面上的阳热也可以抵御严寒而不受伤。

黄帝曰：邪之中人，其病形何如？

岐伯曰：虚邪之中身也，洒淅动形；正邪之中人也微，先见于色，不知于身，若有若无，若亡若存，有形无形，莫知其情。

黄帝曰：善哉。

黄帝问于岐伯曰：余闻之，见其色，知其病，命曰明；按其脉，知其病，命曰神；问其病，知其处，命曰工。余愿见而知之，按而得之，问而极之，为之奈何？

岐伯答曰：夫色脉与尺之相应也，如桴①鼓影响之相应也，不得相失也，此亦本末根叶之殊候也，故根死则叶枯矣。色脉形肉不得相失也，故知一则为工，知二则为神，知三则神且明矣。

黄帝曰：愿卒闻之。

岐伯答曰：色青者，其脉弦也；赤者，其脉钩也；黄者，其脉代也；白者，其脉毛；黑者，其脉石。见其色而不得其脉，反得其相胜之脉②则死矣；得其相生之脉③则病已矣。

【注释】①桴：指击鼓用的槌子。②相胜之脉：相胜就是相克。五行中木克土，火克金，土克水，金克木，水克火，按五行将五色、五脉配属，即肝属木，配青色、弦脉；心属火，配红色、钩脉；脾属土，配黄色、代脉；肺属金，配白色、毛脉；肾属水，配黑色、石脉。这样就能按五行相生相克进行配属。③相生之脉：与相胜之脉相对，生为生养之意。五行中木生火，火生土，土生金，金生水，水生木。将色、脉配属即可找出各自的相生之脉。

【译文】黄帝问道：外邪侵入人体，人体表现出来的病态是怎样的呢？

岐伯回答说：虚邪侵袭人体伤人以后，患者的身体就会有战栗恶寒的现象直接表现出来。正邪侵袭人体以后，如果是病情较轻的病人，刚开始的时候只是气色与平时不同，身上暂时并没有什么明显的感觉，像是生病了，又像是没有生病，这种情况病人不容易知道自己的病情。

黄帝说：你讲得太好了！

黄帝向岐伯问说：我听说，医生只通过观察病人的气色就知道病情的，这种叫做明；通过按切病人的脉象就知道病情的，这种叫做神；通过询问病人的病情就知道病症所在的，这种叫做工。我想知道，望色、切脉、问病情这些情况，其中的道理是怎样的呢？

岐伯回答道：这些都是因为病人的气色、脉象、尺肤，都和病症的情况有相应的关系，就像是用木槌击鼓以后可以听到响声一样，影子随着身体移动一样，这些都是不会出错的。或者是像本和末、根和叶之间的关系一样，如果是树根死了，叶子肯定也就枯了。所以，察色、切脉、诊尺肤这三者之间是不能出错的，所谓的知道其中的一样可以谓之工，知道其中两样的可以谓之神，知道其中三样的就可以称之为神明的医生了。

黄帝说：关于这方面，我想请你更加详细的解释一下其中的道理。

岐伯回答说：如果病人的病症呈现出来的气色是青的，那么与之相对应的脉象应是弦脉；如果病人的病症呈现出来的气色是红的，那么与之相对应的脉象应是钩脉；如果病人的病症呈现出来的气色是黄的，那么与之相对应的脉象应是代脉；如果病人的病症呈现出来的气色是白的，那么与之相对应的脉象应是毛脉；如果病人的病症呈现出来的气色是黑的，那么与之相对应的脉象应是石脉。如果看到的气色和医者切出来的脉象不符合，这就反而会切得相克的脉象，那就是死脉，死脉会导致病人死亡；如果医者切得是相生的脉象，那么病症就会很快痊愈。

黄帝问于岐伯曰：五脏之所生，变化之病形，何如？

岐伯答曰：先定其五色五脉之应，其病乃可别也。

黄帝曰：色脉已定，别之奈何？

岐伯曰：调其脉之缓急、大小、滑涩，而病变定矣。

黄帝曰：调之奈何？

岐伯答曰：脉急者，尺之皮肤亦急；脉缓者，尺之皮肤亦缓；脉小者，尺之皮肤亦减而少；脉大者，尺之皮肤亦贲而起；脉滑者，尺之皮肤亦滑；脉涩者，尺之皮肤亦涩。凡此变者，有微有甚，故善调尺者，不待于寸；善调脉者，不待于色。能参合而行之者，可以为上工，上工十全九；行二者为中工，中工十全七；行一者为下工，下工十全六。

黄帝曰：请问脉之缓急、小大、滑涩之病形，何如？

岐伯曰：臣请言五脏之病变也。

心脉急甚者，为瘛疭[1]；微急，为心痛引背，食不下。缓甚，为狂笑；微缓，为伏梁，在心下，上下行，时唾血。大甚，为喉吤；微大，为心痹引背，善泪出。小甚，为善哕；微小，为消瘅。滑甚，为善渴；微滑，为心疝引脐，小腹鸣。涩甚，为瘖；微涩，为血溢，维厥，耳鸣，巅疾。

肺脉急甚，为癫疾；微急，为肺寒热，怠惰、咳唾血、引腰背胸，若鼻息肉不通。缓甚，为多汗；微缓，为痿瘘，偏风，头以下汗出，不可止。大甚，为胫肿；微大，为肺痹，引胸背，起恶日光。小甚，为泄；微小，为消瘅。滑甚，为息贲上气；微滑，为上下出血。涩甚，为呕血；微涩，为鼠瘘，在颈支腋之间，下不胜其上，其应善痠矣。

肝脉急甚，为恶言；微急，为肥气，在胁下，若覆杯。缓甚，为善呕；微缓，为水瘕痹也。大甚，为内痈，善呕，衄；微大，为肝痹，阴缩，咳引小腹。小甚，为多饮；微小，为消瘅。滑甚，为癀疝；微滑，为遗溺。涩甚，为溢饮；微涩，为瘛挛筋痹。

脾脉急甚，为瘛疭；微急，为膈中，食饮入而还出，后沃沫[2]。缓甚，为痿厥；微缓，为风痿，四肢不用，心慧然若无病。大甚，为击仆；微大，为疝气，腹里大脓血，在肠胃之外。小甚，为寒热；微小，为消瘅。滑甚，为癀癃；微滑，为虫毒蛕蝎，腹热。涩甚，为肠癀；微涩，为内癀,多下脓血。

肾脉急甚,为骨癫疾;微急,为沉厥,奔豚,足不收,不得前后。缓甚,为折脊;微缓,为洞,洞者,食不化,下嗌还出。大甚,为阴痿;微大,为石水,起脐已下至小腹,腄腄然,上至胃脘,死不治。小甚,为洞泄;微小,为消瘅。滑甚,为癃㿉;微滑为骨痿,坐不能起,起则目无所见;涩甚,为大痈;微涩,为不月,沉痔。

【注释】①瘛疭:筋脉挛急叫做瘛,筋脉弛长叫做疭。瘛疭可理解为一伸一缩的搐搦现象。②沃沫:大便下厚沫,仍为脾失运化的后果。

【译文】黄帝问岐伯说:五脏所主的疾病,以及它在变化过程中所表现的不同形态,具体是怎样的呢?

岐伯回答说:这个首先要确定五色、五脏和五脉之间的相应关系,才可以明确的辨别五脏的病疾。

黄帝问道:如果气色和脉象与五脏相对应的关系已经确定,然后要怎样辨别病情呢?

岐伯说:此时只要可以诊察出脉象的缓急、大小、滑涩这些情况,基本就能确定病情了。

黄帝问道:怎样才能诊察出脉象和尺肤的变化情况呢?

岐伯回答说:脉象十分急促,说明尺肤的皮肤也很紧急;脉象徐徐迟缓,说明尺肤的皮肤比较松弛;脉象小的,说明尺肤的皮肤消瘦而少;脉象大的,说明尺肤的皮肤很大像要隆起一样;脉象滑的,说明尺肤的皮肤十分滑润;脉象涩的,说明尺肤的皮肤也会十分枯涩。但这种变化,有时候明显,有时候不明显。所以善于诊察尺肤的医者,不诊察病人的寸口就可能知晓病情;善于诊察脉象的医者,不必诊察面色就能知晓病人的病情。能够将察色、切脉、观察尺肤这三者结合起来进行诊断的医者,就称之为上工。上工看病,十个病人中有九个都可以治愈。能够将察色、切脉、观察尺肤这三者运用两种来看病的医者，称之为中工。中工看病，十个病人中有七个都可以治愈。可以用察色、切脉、观察尺肤这三者中的一个来治病的医者，称之为下工，下工看病，十个病人中只有六个可以治愈。

黄帝说：请问脉象的缓急、大小、滑涩这些脉象，他们所主的病状是怎样的呢？

岐伯说：我先分别将五脏所对应的脉象病症来说一下吧。

心脉急甚的，会出现瘛疭的病症；心脉微急的，会由于心痛而牵引脊背，导致食不能下。心脉缓甚的，会出现神散而发狂多笑不休；心脉微缓的，这是因为体内气血凝滞成形，而后出现伏梁病，此时热气积于心下，气可以上行也可以下行，这时候会出现唾血。心脉大甚的，感觉会像是喉中有刺物阻塞而梗塞不利；心脉微大的，体内会出现因心痛牵引肩背而引起的心痹症，并且经常会流泪；心脉小甚的，会出现呃逆时作；心脉微小的，会出现多食善饥引起的消瘅病。心脉滑甚的，会因为血热而燥，从而感到经常口渴；心脉微滑的，会出现因为热在于下的心疝从而牵引脐周作痛，并且会有腹鸣的情况。心脉涩甚的，会出现因为音哑而不能出声的；心脉微涩的，会出现血溢从而引发吐血、衄血、四肢逆厥以及耳鸣及头部病症。

肺脉急甚的，会出现癫疾的病症；肺脉微急的，肺中会出现寒热并存的病症，容易倦怠无力，咳唾血，并且会牵引腰背胸部作痛，或者是鼻中生息肉从而导致呼吸不畅；肺脉缓甚的，会出现表虚而多汗；肺脉微缓的，会出现手足软弱无力的痿、痿、半身不遂漏风，头以下出汗不止的症状；肺脉大甚的，会出现足胫部发肿；肺脉微大的，会出现肺痹病，从而会牵引胸背作痛，厌恶日光；肺脉小甚的，会出现阳气虚而引起的泄泻病；肺脉微小的，会出现多食善饥引起的消瘅病。肺脉滑甚的，会出现喘急上气，导致肺气上逆；肺脉微滑的，会出现口鼻出血，二阴出血的症状；肺脉涩甚的，会出现呕血；肺脉微涩的，会出现因为气滞而形成的鼠瘘，鼠瘘生于颈部或者腋下两肋之间，同时还会呈现出下虚而上实的脉象，所以患鼠瘘的人经常会感觉到下肢无力，足膝酸软。

肝脉急甚的，会出现情绪愤怒、胡言乱语癫疾的症状；肝脉微急的，会出现肝气积于肋下，从而导致肥气病，肥气病的症状是隆起如肉，就像是一个倒扣着的杯子；肝脉缓甚的，会出现常呕吐的症状；肝脉微缓的，会因为水积而导致水瘕痹病，同时还会导致小便不利；肝脉大甚的，会出现内发痈肿，从而导致病人经常呕吐，鼻子出血；肝脉微大的，会出现肝痹病，主要症状是阴器收缩，咳嗽时会牵引小腹作痛；肝脉小甚的，会出现口渴多饮，主要是因为血气不足所导致；肝脉微小的，会出现多食善饥引起的消瘅病。肝脉滑甚的，会出现阴囊肿大，从而导致癫疝病；肝脉微滑的，会出现遗尿病；肝脉涩甚的，会出现痰饮，导致溢饮症；肝脉微涩的，会出现因为气血不足导致的筋脉拘挛抽搐的筋痹病。

脾脉急甚的，会出现手足抽搐的瘛疭病症；脾脉微急的，会出现膈中病，会发生吃东西以后又吐出的情况，大便下涎沫严重等症状；脾脉缓甚的，会出现四肢软弱的痿厥症状；脾脉微缓的，会出现风痿的症状，导致四肢活动不便，但是神志却比较清楚，就像是没有生病；脾脉大甚的，会发生突然昏倒的情况，这种情况就像是被击中而倒地一样；脾脉微大的，会因为肠胃滞留在腹中的脓血而导致疝气的发生；脾脉小甚的，会出现寒热往来的病症；脾脉微小的，会出现多食善饥引起的消瘅病。脾脉滑甚的，会出现阴囊肿大，小便不通畅的癃癃病；脾脉微滑的，腹中会因为湿热熏蒸而生各种虫病；脾脉涩甚的，会出现大肠脱出的肠癀病，还有妇女病；脾脉微涩的，会出现肠脐溃烂腐败。导致内癀病的发生，此病症大便中会有很多脓血。

肾脉急甚的，由于邪气入骨，会出现骨痿和癫疾的病症；肾脉微急的，会发现主肾气沉厥而导致肾脏积气的奔豚症状，还会导致足脚难以屈伸，大小便不通的症状；肾脉缓甚的，会出现脊背痛不可以仰起来的病症；肾脉微缓的，会产生洞病，洞病的症状是食物下咽以后不能消化，咽下去就吐出来；肾脉大甚的，会导致火盛水衰的阴痿病；肾脉微大的，会出现石水病，这种病会在脐下产生肿胀，直到小腹为止，这种病会让腹部有下坠的感觉，如果说肿胀蔓延到了胃脘，那就是不能治好的死症了；肾脉小甚的，会出现洞泻症，直泻不止；肾脉微小的，会出现多食善饥引起的消瘅病。肾脉滑甚的，会出现小便闭癃，从而导致阴囊肿大癀癃病；肾脉微滑的，会出现热伤肾气的骨痿病，这种病只能坐着不能站着，站起来以后就会双目昏黑，什么东西都看不见，若无所睹。肾脉涩甚的，会导致气血阻碍以致于产生大痈病症；肾脉微涩的，妇女会月经不调，或者痔疾经久不愈的病症。

黄帝曰：病之六变者，刺之奈何？

岐伯答曰：诸急者多寒，缓者多热，大者多气少血，小者血气皆少，滑者阳气盛，微有热，涩者多血少气、微有寒。是故刺急者，深内而久留之；刺缓者，浅内而疾发针，以去其热；刺大者，微泻其气，无出其血；刺滑者，疾发针而浅内之，以泻其阳气而去其热；刺涩者，必中其脉，随其逆顺而久留之，必先按而循之，已发针，疾按其痏，无令其血出，以和其脉；诸小者，阴阳形气俱不足，勿取以针，而调以甘药也。

黄帝曰：余闻五脏六腑之气，荥输所入为合，令何道从入，入安连过？愿闻其故。

岐伯答曰：此阳脉之别入于内，属于腑者也。

黄帝曰：荥输与合，各有名乎？

岐伯曰：荥输治外经[①]，合治内腑。

黄帝曰：治内腑奈何？

岐伯曰：取之于合。

黄帝曰：合各有名乎？

岐伯答曰：胃合于三里，大肠合入于巨虚上廉，小肠合入于巨虚下廉，三焦合入于委阳，膀胱合入于委中央，胆合入于阳陵泉。②

黄帝曰：取之奈何？

岐伯答曰：取之三里者，低跗取之；巨虚者，举足取之；委阳者，屈伸而索之；委中者，屈而取之；阳陵泉者，正竖膝，予之齐，下至委阳之阳取之；取诸外经者，揄申而从之。

【注释】①外经：指体表和经脉上的病症。因荥穴、输穴脉气浮现在清浅的部位，所以适合治疗体表、经脉上的病症。②下合穴歌：胃经下合三里乡，上下巨虚大小肠。膀胱当合委中穴，三焦下属委阳。胆经之合阳陵泉，腑病用之效必彰。

【译文】黄帝说：如果针刺治疗的时候五脏有病，然后出现六种脉象变化，这时候针刺的方法是怎样呢？

岐伯回答说：凡是出现紧急脉象的病症，多半都是有寒气侵袭；凡是出现脉象缓的病症，多半都是有热性；凡是脉象出现大的病症，多半都是气有余而血不足；凡是出现脉象小的病症，多半都是气血都不足；凡是出现脉象滑的病患者，多半都是阳气旺盛而微有热；凡是出现脉象涩的病症，多半都是血少气少而微有寒。因此，在针刺治疗急脉病症的时候，进针要比平时深些，留针的时间也要长些。在针刺治疗缓脉病症的时候，进针要比平时浅些，而且出针要迅速，以散其热。在针刺治疗大脉病症的时候，要微泻其气，不可以出血。在针刺治疗滑脉病症的时候，要迅速的出针、进针的时候浅刺，以泻其阳气，从而达到排除热邪的效果。在针刺治疗涩脉病症的时候，针刺的时候一定要刺中经脉，随着经气运行方向行针，且长时留针，此外还要先用手摸循按摩经脉运行的通路，然后让气舒畅，出针后，要马上按住针孔，不能让针孔流出血来，以调和经脉的血气。还有那些脉象细小出现的病变，这些都是应为阴阳形气都不足，气血皆少造成的，此时不再适宜用针，应该用甘味药来调治病情。

黄帝说：我听说五脏六腑的脉气，都是从荥流注于输，最后再进入到合，我想知道气血是从哪条经脉进入到合的，在进入合后又是怎样从当前的经脉和其他脏腑经脉相连接呢？我想听一下这个其中的道理。

岐伯回答说：你所说的，就是手足各阳经分别由别络进入人体内部，然后再连接属于六腑的情况。

黄帝问：荥、输与合，在治疗上各又有什么不一样的作用呢？

岐伯回答说：用针刺荥和输，比较适合治疗外部经脉上发生的病变；用针刺合，比较适合治疗内部六腑里面的病变。

黄帝问：治疗人体五脏六腑的病症，需要用什么办法怎样治疗呢？

岐伯回答说：应该取三阳经脉上对应的合来进行治疗。

黄帝问：三阳经脉上的合各有它的名称吗？

岐伯回答说：胃腑的本经合在三里穴，大肠腑的本经合在巨虚上廉穴；小肠腑的本经合在巨虚下廉穴，三焦腑的本经合在委阳穴，膀胱腑的本经合在委中穴，胆腑的合在阳陵泉穴。

黄帝问：这些合都是如何取穴的呢？

岐伯回答说：取足三里穴时，应该让足背低平方可准确取之；取巨虚穴时，应该举足方可准确取之；取委阳穴时，应该用屈股伸足的姿式方可准确取之；取委中穴时，应该屈膝方可准确取之；取阳陵泉穴时，应该正坐使两膝相齐，然后到委阳的外侧方可准确取之。凡是在外浅表经脉的荥穴腧穴各穴，取来针刺的时候，应该用摇或用伸的方法来进行取穴。

黄帝曰：愿闻六腑之病。

岐伯答曰：面热者，足阳明病；鱼络血者，手阳明病；两跗之上脉竖陷者，足阳明病。此胃脉也。

大肠病者，肠中切痛而鸣濯濯。冬日重感于寒即泄，当脐而痛，不能久立。与胃同候，取巨虚上廉。

胃病者，腹䐜胀，胃脘当心而痛，上支两胁，膈咽不通，食饮不下，取之三里也。

小肠病者，小腹痛，腰脊控睾而痛，时窘之后，当耳前热，若寒甚，若独肩上热甚，及手小指次指之间热，若脉陷者，此其候也。手太阳病也，取之巨虚下廉。

三焦病者，腹气满，小腹尤坚，不得小便，窘急，溢则水，留即为胀。候在足太阳之外大络，大络在太阳少阳之间，亦见于脉，取委阳。

膀胱病者，小腹偏肿而痛，以手按之，即欲小便而不得，肩上热若脉陷，及足小趾外廉及胫踝后皆热。若脉陷，取委中央。

胆病者，善太息，口苦，呕宿汁，心下澹澹恐人将捕之，嗌中吤吤然，数唾。在足少阳之本末，亦视其脉之陷下者灸之，其寒热者取阳陵泉。

黄帝曰：刺之有道乎？

岐伯答曰：刺此者，必中气穴，无中肉节。中气穴则针游于巷①，中肉节即皮肤痛。补泻反则病益笃，中筋则筋缓，邪气不出，与其真相搏，乱而不去，反还内著。用针不审，以顺为逆也。

【注释】①针染于巷：染，意为游。此句意为针刺入穴位后医者的感觉有如针尖在空巷内来去自如。

【译文】黄帝说：希望可以听一下关于六腑的病变情况。

　　岐伯回答说：面部发热，是足阳明胃腑发生了病变；手的鱼际部位上面的经脉出现血斑，这就证明手阳明大肠腑发生了病变；在两个足背上的冲阳穴动脉出现坚实或者虚弱下陷的情况，这也是证明足阳明胃腑发生了病变，冲阳穴动脉是测胃气的要脉。

　　大肠腑发生病变的症状，是表现在肠中剧痛，并且因为肠中有水气会伴有发响的肠鸣；这种情况如果在寒冷的冬天里，再感染了寒邪气，就会立刻出现腹泻的情况，并且在脐周会发生剧烈的疼痛，其痛难忍甚至不能站立。因为大肠的病症连属于胃，与胃同候，所以针刺治疗时应取足阳明胃经巨虚上廉穴进行治疗。

　　胃部发生病变的症状，会出现腹胀满闷，中焦的胃脘部心窝处会发生剧烈疼痛，疼痛由上支撑两胁作痛，胸膈和咽喉食道阻塞不通，吃的东西不能下咽，这时候应该取用本经足三里穴来进行治疗。

　　小肠发生病变的症状，是会出现小腹部作痛，同时腰脊牵引睾丸疼痛，并且经常会伴有感到苦恼的情况，同时在本经的循行通路上觉得耳前发热或者发冷，有时候会觉得肩上有热感，还有时候手部小指与无名指之间会发热，或者会导致络脉虚陷不起等等的情况。这些病症就是小肠腑已经发生病变，这时候应当取用足阳明胃经的巨虚下廉穴来进行治疗就可以了。

　　三焦发生病变的症状，是腹气胀满，小腹部硬如坚实，小便不通，而且会窘迫难受；小便不通就会导致水液溢于皮肤从而形成水肿，如果水液停留在腹部中就会形成胀病。三焦腑的病症情况会直接在足太阳膀胱经外侧的大络上呈现出来，这条大络在足太阳膀胱经和足少阳胆经之间，另外三焦腑发生病变，也会在本经的经脉上呈现出来。如果三焦腑有病变，应该取足太阳膀胱经的委阳穴来进行治疗就可以了。

　　膀胱发生病变的症状，是会表现为小腹部偏肿而疼痛，如果用手按揉痛处，就会很想小便，但是又尿不出来；另外在膀胱经本经循行通路上还会出现肩部发热，或者是肩部的经脉在的地方陷下不起，以及足小趾的外侧、胫骨、足踝骨后都发热。如果膀胱腑发生这些病变，应该取足太阳膀胱经的委中穴来进行治疗就可以了。

胆经发生病变的症状，有经常叹息不止，口中发苦的症状，因为胆汁上溢而呕出苦水；心绪不宁，诚惶诚恐，感觉随时有人要来抓他一样，咽喉中感觉有东西阻碍，经常的咳嗽想吐出来，吐唾沫，这些都是属于足少阳经脉病变的一部分，也可以找出现阳陷于阴的现象之处，这时候需要施行灸法来进行治疗；如果是出现寒热往来情况的，就应该取用本经足少阳胆经的阳陵泉穴来进行治疗就可以了。

黄帝问：对于以上说的所有针刺，有一定的法则吗？

岐伯回答说：对这些穴位进行针刺时，一定要刺中气穴才可以，不可以刺中肉节相连的地方。如果是刺中了气穴，那医者的针下就会感觉到针尖像是游行于孔穴之中，这样经脉就通了；如果是误刺在肉节相连的地方，那医者的针下就不会有气体进出涩滞，这时候病人也会感到皮肤疼痛。如果是在该用补法用了泻法，该用泻法的时候却反用了补法，这样就会使病情加重。如果是误刺在筋上，这样就会使筋脉受损，邪气在体能也出不去，邪气反而会留在体内和真气相互博弈，这样就会产生气机逆乱，反而会让病情更加深重。这些都是针刺时需要注意的事项，用针时若不注意，错识病性、乱用刺法就会造成严重的结果。

卷之二

根结第五

岐伯曰：天地相感，寒暖相移，阴阳之道，孰少孰多？阴道偶，阳道奇。发于春夏，阴气少，阳气多，阴阳不调，何补何泻？发于秋冬，阳气少，阴气多，阴气盛而阳气衰，故茎叶枯槁，湿雨下归，阴阳相移，何泻何补？奇邪离经，不可胜数，不知根结，五脏六腑，折关败枢，开阖而走，阴阳大失，不可复取。九针之玄，要在终始。故能知终始，一言而毕，不知终始，针道咸绝。

太阳根于至阴，结于命门。命门者，目也。阳明根于厉兑，结于颡大。颡大者，钳耳也。少阳根于窍阴，结于窗笼。窗笼者，耳中也。太阳为开[①]，阳明为阖，少阳为枢。故开折，则肉节渎，而暴病起矣。故暴病者，取之太阳，视有余不足。渎者，皮肉宛膲而弱也。阖折，则气无所止息，而痿疾起矣。故痿疾者，取之阳明，视有余不足。无所止息者，真气稽留，邪气居之。枢折，即骨繇而不安于地。故骨繇者，取之少阳，视有余不足，骨繇者，节缓而不收。所谓骨繇者，摇故也。当穷其本也。

太阴根于隐白，结于太仓。少阴根于涌泉，结于廉泉。厥阴根于大敦, 结于玉英, 络于膻中。太阴为开, 厥阴为阖, 少阴为枢。故开折, 则仓廪无所输, 膈洞②, 膈洞者, 取之太阴, 视有余不足。故开折者, 气不足而生病也。阖折, 即气绝而喜悲, 悲者, 取之厥阴, 视有余不足。枢折, 则脉有所结而不通, 不通者, 取之少阴, 视有余不足。有结者, 皆取之。

【注释】①太阳为开: 太阳为三阳之表, 主表而为开。②膈洞: 膈, 膈塞不通; 洞, 指泻下无度。

【译文】岐伯说: 天地之间的气, 相互感应, 这样便使自然界的气候时令变化如寒热之间相互交替一样推移。但从阴阳的属性来说, 一年四季中各个季节所包含的阴气和阳气, 孰多孰少? 阴阳的象数都各不相同, 阴道法则为偶数, 阳道法则为奇数, 由此象数构成了阴阳盛衰的各种情况。如果病症是发生在春夏季节, 那春夏是属阳道, 季节是阴气少阳气多的, 所以这两个季节的病症一般都是因为阴气少而阳气多, 像这种阴阳之间不能调和的病变, 应该怎样去用补法、泻法呢? 如果病症是发生在秋冬季节, 那秋冬是属阴道, 季节是阳气少而阴气多的, 所以这两个季节的病症一般都是因为阳气少而阴气多, 这时候的阴气旺盛而阳气衰弱, 就像是树木的茎叶因得不到阳气的照射而枯萎凋零, 水的湿气和雨露会下渗并且滋养树木的根部, 从而使树木看起来更加粗壮, 这是顺应天地自然的阴阳象数而完成的阴阳相移的转化。就像是这种发生在秋冬的病症, 又是阴阳盛衰互移的情况, 又要怎样去用泻法、补法呢? 在经历了四季气候变化而生的邪气后, 因为不正的邪气侵入经络, 邪气流传无定, 因为不懂经脉根结的关键所在, 从而造成各种各样疾病的情况数不胜数, 还有不了解五脏六腑深浅出入的作用, 导致机关折损, 枢纽败坏, 开阖失司, 精气走泄不藏, 体内的阴阳之气受到损耗, 正气就不能再次的聚合起来。至于运用九针调和根本的要点所在，最重要的是明确经脉本末根结的道理，如果懂得了经脉本末根结的道理，那九针的原则奥妙一说就明了；如果不懂经脉本末根结的道理，那九针的道理等于就此消亡了。

足太阳膀胱经，起于足小趾外侧的至阴穴，上归于面部的命门。所谓的"命门"，指的是目内眦的睛明穴。足阳明胃经，起于足大指外侧次趾前端的厉兑穴，上归于额角处的颡大。所谓的"颡大"，指的是钳耳的上方，指额角部的头维穴。足少阳胆经，起于足小趾内侧趾前端的足窍阴穴，上归于耳部的窗笼。所谓的"窗笼"，指的是在耳孔前面凹陷中的听宫穴。太阳经就像是人体对外的开关，阳明经就像是人体对外的门窗，少阳经就像是人体对外的枢纽。如果太阳经的开关功能受到损坏，那样就会使肉节溃缓、皮肤干枯，外邪侵入人体从而引发急暴病症的发作。所以要治疗这类急暴的病证，要取用足太阳膀胱经的腧穴，然后根据病情的情况，泻有余，补不足来进行治疗。所谓的"渎"字，是指皮肤的肌肉干枯瘦小，特别憔悴的意思。阳明经的主要功能是阖，用来受纳阳气以此供养内脏，如果阳明经阖的功能受到损伤，阳气就会无所止息，从而引起痿软无力的痿症，所以治疗这类痿症，可以取用足阳明胃经的腧穴，然后根据病情的情况，泻有余，补不足来进行治疗。所谓"无所止息"的意思，是指正气运行不畅通，邪气就会留在体内，病邪久不离去而发生痿症。少阳之枢的主要功能是转输内外，可出可入才为枢，如果枢的功能受到损伤，就会发生骨繇的病症，这类病症会导致病人站立不稳。所以治疗骨繇病，可以取用足少阳胆经的腧穴，然后根据病情的情况，泻有余，补不足来进行治疗。所谓的"骨繇"，就是指骨节弛缓不收的意思，患者骨节缓纵从而身体出现动摇不定的病症。以上的这些病症，都必须要从各种病象中追究它的根源所在，才能给予最佳的治疗。

足太阴脾经，起于足大趾内侧端的隐白穴，上归于上腹部的太仓。足少阴肾经，起于足心的涌泉穴，上归于咽喉部的廉泉穴。足厥阴肝经，起于足大趾外侧端的大敦穴，上归于胸部的玉英穴，向下联系着膻中穴。太阴经就像是人体内门里面的开关，厥阴经就像是人体内门的门窗，少阴经就像是人体内门的枢纽。如果太阴经的开关功能受到损坏，那样就会导致脾失去运化的能力，水谷在体内不能转化成精气，从而发生痞塞不通的膈塞和直泻无度的洞泄。所以要治疗膈塞和洞泄病这类的病证，要取用足太阴脾经的腧穴，然后根据病情的情况，泻有余，补不足来进行治疗。所以说太阴经主导关的功能失常，主要是因为气不足从而导致发病。足厥阴的主要功能是阖，如果足厥阴阖的功能受到损伤，肝气就会阻绝于体内，病人的精神就会十分抑郁，经常会感动伤心。所以治疗这类多悲之病，可以取用足厥阴肝经的腧穴，然后根据病情的情况，泻有余，补不足来进行治疗。足少阴主肾的主要功能是转输内外，如果枢的功能受到损伤，就会导致肾脉结滞以致大小便不通畅。所以治疗这种结滞不通的病症，可以取用足少阴肾经的腧穴，然后根据病情的情况，泻有余，补不足来进行治疗。凡是体内经脉郁结不通的病症，都应该用上面的方法进行针刺。

足太阳根于至阴，溜于京骨，注于昆仑，入于天柱、飞扬也。足少阳根于窍阴，溜于丘墟，注于阳辅，入于天容、光明也。足阳明根于厉兑，溜于冲阳，注于下陵，入于人迎、丰隆也。

手太阳根于少泽，溜于阳谷，注于小海，入于天窗、支正也。手少阳根于关冲，溜于阳池，注于支沟，入于天牖、外关也。手阳明根于商阳，溜于合谷，注于阳谿，入于扶突、偏历也。此所谓十二经者，盛络皆当取之。

一日一夜五十营，以营五脏之精，不应数者，名曰狂生①。所谓五十营者，五脏皆受气。持其脉口，数其至也。五十动而不一代者，五脏皆受气。四十动一代者，一脏无气；三十动一代者，二脏无气；二十动一代者，三脏无气；十动一代者，四脏无气；不满十动一代者，五脏无气。予之短期，要在《终始》。所谓五十动而不一代者，以为常，以知五脏之期。予之短期者，乍数乍疏也。

黄帝曰：逆顺五体者，言人骨节之小大，肉之坚脆，皮之厚薄，血之清浊，气之滑涩，脉之长短，血之多少，经络之数。余已知之矣，此皆布衣匹夫之士也。夫王公大人，血食之君，身体柔脆，肌肉软弱，血气慓悍②滑利。其刺之徐疾，浅深多少，可得同之乎？

岐伯答曰：膏粱菽藿之味，何可同也。气滑即出疾，其气涩则出迟，气悍则针小而入浅，气涩则针大而入深，深则欲留，浅则欲疾。以此观之，刺布衣者深以留之，刺大人者微以徐之，此皆因气慓悍滑利也。

【注释】①狂生：一种病态。指生理功能不正常，生命有危险。②慓悍：这里用来形容气血运行疾利。

【译文】足太阳膀胱经起于本经的井穴至阴穴，脉气流于原穴京骨穴，最后注于经穴昆仑穴，上入于颈部的天柱穴，下入于足部的飞扬穴。足少阳胆经起于本经的井穴足窍阴穴，脉气流于原穴丘墟穴，最后注于经穴阳辅穴，上入于颈部的天容穴，下入于足胫部的光明穴。足阳明胃经起于本经的井穴厉兑穴，脉气流于原穴冲阳穴，最后注于合穴足三里穴，上入于颈部的人迎穴，下入于足胫部的丰隆穴。

手太阳小肠经起于本经的井穴少泽穴，脉气流于经穴阳谷穴，最后注于合穴小海穴，上入于头部的天窗穴，下入于手臂上的支正穴。手少阳三焦经起于本经的井穴关冲穴，脉气流于原穴阳池穴，最后注于经穴支沟穴，上入于头部的天牖穴，下入于外关穴。手阳明大肠经起于本经的井穴商阳穴，脉气流于原穴合谷穴，最后注于经穴阳溪穴，上入于颈部的扶突穴，下入于偏历穴。上面所说的这些，就是十二经脉的根、流、注、入的部位，凡是经脉中精气满盛的病症，都应该取用这些穴位泻之。

人的经脉之气在全身运行，一日一夜中周行五十次，以使五脏的精气可以循环往来。如果精气运行的太过或者是不及，导致不能恰好达到周行五十次这个数字，人就会生病，身体就会处于生病的状态，我们称其为狂生。所谓运行五十周的概念，是为了让五脏都能够受到精气的营养。这种体内功能是否健全的情况，还可以通过切按寸口脉象，计算脉搏搏动的次数，来知道人的强弱。如果在切脉过程中，脉搏跳动的次数在五十次内都没有一次歇止，这就证明五脏精气旺盛，各个脏腑都十分健全；如果在切脉过程中，脉搏跳动的次数在四十次跳动中，出现一次歇止，这就证明五脏中已有一脏没能得到精气而衰败无气；如果在切脉过程中，脉搏跳动的次数在三十次跳动中，就出现一次歇止，这就证明五脏中已有两脏没能得到精气而衰败无气；如果在切脉的过程中，脉搏跳动的次数在二十次跳动中，就出现一次歇止，这就证明五脏中已有三脏未能得到精气而衰败无气；如果在切脉过程中，脉搏跳动的次数在十次跳动中，就出现一次歇止，这就证明五脏中已有四脏未能得到精气而衰败无气；如果在切脉的过程中，脉搏跳动的次数在不满十次的跳动中，就出现一次歇止，这就证明五脏全部都精气不足，全部都已经衰败无力了。所以，通过切脉中脉搏跳动的次数和歇止的情况，就可以判断出病人的死亡时间，这些情况大部分在本经《终始》篇已经有了详细的记载。也就是所谓的脉搏跳动五十次之内都没有一次歇止的，这样就代表是五脏健全、精气充盛的正常情况；要是出现脉搏跳动有歇止，或者脉搏跳动的速度忽快忽慢，又或是脉搏跳动不规则的情况，通过这些就可以判定病人的死期。

黄帝说：一般而言，人的正常形体和异常形体之间大概有五种的差距，意思就是说这五种人的骨节有小有大，肌肉有坚有脆，皮肤有薄有厚，血液程度有清有浊，气运行程度有滑有涩，人体经脉有长有短，血有多有少, 十二经和十五络的数目等这些方面来讲, 这些我是知道的, 但这些应该指的是普通的平民百姓。相比而言像那些地位高贵的王公大臣, 吃的多为血肉之食, 他们身体的坚脆, 肌肉软弱, 血气的运行急滑程度, 和那些普通的老百姓都是完全不一样的, 这样在使用针刺治疗的时候, 针刺的快慢、深浅、多少, 和普通的老百姓都是一样的吗?

岐伯回答说: 吃味道甘美、油脂厚重味的人与吃粗茶淡饭豆菜的人, 所患的病在施针的时候怎么能一样呢? 一般针刺的手法是气行滑利的, 出针的时候要迅速, 气行涩滞的, 出针的时候就要慢一些。气行滑利的因为针感出现的快, 所以要用小针并且浅刺; 气行涩滞的, 针感出现的慢, 所以要用大针并且深刺。深刺的时候要留针, 浅刺的时候则是要快点出针。由此可以看出, 针刺普通老百姓这一类体型壮实的病人, 就是要深刺并且留针; 针刺王公大臣这一类养尊处优的病人, 就是要浅刺并且尽快的出针, 这是因为王公大臣他们的经气运行比较急疾滑利的原因。

黄帝曰: 形气之逆顺, 奈何?

岐伯曰: 形气不足, 病气有余, 是邪胜也, 急泻之; 形气有余, 病气不足, 急补之。形气不足, 病气不足, 此阴阳气俱不足也。不可刺之。刺之, 则重不足, 重不足则阴阳俱竭, 血气皆尽, 五脏空虚, 筋骨髓枯, 老者绝灭, 壮者不复矣。形气有余, 病气有余, 此谓阴阳俱有余也, 急泻其邪, 调其虚实。故曰有余者泻之, 不足者补之, 此之谓也。

故曰: 刺不知逆顺, 真邪相搏。满而补之, 则阴阳四溢, 肠胃充郭, 肝肺内䐜, 阴阳相错。虚而泻之, 则经脉空虚, 血气竭枯, 肠胃僻辟, 皮肤薄著, 毛腠夭膲, 予之死期。

故曰: 用针之要, 在于知调阴与阳。调阴与阳, 精气乃光, 合形与气, 使神内藏。

故曰：上工平气，中工乱脉，下工绝气危生。

故曰：下工不可不慎也。必审五脏变化之病，五脉之应，经络之实虚，皮之柔粗，而后取之也。

【译文】黄帝问：形气表现有时一致，有时候却不足，这种情况要怎样区分治疗？

岐伯说：如果没有那么强健，但是有病症的脏腑却精气亢进，这是外表虚而内在实，这是邪气在体内胜于正气的情况，这种情况下要立马使用泻法来去除邪气；相对应的，如果外表看起来十分的魁伟强壮，但是有病症的腑脏却功能低下，这是外表实而内在虚，这种情况下要立马使用补法来补充正气。如果外表看起来并不是十分的强健，有病症的脏腑也相应的功能低下，这就是阴阳表里的血气都已经虚弱无比的情况。针对这种情况，不可以再用针刺治疗，若是此时强行运用针刺治疗，就只会更加的加重血气的不足，导致虚上加虚，虚上加虚以后就会导致阴阳衰竭，血气全部耗尽，五脏中的精气空虚，筋骨枯槁、骨髓干涸，老年人会因此由衰而绝、直至死亡，壮年人就算是精气充足的，也会因此严重的耗损并且难以恢复。如果是外表看起来强健壮实，有病症的脏腑也同样的功能亢进，这就是阴阳表里的血气都处于亢盛的情况，这种情况下要使用泻法来去除邪气，去除邪气以后调整正气。所以说，病气有余的情况属于实证，这时候应该用泻法来治疗；病气不足的情况属于虚症，这时候应该用补法来治疗，道理就是这样。

所以说，在实施针刺治病的时候若是不知道体内病气顺逆变化的道理，补泻反用，这样必然会导致正气、邪气之间相互搏挣。如果邪气正满的时候用补法，这样就会使阴阳两气都太过强盛，满溢于外，胃肠之气壅滞不通，充满腹部，肝肺二脏之中的脏气得不到宣泄而壅塞于内，阴阳之气运行就会失常错乱。如果体内正气衰弱的时候误用了泻法，这样就会使经脉得不到精气而空虚，血气过分损耗导致枯竭，肠胃的运动能力软弱，皮肤涩薄干瘦附骨，毛发也因此焦枯，人体在产生这些病症的时候，就能判断出病者离死期不远了。

所以说实施针刺的要领，就是要懂得阴阳调和的道理，让阴阳可以达到平衡的状态。调和了阴阳的状态，就可以让精气比较充沛，达成形气合一的状态，并使神气内藏而不散。

因此医术高超的医者，可以让不正常的血气正常的运行；医术一般的医者，可以诊脉，但是不够确切，治疗的方法也不是很合适；医术拙劣的医者，不会区分阴阳虚实，滥施补泻，这样只会耗尽病人的血气导致病人生命危急。

所以说，医术拙劣的医者，在诊断患者的时候一定要慎之又慎，特别谨慎。在针刺治疗之前，一定要先审察清楚五脏的变化，五脏的病症，五脏的脉象和五脏病症相对应的情况，了解经络之间的虚实，清楚皮肤的柔粗程度，然后再取用比较合适的穴位来进行治疗就可以了。

寿夭刚柔第六

黄帝问于少师曰：余闻人之生也，有刚有柔，有弱有强，有短有长，有阴有阳，愿闻其方。

少师答曰：阴中有阴，阳中有阳，审知阴阳，刺之有方，得病所始，刺之有理。谨度病端，与时相应。内合于五脏六腑，外合于筋骨皮肤，是故内有阴阳，外亦有阴阳。

在内者，五脏为阴，六腑为阳；在外者，筋骨为阴，皮肤为阳。故曰病在阴之阴者，刺阴之荥输，病在阳之阳者，刺阳之合；病在阳之阴者，刺阴之经；病在阴之阳者，刺络脉。故曰病在阳者命曰风，病在阴者命曰痹，阴阳俱病命曰风痹。

病有形而不痛者，阳之类也；无形而痛者，阴之类也。无形而痛者，其阳完而阴伤之也。急治其阴，无攻其阳；有形而不痛者，其阴完而阳伤之也，急治其阳，无攻其阴。阴阳俱动，乍有形，乍无形，加以烦心，命曰阴胜其阳，此谓不表不里，其形不久。

黄帝问于伯高曰：余闻形气，病之先后、外内之应，奈何？

伯高答曰：风寒伤形，忧恐忿怒伤气。气伤脏，乃病脏。寒伤形，乃应形。风伤筋脉，筋脉乃应。此形气外内之相应也。

黄帝曰：刺之奈何？

伯高答曰：病九日者，三刺而已；病一月者，十刺而已。多少远近，以此衰^①之。久痹不去身者，视其血络，尽出其血。

黄帝曰：外内之病，难易之治，奈何？

伯高答曰：形先病而未入脏者，刺之半其日；脏先病而形乃应者，刺之倍其日。此外内难易之应也。

黄帝问于伯高曰：余闻形有缓急，气有盛衰，骨有大小，肉有坚脆，皮有厚薄，其以立寿夭^②，奈何？

伯高答曰：形与气相任则寿，不相任则夭；皮与肉相裹则寿，不相裹则夭；血气经络胜形则寿，不胜形则夭。

黄帝曰：何谓形之缓急？

伯高答曰：形充而皮肤缓者则寿，形充而皮肤急者则夭，形充而脉坚大者顺也，形充而脉小以弱者气衰，衰则危矣。若形充而颧不起者骨小，骨小则夭矣。形充而大肉^③䐃坚而有分者肉坚，肉坚则寿矣；形充而大肉无分理不坚者肉脆，肉脆则夭矣。此天之生命，所以立形定气而视寿夭者。必明乎此立形定气，而后以临病人，决死生。

【注释】①衰：指祛除病邪的意思。②寿夭：寿，指长寿；夭，指夭折。寿夭在此指长寿和短命。③大肉：指人体大腿、手臂、臀部等肌肉比较肥厚的地方。

【译文】黄帝问少师说：我听说人的一生成长，性格会有刚有柔，体质会有强有弱，身体会有高有矮，所有现象从性质上来说，都是有阴阳两面的区别，针对这些差异，我想听一下这其中的道理。

少师回答说：人体中的阴阳是可以从多个方面去说的，阴中有阴，阳中有阳，必须明确的辨别阴阳的不同归路，才能准确的掌握和了解关于阴阳的情况。只有掌握了病发的病性是属于阴还是阳，这样治疗起来才能做出适当的手法。同时还要认真地诊察致病的原因、过程和四时季节变化的关系掌握病发的性质和特点，然后选定的治疗方法要与内在的五脏六腑病症相结合，并且与外在的筋骨皮肤病症相结合，这样才能有更好的疗效。所以不仅人的身体内部有阴阳之分，身体的外部也有阴阳之分。

人体内五脏属于阴，六腑属于阳；在人体表的，筋骨属于阴，皮肤属于阳。因此，如果五脏发生病变，也就是所说的病在阴中之阴，这时候应该用针刺阴经的荥和输；相对应的，也就是所说的病在阳中之阳，这时候应该用针刺阳经的合穴；若是体表的筋骨发生了病变，就是所说的病在阳中之阴，这时候就应该针刺阴经的经；如果是体内的六腑发生病变，就是病在阴中之阳，这时候就应该针刺阳经的络穴。所以说，病变在体表阳处的病症叫做风，病变在体表阴处的病症叫做痹，病变在体表阴处和阳处都有病症的叫做风痹。

病人的外表产生了形态的变化，但是病人自身没有疼痛感的，这是病在浅表皮肉筋骨，是属于阳经一类的病症；病人的外表没有产生形态的变化，但是却有明显疼痛感的，这是因为病在五脏六腑中，是属于阴经一类的病症。病人的外表没有变化却疼痛感明确，证明体表的阳经没病，而体内的五脏六腑有病，该抓紧在阴经方面治疗，不要在阳经上治疗。相反，病人的外表发生变化却有疼痛的感觉，说明病人体内的五脏六腑没有病变，是体外受到了损伤，这时该抓紧在阳经方面的治疗，不要在阴经上面治疗。如果内外阴经和阳经都产生了病变，那就有时候会在体表产生病变，有时候会在体内产生病变，有时候病在内脏在体表不显现病变。如果再有心中烦躁，躁动不安的症状，那就是阴病严重过阳病，这种病情就是人们所说的不表不里，表里阴阳都已经产生病变，这种病治疗起来比较困难，也预示着病人离其形体的败坏就不是很远了。

黄帝问伯高说：我听说形气的变化和产生病变的先后顺序都是相对应的，这其中的道理是怎样的呢？

伯高回答说：风寒是从外表侵袭，然后伤及形体，这就属于外在的症状；忧恐、忿怒等情绪是从内而外，所以必定会影响到体内脏腑气机的运行。因为气机的活动失调，这样就会造成伤了五脏之后，又使五脏发病。寒邪侵袭人体，使形体受到了伤害，这样就会导致肌肉出现病症。风邪侵袭伤害了筋脉，筋脉就会出现相应的病症而发病。这就是当形体和气机受到了伤害，外在与内在相对应发病的情况。

黄帝问：根据生病时间的长短，要怎样去确定针刺的治疗呢？

伯高回答说：病了九天的，针刺三次方可痊愈；病了一个月的，针刺十次方可痊愈。不论病的时间长短，都可以根据一病三日就针刺一次的原则来进行治疗，从而估计出去除病症的治疗次数。如果是久患痹病而一直没有治愈的，是邪气留在体内没有离去，这时候就应当先诊察病人的血络，在体内有瘀血的地方用针刺方法尽快的出尽恶血。

黄帝问：由于外在原因或者内在原因导致的病症，在针刺治疗的难易程度上，具体是怎样区分的呢？

伯高回答说：如果是外邪伤人，形体先发病还没有侵袭内脏的，这种是病在浅表，针刺的次数按照一般的要求减一半就可以了；如果是因为内脏先病，再从内脏到外表也产生了病症，这种是病在内的，针刺的次数按照一般的要求加上一倍就可以了。这些都是以患病一个月作为标准的，以此来说明外在原因和内在原因在治疗上面的难易程度。

黄帝问伯高说：我听说人的形态会有缓有急，精气会有盛有衰，骨骼会有大有小，肌肉会有坚有脆，皮肤会有厚有薄，从这些方面来说，怎么样去判断一个人的寿命呢？

伯高回答说：人的形体和精气之间相互平衡的，就会长寿，反之不相称、不平衡的，就会比较短命。人的皮肤和肌肉包的很紧的，就会长寿，反之不相包的，就会比较短命。人的血气经络充实胜过外表形体的，就会长寿，反之，血气经络不能胜过形体，衰退空虚的，就会比较短命。

黄帝问：形体的缓急是什么意思？

伯高回答说：形体比较充实而皮肤舒缓的人，可以长寿；形体充实而皮肤紧致的人，比较短寿。形体充实而脉气坚大的，就叫做顺；形体充实而脉气虚弱的，这是气衰的表现，人体出现气衰就证明寿命不长了。形体充实而面部颧骨不突起的人，骨骼肯定弱小，骨骼弱小的人，就会比较短命。形体充实而臀部、腿部的肌肉丰满坚实而肤纹清楚的，这个称之为肉坚，这种有肉坚的人，就会比较长寿；形体充实而臀部、腿部肌肉瘦削没有肤纹而且很不坚实的，这个称之为肉脆，这种肉脆的人，就会比较短命。这些情况都是因为人的先天禀赋不同而产生的，所以通过外在形体的刚柔强弱，和内在元气的盛衰虚实，通过这些就可以推测出人寿命的长短。所以，身为医者必须明白这个道理，知道该如何的去确定形体的强弱，判断精气的盛衰虚实，诊察形与气之间的平衡条件，然后才可以在临床去治病就医，决定治疗的手段，判断人的生死。

黄帝曰：余闻寿夭，无以度之。

伯高答曰：墙基①卑，高不及其地者，不满三十而死；其有因加疾者，不及二十而死也。

黄帝曰：形气之相胜，以立寿夭奈何？

伯高答曰：平人而气胜形者寿；病而形肉脱，气胜形者死，形胜气者危矣。

【注释】①墙基：这里指耳朵旁边的骨骼。

【译文】黄帝说：我听说人的寿命可以通过观察大概的看出来，关于这点，我现在仍然没有办法测度。

伯高回答说：想知道一个人的寿命，可以从面部来判定，如果此人的面部耳边四周骨骼塌陷，低平窄小，高度还不及耳前肉的人，这样的人肯定不满三十岁就会死去；如果再加上平时的外感或者内伤生病，估计不到二十岁就会死了。

黄帝问：形体和气血两者之前，怎么去判断人的寿命呢？

伯高回答说：一般的健康人，他的气足而胜过形体的，会比较长寿的。生病的人，形体肌肉已经消瘦的不堪人形，这样子即使气能胜于形体，但这是属于邪气比较旺盛，这种因形体比较难恢复，所以还是不会长寿的。如果是形体胜于气的，这样是因为元气已经衰竭，正气衰，所以同样不会长寿。

黄帝曰：余闻刺有三变，何谓三变？

伯高答曰：有刺营者，有刺卫者，有刺寒痹之留经者。

黄帝曰：刺三变者，奈何？

伯高答曰：刺营者，出血；刺卫者，出气；刺寒痹者，内热。

黄帝曰：营卫寒痹之为病，奈何？

伯高答曰：营之生病也，寒热少气，血上下行。卫之生病也，气痛时来时去，怫忾贲响，风寒客于肠胃之中。寒痹之为病也，留而不去，时痛而皮不仁。

黄帝曰：刺寒痹内热，奈何？

伯高答曰：刺布衣者，以火焠之。刺大人者，以药熨之。

黄帝曰：药熨奈何？

伯高答曰：用淳酒二十斤，蜀椒一斤，干姜一斤，桂心一斤，凡四种，皆㕮咀，渍酒中。用绵絮一斤，细白布四丈，并内酒中。置酒马矢煴中[1]，盖封涂，勿使泄。五日五夜，出布绵絮，曝干之，干复渍，以尽其汁。每渍必晬其日，乃出干。干，并用滓与绵絮，复布为复巾，长六七尺，为六七巾。则用之生桑炭炙巾，以熨寒痹所刺之处，令热入至于病所，寒复炙巾以熨之，三十遍而止。汗出以巾拭身，亦三十遍而止。起步内中，无见风。每刺必熨，如此病已矣。此所谓内热也。

【注释】①马矢煴中：马矢，即马粪；煴中，燃烧。这里取义用火煨。

【译文】黄帝说：我听说在针刺中有"三变"之说，这三变是什么呢？

伯高回答说：三变就是三种不同针刺手法，就是按照不同的病症而设置的，分别是刺营分、刺卫分、刺寒痹留滞经络的。

黄帝问：这三种针刺的手法分别是怎么样的？

伯高回答说：针刺在营分的，可以使营分的病邪随恶血而外泄；针刺在卫分的，以此来疏泄邪气，这样可以使卫分的病邪疏散；针刺在寒邪留滞经络的，可以让热气到体内温煦经脉，达到驱散寒邪的效果。

黄帝问：营分、卫分以及寒痹的症状都是怎样的？

伯高回答说：营分发病的症状表现为，寒热往来，气短气弱无力，血气上行、下行、妄行的现象。卫分发病的症状表现为，气机不顺畅所导致的气痛，这种痛是无形而痛，时来时去，忽痛忽停，并且还伴有腹部郁胀，或者是腹中鸣叫等症状，这些病症都是因为风邪侵入肠胃之中，气机不同所导致的。寒痹病发的症状，是因为寒邪留在经络之间长久不去，血脉凝滞不行所导致的，所以主要的症状是久病难去，且肌肉时常疼痛，皮肤没有痛痒的感觉。

黄帝问：针刺寒痹时，刺完后的热气内入是怎样的？

伯高回答说：根据病人的体质不相同，所用的方法就不相同。对于普通的老百姓，他们的身体比较强健，可用火针的方法进行治疗；对于养尊处优的王公大臣，他们的身体相对比较娇贵，可用针后药熨的方法进行治疗。

黄帝问：药熨是怎样的，它的制作方法和应用是什么样呢？

伯高回答说：药熨的制作方法和应用，是先取用醇酒二十升，蜀椒一斤，干姜一斤，外加桂心一斤，一共是四种药料。然后将后面三种用嘴咬成豆粒大小的粗粒，做好后一起浸入在酒中；然后再取丝绵一斤，细白布四丈，全部一起放在酒中。再把盛着酒的酒器放在燃烧的干马粪上面煨，酒器的盖子要用泥土涂抹密封，不能让酒器漏气。等到五天五夜之后，将白布和丝绵取出来晒干，晒干以后待到煨了五日五夜之后，将白布和丝绵取出晒干；晒干之后，再重新浸入酒中，不管次数，直到白布和丝绵将酒吸完为止。每浸泡一次，需要泡够一天一夜的时间，然后再取出来晒干。等到酒完全被吸尽之后，就把药渣和丝棉都放在夹袋中。这种夹袋实用双层的布对折之后做成的，每个夹袋大概都有六、七尺长，一共做差不多六、七个夹袋。用的时候就把装着药渣和丝绵的夹袋放在生桑炭火上烤热，然后用夹袋来温熨寒痹施针以后的穴位，让夹袋的温热传入到体内的病所，夹袋冷了以后重新放到炭火上去烤，烤热后再来熨，一共熨三十次以后再停止。熨过后身体会出汗，等出汗以后用夹袋来擦身体，同样擦三十次以后再停止。等擦干汗液以后，要待在密封的室内里面，不要见风。每次针刺完以后配合药熨，这样配合治疗以后寒痹方可痊愈。这就是所说的药熨。

官针第七

　　凡刺之要，官针①最妙。九针之宜，各有所为；长短大小，各有所施也。不得其用，病弗能移。疾浅针深，内伤良肉，皮肤为痈。病深针浅，病气不泻，支为大脓。病小针大，气泻太甚，疾必为害；病大针小，气不泄泻，亦复为败。失针之宜，大者泻，小者不移。已言其过，请言其所施。

　　病在皮肤无常处者，取以镵针于病所，肤白勿取。病在分肉间，取以员针于病所。病在经络痼痹者，取以锋针。病在脉气少，当补之者，取以鍉针，于井荥分输。病为大脓者，取以铍针。病痹气暴发者，取以员利针。病痹气痛而不去者，取以毫针。病在中者，取以长针。病水肿不能通关节者，取以大针。病在五脏固居者，取以锋针。泻于井荥分输，取以四时。

　　【注释】①官针：正确选用符合规格的针具，本篇以官针命名正是强调正确适用九针的重要性。

　　【译文】针刺最重要的，是如何选择合适的针具。九针的使用方式和应用范围，都各自有它适应的范围和治疗作用，长的、短的、大的、小的，各有各的应用之法。九针使用不得当，病就无法完全治愈。病邪在浅表的，误用深刺，会损伤内部肌肉，从而使皮肤发生脓肿；病邪在深层的，如果用针浅刺，这样不但不能祛除病邪，还容易酿成大的疮疡。病症比较小的用大针去刺，这样只会刺激过重，导致元气泻伤太过，致使病情更加严重；病症比较严重的用小针微刺，这样病邪得不到疏泄，病人也不能得到一定的疗效。所以，针刺时如果不能选用合适的针具，应该用小针却误用了大针，这样只会造成元气受损；应该用大针却误用了小针，病邪得不到祛除。以上这些就是讲了针刺误用针具的害处，下面再说一说各种针具的正确使用方法。

病在皮肤浅表但是没有固定位置的，取用镵针来进行治疗；如果病人的皮肤苍白，这时候就不能够用镵针再来进行治疗。病在皮下浅层肌肉或肌腱的，应该取用员针来进行治疗。病在经络的，久而久之形成顽固性痹证的，应该取用锋针来进行治疗。病在经脉的，这是属于气虚不足，此时应用补法的，可用鍉针，这时候要去用针按压在井穴、荥穴、分腧穴上，这样可以让血气流通。如果病人患有较严重的脓疡之类，这时候要用铍针来进行治疗。病人的病症属于急性发作的痹症的，这时候应该取用员利针来进行治疗。病人的病症属于久治不愈的痹症，这时候应该取用毫针来进行治疗，以此来祛除痛痹。病人的病症已经深入身体内部的，这时候应该取用长针来进行治疗。病人患有水肿而导致关节间不通利的，这时候应该取用大针来进行治疗。病人的病症是在五脏中顽固盘踞，经久不除的，这时候应该取用锋针来进行治疗，在各经脉上的井穴、荥穴等腧穴用泻法，在取这些穴位时，要根据腧穴与四时的相应关系而分别使用。

凡刺有九，以应九变。一曰输刺。输刺者，刺诸经荥输脏腧也。二曰远道刺。远道刺者，病在上，取之下，刺腑腧也。三曰经刺。经刺者，刺大经①之结络经分也。四曰络刺。络刺者，刺小络之血脉也。五曰分刺。分刺者，刺分肉之间也。六曰大泻刺。大泻刺者，刺大脓以铍针也。七曰毛刺。毛刺者，刺浮痹皮肤也。八曰巨刺。巨刺者，左取右，右取左。九曰焠刺。焠刺者，刺燔针则取痹也。

　凡刺有十二节，以应十二经。一曰偶刺。偶刺者，以手直心若背，直痛所，一刺前，一刺后，以治心痹。刺此者，傍针之也。二曰报刺。报刺者，刺痛无常处也，上下行者；直内，无拔针，以左手随病所，按之，乃出针，复刺之也。三曰恢刺。恢刺者，直刺傍之，举之前后，恢②筋急，以治筋痹也。四曰齐刺。齐刺者，直入一，傍入二；以治寒气小深者。或曰三刺。三刺者，治痹气小深者也。五曰扬刺。扬刺者，正内一，傍内四，而浮之；以治寒气之博大者也。六曰直针刺。直针刺者，引皮乃刺之；以治寒气之浅者也。七曰输刺。输刺者，直入直出，稀发针而深之；以治气盛而热者也。八曰短刺。短刺者，刺骨痹，稍摇而深之，致针骨所，以上下摩骨也。九曰浮刺。浮刺者，傍入而浮之；以治肌急而寒者也。十曰阴刺。阴刺者，左右率刺之，以治寒厥；中寒厥，足踝后少阴也。十一曰傍针刺。傍针刺者，直刺傍刺各一，以治留痹，久居者也。十二曰赞刺。赞刺者，直入直出，数发针而浅之，出血，是谓治痈肿也。

【注释】①大经：指深部五脏六腑的经脉。②恢：恢复，缓和。

【译文】一般来说，针刺分九种不同的方法，以此来适应九种不同的病症。第一种情况叫做输刺。输刺，就是用针刺十二经在四肢的荥穴、井穴、腧穴经穴、合穴，以及背部五脏六腑的腧穴。第二种情况叫做远道刺。远道刺，是病症在人体的上部，这时候要取用足三阳经下肢的腧穴进行针刺治疗。第三种情况叫做经刺。经刺，就是针刺深部经络之经与络间在体表可以接触到硬块或者压痛的地方。第四种情况叫做络刺。络刺，就是针刺皮下浅处小络脉小静脉。第五种情况叫做分刺。分刺，就是针刺肌肉和肌肉凹陷之间的间隙处。第六种情况叫做大泻刺。大泻刺，就是用铍针刺切开排脓，用来治疗比较大的化脓性的痈疽。第七种情况叫做毛刺。毛刺，就是用浮浅的针法在皮肤表层浅刺，用这种方法来治疗皮肤表层的痹证。第八种叫做巨刺。巨刺，就是左边有病症以后针刺右边的腧穴来进行治疗，右边有病症以后针刺左边腧穴来进行治疗的交叉针刺法。第九种情况叫做焠刺。焠刺，就是烧热的火针来治疗寒痹证。

　　针刺还有另外的十二种方法，以此来适应十二经之间不同的病症。第一种情况叫做偶刺。偶刺，就是用手对着胸前和背部，最痛地方的所在，一针刺在胸前，一针刺在后背，用此方法来治疗心胸疼痛的心痹证，用此针刺时，针尖要斜刺进针，以避免伤及内脏。第二种情况叫做报刺。报刺，是针对疼痛但是没有固定位置移动，上下游走的病症，在痛处垂直入针后留针，不立即拔出来，用左手循着疼痛的位置按压，等按到新的痛处后拔出针，再用前面的方法刺新的疼痛部位。第三种情况叫做恢刺。恢刺，是直刺在筋脉的旁边，用提插的方法捻转，或往前或往后，以此来舒缓筋急的现象，适合用于治疗筋脉麻痹的筋痹病。第四种情况叫做齐刺。齐刺，是在有病症的位置直刺一针，然后在病症左右两边再各刺一针，这种针刺手法，适合用于治疗寒气小，但是长期都无法治愈的病症。这种针刺手法也可以叫做三刺手法，三刺的原则，主要可以治疗痹症小但是部位比较深的病症。第五种情况叫做扬刺。扬刺，就是在发生病变的位置正中刺一针，然后在病症四周刺四针，而且都是用浅刺的手法，这种针刺手法，适合用于治疗寒气面积比较广泛且较浅的病症。第六种情况叫做直针刺。直针刺，就是用手将需要针刺的皮肤提起，然后将针沿皮刺入，这种针刺手法，适合用于治疗寒气部位比较浅的病症。第七种叫做情况输刺。输刺，操作的手法上是直入直出，进针快且刺入的比较深，这种针刺手法，适合用于治疗气盛而热气重的病症，主要作用是泻热。第八种情况叫做短刺。短刺，适用于治疗骨节浮肿，局部发冷骨痹病的一种针法，进针要缓缓的刺入，进针以后稍微摇动针体再逐渐深入, 等针尖到达骨头的附近, 再上下提插, 用来摩擦骨部。第九种情况叫做浮刺。浮刺, 就是从病症旁边斜刺浮浅肌肤的手法, 这种针刺手法, 主要是用来治疗肌肉挛急而且属于寒性的病症。第十种情况叫做阴刺。阴刺, 就是两股内侧左右并刺的手法, 这种针刺手法可以治疗阴寒内盛的寒厥病。如果病患得了寒厥病, 必须取足内踝后放原穴太溪穴来进行治疗。第十一种情况叫做傍针刺。傍针刺, 就是在病症所在的地方直刺一针, 在病症旁边再刺一针, 这种针刺手法主要治疗经久不治的痹症。第十二种情况叫做赞刺。赞刺, 施针的时候是直入直出, 进针和出针的速度都要快, 在病症的地方快速、浅显地直刺几针, 让其出血, 泻散淤血, 这种针刺手法可以消散痈肿。

　　脉之所居, 深不见者, 刺之; 微内针, 而久留之, 以致其空脉气也。脉浅者, 勿刺; 按绝其脉, 乃刺之; 无令精出, 独出其邪气耳。

　　所谓三刺则谷气[①]出者, 先浅刺绝皮, 以出阳邪; 再刺则阴邪出者, 少益深, 绝皮致肌肉, 未入分肉间也; 已入分肉之间, 则谷气出。故《刺法》曰: 始刺浅之, 以逐邪气, 而来血气; 后刺深之, 以致阴气之邪; 最后刺极深之, 以下谷气。此之谓也。

　　故用针者, 不知年之所加, 气之盛衰, 虚实之所起, 不可以为工也。

　　凡刺有五, 以应五脏。一曰半刺。半刺者, 浅内而疾发针, 无针伤肉, 如拔毛状; 以取皮气, 此肺之应也。二曰豹文刺。豹文刺者, 左右前后针之, 中脉为故; 以取经络之血者, 此心之应也。三曰关刺。关刺者, 直刺左右, 尽筋上; 以取筋痹, 慎无出血, 此肝之应也。或曰渊刺, 一曰岂刺。四曰合谷刺[②]。合谷刺者, 左右鸡足, 针于分肉之间; 以取肌痹, 此脾之应也。五曰输刺。输刺者, 直入直出, 深内之至骨; 以取骨痹, 此肾之应也。

【注释】①谷气：一般指胃气，在这里指水谷精微运化而成的经脉之气。②合谷刺：这里并不是指针刺合谷穴，而是指针刺分肉之间的部位。

【译文】脉络在体内深部分布而不显现于外，施针时要轻微的刺入，并且在体内时间长一点的留针，这样才能引导孔穴中的脉气产生针感。脉络在体内浅层明显可见的，不可以直接急刺，应该先按压隔绝穴中之脉，避开血脉，才可以进针，这种情况下才不至于使精气外泄，又可以将邪气去除。

所谓的"三刺"，是能让谷气出来的手法，就是先从浅处刺入皮肤，以宣泄卫分的邪气；再刺入一些，是为了宣泄营分里面的邪气，这次要稍微刺的深入一些，要透过皮肤以后接近分肉的地方；最后刺的时候要深入到分肉之间，这时候谷气就会泻出来。所以医书《刺法》中说过：开始的时候浅刺皮肤，可以驱逐卫分的邪气，从而使体内正气流通；接着再刺入较深，就可以宣散阴分中的邪气；最后刺到最深的地方，就可以通导谷气从而产生针感。这就是一刺之中有"三刺"的针刺法。

因此，用针刺治疗的医者，如果不明白五运六气的道理，以及血气盛衰虚实的情况，不明白因为气候变化而引起的病症变化，就不能成为一个良医。

针刺法中还有另外五种手法，用来适应与五脏有关的病症。第一种刺法叫做半刺。半刺，就是浅刺进入皮肤后，随即很快的出针，这样的针刺手法并不会损伤肌肉，就好像是拔去毛发一样，这种刺法主要目的是疏泻皮肤表层的邪气，因为肺主皮毛，所以这种刺法是和肺相对应的。第二种刺法叫做豹文刺。豹文刺，是一种在病症四周刺入多下的方法，这样刺点看起来比较像豹的斑纹一样。主要是在病位的左右前后以刺中络脉为准，并可以用来消散经络中的积血，因为心主血脉，所以这种刺法是和心脏相对应的。第三种刺法叫做关刺。关刺，就是直针刺入四肢关节附近部分，这种针刺手法，主要是用来治疗筋痹病，但是要注意的是针刺时万万不可让它出血。因为肝主筋，所以这种刺法是和肝脏相对应的。这种针刺手法又被称为渊刺，或者叫做岂刺。第四种刺法叫做合谷刺。合谷刺，就是正刺一针，向左右两侧斜刺一针，就像个鸡足一样，这种刺法需要将针刺入到分肉之间，主要是用来治疗肌痹病。因为脾主肌肉，所以这种针刺手法是和脾脏相对应的。第五种刺法叫做输刺。输刺，同样也是直入直出的，要将针深刺至骨的附近，这种针刺手法可以治疗骨痹病。因为肾主骨，所以这种针刺手法是和肾脏相对应的。

本神第八

黄帝问于岐伯曰: 凡刺之法, 必先本于神。血、脉、营、气、精、神, 此五脏之所藏也。至其淫泆离脏①则精失, 魂魄飞扬, 志意恍乱, 智虑去身者, 何因而然乎? 天之罪与? 人之过乎? 何谓德、气、生、精、神、魂、魄、心、意、志、思、智、虑? 请问其故。

岐伯答曰: 天之在我者, 德②也; 地之在我者, 气也。德流气薄而生者也。故生之来谓之精, 两精相搏谓之神, 随神往来者谓之魂, 并精而出入者谓之魄, 所以任物者谓之心, 心之所忆谓之意, 意之所存谓之志, 因志而存变谓之思, 因思而远慕谓之虑, 因虑而处物谓之智。

故智者之养生也, 必顺四时而适寒暑, 和喜怒而安居处, 节阴阳而调刚柔, 如是则僻邪不至, 长生久视。

是故怵惕思虑者则伤神, 神伤则恐惧, 流淫而不止。因悲哀动中者, 竭绝而失生。喜乐者, 神惮散而不藏。愁忧者, 气闭塞而不行。盛怒者, 迷惑而不治。恐惧者, 神荡惮而不收。

心, 怵惕思虑则伤神, 神伤则恐惧自失, 破䐃脱肉, 毛悴色夭, 死于冬③。

【注释】①淫泆离脏: 淫, 过度, 这里指过度放纵。离藏, 五脏所藏的血气精神耗散。②德：天地万物的运化规律，如四季更替、万物盛衰的自然变化。③死于冬：按五行配属，心属火，冬季为水，而水克火，心气在冬季受克更为虚弱，属于心的病症就会加重，如果不能耐受将会死亡。以下的"死于春""死于秋""死于夏"也为同理。

【译文】黄帝问岐伯道：有关针刺的原则，首先是必须以病人的神气作为诊治的依据。因为血、脉、营、气、精和神气，这些都是由五脏所贮藏的。如果身体的机能失常，就会导致神气从五脏中离散，这样五脏的精气就全部流失，就会出现魂魄飞扬、意志恍惚迷乱，并且会丧失自有的思想和意识，这都是因为什么呢？是因为自然的病态，还是人类自己的过失呢？什么叫德、气、生、精、神、魂、魄、心、意、志、思、智、虑？这其中的道理是怎样的呢？我希望听你讲一下。

岐伯回答说：上天赋予我们的是自然的特性，大地赋予我们的是生存的物质，天德地气相互交流搏击使万物化生而成形，也就生成了人。所以，从可以演化成人体的原始物质，就叫做精；阴阳两精之间相互结合而产生的生命运动力，就叫做神；伴随着神气在人体往来存在的精神和知觉活动，就叫做魂；跟随者精气的出入流动而产生的运动功能，就叫做魄；可以使人主动地去认识支配外来事物的主观意识，就叫做心；心里面对外来事外留下来的印象，就叫做意；意念积累存留并形成的认知过程，就叫做志；根据自己的认知去实现志向而研究事物的过程，就叫做思；因为思考而产生预见性后果的过程，就叫做虑；因为思虑而抓住事物的发展规律并妥善处理的，就叫做智。

所以，明智之人的养生办法，一定是顺应四时，以此来适应寒暑气候的变化；喜怒不形于色，而且可以很好的适应周边的环境；可以节制阴阳的胜衰，并加以调和刚柔相济。像这样，才不至于被病邪所侵袭，从而延长寿命，并且不易衰老。

所以过度的惊恐、思考、焦虑，会导致伤损神气。伤了神气人就会因为阴气的流失经常的产生畏惧的情绪，五脏的精气会随着流散不止。

所以忧伤过度的，会使人阴气流失从而导致丧失生命。喜乐过度的，会导致神气消散不得藏蓄。愁忧过度的，会导致神气闭塞而不能流畅。大怒过度的，会导致神气迷乱，惶惑，神志不能正常 运行。恐惧过度的会导致精神动荡，精气流荡耗散不能收敛。

过度的惊恐、焦虑、思考，就会伤神气。神气被伤，人就会感到恐慌从而自己不受控制，这样长时间就会造成内耗伤，肌肉就会陷败，浑身的肌肉消瘦，皮毛憔悴，颜色变得异常，这样的人在冬季的时候一定会死去。

脾，愁忧而不解则伤意，意伤则悗乱，四肢不举，毛悴色夭，死于春。

肝悲哀动中则伤魂，魂伤则狂忘不精，不精则不正，当人阴缩而挛筋，两胁骨不举，毛悴色夭，死于秋。

肺喜乐无极则伤魄，魄伤则狂，狂者意不存人，皮革焦，毛悴色夭，死于夏。

肾盛怒而不止则伤志，志伤则喜忘其前言，腰脊不可以俯仰屈伸，毛悴色夭，死于季夏。

恐惧而不解则伤精，精伤则骨痠痿厥，精时自下。是故五脏主藏精者也，不可伤，伤则失守而阴虚，阴虚则无气，无气则死矣。

是故用针者，察观病人之态，以知精神魂魄之存亡，得失之意，五者以伤，针不可以治之也。

肝藏血，血舍魂。肝气虚则恐，实则怒。

脾藏营，营舍意。脾气虚则四肢不用，五脏不安，实则腹胀，经溲不利。

心藏脉，脉舍神。心气虚则悲，实则笑不休。

肺藏气，气舍魄。肺气虚。则鼻塞不利，少气；实则喘喝，胸盈仰息^①。

肾藏精，精舍志，肾气虚则厥，实则胀，五脏不安。必审五脏之病形，以知其气之虚实，谨而调之也。

【注释】①胸盈仰息：胸部胀满，仰面呼吸的意思。

【译文】脾过度的忧愁且长时间得不到释放，就会伤意。人的意被伤以后就会感到心胸苦闷烦乱，相应会出现四肢无力、不能举动等症状，皮毛憔悴，颜色变得枯槁无华，这样的人在春季的时候一定会死去。

肝过度的悲哀会直接影响到内脏，就会伤魂。人的魂被伤以后就会颠狂迷忘，从而意识混乱，肝脏会失去藏血的功能，会出现阴器收缩、筋脉挛急、两肋处骨痛等症状，毛发憔悴凋零，颜色变得枯槁无华，这样的人在秋季的时候一定会死去。

肺过度的喜乐且一直没有限制的，就会伤魄。人的魄被伤以后就会使人神乱发狂，发狂的同时意识丧失，并且失去所有的观察能力，皮肤变的憔悴凋零，颜色会变得枯槁无华，这样的人在夏季的时候一定会死去。

肾过度的大怒且不能自行停止，就会伤志。人的志被伤以后记忆力就会衰退，经常会忘记自己说过的话和做过的事情，会出现腰脊不能正常转动俯仰屈伸，毛发会憔悴凋零，颜色会枯槁无华，这样的人在季夏的时候一定会死去。

过度恐惧且长期得不到解除，就会伤精。人的精被伤以后就会导致骨节酸痛、痿软无力和阳痿，常常会有遗精滑泄的现象。

因此，五脏是主藏精气的，五脏中的任何一脏精气都不能受到损伤，如果五脏受到损伤，精气便会失于内守，这样精气就会流散耗伤从而形成阴虚，精气阴虚无法化生阳气，就没有办法气化，这种情况下生命也就自然而然的停止。

所以使用针刺治疗的医者，首先一定要观察病人的全身形态，从而了解病人的精、神、魂、魄等精神活动的存亡得失情况，如果五脏中的精气都受到了损伤，那针刺就没有办法再治疗了。

肝是贮藏血液的器官，魂又是寄附在肝血之中的。如果肝气虚弱，人就会感到恐惧，如果肝气旺盛，人就会变得十分容易发怒。

脾是贮藏营气的器官，意又是寄附在营气之中的。如果脾气虚弱，人就会四肢变得不灵活，五脏不能安和，脾气过实会导致腹胀、月经和小便不利等症状。

心是贮藏脉气的器官，神又是寄附在血脉之中的。如果心气虚弱就会导致悲伤的情绪，心气旺盛就会导致人大笑不止。

肺是贮藏人体真气的器官，魄又是寄附在真气之中的。如果肺气虚弱就会导致鼻孔阻塞，感觉呼吸不利，气短，如果肺气太实，就会发生气粗喘喝，胸满，仰面呼吸等症状。

肾是贮藏五脏六腑阴精的器官，人的意志又是寄附在肾精之中。如果肾气虚弱，人就会感动四肢发冷，肾气太旺盛会出现下腹胀满，五脏不安都不能正常运行等症状。因此，如果是五脏患病，必须要审察五脏的病症，了解元气的虚实，然后谨慎的加以调治，才能取得良好的治疗。

终始第九

凡刺之道，毕于《终始》。明知终始，五脏为纪，阴阳定矣。阴者主脏，阳者主腑。阳受气于四末，阴受气于五脏。故泻者迎之，补者随之。知迎知随，气可令和。和气之方，必通阴阳。五脏为阴，六腑为阳。传之后世，以血为盟①。敬之者昌，慢之者亡。无道行私，必得夭殃。谨奉天道，请言终始！

终始者，经脉为纪。持其脉口人迎②，以知阴阳，有余不足，平与不平，天道毕矣。所谓平人者不病。不病者，脉口人迎应四时也，上下相应而俱往来也，六经之脉不结动也，本末之寒温之相守司也。形肉血气必相称也。是谓平人。少气③者，脉口人迎俱少而不称尺寸也。如是者，则阴阳俱不足。补阳则阴竭，泻阴则阳脱。如是者，可将以甘药，不可饮以至剂④。如是者，弗灸。不已者，因而泻之，则五脏气坏矣。

【注释】①以血为盟：歃血盟誓的意思，用来表示这些道理的重要性，学习者要有坚定的决心。②脉口人迎：脉口，指寸口脉，手腕内侧桡动脉的搏动处，属手太阴肺经，可候五脏阴气的盛衰；人迎，在颈部两侧颈动脉的搏动处，属足阳明胃经，用来候六腑阳气的盛衰。③少气：短气，元气虚弱的意思。④至剂：指药力猛烈能迅速起效的药物。

【译文】凡是关于针刺的法则，《终始》这篇中都有详尽而明了的解释。明确了解了终始篇的内容和意义，就可以确定阴经阳经之间的关系了。阴经为五脏所主，阳经为六腑所主。阳经所受的脉气来自于四肢之末，阴经所受的脉气来自五脏。因此，泻法是迎着脉气而夺之，补法是随着脉气而济之。掌握了迎随补泻的方法，就可以让脉气调和。但是调和脉气的关键方法，必须要明白阴阳的含义和规律，比如五脏在内属阴，六腑在外属阳。要将这些理论的知识流传给后世，学习的人必须要有坚定不移的信心，郑重其事地去对待它，只有这样才可以将它发扬光大。相反，如果轻视且不重视它，这些理论和方法可能就会失传，有些人为了贪图名利自以为是，必定会危害到病人的生命，这样的作法一定会遭受天谴的。世间万事万物都是根据自然界的演变法则来变化的，终始的意义是什么。

所谓的终始，是以人体的十二经脉为主要纲纪，从切按寸口脉和人迎脉两穴的脉象，就可以了解五脏六腑的阴阳是有余还是不足之间的变化，人体内的阴阳是否平衡，这样阴阳盛衰的自然变化规律也就大致能被掌握了。所谓的平人，就是没有疾病的正常人，没有得病的人脉口和人迎的脉象都是与四季相应，与阴阳盛衰相对应的，没有生病的人脉气是上下呼应，往来不息的，手足上六经的脉搏动疾有余没有结涩不足。四时在冷暖上虽然有变化，但是脉口和人迎都能各自发挥本能保持协调一致，外表的形体与体内的血气也可以达到协调一致，这就是我们所说的平人。元气虚弱气短的病人，寸口和人迎的脉搏都是虚弱无力的，脉搏的长度和尺肤也不相称。如果出现这种情况，那就说明病人的阴阳都不足，这时候如果补阳气就会使阴气衰竭，如果泻阴气就会使阳气亡脱。针对这种病人，只能先用甘温的缓剂来调和它，不能用大补大泻的汤剂去刺激。如果病人已经病了很久，就很不容易好的，如果改用针刺泻法的话，会使五脏的真气都受到损坏。

人迎一盛，病在足少阳；一盛而躁，病在手少阳，人迎二盛，病在足太阳；二盛而躁，病在手太阳。人迎三盛，病在足阳明；三盛而躁，病在手阳明。人迎四盛，且大且数，名曰溢阳^①，溢阳为外格^②。

脉口一盛，病在足厥阴；一盛而躁，在手心主。脉口二盛，病在足少阴；二盛而躁，在手少阴。脉口三盛，病在足太阴；三盛而躁，在手太阴。脉口四盛，且大且数者，名曰溢阴，溢阴为内关^③。内关不通，死不治。人迎与太阴脉口俱盛四倍以上，命曰关格^④。关格者，与之短期。

【注释】①溢阳：阳经的脉气过盛不能被约束而盈溢于脉外。②外格：阳气过于旺盛，阴气不能入内而被格拒于脉外，以致阴阳不能相交的意思。③内关：阴气过于旺盛，阳气不能入内而被格拒于外的一种状态。④关格：指阴气、阳气都很旺盛，但不相互交运达到阴平阳秘，而是相互格拒，造成阴阳离决的状态。

【译文】人迎脉大于寸口一倍的时候，是因为病在足少阳胆经；不光大一倍且伴有躁动不安的，是因为病在手少阳三焦经。人迎脉大于寸口脉两倍的时候，是因为病在足太阳膀胱经；不光大两倍且伴有躁动的，是因为病在手太阳小肠经。人迎脉大于寸口脉三倍的时候，是因为病在足阳明胃经；不光大三倍且伴有躁动的，是因为病在手阳明大肠经。人迎脉大于寸口脉四倍的时候，并且脉象大而且快很多，这种现象叫做溢阳。人体出现溢阳的时候，此时阳气偏盛至极，就会格拒阴气，从而出现阳气与阴气脱节不能相交，这种现象叫做外格。

寸口脉大于人迎脉一倍的时候，是因为病在足厥阴肝经；不光大一倍且伴有躁动不安的，是因为病在手厥阴心包络经。寸口脉大于人迎脉两倍的时候，是因为病在足少阴肾经；不光大两倍且伴有躁动的，是因为病在手少阴心经。寸口脉大于人迎脉三倍的时候，是因为病在足太阴脾经；不光大三倍且伴有躁动的，是因为病在手太阴肺经。寸口脉大于人迎脉四倍的时候，并且脉象大而且快很多，这种现象叫做溢阴。人体出现溢阴的时候，此时阴气偏盛至极，就会格拒阳气，从而出现阳气与阴气脱节不能相交，这种现象叫做内关。出现内关表示阴阳表里隔绝不通，这是不可治疗的死症。人迎处与寸口处出现的脉象，比平常的脉象高四倍以上，这是表示阴阳两气都偏盛到了极点，导致阴阳隔绝相互格拒的现象，这种现象叫做关格。遇到关格的脉象，就表示病人短期内就会死了。

人迎一盛，泻足少阳而补足厥阴，二泻一补^①，日一取之，必切而验之，疏取之上，气和乃止。

人迎二盛，泻足太阳，补足少阴，二泻一补，二日一取之，必切而验之，疏取之上，气和乃止。

人迎三盛，泻足阳明而补足太阴，二泻一补，日二取之，必切而验之，疏取之上，气和乃止。

脉口一盛，泻足厥阴而补足少阳，二补一泻，日一取之，必切而验之，疏而取之上，气和乃止。脉口二盛，泻足少阴而补足太阳，二补一泻，二日一取之，必切而验之，疏取之上，气和乃止。

脉口三盛，泻足太阴而补足阳明，二补一泻，日二取之，必切而验之，疏而取之上，气和乃止。所以日二取之者，太阴主胃，大富于谷气，故可日二取之也。

【注释】①二泄一补：取两个用泄法的穴位和一个用补法的穴位，即用泄法的取穴要倍于用补法的穴位。

【译文】人迎脉大于寸口脉一倍的时候，应该泻足少阳胆经补足厥阴肝经。用泻法的时候取两个穴位，用补法的时候取一个穴位，每一日针刺一次。在进行治疗的时候必须切按人迎与寸口的脉象，以此来检查病势的进退。如果病人此时出现躁动不安的脉象,就取用胆经和肝经上部的穴位来进行针刺,等到脉气平和了以后方可停止。

人迎脉大于寸口脉两倍的时候,应该泻足太阳膀胱经补足少阴肾经。用泻法的时候取两个穴位,用补法的时候取一个穴位,每两日针刺一次。在进行治疗的时候必须切按人迎与寸口的脉象,以此来检查病势的进退。如果病人此时出现躁动不安的脉象,就取用膀胱经和肾经脉气的穴位来进行针刺,等到脉气平和了以后方可停止。

人迎脉大于寸口脉三倍的时候,应该泻足阳明胃经补足太阴脾经。用泻法的时候取两个穴位,用补法的时候取一个穴位,以此来进行治疗,每日针刺两次。在进行治疗的时候必须切按人迎与寸口的脉象,以此来检查病势的进退。如果病人此时出现躁动不安的脉象,就取用胃经和脾经脉气的穴位来进行针刺,等到脉气平和了以后方可停止。

寸口脉大于人迎脉一倍的时候,应该泻足厥阴肝经补足少阳胆经。用补法的时候取两个穴位,用泻法的时候取一个穴位,以此来进行治疗,每一日针刺一次。在进行治疗的时候必须切按人迎与寸口的脉象,以此来检查病势的进退。如果病人此时出现躁动不安的脉象,就取用上部的穴位来进行针刺,等到脉气平和了以后方可停止。寸口脉大于人迎脉两倍的时候,应该泻足少阴肾经补足太阳膀胱经。用补法的时候取两个穴位,用泻法的时候取一个穴位,以此来进行治疗,每两日针刺一次。在进行治疗的时候必须切按人迎与寸口的脉象,以此来检查病势的进退。如果病人此时出现躁动不安的脉象,就取用肾经和膀胱经脉气的穴位来进行针刺,等到脉气平和了以后方可停止。

寸口脉大于人迎脉三倍的时候,应该泻足太阴脾经补足阳明胃经。用补法的时候取两个穴位,用泻法的时候取一个穴位,以此来进行治疗,每日针刺两次。在进行治疗的时候必须切按人迎与寸口的脉象,以此来检查病势的进退。如果病人此时出现躁动不安的脉象,就取用脾经和胃经脉气的穴位来进行针刺,等到脉气平和了以后方可停止。之所以每日都针刺两次来治疗，主要是因为足太阴脾经和足阳明胃经主胃，胃中的精气最丰富，脉气也最充盛，所以要在脾胃二经上每日针刺两次针刺治疗。

人迎与脉口俱盛三倍以上，命曰阴阳俱溢①，如是者不开，则血脉闭塞，气无所行，流淫于中，五脏内伤。如此者，因而灸之，则变易而为他病矣。

凡刺之道，气调而止。补阴泻阳，音气益彰，耳目聪明。反此者，血气不行。

所谓气至而有效者，泻则益虚。虚者，脉大如其故而不坚也。坚如其故者，适虽言故，病未去也。补则益实。实者，脉大如其故而益坚也。夫如其故而不坚者，适虽言快，病未去也。故补则实，泻则虚，痛虽不随针，病必衰去。必先通十二经脉之所生病，而后可得传于终始矣。故阴阳不相移，虚实不相倾，取之其经。

【注释】①阴阳俱溢：指阴阳两气都偏盛到极点而充斥于五脏。
【译文】人迎与寸口部位脉象比平常的脉象大三倍以上的时候，这种现象我们叫做阴阳俱溢。像这种病症的发生，内外不能相通的情况下就会血脉闭塞，气血不通，真气无处可行，淫溢于中并伤及五脏。出现这种情况，如果随意的使用灸法，认为灸法可以开通内外，这样只会让病症发生其他的病变从而转换成其他的病症。

凡是针刺的原则，都是要以阴阳二气达到调和为目的，后停止针刺。要注意补正气而泻邪气，这样才可以达到五脏精气充实、功能健全的情况，然后病人会变得声音洪亮、中气十足、耳聪目明等健康的表现。相反的，如果泻正气补邪气，就会出现气血不能正常运行的现象。

所谓的针下有气感应是说明针刺已经有了效果，这就是实症用了泻法去泻其病气，病情由实转虚。此时的脉象虽然和患病时候的脉象一样大，但是却没有原来的脉象坚实。如果用了泻法之后脉象仍然显的坚实，这就证明病人觉得自己已经恢复，但其实病人的病情还未完全痊愈。治疗虚症的时候针下有气是说明针刺已经有了效果，这就是虚症用了补法去补其气。此时的脉象虽然和患病的时候脉象一样大，但是却比患病的时候更加的坚实。如果是用了补法之后脉象仍然不显坚实，仍然和病人患病时的脉象一样，这就说明病人觉得身体感到轻快舒适，但其实病情还未完全痊愈。所以懂得如何准确的运用补法，就一定可以让正气得到充实；懂得如何准确的运用泻法，就一定可以让病邪衰退。虽然这样痛苦不能随着针刺立马就消除疼痛，但是病情肯定会得到减轻并且直到痊愈的。所以必须要通晓关于十二经脉的理论与各种疾病发生时的关系，才能明白《终始》篇的精髓。阴经和阳经有各自所联属的脏腑，这种关系是不会互相改变的，虚症和实症之间不同的脏腑病变，这种关系也是不会互相错乱的。所以，针刺治疗各种不同的疾病，取其患病脏腑所属经脉来进行治疗，这样就可以了。

凡刺之属，三刺①至谷气。邪僻妄合，阴阳易居。逆顺相反，沉浮异处。四时不得，稽留淫泆。须针而去。故一刺则阳邪出，再刺则阴邪出，三刺则谷气至，谷气至而止。所谓谷气至者，已补而实，已泻而虚，故以知谷气至也。邪气独去者，阴与阳未能调，而病知愈也。故曰补则实，泻则虚。痛虽不随针，病必衰去矣。阴盛而阳虚，先补其阳，后泻其阴而和之。阴虚而阳盛，先补其阴，后泻其阳而和之。

【注释】①三刺：指由浅入深的分三个步骤进行针刺。
【译文】凡是针刺治疗的时候，都应该注意"三刺法"的正确应用，引导谷气来复从而产生针刺感，这样才可以取得更好的疗效。如果体内出现病邪不正之气和体内的气血相混合，应该居于内的阴气僭越于外在，或者是应该居于外的阳气侵入于内在，以致使内外的阴阳错乱，气血运行颠倒，应该顺行的逆行，应该逆行的反而顺行，以致使气血运行颠倒失常；或者是经络脉象运行发生了改变，以致使内外经气混乱；或者是脉气与四时时令互相不适应；或者是外邪稽留在体内使体内邪气满溢，引起脏腑经脉等病变，这些症状都应该用针刺去治疗，才能使之痊愈。因此，三针之法，初刺时浅表部位，使体内阳分的病邪泻出；再刺时针刺稍深的部位，以使体内阴分的病邪外出；最后针刺到更深的部位，直至分肉之间，等到正气到来产生针感，这时候就可以出针。所谓的谷气至，就是说用了补法，正气就会变的稍微充实，用了泻法，病邪就会稍微的衰退；由此可以知道，医者感受到谷气已经到来。如果经过针刺以后病邪还没有得以排除，就证明此时人体的阴阳血气尚未完全调和，但是我们可以知道病患将要痊愈了。所以，能够准确的实施针刺补法，就必定可以使正气充实，可以使病邪衰退。这样即使病痛尚未随这次立即消除，但是病人的病情还是在逐渐的减轻直至痊愈的。阴经的邪气盛，而阳经正气虚的时候，治疗的时候一定要先补阳经的正气，然后再泻阴经的邪气，这样才能调和阴盛阳虚的病变；阴经正气虚，而阳经邪气盛的时候，治疗的时候一定要先补阴经的正气，然后再泻阳经的邪气，这样才能调和阴虚阳盛的病变。

三脉动于足大指之间，必审其实虚。虚而泻之，是谓重虚。重虚，病益甚。凡刺此者，以指按之。脉动而实且疾者则泻之，虚而徐者则补之。反此者，病益甚。其动也，阳明在上，厥阴在中，少阴在下。

膺腧中膺，背腧中背。肩膊虚者，取之上。重舌，刺舌柱[1]以铍针也。

手屈而不伸者，其病在筋；伸而不屈者，其病在骨。在骨守骨，在筋守筋。

泻一方实，深取之，稀按其痏^②，以极出其邪气；补一方虚，浅刺之，以养其脉，疾按其痏，无使邪气得入。邪气来也紧而疾，谷气来也徐而和。脉实者，深刺之，以泄其气；脉虚者，浅刺之，使精气无得出，以养其脉，独出其邪气。

刺诸痛者，其脉皆实。故曰：从腰以上者，手太阴阳明皆主之；从腰以下者，足太阴阳明皆主之。病在上者下取之，病在下者高取之，病在头者取之足，病在腰者取之腘。

【注释】①舌柱：舌下根柱部，即指舌底静脉。②稀按其痏：出针后不要很快按住针孔。稀，即慢；痏，指针孔。

【译文】足阳明胃经、足厥阴肝经和足少阴肾经这三条经脉的病症，都有动脉分布在足大趾附近。针刺的时候要先观察病症是属于虚症还是实症。如果是虚症但是误用了泻法，这种情况叫做重虚。如果是误治导致重虚的，这样只会让病情更加的严重。所以凡是针刺这三条经脉的病症时，应该先用手指去按切他们各自所属的动脉。如果是脉搏坚实而快速，这时候就应该立即用泻法去泻实邪；如果脉搏虚弱而迟缓，这时候就应该立即用补法去补不足。如果这时候用错了相反的针法，这样只会使病情更加严重。这三条经脉分别所属的动脉上都有不同的搏动部位，足阳明胃经是在足跗之上，足厥阴肝经是在足跗之内，足少阴肾经是在足跗之下。

膺俞分布在胸部两侧的腧穴，用其治疗出现于膺部的病症。背俞分布在背部的腧穴，用其治疗出现于背部的病症。当肩膊部位出现酸胀麻木等虚症时，可以取上肢经脉的腧穴来进行治疗。对于重舌病的病人，应该用铍针刺舌下的大筋，并且刺出恶血。

手指弯屈不能伸直的病症，病症的主要原因是筋上，属于筋病；手指伸直不能弯屈的,病症的主要原因是在骨上,属于骨病。病变位置在骨的就治骨,病变位置在筋的就治筋。

实施补泻之法时,脉象显示坚实有力的,针刺的时候就应当用深刺的方法,出针以后要缓缓的按闭针孔,以尽量的使邪气外泄。脉象显示虚弱无力的,针刺的时候就应当用浅刺的方法,用这种办法以调养脉气,出针后应该急速的按闭针孔,不要让邪气再次侵入。邪气来势凶猛的时候,脉象会感觉到坚紧而急速的;谷气来时,正气慢慢的盛起来,脉象就会感觉是徐缓而平和的。因此,脉象坚实的时候,应该用深刺的办法以疏泄邪气;脉象虚弱的时候,应该用浅刺的办法让精气不得外泄,用这种办法来调养脉气,将邪气排出。

针刺治疗各种疼痛的病症,应该采用泻法深刺,因为他们的脉象都是坚实的。所以说腰部以上的各种病症,都可以由手太阴肺经和手阳明大肠经来主管;腰部以下的各种病症,都可以由足太阴脾经和足阳明胃经来主管。病症在身体上半部分的,都可以取用身体下半部分的腧穴进行治疗;病症在身体下半部的,都可以取用身体上半部分的腧穴进行治疗;病症是在头部的,也可以取用足部的腧穴进行治疗;病在腰部的,可以取用腘部的腧穴进行治疗。

病生于头者头重,生于手者臂重,生于足者足重。治病者,先刺其病所从生者也。

春,气在毛;夏,气在皮肤;秋,气在分肉;冬,气在筋骨。刺此病者各以其时为齐①。故刺肥人者,以秋冬之齐;刺瘦人者,以春夏之齐。

病痛者,阴也,痛而以手按之不得者,阴也,深刺之。痒者,阳也,浅刺之。病在上者,阳也。病在下者,阴也。病先起阴者,先治其阴而后治其阳;病先起阳者,先治其阳而后治其阴。

刺热厥者，留针，反为寒；刺寒厥者，留针，反为热。刺热厥者，二阴一阳；刺寒厥者，二阳一阴。所谓二阴者，二刺阴也；一阳者，一刺阳也。

【注释】：①齐：同"剂"，药物的剂量。这里指针刺的数目与深浅程度。

【译文】病症从头部开始的，必定会觉得头很重；病症从手部开始的，必定会觉得手臂很重；病症从足部开始的，必定会觉得足很重。在治疗这些病症的时候，应当先针刺疾病开始发生的部位。

春天的邪气主要生在表浅的皮毛，夏天的邪气主要多在浅层的皮下，秋天的邪气主要生在肌与肉之间，冬天的邪气主要生在深部的筋骨。所以针对这些病症，针刺的深浅，应该是根据季节的不同和病症的位置而不同的。根据不同的人，即使是在同一个季节，针刺的手法自然也就不同。比如，对于过于肥胖的病人来说，不论是什么季节，都应该用秋冬时候的深刺法才可以；对于体型瘦弱的病人来说，不论是什么季节，都应该用春夏时候的浅刺法才可以。

患有疼痛病症的，大多都是属阴，在疼痛的地方用手按了以后不痛的，也是属于阴，对于这些阴症，治疗的时候都要用深刺法。病人身上发痒的病症，是属于皮肤的浅表病邪，属于阳，治疗的时候也是要浅刺。病在上半部分或者是表层，属阳，病在下半部分或者深层，属阴。

病症如果是先从阴经开始而后传于阳经的，治疗的时候要先治阴经，然后再治疗阳经；相反的，病症如果是先从阳经开始而后传于阴经的，治疗的时候要先治阳经，然后再治疗阴经。

针刺热厥病的时候，如果留针的时间太久，会让病情由热转寒；针刺寒厥病的时候，如果留针的时间过长，会让病情由寒转热。针刺热厥病的时候，应该用针刺阴经二次，然后用针刺再泻阳经一次；针刺寒厥病的时候，应该用针刺阳经二次，然后用针刺泻阴经一次。所谓的"二阴"，是指在阴经上针刺二次；所谓的"一阳"，是指在阳经上针刺一次。

久病者，邪气入深。刺此病者，深内而久留之，间日而复刺之。必先调其左右，去其血脉。刺道毕矣。

凡刺之法，必察其形气。形肉未脱，少气而脉又躁，躁厥者，必为缪刺①之。散气可收，聚气可布。

深居静处，占神往来；闭户塞牖，魂魄不散。专意一神，精气之分，毋闻人声，以收其精，必一其神，令志在针。浅而留之，微而浮之，以移其神，气至乃休。男内女外，坚拒勿出，谨守勿内，是谓得气。

凡刺之禁：新内勿刺，新刺勿内。已醉勿刺，已刺勿醉。新怒勿刺，已刺勿怒。新劳勿刺，已刺勿劳。已饱勿刺，已刺勿饱。已饥勿刺，已刺勿饥。已渴勿刺，已刺勿渴。大惊大怒，必定其气，乃刺之。乘车来者，卧而休之，如食顷乃刺之。出行来者，坐而休之，如行十里顷乃刺之。凡此十二禁者，其脉乱气散，逆其营卫，经气不次。因而刺之，则阳病入于阴，阴病出为阳，则邪气复生。粗工勿察，是谓伐身。形体淫泆，乃消脑髓，津液不化，脱其五味②，是谓失气也。

【注释】①缪刺：即病左刺右，病右刺左的针刺方法。②脱其五味：身体极度虚弱不能运化水谷精微。五味，这里代指水谷精微。

【译文】久病不愈的人，病邪肯定已经深入于内。针刺治疗这类的顽疾，必须要深刺且长时间的留针在体内，这样才能消除深层的病邪。每隔一日，再继续针刺，针刺的时候要先查看病邪在人体中左右的偏盛情况。对于体内有淤血的情况，治疗时要先用泻血法，祛除血脉中的滞留。关于针刺的道理，大体就是这些方法了。

但凡是针刺的原则，就一定要先观察病人的形体和元气的情况。如果病人的形体肌肉还没有脱陷，那就只是元气衰少而产生的脉象躁动，针对这种气虚脉躁而厥逆的脉象，必须要采用右病刺左、左病刺右的缪刺法，这样便可以使耗散的精气收住，聚集在体内的邪气散去。

在正式针刺之前，医者需要先神定气静，心情就像深居于幽静的地方一样。同时要安定自己的精神，就像是把所有的门窗都关起来隔绝外界一样。在施针的时候，医者应该全神贯注，不去留意他人的声音，这样方能精神内守，收敛意念，将所有的注意力都集中在针刺上。实施针刺的时候，要浅刺并且留针，用此方法来进行治疗。如果病人还感觉到不舒服，就要更加轻轻的针刺，并且将针头提起，以此来转移病人的注意力，缓解病人紧张的情绪，这样直到针下有了气以后，便停止针刺。在实施针刺的时候，病人需要谨守禁忌，女子要拒绝行房待在内室中不出去，男子要固守精气而不进入内室，以此避免房事。这样谨守禁忌以后，真气就比较容易恢复，也叫做"得气"。

关于针刺治疗的一些禁忌：刚行房以后不可以进行针刺，刚进行完针刺以后不可以行房；醉酒之后不可以进行针刺，刚针刺完以后不可以醉酒；刚大怒之后不可以进行针刺，刚针刺万不要轻易发怒；刚劳累过度的不可以进行针刺，针刺之后也不可以劳累过度。刚吃饱饭的不可以进行针刺，刚针刺完以后不可以立马吃得太饱；很饥饿的不可以立马进行针刺，刚针刺完也不可以十分饥饿；很口渴的时候不可以进行针刺，针刺完以后也不可以一直口渴；如果病人过度惊慌或者恐惧，一定要等病人的精神安定以后才可以进行针刺；坐车过来的病人，要先在床上休息，大约过一顿饭的时间以后才可以进行针刺；从很远地方步行来的病人，要先让他休息一下，大约过走十里路的时间以后才可以进行针刺。如果是触犯了以上这些禁忌的病人，一定会是脉气紊乱的，正气正在耗散，营卫的运行也不正常，全身经脉气血也不能正常周流全身。这时候如果直接进行针刺，只会造成本来属于浅表的病症深入到内脏，或者是本来属于内脏的病变由内而外的产生病症；这样就会使邪气复盛，正气益衰。一般医术略差的医者，不观察清楚这些情况就草率施针的，这可以说是在过分的损伤病人的身体，会使病人浑身过度耗伤，脑髓消损过重，津液不能运化，因此而丧失饮食五味精微以化生的精气，最终导致真气消亡，这种情况一般称之为"失气"。

太阳之脉，其终也，戴眼、反折、瘛疭，其色白，绝皮①乃绝汗①，绝汗，则终矣。

少阳终者，耳聋，百节尽纵，目系绝，目系绝，一日半则死矣。其死也，色青白，乃死。

阳明终者，口目动作，喜惊，妄言，色黄，其上下之经盛而不行，则终矣。

少阴终者，面黑，齿长而垢，腹胀闭塞，上下不通，而终矣。

厥阴终者，中热嗌干，喜溺心烦，甚则舌卷，卵上缩，而终矣。

太阴终者，腹胀闭，不得息，气噫，善呕，呕则逆，逆则面赤，不逆则上下不通，上下不通则面黑，皮毛憔而终矣。

【注释】①绝皮：皮肤不显血色的意思。②绝汗：汗出将绝，脱症临死前的汗出。

【译文】手足太阳经的经脉，在脉气将绝之时，病人会出现眼睛不能转动，腰肌强直，角弓反张，手足抽搐，面色苍白，绝汗暴出的情况，一旦出现绝汗就一定会死亡。

手足少阳经的经脉，在脉气将绝之时，病人会出现耳聋，周身骨节松缓无力，眼珠不能转动的情况，眼球不能转动是因为入脑处的脉气已经断绝，证明病人在一天半的时间内就会死亡。病人死的时候，脸色会由青转白，然后死去。

手足阳明经的经脉，在脉气将绝之时，病人会出现口眼抽动歪斜，时常惊吓，胡言乱语，面色发黄的情况。如果这两处动脉都出现躁动不安的情况时，表明胃气已绝，脉气不行，这时候的病人会死亡。

手足少阴经的经脉，在脉气将绝之时，病人会出现面色发黑，牙齿变长并且积满污垢，腹胀气闷，上下气机闭塞，这时候病人就会死亡。

手足厥阴经的经脉，在脉气将绝之时，病人会出现胸中发热，喉咙干燥，小便频繁，心中烦躁等症状，更严重的会出现舌卷，睾丸上缩的情况，这时候病人就会死亡。

手足太阴经的经脉，在脉气将绝之时，病人会出现腹胀气闷，呼吸不利，多嗳气，呕吐，呕吐的时候气会上递，气上递以后就会出现面色发赤的表现，如果这时候气不上递，就说明上下不能相通，上下不能相通病人就会面色发黑，最终皮毛枯憔而死去。

卷之三

经脉第十

雷公问于黄帝曰:《禁服》之言,凡刺之理,经脉为始。营其所行,制其度量。内次五脏,外别六腑,愿尽闻其道。

黄帝曰:人始生,先成精,精成而脑髓生;骨为干,脉为营,筋为刚,肉为墙;皮肤坚而毛发长。谷入于胃,脉道以通,血气乃行。

雷公曰:愿卒闻经脉之始生。

黄帝曰:经脉者,所以能决死生,处百病,调虚实,不可不通。

肺手太阴之脉,起于中焦,下络大肠,还循胃口,上膈属肺。从肺系横出腋下,下循臑内,行少阴心主之前,下肘中,循臂内,上骨下廉,入寸口,上鱼,循鱼际,出大指之端;其支者,从腕后直出次指内廉,出其端。

是动则病肺胀满,膨膨而喘咳,缺盆①中痛,甚则交两手而瞀,此为臂厥。是主肺所生病者,咳,上气喘渴,烦心胸满,臑臂内前廉痛厥,掌中热。气盛有余,则肩背痛,风寒,汗出中风,小便数而欠。气虚,则肩背痛寒,少气不足以息,溺色变。为此诸病,盛则泻之,虚则补之,热则疾之,寒则留之,陷下则灸之,不盛不虚,以经取之。盛者寸口大三倍于人迎，虚者则寸口反小于人迎也。

【注释】①缺盆：缺，破散也。盆，受盛之器也。缺盆穴名意指本穴的地部经水溃缺破散并输布人体各部。

【译文】雷公问黄帝说：《禁服》篇中，提到过掌握针刺的道理，首先要了解经脉系统，明白经脉运行的起止所在，知道经脉的长短、大小标准，以及内部依次与五脏的联系，外部分别与六腑的区别，关于这些，我想详细的了解下其中的道理。

黄帝说：人最初形成的孕育过程，先是阴阳之气会合而成的精，然后精形成了脑髓，然后人体以骨骼作为支干支柱，以脉管作为营藏气血的地方，以筋连串骨骼使其刚劲和强固，以肌肉作为墙壁来保护内在脏腑和筋骨血脉；最后当皮肤足够坚韧时，毛发就可以依附并且生长，人的形体就大致形成了。人形成以后，五谷入胃，化生出各种各样的营养以供全身，这样全身的脉道就会贯通，血气就可以在体内运行不息，来维持生命不息。

雷公说：我想全面的了解下经脉最初形成的道理和在周身运行分布的情况。

黄帝说：经脉不仅仅可以运行气血，我们还可以通过经脉来决断死生，判断百病，调整虚实，治疗疾病，这方面的知识是不能不通晓的。

手太阴经是肺的经脉，它从中焦胃脘部开始，下行经过本经相表里的大肠腑，然后从大肠返回，循着胃的上口贲门，向上到横膈膜，然后入属于本经的脏腑肺脏，再由喉管横走，到腋下并由腋窝出于体表，然后沿着上臂内侧，行于手少阴心经与手厥阴心包络经的前面，下行到肘部内侧，然后顺着前臂的内侧上骨的下缘，入于动脉搏动处的寸口，循着手大指手掌肌肉的鱼部，再沿鱼际的边缘到达大拇指尖端。另外的一条支脉从手腕后分出，直出食指尖端的内侧，与手阳明大肠经相连接。

由本经手太阴肺经所发生的病变，容易出现肺部感觉胀满，气喘不顺畅，咳嗽，缺盆里面疼痛等症状；在咳嗽严重的时候，病人会习惯性的交叉双臂按住胸部，并且会有眼花目眩、视物不清的症状，这就叫做臂厥病，是因为肺经逆乱发生的一种病症。本经的腧穴所主的肺脏病症，主要是包括咳嗽气逆，气息喘促，口渴，心烦意乱，胸部满闷，上臂内侧的地方感到疼痛，手感到厥冷，手掌心却是发热。本经经气盛有余时，会出现肩背部作痛，比如遇到风寒，为自汗出而容易感到风邪，小便的次数会增多但是尿量减少等症状。本经经气虚不足时，会出现肩背部疼痛，比较怕冷，气短呼吸少急促，小便改变颜色等症状。出现这些病症的时候，经气亢盛的时候就采用泻法，经气不足的时候就采用补法；属热的时候就用速针法，属寒的时候就用留针法；因为阳气内衰而导致脉道下陷的时候就用灸法；对于那些既不属于实症，也不属于虚症的病症，如果只是因为经气运行失调，就要从本经的腧穴来调合。属于本经旺盛的，是说寸口的脉象比人迎的脉象大三倍；属于本经虚弱的，是说寸口的脉象比人迎的脉象小。

大肠手阳明之脉，起于大指次指之端，循指上廉，出合谷两骨之间，上入两筋之中，循臂上廉，入肘外廉，上臑外前廉，上肩，出髃骨之前廉，上出于柱骨之会上，下入缺盆络肺，下膈属大肠；其支者，从缺盆上颈，贯颊，入下齿中，还出挟口，交人中，左之右，右之左，上挟鼻孔。

是动则病齿痛颈肿。是主津液所生病者，目黄，口干，鼽衄，喉痹，肩前臑痛，大指次指痛不用。气有余，则当脉所过者热肿；虚，则寒栗不复。为此诸病，盛则泻之，虚则补之，热则疾之，寒则留之，陷下则灸之，不盛不虚，以经取之。盛者人迎大三倍于寸口，虚者人迎反小于寸口也。

胃足阳明之脉，起于鼻之交頞中①，旁纳太阳之脉，下循鼻外，入上齿中，还出挟口，环②唇，下交承浆，却循颐后下廉，出大迎，循颊车，上耳前，过客主人，循发际，至额颅；其支者，从大迎前下人迎，循喉咙，入缺盆，下膈，属胃，络脾；其直者，从缺盆下乳内廉，下挟脐，入气街中；其支者，起于胃口，下循腹里，下至气街中而合，以下髀关，抵伏兔，下膝膑中，下循胫外廉，下足跗，入中指内间；其支者，下廉三寸而别，下入中趾外间；其支者，别跗上，入大指间，出其端。

是动则病洒洒振寒③，善伸，数欠，颜黑，病至则恶人与火，闻木声则惕然而惊，心欲动，独闭户塞牖而处，甚则欲上高而歌，弃衣而走，贲响腹胀，是为骭厥④。是主血所生病者，狂疟，温淫汗出，鼽衄，口㖞，唇胗⑤，颈肿，喉痹，大腹水肿，膝膑肿痛，循膺、乳、气街、股、伏兔、骭外廉、足跗上皆痛，中指不用。气盛，则身以前皆热，其有余于胃，则消谷善饥，溺色黄。气不足，则身以前皆寒栗，胃中寒则胀满。为此诸病，盛则泻之，虚则补之，热则疾之，寒则留之，陷下则灸之，不盛不虚，以经取之。盛者，人迎大三倍于寸口；虚者，人迎反小于寸口也。

【注释】①頞中：就是指鼻梁上端（鼻根部位）的凹陷处。②环：环、却、过、直、合、抵、别环绕于四周的叫做"环"；不进反退的叫做"却"；通过它经穴位所在部位的叫做"过"；一直向前走而不转向的叫做"直"；两脉相并的叫做"合"；到达某处的叫做"抵"；另行而发出分支的叫做"别"。③洒洒振寒：指患者有阵阵发冷的感觉，就好像凉水洒在身上一样。④骭厥：指足阳明之气自胫部而上逆的病证。古人认为贲响（肠中气体走动而发生鸣响）、腹胀都是因足胫部之气上逆所致，故称。⑤口㖞唇胗：口㖞，就是指口角歪斜；唇胗，就是指口唇生出疮疡。

【译文】手阳明经是大肠的经脉，它从食指的指端开始，上行经过食指拇侧的上缘，通过合谷穴，向上到拇指后方与腕部外侧两筋之中的凹陷处，然后沿着前臂外侧进入到肘外侧，后沿着上臂的外侧，上行至肩部位置，出肩峰的前缘，然后上行到肩胛上，与诸阳经相会于大椎穴，然后向前下方入缺盆，然后入属于本经的脏腑肺脏，向下到横膈膜，连接属于本经的脏腑大肠腑；另外的一条支脉从缺盆处一直向上至颈部，并贯通整个颊部，然后进入到下齿龈，回转后直接挟行于上唇旁，左右两脉相交汇于人中，相交以后左脉走右，右脉走左，再上行挟于鼻孔的两侧，然后在鼻翼旁的迎香穴与足阳明胃经相连接。

由本经手阳明大肠经所发生的病变，容易出现牙齿疼痛，颈部肿大等情况；本经的腧穴所主的病症是津液不足，主要是包括眼睛发黄，口中干燥，鼻流清涕或出鼻血，喉头肿痛导致气闭，肩前与上臂作痛，食指因为疼痛不能活动。本经经气盛有余时，会出现经脉所经过的地方都发热而肿的症状。本经经气虚不足时，会出现发冷颤抖，比较怕冷，难以恢复温暖等症状。出现这些病症的时候，经气亢盛的时候就采用泻法，经气不足的时候就采用补法；属热的时候就用速针法，属寒的时候就用留针法；因为阳气内衰而导致脉道下陷的时候就用灸法；对于那些既不属于实症，也不属于虚症的病症，如果只是因为经气运行失调，就要从本经的腧穴来调合。属于本经旺盛的，是说人迎的脉象比寸口的脉象大三倍；属于本经虚弱的，是说人迎的脉象比寸口的脉象小。

经脉足阳明经是胃的经脉，它从鼻孔两旁的迎香穴开始，上行，左右相交于面颊中，从旁边进入足太阳膀胱经的经脉，达到睛明穴后下行，向下沿着鼻的外侧，入于上齿龈缝内，复出返出来挟行于口旁，且环绕口唇，然后再向下交会于承浆穴处，再由此处沿腮部的下缘退行，出于大迎穴，接着沿下颌角位置的颊车穴，上行至耳前方，通过足少阳胆经的客主人穴，并且沿着发际，一直上行到额颅部位。其中一条支脉，从大迎穴之前方，向下行至颈部的人迎穴，然后再沿喉咙进入到缺盆，向下到横膈膜，归入属于本经的脏腑胃腑，并且与本经相表里的脏腑脾脏相联系。其中直行的经脉，先从缺盆下行至乳房的内侧，然后再向下挟行于脐的两侧，到最后进入毛际两旁的气街中，也就是气冲穴。另外一条支脉，开始于胃的下口，也就是幽门的部位，接着沿腹部内侧下行，到气街前与那条直行的经脉相会合，再由此下行至大腿外侧的前缘，到达髀关穴处，然后过伏兔穴，顺势下行至膝盖，沿着小腿胫部外侧，下行至足背部位，最后进入到足中指的内侧部。另外一条支脉，从膝下三寸的位置分出，下行至足中指外侧。还有另外一条支脉，从足背面的冲阳穴而出，向外斜走到足厥阴肝经进入足大指，然后直出到大指的尖端，与足太阴脾经相连接。

　　由本经足阳明胃经所发生的病变，容易出现全身阵阵发冷战栗，像被冷水淋过湿透一样，时常呻吟，打呵欠，额部暗黑等情况。发病的时候很怕见人和火光，听到木头的声音就会感到惊恐、害怕，心跳不安，所以这类的病人都喜欢关闭门窗自己独自待在屋内。在病情剧烈的时候，病人会爬到高处欢呼，脱了衣服以后乱跑，并且会有腹胀肠鸣的情况，这种现象就叫做骭厥病。本经的腧穴所主治的是血病症，主要是包括发狂，高热神昏的疟疾，温热过甚所致的大汗出，鼻塞清涕或者出血，口角歪斜，唇口生疮，颈部肿大，喉咙闭塞，腹部因为水停而肿胀，膝盖部位肿痛，沿着胸部、乳部、气街、大腿前缘、伏兔、足胫部外侧、足背等处部位都发生疼痛，足中趾不能自由活动，不能伸屈等。本经经气盛有余时，会出现胸腹部发热的症状，如果本经的气盛充实胃腑，胃腑就会因为胃热导致谷食消化过快，时常会感到饥饿，小便颜色发黄等病症。本经经气虚不足时，会出现胸腹部发冷颤抖，如果是胃中有寒邪，运化无力导致谷食停留，就会出现胀满的现象。出现这些病症的时候，经气充盛的时候就采用泻法，经气不足的时候就采用补法；属热时就用速针法，属寒的时候就用留针法；因为阳气内衰而导致脉道下陷的时候就用灸法；对于那些既不属于实症，也不属于虚症的病症，如果只是因为经气运行失调，就要从本经的腧穴来调合。属于本经精气旺盛的，是说人迎的脉象比寸口的脉象大三倍；属于本经精气虚弱的，是说人迎的脉象比寸口的脉象小。

脾足太阴之脉，起于大指之端，循指内侧白肉际^①，过核骨后，上内踝前廉，上端内，循胫骨后，交出厥阴之前，上膝股内前廉，入腹属脾络胃，上膈，挟咽，连舌本，散舌下；其支者，复从胃，别上膈、注心中。

是动则病舌本强，食则呕，胃脘痛，腹胀善噫，得后与气^②，则快然如衰，身体皆重。是主脾所生病者，舌本痛，体不能动摇，食不下，烦心，心下急痛，溏、瘕泄^③、水闭，黄疸，不能卧，强立，股膝内肿、厥，足大指不用。为此诸病，盛则泻之，虚则补之，热则疾之，寒则留之，陷下则灸之，不盛不虚，以经取之。盛者，寸口大三倍于人迎；虚者，寸口反小于人迎。

【注释】：①白肉际：手足之掌(或跖)与指(或趾)都有赤白肉际，掌(或跖)与指(或趾)的阴面为白肉，阳面(即生有毫毛的那一面)为赤肉，二者相交界的地方即为赤白肉际。②得后与气：后，就是指大便；气，就是指矢气。得后与气，就是指排出了大便或矢气。③溏瘕泄：溏，指大便稀薄。瘕泄，指痢疾。

【译文】足太阴经是脾的经脉，它从足大指的末端开始，沿着足大指内侧的白肉分界处，经过足大指后方的核骨，向上到内踝的前缘，然后再上行至小腿的内侧，后沿着胫骨的后缘，与足厥阴肝经交叉穿行至其前方，然后向上行经过膝部内侧的前缘，进入腹内，而联属于本经所属的脏腑——脾脏，并联络于与本经相表里的脏腑--胃腑，然后再向上穿过横膈膜，挟行于咽喉两侧，连于舌根，并散布于舌下。另外的一条支脉胃腑处分出，向上穿过横膈膜，注于心内，然后与手少阴心经相连接。

　　由本经足太阴脾经所发生的病变，容易出现舌根强直，食即呕吐，胃脘疼痛，腹内胀气，经常会感觉嗳气等情况。如果是大便或矢气后，感觉十分的轻快，像病已经好了一样。但是这时候还是会感觉全身有沉重的现象。本经的腧穴所主治的是脾脏病症，主要是包括舌根疼痛，身体不能自由活动，食物咽不下去，心情烦躁不安，心下牵引作痛，大便溏薄、痢疾、小便不通畅，还会有面色发黄的黄疸症，不能安心的睡觉。勉强站立起来的时候，会感觉到股膝内侧经脉之处发肿并且厥冷，足大指不能自由的活动等。出现这些病症的时候，经气充盛的时候就采用泻法，经气不足的时候就采用补法；属热的时候就用速针法，属寒的时候就用留针法；因为阳气内衰而导致脉道下陷的时候就用灸法；对于那些既不属于实症，也不属于虚症的病症，如果只是因为经气运行失调，就要从本经的腧穴来调合。属于本经旺盛的，是说寸口的脉象比人迎的脉象大三倍；属于本经虚弱的，是说寸口的脉象比人迎的脉象小。

　　心手少阴之脉，起于心中，出属心系①，下膈络小肠；其支者，从心系，上挟咽，系目系；其直者，复从心系却上肺，下出腋下，下循臑内后廉，行手太阴心主之后，下肘内，循臂内后廉，抵掌后锐骨②之端，入掌内后廉，循小指之内出其端。

　　是动则病嗌干③心痛，渴而欲饮，是为臂厥④。是主心所生病者，目黄胁痛，臑臂内后廉痛厥，掌中热痛。为此诸病，盛则泻之，虚则补之，热则疾之，寒则留之，陷下则灸之，不盛不虚，以经取之。盛者，寸口大再倍于人迎；虚者，寸口反小于人迎也。

【注释】①心系：指心脏与其他脏腑相联系的脉络。②锐骨：指掌后尺侧部隆起的骨头。③嗌干：指食道上口之咽喉部有干燥的感觉。④臂厥：指因手臂的经脉之气厥逆上行而导致的病证。

【译文】心的经脉手少阴经，起始于心中，从心出来以后就联属于心的脉络，然后就向下贯穿横膈膜，而联络于与本经相表里的脏腑——小肠腑；它的支脉，从心的脉络向上走行，并挟行于咽喉的两旁，此后再向上行而与眼球连络于脑的脉络相联系；它直行的经脉，从心的脉络上行至肺部，然后再向下走行而横出于腋窝下，此后再向下沿着上臂内侧的后缘走行，且循行于手太阴肺经和手厥阴心包络经的后方，一直下行而至肘内，再沿着前臂内侧的后缘循行，直达掌后小指侧高骨的尖端，并进入手掌内侧的后缘，再沿着小指内侧到达小指的前端，而与手太阳小肠经相衔接。

手少阴心经之经气发生异常的变动，就会出现咽喉干燥，头痛，口渴而想要喝水等症状，这样的病证就叫做臂厥证。手少阴心经上的腧穴主治心脏所发生的疾病，其症状是眼睛发黄，胁肋疼痛，上臂及下臂的内侧后缘处疼痛、厥冷，掌心处发热、灼痛。治疗上面这些病证时，属于经气充盛的就要用泻法，属于经气不足的就要用补法；属于热的就要用速针法，属于寒的就要用留针法；属于阳气内衰以致脉道虚陷不起的就要用灸法；既不属于经气充盛也不属于经气虚弱，而仅仅只是经气运行失调的，就要用本经所属的腧穴来调治。属于本经经气充盛的，其寸口脉的脉象要比人迎脉的脉象大两倍；而属于本经经气虚弱的，其寸口脉的脉象反而会比人迎脉的脉象小。

小肠手太阳之脉，起于小指之端，循手外侧上腕，出踝中，直上循臂骨下廉，出肘内侧两筋之间，上循臑外后廉，出肩解，绕肩胛，交肩上，入缺盆络心，循咽下膈，抵胃属小肠；其支者，从缺盆循颈上颊，至目锐眦，却入耳中；其支者，别颊上䪼，抵鼻，至目内眦，斜络于颅。

是动则病嗌痛颔肿，不可以顾，肩似拔，臑似折。是主液所生病者，耳聋、目黄、颊肿，颈、颔、肩、臑、肘、臂外后廉痛。为此诸病，盛则泻之，虚则补之，热则疾之，寒则留之，陷下则灸之，不盛不虚，以经取之。盛者，人迎大再倍于寸口；虚者，人迎反小于寸口也。

膀胱足太阳之脉，起于目内眦，上额交巅；其支者，从巅至耳上角；其直者，从巅入络脑，还出别下项，循肩髆内，挟脊抵腰中，入循膂，络肾属膀胱；其支者，从腰中下挟脊贯臀，入腘中；其支者，从髆内左右，别下贯胛，挟脊内，过髀枢，循髀外，从后廉下合腘中，以下贯踹内，出外踝之后，循京骨，至小指外侧。

是动则病冲头痛，目似脱，项如拔，脊痛，腰似折，髀不可以曲，腘如结，踹如裂，是为踝厥。是主筋所生病者，痔、疟、狂、癫疾，头囟项痛，目黄、泪出、鼽衄，项、背、腰、尻、腘、踹、脚皆痛，小指不用。为此诸病，盛则泻之，虚则补之，热则疾之，寒则留之，陷下则灸之，不盛不虚，以经取之。盛者，人迎大再倍于寸口；虚者，人迎反小于寸口也。

肾足少阴之脉，起于小指之下，邪走足心①，出于然谷之下，循内踝之后，别入跟中，以上踹内，出腘内廉，上股内后廉，贯脊，属肾，络膀胱；其直者，从肾上贯肝膈，入肺中，循喉咙，挟舌本；其支者，从肺出络心，注胸中。

是动则病饥不欲食，面如漆柴，咳唾则有血，喝喝②而喘，坐而欲起，目𥆧𥆧③，如无所见，心如悬，若饥状；气不足则善恐，心惕惕，如人将捕之，是为骨厥。是主肾所生病者，口热舌干，咽肿上气，嗌干及痛，烦心，心痛，黄疸，肠澼，脊股内后廉痛，痿厥，嗜卧，足下热而痛。为此诸病，盛则泻之，虚则补之，热则疾之，寒则留之，陷下则灸之，不盛不虚，以经取之。灸则强食生肉，缓带披发④，大杖重履而步。盛者,寸口大再倍于人迎;虚者,寸口反小于人迎者。

【注释】①邪走足心:指肾经的经脉从膀胱经经脉的终点出发后,斜行走向足心部的涌泉穴。②喝喝:形容喘息之声。③眂眂:形容视物不清的样子。④缓带披发:放松衣带,披散头发。其目的是使身体不受束缚,气血得以畅行无阻。

【译文】手少阴经是小肠的经脉,它从手小指外侧尖端开始,沿着手的外侧,直接上入到腕部,从腕部出来以后就直接通过锐骨直上,然后再沿着前臂尺骨的下缘上行,出肘后两侧,然后再向上沿着上臂外侧后缘,出肩后骨缝位置,绕着肩胛部位运行,后左右相交于肩上,然后进入缺盆,入体内联接属于本经所属的脏腑心脏。然后再沿着咽喉下行贯穿横膈,到达尾胃部,最后再向下行入本属的小肠腑。另外的一条支脉,从缺盆沿着颈部向上抵达颊部,再从颊部到达眼外角,最后从眼外角进入耳内。另外一条脉络,从颊部别行出发至眼眶下,从眼眶下到达鼻部,然后再到内眼角,最后从内眼角斜行从并络于颧骨,最终与足太阳膀胱经相接。

由本经手太阳小肠经所发生的病变,容易出现咽喉疼痛,颔部发肿,颈项难以转动且不能回顾,肩部就像是被人在拉拔似的痛,上臂就像是被折断了一样的痛等症状。本经的腧穴所主治的是液发生的病症,主要是包括耳聋、眼睛发黄、脸颊肿胀,颈部、肩部、肘部、臂部等部位的外侧后缘地方疼痛等症状。出现这些病症的时候,经气亢盛的时候就采用泻法,经气不足的时候就采用补法;属热的时候就用速针法,属寒的时候就用留针法;因为阳气内衰而导致脉道下陷的时候就用灸法;对于那些既不属于实症,也不属于虚症的病症,如果只是因为经气运行失调,就要从本经的腧穴来调合。属于本经精气旺盛的,人迎的脉象比寸口的脉象大两倍;属于本经精气虚弱的,人迎的脉象比寸口的脉象小。

　　足太阳经是膀胱的经脉，它从内眼角开始，直接上入到额部，并且交会于头顶之上。它其中的一条支脉，从头顶直接入于耳上角；另外一条直行的经脉，从头顶直接向内深入到脑内，然后从脑内下行到项后，沿着肩胛的内侧，挟行于脊柱的两边直达腰中，然后沿着脊柱旁的肌肉深入，联系肾脏，会于膀胱。另外的一条支脉，从腰部中分出，挟着脊柱的两侧直接下行贯穿臀部，而后直入膝部腘窝中。还有另外一条脉络，从左右两边的肩胛部分出，直接下行贯穿肩胛骨，然后再挟着脊柱的肌肉，经过体内下行，通过髀枢部位，沿着髀向大腿外侧向下行走，与之前已经进入腘窝的支脉在腘窝中会合，而后沿着向下通过小腿肚的位置，出外踝骨的后方，再沿着京骨，到达小指外侧的尖端，相交于小指之下，然后与足少阴肾经相接。

　　由本经足太阳膀胱经所发生的病变，容易出现邪气上冲之后感觉到头痛，严重的时候眼睛痛的就像是要从眼眶中跳出来一样，脖子像是被牵扯一样的疼痛，脊柱和腰部就好像是要断裂一样的疼痛，大腿不能正常屈伸，膝腘部就像是被扎带绑住一样的紧致，不能自由的活动，腿肚也痛的像是要撕裂一样等症状，这种情况叫做踝厥病。本经的腧穴所主治的是筋所发生的病症，主要是包括痔疮、疟疾、狂病、癫痫病，头部、囟门与颈部疼痛，眼睛发黄，流泪，鼻塞流涕或鼻出血，项、背、腰、尻、腘、小腿肚、脚等部位都会相应的发生疼痛，就连足小指都不能正常的活动。出现这些病症的时候，经气亢盛的时候就采用泻法，经气不足的时候就采用补法；属热的时候就用速针法，属寒的时候就用留针法；因为阳气内衰而导致脉道下陷的时候就用灸法；对于那些既不属于实症，也不属于虚症的病症，如果只是因为经气运行失调，就要从本经的腧穴来调合。属于本经精气旺盛的，人迎的脉象比寸口的脉象大两倍；属于本经精气虚弱的，人迎的脉象比寸口的脉象小。

　　足少阴经是肾的经脉，它从足小指的下方开始，斜行入到足心部，出于内踝前下方，然谷穴的下方，沿着内踝的后面，转行入足根部，然后再由足根部上行到小腿肚的内侧，后出于腘窝的内侧，然后沿着大腿内侧后缘上行，直接贯穿脊柱，入体内联接属于本经所属的脏腑肾脏，并联接同属于本经所属的脏腑膀胱腑。其中一条直行的支脉，从肾脏直接上行，然后连肝贯膈，从而进入到肺脏，再从肺脏沿着喉咙上行，最终归于舌的根部。它的另外一条支脉，从肺脏出来以后直接联络心脏，然后再注于胸中，最终与手厥阴心包络经相接。

由本经足少阴肾经所发生的病变，容易出现十分饥饿但是不想吃东西，面色黑瘦就像是漆柴一样无光泽，咳嗽中会带血，喘息会有声音，特别的烦躁不安，看东西会变的模糊，好像什么都看不见，内心特别的动荡不安，心神不宁，就像是非常饥饿的情况一样等症状。而且会气虚，十分恐惧，心慌乱跳，就像是有人要来抓他一样的紧张，这些现象就叫做骨厥病。本经的腧穴所主治的是肾脏所发生的病症，主要是包括口中发热，舌头干燥，咽喉肿痛，气息上逆，喉咙干燥而且十分的疼痛，心中异常烦乱，心痛，会有黄疸、痛疾，脊柱内侧、大腿内侧疼痛，足部无力，厥冷，嗜睡，足心发热、疼痛等症状。出现这些病症的时候，经气亢盛的时候就采用泻法，经气不足的时候就采用补法；属热的时候就用速针法，属寒的时候就用留针法；因为阳气内衰而导致脉道下陷的时候就用灸法；对于那些既不属于实症，也不属于虚症的病症，如果只是因为经气运行失调，就要从本经的腧穴来调合。要使用灸法来调和的病人，应该适当的增强饮食，应该强迫自己去生吃肉，要穿宽松的衣服，放松束缚身上的带子，头发不用扎的很紧，舒服就可以了，这样全身的气血才可以顺畅。另外，病人如果是还没有完全痊愈的，起床的时候要手里扶着拐杖，穿着重一点的鞋子，慢慢的往前走，轻轻的活动身体，让全身的筋骨得到舒展。属于本经精气旺盛的，寸口的脉象比人迎的脉象大两倍；属于本经精气虚弱的，寸口的脉象比人迎的脉象小。

心主手厥阴心包络之脉，起于胸中，出属心包络，下膈，历络三焦；其支者，循胸出胁，下腋三寸，上抵腋，下循臑内，行太阴少阴之间，入肘中，下臂行两筋之间，入掌中，循中指出其端；其支者，别掌中，循小指次指出其端。

是动则病手心热，臂肘挛急，腋肿，甚则胸胁支满，心中澹澹大动，面赤目黄，喜笑不休。是主脉所生病者，烦心心痛，掌中热。为此诸病，盛则泻之，虚则补之，热则疾之，寒则留之，陷下则灸之，不盛不虚，以经取之。盛者，寸口大一倍于人迎；虚者，寸口反小于人迎也。

三焦手少阳之脉，走于小指次指之端，上出两指之间，循手表腕，出臂外两骨之间，上贯肘，循臑外，上肩，而交出足少阳之后，入缺盆，布膻中，散络心包，下膈，循属三焦；其支者，从膻中上出缺盆，上项，系耳后直上，出耳上角，以屈下颊至䫏；其支者，从耳后入耳中，出走耳前，过客主人前，交颊，至目锐眦。

是动则病耳聋浑浑焞焞①，嗌肿喉痹。是主气所生病者，汗出，目锐眦痛，颊痛，耳后肩臑肘臂外皆痛，小指次指不用。为此诸病，盛则泻之，虚则补之，热则疾之，寒则留之，陷下则灸之，不盛不虚，以经取之。盛者，人迎大一倍于寸口；虚者，人迎反小于寸口也。

【注释】①浑浑焞焞：形容听不清楚声音的样子。

【译文】手厥阴心包络经是心的经脉，它从胸中开始，向外行走并联结属于本经所属的脏腑心包络，然后下行后贯穿横膈膜，由此处经过并且联结同属于本经所属的脏腑三焦经。它其中的一条支脉，从胸口中横出到胁下，然后再行到腋下三寸的地方，随后向上循行到腋窝的位置，然后沿着上臂的内侧，行于手太阴肺经与手少阴心经之间，然后向下循行，进入到肘内位置，再沿着前臂的中间下行，入于掌中行于掌后，抵达中指的尖端。另外一条支脉，从掌心直接别出，沿着无名指直接到达尖端，最终和手少阳三焦经相接。

　　由本经手厥阴心包络经所发生的病变，容易出现掌心发热，臂肘拘挛，腋下肿胀，严重的时候会出现胸闷，肋部满闷，心中惶恐不安，导致心脏剧烈跳动，面色发赤，眼睛变黄。本经的腧穴所主治的是脉所发生的病症，主要是包括心中烦闷，心痛，掌心发热等症状。出现这些病症的时候，经气亢盛的时候就采用泻法，经气不足的时候就采用补法；属热的时候就用速针法，属寒的时候就用留针法；因为阳气内衰而导致脉道下陷的时候就用灸法；对于那些既不属于实症，也不属于虚症的病症，如果只是因为经气运行失调，就要从本经的腧穴来调合。属于本经精气旺盛的，寸口的脉象比人迎的脉象大一倍；属于本经精气虚弱的，寸口的脉象比人迎的脉象小。

　　手少阳经是三焦的经脉，它从无名指的末端开始，向上行走出于无名指和小指的中间，沿着手背到达腕部的位置，出于前臂外侧两骨之间，然后向上循行穿过肘部，循着上臂的外侧，直接上行至肩部之后，与足少阳胆经相交叉结合，然后并出于缺盆，分布在膻中的位置，散布于与本经相联结的腑脏心包，然后再下行过膈膜，然后依次联结本经所属的脏腑上、中、下三焦。它其中的一条支脉，从胸口中膻中上行到缺盆，然后再上行到颈项，连接于耳后，直上以后出于耳上角，并从此处曲而下行到额部位置，最终到达眼眶的下方处。另外一条支脉，从耳朵的后方进入到耳中，再出行于耳前，经过足少阳胆经的客主人穴之前，和前一条支脉会于颊部，然后上行至眼外角，最终与足少阳胆经相接。

　　由本经手少阳三焦经所发生的病变，容易出现耳聋，咽喉肿胀疼痛，喉咙闭塞等症状。本经的腧穴所主治的是气所发生的病症，主要是包括自汗出，眼外角疼痛，脸颊痛，耳后、肩、上臂、肘部、前臂等位置发生的疼痛，无名指不能自由的活动等症状。出现这些病症的时候，经气亢盛的时候就采用泻法，经气不足的时候就采用补法；属热的时候就用速针法，属寒的时候就用留针法；因为阳气内衰而导致脉道下陷的时候就用灸法；对于那些既不属于实症，也不属于虚症的病症，如果只是因为经气运行失调，就要从本经的腧穴来调合。属于本经精气旺盛的，人迎的脉象比寸口的脉象大一倍；属于本经精气虚弱的，人迎的脉象比寸口的脉象小。

　　胆足少阳之脉，起于目锐眦，上抵头角，下耳后，循颈行手少阳之前，至肩上，却交出手少阳之后，入缺盆；其支者，从耳后入耳中，出走耳前，至目锐眦后；其支者，别锐眦，下大迎，合于手少阳，抵于䪼，下加颊车，下颈合缺盆，以下胸中，贯膈络肝属胆，循胁里，出气街，绕毛际，横入髀厌中；其直者，从缺盆下腋，循胸过季胁，下合髀厌中，以下循髀阳，出膝外廉，下外辅骨之前，直下抵绝骨之端，下出外踝之前，循足跗上，入小指次指之间；其支者，别跗上，入大指之间，循大指岐骨内出其端，还贯爪甲，出三毛。

　　是动则病口苦，善太息，心胁痛，不能转侧，甚则面微有尘，体无膏泽①，足外反热，是为阳厥②。是主骨所生病者，头痛额痛，目锐眦痛，缺盆中肿痛，腋下肿，马刀侠瘿，汗出振寒，疟，胸、胁、肋、髀、膝外至胫绝骨外踝前及诸节皆痛，小指次指不用。为此诸病，盛则泻之，虚则补之，热则疾之，寒则留之，陷下则灸之，不盛不虚，以经取之。盛者，人迎大一倍于寸口；虚者，人迎反小于寸口也。

　　【注释】①膏泽：形容油润有光泽的样子。②阳厥：指由少阳之气上逆所导致的病证。古人认为凡是足少阳胆经之经气发生异常变动而出现的病证，都是由胆木生火，火气冲逆所致，故其病证都称为阳厥病。

　　【译文】足少阳经是胆的经脉，它从外眼角开始，向上行走出于额角，然后下行绕至耳后，沿着颈部，在手少阳三焦经的前面，到肩上位置，然后又交叉到手少阳三焦经的后方位置，进入到缺盆。它的其中一条支脉,从耳后的位置直接进入到耳内,然后再到耳前位置,最后到眼外角的后方位置。另外的一条支脉,从眼外角的位置直接下行至大迎穴处,然后再由此处上行与手少阳三焦经相交合,并行到眼眶的下方位置,折行到达颊车,然后再下行到达颈部,并且与前面的另外一条支脉相交合于缺盆处,并由此下行至胸中位置,通过横膈膜,然后联结与本经同属的脏腑肝脏,并联结同本经共属的腑脏胆腑,然后沿着胁部里面的位置下行,出于少腹两侧的气街位置,然后再绕过阴毛的地方,横行进入环跳穴的髀厌中。它另外一条直行的支脉,从缺盆下行到腋下位置,然后再沿着胸部过季胁,在此处与前面的支脉会合于环跳穴的髀厌中,然后再沿着大腿的外侧下行至膝部的外缘,继续下行到腓骨之前,然后再继续下行到外踝上方腓骨的凹陷处,下行出于外踝的前方位置,沿着足背进入到足第四指与第五指的中间位置。还有另外一条支脉,由足背位置走向足大指与次指之前,然后沿着足大指的骨缝外侧,行至足大指的尖端,然后再回转穿过爪甲位置,出于指甲后方的三毛,最终与足厥阴肝经相接。

由本经足少阳胆经所发生的病变,容易出现口苦,经常性的叹气,心胁部位作痛,导致身体不能正常的转动等症状,病情严重的时候病人的面部会出现像灰尘一样的东西蒙罩着整个面部,全身的肌肤都会失去光泽,足外侧部位发热,以上出现的这些现象就叫做阳厥病。本经的腧穴所主治的是骨所发生的病症,主要是包括头痛、下颚痛、眼外角痛、缺盆中肿痛、腋下肿、腋下或者颈部发生瘰疬,自汗出,怕冷,经常战栗,疟疾,胸、肋、胁、大腿、膝盖,小腿的外侧胫骨、绝骨、外踝前等部位都发生疼痛,足部的第四趾不能自由的活动等症状。出现这些病症的时候,经气亢盛的时候就采用泻法,经气不足的时候就采用补法;属热的时候就用速针法,属寒的时候就用留针法;因为阳气内衰而导致脉道下陷的时候就用灸法;对于那些既不属于实症,也不属于虚症的病症,如果只是因为经气运行失调,就要从本经的腧穴来调合。属于本经精气旺盛的，人迎的脉象比寸口的脉象大一倍；属于本经精气虚弱的，人迎的脉象比寸口的脉象小。

肝足厥阴之脉，起于大趾丛毛之际，上循足跗上廉，去内踝一寸，上踝八寸，交出太阴之后，上腘内廉，循股阴入毛中，过阴器，抵小腹，挟胃属肝络胆，上贯膈，布胁肋，循喉咙之后，上入颃颡，连目系，上出额，与督脉会于巅；其支者，从目系下颊里，环唇内；其支者，复从肝别贯膈，上注肺。

是动则病腰痛不可以俯仰，丈夫㿉疝，妇人少腹肿，甚则嗌干，面尘脱色。是主肝所生病者：胸满呕逆，飧泄狐疝，遗溺闭癃。为此诸病，盛则泻之，虚则补之，热则疾之，寒则留之，陷下则灸之，不盛不虚，以经取之。盛者，寸口大一倍于人迎；虚者，寸口反小于人迎也。

手太阴气绝，则皮毛焦。太阴行气，温于皮毛者也。故气不荣，则皮毛焦；皮毛焦，则津液去皮节[①]；津液去皮节者，则爪枯毛折；毛折者，则毛先死。丙笃丁死，火胜金也。

手少阴气绝，则脉不通。少阴者，心脉也；心者，脉之合也。脉不通，则血不流；血不流，则髦色不泽。故其面黑如漆柴者，血先死。壬笃癸死，水胜火也。

足太阴气绝者，则脉不荣肌肉。唇舌者，肌肉之本也。脉不荣，则肌肉软；肌肉软，则舌萎，人中满；人中满，则唇反；唇反者，肉先死。甲笃乙死，木胜土也。

足少阴气绝，则骨枯。少阴者，冬脉也，伏行而濡骨髓者也。故骨不濡，则肉不能著也；骨肉不相亲，则肉软却；肉软却，故齿长而垢，发无泽；发无泽者，骨先死。戊笃己死，土胜水也。

足厥阴气绝，则筋绝。厥阴者，肝脉也；肝者，筋之合也；筋者，聚于阴器，而脉络于舌本也。故脉弗荣，则筋急；筋急，则引舌与卵。

故唇青、舌卷、卵缩，则筋先死。庚笃辛死，金胜木也。

五阴气俱绝，则目系转，转则目运^②。目运者，为志先死。志先死，则远一日半死矣。六阳气绝，则阴与阳相离，离则腠理发泄，绝汗乃出。故旦占夕死，夕占旦死。

【注释】①津液去皮节：津液丧失以致皮肤中缺少液体物质的意思。②目运：指眼睛的黑睛上翻，仅露出白睛的现象。

【译文】足厥阴经是肝的经脉，它从足大指指甲后方丛毛的大敦穴开始，沿着足背的上侧，行至内踝前一寸的位置，再向上行走至内踝上八寸的位置，与足太阴脾经交叉于后方，然后再上行到膝部腘窝的内缘，沿着大腿的内侧，进入到阴毛之中，环绕两周并通过阴器，而后抵达小腹处，从此处再挟行于胃部，联结属于本经的脏腑肝脏，然后再联络同属于本经的腑脏胆腑，并由此再上行通过膈膜，散布于胁肋之下，随后再沿着喉咙的后方位置，进入到鼻腔后方的上孔处，由此处再上行，与眼球深处的脉络相联系，随即上行出于额部，与督脉会合最高处的百会穴位置。它的另外一条支脉，从眼球深处联络的络脉而出，向下行至颊部的内侧，并环绕口唇的内侧。另外还有一条支脉，从肝脏的位置通过膈膜，然后上行注于肺脏处，最终与手太阴肺经相接。

由本经足厥阴肝经所发生的病变，容易出现腰痛，导致不可以前后俯仰，男人会出现阴囊肿大，女人则是小腹肿胀等症状，病情严重的时候还会出现咽喉发干，病人的面部会出现像灰尘一样的东西蒙罩着整个面部，全身的肌肤都会失去光泽等症状。本经的腧穴所主治的是肝脏所发生的病症，主要是包括胸中憋闷，呕吐气逆，飧泄，狐疝，遗尿，小便不通等症状。出现这些病症的时候，经气亢盛的时候就采用泻法，经气不足的时候就采用补法；属热的时候就用速针法，属寒的时候就用留针法；因为阳气内衰而导致脉道下陷的时候就用灸法；对于那些既不属于实症，也不属于虚症的病症，如果只是因为经气运行失调，就要从本经的腧穴来调合。属于本经精气旺盛的，人迎的脉象比寸口的脉象大一倍；属于本经精气虚弱的，人迎的脉象比寸口的脉象小。

手太阴肺经中的经气如果竭绝，就会产生皮毛焦枯的症状。因为手太阴肺经是可以运行气血从而温润肌表的肌肤和毫毛，因此如果肺经中的经气不足，就不能顺畅的运行气血，这样就会使皮毛焦枯。产生了皮毛焦枯的症状，就表明身体上的皮毛津液已经耗损；皮毛上的津液耗损失去润泽，接着就会伤及肌表，然后出现爪甲枯槁，毛发断折等现象。等真的出现了毛发折断、脱落的情况，这就表示毛发已经先行凋亡了。出现这种病症，逢丙日的时候就会危险，逢丁日的时候就会死亡。这是因为肺在五行中属金，丙、丁属火，火能胜金的原因。

手少阴心经中的经气如果竭绝，就会产生血脉不通的症状。手少阴经是心脏的经脉；心与血脉相配合。如果血脉不通，就不能顺畅的运行血液，血液不能顺畅的运行，皮毛和面色就会毫无光泽；面色毫无光泽，像是黑炭一样黑的时候，这就表明身体内的血脉已经先行死亡。等真的出现了面色如黑炭这种情况，逢壬日的时候就会危险，逢癸日的时候就会死亡。这是因为心在五行中属火，壬癸属水，水能胜火的原因。

足太阴脾经中的经气如果竭绝，就会产生经脉不能滋养肌肉的情况。唇舌是肌肉的根本所在，所以通过唇舌就可以观察出肌肉的状况，如果经脉不能滋养肌肉的时候，肌肉就会出现不滑润、松软的情况；肌肉不滑润松软，就会直接导致人中部位肿满；人中部位肿满，就会出现口唇外翻的情况；出现了口唇外翻的病症，就表明身体上的肌肉已经先行衰痿，这就是肌肉先死亡的现象。出现这种病症，逢甲日的时候就会危险，逢乙日的时候就会死亡。这是因为脾在五行中属土，甲、乙属木，木能胜土的原因。

足少阴肾经中的经气如果竭绝，就会产生骨骼枯槁的情况。因为足少阴肾脉是属于冬季的经脉，它蛰伏于人体深部濡养骨髓，所以足少阴肾脉经气如果竭绝，就会使体内的骨髓得不到濡养，骨髓得不到濡养就会导致骨骼枯槁。如果骨骼枯槁，那肌肉就不能再依附在骨骼上面。骨肉是不能分离的，现在骨肉分离不能互相结合，肌肉就会变的软缩；肌肉变的软缩以后，牙齿就会积满污垢，头发也会变的没有光泽；如果头发变的没有光泽，那就证明体内的骨骼已经先行衰败，死亡。出现这种病症，逢戊日的时候就会危险，逢己日的时候就会死亡。这是因为肾在五行中属水，戊、己属土，土能胜水的原因。

足厥阴肝经中的经气如果竭绝，就会产生筋脉挛缩拘急，不能自由活动的情况。因为足厥阴肝经是属于肝脏中的经脉，而且肝脏又外合于筋，所以说足厥阴肝经与筋保持着密切的联系。然后各经筋又全部聚于阴器中，经筋上行又都联系着舌根部位，因此如果足厥阴肝经的经气竭绝，经气就不足以荣养于经筋，就会导致筋脉拘急挛缩；筋脉拘急挛缩以后，就会直接导致舌体卷屈，以及睾丸上缩。所以要是出现了舌体卷屈，以及睾丸上缩的病症，就表明身体上的筋脉已经先行败绝，这就是筋脉先死亡的现象。出现这种病症，逢庚日的时候就会危险，逢辛日的时候就会死亡。这是因为肝在五行中属木，庚、辛属金，金能胜木的原因。

如果五脏所主的五条阴经脉气已经全部竭绝，这时候就会出现眼球内连于脑部的脉络扭转；眼球内连于脑部的脉络扭转，就会导致目睛上翻，眼晕。出现了这种目睛上翻眼晕的，这就证明病人的神志已经先行死亡。如果病人的神志已经先行死亡，那他的形体也会在一天半的时间内死亡。如果六腑所主的六条阳经经气已经全部竭绝，这时候阴气和阳气就会相互分离；阴气阳气相互分离，就会出现皮表不固、精气外泄的情况，必定会流出大如串珠的绝汗。出现这种情况的，是表示人体的精气已经全部败绝的病症，如果病人是在早上出现这种病症，那他当天晚上就会死去；如果病人是在当天晚上出现这种病症，那他在第二天的早上就会死去。

经脉十二者, 伏行分肉之间, 深而不见; 其常见者, 足太阴过于外踝之上, 无所隐故也。诸脉之浮而常见者, 皆络脉也。六经络手阳明少阳之大络, 起于五指间, 上合肘中。饮酒者, 卫气先行皮肤, 先充络脉, 络脉先盛, 故卫气已平, 营气乃满, 而经脉大盛。脉之卒然动者, 皆邪气居之, 留于本末, 不动则热。不坚则陷且空, 不与众同, 是以知其何脉之动也。

雷公曰: 何以知经脉之与络脉异也?

黄帝曰: 经脉者常不可见也, 其虚实也, 以气口知之。脉之见者, 皆络脉也。

雷公曰: 细子无以明其然也。

黄帝曰: 诸络脉皆不能经大节之间, 必行绝道而出, 入复合于皮中, 其会皆见于外。故诸刺络脉者, 必刺其结上, 甚血者虽无结, 急取之以泻其邪而出其血, 留之发为痹也。凡诊络脉, 脉色青则寒且痛, 赤则有热。胃中寒, 手鱼之络多青矣; 胃中有热, 鱼际络赤。其暴黑者, 留久痹也; 其有赤有黑有青者, 寒热气也; 其青短者, 少气也。凡刺寒热者皆多血络。必间日而一取之, 血尽而止, 乃调其虚实。其小而短者少气, 甚泻之则闷, 闷甚则仆, 不得言。闷则急坐之也。

手太阴之别, 名曰列缺。起于腕上分间①, 并太阴之经直入掌中, 散入于鱼际。其病实, 则手锐掌热; 虚, 则欠欸②, 小便遗数。取之, 去腕半寸。别走阳明也。

手少阴之别, 名曰通里。去腕一寸半, 别而上行, 循经入于咽中, 系舌本, 属目系。其实则支膈, 虚则不能言。取之掌后一寸。别走太阳也。

手心主之别, 名曰内关。去腕二寸, 出于两筋之间, 别走少阳。循经以上，系于心，包络心系。实则心痛，虚则为烦心。取之两筋间也。

手大阳之别，名曰支正。上腕五寸，内注少阴；其别者，上走肘，络肩髃。实则节弛肘废；虚则生肬，小者如指痂疥。取之所别也。

手阳明之别，名曰偏历。去腕三寸，别入太阴；其别者，上循臂，乘肩髃，上曲颊偏齿；其别者，入耳，合于宗脉。实则龋齿耳聋；虚则齿寒痹隔③。取之所别也。

手少阳之别，名曰外关。去腕二寸，外绕臂，注胸中，合心主。病实则肘挛，虚则不收。取之所别也。

【注释】①分间：指分肉之间。②欠㰦：形容呵欠时张口伸腰的样子。③痹隔：胸膈间闭塞不通的意思。

【译文】人体内的手足阴阳十二经脉，大多都是隐伏在体内而行于分肉之间，十二经脉的位置很深，在体表不能看到。一般我们可以看见的，只是可以看到足太阴脾经之脉经过内踝时无法隐藏的那一部分，这是因为该处的皮肤细薄所以无法隐藏。因此大多数在浅表可以经常看见的经脉，都是络脉。在手之阴阳六经的络脉之中，手阳明大肠经和手少阳三焦经最为突出，容易查看，这两条大络，分别起于手部五指之间，向上会合于肘中。喝酒之后，酒气具有剽疾滑利的特性，所以酒气会随着卫气行于皮肤之中，先充溢于络脉，使络脉先满盛起来。这样，如果在外的卫气已经满盛有余，在内的营气也会随之满盛起来，随后经脉中的血气也会大盛起来。如果是没有喝酒的情况下，经脉突然变的满盛起来，那就是证明邪气已经侵袭了体内，经脉已经发生了异常的变动，并且邪气停留在经脉本末里循行的通道上。邪气聚集不动的，就会郁而发热，这样会让脉形变得异常坚实；如果络脉的脉形不坚实，这就证明邪气已经侵入深陷到经脉之中，导致络脉之气虚空衰竭。但凡是被邪气侵袭的经脉，和一般没有被邪气侵袭的经脉是不同的，由此就可以看出具体是哪条经脉受了邪气而发生了病变。

雷公问：要怎样才能知道经脉、络脉之间的不同之处呢？

黄帝说：经脉蛰伏在体内，就算是发生了病变，在体表上面也是看不到的。经脉的虚实情况，只能通过气口切脉才能测知。在体表中浮现出来的病变，都是络脉产生的病变。

雷公说：我还是不大明白这其中的道理。

黄帝说：所有的络脉，都不能经过大关节之间的部位，所以在到大关节部位的时候，络脉都要行于经脉所不到的位置，出入皮表后，再与经脉相结合于皮部的浮络中，相结合以后他们会共同在皮表部显现出来。所以，凡是针刺络脉部位病变的时候，一定要刺中它有瘀血聚结的地方，这样才能有更好的疗效。如果有病症的部位还没有瘀血聚结的现象，也是要尽快实施刺络进行治疗，以泻除病邪，放出恶血；如果将恶血留在体内里面，就会直接导致血络凝滞、闭塞不通，成为痹证。一般在诊察络脉病变的时候，如果脉象的部位呈现青色，那就证明是有寒邪凝滞于内，并且伴有疼痛的病症；如果脉象的部位呈现红色，那就证明是有热的病症。比如说，胃部有寒邪的病人，手鱼部的络脉大部分会呈现青色；如果是胃中有热气的病人，鱼际部位的络脉大部分会呈现出红色。鱼际处络脉部位突然呈现黑色的，这就是邪气滞留时间长的痹病。如果络脉所在部位的颜色有红、有黑、有青色，那就证明病症是寒热相兼的。如果颜色发青而且脉络较为短小的，这是气弱的征象。大多针刺胃中寒热并作病症的时候，因为此时的邪气尚未深入于经脉，所以只需要多刺浅表的血络即可，必须要隔日一刺，直到把淤血完全泻尽才能止针，然后再根据病情的虚实来调和。如果络脉颜色青且短小的，这是属于元气少的病症。这时候如果对元气少的病人误用了泻法，就会让病人感到心中烦乱，郁闷至极甚至出现昏厥、不言语等症状；所以如果病人出现这种情况，要赶紧扶起来静静的坐着，或者成半坐半卧位，然后再施以急救。

　　手太阴肺经中别出络脉，名叫列缺。它于手腕上部分肉之间起始，从此处与手太阴肺经并行，直入到手掌内侧中，并且散布于鱼际的部位。如果本条络脉发生病变，病变如果是实症，那腕后锐骨与手掌部位就会有发热的症状；病变如果是虚症，就会出现张口哈欠、小便失禁或者小便频数等症状。针对以上的各种病症，应该取用位于腕后一寸半位置的列缺穴进行治疗。本条络脉是手太阴肺经走向手阳明大肠经产生联络的主要分支。

　　手少阴心经中别出络脉，名叫通里。它于手腕后关节一寸处起始，从此别处，上行后循着本经经脉入于心中，然后再上循并且系于舌根，由此连接属于眼球内脑中的脉络。如果本条络脉发生病变，病变如果是实症，就会发生胸膈间支撑不舒的症状；病变如果是虚症，就会发生不能言语的症状。针对以上的各种病症，应该取用位于腕后一寸处的通里穴进行治疗。本条络脉是手少阴心经走向手太阳小肠经产生联络的主要分支。

　　手厥阴心包络经中别出络脉，名叫内关。它于腕关节两寸处，两筋的中间别处，沿着手厥阴心包络经的正经循着本经上行后，联系于心包络，并且从心包络联络于心脏和其他脏腑。如果本条络脉发生病变，病变如果是实症，就会发生心痛的症状；病变如果是虚症，就会心中烦乱。针对以上的各种病症，应该取用位于掌后方，两筋中间的内关穴进行治疗。

　　手太阳小肠经中别出络脉，名叫支正。它于腕关节上方五寸其实，从此别处而行，向内行后注于手少阴心经之中；它有一条支脉，从支正穴处别行而出到达肘部，然后再上循行络于肩髃所在的部位。如果本条络脉发生病变，病变如果是实症，就会发生骨节弛缓，筋力松弛而不能自由活动的症状；病变如果是虚症，皮肤就会生出赘疣，小的就像指头中间的痂疥一样大小的情况。针对以上的各种病症，应该取用本经的络脉别出的支正穴来进行治疗。

手阳明大肠经中别出络脉，名叫偏历。它于腕后方关节三寸的部位，从本经分出进入手太阴肺经的经脉。它有一条支脉，从偏历穴处别行而出，沿着上臂上行，经过肩髃穴，再上行到达曲颊的部位，然后斜行到牙根部并联络此处。它另外的一条别出的支脉，入耳中，与耳部的手太阳、手少阳、足少阳、足阳明四宗脉相会合。如果本条络脉发生病变，病变如果是实症，就会发生龋齿、耳聋的症状；病变如果是虚症，就会发生牙齿发冷、胸膈闭塞不畅的症状。针对以上的各种病症，应该取用本经的络脉别出的偏历穴来进行治疗。

手少阳三焦经中别出络脉，名叫外关。它于腕后距离关节两寸的部位，从本经分出，并绕行至臂部，然后由此上行注入胸中，在此处与心包络经相会合。如果本条络脉发生病变，病变如果是实症，就会发生肘关节拘挛的症状；病变如果是虚症，就会发生肘关节弛缓不收的症状。针对以上的各种病症，应该取用本经的络脉别出的外关穴来进行治疗。

足太阳之别，名曰飞阳。去踝七寸，别走少阴。实则鼽窒，头背痛；虚则鼽衄。取之所别也。

足少阳之别，名曰光明。去踝五寸，别走厥阴，下络足跗。实则厥，虚则痿躄，坐不能起。取之所别也。

足阳明之别，名曰丰隆。去踝八寸，别走太阴；其别者，循胫骨外廉，上络头项，合诸经之气，下络喉嗌。其病气逆则喉痹瘁瘖。实则狂巅，虚则足不收，胫枯。取之所别也。

足太阴之别，名曰公孙。去本节之后一寸，别走阳明；其别者，入络肠胃。厥气上逆则霍乱。实则肠中切痛，虚则鼓胀。取之所别也。

足少阴之别，名曰大钟。当踝后绕跟，别走太阳；其别者，并经上走于心包，下贯腰脊。其病气逆则烦闷，实则闭癃，虚则腰痛。取之所别者也。

足厥阴之别，名曰蠡沟。去内踝五寸，别走少阳；其别者，经胫上睾，结于茎。其病气逆则睾肿卒疝。实则挺长，虚则暴痒。取之所别也。

任脉之别，名曰尾翳。下鸠尾，散于腹。实则腹皮痛，虚则痒搔。取之所别也。

督脉之别，名曰长强。挟膂上项，散头上，下当肩胛左右，别走太阳，入贯膂。实则脊强，虚则头重。高摇之，挟脊之有过者。取之所别也。

脾之大络，名曰大包。出渊腋下三寸，布胸胁。实则身尽痛，虚则百节尽皆纵。此脉若罗络之血者，皆取之脾之大络脉也。

凡此十五络者，实则必见，虚则必下。视之不见。求之上下。人经不同，络脉异所别也。

【译文】足太阳膀胱中别出络脉，名叫飞阳。它于足之上方外踝七寸的部位，从本经分出，走向足少阴肾经的经脉。如果本条络脉发生病变，病变如果是实症，就会发生鼻塞不通，头背部疼痛的症状；病变如果是虚症，就会发生鼻塞清涕或鼻出血的症状。针对以上的各种病症，应该取用本经的络脉别出的飞阳穴来进行治疗。

足少阳胆经中别出络脉，名叫光明。它于足之上方外踝五寸的部位，从本经分出，走向足厥阴肝经的经脉，并且下行联络于足背部位。如果本条络脉发生病变，病变如果是实症，就会发生下肢厥冷的症状；病变如果是虚症，就会发生难以行走，下肢痿软无力，坐不能起，难以步行的症状。针对以上的各种病症，应该取用本经的络脉别出的光明穴来进行治疗。

足阳明胃经中别出络脉，名叫丰隆。它于足之上方外踝八寸的部位，从本经分出，走向足太阴脾经的经脉；它有另外一条别行的支脉，从丰隆穴别出，沿着胫骨的外缘，上行一直到项部，与其他诸经会合于此，然后继续向下循行，最终向下联络于咽喉部位。如果本条络脉发生病变，气向上逆行，就会发生咽喉肿闭，突然失音，不能说话的症状；病变如果是实症，那会出现神经失常从而导致癫狂的症状；病变如果是虚症，就会发生足缓不收，小腿部为肌肉枯瘗的症状。针对以上的各种病症，应该取用本经的络脉别出的丰隆穴来进行治疗。

足太阴脾经中别出络脉，名叫公孙。它于足大指后方一寸远的部位，从本经分出，走向足阳明胃经的经脉；它有另外一条别行的支脉，向上别出，进入到腹部以后联络肠胃。如果本条络脉发生病变，厥逆上行，就会导致吐泻交作的霍乱症状；病变如果是实症，那会出现腹部痛如刀绞的症状；病变如果是虚症，就会发生腹胀如鼓的症状。针对以上的各种病症，应该取用本经的络脉别出的公孙穴来进行治疗。

足少阴肾经中别出络脉，名叫大钟。它于足内踝的后方部位，从本经分出，环绕足跟至足外侧，入于足太阳膀胱经的经脉；它有另外一条别行的支脉，与足少阴肾经的正经并行向上，抵达心包络经部位，然后下行贯穿腰脊。如果本条络脉发生病变，脉气上逆，就会导致心烦胸闷的症状；病变如果是实症，那会出现二便不通的症状；病变如果是虚症，就会发生腰痛的症状。针对以上的各种病症，应该取用本经的络脉别出的大钟穴来进行治疗。

足厥阴肝经中别出络脉，名叫蠡沟。它于足之上方内踝五寸的部位，从本经分出，入于足少阳胆经的经脉；它有另外一条别行的支脉，沿着本经上行至睾丸，并最终归于阴茎。如果本条络脉发生病变，脉气上逆，就会导致睾丸肿大并且会突发疝气的症状；病变如果是实症，那会出现阴茎勃起，不能回复的症状；病变如果是虚症，就会发生阴部奇痒难忍的症状。针对以上的各种病症，应该取用本经的络脉别出的蠡沟穴来进行治疗。

任脉中别出络脉，名叫尾翳。它于胸骨下方的鸠尾处的部位开始，从本经分出，向下散于腹部。如果本条络脉发生病变，病变如果是实症，那会出现腹部皮肤疼痛的症状；病变如果是虚症，就会发生腹部皮肤瘙痒的症状。针对以上的各种病症，应该取用本经的络脉别出的尾翳穴来进行治疗。

督脉中别出络脉，名叫长强。它于尾骨尖下方的长强穴部位开始，从本经分出，由此挟脊柱两旁的肌肉上行至项，并且散于头，然后再向下行于肩胛部位的左右，由此处别行入足太阳膀胱经，深入体内后贯于脊柱两旁。如果本条络脉发生病变，病变如果是实症，那会出现脊柱强直，不能俯仰的症状；病变如果是虚症，就会发生头部异常沉重的症状。针对以上的各种病症，应该取用本经的络脉别出的长强穴来进行治疗。

脾脏中别出大络，名叫大包。它于渊腋穴下方三寸部位开始，从本经分出，由此再散布于胸胁之中。如果本条络脉发生病变，病变如果是实症，那会出现全身各处都感觉到疼痛的症状；病变如果是虚症，就会发生全身骨节弛缓无力的症状。这支络脉如果发生病变，还会使大包穴附近，出现类似于网络状的血色斑纹。针对以上的各种病症，应该取用本经的络脉别出的大包穴来进行治疗。

以上说的这十五条络脉，他们在病发的时候，凡是脉气属于实症的，脉络都一定会变的特别突出而且容易看到；凡是脉气属于虚症的，脉络必然会变的特别虚空，从而下陷导致看不见。如果络脉所在的部位看不见，那就要在该穴位的附近去上下仔细的观察。但是人的形体有不同，有高矮胖瘦的区别，所以经脉也是不完全一样的，经脉分布的位置也就会有所差异。所以医者在查看病情的时候，一定要灵活运用，不可以不懂变通。

经别第十一

　　黄帝问于岐伯曰：余闻人之合于天道也，内有五脏，以应五音、五色、五时、五味、五位也；外有六腑，以应六律。六律建阴阳诸经，而合之十二月、十二辰、十二节、十二经水、十二时、十二经脉者，此五脏六腑之所以应天道。夫十二经脉者，人之所以生，病之所以成，人之所以治，病之所以起。学之所始，工之所止也。粗之所易，上之所难也。请问其离合出入，奈何？

　　岐伯稽首再拜曰：明乎哉问也！此粗之所过，上之所息也，请卒言之。

　　足太阳之正①，别入于腘中；其一道，下尻五寸，别入于肛，属于膀胱，散之肾，循膂，当心入散；直者，从膂，上出于项，复属于太阳。此为一经也。

　　【注释】①足太阳之正：指正经，其意思就是说这条经脉并非支络，而是十二经脉在其主要循行通路之外的那些别道而行的部分。

　　【译文】黄帝问岐伯说：我听说人的身体与天地万物自然现象都是相对应的。身体内在属阴的五脏分别对应着自然界的五音、五色、五时、五味以及五位；身体外在属阳的六腑分别对应着自然界的六律。六律相对应的就有手足阴阳诸经；又分别与时令的十二月、十二辰、十二节、十二经水、十二时、十二经脉相应合。上面这些就是五脏六腑与自然界各种现象互相适应的情况。十二经脉是人体对生命的维持,人生命的生存,疾病的发生和治疗,人体的健康和疾病的痊愈,都与经脉有着重要的作用。初学者学习经脉,必须要学习并且掌握基本理论,就算是技术高明的医生也要精通这门理论。医术一般的医者会觉得经脉简单易学,只有真正医术高超的医者才能真正懂的经脉难以学精。所以现在我想更进一步的研究它,请问下经脉在人体出入离合的通路是怎样的?

岐伯稽首执拜后说:您问得十分高明!关于经脉离合出入的道理,一般的庸医经常忽略,只有医术高明的医者才会留心去研究它。我针对这点详细的说明一下吧!

足太阳膀胱经的正经,别行入于腘窝中,其中一条至尻下五寸处,向上别行进入肛门,然后内行进腹中,联结属于本经的脏腑膀胱腑,再散行至肾脏,沿着脊柱两旁的肌肉向上走行,到心脏的位置入内散于心内部;另外一条直行的,从脊柱两旁向上走行出于项部,联结属于足太阳膀胱经本经的经脉。这就是足太阳膀胱经本经之外别行的一经。

足少阴之正,至腘中,别走太阳而合,上至肾,当十四椎,出属带脉;直者,系舌本,复出于项,合于太阳。此为一合。或以诸阴之别,皆为正也。

足少阳之正,绕髀入毛际,合于厥阴;别者,入季胁之间,循胸里属胆,散之肝,上贯心,以上挟咽,出颐颔中,散于面,系目系,合少阳于外眦也。

足厥阴之正,别跗上,上至毛际,合于少阳,与别俱行。此为二合也。

足阳明之正,上至髀,入于腹里,属胃,散之脾,上通于心,上循咽,出于口,上頞頔,还系目系,合于阳明也足太阴之正, 上至髀, 合于阳明, 与别俱行, 上络于咽, 贯舌中。此为三合也。

手太阳之正, 指地①, 别于肩解, 入腋走心, 系小肠也。

手少阴之正, 别入于渊腋两筋之间, 属于心, 上走喉咙, 出于面, 合目内眦, 此为四合也。

手少阳之正, 指天②, 别于巅, 入缺盆, 下走三焦, 散于胸中也。

【注释】①指地: 就是向下的意思, 在此是指手太阳小肠经之别行正经的走行方向是自上而下的。②指天: 天, 在此是上方、上部的意思。指天, 就是指手少阳三焦经之别行的正经是从人体的头顶部别行分出的。

【译文】足少阴肾经的正经, 别行入于腘窝中, 然后再别行与足太阳膀胱经的经脉相合以后上行, 上行到肾脏, 在十四椎处, 外出走而属于带脉; 另外一条直行的部分, 系于舌根, 然后出于项部, 连结足太阳膀胱经本经的经脉并且相会合。这就是足太阳膀胱经与足少阴肾经这两条经脉相配所形成的第一合。但是这种表里相配结合的关系, 并不是经脉旁通交会而用的, 而是正经相出入后离合, 成为阴阳相成的循环道路所用。

足少阳胆经的正经, 上行绕过髀部入于阴毛中, 与足厥阴肝经在此处相会合; 其中一条别行入于季胁中, 然后沿着胸腔里面, 联结属于本经的脏腑胆腑, 再散行至肝脏, 到心脏的位置以后进入, 贯穿心部, 上行挟行于咽喉的两旁, 出于腮部与下巴之间, 散布于面部位置, 联系眼睛内部的脉络, 最后与足少阳胆经的本经相合。

足厥阴肝经的正经, 从足背部别行, 上行到达阴毛中, 与足少阳胆经在此处相会合; 然后两条正经一同偕行向上, 这就是足少阳胆经和足厥阴肝经这两条经脉表里阴阳相配所形成的第二合。

足阳明胃经的正经, 上行绕过髀部, 进入到腹中, 联结属于本经的脏腑胃腑，再散行至脾脏，沿着向上到心脏的位置以后进入，再沿着咽喉部位出于口中，上行至鼻梁和眼眶，环绕联系眼球内部的脉络，最后与足阳明胃经的本经在此会合。

足太阴脾经的正经，上行绕过髀部中，与足阳明胃经的经脉相合以后上行，两者结络于咽喉部位，贯穿于舌根。这就是足阳明胃经和足太阴脾经这两条经脉表里阴阳相配所形成的第三合。

手太阳小肠经的正经，是自上而下循行的，它从肩胛关节骨缝的地方别行而出入于腋下，走入心脏，联结属于本经的脏腑小肠腑。

手少阴心经的正经，别出后入于腋下渊腋穴两筋之间，联结属于本经的脏腑心脏，由此上行至喉咙，出于面部，与手太阳小肠经的支脉会合于内眼角。这就是手太阳小肠经和手少阴心经这两条经脉表里阴阳相配所形成的第四合。

手少阳三焦经的正经，是自上而下循行的，从人体的头顶而下，别行进入缺盆部，下行走入本经的脏腑三焦腑，最后散行于胸中。

手心主之正，别下渊腋三寸，入胸中，别属三焦，出循喉咙，出耳后，合少阳完骨之下，此为五合也。

手阳明之正，从手循膺乳，别于肩髃，入柱骨，下走大肠，属于肺，上循喉咙，出缺盆，合于阳明也。

手太阴之正，别入渊腋少阴之前，入走肺，散之大肠，上出缺盆，循喉咙，复合阳明。此六合也。

【译文】手厥阴心包络经的正经，别出后走入于腋下三寸处的位置，入于胸中，别行后联属三焦腑，上行后到达咽喉位置，出于耳后，然后与手少阳三焦经的经脉在完骨处会合。这就是手少阳三焦经和手厥阴心包络经这两条经脉表里阴阳相配所形成的第五合。

手阳明大肠经的正经，是自手部位置上行，到达胸部与乳部的中间位置，别行出于肩髃穴处，随即入于柱骨处，然后再下行走入本经的脏腑大肠腑，折返向上行走，与肺脏相会合，沿着喉咙向上，最终入于缺盆部位，然后与手阳明大肠经的本经相会合于此处。

手太阴肺经别行的正经，从本经别出以后走入于手少阴心经前方的位置，从此处入于肺脏，然后向下散行于大肠腑，折返向上出于缺盆位置，沿着喉咙走行，与手阳明大肠经的经脉在此处会合。这就是手阳明大肠经与手太阴肺经这两条经脉表里阴阳相配所形成的第六合。

经水第十二

黄帝问于岐伯曰：经脉十二者，外合于十二经水^①，而内属于五脏六腑。夫十二经水者，其有大小、深浅、广狭、远近各不同，五脏六腑之高下、大小、受谷之多少，亦不等，相应奈何？夫经水者，受水而行之，五脏者，合神气魂魄而藏之；六腑者，受谷而行之，受气而扬之；经脉者，受血而营之。合而以治，奈何？刺之深浅，灸之壮数，可得闻乎？

【注释】①十二经水：指古代版图上十二条较大的河流。《管子·水地》认为水，就是大地的血气；其相对于大地的意义，就像经脉之中流通的气血相对于人体的意义一样。十二水，在此主要是以其川流不息的样子，来比喻经脉受血而周流于人体的状态，因此称为经水。

【译文】黄帝问岐伯说：人体内的十二经脉，在外与天地间的十二条河流相互对应，在内则是分别连属于五脏六腑。但是，自然界的十二条河流，它们分布的位置不同，面积大小不同，水位的深浅不同，河面的广狭不同，就连源头的远近也都是各不相同的；人体内的五脏六腑，位置有高有低，形态有大有小，盛受水谷精微之气也有多有少，那么它们又是如何相对应的呢？还有，地面上的江河水流通行全国各处，川流不息；体内的五脏结合精神气血魂魄，收藏于体内；六腑受纳水谷饮食，并且加以传化，汲取精微之气而散布于全身内外；经脉受纳血液，而周流营灌全身。如果把这些情况相互结合起来, 运用到针刺治疗上, 又是怎样的呢? 另外, 针刺的深浅, 艾灸的壮数有什么不同呢? 关于这些问题, 你可以说给我听一下吗?

岐伯答曰: 善哉问也! 天至高, 不可度; 地至广, 不可量, 此之谓也。且夫人生于天地之间, 六合之内①, , 此天之高、地之广也, 非人力之所能度量而至也。若夫八尺之士②, 皮肉在此, 外可度量切循而得之, 其死可解剖而视之。其脏之坚脆, 腑之大小, 谷之多少, 脉之长短, 血之清浊, 气之多少, 十二经之多血少气, 与其少血多气, 与其皆多血气, 与其皆少血气, 皆有大数。其治以针艾, 各调其经气, 固其常有合乎。

【注释】①六合: 东南西北上下六个方向合起来就称做六合。六合之内, 就是在天地之间的意思。②八尺之士: 就是指人体。八尺, 在此是泛指人体的长度。

【译文】岐伯回答说: 这个问题问的很好啊! 天到底有多高, 这是不好计算的, 地总共有多大, 这也是难以测量的, 这个问题的确不容易解答。人生于天地万物之间, 生活在四方六合之中, 对于天到底有多高, 地到底有多大, 这些都不是人力所能测量。但是对于有八尺躯体的人来说, 有皮有肉, 有血脉, 如果人还活着, 在外部就可以用一定的尺度去测量, 或者用手去摸索就可以明白; 如果人死了, 还可以通过解剖尸体来观察人体内内脏的情况。这样我们便可以知道五脏强弱的程度, 六腑形态的大小, 脏腑受谷的多少, 经脉的长度, 血液的清浊情况, 精气的多少, 以及十二经脉中每一个经脉多血少气, 还是少血多气, 或者血气都比较多, 还是血气都比较少等等情况, 这些都是有一定标准的。根据这个标准, 我们可以使用针灸治疗, 针刺的深浅, 手法的轻重, 或者是艾炷的大小多少等等，分别取调和经气的虚实情况，那这样道理不就基本相同了吗？

黄帝曰：余闻之，快于耳，不解于心，愿卒闻之。

岐伯答曰：此人之所以参天地而应阴阳也，不可不察。

足太阳外合于清水，内属于膀胱，而通水道焉；足少阳外合于渭水，内属于胆；足阳明外合于海水，内属于胃；足太阴外合于湖水，内属于脾；足少阴外合于汝水，内属于肾；足厥阴外合于渑水，内属于肝；手太阳外合于淮水，内属于小肠，而水道出焉；手少阳外合于漯水，内属于三焦；手阳明外合于江水，内属于大肠；手太阴外合于河水，内属于肺。手少阴外合于济水，内属于心；手心主外合于漳水，内属于心包。

凡此五脏六腑十二经水者，外有源泉，而内有所禀，此皆内外相贯，如环无端，人经亦然。故天为阳，地为阴，腰以上为天，腰以下为地。故海以北者，为阴；湖以北者，为阴中之阴；漳以南者，为阳；河以北至漳者，为阳中之阴；漯以南至江者，为阳中之太阳。此一隅之阴阳也，所以人与天地相参也。

黄帝曰：夫经水之应经脉也，其远近浅深，水血之多少，各不同，合而以刺之，奈何？

岐伯答曰：足阳明，五脏六腑之海也，其脉大血多，气盛热壮；刺此者，不深弗散，不留不泻也。足阳明，刺深六分，留十呼；足太阳，深五分，留七呼。足少阳，深四分，留五呼；足太阴，深三分，留四呼，足少阴，深二分，留三呼。足厥阴，深一分，留二呼。手之阴阳，其受气之道近，其气之来疾，其刺深者，皆无过二分；其留，皆无过一呼。其少长大小肥瘦，以心撩之，命曰法天之常。灸之亦然。灸而过此者得恶火，则骨枯脉涩；刺而过此者，则脱气。

黄帝曰：夫经脉之小大，血之多少，肤之厚薄，肉之坚脆，及䐃之大小，可为量度乎？

岐伯答曰：其可为度量者，取其中度也，不甚脱肉而血气不衰也。若夫度之人，瘠瘦而形肉脱者，恶可以度量刺乎。审切循扪按，视其寒温盛衰而调之，是谓因适而为之真也。

【译文】黄帝说：刚才你讲的这些事情，我听起来觉得十分的愉快，但是心里还是有不理解的地方，希望你可以再详细的给我讲解一下。

岐伯回答说：这些都是人体与天地万物，自然界阴阳相对应的道理，这是不能不了解清楚的。

足太阳膀胱经，在外可以配合于清水，在内则可以连属于膀胱本腑，与全身运行的水道相通。足少阳胆经，在外可以配合于渭水，在内则可以连属于胆腑本腑。足阳明胃经，在外可以配合于海水，在内则可以连属于胃腑本腑。足太阴脾经，在外可以配合于湖水，在内则可以连属于脾脏脏腑。足少阴肾经，在外可以配合于汝水，在内则可以连属于肾脏本脏。足厥阴肝经，在外可以配合于渑水，在内则可以连属于肝脏本脏。手太阳肠经，在外可以配合于淮水，在内则可以连属于小肠腑本腑；小肠分别清浊之后，将饮水食物转化成的糟粕中的水液由膀胱水道而出。手少阳三焦经，在外可以配合于漯水，在内则可以连属于三焦腑本腑。手阳明大肠经，在外可以配合于江水，在内则可以连属于大肠腑本腑。手太阴肺经，在外可以配合于河水，在内则可以连属于肺脏本脏。手少阴心经，在外可以配合于济水，在内则可以连属于心脏本脏。手厥阴心包络经，在外可以配合于漳水，在内则可以连属于心包络本脏。

五脏六腑中的十二经脉，外在有源泉，内在又有归巢地方，外在的河流是相互贯通流行的，像是环形一样的周而复始，人体内的经脉气血也和河流的运行一样，都是内外贯通，周而复始的。所以天在上称其为阳，地在下称其阴。人身体的腰部以上，就应该同天一样而属阳；人身体的腰部以下，就应该同地一样而属阴。另外海水以北的位置称其为阴，在湖水以北的位置就称其为阴中之阴，在漳水以南的位置就称其为阳，在河水以北到漳水所在的位置，就称其为阳中之阴，在漂水以南至江水所在的位置就称其为阳中之太阳。以上说的只是举一隅的阴阳对应关系，从这点就可以看出人体和自然界本身就是相互对应的。

黄帝说：自然界十二条河流和人体十二经脉之间各不相同，每条河流的深浅、远近、水量多少，与之相对应的经脉也都是深浅、远近、水量各不同，要怎么将两者联系起来，并应用到针刺上呢？

岐伯回答说：足阳明胃经，可以看做是五脏六腑的海，它的经脉是十二经之中最大的，所承受的经血也是最多的，如果这条经脉精气旺盛发生疾病，那热势必定炽盛。所以针刺的时候，不深刺的话，就不能疏散邪气，不留针的话，就不能泻尽体内的病邪。所以针刺足阳明胃经时，针刺的深度应该是六分深，留针的时间在十呼为最佳；对足太阳膀胱经进行针刺治疗的时候，针刺的深度应该是五分深，留针的时间在七呼为最佳；对足少阳胆经进行针刺治疗的时候，针刺的深度应该是四分深，留针的时间在五呼为最佳；对足太阴脾经进行针刺治疗的时候，针刺的深度应该是三分深，留针的时间在四呼为最佳；对足少阴肾经进行针刺治疗的时候，针刺的深度应该是两分深，留针的时间在三呼为最佳；对足厥阴肝经进行针刺治疗的时候，针刺的深度应该是一分深，留针的时间在两呼为最佳；因为手三阴经和手三阳经，他们距离接受脏器的心肺两脏较近，穴位比较浅，气行的也比较快，所以对这两条经脉针刺的时候，针刺的深度一般都不能超过二分，留针的时候也不能超过一呼。但是人有老少、身材大小、体型肥瘦不尽相同，所以此时还需要根据体质各方面的不同，来选择更加合适的处理方法，这便是顺应自然之理。灸法的运用也是这样的。如果没有考虑到病人的实际情况施灸过度，会让病人受到恶火的侵袭，从而造成骨节枯瘘，血脉凝涩等症状；如果针刺的时间过长或者针刺太深，就会使病人发生气脱，正气受到损伤。

黄帝问：人体内经脉的大小，血气的多少，皮肤的厚薄，肌肉的坚脆，还有肌肉凸起部位的大小等等，这些都可以确定出统一的衡量标准吗？

岐伯回答说：都是可以制定出统一的衡量标准来进行度量的，要选取身材适中，肌肉不至于很消瘦，血气没有衰败的普通健康人作为标准。如果是一个身体消瘦，并且肌肉都已经脱陷的人，怎么可以用这种人去作为确定针刺的深浅呢？所以，医者在进行针刺的时候应该是通过观察、切寸口、按肌肉、摸皮肤，然后再查看病人病性的温寒和血气的盛衰情况，才可以根据病情用针刺或者灸法来进行适当的治疗。只有真正的做到这一点，才能说这个医者真正的掌握了针灸治病的要决。

卷之四

经筋第十三

足太阳之筋，起于足小指，上结于踝，邪上结于膝，其下循足外踝，结于踵，上循跟，结于腘；其别者，结于踹^①外，上腘中内廉，与腘中并上结于臀，上挟脊，上项；其支者，别入结于舌本；其直者，结于枕骨，上头下颜，结于鼻；其支者，为目上网，下结于頄；其支者，从腋后外廉，结于肩髃；其支者，入腋下，上出缺盆，上结于完骨；其支者，出缺盆，邪上出于頄。其病小指支跟肿痛，腘挛，脊反折，项筋急，肩不举，腋支，缺盆中纽痛，不可左右摇。治在燔针^②劫刺^③，以知为数，以痛为输。名曰仲春痹也。

【注释】①踹：小腿肚。②燔针：即火针，指烧红的针。③劫刺：一种针刺的手法，即快速地进针和出针的刺法。

【译文】足太阳膀胱经的经筋，起始于足小指，向上行后结聚于足外踝，然后再斜行向上结聚于膝关节的位置，然后沿着足的外踝外侧下行，在足跟部位结聚，再沿着足跟上行，结聚于腘窝部；足太阳膀胱经的经筋别支，从外踝上行结聚于小腿肚外侧，上行后入于腘窝中部的内侧，与在腘窝部的筋并行，然后上行结聚于臀部，再上行沿着脊柱两侧，然后上行至颈项部；由此处分出来的支筋，别行入内最后在舌体结聚；另外由颈部分出的一条直行的筋，向上直行结聚于枕骨，然后再向上行到达头顶，下行至眉上以后结聚于鼻的两旁；从鼻部分出来的支筋，绕目行于眼的上睑部分，然后再下行结聚于颧骨；另外的一条支筋，由挟脊上行至此处的经筋别出而行，从腋后侧的外缘，上行结聚于肩髃部；还有另外一条支筋从腋后外缘进入腋下，然后向上行至缺盆处，最后上行至耳后的完骨处结聚；另外的一支支筋从缺盆别出，斜向上进入颧骨，然后与从颧骨下行的支筋相合。足太阳膀胱经的本经筋发病的主要症状是：足小指足跟肿痛，膝腘窝部位拘挛，脊柱反折，颈部筋脉发急，肩不能上举，腋窝处缺盆处中纽结疼痛，肩部不能左右摇摆。治疗这类病要用燔针，针刺要疾进疾出，确定病症痊愈则止针，以疼痛的部位作为针刺的腧穴，这种病称之为仲春痹。

　　足少阳之筋，起于小指次指，上结外踝，上循胫外廉，结于膝外廉；其支者，别起外辅骨，上走髀①，前者结于伏兔之上，后者结于尻；其直者，上乘䏚季胁，上走腋前廉，系于膺乳，结于缺盆；直者，上出腋，贯缺盆，出太阳之前，循耳后，上额角，交巅上，下走颔，上结于頄；支者，结于目眦，为外维。其病小指次指支转筋，引膝外转筋，膝不可屈伸，腘筋急，前引髀，后引尻，即上乘䏚季胁痛，上引缺盆膺乳颈，维筋急。从左之右，右目不开，上过右角，并蹻脉而行，左络于右，故伤左角，右足不用，命曰维筋相交。治在燔针劫刺，以知为数，以痛为输。名曰孟春痹也。

　　【注释】①髀：指大腿或者大腿外侧。
　　【译文】足少阳胆经的经筋，起始于足第四趾趾端，沿足背部位上行结聚于外踝，再沿着胫骨外侧上行，然后向上结聚于膝部外侧。足少阳胆经的另外一条分支筋，分出后从外辅骨处别出，然后再上行至大腿部，由此处再分出两支。行在前面的一支筋，结聚于伏兔部位上；行在后面的一支支筋，结聚于尾骶部位上；足少阳胆经直行的一支支筋，向上行以后行至胁下空软季胁部位，然后再上行至腋部的前缘，横穿过胸旁，连接乳部，然后结聚于缺盆部位；本筋的另外一直行支线，上行出于腋部，贯穿过缺盆，穿行后出于足太阳经筋之前，沿着而后上行至额角，且交会于头顶，从头顶再下行至颌部，而后上结于颧部；另外还有一支支筋，从颧部分出后，结聚于外眼角，成为眼睛的外维。足少阳胆经的本经筋发病的主要症状是：足第四指转筋，并牵扯膝外侧也转筋，膝关节部位不能屈伸；腘窝部位中的筋脉拘急，直接导致前面牵引髀部疼痛，后面牵引尻部同样疼痛，向上则是牵引胁下空软处和软肋部疼痛，然后再向上牵引缺盆、胸、乳、颈部等部位所维系的筋都感到拘紧。如果是从左侧开始向右侧维络的筋拘紧，那右眼就不能睁开，因为本经筋上过右额角，并与指蹻并行，阴阳蹻脉在此处相互交叉，左侧的筋和右侧的筋相联结，所以，如果是左侧的筋发生病变，那右脚就会跟着不能动，这就叫做维筋相交。治疗这类病要用火针，针刺要疾进疾出，以病情痊愈确定针刺次数的多少，以疼痛的部位作为针刺的腧穴，这种病称之为孟春痹。

足阳明之筋，起于中三指，结于跗上，邪外上加于辅骨。上结于膝外廉，直上结于髀枢，上循胁，属脊；其直者，上循骭，结于膝，其支者，结于外辅骨，合少阳；其直者，上循伏兔，上结于髀，聚于阴器，上腹而布，至缺盆而结，上颈，上挟口，合于頄，下结于鼻，上合于太阳。太阳为目上网，阳明为目下网；其支者，从颊结于耳前。其病足中指支，胫转筋，脚跳坚，伏兔转筋，髀前肿，㿗疝，腹筋急，引缺盆及颊，卒口僻，急者目不合，热则筋纵，目不开。颊筋有寒，则急引颊移口，有热则筋弛纵缓，不胜收，故僻。治之以马膏，膏其急者，以白酒和桂，以涂其缓者，以桑钩钩之，即以生桑灰置之坎中，高下以坐等，以膏熨急颊，且饮美酒，噉美炙肉，不饮酒者，自强也，为之三拊而已。治在燔针劫刺，以知为数，以痛为输。名曰季春痹也。

足太阴之筋，起于大指之端内侧，上结于内踝；其直者，络于膝内辅骨，上循阴股，结于髀，聚于阴器，上腹，结于脐，循腹里，结于肋，散于胸中；其内者，著于脊。其病足大指支内踝痛，转筋痛，膝内辅骨痛，阴股引髀而痛，阴器纽痛，下引脐两胁痛，引膺中脊内痛。治在燔针劫刺，以知为数，以痛为输。命曰孟秋痹也。

足少阴之筋，起于小指之下，并足太阴之筋，邪走内踝之下，结于踵，与太阳之筋合，而上结于内辅之下，并太阴之筋而上循阴股，结于阴器，循脊内挟膂，上至项，结于枕骨，与足太阳之筋合。其病足下转筋，及所过而结者皆痛及转筋。病在此者，主痫瘛及痉，在外者不能俯，在内者不能仰。故阳病者腰反折不能俯，阴病者不能仰。治在燔针劫刺，以知为数，以痛为输，在内者熨引饮药。发数甚者，死不治。名曰仲秋痹也。

足厥阴之筋，起于大指之上，上结于内踝之前，上循胫，上结内辅之下，上循阴股，结于阴器，络诸筋。其病足大指支内踝之前痛，内辅痛，阴股痛转筋，阴器不用，伤于内则不起，伤于寒则阴缩入，伤于热则纵挺不收。治在行水，清阴气。其病转筋者，治在燔针劫刺，以知为数，以痛为输。命曰季秋痹也。

手太阳之筋，起于小指之上，结于腕，上循臂内廉，结于肘内锐骨之后，弹之应小指之上，入结于腋下；其支者，后走腋后廉，上绕肩胛，循颈，出走太阳之前，结于耳后完骨；其支者，入耳中；直者，出耳上，下结于颔，上属目外眦。其病小指支肘内锐骨后廉痛，循臂阴，入腋下，腋下痛，腋后廉痛，绕肩胛引颈而痛，应耳中鸣痛，引颔，目瞑良久，乃得视，颈筋急，则为筋瘘颈肿。寒热在颈者，治在燔针劫刺，以知为数，以痛为输。其为肿者，复而锐之。本支者，上曲牙，循耳前，属目外眦，上颔，结于角，其痛当所过者，支转筋。治在燔针劫刺，以知为数，以痛为输。名曰仲夏痹也。

手少阳之筋，起于小指次指之端，结于腕，中循臂，结于肘，上绕臑外廉，上肩走颈，合手太阳；其支者，当曲颊，入系舌本；其支者，上曲牙，循耳前，属目外眦，上乘颔，结于角。其病当所过者即支转筋，舌卷。治在燔针劫刺，以知为数，以痛为输。名曰季夏痹也。

手阳明之筋，起于大指次指之端，结于腕，上循臂，上结于肘外，上臑，结于髃；其支者，绕肩胛，挟脊，直者，从肩髃上颈；其支者，上颊，结于顺，直者，上出手太阳之前，上左角，络头，下右颔。其病当所过者，支痛及转筋，肩不举，颈不可左右视。治在燔针劫刺，以知为数，以痛为输，名曰孟夏痹也。

手太阴之筋，起于大指之上，循指上行，结于鱼后，行寸口外侧，上循臂，结肘中，上臑内廉，入腋下，出缺盆，结肩前髃，上结缺盆，下结胸里，散贯贲，合贲下，抵季胁。其病当所过者，支转筋，痛甚成息贲，胁急吐血。治在燔针劫刺，以知为数，以痛为输。名曰仲冬痹也。

手心主之筋，起于中指，与太阴之筋并行，结于肘内廉，上臂阴，结腋下，下散前后挟胁；其支者，入腋，散胸中，结于贲。其病当所过者，支转筋，前及胸痛，息贲。治在燔针劫刺，以知为数，以痛为输。名曰孟冬痹也。

手少阴之筋，起于小指之内侧，结于锐骨，上结肘内廉，上入腋，交太阴，挟乳里，结于胸中，循贲，下系于脐。其病内急，心承伏梁，下为肘网。其病当所过者，支转筋，筋痛。治在燔针劫刺，以知为数，以痛为输。其成伏梁唾血脓者，死不治。经筋之病，寒则反折筋急，热则筋弛纵不收，阴痿不用。阳急则反折，阴急则俯不伸。焠刺者，刺寒急也，热则筋纵不收，无用燔针。名曰季冬痹也。足之阳明，手之太阳，筋急则口目为噼，眦急不能卒视，治皆如右方也。

【译文】足阳明胃经的经筋，起始于足次指外侧，结聚于足背上；斜行向上的一支支筋，从足背的外侧向上结聚于膝部外侧，然后再直行向上结聚于髀枢部位，随后又向上沿着胁部，连属脊柱；另外一条直行一支之筋，从足背向上沿着胫骨，结聚在膝部位置；由此处分出来的支筋，结聚于外辅骨部位，与足少阳的经筋相会合；还有一条直行的支筋，沿着辅骨上行至伏兔位置，再结聚在髀部，由此会合结聚于阴器，再向上行进，后散布在腹部部位，再上行至缺盆重新结聚，随后上行通过颈部，环绕在口的两旁，重新会合于颧部，然后向下结于鼻，从鼻上行合与足太阳经筋。足太阳经筋是上眼胞的网维，足阳明胃经是下眼胞的网维；另外一条从颧部分出的支筋，通过颊部，结聚在耳的前方。足阳明胃经的本经筋发病的主要症状是：足中趾以及胫部转筋，足背有跳动感并有拘紧的感觉，伏兔部位转筋，大腿前部、阴囊肿大，癀疝，腹部筋拘紧。向上则会牵引到缺盆、面颊部和嘴巴突然发生口角歪斜，如有寒则是筋脉拘急一侧的眼睑不能闭合，如有热则是筋脉弛纵的一侧眼不能睁开。颊筋有寒，就会直接牵扯面颊发生拘紧，导致口角歪斜；如果颊筋有热，就会直接导致筋脉弛缓无力，所以会发生口角歪斜的情况。治疗口角歪斜这种情况的方法，病情比较急的，就要用马脂，用马脂涂抹在拘紧的面颊上，以缓解润养其拘紧之筋，然后再用白酒调和桂末，涂抹在弛缓的一侧面颊；如果是病情较缓的，就用桑钩钩住患者的口角，以此来调整口角歪斜。另外，再将桑木炭火置入到地坑中，地坑的高低与病人坐着时候的高低相同，以能烤到颊部最佳，同时再用马脂熨贴拘急的一侧面颊，让病人喝一些酒，吃一点烤肉类的食物，不能喝酒的人也需要勉强的喝一些，然后在病人的病症部位再三抚摩就可以。治疗这类病要用火针,不用拘泥于手法,以病情痊愈确定针刺次数的多少,以疼痛的部位作为针刺的腧穴,这种病称之为季春痹。

足太阴脾经的经筋,起始于足大指之端的内侧,而后上行结聚于内踝;其中有一条直行的支线,上行结聚于膝内的辅骨,然后再向上沿着大腿的内侧,结聚于髀部位置,随后结聚在前阴部位,然后又上行至腹部,结聚于脐中部位,再沿着腹内上行,然后结于肋部,再散布于胸中。另外一条行于内侧的一支筋,由阴器上行后附着于脊柱。足太阴脾经的本经筋发病的主要症状是:足大指和内踝互相牵引作痛,转筋,膝内辅骨疼痛,大腿股内侧牵引髀部作疼,阴器像是扭转后一样拘紧疼痛,然后向上牵引脐部、两胁、胸部作痛,进而牵引脊柱内部作痛。治疗这类病要用燔针,针刺要疾进疾出,以病情痊愈确定针刺次数的多少,以疼痛的部位作为针刺的腧穴,这种病称之为孟秋痹。

足少阴肾经的经筋,起始于足小指的下面部位,进入足心后,行于足部内侧,而后与足太阴经之筋相合并行,随即斜行向上,至内踝的下方,结聚于足跟,而后向下与足太阳经之筋相合并行,然后上行结聚于内辅骨下方位置,在此处与足太阴经之筋相合并行,然后沿着大腿根部内侧上行,结聚于阴器位置,随后又沿着脊柱内侧肌肉上行至项部,结聚于枕骨,并与足太阳经之筋相合并行。足少阴肾经的本经筋发病的主要症状是:足下部位转筋,而且本经所有循行和结聚的部位,都会有疼痛和转筋的感觉。足少阴肾经筋发生的主要病症以癫痫、抽搐和痓症为主。病在外侧的,会导致腰脊不能前俯的;病在内侧的,会导致胸腹侧的不能后仰。所以背部为阳,腹部为阴,背部苦于筋急的,腰部就反折而身体不能前俯;腹部苦于筋急的,身体只能向前曲而不能后仰。治疗这类病要用燔针,针刺要疾进疾出,以病情痊愈确定针刺次数的多少,以疼痛的部位作为针刺的腧穴。如果病是在胸腹内部,不宜用针刺,可以熨贴患处,导引按摩,以此来舒筋脉,然后饮用汤药以养血气。如果病情很重的,这种是属于不治之症。这种病称之为仲秋痹。

　　足厥阴肝经的经筋，起始于足大指之上方，上行结聚在内踝之前的中封穴位，然后再向上沿着胫骨，随即结聚于膝内辅骨下方，再沿着大腿内侧上行，结聚于阴器，并在此处与其他足三阴及足阳明各经的经筋相联络。足厥阴肝经的本经筋发病的主要症状是：足大指、内踝前部牵引疼痛，并牵引内侧辅骨处都感到疼痛，大腿内侧疼痛而且转筋，前阴器不能发挥正常作用。如果房事劳累过度就会耗伤阴精，会导致阳痿不举。伤于寒邪就会导致阴器收缩，伤于热邪就会导致阴器挺直不收。治疗的时候，应该用利水渗湿或者清化湿热的方法以治厥阴经之气。治疗转筋这类病要用燔针，不用拘泥于手法，以病情痊愈确定针刺次数的多少，以疼痛的部位作为针刺的腧穴，这病称之为季秋痹。

　　手太阳小肠经的经筋，起始于手小指上端，然后结聚于手腕部，沿着前臂内缘上行，结聚于肘内高骨的后方位置。若是用手指弹此处的筋，就会有酸麻的感觉直接反应到小指上，然后再上行入于腋下；另外有一条分支，是向后行至腋窝的后侧位置，然后上行围绕肩胛，沿着颈部出于足太阳经筋之前，后结聚在耳后完骨的位置；由此处另外分出一条支筋，入于耳内；这条直行的筋，出于耳后，上行，然后向下结聚于腮部位置，随即再折上行，联属外眼角部位。手太阳小肠经的本经筋发病的主要症状是：手小指和肘内高骨后缘会有疼痛感，沿着手臂内侧一直到腋下后侧的部位也都会有疼痛的感觉，围绕肩胛牵引着颈部位置也会发生疼痛，并且会出现耳中鸣痛，且同时牵引颔部疼痛，眼部也会疼痛，痛的时候眼睛闭上，需要闭目养神较长时间才能看清楚东西，恢复视力。颈筋拘急的时候，会引发筋瘘、颈肿等症状。寒热发生在颈部的时候，应该要用燔针，不用拘泥于手法，以病情痊愈确定针刺次数的多少，以疼痛的部位作为针刺的腧穴。如果是针刺以后颈肿还不能消退的，要改用锐针进行针刺治疗。本支者，上曲牙，循耳前，属目外眦上颌，结于角，其痛当所过者，支转筋。治在燔针劫刺，以知为数，以痛为输。这种病称之为仲夏痹。

　　手少阳三焦经的经筋，起始于无名指靠近小指之端，上行以后结聚于腕部，然后沿着手臂上行结于肘部，随后又向上绕着大臂的外侧上行，经过肩部到达颈部，在此处与手太阳的经筋相合并行。另外有一条从颈部分出的一支筋，向下行于下颌角部位深入，在此处系于舌根；还有另外一条分支，上行至颊车穴，沿着耳前行进，联属于外眼角，然后向上经过额部，最后在额角聚结。手少阳三焦经的本经筋发病的主要症状是：在本经经筋所经过的地方都会出现转筋、舌体卷曲的现象。治疗这类病要用火针，不用拘泥于手法，以病情痊愈确定针刺次数的多少，以疼痛的部位作为针刺的腧穴，这病称之为季夏痹。

手阳明大肠经的经筋，起始于食指侧端，由此处结聚于腕部，然后沿着手臂上行，再结聚于肘部外侧，随后沿着大臂上行，行进后结聚于肩髃部位。它其中一条分支，绕过肩胛部位，挟于脊柱两侧；还有另外一条直行的支筋，从肩髃上行至颈部位置；由此处分出另外一条支筋，上行至颊部位置，然后结聚在颧骨部位；还有一条直行的分支，从颈部上行后，出于手太阳经筋的前方，然后再上行至左额角部位，络于头部，随即下行进入右腮部。手阳明大肠经的本经筋发病的主要症状是：在本经经筋所有经过的部位，都会发生疼痛、转筋，以及肩部不能举起，脖子不可以左右转动、环视的症状。治疗这类病要用火针，不用拘泥于手法，以病情痊愈确定针刺次数的多少，以疼痛的部位作为针刺的腧穴，这病称之为孟夏痹。

手太阴肺经的经筋，起始于手大指的上端位置，沿着大指上行于胸腔，结聚于鱼际之后，然后上行于寸口外侧，再沿着手前臂上行，结聚在肘中位置，随即再上行至臂部内侧，入于腋下，上出于缺盆，结聚在肩髃前方位置，然后又返回上结于缺盆处，随即自腋下行，进入胸中，然后结于胸内，并且散布于横膈部位，在此处与手厥阴经的经筋相合于膈部，然后下行至季胁部位。手太阴肺经的本经筋发病的主要症状是：在本经经筋所有经过的部位，都会发生疼痛、转筋，更加严重的情况，会发展成息贲病，然后导致呼吸急促，或胁下拘急，气逆喘息，吐血。治疗这类病要用火针，不用拘泥于手法，以病情痊愈确定针刺次数的多少，以疼痛的部位作为针刺的腧穴，这病称之为仲冬痹。

手厥阴心包经的经筋，起始于手中指之端，沿着中指上行，通过手掌后与手太阴经之筋相合并行，结聚于肘内侧部位，然后向上行经过肘内侧部位，并且结聚于腋下，随即从腋下布散于胸中，挟两胁分布；它的其中一条分支，入于腋下位置，散布于胸中，最终结聚于膈部。手厥阴心包经的本经筋发病的主要症状是：在本经经筋所有经过的部位，都会发生疼痛、转筋，或者胸痛发展成息贲病，也会出现呼吸急促、上逆喘息的症状。治疗这类病要用燔针，不用拘泥于手法，以病情痊愈确定针刺次数的多少，以疼痛的部位作为针刺的腧穴，这病称之为孟冬痹。

手少阴心经的经筋，起始于小指的内侧部位，循着手小指上行，结聚于掌后锐骨的位置，然后再向上行，结聚于肘部内侧，随即上行入于腋下，与手太阴肺经筋相交并行，再走向胸部，伏行于乳里，然后结聚在胸中，沿着膈下行，并联系于脐部部位。手少阴心经的本经筋发病的主要症状是：胸内拘急，心下有坚积伏，叫做伏梁病。本筋是肘部可以屈伸的网维，手少阴心经筋发病，主要是在本经经筋所有经过的部位，都会发生疼痛、转筋。治疗这类病要用燔针，不用拘泥于手法，以病情痊愈确定针刺次数的多少，以疼痛的部位作为针刺的腧穴。如果是病人的病症已经发展成伏梁病，然后出现了吐脓血的情况，这是表示脏气已经受损，这是不能治疗的死症。一般如果是经筋发生的病症，伤于寒邪就会导致筋脉拘急，伤于热邪就会导致筋脉松弛，出现阳痿不举的症状。背部苦于筋急的，腰部就反折而身体不能前俯；腹部苦于筋急的，身体只能向前曲而不能后仰。焠刺是烧针的一种刺法，它用于治疗因受寒所造成的筋急之病，因为受热而造成的筋脉弛缓之类的病症，就不适合采用火针。这类称之为季冬痹。足阳明经筋和手太阳经筋拘急的时候，会产生口眼㖞斜的情况；眼角拘急的时候，眼睛不能正常的看东西。治疗以上这些病症的时候，都应该用上面说的焠针劫刺法来进行治疗。

骨度第十四

黄帝问于伯高曰:《脉度》言经脉之长短,何以立之?

伯高曰:先度其骨节之大小、广狭、长短,而脉度定矣。

黄帝曰:愿闻众人之度①,人长七尺五寸者,其骨节之大小长短,各几何?

伯高曰:头之大骨围二尺六寸,胸围四尺五寸,腰围四尺二寸。发所覆者,颅至项尺二寸,发以下至颐长一尺。君子终折。

结喉以下至缺盆中长四寸。缺盆以下至𩩲骬长九寸,过则肺大,不满肺小。𩩲骬以下至天枢长八寸,过则胃大,不及则胃小。天枢以下至横骨长六寸半,过则回肠广长,不满则狭短。横骨长六寸半,横骨上廉以下至内辅之上廉长一尺八寸。内辅之上廉以下至下廉长三寸半,内辅下廉下至内踝长一尺三寸,内踝以下至地长三寸。膝腘以下至跗属长一尺六寸。跗属以下至地长三寸。故骨围大则太过,小则不及。

角以下至柱骨长一尺。行腋中不见者长四寸。腋以下至季胁长一尺二寸。季胁以下至髀枢长六寸,髀枢以下至膝中长一尺九寸。膝以下至外踝长一尺六寸。外踝以下至京骨长三寸,京骨以下至地长一寸。

耳后当完骨者广九寸。耳前当耳门者广一尺三寸,两颧之间相去七寸。两乳之间广九寸半,两髀之间广六寸半。足长一尺二寸,广四寸半。肩至肘长一尺七寸，肘至腕长一尺二寸半，腕至中指本节长四寸，本节至其末长四寸半。

项发以下至背骨长二寸半，膂骨②以下至尾骶二十一节长三尺，上节长一寸四分分之一，奇分在下，故上七节至于膂骨，九寸八分分之七。此众人骨之度也，所以立经脉之长短也。是故视其经脉之在于身也，其见浮而坚，其见明而大者，多血，细而沉者，多气也。

【注释】①度：指大小、长短、宽窄。这里指骨度。即用骨骼作为标尺来衡量人体经脉的长短。②膂骨：指脊椎骨。

【译文】黄帝问伯高说：《脉度》篇里面说的人体经脉的长短，是按照什么标准确定的呢？

伯高回答说：首先度量出各部分骨节的大小、宽窄、长短，然后用这个就可以确定经脉的长短了。

黄帝说：我想多听一些关于一般人骨度的情况。就以人的身长为七尺五寸为标准，这个人全身骨节的大小、长短，应该是多少呢？

伯高说：人的头盖骨头围最长是二尺六寸，胸围最长是四尺五寸，腰围最长是四尺二寸。头发所覆盖的地方称之为颅，从头颅的前发际到颈部后整个头颅是一尺二寸，从前发际到腮部的位置是一尺。明达的君子还要参校计算。

从喉咙隆起的地方到左右缺盆中的长度为四寸。从缺盆向下到胸骨剑突的长度为九寸，如果超过九寸的为肺脏大，不满足九寸的为肺脏小。从胸骨剑骨至天枢穴之间的长度为八寸，如果超过八寸的为胃大，不满足八寸的为胃小。从天枢穴至耻骨的长度为六寸半，如果超过六寸半的为大肠粗长，不满足六寸半的大肠细而短。横骨的长度为六寸半。从横骨上缘到股骨内侧下缘部位长度为一尺八寸。股骨内侧上缘至下缘的长度为三寸半。股骨的下缘到足内踝的长度为一尺三寸。从内踝以下至地长度为三寸。从膝腘部位至足长度为一尺六寸。从足背至地的长度为三寸。所以骨围大的骨也粗大，身长就会超过七尺五寸，骨围小的，身长就不足七尺五。

从额角以下至锁骨的长度为一尺。从颈根下至腋下的长度为四寸。从腋下至季胁的长度为一尺二寸。从季胁至髀枢的长度为六寸。从髀枢以下至膝中长度为一尺九。膝盖骨外侧至外踝的长度为一尺六寸。从外踝以下至京骨突起处的长度为三寸，从京骨突起处以下至地的长度为一寸。

从耳后两高骨之间的长度为九寸。从耳前两听门处之间的长度为一尺三寸。两颧骨之间的距离为七寸。两乳之间的宽距离为九寸半。两股骨之间的宽距离为六寸半。足的长度为一尺二寸，宽度四寸半。肩端至肘部的长度为一尺七寸。肘部至腕部的长度为一尺二寸半。手腕至中指末节关节的长度为四寸。由掌指关节跟部至指尖的长度为四寸半。

从项部后方发际至大椎第一椎骨的长度为二寸半，从脊骨的大椎到尾骶骨共有二十一椎，总共的长度为三尺，上面每节长一寸四分一厘，奇零分数，其余剩下的在七节以下平均计算。上面这些就是普通人的骨度情况，可以用这个标准来作为经脉长短的一句。所以在观察人体经脉情况的时候，如果呈现在体表的经脉浮浅而坚实，或者明显且粗大，那就证明是多血的，如果是细小而沉伏的，那就证明是多气的。

五十营第十五

黄帝曰：余愿闻五十营^①，奈何？

岐伯答曰：天周二十八宿，宿三十六分，人气行一周，千八分。日行二十八宿，人经脉上下、左右、前后二十八脉，周身十六丈二尺，以应二十八宿。漏水下百刻，以分昼夜。故人一呼，脉再^②动，气行三寸；一吸，脉亦再动，气行三寸。呼吸定息，气行六寸；十息，气行六尺，日行二分；二百七十息，气行十六丈二尺，气行交通于中，一周于身，下水二刻，日行二十五分。五百四十息，气行再周于身，下水四刻，日行四十分。二千七百息，气行十周于身，下水二十刻，日行五宿二十分；一万三千五百息，气行五十营于身，水下百刻，日行二十八宿，漏水皆尽，脉终矣。所谓交通者，并行一数也。故五十营备，得尽天地之寿矣，凡行八百一十丈也。

【注释】①营：人体昼夜运行的周次。②再：二。

【译文】黄帝说：我想具体的了解一下，关于经脉之气在人体中昼夜运行五十个周次的情况。

岐伯回答说：周天一共有二十八星宿，每星宿之间的距离为三十六分。人体经脉之气一昼夜运行五十周次，合计一千零八分。一昼夜中太阳会运行周历经过了二十八星宿，这二十八星宿分布在人体上下、左右、前后经脉中，一共有二十八条脉，二十八条经脉的长度为十六丈二尺，正好对应二十八星宿。根据铜壶漏水滴下的百刻为标准，来划分昼夜的区别，以此来计算经气在人体中运行所需要的时间。因此，人每呼气一次，脉搏就跳动两次，经气随即运行三寸；每吸气一次，脉搏就又跳动两次，经气随即又运行三寸，一整个呼吸过程中，经气总共运行六寸。十次呼吸，经气便运行六尺，正好太阳运行二分。二百七十次呼吸，经气便运行十六丈二尺，气行交流上下，贯通八脉，循行周身一周，漏水滴下二刻，正好太阳运行二十分有五。五百四十次呼吸，经气便在体内全身运行两周，漏水滴下四刻，正好太阳运行四十分。二千七百次呼吸，经气便在体内全身运行十次，漏水滴下二十刻，正好太阳运行五个星宿二十分有零。一万三千五百次呼吸，经气便在全身体内运行五十周次，漏水滴下一百刻，正好太阳运行完全部二十八星宿，铜壶里的漏水滴尽了，经脉之气也运行完了五十个周次。之前所说到的经气的相互交通，就是说二十八星宿和人体二十八脉运行一周的数正好符合。所以，只要人的经气可以保持昼夜循行五十个周次，那就可以健康无病，活够天赐的寿命。经气昼夜于人体运行五十周次的总长度，总共是八百一十丈。

营气第十六

黄帝曰: 营气之道, 内①谷为宝。谷入于胃, 乃传之肺, 流溢于中, 布散于外。精专者行于经隧, 常营无已, 终而复始, 是谓天地之纪。

故气从太阴出注手阳明, 上行注足阳明, 下行至跗上, 注大指间, 与太阴合, 上行抵髀。从脾注心中, 循手少阴, 出腋下臂, 注小指, 合手太阳, 上行乘腋出䪼内, 注目内眦, 上巅下项, 合足太阳, 循脊下尻, 下行注小指之端, 循足心注足少阴, 上行注肾, 从肾注心, 外散于胸中; 循心主脉, 出腋下臂, 出两筋之间, 入掌中, 出中指之端, 还注小指次指之端, 合手少阳; 上行注膻中, 散于三焦, 从三焦注胆, 出胁注足少阳, 下行至跗上, 复从跗, 注大指间, 合足厥阴, 上行至肝, 从肝上注肺, 上循喉咙, 入颃颡②之窍, 究于畜门③。其支别者, 上额循巅下项中, 循脊入骶, 是督脉也。络阴器, 上过毛中, 入脐中, 上循腹里, 入缺盆, 下注肺中, 复出太阴。此营气之所行也, 逆顺之常也。

【注释】①内: 通"纳"。②颃颡: 内鼻孔。③畜门: 外鼻孔。

【译文】黄帝说: 营气在人体中的作用, 对人体摄入的食物接受谷物来说很关键。食物水谷进入胃中, 经过脾胃运化后水谷的精微之气传到肺脏, 通过肺脏后流动充溢于五脏之中, 并散布于六腑, 同时营气还分散充溢在四肢和皮肤表面中。水谷中的精纯的精华物质则在人体的经脉通路之中流行而不休止，流动不息。人体内摄入水谷滋养周身的过程就像这样终而复始，一直循环，这就像是和天地间的规律是一样的。

所以营气的运行，从手太阴肺经起始，流注于手阳明大肠经，然后沿着手阳明大肠经上行，由面部注入足阳明胃经，然后下行到达足背，流注于足大指间后，与起始于此处的足太阴脾经相合。然后沿着足太阴脾经上行，到达脾脏所在处，由脾脏上注入心中。由此处沿着手少阴心经，出于腋下，沿着小臂往下注入手小指尖的位置，与手太阳小肠经在此相合。随后由此上行，经过腋下的外侧，出于眼眶颧骨的内侧，流注到眼内角，然后上行至头顶，再下行至颈项部，在此与足太阳膀胱经相交合。然后再沿着脊柱往下经过尻部，向下流注于足小指尖端，由此沿着足心注入足少阴肾经。由足少阴肾经注入到肾脏，经过肾脏后转注心包络中，并由此散布于胸中。然后沿着心包经主脉，出腋窝下行，循行前臂下行，出腕后从小臂内侧的两筋之间，注入于掌中，从中指和无名指的指端直出，由此处回流注于手少阳三焦经。由此上行并注入两乳之间的膻中穴，然后散注于三焦中，再由三焦部位流注入胆腑，出胁部，随即注入足少阳经，然后再向下行至足背上，又从足背流注到足大指之间，与足厥阴肝经在此处会合。然后再上行至肝脏，从肝脏上行流注于肺脏中，再向上沿着喉咙后面位置，进入到鼻的内窍，终止于鼻的畜门。它其中还有另外一条循行的支脉，从鼻的内窍向上沿着额部上行，至头顶位置，再向下沿着颈部下行，沿着脊柱继续下行，进入到骶骨部位中，这里是督脉循行的路线。由此处再经过任脉，向前环绕阴器，然后向上经过阴部的内部，上行以后进入脐中。然后再向上进入腹内，再上行进入缺盆，然后向下流注肺脏中，然后再次的进入手太阴肺经，从这里再开始下一个循环周流。以上这些就是营气循行的路线，也是手足气血逆顺循行的常规。

脉度第十七

黄帝曰: 愿闻脉度。

岐伯答曰: 手之六阳, 从手至头, 长五尺, 五六三丈。手之六阴, 从手至胸中, 三尺五寸, 三六一丈八尺。五六三尺, 合二丈一尺。足之六阳, 从足上至头, 八尺, 六八四丈八尺。足之六阴, 从足至胸中, 六尺五寸, 六六三丈六尺, 五六三尺, 合三丈九尺。蹻脉从足至目, 七尺五寸, 二七一丈四尺, 二五一尺, 合一丈五尺。督脉任脉各四尺五寸, 二四八尺, 二五一尺, 合九尺。凡都合一十六丈二尺, 此气之大经隧也。经脉为里, 支而横者为络, 络之别者为孙。盛而血者, 疾诛之①。盛者泻之, 虚者饮药以补之。

【注释】①疾诛之: 疾, 快, 迅速; 诛, 消灭, 去除。疾诛之, 是指用放血等方法祛除邪气。

【译文】黄帝说: 我想知道关于人体经脉长度的事情。

岐伯回答说: 两只手的六条阳经, 从手到头, 每条经脉的长度为五尺, 六条经加起来一共是三丈。两只手的六条阴经, 从手到胸中, 每条经脉的长度为三尺五寸长, 三六一共是一丈八尺, 五六一共是三尺, 六条加起来一共是二丈一尺。两足的六条阳经, 从足底一直到头是八尺, 六条经加起来一共是四丈八尺。两足的六条阴经, 从足底一直到胸中, 每条阴经长度为六尺五寸长, 六六一共是三丈六尺, 五六一共是三尺,六条加起来一共是三丈九尺。左右两边的蹻脉，从足底到目的长度是七尺五寸，左右两条一共是二七一丈四尺，二五一共是一尺，两条加起来共为一丈五尺。督脉、任脉各自的长度为四尺五寸，二四一共是八尺，二五一共是一尺，督脉、任脉加起来一共是为九尺。以上这些所有的经脉加起来一共是一十六丈二尺长，这就是人体内脉气运行的主要通路。经脉的循行是在机体的里面，从经脉中分支出来，在各个经脉之间横行的是络脉，从络脉中别出散行的细小脉络是孙络。孙络中气盛而且有淤血的，这时候应该立即治疗除去邪气。邪气盛的时候，用泻法治疗，正气虚的时候，通过饮用汤药来进行调补。

　　五脏常内阅①于上七窍也。故肺气通于鼻，肺和②，则鼻能知臭香矣。心气通于舌，心和，则舌能知五味矣。肝气通于目，肝和，则目能辨五色矣。脾气通于口，脾和，则口能知五谷矣。肾气通于耳，肾和，则耳能闻五音矣。五脏不和，则七窍不通；六腑不和，则留为痈。故邪在腑，则阳脉不和，阳脉不和，则气留之，气留之，则阳气盛矣。阳气太盛，则阴脉不利，阴脉不利，则血留之，血留之，则阴气盛矣。阴气太盛，则阳气不能荣也，故曰关；阳气太盛，则阴气弗能荣③也，故曰格；阴阳俱盛，不得相荣，故曰关格。关格者，不得尽期而死也。

　　【注释】①阅：检察、查检之意。在文中指反映、察觉到。②和：这里指通和、和利。也就是指脏器的功能正常。③荣：这里有繁荣、施展的意思。

　　【译文】五脏中精气的盛衰，经常可以从人体头面部位的七窍反应出来。肺气通鼻窍，肺气的功能和调，鼻子才能辨别各种香臭的气味；心气通舌窍，心气的功能和调，舌头才能分别出酸甜苦辣咸五种滋味；肝气通眼窍，肝气的功能和调，眼睛才能分辨出五色；脾气通于口，脾气的功能和调，口中才可以辨别出五谷食物的各种味道；肾气通耳窍，肾气的功能和调，耳朵才能听见五音带来的各种声音。如果五脏的功能没有和调，与五脏相对应的七窍就会不通，不能正常的工作；六腑的功能如果也失去调顺，邪气就会滞留在体内结聚生成痈。所以，如果邪气留在六腑之中，那属阳的经脉就会不和调，阳脉不和调，阳气就会留滞在体内，阳气留滞以后，阳脉就会相对偏盛。阳气太旺盛就会导致阴脉不和调，阴脉不和调，就会导致血气留滞，血气留滞就会导致阴气过盛。如果体内的阴气过盛，就会直接影响阳气不能营运入体内，这叫做关。如过体内的阳气太盛，也会直接影响阴气不能外出运行与阳气相交，这叫做格。阴阳皆过盛的时候，阴阳之间就不能相互调和、互相荣养，这样就叫做关格。关格是阴阳离决、不能相互交通的现象，如果人体出现关格，那就表示病人活不到应该活的年龄就会死去。

黄帝曰：蹻脉安起安止？何气荣也？

岐伯答曰：蹻脉者，少阴之别，起于然骨之后，上内踝之上，直上循阴股入阴，上循胸里入缺盆，上出人迎之前，入頄，属目内眦，合于太阳、阳蹻而上行，气并相还，则为濡目，气不荣则目不合。

黄帝曰：气独行五脏，不荣六腑，何也？

岐伯答曰：气之不得无行也，如水之流行不休，故阴脉荣其脏，阳脉荣其腑，如环之无端，莫知其纪，终而复始。其流溢之气，内溉脏腑，外濡腠理。

黄帝曰：蹻脉有阴阳，何脉当其数①？

岐伯答曰：男子数其阳，女子数其阴，当数者为经，其不当数者为络也。

【注释】①当其数：数，指计算。当其数，阴阳蹻脉在人体经脉总长度的计算中，只计算一条经脉的长度。

【译文】黄帝说：蹻脉是从哪里起始？从哪里终止的呢？在此期间又借助了哪条经脉之气滋润、濡养而使他运行呢？

岐伯回答说：蹻脉是足少阴肾经经脉的别脉，它起始于然骨后面的照海穴处，向上行经过足内踝的上方，然后直行向上，沿着大腿内侧入阴器，然后再向上到达胸部位置，随后进入缺盆，接着继续上行，出于人迎穴的前方位置，进入到颧骨，连属内侧的眼内角，与足太阳膀胱经脉在此处会合再继续上行。阴蹻和阳蹻二脉气相合，并行环绕在目部，滋润目睛，如果是脉气不能供养眼睛，眼睛就会出现目不能闭合的现象。

黄帝说：阴蹻的脉气独行于五脏之间，但是却不在六腑之中运行营养六腑，这是因为什么呢？

岐伯回答说：脉气的运行使不停息的，就像水的流动运行一样，永无休止的运行。所以，阴脉运行在五脏之中，阳脉运行在六腑之中，就因为他们这样如环形一样无端的运行，所以就没有起点，那样也就无法计算出它转流的次数。蹻脉之气流溢的脉气，是不停的流动运行，在内的时候灌溉五脏六腑，在外的时候则是濡养肌肤表层。

黄帝说：蹻脉有阴有阳之分，那一条蹻脉是之前说的一丈五尺的标准长度呢？

岐伯回答说：男子计算蹻脉的数值长度，指的是阳蹻；女子计算蹻脉的数值长度，指的是阴蹻。所以一般计算蹻脉的脉度总数之内的，称之为经，不包括在总数里面的，称之为络。

营卫生会第十八

黄帝问于岐伯曰：人焉受气？阴阳焉会？何气为营？何气为卫？营安从生？卫于焉会？老壮不同气，阴阳异位，愿闻其会。

岐伯答曰：人受气于谷。谷入于胃，以传与肺，五脏六腑，皆以受气。其清①者为营，浊者为卫。营在脉中，卫在脉外。营周不休，五十而复大会。阴阳相贯，如环无端。卫气行于阴二十五度，行于阳二十五度，分为昼夜。故气至阳而起，至阴而止。故曰：日中而阳陇为重阳，夜半而阴陇为重阴。故太阴主内，太阳主外。各行二十五度，分为昼夜。夜半为阴陇，夜半后而为阴衰，平旦阴尽，而阳受气矣。日中为阳陇，日西而阳衰。日入阳尽，而阴受气矣。夜半而大会，万民皆卧，命曰合阴。平旦阴尽而阳受气。如是无已，与天地同纪②。

【注释】①清：指水谷精气中轻清且富于营养作用的一部分。②与天地同纪：指营卫两气日夜运行不停止，如同天地日月运转一样是有规律的。

【译文】黄帝问岐伯说：人的精气是从哪里来的？阴气和阳气又是在哪里交汇的？营气是什么样的气？卫气是什么样的气？营气和卫气都是从哪里来的？老年人和青年人的气盛衰有什么不相同，营气和卫气运行部位也不一样，我想知道它们会合的道理。

岐伯回答说：人体内的营卫之气是由水谷转化而成的，水谷进入到胃后，经过消化成为水谷精气，水谷精气的部分传给了肺脏，借由肺气的传送到全身，这样五脏六腑就都可以接受到水谷精气。其中水谷精气里面清轻富有营养的部分被称之为营气，重浊没有营养的部分称之为卫气。营气流行于经脉之中，卫气流行于经脉之外，营气和卫气周流全身，没有休止的循行运转，营气在人体昼夜运行五十周，然后又重新会合。所以体内的阴经阳经相互交替循环运转，如环无端，没有终止。卫气在人体循行是夜间，阴分内脏二十五周，白天的阳经也是循行二十五周，以此来区分出昼夜各半。所以卫气行于阳经的时候，人就睡醒了行动；夜里行于阴经的时候，人就进入睡眠中。所以，中午卫气都从内脏中循行到了阳经，这时候的阳经卫气是最旺盛，故称之为重阳；夜里卫气都从阳经中循行到了内脏里面，这时候的阴气是最旺盛的，故称之为重阴。营气起始于手太阴肺经又回到手太阴肺经，所以说太阴主营气的运行；卫气起始于足太阳膀胱经回到足太阳膀胱经，所以说太阳主卫气的运行。营气周流循行十二经，昼夜各自运行二十五周，卫气白天行于阳经，晚上行于阴经，也都是运行二十五周，这样就分为昼夜各半。夜半是阴气最盛的时候，过了夜半以后阴气渐渐衰弱，等到黎明时分阴气已经衰尽，阳气渐渐的旺盛。中午的时候是阳气最旺盛的时候，等到夕阳西下的时候阳气就渐渐的衰弱，黄昏过后阳气完全的衰尽，这时候阴气就渐渐的旺盛。到了夜半时分，营气和卫气在阴分会合运行，这时候正是营气和卫气相互会合的时候，人人在这时都要入睡了，所以称之为合阴。到黎明的时候阴气衰尽，而阳经卫气又开始运行。像这样的循行不止，与天地日月之间运行是一样有规律的。

黄帝曰：老人之不夜瞑者，何气使然？少壮之人不昼瞑者，何气使然？

岐伯答曰：壮者之气血盛，其肌肉滑，气道通，营卫之行，不失其常，故昼精①而夜瞑。老者之气血衰，其肌肉枯，气道涩，五脏之气相搏，其营气衰少而卫气内伐，故昼不精，夜不瞑。

黄帝曰：愿闻营卫之所行，皆何道从来？

岐伯答曰：营出于中焦，卫出于下焦。

黄帝曰：愿闻三焦之所出。

岐伯答曰：上焦出于胃上口，并咽以上，贯膈而布胸中，走腋，循太阴之分而行，还至阳明，上至舌，下足阳明。常与营俱行于阳二十五度，行于阴亦二十五度，一周也。故五十度而复大会于手太阴矣。

黄帝曰：人有热，饮食下胃，其气未定②，汗则出，或出于面，或出于背，或出于身半，其不循卫气之道而出，何也？

岐伯曰：此外伤于风，内开腠理③，毛蒸理泄，卫气走之，固不得循其道。此气慓悍滑疾，见开而出，故不得从其道，故命曰漏泄。

黄帝曰：愿闻中焦之所出。

岐伯答曰：中焦亦并胃中，出上焦之后。此所受气者，泌糟粕，蒸津液，化其精微，上注于肺脉，乃化而为血。以奉生身，莫贵于此。故独得行于经隧，命曰营气。

黄帝曰：夫血之与气，异名同类，何谓也？

岐伯答曰：营卫者，精气也；血者，神气也。故血之与气，异名同类焉。故夺血者无汗，夺汗者无血。故人生有两死，而无两生。

黄帝曰：愿闻下焦之所出。

岐伯答曰：下焦者，别回肠，注于膀胱，而渗入焉。故水谷者，常并居于胃中，成糟粕而俱下于大肠，而成下焦。渗而俱下，济泌别汁④，循下焦而渗入膀胱焉。

黄帝曰：人饮酒，酒亦入胃，谷未熟而小便独先下，何也？

岐伯答曰：酒者，熟谷之液也。其气悍以清，故后谷而入，先谷而出焉。

黄帝曰：善。余闻上焦如雾，中焦如沤，下焦如渎，此之谓也。

【注释】①昼精: 指白天精力充沛的意思。②其气未定: 指精微之气尚未化生。③腠理: 和皮毛同义。④济泌别汁: 将水液经过过滤, 分出清浊的意思。

【译文】黄帝说: 老年人在夜里睡眠不安稳, 这是什么原因呢? 青年人在白天的时候精力充沛, 很少睡觉, 这又是什么原因呢?

岐伯回答说: 少壮年轻的人气血都比较旺盛, 肌肉比较滑利, 气道就通畅, 这样营气和卫气就可以很正常的运行不失正常规律, 所以他们白天的时候都特别精力充沛, 晚上的时候睡眠也比较安稳。相比较而言老年人气血衰弱, 肌肉干枯, 气道的运行就自然艰涩不通, 五脏之间的气也不能正常的相互沟通, 不能调和, 所以营气衰少, 卫气内败, 营气和卫气失调, 不能按照正常的规律运行, 所以就会白天没精力, 夜里也难以入睡。

黄帝说: 我想知道营气和卫气的循行是从什么地方开始的?

岐伯回答说: 营气是从中焦部位发出的, 卫气是从下焦部位发出的。

黄帝说: 我想听一下关于上焦发气的情况, 是如何运行的。

岐伯回答说: 上焦的气起始于胃的上口, 入咽喉并于食道上行, 然后穿过隔膜, 布散在胸中, 随后经过腋下, 沿着手太阴肺经的位置下行, 再返回到手阳明大肠经, 上行到舌, 随后下注于足阳明胃经, 循行足阳明胃经运行。上焦之气经常与营气并行于阳二十五周, 行于阴同样也是二十五周, 这就是昼夜一周的大循环。这样昼夜循行五十周后, 又重新回到手太阴经。

黄帝说: 人在比较热的时候, 吃的食物刚刚下胃, 还没有完全的转化成水谷精气, 汗就已经先出来了, 有些是面部出汗, 有些是背部出汗, 还有一些是半身出汗, 但是这些都没有按照卫气所运行的路线, 这是什么原因呢?

岐伯说：这是因为外伤受到了风邪的侵入，又受到食物的热气从而导致腠理开泄，皮毛因为风热的邪气蒸腾，在腠理疏松的地方开泄，这样卫气就会流泄，当然不会按照正常的路线循行了。这是因为卫气本身的性质为慓悍滑利，行走的速度很快，见到开泻的地方就会流泄而出，所以这种情况下卫气肯定不会按照正常的道路去运行，这种情况叫做漏泄。

黄帝说：我想听一下关于中焦发气的情况，是如何运行的。

岐伯回答说：中焦也是合在胃的上口，在上焦之后的位置，中焦所接受的水谷之气，经过消化，排泌糟粕，承受津液，从而将生出的精微物质，向上行注于肺脉，同时将水谷所化生的精微物质转化成为血液，以此来濡养全身。这种精气是人体最珍贵的物质。所以能够独自行于十二经脉之道的，就叫做营气。

黄帝说：血和气，名称虽然不一样，但是却属于同一个类型，这是因为什么呢？

岐伯回答说：营气和卫气都是分别来自水谷精气，血作为神气的基础物质，同样也是由水谷精气化生而成的，所以尽管血与营气、卫气，名称虽然不一样，但都是属于同一个大类。因此，血液损耗过度的人，就不能再让他出汗；脱汗而伤到卫气的人，就不能再失血过度。所以，如果是也脱汗也亡血就会死去的，仅仅是脱汗或者失血就还有一线生机。

黄帝说：我想听一下关于下焦发气的情况，是如何运行的。

岐伯回答说：下焦是在胃的下口部位，下焦沿着回肠曲折下行，将糟粕输送渗入大肠，又将水液注入到膀胱中。所以人吃的水谷，基本上都是在胃中消化，然后经过脾胃的运化将糟粕输送至大肠，这就是下焦的主要活动内容之一。等糟粕全部下行至大肠中，水液也向下不断地过滤，清液就渗入膀胱中，浊者就直接成为糟粕归入大肠中。

黄帝说：人喝了酒以后，酒也跟着水谷食物一起进入到胃中，那为什么水谷还没有消化和没有把清浊分清,小便就先排泄出来了呢?这是因为什么呢?

岐伯回答说:因为酒是粮食经过腐熟酿造出来的液汁,其气慓悍强劲而且滑利清纯,所以即使是在水谷以后才进入胃中,也会比食物先成为水液由小便排出来。

黄帝说:你说的太好了。我曾经听说人体内的上焦的作用是宣散营卫之气,就像天空的雾一样,轻清弥漫;中焦脾胃的作用是腐熟水谷,消化饮食,就像沤浸食物一样,让它们发生变化;下焦肾、膀胱、大肠的主要作用就像沟渠排水一样,不间断的将水液和糟粕排出体外,这些就是三焦的功能和主要的特点。

四时气第十九

黄帝问于岐伯曰：夫四时之气，各不同形。百病之起，皆有所生。灸刺之道，何者为定？

岐伯答曰：四时之气，各有所在，灸刺之道，得气穴为定。故春取经、血脉、分肉之间，甚者深刺之，间①者浅刺之。夏取盛经孙络，取分间，绝皮肤；秋取经腧，邪在腑，取之合。冬取井荥，必深以留之。

温疟，汗不出，为五十九痏②。风疦 肤胀③，为五十七痏。取皮肤之血者，尽取之。飧泄，补三阴之上，补阴陵泉，皆久留之，热行乃止。转筋于阳，治其阳；转筋于阴，治其阴，皆卒刺④之。

徒疦，先取环谷⑤下三寸，以铍针针之，已刺而筩⑥之，而内之，入而复之，以尽其疦，必坚。来缓则烦悗，来急则安静。间日一刺之，疦尽乃止。饮闭药，方刺之时，徒饮之。方饮无食，方食无饮，无食无他食，百三十五日。著痹不去，久寒不已，卒取其三里。肠中不便，取三里，盛泻之，虚补之。疠风者，素刺其肿上，已刺，以锐针针其处，按出其恶气，肿尽乃止。常食方食，无食他食。

【注释】①间：与甚相对，轻的意思。②痏：一般指伤疤，这里指腧穴。③风疦（shuǐ）肤胀：水肿病。④卒刺：应作"焠刺"，指用火针治疗。⑤环谷：穴位名，但现在无从考证具体位置。⑥筩：指中空的针。

【译文】黄帝问岐伯说：一年中四季的气候各不相同，百病的发生很多都与四季的气候有关系，也不尽相同，那针灸缪刺治疗的方法，也会因为季节的变化各不相同，那这其中有什么根据来判断吗？

岐伯回答说：四季的气候各不相同，在身体上的发病部位也不一样，灸刺的方法，也要根据四季之气和气血特点来决定的。所以，春季进行针刺治疗，可以取用经脉、血脉和分肉之间的穴位，病重的时候用深刺，病轻的时候用浅刺。夏季进行针刺治疗，可以取用本季节偏盛经脉的阳经、孙络穴位，或者取用分肉之间的浅刺法。秋季进行针刺治疗，可以取用各经脉的腧穴，如果病邪在六腑中，就取用六阳经的合穴。冬季进行针刺治疗，可以取用所病脏腑各经脉的经穴和荥穴，刺的时候一定要深刺，留针的时间要长。

患有温疟病的病人，不出汗的情况下，治疗的时候可以取用热病的五十九个腧穴。患风水病皮肤肿胀的病人，治疗的时候可以取用五十七个腧穴治疗水病，若是皮下有淤血的情况，应该先将穴位的恶血放掉，再针刺治疗。因为脾胃虚寒导致的飧泄症，治疗的时候应该取三阴交穴，使用补法，上刺补阴陵泉，这些都需要长时间的留针，直到病人感觉针下有热感才能起针。手足转筋病，治疗的时候应该取足外侧阳经穴位针刺，手足的内侧转筋，应该取足内侧阴经的穴位针刺，两种转筋都用火针针刺。

患有水肿病的病人，针刺治疗的时候先取脐下环谷穴下三寸的穴位，用铍针刺之，然后用竹管的针刺入，将里面的水抽出放掉，如此反复几次，让里面的水排尽即可，再用布带将针刺处捆束。针刺的时候一定要迅速的急刺，刺的太慢病人会感觉到烦闷、不安，刺的快，病人才能感觉舒适、安静。每隔一天时间针刺治疗放水一次，一直到水肿退尽为止。针刺治疗的同时要配合服用补药，防止再次水肿，再开始针刺的时候服用补药，刚吃了补药不可以进食，刚进食完不要立即服用补药，同时要保持清淡饮食，不要吃伤脾助湿的禁忌食物，这样的饮食和治疗，坚持一百三十五天才可以。患有湿邪邪气造成的著痹症，经久不愈，经常感到寒冷不已，这是因为寒湿邪气长久留在体内所导致的，治疗的时候要用疾进疾出的手法，针刺足三里穴。湿邪留在肠胃中造成的肝痹，治疗的时候也是取用足三里穴，邪气盛的时候就用泻法，正气虚的时候就用补法。患有麻风病的病人，应该是用针刺肿胀的部位，针刺之后，然后用锋利的针再刺同一部位，刺完后用手挤压放出毒气和恶血，一直到肿消退为止。平时要多吃一些普通的食物，不要吃禁忌或者其他刺激性的食物。

　　腹中常鸣，气上冲胸，不能久立，邪在大肠，刺肓之原①、巨虚上廉、三里。小腹控睾，引腰脊，上冲心，邪在小肠者，连睾系，属于脊，贯肝肺，络心系。气盛则厥逆，上冲肠胃，熏肝，散于肓，结于脐。故取之肓原以散之，刺太阴以予之，取厥阴以下之，取巨虚下廉以去之，按其所过之经以调之。

　　善呕，呕有苦，长太息，心中憺憺，恐人将捕之，邪在胆，逆在胃，胆液泄则口苦，胃气逆则呕苦，故曰呕胆。取三里以下胃气逆，刺少阳血络以闭胆逆，却调其虚实，以去其邪。饮食不下，膈塞不通，邪在胃脘。在上脘则刺抑而下之，在下脘则散而去之。小腹痛肿，不得小便，邪在三焦②约，取之太阳大络，视其络脉与厥阴小络结而血者，肿上及胃脘，取三里。

　　睹其色，察其目，知其散复者，视其目色，以知病之存亡也。一其形，听其动静者，持气口人迎，以视其脉。坚且盛且滑者，病日进；脉软者，病将下；诸经实者，病三日已。气口候阴，人迎候阳也。

　　【注释】①肓之原：气海穴的别名。②三焦：据《灵枢·本输》应该为膀胱。
　　【译文】腹中常常有鸣响的，是因为腹中有气向上冲顶胸部，呼吸急促且不能长时间站立，这些病症都是病邪在大肠的现象，针刺治疗的时候应该刺肓之原、上巨虚穴和足三里这几个穴位。小腹部牵控睾丸疼痛，并且连及腰背和脊骨疼痛的，向上冲顶心胸部位，这些病症都是病邪在小肠才有的反应。小肠部连及着睾丸，向后附着于脊椎，其中的经脉贯通肝肺，并联络于心系。所以小肠中的邪气旺盛时，就会导致气机上递，上冲及肠胃，影响肝脏，布散于肓膜，聚结于脐部位置。因此，治疗的时候应该取用肓原穴来散邪气，针刺手太阴经上的穴位以补肺虚，刺足厥阴经上的穴位以泻肝实，取巨虚下廉穴部位以祛邪气，然后按压小肠经脉根据邪气所过之处的经脉来调和气血。

病人经常呕吐，而且呕吐时常常会有苦水，会经常叹气，心里总是感觉空荡恐惧不安，就像总是害怕有人要逮捕他的感觉一样，这是因为病邪都在胆腑，阳气上递于胃部的病症。呕吐的时候胆汁外泄，就会感觉口苦，因为胃气上递导致的呕吐苦水，这种症状叫做呕胆。治疗的时候取用足三里穴，和降胃气使上递的胃气下降，针刺足少阳胆经的血络抑制胆气上递的症状，然后根据病情的虚实情况来判断治疗手法以祛其邪气。如果病人饮食不能下咽，感觉隔膜阻塞不通，这是病邪在胃脘的症状。病邪在上脘的时候，就针刺上脘的穴位来抑制邪气，来抑制邪气让上递之气下行；病邪在下脘的时候，就针刺下脘的穴位散法以祛除积滞。小腹疼痛、肿胀，小便不利，这是因为病邪在膀胱的病症，治疗的时候应该针刺太阳大络委阳穴。如果看到足太阳经大络与厥阴经的小络有瘀血结聚的现象，要针刺祛其瘀血。如果是小腹部位的肿胀向上连及胃脘，这时候应该取足三里穴治疗。

诊断病症的时候要察看病人的面色，观察病人的眼神，这样就可以了解正气的散失恢复情况，观察病人眼睛的颜色，就能知道病邪病人是否有病。观察病人的形体、动作，再诊察听候脉象气口、人迎的脉象，如果脉象坚实、滑利且盛大的，这表明病情在日渐加重；如果脉象是软弱和缓，这表明病情在日渐好转。各经脉部位都是强实而有力的，这代表正气旺盛，病情三天左右就能好了。气口之脉属肺脉，主候体内阴气，人迎之脉属胃脉，主候体内阳气。

卷之五

五邪第二十

邪在肺, 则病皮肤痛, 寒热, 上气喘, 汗出, 咳动肩背。取之膺中外腧^①, 背三节五脏之傍。以手疾按之, 快然, 乃刺之; 取之缺盆中, 以越之。

邪在肝, 则两胁中痛, 寒中, 恶血在内, 行善掣节, 时脚肿。取之行间, 以引胁下; 补三里, 以温胃中; 取血脉, 以散恶血; 取耳间青脉, 以去其掣。

邪在脾胃, 则病肌肉痛。阳气有余, 阴气不足, 则热中善饥; 阳气不足, 阴气有余, 则寒中肠鸣腹痛; 阴阳俱有余, 若俱不足, 则有寒有热。皆调于三里。

邪在肾, 则病骨痛, 阴痹。阴痹者, 按之而不得, 腹胀腰痛, 大便难, 肩背颈项痛, 时眩。取之涌泉、昆仑, 视有血者, 尽取之。

邪在心, 则病心痛, 喜悲, 时眩仆。视有余不足^②而调之其输也。

【注释】①膺中外腧: 胸部中、外侧的腧穴, 理解为中府、云门穴。②有余不足: 心脏靠阳气充养, 这里理解为阳气的有余和不足。

【译文】病邪在肺部的,病症会表现为皮肤疼痛,寒热并发,气逆上行而喘,出汗,咳嗽时牵动肩背作痛。此病症治疗的时候应取胸部外侧的中府、云门穴腧穴,还有背部的第三椎骨旁的腧穴,针刺之前要先用手使劲的按压穴位,等到病人感觉舒服以后再进针。也可以取缺盆的天突穴来治疗,散解肺中留滞的邪气。

病邪在肝部的,病症会表现为两胁疼痛,寒气聚集在中焦部位偏盛,肝藏血,导致瘀血留滞体内,会出现小腿关节部位筋脉抽掣肿胀的现象,关节时常有肿痛。此病症治疗的时候应取足厥阴肝经的行间穴来导引邪气下行,以此来缓解两肋疼痛,另外补足三里穴来温中焦脾胃,针刺本经络脉以散除瘀血,针刺两耳间的青络,来缓解消除小腿关节掣痛的症状。

邪气在脾胃部的,会出现肌肉疼痛。如果病人是阳气有余,阴气不足,就会导致胃脘阳热,邪气旺盛感到胃中灼热,常常会有消食善饥的感觉;如果病人是阳气不足,阴气有余,就会导致脾气虚寒,阴气过盛而出现肠鸣腹痛等症状;如果病人是阴气和阳气都过盛,就会导致邪气偏盛,内寒内热等症状;阴气和阳气都不足,就会导致正气不足,忽热忽冷。不论病症是寒是热,都可以取用足阳明经的三里穴进行治疗。

邪气在肾部的,会出现骨痛、阴痹的症状。所谓的阴痹,就是指浑身疼痛而无定处,即便是用手按压也找不到疼痛的位置所在,而且会时常伴有腹胀腰酸痛,大便困难,肩、背、颈、项疼痛,屈伸不利,时常感到眩晕等症状。这种病症治疗的时候应该取涌泉穴、昆仑穴,如果看到有瘀血的情况,要在血络上针刺出血。

邪气在心部的,会出现心痛,常常情绪悲伤,经常眩晕甚至昏倒。这种病症治疗的时候要先查看病情的虚实,然后再取本经上的腧穴来进行调治。

寒热病第二十一

皮寒热者，不可附席，毛发焦，鼻槁腊^①，不得汗。取三阳之络，以补手太阴。肌寒热者，肌痛，毛发焦而唇槁腊，不得汗。取三阳于下，以去其血者，补足太阴以出其汗。

骨寒热者，病无所安，汗注不休。齿未槁，取其少阴于阴股之络；齿已槁，死不治。骨厥亦然。骨痹，举节不用而痛，汗注烦心。取三阴之经，补之。

身有所伤，血出多，及中风寒，若有所堕坠，四支懈惰不收，名曰体惰。取其小腹脐下三结交。三结交者，阳明，太阴也，脐下三寸，关元也。厥痹者，厥气上及腹。取阴阳之络，视主病也。泻阳补阴经也。

颈侧之动脉人迎，人迎，足阳明也，在婴筋之前。婴筋之后，手阳明也，名曰扶突。次脉，足少阳脉也，名曰天牖。次脉，足太阳也，名曰天柱。腋下动脉，臂太阴也，名曰天府。

阳迎头痛，胸满不得息，取之人迎。暴瘖气鞕^②，取扶突与舌本出血。暴聋气蒙，耳目不明，取天牖。暴挛痫眩，足不任身，取天柱。暴瘅内逆，肝肺相搏，血溢鼻口，取天府。此为天牖五部^③。

臂阳明有入頄遍齿者，名曰大迎，下齿龋取之。臂恶寒补之，不恶寒泻之。足太阳，有入頄遍齿者，名曰角孙，上齿龋取之，在鼻与頄前。方病之时，其脉盛，盛则泻之，虚则补之。一曰取之出鼻外。

【注释】①槁腊：腊，干燥的意思。槁腊意为非常干燥。②气鞕：指咽喉及舌体僵硬。③天牖五部：这里指人迎、扶突、天牖、天柱、天府五个穴位。因天牖居中，其他四个穴位在其周围而命名。

【译文】邪气在皮肤引发皮寒热病的，主要症状表现为，皮肤疼痛难忍不能挨着席子，因为肺部主皮毛，肺病寒热，就会导致毛发焦黄，鼻中干燥，不出汗。这种病症治疗时应该取足太阳经之络来泻表热，然后再用补法补手太阴经的经穴。邪气在肌肉里面引发肌寒热病的，主要症状表现为肌肉痛，毛发干枯，口唇干燥，不出汗。这种病症治疗时取足太阳经在下肢的穴位来除其瘀血，然后再用补法补足太阴经，来达到出汗的效果。

邪气在深入骨中引发的寒热病，主要症状表现为病人会疼痛到焦虑不安，汗流不止。如果病人的牙齿还没有枯槁，就说明阴气尚存，这时候治疗可取足少阴经在大腿内侧部位的络脉进行治疗；如果病人的牙齿已经枯槁，那这就是死症，已经没有办法救治。对骨厥病的诊断也是通过这些。患有骨痹病的，全身关节不能自由活动，而且关节会十分疼痛，汗如雨下，心中烦躁不堪。这种病症治疗时应取三阴经，用补法。

身上受伤，且出血较多，然后受风寒外邪，或者说心中有一种感觉像是从高处堕下，导致四肢肌肉松散无力，不想活动，这种症状名为体惰。治疗应该取病人小腹肚脐之下三结交穴处。三结交穴就是足阳明胃经、足太阴脾经和任脉在脐下三寸处的关元穴。患有厥痹症的病人，是因为厥逆之气上达到了腹部。治疗这种病症的时候应该取阴经或阳经的络脉，但是要根据病症的主要情况，在阳经上就泻阳，在阴经上就补阴来进行治疗。

颈部两侧动脉上的穴位叫做人迎脉。人迎脉的穴位叫人迎穴，属于足阳明经，人迎穴的位置在颈部两侧的筋脉前面。在颈筋后面的穴位，是属于手阳明经的穴位，叫做扶突。手阳明经再后面的经脉是足少阳经的穴位，叫做天牖。再往后的经脉是足太阳经的穴位，叫做天柱。腋下动脉是手太阴经经脉上的腧穴，叫做天府。

　　阳热邪气上逆而引发出现的头痛、胸闷、呼吸不畅通的症状，治疗的时候应该取人迎穴。突然失音，气强硬，治疗的时候应该取扶突穴进行针刺，点刺舌根让其出血。突然耳聋，经气蒙蔽，不通畅，耳目不明的症状，治疗的时候应该取天牖穴。突然筋脉拘挛、癫痫、头目眩晕，站立不起来的症状，治疗的时候应该取天柱穴。突然患热病，口渴，内脏气机上逆，肝肺二经经脉火邪相搏，导致口鼻出血的症状，治疗的时候应该取天府穴。以上说的五穴，天牖穴居中，其他四穴围绕聚拢在天牖穴四周，所以称之为天牖五部。

　　手阳明大肠经，进入颧骨部位而遍络于齿龈之中，这里的穴名叫大迎，因此需要治疗下龋齿痛的时候可以取大迎穴。如果手臂恶寒就要用补法，没有恶寒的就要用泻法。足太阳膀胱经，入于颧骨部位而遍络于齿龈之中，这里的穴名叫角孙，因此治疗上龋齿痛的时候可以取角孙穴，同时也可以取鼻与颧骨之前的穴位进行治疗。刚发病的时候，如果脉象充盈，就需要用泻法，如果脉象虚弱，就需要用补法。还有另一种说法，就是取鼻外侧的穴位来进行治疗。

　　足阳明有挟鼻入于面者，名曰悬颅，属口，对入系目本，视有过者取之。损有余，益不足，反者益甚。足太阳有通项入于脑者，正属目本，名曰眼系。头目苦痛取之，在项中两筋间，入脑乃别。阴跷阳跷，阴阳相交，阳入阴，阴出阳，交于目锐眦。阳气盛则瞋目，阴气盛则瞑目。

　　热厥取足太阴、少阳，皆留之。寒厥取足阳明、少阴于足，皆留之。舌纵①涎下，烦悗，取足少阴。振寒洒洒，鼓颔，不得汗出，腹胀烦悗，取手太阴。刺虚者，刺其去也；刺实者，刺其来也。春取络脉，夏取分腠，秋取气口，冬取经输。凡此四时，各以时为齐②。络脉治皮肤，分腠治肌肉，气口治筋脉，经输治骨髓、五脏。

身有五部：伏兔一；腓二，腓者，腨也；背三；五脏之腧四；项五。此五部有痈疽者，死。病始手臂者，先取手阳明，太阴而汗出。病始头首者，先取项太阳而汗出，病始足胫者，先取足阳明而汗出。臂太阴可汗出，足阳明可汗出。故取阴而汗出甚者，止之于阳；取阳而汗出甚者，止之于阴。凡刺之害：中而不去则精泄，不中而去则致气③。精泄则病甚而恇，致气则生为痈疽也。

【注释】①舌纵：指舌体收缩无力，纵缓不收。②以时为齐：齐，做"剂"，为方剂的意思。在这里指针刺的部位和深浅应与时令的特征相适应，相协调。③致气：邪气凝聚不散的意思。

【译文】足阳明经脉，循着鼻的两侧而行，入于面部经脉，这里的穴位叫做悬颅。该经脉下行联属口，上行进入对着口角的目本之中，所以如果此处有病变的，治疗的时候应该取悬颅穴诊治。盛实则泻之，虚弱则补之，如果治疗不对，病情就会更加的加重。足太阳经，通过项部玉枕穴而入脑部，此穴属于目本，名为眼系天柱穴，头痛、眼病都可以取此穴来进行治疗，穴位的位置是在项部两筋之间。足太阳这条经脉由项进入头部后，分别连属阴跷、阳跷二脉，阴阳两脉相交后，阳气进入阴气出，阴气出于阳，阴阳气交会于晴明穴。阳气过盛时，病人会瞪目张而不合，阴气过盛时，病人则会两目合而不张，常常闭眼。

治疗热厥病的时候应该取足太阴脾经、足少阳胆经，针刺时都要留针；治疗寒厥病的时候应该取足阳明胃经、足少阴肾经，同样需要长时间留针。舌头纵缓不收，难以手卷，口角流涎，内心烦闷的，是因为肾阴不足，此时应该针刺足少阴肾经。浑身发冷，战栗畏寒，上下颌像鼓一样鼓动的，不出汗，腹胀，心中烦闷，是肺气不足的现象，此时应该取手太阴肺经进行治疗。针刺治疗时，虚症的情况，就应该刺营卫气虚处补其正气；实症的情况，应该刺营卫气实处祛除其邪气。四季不同的针刺规律是：春季针刺，取用络脉间的穴位；夏季针刺，取用分肉、皮肤腠理间的穴位；秋季针刺，取手太阴经的穴位；冬季针刺，取各个经脉的经穴。一般在四季进行的针刺治疗，都需要按照四季不同的季节、时令为取穴的标准，不可弄错。针刺络脉间的穴位，可以治疗各种皮肤病，针刺皮肤分腠之间的穴位，可以治疗各种肌肉的病症，针刺气口的穴位，可以治疗各种筋脉的病，针刺经脉的经穴，可以治疗骨髓、五脏相关的病症。

　　人的身体有五处重要的部位：一是伏兔部位；二是小腿部位；三是背部；四是五脏中腧穴所在的部位；五是项部。五个部位中其中一个如果发生痈疽，都有可能导致死亡。痈疽之类的病症如果从手臂先开始发生，就要先取手阳明大肠经、手太阴肺经的穴进行治疗，让病人出汗热散，病情便可缓解；病症如果从头面部先开始发生，就要先取颈项部的足太阳膀胱经的穴位进行针刺治疗，让病人出汗热散，病情便可缓解；病症如果是从足胫部先开始发生的，就要先取足阳明胃经的腧穴进行治疗，让病人出汗热散，病情便可缓解。针刺手太阴肺经的穴位可以让病人出汗，针刺足阳明胃经的穴位也可以导致出汗。所以，如果是取阴经穴位导致出汗不止的，可以用阳经的穴位来止汗；如果是取阳经的穴位导致出汗不止的，可以用阴经的穴位来止汗。如果针刺不当，刺中穴位以后不去针的，会使体内精气的耗损；还没有刺中病穴就立即出针的，会使邪气凝聚，聚而不散。精气耗散过多会使身体更加的削弱，病情加重；邪气凝聚，聚而不散的，就会很容易引起痈疡。

癫狂第二十二

目眦外决于面者，为锐眦。在内近鼻者，为内眦。上为外眦，下为内眦。

癫疾始生，先不乐，头重痛，视举目赤，甚作极，已而烦心，候之于颜。

取手太阳、阳明、太阴，血变为止。癫疾始作，而引口啼呼者，候之手阳明、太阳。左强者，攻其右；右强者，攻其左，血变为止。

癫疾始作，先反僵，因而脊痛，候之足太阳、阳明、太阴、手太阳，血变而止。

治癫疾者，常与之居，察其所当取之处。病至，视之有过者泻之，置其血于瓠①壶之中，至其发时，血独动矣；不动，灸穷骨二十壮。穷骨者，骶骨也。

骨癫疾者，顑②齿诸腧、分肉皆满而骨居，汗出烦悗；呕多沃沫，气下泄，不治。筋癫疾者，身倦挛急脉大，刺项大经之大杼脉；呕多沃沫，气下泄，不治。脉癫疾者，暴仆，四肢之脉皆胀而纵脉满，尽刺之出血，不满，灸之挟项太阳，灸带脉于腰，相去三寸，诸分肉本输。呕多沃沫，气下泄，不治。癫疾者，疾发如狂者，死不治。

【注释】①瓠：葫芦。②顑：指口外、颊前、颐上的部位，相当于腮部。

【译文】眼角向外开裂凹陷于脸面一侧的，称之为锐眦；眼内角靠近鼻的，称之为内眦。向上的眼胞属于外眦，向下的眼胞属于内眦。

癫病刚开始表露的时候，病人先是出现闷闷不乐、抑郁不振，经常会感觉到头部沉重并伴有疼痛，双目上视发直，眼睛发红。癫病病人如果是严重的时候，就会感觉到心中烦乱。医者诊断的时候，可以观察病人的面部色泽来判断病症。

治疗此类癫痫病症的时候应取手太阳经、手阳明经和手太阴经的穴位治疗，针刺泻血，等到病人的血色由紫暗的颜色转为正常后方可止针。癫病发作的时候，病人会发生牵引歪斜，啼哭不止、呼叫、气喘、心悸等症状，这时候应该取手阳明大肠经和手太阳小肠经上的穴位进行治疗，查看病情的走向，掌握其牵引的动态，如果是左侧痉挛僵硬，就针刺右侧经脉的穴位；如果是右侧痉挛僵硬，就针刺左侧经脉的穴位，针刺泻血，等到病人的血色由紫暗的颜色转为正常后方可止针。

癫病刚开始发作的时候，病人会先出现身体僵硬，然后伴随脊柱疼痛，这时候应该取足太阳经、足阳明经、足太阴经、手太阳小肠经的穴位进行治疗，针刺泻血，等到病人的血色由紫暗的颜色转为正常后方可止针。

如果要更好的治疗癫病，负责治疗的医者就要常常与患者住在一起，观察病人发病的过程，记录下情况和变化过程，以此来判断治疗时的方法。在病人发病的时候，观察病人病情的特征，判断出病邪所在的经脉，判定后就取经穴治疗。病人病情发作的时候，看到邪气最盛的经脉，在此经脉上的穴位以泻法针刺放血，将放出来的血装置在葫芦里，等到病人下一次将要发病的时候，葫芦中的血就会有响动。如果血没有响动，就可以灸穷骨二十壮，穷骨，就是所谓的骶骨，这样才能取得更好的效果。

癫病已经深入骨髓的病人，在腮、齿部的各腧穴、分肉之间，都会因为邪气滞留而胀满，而且会导致骨骼强直、出汗、心中烦闷，呕吐的时候多涎沫，气陷下泄，这种情况已经是不治之症了。癫病已经深入筋中的病人，会出现身体蜷曲，筋脉严重拘挛抽搐，脉大，这种症状治疗的时候应该针刺颈项部后面的足太阳膀胱经大杼穴。如果看到病人呕吐大量涎沫，气泄于下的，这种时候就已经是不治之症了。癫病已经深入血脉之中的病人，发病的时候会突然仆倒，四肢的经脉都满胀而纵缓。治疗的时候如果经脉胀满的，就针刺出血，让恶血尽出；如果经脉不满的，可以取颈项两侧的足太阳膀胱经腧穴进行灸法治疗，并可以灸带脉与腰相距离三寸的部位，同时也可以灸分肉之间和四肢上的腧穴。如果病人呕吐大量的涎沫，气泄于下，这就是没有办法治疗的病症了。另外，患有癫病的病人在发作的时候如果像发狂一样，这同样也是不治之症。

狂始生，先自悲也，喜忘、苦怒、善恐者，得之忧饥。治之取手太阴、阳明，血变而止，及取足太阴、阳明。狂始发，少卧不饥，自高贤也，自辩智也，自尊贵也，善骂詈，日夜不休。治之取手阳明、太阳、太阴、舌下、少阴。视之盛者，皆取之，不盛，释之也。

狂言、惊、善笑、好歌乐，妄行不休者，得之大恐。治之取手阳明、太阳、太阴。狂，目妄见、耳妄闻，善呼者，少气之所生也。治之取手太阳、太阴、阳明、足太阴、头、两顑。狂者多食，善见鬼神，善笑而不发于外者，得之有所大喜，治之取足太阴、太阳、阳明，后取手太阴、太阳、阳明。狂而新发，未应如此者，先取曲泉左右动脉，及盛者见血，有顷已；不已，以法取之，灸骨骶二十壮。

风逆暴四肢肿，身漯漯^①，唏然时寒^②，饥则烦，饱则善变。取手太阴表里，足少阴、阳明之经。肉清^③，取荥，骨清，取井、经也。

厥逆为病也，足暴清，胸若将裂，肠若将以刀切之，烦而不能食，脉大小皆涩。暖取足少阴，清取足阳明。清则补之，温则泻之。厥逆腹胀满，肠鸣，胸满不得息，取之下胸二胁，咳而动手者，与背腧，以手按之，立快者，是也。内闭不得溲，刺足少阴、太阳与骶上，以长针。气逆则取其太阴、阳明、厥阴，甚取少阴、阳明动者之经也。

少气，身漯漯也，言吸吸也，骨痠体重，懈惰不能动，补足少阴。短气，息短不属，动作气索，补足少阴，去血络也。

【注释】①身漯漯：形容身体颤抖如被水淋。②唏然时寒：寒战时发出唏嘘之声。③清：寒冷之意。

【译文】狂病在刚开始发生的时候，病人会先情绪低落，独自悲伤，善忘，易发怒，常常心生恐惧，这种病症大多都是由于忧伤过度和饥饿导致的。治疗这种病症的时候，应该先取手太阴肺经、手阳明大肠经的腧穴针刺放血，等到病人的血色由紫暗的颜色转为正常后方可止针，然后还可以取足太阴经和足阳明经两经的穴位同时配合治疗。狂病刚开始发作的时候，病人会比较少睡觉，也不会感到饥饿，自认为是很高尚、贤德、聪明的圣人，自认为能言善辩、聪明过人，而且会自认为身份极其尊贵，对人谩骂不休，日夜不停。治疗这种病症的时候，应该先取手阳明经、手太阳经、手太阴经和舌下手少阴经的腧穴进行治疗，根据病情观察穴位，凡是以上经脉中气血充盛的，都可以点刺出血，如果气血不充盛，就放弃，不能放血。

患有狂病的病人，会经常言语狂妄、说疯话、善惊、多笑、喜欢高声歌唱、行为狂妄没有休止，狂病的患病原因一般是由于受到了极大的恐惧或者惊吓。治疗这种病症的时候，应该取手阳明经、手太阳经和手太阴经的穴位进行针刺治疗。患有狂病的病人，如果总是感觉看见异物，听到不正常的声音，时常呼叫不止，这是因为神气衰少所导致的。治疗这种病症的时候，应该取手太阳经、手太阴经、手阳明经、足太阴经和头部两腮的穴位进行针刺治疗。患有狂病的病人食量过大，时常感觉可以见到鬼神，经常暗笑但是不发出笑声不在人前表现，这是由于大惊喜伤及心神所导致的。治疗这种病症的时候，应该取足太阴经、足太阳经、足阳明经的穴位进行治疗，然后取手太阴经、手太阳经和手阳明经上的穴位配合治疗。狂病刚开始发病的时候，还没有出现上面所说的症状，治疗的时候就要先取足厥阴经曲泉穴两侧的动脉，如果是邪气盛的经脉，就放血治疗，病情很快就会好转。如果针刺后还没有好转的，就用上面说的办法，并灸骶骨二十壮。

外寒风邪导致的风逆病，主要症状为突然间的四肢肿痛，身体时而大汗淋漓，时而像被水淋一样战栗发抖，发出唏嘘不止的声音，饥饿的时候就会感到心中烦闷，吃饱了就会多动不宁。治疗这种病症的时候，应该取手太阴肺经和手阳明大肠经这两个表里相对应的经脉，还有足少阴肾经和足阳明胃经两经上的腧穴。如果病人感觉肌肉发冷的，就用上面经脉的荥穴进行治疗；如果病人感觉骨头里面寒冷的，就用上面经脉的井穴和经穴进行治疗。

厥逆病的主要症状表现为，两脚突然的发冷，胸部就好像要裂开一样，肠子痛的像是刀在切割一样，心烦意乱到不想吃东西，脉象的大小也是呈涩像。如果病人的身体感觉是微暖的，就要取用足少阴经的穴位来进行治疗；如果病人的身体感到寒冷，就要取用足阳明经的穴位来进行治疗，身体寒冷的时候要用补法，身体温暖的时候要用泻法。厥逆病的病症如果表现为腹部胀满，肠鸣，胸中涨满，呼吸不通畅，这种病症治疗的时候应该取胸部之下两胁之间的穴位进行针刺，就是针刺病人咳嗽时候感到应手而动的地方，就是需要针刺的穴位；或者可以取背部的腧穴，用手按压后病人感觉舒服的地方，就是背部腧穴的所在之处。如果出现内闭导致小便不通、无尿、尿少的症状，这种病症就要取足少阴、足太阳经进行针刺治疗，至此的时候要用长针刺尾骨的长强穴。如果感到气机上逆，就取足太阴经、足阳明经的腧穴针刺，如果是厥逆较严重的，就要取用足少阴肾经和足阳明胃经进行针刺，这样会有利于上行气的腧穴。

　　正气衰少的患者，会大汗淋漓，全身战栗，说话的时候上气不接下气，时常唏嘘，身体骨节酸重，四肢乏力，懈怠无力不愿活动。治疗这种病症的时候要取足少阴肾经的穴位。如果是短气的病人，就会出现呼吸急迫短促，不能连续呼吸，身体一活动就会像没有气了一样，这种病症治疗的时候可取用足少阴肾经进行针刺，用针刺有血络瘀阻的地方，就可以去其血络。

热病第二十三

偏枯,身偏不用而痛,言不变,志不乱,病在分腠之间,巨针取之。益其不足,损其有余,乃可复也。

痱^①之为病也,身无痛者,四肢不收,智乱不甚,其言微知,可治;甚则不能言,不可治也。病先起于阳,后入于阴者,先取其阳,后取其阴,浮而取之。

【注释】①痱:又称为"风痱",同偏枯一样,皆有一侧肢体痿废不用,但二者有所区别,偏枯无意识障碍,风痱有意识障碍,相当于中风病中脏腑的阶段。

【译文】患有偏枯病的主要症状,表现为半身不遂且疼痛,如果病人的言语尚且正常,神志比较清楚,这就表明病邪还在分肉腠理之间,并没有影响到内脏。治疗此病症的时候先让病人卧床发汗,再用大针进行治疗。病人气虚就用补法治疗,气盛就用泻法治疗,这样就可以康复了。

患有痱病的主要症状,表现为身体不觉得疼痛,四肢运转弛缓,不能屈伸,神志错乱但不是很严重,说话生硬小且模糊,但可以听清楚,这种是病情较轻的,还可以进行治疗;如果是病情已经严重到不能言语的,就没有办法治疗了。如果痱病最先开始于阳分,然后才深入阴分,这样治疗的时候就应该先取阳经针刺,然后再取阴经针刺,治疗痱病，应该用浮浅的针刺手法。

热病三日，而气口静、人迎躁者，取之诸阳，五十九刺，以泻其热而出其汗，实其阴以补其不足者。身热甚，阴阳皆静者，勿刺也。其可刺者，急取之，不汗出则泄。所谓勿刺者，有死征也。

热病七日、八日，脉口动，喘而眩者，急刺之，汗且自出，浅刺手大指间。

热病七日、八日，脉微小，病者溲血，口中干，一日半而死。脉代者，一日死。热病已得汗出，而脉尚躁，喘且复热，勿刺肤，喘甚者，死。

热病七日、八日，脉不躁，躁不散数，后三日中有汗。三日不汗，四日死。未曾汗者，勿腠刺之。

热病先肤痛，窒鼻充面，取之皮，以第一针，五十九。苛轸鼻，索皮于肺，不得索之火。火者，心也。

热病先身涩，倚而热，烦悗，干唇，口嗌，取之脉，以第一针，五十九；肤胀，口干，寒汗出，索脉于心，不得索之水。水者，肾也。

热病，嗌干多饮，善惊，卧不能安，取之肤肉，以第六针，五十九；目眦青，索肉于脾，不得索之木。木者，肝也。

热病面青脑痛，手足躁，取之筋间，以第四针，于四逆；筋躄，目浸，索筋于肝，不得.索之金。金者，肺也。

热病数惊，瘛疭而狂，取之脉，以第四针，急泻有余者。癫疾毛发去，索血于心，不得索之水。水者，肾也。

热病身重骨痛，耳聋而好瞑，取之骨，以第四针，五十九，刺骨；病不食，啮齿，耳青，索骨于肾，不得索之土。土者，脾也。

热病不知所痛，耳聋，不能自收，口干，阳热甚，阴颇有寒者，热在髓，死不可治。

热病头痛，颞颥①目瘈脉痛，善衄，厥热病也。取之以第三针，视其有余不足。

热病体重，肠中热，取之以第四针，于其腧及下诸指间，索气于胃络，得气也。

热病挟脐急痛，胸胁满，取之涌泉与阴陵泉，取以第四针，针嗌里②。

【注释】①颞颥（niè rú）：指眉棱骨外后方的颞骨。②嗌里：即廉泉穴。

【译文】患热病第三天，如果病人气口的脉象平静，人迎部的脉象躁动不安，这证明病邪在表面还没有深入到内脏，这时治疗应该取用阳经上治疗热病的五十九个腧穴进行针刺治疗，这样才可以祛除表层热邪，让邪气随汗而解，用补法来充实阴经，补充阴精的不足。如果病人发热很严重，气口和人迎阴阳两脉都显得很沉静，这时候不可以用针刺；如果还可以进行针刺治疗，就一定要用疾刺法，虽然没有出汗，但依然可以让邪气外泻。这里说的不可以用针刺，是因为脉象不符，病人要死亡的征象。

患有热病已经七、八天，病人气口的脉象躁动，伴有气喘头晕的症状，应该马上进行针刺治疗，让病邪随汗散出，针刺的时候应取手大指间的少商穴浅刺治疗。

患有热病已经七、八天，病人的脉象微小薄弱，这是正气不足的表现，病人要是还有尿血、口中干燥的症状，表示病人阳盛阴竭，一天半的时间就会死亡；如果是热病已经出现了代脉，表示病人脏气已衰，一日的时间就会死亡。热病针刺后已经出汗，但脉象还是躁动不平静，气喘而且身体不久热势又起的，这时候就不要再针刺了，气喘加剧的病人会死亡。

　　患有热病已经七、八天，脉象已经不躁动，或者是有一点躁动但是不散不疾的，这种情况表示邪气犹在，如果在后面的三天内可以出汗的，就还能治疗。如果三天内不出汗的，到了第四天就会死去。从患病开始就没有出汗的，就不用再进行针刺治疗了。

　　患有热病的病人，首先会感觉到皮肤痛、鼻塞不通气、面部浮肿，这种是是热伤皮毛的症状，治疗的时候要用九针中的第一针镵针，在身体中热病的五十九腧穴中选穴进行针刺；如果是鼻子生小疹的，这也是邪气在皮毛的现象，因为肺主皮毛，所以在治疗的时候先从肺经腧穴开始，不得后再从心经腧穴入手治疗，因为心属火，心火可以克制肺金。

　　刚开始患有热病，病人首先会感到身体艰涩不爽，身体无力心中烦闷，口唇干燥，这时候治疗应该取其血脉，用九针中的第一针镵针，在身体中热病的五十九腧穴中选穴进行针刺治疗。如果是病人腹胀，口中干燥，出冷汗，这是表示病邪在血脉，因为心主血脉，所以应该刺心腧穴血脉针刺，不得后再从肾经腧穴入手治疗，因为肾属水，水能克心火。

　　患有热病的病人，身体表现为咽中干燥，口渴想喝水，容易受到惊吓，卧床不起，这是邪气客肌肉的症状，治疗的时候应该取用九针中的第六针员利针，针刺身体中热病的五十九腧穴穴位。如果病人的眼角色青，这是属于脾经的病变，脾经主肉，因此治疗的时候应该针刺脾腧穴肌肉，不得后再从肝经腧穴入手治疗，因为肝属木，肝木克脾土。

　　患有热病的病人，身体表现为面色青，脑部疼痛，手足躁动等症状，这是邪气客于筋的症状，治疗的时候应该取用九针中的第四针锋针，针刺当筋，选择手足四肢不利的地方针刺。如果是病人足不能行，拘挛，这是属于肝经的病变，肝主筋，因此治疗的时候应该针刺肝腧穴，不得后再从肺经腧穴入手治疗，因为肺属金，肺金克肝木。

　　患有热病的病人，身体表现为惊痛屡次发作，手足抽搐，狂躁，精神狂乱不安，这是因为邪热人心。治疗的时候应该用九针中的第四针锋针，深刺直至血络，迅速泻邪热。如果伴有癫病症状，就会毛发脱落，这是属于心经的病变，治疗的时候应该针刺心所主之血脉，不得后再从肾经腧穴入手治疗，因为肾属水，肾水克制心火。

患有热病的病人，身体表现为全身酸重，骨节疼痛，耳聋，嗜睡，双目常闭不能睁开的症状，这是因为邪热入肾，这时候应该用九针中的第四针锋针，在身体热病的五十九腧穴中选穴施针，刺深至骨。如果病人因为骨病不能食，牙齿相磨，双耳色青发凉，这是属于肾经的病变，治疗的时候应当刺骨，因为肾经所主骨。不得后再从脾经腧穴入手治疗，因为脾属土，脾土克制肾水。

患有热病的病人，病症表现为不知所痛，耳聋，四肢不能自由活动，口干舌燥，阳气偏盛的时候，会发热，阴气偏盛的时候，会发冷，这是因为热邪深入骨髓的现象，这是死症，已经无可救治。

患有热病的病人，病症表现为头痛，眼睛周围的筋脉抽搐，疼痛，容易出鼻血，这是厥热病的现象。是属于热邪逆于上的病症，治疗的时候应该用九针当中的第三针锶针，根绝病情的虚实情况，以泻其有余或者补其不足。

患有热厥病的病人，病症表现为身体沉重，胃肠中灼热难忍的，这是邪热在脾胃中所导致的，治疗的时候可以用九针中的第四针锋针，刺病人脾胃二经的腧穴，并在各足指间取穴针刺。也可以针刺胃经的络穴，这样更容易得气。

患有热病的病人，病症表现为脐部周围骤然疼痛，胸胁内满胀，这是病邪在足少阴、太阴二经的现象，治疗的时候应该用九针中的第四针锋针，针刺涌泉穴和阴陵泉穴，因为肾、脾二经是属于上络咽喉部位，所以还可以针刺舌下的廉泉穴。

热病而汗且出，及脉顺可汗者，取之鱼际、太渊、大都、太白，泻

之则热去，补之则汗出，汗出太甚，取内踝上横脉，以止之。

热病已得汗而脉尚躁盛，此阴脉之极也，死；其得汗而脉静者，生。热病者脉尚盛躁而不得汗者，此阳脉之极也，死；脉盛躁得汗静者，生。

热病不可刺者，有九：一曰：汗不出，大颧发赤，哕者，死；二曰：泄而腹满甚者，死；三曰：目不明，热不已者，死；四曰：老人婴儿，热而腹满者，死；五曰：汗不出，呕下血者死；六曰：舌本烂，热不已者，死；七曰：咳而衄，汗不出，出不至足者，死；八曰：髓热者，死；九曰：热而痉者，死。腰折，瘛疭，齿噤齘也。凡此九者，不可刺也。

所谓五十九刺者，两手外内侧各三，凡十二痏。五指间各一，凡八痏，足亦如是；头入发一寸傍三分各三，凡六痏；更入发三寸边五，凡十痏；耳前后口下者各一，项中一，凡六痏；巅上一，囟会一，发际一，廉泉一，风池二，天柱二。

气满胸中喘息，取足太阴大指之端，去爪甲如薤叶。寒则留之，热则疾之，气下乃止。

心疝①暴痛，取足太阴、厥阴，尽刺去其血络。

喉痹②，舌卷，口中干，烦心心痛，臂内廉痛，不可及头，取手小指次指爪甲下，去端如韭叶。

目中赤痛，从内眦始，取之阴跷。

风痉身反折，先取足太阳及腘中及血络出血；中有寒，取三里。

癃，取之阴跷及三毛上及血络出血。

男子如蛊，女子如怚，身体腰脊如解，不欲饮食，先取涌泉见血，视跗上盛者，尽见血也。

【注释】①心疝：一种由心气郁积引起的疝病，以少腹部疼痛、有积块为证候特点。②喉痹：咽喉部因气血瘀阻或者痰火上泛而闭塞不通的疾病。

【译文】患有热病的病人，出汗后脉象表现相对安静的，这是为顺，阳症得阳脉，脉象病症相合，这时候可以继续发汗，取用手太阴肺经的鱼际、太渊、大都、太白穴位进行针刺，用泻法针刺可以去热，用补法可以继续发汗。如果出汗太多的时候，可以取用内踝上的三阴交穴针刺，泻之则汗止。

患有热病的患者，如果已经出了汗，但脉象仍然躁盛不安的，这是因为阴气虚弱欲绝，孤阳不敛之症，为死症，不可救治；如果出汗以后脉象平静安顺的，表示是顺症，这样病人就会活下去。患有热病的病人脉象躁盛不安，但是已经不能出汗的，证明病人阳气衰弱已到达极点，为死症，不可救治；如果病人脉象躁盛，但是出汗以后脉象可以马上变为平静的，这样病人就会活下去。

热病在九种情况下不可以使用针刺，为死症：第一，不出汗，两颧骨部位发红、呃逆的病人，此为虚阳上越，死症；第二，泄泻但是腹中仍然胀满严重的病人，此为脾气败绝，死症；第三，双目已经视物不清，发热不退的病人，此为精气衰竭，死症；第四，老人和婴儿，发热而且腹部满胀的，此为邪热伤脾，死症；第五，不出汗并且呕血、下血的病人，此为阴血耗伤，死症；第六，舌根腐烂，热气仍不止的病人，此为阴气大伤，死症；第七，咳嗽出血，鼻子出血，不出汗，就算是出汗也达不到足部的病人，此为真阴耗竭，死症；第八，热邪已经深入骨髓的病人，此为肾阴衰竭，死症；第九，发热导致痉病痉挛的病人，此为耗伤阴血，热极生风，死症，发热而导致出现痉挛的时候，相继会有腰背角弓反张，手足抽搐，口噤不开牙关紧闭的现象。上面说的这九种情况，都是因为热邪过盛、真阴耗竭的症状，不用施针皆为死症。

所谓的针刺热病常用的五十九腧穴，就是指两手端外侧三个穴位，内侧也是三个穴位，左右一共十二穴位；手的五指之间各有一穴，双手一共有八穴位，双脚也是同样如此；头部入发际一寸中行督脉的旁边各三穴，一共六穴位，左右两侧各五穴，双侧一共十穴位；耳前耳后各一穴位，口下一穴位，项中一穴位，共有六穴位；巅顶上一穴位，囟会一穴位，前后发际处各一穴位，廉泉一穴位，左右风池穴共二穴，左右天柱穴共二穴，一共是九穴。这些穴位加起来一共就是五十九腧穴。

胸中气满，喘息急促的病症，治疗的时候应该取足太阴经在足大指之端的穴位，位置是在距爪甲角如韭叶般宽的地方。如果是寒症，就采用留针的手法治疗；如果是热症，就采用疾刺手法治疗，等到上逆之气下降，喘息平定，就可以停止施针。

患有心疝病的病人，身体会表现为腹中突发疼痛，针刺的时候应该取足太阴经和足厥阴经，针刺二经的血络使其放血，以泻其邪。

患有喉痹症的病人，会表现为舌卷曲难伸，口干舌燥、心烦、心痛，手臂内侧疼痛不已，手臂不能上举到头部位置，针刺的时候应该取手无名指小指侧的指端穴位，距离爪甲约有韭叶宽的部位。

双目红疼痛的病症，是从内眼角开始的，内眼角是阴阳跷脉会合的部位，治疗的时候要取用阴跷脉的起点照海穴来进行针刺治疗。

风痉的病症，会表现委颈项强直、身体反张等症状，治疗的时候要取用足太阳经脉的委中穴针刺，针刺浅表血络刺出血。体内有寒邪的，应该取用足阳明经的足三里穴针刺。

癃闭的病症，治疗的时候要取用阴跷脉的起点照海穴和足厥阴经足大趾外侧三毛上的大敦穴进行针刺治疗，针刺浅表血络刺出血以泻邪气。

男子如果患有疝瘕一样的蛊病，女子如果患有月经阻隔的病症，病症的表现为腰脊懈惰无力，就好像分解开一样疼痛难忍，不思饮食，治疗的时候要取用刺涌泉穴点刺出血，然后再观察足背上血气盛满的地方，全部进行点刺出血，泻其邪气。

厥病第二十四

厥头痛，面若肿起而烦心，取之足阳明、太阴。

厥头痛，头脉痛，心悲善泣，视头动，脉反盛者，刺尽去血，后调足厥阴。

厥头痛，贞贞头重而痛，泻头上五行，行五，先取手少阴，后取足少阴。

厥头痛，意善忘，按之不得，取头面左右动脉，后取足太阴。

厥头痛，项先痛，腰脊为应，先取天柱，后取足太阳。

厥头痛，头痛甚，耳前后脉涌有热，泻出其血，后取足少阳。

真头痛，头痛甚，脑尽痛，手足寒至节，死不治。

头痛不可取于腧者，有所击堕，恶血在于内，若肉伤，痛未已，可则刺，不可远取也。

头痛不可刺者，大痹为恶，日作者，可令少愈，不可已。

头半寒痛，先取手少阳、阳明，后取足少阳、阳明。

厥心痛，与背相控，如从后触其心，伛偻者，肾心痛也，先取京骨、昆仑，发针不已，取然谷。

厥心痛，腹胀胸满，心尤痛甚，胃心痛也，取之大都、太白。

厥心痛，痛如以锥针刺其心，心痛甚者，脾心痛也，取之然谷、太溪。

厥心痛，色苍苍如死状，终日不得休息，肝心痛也，取之行间、太冲。

厥心痛，卧若从居，心痛间，动作痛益甚，色不变，肺心痛也，取之鱼际、太渊。

真心痛，手足清至节，心痛甚，旦发夕死，夕发旦死。心痛不可刺者，中有盛聚，不可取于腧。

肠中有虫瘕及蛟蛕，皆不可取以小针。腹中痛，发作肿聚，往来上下行，痛有休止，腹热，喜渴出者，是蛟蛕也，以手聚按而坚，持之，无令得移，以大针刺之，久持之，虫不动，乃出针也。

耳聋无闻，取耳中。耳鸣，取耳前动脉。耳痛不可刺者，耳中有脓，若有干耵聍①，耳无闻也。耳聋，取手足小指次指爪甲上与肉交者，先取手，后取足。耳鸣，取手中指爪甲上，左取右，右取左，先取手，后取足。

髀不可举，侧而取之，在枢合中，以员利针，大针不可刺。病注下血，取曲泉。

风痹淫病不可已者，足如履冰，时如入汤中。股胫淫泺②，烦心头痛，时呕时悗，眩已汗出，久则目眩，悲以喜恐，短气不乐，不出三年，死矣。

【注释】①耵聍：耳垢。②淫泺：形容疾病浸淫发展，直到成为痼疾。

【译文】经脉邪气上逆导致的头痛，叫做厥头痛，如果表现为面部浮肿且心烦意乱，针刺治疗的时候取足阳明经和足太阴经穴位施针。

厥头痛，如果头部血络疼痛，病人时常心情悲忧，容易哭泣，诊视的时候看头部络脉搏动明显处，针刺略微放血，然后针刺足厥阴肝经调治。

厥头痛，如果表现为头部沉重疼痛，痛处不移，针刺的时候用泻法，取头上的五条经脉，即督脉、左右足太阳膀胱经、左右足少阴胆经，每行取五个穴位针刺，先取手少阴经穴位针刺以泻其邪，然后取足少阴肾经进行调治。

厥头痛，如果表现为记忆力减退，健忘，经常叹气，头痛时用手摸不到疼痛的具体位置，针刺治疗的时候取头面部左右的动脉施针，泻其邪气，然后再取足太阴经脾经针刺调治。

厥头痛，如果表现为项部先痛，接着腰脊部位相应作痛，针刺治疗的时候先取足太阳膀胱经的天柱穴进行施针，然后再取足太阳经的穴位进行针刺治疗。

厥头痛，如果表现为头痛剧烈严重，耳前后的脉络发热发胀，治疗的时候应先泻出脉络中的恶血，然后再取足少阳经进行调治。

真头痛，头部疼痛剧烈，整个脑部尽痛，手足冰冷一直到肘膝关节的，这个为不可救治的死症。

有一些头痛是不可以用腧穴针刺治疗的，比如击打跌仆之类的外伤，这样会致使瘀血留在体内，如果造成内伤，就会疼痛不止。这种情况只能在伤痛部位针刺止痛，不可以取远距离的腧穴针刺治疗。

有一种头痛不可以针刺治疗，就是严重痹症造成的头痛。如果头痛每天都发作，针刺只可以暂时的缓解症状，但是不能完全根治。

偏头寒痛，治疗时应该先取手少阳三焦经和手阳明大肠经的腧穴针刺治疗，然后再选取足少阳胆经和足阳明胃经的腧穴针刺调治。

厥心痛牵连引起的后背疼痛，拘急抽掣，抽搐，就像是有东西从背后击中心脏一样，导致病人弯腰曲背，这是因为肾经邪气上犯于心的病症，称之为肾心痛。治疗的时候应该先取足太阳膀胱经京骨穴和昆仑穴施针。如果施针后仍然疼痛不止，再取足少阴肾经的然谷穴针刺治疗。

厥心痛，腹部胀满，胸闷，心痛严重的，这是因为胃经的邪气上犯于心的病症，称之为胃心痛。治疗的时候应该取足太阴脾经的大都穴和太白穴针刺治疗。

厥心痛，痛的就像是用锥子刺心一样的剧烈，心痛特别严重，这是因为脾气上犯于心所致，称之为脾心痛。治疗的时候应该取足少阴肾经的然谷穴和太溪穴进行针刺治疗。

厥心痛，面色苍青，苍白的如同死人一样，每天都疼痛不已，不能深呼吸，这是因为肝气上犯于心所致，称之为肝心痛。治疗的时候应该取足厥阴肝经的行间穴和太冲穴进行针刺治疗。

厥心痛，卧床或者闲暇休闲时候疼痛缓解，如果活动心痛会更加严重，但是面色没有改变，这是因为肺气逆乱上犯于心所致，称之为肺心痛。治疗的时候应该取手太阴肺经的鱼际穴和太渊穴进行针刺治疗。

真心痛，发作的时候手足冰凉直至肘膝关节部位，心痛极其剧烈，病症经常是早上发作，晚上就会死亡，或者是当天晚上发作，第二天早上死亡。心痛病不能用针刺治疗的主要症状为，体内积聚淤血，为有形体的实邪，这种情况不能用针刺治疗，要调理经气来调和治疗。

肠胃中有寄生虫和蛔虫聚集成瘕的病症，治疗的时候不可以使用小针取穴针刺；因为虫病引起的心腹痛，主要表现为疼痛难忍，心中烦闷不安，腹中有积聚的肿块，可以上下移动，间歇性的疼痛，腹中发热，经常会口渴流涎，这就证明肠中有寄生虫。治疗的时候，用手聚拢按住有肿块的部位，不让蛔虫移动，然后用大针直接刺入，等到虫不能动以后，再将针拔出来。

耳聋听不到任何声音，针刺治疗的时候取耳中的听宫、角孙等穴位；耳鸣，针刺治疗的时候取耳前动脉处的耳门穴；耳痛不可以针刺治疗的，是因为耳中有耳垢或者耳脓导致的耳痛，耳朵基本已经丧失听觉的症状。治疗耳聋的时候应该取手足无名指指甲末端与肉交界处的关冲穴穴位针刺，先针刺手部的穴位，然后再针刺足部的窍阴穴穴位；治疗耳鸣的时候应该取手足中指的指甲上端的中冲穴穴位，左耳鸣，便取右手的中冲穴位，右耳鸣，便取左手的中冲穴位，应该先取手部的穴位，而后再取足部的穴位。

　　大腿不能抬起，治疗的时候可以让病人侧卧在床，然后取髀枢中的环跳穴，用九针中的员利针针刺，不可以使用大针。患有肝不藏血而下血病症的，治疗时针刺曲泉穴即可。

　　患有风痹病的病人，发展到十分严重的阶段，就会造成不可救治的情况，时常感觉双足冷的像踩在冰块上一样寒冷，有时又感觉双足热的像浸泡在滚烫的热水中一样。大小腿酸痛无力向体内发展，随即出现心烦头痛，时常呕吐满闷的现象，有时候眩晕以后马上出汗，出汗时间长了目眩更甚；病人情绪波动大，一会悲伤，一会喜悦，一会恐惧，有时气短，闷闷不乐，心中不悦。患这种病症的病人，长此发展，不出三年就会死亡。

病本第二十五

先病而后逆者，治其本；先逆而后病者，治其本。先寒而后生病者，治其本；先病而后生寒者，治其本。先热而后生病者，治其本；先泄而后生他病者，治其本。必且调之，乃治其他病。先病而后中满者，治其标；先病而后泄者，治其本。先中满而后烦心者，治其本。有客气，有同气。大小便不利，治其标；大小便利，治其本。

病发而有余，本而标之，先治其本，后治其标。病发而不足，标而本之，先治其标，后治其本。谨详察间甚，以意调之，间者并行，甚者独行。先小大便不利而后生病者，治其本也。

【注释】①本：事物的根本。这里指疾病的根本、源头。②标：由"本"引发出来的其他事物。③客气：邪气的意思，这里也可以理解为实症。④同气：正气的意思，这里可以理解为虚症。⑤以意调之：意思是先治标还是先治本要根据不同的病情来定，原则是急则治其标，缓则治其本。

【译文】先患某一种疾病以后出现四肢厥逆现象，应该先治疗其病的根本；如果是先出现四肢厥逆的现象，然后才出现其他病症的，治疗的时候要先治疗四肢厥逆；如果是先有了寒病，然后再出现其他病症的，治疗的时候要先治疗寒病，因为寒病为本；如果先患有某一种疾病然后出现寒病的，治疗的时候要先治疗先有的病症；如果是先有了热病以后出现其他病变的，治疗的时候要先治疗热病，因为热病为本；

如果是先有了某一种疾病以后出现泄泻的，治疗的时候应该先治疗原来的本病；如果是先有泄泻以后出现其他病症的，治疗的时候要先治疗泄泻，再治疗其他的疾病，因为泄泻为本；如果是先患有某一种疾病以后出现中满的病症，治疗的时候应该先治疗中满的病症；如果是先有中满以后出现其他病症的，治疗的时候要先治疗中满，因为中满为本。人体因为非时令之气的邪气而发病，也有些是因为不能适应按时而至的六气有客气所导致。以上不论哪种情况，患病时如果出现大小便不通的情况，就要先治标病，再治本病；在大小便通畅的情况下，可以先治体内的本病。

疾病发作之后出现邪逆有余实症的，因为邪逆有余的实症为本，发作的病为标，治疗时应先治其本，而后治其标；疾病发作而为正气不足的虚症。正气不足为标，发作的病为本，治疗时应先治其本，而后治其标；在治病的过程中还需要仔细观察病情的深浅轻重，然后根据观察后的情况随症状改变治疗手法，加以精心调治。病情比较轻的病人，可以选择标本同治，病情比较深重的病人，要先抓住病情根结之所在，然后从主要方面针对治疗。先出现大小便不通利的症状然后出现其他病症的，应该先治疗大小便不通利的根本的病症。

杂病第二十六

厥, 挟脊而痛者, 至顶, 头沉沉然, 目眅眅然^①, 腰脊强。取足太阳腘中血络。

厥, 胸满面肿, 唇累累然^②, 暴言难, 甚则不能言, 取足阳明。

厥, 气走喉而不能言, 手足清, 大便不利, 取足少阴。

厥, 而腹响响然, 多寒气, 腹中穀穀, 便溲难, 取足太阴。

嗌干, 口中热如胶, 取足少阴。

膝中痛, 取犊鼻^③, 以员利针, 发而间之。针大如氂, 刺膝无疑。

喉痹不能言, 取足阳明; 能言, 取手阳明。

疟不渴, 间日而作, 取足阳明; 渴而日作, 取手阳明。

【注释】①目眅眅然: 视物不清的样子。②唇漯漯然: 张介宾注 "唇漯漯, 肿起貌"; 马莳注 "唇漯漯然, 有涎出唾下之意。" 综合二注, 即为口唇肿起, 口涎不收之意。③犊鼻: 穴位名, 在外膝眼凹陷中, 属足阳明胃经。

【译文】经气厥逆病, 脊柱两侧疼痛, 直达头顶, 引起头部昏沉, 眼睛看不清楚东西, 腰背脊椎僵直, 治疗应该取足太阳经的委中穴, 针刺络脉出血以泻邪气。

经气厥病, 胸中满闷, 面部肿胀, 口唇肿起涎液不能收, 突然间言语困难, 严重到不能说话的时候, 治疗的时候应该取足阳明经的穴位进行针刺。

经气厥病，气机上逆充塞咽喉，病人就不能言语，手脚发冷，大便不通利，治疗的时候应该取足少阴经治疗。

经气厥病，腹中胀满，寒气内盛，肠鸣，大小便不利等，治疗的时候应该取足太阴脾经的腧穴进行针刺。

咽喉发干，口中燥热，口中津液就好像稠粘似胶一样，治疗的时候应该取足少阴肾经的穴位施针治疗。

膝关节疼痛，治疗时取足阳明胃经的犊鼻穴，用九针中的员利针刺治疗，出针之后，过一会时间再针刺治疗。员利针外形似牛尾长毛的大针，用它来治疗膝部最为合适。

患有喉痹的病人，如果不能说话，治疗的时候就取足阳明经针刺；如果是能说话了，治疗的时候就取手阳明针刺。

患有疟病的病人，如果不渴，隔一天发作一次，治疗的时候取足阳明胃经的针刺；如果是觉得口渴，并且每天都会发作的，治疗的时候取手阳明经针刺。

齿痛，不恶清饮，取足阳明；恶清饮，取手阳明。

聋而不痛者，取足少阳；聋而痛者，取手阳明。

衄而不止，衃血流，取足太阳；衃血，取手太阳；不已，刺腕骨下；不已，刺膕中出血。

腰痛，痛上寒，取足太阳、阳明；痛上热，取足厥阴，不可以俯仰，取足少阳；中热而喘，取足少阴、膕中血络。

喜怒而不欲食，言益少，刺足太阴；怒而多言，刺足少阳。

顑痛，刺手阳明与顑之盛脉，出血。

项病，不可俯仰，刺足太阳；不可以顾，刺手太阳也。

小腹满大，上走胃至心，淅淅身时寒热，小便不利，取足厥阴。

腹满，大便不利，腹大，亦上走胸嗌，喘息喝喝然，取足少阴。

腹满食不化，腹向向然，不能大便，取足太阴。

心痛引腰脊，欲呕，取足少阴。

心痛，腹胀。啬啬然，大便不利，取足太阴。

心痛引背不得息，刺足少阴；不已，取手少阳。

心痛引小腹满，上下无常处，便溲难，刺足厥阴。

心痛，但短气，不足以息，刺手太阴。

心痛，当九节刺之，按，已刺按之，立已；不已，上下求之，得之立已。

颠痛，刺足阳明曲周动脉见血，立已；不已，按人迎于经，立已。

气逆上，刺膺中陷者与下胸动脉。

腹痛，刺脐左右动脉，已刺按之，立已：不已，刺气街，已刺按之，立已。

痿厥为四末束悗，乃疾解之，日二，不仁者，十日而知，无休，病已，止。

哕，以草刺鼻，嚏，嚏而已；无息，而疾迎引之，立已；大惊之，亦可已。

【译文】牙齿疼痛的病人，如果不怕饮冷，治疗的时候就取足阳明胃经穴位针刺；如果是怕冷饮，治疗的时候就取手阳明经的穴位针刺治疗。

耳聋但是不疼痛的病人，治疗的时候应取足少阳经的穴位针刺；耳聋且疼痛的，治疗的时候就取手阳明经的穴位针刺。

鼻子出血不止的病症，如果流出来的是败恶黑血，治疗的时候取足太阳经的穴位施针治疗；如果是黑血凝结成块，治疗的时候取手太阳小肠经的穴位施针治疗；针刺后仍然不止血的，取手太阳小肠经的腕骨穴施针治疗，还不能止血，取足太阳膀胱经的委中穴施针治疗。

腰痛的病人，如果是身体上半部分疼痛发寒，治疗的时候取足太阳膀胱经和足阳明胃经的穴位施针治疗；如果是疼痛的部位有发热的感觉，治疗的时候取足厥阴肝经的穴位施针治疗；如果感觉到疼痛导致不能俯仰身躯，治疗的时候取足少阳胆经的穴位针刺治疗。腰痛导致热邪而发喘的，治疗的时候取足少阴肾经的穴位，可以并刺委中穴附近的血络放血。

经常发怒不想吃东西的，话比较少，取足太阴脾经穴位针刺；经常发怒而且话很多的，治疗的时候取足少阴胆经的穴位针刺。

下巴疼痛的病人，治疗的时候取手阳明大肠经和足阳明经的颊车穴位出血。

脖子疼痛，不能俯仰，治疗的时候取足太阳经的穴位施针；如果脖子不能回转，治疗的时候取手太阳经的穴位施针。

小腹胀满的病人，气机上逆波及胃脘和心胸的，发冷，全身忽冷忽热，小便不通利的症状，治疗的时候取足厥阴经的穴位施针。

腹中胀满，大便不通利，腹部胀大，气机上逆影响咽喉、胸部，喘息急促并且声音很大，治疗的时候取足少阴肾经的穴位进行针刺治疗。

腹中胀满，食谷不能消化，腹内有响声，大便不通利的症状，治疗的时候取足太阴脾经的腧穴进行针刺治疗。

心痛牵引腰部、脊椎疼痛，恶心想呕吐的，治疗的时候取足少阴经的穴位进行针刺治疗。

心痛，腹部胀满，大便不通利，治疗的时候取足太阴脾经的穴位进行针刺治疗。

心痛，牵连至后背疼痛，导致呼吸不畅，治疗的时候取足少阴肾经的穴位进行针刺治疗。如果疼痛依然不止，取手少阳的穴位进行针刺治疗。

心痛，牵引小腹胀满，上下走窜，痛无定处，二便不利，刺足厥阴经的腧穴。

心痛，呼吸短促困难的，治疗的时候取手太阴肺经进行针刺治疗。

心痛，治疗的时候取第九椎之下的筋缩穴，先在穴位上按压，再刺，再按压，便可以马上止痛；如果疼痛还是不能止，就在筋缩穴的上下附近重新寻找穴位针刺，只要找到了正确的穴位，用同样的方法也可以马上止痛。

腮部疼痛的病症，治疗的时候应该取足阳明胃经颊车穴，可以达到马上止痛的效果，如果还是不能止痛，就用手按压足阳明经人迎穴，这样也可以立即止痛。

气机上逆，治疗的时候取胸中凹陷处的屋翳穴，以及胸下部位的动脉。

腹中疼痛，治疗时取脐部左右天枢穴的动脉，针刺后用手按揉针孔，这样可以立即止痛；如果还是不能止痛，再针刺气冲穴，针刺后用手按揉针孔，这样也可以立即止痛。

痿厥病，治疗的时候将病人的四肢都捆绑起来，等到病人感觉闭闷不舒，迅速的将其解开。这样每天两次，治疗两天，发病时四肢没有知觉的病人，这样治疗十天后就会有知觉了，这种方法要坚持，不可以半途而废，坚持到病人病情痊愈，再停止捆绑。

打嗝的情况，可以用草茎刺激鼻腔，让病人打喷嚏，然后打嗝就会停止；如果还是止不住，就憋住气，等快要打嗝的时候迅速提气，然后再呼气，这样也可以很快止住打嗝；让病人突然受到惊吓，同样也可以止住打嗝。

周痹第二十七

黄帝问于岐伯曰：周痹之在身也，上下移徙，随其脉上下，左右相应，间不容空，愿闻此痛，在血脉之中邪？将在分肉之间乎？何以致是？其痛之移也，间不及下针，其慉痛①之时，不及定治，而痛已止矣，何道使然？愿闻其故。

岐伯答曰：此众痹也，非周痹也。

黄帝曰：愿闻众痹。

岐伯对曰：此各在其处，更发更止，更居更起，以右应左，以左应右，非能周也，更发更休也。

黄帝曰：善。刺之奈何？

岐伯对曰：刺此者，痛虽已止，必刺其处，勿令复起。

帝曰：善。愿闻周痹何如？

岐伯对曰：周痹者，在于血脉之中，随脉以上，随脉以下，不能左右，各当其所。

黄帝曰：刺之奈何？

岐伯对曰：痛从上下者，先刺其下以遏之，后刺其上以脱之；痛从下上者，先刺其上以遏之，后刺其下以脱之。

黄帝曰：善。此痛安生？何因而有名？

岐伯对曰：风寒湿气，客于外分肉之间，迫切而为沫，沫得寒则聚，聚则排分肉而分裂也，分裂则痛，痛则神②归之，神归之则热，热则痛解，痛解则厥，厥则他痹发，发则如是。

此内不在脏，而外未发于皮，独居分肉之间，真气不能周，故命曰周痹。故刺痹者，必先切循其上下之六经，视其虚实，及大络之血结而不通，及虚而脉陷空者而调之，熨而通之，其瘼坚，转引而行之。

黄帝曰：善。余已得其意矣，亦得其事也。

【注释】①惕痛：惕，聚集的意思。惕痛，指疼痛聚集在某一部位。②神：这里指人的注意力，精神。

【译文】黄帝问岐伯说：周痹病症在身体上，随着人的血脉上下移动，而且是左右相对应，无孔不入，我想知道周痹病这种疼痛是病在血脉中，还是在分肉之间的呢？这种病又是怎样形成的呢？病痛的部位一直在移动，有时候都快到来不及施针，当疼痛感聚集在一个地方的时候，还没有来得及确定治疗部位，疼痛感就消失了，这些又是什么原因造成的呢？我想了解关于这些的原因。

岐伯回答说：你说的这是众痹病，不是周痹病。

黄帝说：我想要了解一下众痹这个病。

岐伯回答说：众痹病，分布在身体的不同部位，但是邪气会随时发作，随时停止，随时转移，随时留滞，在病症上也是左右对称的，左侧会直接影响右侧，右侧会直接影响左侧，但是不会全身都疼痛，只是会交替发作和交替停止。

黄帝说：说得好。那怎样针刺治疗呢？

岐伯回答说：针刺治疗众痹病，虽然一个部位的疼痛已经停止，但还是要准确的针刺疼痛的部位，不要再让疼痛重新发作。

黄帝说：说得好。我想进一步的了解下周痹病是怎样的。

岐伯回答说：周痹的病邪，主要是在于血脉之中，然后随着血液的流动而遍及全身，因此，周痹病发作的时候，并不是左右相应，而是在不同的部位，停在哪里就在哪里发病。

黄帝说：那要怎样治疗这种病呢？

岐伯回答说：如果周痹病的疼痛是从上而下发展的，就要针刺疼痛部位以下的穴位，阻止邪气不再继续发展，再针刺疼痛的部位以上的穴位，以祛除病邪本身；如果疼痛是从下而上发展的，就先针刺疼痛部位以上的穴位，阻止邪气不再继续发展，再针刺疼痛的部位以下的穴位，以祛除病邪本身。

黄帝说：说的好。那这种周痹病的疼痛是怎样产生的，又是因为什么得名的呢？

岐伯回答说：风寒湿邪气，从体外逐渐侵入人体内部的分肉之间，导致肌肉之间的津液化成汁沫，汁沫遇到寒气则会凝聚，凝聚成有形之物以后因为不散处就会排挤分肉而产生分裂，所以分肉裂开的地方就会疼痛，疼痛发生以后就会使人的注意力完全集中在疼痛的部位上，注意力集中在这个地方，就会使阳气聚在一起然后发热，疼痛因热消除，疼痛消除之后，邪气就会继续到处流动，流动的时候在身体任意的部位聚集，疼痛的感觉就会随之转移到另外的部位，所以人才会觉得疼痛此起彼落，然后形成周痹病。

这种病的病邪还没有侵入到内脏，外在也没有在皮肤发散出来，仅仅只是停留于分肉之间，导致人的真气不能流畅的周行全身，所以才叫做周痹病。所以，针刺痹病的时候，首先要沿着足六经，用手指按压观察病情的虚实，以及大络的血脉有没有瘀结不通的情况和经脉中有没有下陷空虚的现象，根据病情来进行调治，或者也可以用熨蒸法来通其经络。如果是筋脉拘紧疼痛的情况，也可以通过按摩导引的方法行其气血。

黄帝说：对。我已经明白了痹病的情况，也知道了它的治疗方法。

口问第二十八

黄帝闲居，辟^①左右而问于岐伯，曰：余已闻九针之经，论阴阳逆顺，六经已毕，愿得口问。

岐伯避席再拜曰：善乎哉问也！此先师之所口传也。

黄帝曰：愿闻口传。

【注释】①辟：避开。

【译文】黄帝在休闲独居时，屏退左右两边的人问岐伯说：我已经了解了关于九针针术方面的医经，还有医经上面说的阴阳两经、气机顺逆和手足六经的情况，另外，我想从你这边学一些口授相传的知识。

岐伯听完忙离开座位，对黄帝拜了两拜以后说：您问的很好，这些知识都是我的老师口授教给我的。

黄帝说：我很想听一下这方面的知识。

岐伯答曰：夫百病之始生也，皆生于风雨寒暑，阴阳喜怒，饮食居处，大惊卒恐。则血气分离，阴阳破败，经络厥绝，脉道不通，阴阳相逆，卫气稽留，经脉虚空，血气不次，乃失其常。论不在经者，请道其方。

黄帝曰：人之欠^①者，何气使然？

岐伯答曰：卫气昼日行于阳，夜半则行于阴。阴者主夜，夜者卧。阳者主上，阴者主下。故阴气积于下，阳气未尽，阳引而上，阴引而下，阴阳相引,故数欠。阳气尽,阴气盛,则目瞑;阴气尽而阳气盛,则寤矣。泻足少阴,补足太阳。

黄帝曰:人之哕②者,何气使然?

岐伯曰:谷入于胃,胃气上注于肺。今有故寒气与新谷气俱还入于胃,新故相乱,真邪相攻,气并相逆,复出于胃,故为哕。补手太阴,泻足少阴。

黄帝曰:人之唏③音,何气使然?

岐伯曰:此阴气盛而阳气虚,阴气疾而阳气徐,阴气盛而阳气绝,故为唏。补足太阳,泻足少阴。

【注释】①欠:俗称呵欠。②哕:即呃逆证。③唏:同"欷",人在悲泣时的抽泣声。

【译文】岐伯回答说:百病的形成,大部分都是因为风雨寒暑的变化,侵袭于外表,阴阳不调,喜怒过度,饮食不良,起居无常,或者是突然受到惊吓、恐慌等原因造成的。这些导致了体内血气分离,阴阳平衡破散,经络闭塞,脉道不通,脉中阴阳之气逆乱,卫气滞留在内部,经脉虚空,血气循行紊乱,这一系列的原因造成身体运转失去正常的平衡,随即造成疾病的产生。这些都是医经上面没有记载的,让我简单的说明其中的道理。

黄帝说:人打哈欠,是因为什么气导致的?

岐伯回答说:卫气白天的时候行于身体的阳分,夜间的时候行于身体的阴分。阴气主夜,晚上人的主要生理活动就是睡觉。阳气主升而向上,阴气主沉而向下。所以,在晚上的人要睡觉的时候,阴气沉积聚在下方,阳气还没有完全的入于阴分,阳气引阴气向上行,阴气引阳气向下行,阴阳二气相互相引,所以人才会不停的打哈欠。等到完全入夜以后,阴气盛行,人就可以安稳的睡眠;等到白天到了,阴气散尽,而阳气渐盛，人就会清醒起来。针对这种病症，应该泻足少阴肾经，然后取足太阳膀胱经补其阳气。

黄帝说：人患呃逆症，是因为什么气导致的？

岐伯说：食物水谷进入到胃中，经过胃的消化，胃气在脾气的推动下将化成的精微物质上注于肺。如果是胃中先有寒气的，饮食水谷进入胃中，新生的水谷精微之气与原有的寒气相互扰乱，正邪相攻，胃气和寒气混杂而上逆，然后再从胃中出来上逆，所以就会发生呃逆症。针对这种病症，针刺的时候补手太阴经，泻足少阴肾经即可。

黄帝说：人经常唏嘘、哽咽的，是因为什么气导致的？

岐伯回答说：这是因为阴气强盛而阳气虚弱，阴气运行的快而阳气运行缓慢，阴气过度旺盛而阳气衰绝造成的哽咽情况。针对这种病症，针刺的时候补足太阳膀胱经，泻足少阴肾经即可。

黄帝曰：人之振寒者，何气使然？

岐伯曰：寒气客于皮肤，阴气盛，阳气虚，故为振寒寒栗。补诸阳。

黄帝曰：人之噫者，何气使然？

岐伯曰：寒气客于胃，厥逆从下上散，复出于胃，故为噫，补足太阴、阳明。

黄帝曰：人之嚏者，何气使然？

岐伯曰：阳气和利，满于心，出于鼻，故为嚏。补足太阳荣、眉本。

黄帝曰：人之𢲵①者，何气使然？

岐伯曰：胃不实则诸脉虚，诸脉虚则筋脉懈惰，筋脉懈惰则行阴用力，气不能复，故为𢲵。因其所在，补分肉间。

【注释】①𢲵（duǒ）：指全身无力，四肢酸困。

【译文】黄帝说：人经常发冷振寒，是由什么气导致的？

岐伯回答说：这是因为寒气侵入人的皮肤，导致阴气盛，阳气虚，所以身体才有发抖、发冷的现象。针对这种病症，针刺的时候采用温补阳经，来振奋阳气。

黄帝说：人经常出现嗳气，是因为什么气导致的？

岐伯回答说：寒气侵入到胃中，厥逆之气扰乱了胃气，然后向上扩散，再从胃中出来，胃气上逆，就产生了嗳气症。针对这种病症，治疗法时补足太阴脾经与足阳明胃经。

黄帝说：人打喷嚏，是因为什么气导致的？

岐伯回答说：阳气和利，充满胸腔，然后向上出于鼻，所以人才会打喷嚏。针对这种病症，针刺的时候补足太阳经的荥穴通谷，以及眉根部的攒竹穴。

黄帝说：人全身懈怠无力、疲困解惰、活动不灵敏的，是因为什么气导致的？

岐伯回答说：胃气虚，人体经脉气血全部虚弱，导致筋骨肌肉脉络懈怠无力，筋骨肌肉解惰无力的情况下，再行房事，于是元气大损且不能立即恢复，便导致发生全身懈怠无力的軃症。针对这种病症，针刺的时候要根据病症发生的主要位置，然后在分肉之间进行针刺治疗，要用补法。

黄帝曰：人之哀而泣涕出者，何气使然？

岐伯曰：心者，五脏六腑之主也；目者，宗脉之所聚也，上液之道也；鼻者，气之门户也。故悲哀愁忧则心动，心动则五脏六腑皆摇，摇则宗脉感，宗脉感则液道开，液道开故泣涕出焉。液者，所以灌精濡空窍者也，故上液之道开则泣，泣不止则液竭，液竭则精不灌，精不灌则目无所见矣。故命曰夺精。补天柱经侠颈。

黄帝曰：人之太息者，何气使然？

岐伯曰：忧思则心系急，心系急则气道约，约则不利，故太息以伸出之。补手少阴、心主，足少阳，留之也。

黄帝曰：人之涎下者，何气使然？

岐伯曰：饮食者皆入于胃，胃中有热则虫动，虫动则胃缓，胃缓则廉泉开，故涎下。补足少阴。

黄帝曰：人之耳中鸣者，何气使然？

岐伯曰：耳者，宗脉之所聚也。故胃中空则宗脉虚，虚则下，溜脉有所竭者，故耳鸣。补客主人，手大指爪甲上与肉交者也。

黄帝曰：人之自啮舌者，何气使然？

岐伯曰：此厥逆走上，脉气辈至也。少阴气至则啮舌，少阳气至则啮颊，阳明气至则啮唇矣。视主病者，则补之。

凡此十二邪者，皆奇邪之走空窍者也。故邪之所在，皆为不足。故上气不足，脑为之不满，耳为之苦鸣，头为之苦倾，目为之眩；中气不足，溲便为之变，肠为之苦鸣；下气不足，则乃为痿厥心悗。补足外踝下，留之。

黄帝曰：治之奈何？

岐伯曰：肾主为欠，取足少阴。肺主为哕，取手太阴、足少阴。唏者，阴盛阳绝，故补足太阳，泻足少阴。振寒者，补诸阳。噫者，补足太阴、阳明。嚏，补足太阳、眉本。亸，因其所在、补分肉间。泣出，补天柱经侠颈，侠颈者，头中分也。太息，补手少阴、心主、足少阳，留之。涎下，补足少阴。耳鸣，补客主人，手大指爪甲上与肉交者。自啮舌，视主病者则补之。目眩头倾，补足外踝下留之。痿厥心悗，刺足大指间上二寸留之，一曰足外踝下，留之。

【译文】黄帝说：人在悲伤的时候会流眼泪和鼻涕，是因为什么气导致的？

岐伯回答说：心是所有五脏六腑的主宰；眼睛是所有宗脉汇聚之

处，也是眼泪由上而外泻的通道；鼻是气息的门户。因此，人所有的情绪，悲伤、哀怨、愁苦、忧伤等等情绪都会牵动心神，心神不安就会导致五脏六腑不安，五脏六腑不安就会波及各经脉，经脉波动就会导致各条眼泪通道全部开放，眼泪的通道全部开发，所以鼻涕和眼泪会全部的流出来。人体中的津液，是因为灌输了精微物质而滋润各个孔窍的，因此，眼泪的通道开放以后就会啼哭不止，啼哭不止的时候就会导致津液耗竭，津液耗竭以后精气就没有地方灌注，精气无所灌注就会使双目失明，这种情况称之为"夺精"。这种病症，针刺的时候应补足太阳经在挟颈部后的天柱穴。

黄帝说：人有时常叹息，是因为什么气导致的？

岐伯回答说：过分的忧愁思虑会造成心之脉络拘急，心之脉络拘急就会约束气道，气道受到约束就会呼吸不畅，所以人会通过叹气来使气机得以舒缓。针对这种病症，针刺的时候用补法取手少阴经、手厥阴经、足少阳经，并用留针法。

黄帝说：人会流口水，是因为什么气导致的？

岐伯回答说：人吃的饮食水谷进入胃里，胃中有热就会导致胃中的寄生虫蠕动，寄生虫蠕动会导致胃气迟缓，胃气迟缓就会使舌下廉泉穴张开，所以口水就会流出来。所以针对这种病症，针刺的时候取足少阴肾经以补肾水。

黄帝说：人会耳鸣，是因为什么气导致的？

岐伯回答说：耳朵是人体各部分经脉聚集的地方，如果胃中空虚就会使各经脉空虚，经脉空虚则阳气不升，导致入耳的经脉气血得不到充养而有所衰竭，才会导致耳中鸣响。针对这种病症，针刺治疗的时候应取足少阳胆经客主人穴和手大指爪甲角上与肉相交的太阴肺经的少商穴，以补法针刺。

黄帝说：人有时会自己咬舌头，是因为什么气导致的？

岐伯回答说：这种病症是因为厥气上逆，随着各条经脉的脉气上递所导致的。如果是少阴脉气上逆，因为足少阴肾经是直接通到舌根部的，所以人就会自咬其舌；如果是少阳经脉气上逆，人就会自咬其颊；如果是阳明经脉气上逆就会自咬其唇。针对这种病症，应该先根据发病的部位，确定病在何经，然后采用扶正祛邪的手法针刺治疗。

上面说的这十二种病邪，都是因为邪气侵入孔窍才发生的病症，所以，邪气能够侵入的这些部位，都是因为正气不足。如果是上焦头部正气不足的病症，就会导致脑髓不满，耳中鸣响，头部经常无力低垂，双目晕眩；如果是中焦正气不足的，就会导致大小便不正常，腹中常鸣响；如果是下焦正气不足，就会导致两足微弱无力正气不足，然后厥冷，心中窒闷。针对这种病症，治疗的时候用留针的补法，针刺足太阳经足外踝下昆仑穴。

黄帝说：上述的各种病症，分别如何治疗？

岐伯回答说：肾气主呵欠病，所以治疗的时候应该补足少阴肾经的穴位；肺气主呃逆病，所以治疗的时候应该补手太阴、足少阴经；唏嘘、哽咽，是因为阴盛阳衰，所以治疗的时候应该补足太阳、泻足少阴；身上发冷打寒战，治疗的时候应该补各条阳经上的穴位；嗳气病，治疗的时候应该补足太阴脾经、足阳明胃经的穴位；经常打喷嚏的，治疗的时候应该补足太阳膀胱经的攒竹穴；身体懒怠无力的，根据其所在经脉的不同，选择补其经的分肉之间；经常啼哭，流眼泪的，治疗的时候应该补足太阳经颈项之后的天柱穴；经常叹气的，治疗的时候应该补手少阴心经、手厥阴心包经和足少阳胆经，针刺以后要留针；口角流涎流口水的，治疗的时候应该补足少阴肾经；耳鸣，治疗的时候应该补足少阳胆经的客主人穴、手大指爪甲角与肉相交处手太阴肺经少商穴；自咬其舌的，应该先根据发病的部位，然后确定病在何经，分别施用补法。双目昏眩、头部无力耷拉的，治疗的时候应该补足外踝足大指间上二寸处，用留针的手法，或者是也可以在足外踝后的昆仑穴针刺，用留针的手法。

卷之六

师传第二十九

黄帝曰：余闻先师，有所心藏，弗著于方①。余愿闻而藏之，则而行之。上以治民，下以治身，使百姓无病。上下和亲，德泽下流。子孙无忧，传于后世。无有终时，可得闻乎？

岐伯曰：远乎哉问也！夫治民与自治，治彼与治此，治小与治大，治国与治家，未有逆而能治之也，夫惟顺而已矣。顺者，非独阴阳脉论气之逆顺也，百姓人民皆欲顺其志也。

黄帝曰：顺之奈何？

岐伯曰：入国问俗，入家问讳，上堂问礼，临病人问所便。

黄帝曰：便病人奈何？

岐伯曰：夫中热消瘅则便寒，寒中之属则便热。胃中热则消谷②，令人悬心善饥。脐以上皮热，肠中热，则出黄如糜。脐以下皮寒，肠中寒，则肠鸣飧泄。胃中寒，肠中热，则胀而且泄。胃中热，肠中寒，则疾饥，小腹痛胀。

【注释】①方：古代记载文字的木板。②消谷：即消渴病，现在所说的糖尿病。

【译文】黄帝说：我听说前辈先师有很多医学心得，并没有记载下来，我想了解这些宝贵经验，然后将它们保存下来，作为准则加以奉行推广。这样，于上可以治疗百姓的疾病，于下又可以修养自己的身体。可以让百姓都免受疾病的疼痛，统治者和百姓相互友爱。美德流传后代，让子孙后代们可以继承这种优良的传统而不用去担心疾病的困扰，就这样流传给子子孙孙，没有终结的时候。那么，关于这些，我可以了解吗？

岐伯说：你问的问题意义很深远啊，不论是统治百姓还是修养自身，统治这里，统治哪里，处理各种各样的事情，治理自己的家庭和国家，从来没有说违背常规便能治理好的，只有顺应其内在的条件，才能治理好各种事情。所谓的顺，不单单是指阴阳、经脉、营卫气血循行的顺逆，还包括这人民百姓的希望，希望可以顺从他们的想法。

黄帝问：要怎样才可以做到顺其情呢？

岐伯说：到一个新的国家，要先了解当地人的礼俗，到别人的家里去，要先了解家中人的忌讳，到了庙堂之上，要先了解所有的礼节，给病人看病的时候，要先问清楚病人的喜好和忌讳，以便更好的治疗病情。

黄帝说：怎样才能选择合适的方式治疗病人呢？

岐伯说：肠胃中热患消瘅的人，适宜用寒的方法治疗；而有寒邪内侵这样的病人，就适宜用热的方法治疗；胃中有热邪的，吃下的食物就会消化的很快，病人就会经常有饥饿和胃中空虚的感觉。同时感觉脐部以上的皮肤发热，肠中有热邪的，排出来的大便会是黄色如糜烂的粥一样。同时脐部以下小腹部位的皮肤发寒，肠中有寒邪的，会出现肠鸣腹泻，大便清稀且有不消化的食物残渣。胃中有寒邪，肠中有热邪的，这种属于寒热错杂症，主要表现为腹胀而且腹泻；胃中有热邪，肠中有寒邪的，这种属于寒热错杂症，主要表现为容易饥饿而且小腹胀痛。

黄帝曰：胃欲寒饮，肠欲热饮，两者相逆，便之奈何？且夫王公大人血食之君，骄恣从欲，轻人，而无能禁之，禁之则逆其志，顺之则加其病，便之奈何，治之何先？

岐伯曰：人之情，莫不恶死而乐生。告之以其败，语之以其善，导之以其所便，开之以其所苦。虽有无道之人，恶有不听者乎？

黄帝曰：治之奈何？

岐伯曰：春夏先治其标，后治其本；秋冬先治其本，后治其标。

黄帝曰：便其相逆者奈何？

岐伯曰：便此者，食饮衣服，亦欲适寒温。寒无凄怆①，暑无出汗。食饮者，热无灼灼②，寒无沧沧③，寒温中适。故气将持。乃不致邪僻也。

【注释】①凄怆：形容非常寒冷的样子。②灼灼：灼，指烧灼，这里指食物很烫的意思。③沧沧：苍凉、寒冷，这里借指食物很冷。

【译文】黄帝说：如果胃中有热，但是想吃冷饮，肠中有寒却想吃热的，寒热两者性质相反的，遇到这种情况要怎么治疗呢？特别是高官厚禄和生活比较优裕的人，骄姿纵欲，恣意妄行，看不起别人，也没有办法去劝他们禁忌食物。如果规劝他们禁忌有坏处的食物就等于违背他的意愿，但如果完全顺应他的想法又会加重其病情，这种情况怎么办呢？应该先从哪方面着手治疗呢？

岐伯说：这是人之常情，没有人愿意死去而不想活的。所以，要告诉病人哪些食物是对他身体有害处的，哪些是对他身体有好处的，并且告诉他们不遵守医嘱的害处。引导病人接受适宜他自己的饮食习惯和养生办法，用得病以后的痛苦来劝诫病人。如果这样去做的话，即使是再不通情达理的人，哪里还会不听劝告呢？

黄帝说：那要如何去治疗呢？

岐伯说：春季和夏季的时候，阳气充沛体表，所以先治疗在外的标病，然后再治疗在内的本病；秋季和冬季的时候，精气全部敛藏于内，所以应该先治疗在内的本病，然后再治疗在外的标病。

黄帝说：对于那些两病相逆的病情，要怎么治疗才更合适呢？

岐伯说：这种病症下，要让病人先调整饮食起居，顺应天气的变化做出调整。天冷的时候，应当加厚衣服不要冻着；天热的时候，应当减少衣服不要热出汗。饮食方面也要注意，热天的时候不吃很热的食物，冷天的时候不吃很冷的食物。饮食和衣服都寒温合适，正气才能持守体中，邪气才不容易侵入到体内。

黄帝曰：《本脏》以身形支节䐃肉，候五脏六腑之小大焉。今夫王公大人，临朝即位之君而问焉，谁可扪循之而后答乎？

岐伯曰：身形支节者，脏腑之盖也，非面部之阅也。

黄帝曰：五脏之气，阅于面者，余已知之矣，以肢节而阅之奈何？

岐伯曰：五脏六腑者，肺为之盖，巨肩陷咽，候见其外。

黄帝曰：善。

岐伯曰：五脏六腑，心为之主，缺盆为之道，骬骨^①有余，以候髑骭^②。

黄帝曰：善。

岐伯曰：肝主为将^③，使之候外，欲知坚固，视目小大。

黄帝曰：善。

岐伯曰：脾主为卫^④，使之迎粮，视唇舌好恶，以知吉凶。

黄帝曰：善。

岐伯曰：肾主为外^⑤，使之远听，视耳好恶，以知其性。

黄帝曰：善。愿闻六腑之候。

岐伯曰：六腑者，胃为之海，广骸^⑥、大颈、张胸，五谷乃容；鼻隧以长，以候大肠；唇厚、人中长，以候小肠；目下果大，其胆及横；鼻孔在外，膀胱漏泄，鼻柱中央起，三焦乃约。此所以候六腑也。上下三等，脏安且良矣。

【注释】①骷骨：胸骨上方锁骨内侧端的部位。②髑骭：胸骨下剑突部分，现在叫胸骨剑突。③将：《素问·灵兰秘典》称肝为"将军之官"，指有谋虑。④卫：脾主肌肉，运化水谷精微，有充养人体卫外的作用。⑤外：肾主骨，决定人的形体大小。⑥骸：面颊部。

【译文】黄帝说：在《本脏》篇中有说过，认为从人的外形、四肢、关节和肌肉就可以看出人体内五脏六腑的大小。但如果是地位显赫的王公大臣和在位的君主问这个问题，谁可以抚摸他们的身体，怎么检查，这样要怎么回答他们呢？

岐伯说：人的外形、四肢、关节，是五脏六腑的表象，不是仅仅凭对面部的观察来推断的。

黄帝说：五脏的精气可以通过诊察面部色泽来推测，这个我已经知道了，但是要怎样去从肢体上观察内脏的情况呢？

岐伯说：在五脏六腑中，肺的位置是最高的，就像是遮盖一样，这个可以通过观察肩部和咽喉的凹陷情况看出来，这就是肺部在外的表现。

黄帝说：是的。

岐伯说：心是主宰五脏六腑的，缺盆是血脉的通道，从肩端骨两端的距离大小，就可以观察缺盆的部位和形态，再观察胸骨剑突的形态，就可以知道心脏的大小和坚脆情况。

黄帝说：是的。

岐伯说：肝部就像是将军一样，用它来抵抗外邪的入侵，想知道肝脏的健康坚固情况，可以通过观察眼睛的明暗和大小来判断。

黄帝说：是的。

岐伯说：脾负责运化和输出水谷精微，以此来补充人体内外所有的内力。脾部的强弱情况，可以直接通过吃东西的多少来判断，所以通过嘴唇和舌头的色泽就可以判断脾部是否健康。

黄帝说：是的。

岐伯说：肾脏主水，肾脏的主要功能是通过耳朵影响听力，所以观察耳朵听力的好坏强弱，就可以判断出肾脏的虚实和正常与否。

黄帝说：是的。我还想了解一下关于六腑的表象情况。

岐伯说：六腑表象情况大致如下，六腑中，胃是水谷之海，如果一个人颊部肌肉丰满，颈部粗壮，胸部宽广，那就说明他的胃容纳水谷的量就比较多。鼻道深长，可以观察出大肠功能是否正常。口唇厚，人中长，可以观察出小肠功能是否正常。眼睛下眼睑大，表明胆气就不正常。鼻孔向外掀，表明膀胱不够正常，存储的尿液无法正常漏泄。鼻梁中央隆起，表明三焦固密功能强壮正常。以上这些就是用来观察六腑情况的，人的身体上、中、下三部分相等和谐了，这就表明内脏功能正常而且健康安定。

决气第三十

黄帝曰：余闻人有精、气、津、液、血、脉，余意以为一气耳，乃辨为六名，余不知其所以然。

岐伯曰：两神相搏，合而成形，常先身生，是谓精。

何谓气？

岐伯曰：上焦开发，宣五谷味，熏肤，充身、泽毛，若雾露之溉，是谓气。

何谓津？

岐伯曰：腠理发泄，汗出溱溱①，是谓津。

何谓液？

岐伯曰：谷入气满，淖泽②注于骨，骨属屈伸。泄泽，补益脑髓，皮肤润泽，是谓液。

何谓血？

岐伯曰：中焦受气取汁，变化而赤，是谓血。

何谓脉？

岐伯曰：壅遏③营气，令无所避，是谓脉。

【注释】①溱音：形容汗出很多的样子。②淖泽：淖，泥沼，这里引申为满溢的意思。泽，即润泽之意。③壅遏：指约束营血，使之行于一定的路径。

【译文】黄帝说：我听说人体内有精、气、津、液、血、脉，我本来以为这些都是一种气而已，现在却分为了六种，不知道这其中包含了怎样的道理。

岐伯说：男女阴阳相交，便会产生新的生命体，在新的形体产生之前的基本物质叫做精。

什么叫做气呢？

岐伯说：从上焦把食物的精微物质传送到全身，用来滋养温煦皮肤，充实身体，滋润毛发，就像是晨雾雨露滋养世间万物一样的，就叫做气。

那什么叫做津？

岐伯说：从皮肤、肌肉、脏腑中发泄出来的汗液，就叫做津。

那什么叫做液？

岐伯说：饮食谷物进入胃中，化成的精微之物充满全身，湿润的汁液注入于骨髓中，使骨关节可以灵活屈伸；渗出的部分，用来补益滋润脑髓，散布到皮肤使皮肤润泽，就叫做液。

那什么叫做血？

岐伯说：中焦负责接受五谷的精气和汁液的精华，经过变化以后生成红色的液体，就叫做血。

那什么叫做脉？

岐伯说：用来约束气血，使之无所回避地到达身体的各个部位，就叫做脉。

黄帝曰：六气者，有余不足，气之多少，脑髓之虚实，血脉之清浊，何以知之？

岐伯曰：精脱者，耳聋；气脱者，目不明；津脱者，腠理开，汗大泄；液脱者，骨属屈伸不利，色夭^①，脑髓消，胫酸，耳数鸣；血脱者，色白, 夭然不泽; 脉脱者, 其脉空虚。此其候也。

黄帝曰: 六气者, 贵贱何如?

岐伯曰: 六气者, 各有部主也, 其贵贱善恶, 可为常主, 然五谷与胃为大海也。

【注释】①色夭: 指皮肤面色枯槁无华。

【译文】黄帝问: 上面说的精、气、津、液、血、脉的六气在人体内有余也有不足, 那么精气是多是少, 脑髓的津液是虚还是实, 血脉是清是浊, 这些要怎样了解呢?

岐伯说: 精气虚脱大量耗损的, 会导致人耳聋; 气虚脱的, 会导致人眼睛看不清东西; 津虚脱的, 皮肤、肌肉和内脏腑纹理会打开, 使人大量出汗; 液虚脱的, 四肢骨关节会屈伸不灵敏, 肤色枯槁发暗, 脑髓汁液不消减, 小腿酸软, 经常性的耳鸣; 血虚脱的, 面色苍白没有色泽; 脉虚脱的, 脉象会空虚下陷。这些就是六气异常的病症表现。

黄帝问: 六气之中, 对人体作用的重要性怎么分主次呢?

岐伯说: 六气都有各自所主的脏器, 六气在人体中的重要性和功能的情况, 可以通过所主脏器的情况来区分, 但是六气都是五谷的精微之气化生的, 这些精微之气又是来自于胃部, 所以胃部是六气的源泉。

肠胃第三十一

　　黄帝问于伯高曰: 余愿闻六腑传谷者, 肠胃之小大长短, 受谷之多少, 奈何?

　　伯高曰: 请尽言之。谷所从出入浅深远近长短之度: 唇至齿长九分, 口广二寸半。齿以后至会厌^①, 深三寸半, 大容五合。舌重十两, 长七寸, 广二寸半。咽门重十两, 广一寸半, 至胃长一尺六寸。胃纡曲屈, 伸之, 长二尺六寸, 大一尺五寸, 径五寸, 大容三斗五升。小肠后附脊, 左环回周迭积, 其注于回肠者, 外附于脐上, 回运环十六曲, 大二寸半, 径八分分之少半, 长三丈三尺。回肠当脐, 左环, 回周叶积^②而下, 回运环反十六曲, 大四寸, 径一寸寸之少半, 长二丈一尺。广肠傅脊, 以受回肠, 左环叶积, 上下辟, 大八寸, 径二寸寸之大半, 长二尺八寸。肠胃所入至所出, 长六丈四寸四分, 回曲环反, 三十二曲也。

　　【注释】①会厌: 在气管和食管的交汇处, 是覆盖气管的一个器官。②叶积: 迭积的意思。

　　【译文】黄帝问伯高道: 我想清楚的了解六腑是如何将谷物输送到肠、胃, 以及肠胃的大小、长短, 与它们各自容纳食物数量的多少, 这些分别是什么样的情况呢?

　　伯高答道: 请让我详细地讲讲。谷物在人体内的出入、深浅、远近、长短的过程是这样的: 嘴唇到牙齿的长度为九分, 嘴的宽度是两寸半。从牙齿后到喉咙上的会厌是三寸半深，这部分大约可容纳五合的食物。舌头的重量是十两，长七寸，宽为两寸半，咽门也是重十两，宽一寸半。从咽门到胃的长度是一尺六寸，胃是迂屈曲折着的，若是伸直了，长度有二尺六寸，外周长一尺五寸，直径五寸，胃可以容纳三斗五升食物。小肠在腹腔是依附在脊柱前的，从左向右环绕重叠，内与回肠相连通，外依附在脐的上方，小肠总共有十六个弯曲环绕重叠，外周长二寸半，直径八分又三分之一分，共长三丈二尺。回肠在脐部向左回环，环绕重叠着向下延伸，也有十六个弯曲，大肠外周长四寸，直径为一寸又三分之一寸，共长二丈一尺。直肠附着脊前与回肠相连接，向左环绕重叠到脊椎前由上向下慢慢变宽大，最宽的地方周长有八寸，直径为二又三分之二寸，长为二尺八寸。整个从食物入口到代谢物排出的消化道，总长为六丈又四寸四分，其中有三十二个回环弯曲。

平人绝谷第三十二

黄帝曰：愿闻人之不食，七日而死，何也？

伯高曰：臣请言其故。胃大一尺五寸，径五寸，长二尺六寸，横屈受水谷三斗五升。其中之谷常留二斗，水一斗五升而满。上焦泄气，出其精微，慓悍滑疾，下焦下溉诸肠。

小肠大二寸半，径八分分之少半，长三丈二尺，受谷二斗四升，水六升三合合之大半。回肠大四寸，径一寸寸之少半，长二丈一尺。受谷一斗，水七升半。

广肠大八寸，径二寸寸之大半，长二尺八寸，受谷九升三合八分合之一。

肠胃之长，凡五丈八尺四寸，受水谷九斗二升一合合之大半，此肠胃所受水谷之数也。平人则不然，胃满则肠虚，肠满则胃虚。更虚更满，故气得上下，五脏安定，血脉和利，精神乃居。故神者，水谷之精气也。故肠胃之中，当留谷二斗，水一斗五升。故平人日再后[1]，后二升半，一日中五升，七日五七三斗五升，而留水谷尽矣。故平人不食饮七日而死者，水谷精气津液皆尽故也。

【注释】①日再后：一日两次大便的意思。

【译文】黄帝说：我听说一般情况下，人七天不吃东西人就会死亡，这是什么缘故？

伯高说：请让我将其中的道理说一说。胃的周长是一尺五寸，直径为五寸，长为二尺六寸，弯弯曲曲的，可以容纳三斗五升的水谷，一般存留二斗的食物与一斗五升的水就会满。上焦是来输送精气的，它要靠胃输出水谷的精微来进行补充，也就是可以把中焦精微物质输送到全身的各个部位，其中包括可以快速运行且滑利的阳气，而下焦则是向下排泄水谷中的杂质到大小肠当中。

小肠的周长是二寸半，直径为八分又三分之一分，长三丈二尺，能容纳二斗四升谷物与六升三合又三分之二合的水。回肠周长四寸，直径一寸又三分之一寸，长二丈一尺，能容纳一斗食物和与七升半水；

直肠周长为八寸，直径二寸又三分之二寸，长二尺八寸，能容纳食物九升与三合又八分之一合。

肠胃的总长是五丈八尺四寸，总共可以容纳九斗二升一合又三分之二合的水与食物，这就是肠胃可以容纳食物的总共数量。健康人并不是像上面那样的，当胃中充满食物时，肠是处于空虚无物状态的，当肠中充满了食物时，胃中便没有食物了。这样，肠胃的充满与空虚交替，气才能够布散全身而上下畅行。五脏功能才能正常，血脉才能调和通畅，精神才会旺盛。所以说人的神气，就是由食物精微物质所化生的精气。在肠胃中，一般存留两斗的食物与一斗五升的水。健康人一般会每天大便两次，每次排泄大约为两升半，一天就会排出五升，七天排出三斗五升，会将原来存留在体内的食物都全部排泄完。所以人在七天不进饮食的情况下就会死亡，是因为由食物化生的精气、津液都已经消耗完毕的缘故。

海论第三十三

黄帝问于岐伯曰：余闻刺法于夫子，夫子之所言，不离于营卫血气。夫十二经脉，内属于腑脏，外络于肢节，夫子乃合之于四海^①乎？

岐伯答曰：人亦有四海、十二经水。经水者，皆注于海，海有东西南北，命曰：四海。

黄帝曰：以人应之奈何？

岐伯曰：人有髓海，有血海，有气海，有水谷之海，凡此四者，以应四海也。

黄帝曰：远乎哉！夫子之合人天地四海也，愿闻应之奈何？

岐伯答曰：必先明知阴阳表里荥输^②所在，四海定矣。

黄帝曰：定之奈何？

岐伯曰：胃者，水谷之海，其输上在气街，下至三里；冲脉者，为十二经之海，其输上在于大杼，下出于巨虚之上下廉；膻中者，为气之海，其输上在于柱骨之上下，前在于人迎；脑为髓之海，其输上在于其盖，下在风府。

黄帝曰：凡此四海者，何利何害？何生何败？

岐伯曰：得顺者生，得逆者败；知调者利，不知调者害。

黄帝曰：四海之逆顺奈何？

岐伯曰：气海有余者，气满胸中、悗息^③面赤；气海不足，则气少不足以言。血海有余,则常想其身大,怫然④不知其所病;血海不足,亦常想其身小,狭然⑤不知其所病。水谷之海有余,则腹满;水谷之海不足,则饥不受谷食。髓海有余,则轻劲多力,自过其度⑥;髓海不足,则脑转耳鸣,胫痠眩冒,目无所见,懈怠安卧。

黄帝曰:余已闻逆顺⑦,调之奈何?

岐伯曰:审守其输,而调其虚实,无犯其害。顺者得复,逆者必败。

黄帝曰:善。

【注释】①四海:指自然界东南西北四海。②荥输:指十二经脉的荥穴和输穴,这里专指四海所流注的穴位。③悗息:胸中满闷,是气海穴有实证的主要症状之一。④怫然:形容郁闷不舒的样子。⑤狭然:形容自觉身体狭小的样子。⑥轻劲多力,自过其度:轻快有力,行动无度,有精力过于旺盛、狂躁的感觉。⑦逆顺:指异常和正常。

【译文】黄帝问岐伯道:我听您讲述了刺针的方法,您所讲的都与营、卫、气、血相关的内容。十二经脉都是从内部联到脏腑,外部如网络般连接着肢节,您可以把十二经脉与四海结合在一起说说吗?

岐伯说:人体也和自然界一样,同样有四海与十二经水。自然界的经水都流到了海里,海有东西南北,所以称之为“四海”。

黄帝问:怎样将人体的四海与自然界的四海互相对应呢?

岐伯说:人体有髓海、血海、气海与水谷之海,这四海与自然界之中的四海就对应了。

黄帝问:这个问题真是意义深远,您把人体的四海与自然界的四海联系在一起,我想了解它们之间到底是有着怎样相对应的联系呢?

岐伯回答说:一定要先明确人经脉的阴阳、表里和经脉的运行输注的具体部位,才能将人身上的四海确定。

黄帝问:四海与它重要经脉的部位要怎样进行确定呢?

岐伯说：胃是用来接受容纳食物的，是气血生化的源头，被称之为水谷之海。它的输注穴位上在气冲穴，下在足三里穴。冲脉被称之为十二经之海，也就是血海。它的输穴部位上部是大杼穴，下部是上巨虚与下巨虚。膻中是人体宗气汇聚的部位，被称之为气海。它的输穴部位上是天柱骨哑门穴与天柱骨下边的大椎穴，前部是人迎穴。髓充满于脑，被称之为髓海。它的输穴部位上是头顶正中的百会穴，下是风府穴。

黄帝问：人身体部位的四海，在什么样的状态算是有利？什么样的状态又算是有害呢？什么样的状态会生机旺盛？什么样的状态会使人体虚弱衰败呢？

岐伯说：顺应了自然规律就会生机旺盛，若是违背了自然的规律则会生机衰败；懂得顺应自然规律而对四海进行调养，就对健康有利，不懂得如何顺应自然规律对调养四海的，就会对健康造成损害。

黄帝问：人体四海的顺逆情况有哪些具体体现呢？

岐伯说：气海的邪气充盛而胜过了真气，就会有胸中满闷、呼吸急促、面色红赤的症状；气海不足时，就会气短，讲话无力。血海有余，就会有身体胀大的感觉，郁闷不舒，却不清楚是什么病；血海不足时，会觉得身体变小，心志消沉，也搞不清楚患了什么病。水谷之海邪气充盛，就会有腹部胀满的症状；水谷之海不足，就算是感到饥饿却也不想进食。髓海邪气充盛，就会觉得身体轻劲有力，且动作轻巧而敏捷，都不是平常能做到的；髓海不足，就会有头晕耳鸣，腿脚疲软无力，眩晕，眼睛看不见东西，身体疲倦乏力嗜睡等症状。

黄帝说：我已经对四海正常与反常的体现有所了解了，那又该怎样调理治疗四海出现的异常情况呢？

岐伯说：先要对与四海相连的上下输注部位有详尽的了解，再调理治疗四海的虚实，补虚泻实，万万不能违背虚实症状的治疗原则。能够遵循这个原则，病人就会康复；违背了治疗的原则，身体就会败坏而无救。

黄帝说：说得好。

五乱第三十四

　　黄帝曰：经脉十二者，别为五行，分为四时，何失而乱，何得而治？

　　岐伯曰：五行有序，四时有分，相顺则治，相逆则乱。

　　黄帝曰：何谓相顺？

　　岐伯曰：经脉十二者，以应十二月。十二月者，分为四时。四时者，春秋冬夏，其气各异。营卫相随，阴阳已和，清浊不相干，如是则顺之而治。

　　黄帝曰：何谓逆而乱？

　　岐伯曰：清气在阴，浊气在阳，营气顺脉，卫气逆行①。清浊相干，乱于胸中，是谓大悗。故气乱于心，则烦心密嘿，俯首静伏，乱于肺，则俯仰喘喝，接手以呼；乱于肠胃，则为霍乱；乱于臂胫，则为四厥；乱于头，则为厥逆，头重眩仆。

　　黄帝曰：五乱者，刺之有道乎？

　　岐伯曰：有道以来，有道以去，审知其道，是谓身宝。

　　黄帝曰：善。愿闻其道。

　　岐伯曰：气在于心者，取之手少阴心主之输。气在于肺者，取之手太阴荥、足少阴输。气在于肠胃者，取之足太阴，阳明；不下者，取之三里。气在于头者，取之天柱、大杼，不知，取足太阳荥输。气在于臂足，取之先去血脉，后取其阳明，少阳之荥输。

黄帝曰: 补泻奈何?

岐伯曰: 徐入徐出, 谓之导气②。补泻无形, 谓之同精。是非有余不足也, 乱气之相逆也。

黄帝曰: 允乎哉道! 明乎哉论! 请著之玉版, 命曰治乱也。

【注释】①逆行: 卫气属阳, 正常是日行于阳, 夜行于阴。逆行即白天行于阴分, 晚行于阳分, 不按常规。②谓之导气: 进针和出针都应缓慢的针刺方法, 即平补平泻法。

【译文】黄帝说: 人的身体里有十二条经脉, 其属性与五行相合, 与四时相应, 但违背了什么会引起脉气运行逆乱? 如何让它正常运行?

岐伯说: 木、火、土、金水五行的生克都有它的内在顺序, 春、夏、秋、冬四季的变化也是有规律的, 人体内经脉的运行, 要与五行四季的规律相一致才能安定正常, 若是与这些规律相违背就会造成经脉的运行紊乱。

黄帝问: 什么叫做相互顺应呢?

岐伯说: 人体内的十二经脉是与一年的十二个月相对应的。十二个月分四季, 四季也就是春、夏、秋、冬这四季, 这四季气候各不相同, 人体也与此有着相应的差别。人体的营气与卫气内外相顺, 运行有序, 阴阳协调, 清气、浊气也不互相干扰侵犯的运行, 这样就是人体顺应了自然界的规律, 从而经脉运行正常而身体健康了。

黄帝问: 那什么又叫做相逆而乱呢?

岐伯说: 清气在阴, 浊气在阳, 营气顺行在阳分, 卫气逆行到阴分, 这样清浊两气互相干扰, 有胸中乱搅一气, 称为大悗。气乱于心, 于是心中烦闷, 人也变得沉默不言, 低头静伏而不想动; 气乱于肺, 会令人坐立不安, 喘息也有吁吁声, 两手按在胸前帮助呼吸; 气乱于肠胃时, 就有吐泻交作的霍乱病症; 气乱于手臂足胫部, 就会四肢厥冷; 气乱于头, 就会厥气上逆, 头重眩晕, 甚至昏倒在地上。

黄帝问：给以上五乱病症针刺有一定的规律可循吗？

岐伯说：疾病的产生与发展是有一定规律的，而对它的治疗也有一定的脉路，所以仔细观察并掌握所致病症来去的脉路，善于治疗病症，称得上是养身之宝啊。

黄帝说：说得好，我想听你说说这其中当遵循的规律。

岐伯说：气乱于心的，一般针刺手少阳经的腧穴神门与手厥阴心包经的腧穴大陵这两处；气乱于肺，一般是针刺手太阴肺经的荥穴鱼际与足少阴的腧穴太溪；气乱于肠胃的，针刺足太阴经的腧穴太白与足阳明经的下腧穴三里，若是还是没有治愈，再针刺足三里穴；气乱在于头的，针刺他的天柱穴、大杼穴；如果还是没有治愈，就再针刺他的足太阳经的荥穴通谷和腧穴束骨；气乱于手臂、足胫部的，若是出现了瘀血，便先在相应部位上针刺放血，放血后再针刺手阳明大肠经的荥穴二间、输穴三间和手少阳三焦经的荥穴液门、输穴中渚治疗上肢病症，取足阳明胃经的荥穴内庭、输穴陷谷和足少阳胆经的荥穴侠溪、输穴足临泣治疗下肢的病症。

黄帝问：刺治上述的五种乱症，补泻的手法要怎样进行运用呢？

岐伯回答说：慢慢进针和慢慢出针，这叫做导气的手法。补泻不明显的情况下，叫同精。上述五乱病症既不属于邪气有余的实证，也不属于正气不足的虚症，只是因为气机逆乱造成病变而已。

黄帝说：这样的治疗方法十分合适！以上您的分析也十分明白确切！将这些在玉版上记录好，就叫"治乱"。

胀论第三十五

黄帝曰:脉之应于寸口,如何而胀?

岐伯曰:其脉大坚以涩者,胀也。

黄帝曰:何以知脏腑之胀也?

岐伯曰:阴为脏,阳为腑。

黄帝曰:夫气之令人胀也,在于血脉之中邪,脏腑之内乎?

岐伯曰:三者皆存焉,然非胀之舍也。

黄帝曰:愿闻胀之舍。

岐伯曰:夫胀者,皆在于脏腑之外,排脏腑而郭^①胸胁,胀皮肤,故命曰胀。

黄帝曰:脏腑之在胸胁腹里之内也,若匣匮之藏禁器^②也,各有次舍,异名而同处,一域之中,其气各异,愿闻其故。

岐伯曰:夫胸腹,脏腑之郭也。膻中者,心主之宫城也。胃者,太仓也。咽喉、小肠者,传送也。胃之五窍者,闾里^③门户也。廉泉、玉英者,津液之道也。故五脏六腑者,各有畔界,其病各有形状。营气循脉,卫气逆,为脉胀;卫气并脉循分,为肤胀。三里而泻,近者一下,远者三下,无问虚实,工在疾泻。

【注释】①郭:通"廓",扩张的意思。②禁器:禁止随意观看的秘密文件。③闾里:古代称二十五户为一闾,五十户为一里。闾里在这里比喻胃肠中积聚的食物。

【译文】黄帝问：脉象在寸口有所反应，什么样的脉象是得了胀病呢？

岐伯说：脉象呈现出大、坚而且滞涩的，就是得了胀病。

黄帝问：怎样区别得的是五脏胀病还是六腑胀病呢？

岐伯回答说：阴脉就是五脏胀病，阳脉就是六腑胀病。

黄帝问：气运行不畅便能让人得胀病，这种病的根源是在血脉呢？还是在脏腑之内呢？

岐伯回答说：胀病和血脉、脏、腑三者都有存留的可能，但三者都不是胀病发病的根源。

黄帝说：我想听你讲一讲胀病发病的根源是在哪。

岐伯说：胀病都是在脏腑之外产生的，向内压挤脏腑，向外扩张胸胁，让皮肤发胀，因此而得名为"胀病"。

黄帝说：脏腑是在胸胁与腹腔里面，就像是禁秘的东西藏进了匣柜。就算名字不一样，却都有自己的位置，有的脏腑虽名字不同却同在一个部位，那么，他们同在一个部位，功能却各不相同，我想知道其中的道理。

岐伯说：胸腹属于脏腑的外廓；膻中是起主宰作用的宫城；胃是容纳着食物的太仓；咽喉与小肠是传送食物的路径。贲门、幽门、阑门、魄门五窍是胃肠的门户。廉泉、玉英是津液外泄的出路。五脏六腑都有着各自不同的边界，发病后也产生不同的症状。营气顺脉而行，卫气逆行于脉中引发的叫脉胀，卫气与经脉并行于分肉之间就会引发肤胀。治疗时可用泻法取足三里穴。若胀病的发病时间短，针刺一次就可以将它治愈，病发时间长的，要针刺三次。不管是虚症还是实症，胀病刚起时，取得成效的关键在于及时的用泻法将病邪去除。

黄帝曰：愿闻胀形。

岐伯曰：夫心胀者，烦心短气，卧不安。肺胀者，虚满而喘咳。肝胀者，胁下满而痛引小腹。脾胀者，善哕，四肢烦悗，体重不能胜衣，卧不安。肾胀者，腹满引背央央然，腰髀痛。六腑胀：胃胀者，腹满，胃脘痛，鼻闻焦臭，妨于食，大便难。大肠胀者，肠鸣而痛濯濯，冬日重感于寒，则飧泄不化。小肠胀者，少腹䐜胀，引腰而痛。膀胱胀者，少腹满而气癃①。三焦胀者，气满于皮肤中，轻轻然而不坚。胆胀者，胁下痛胀，口中苦，善太息。

凡此诸胀者，其道在一，明知逆顺，针数不失。泻虚补实，神去其室，致邪失正，真不可定，粗之所败，谓之夭命。补虚泻实，神归其室，久塞其空，谓之良工。

【注释】①气癃：指膀胱气闭，小便难下。

【译文】黄帝说：我想听关于胀病的症状。

岐伯说：心胀的病症是心中烦乱，气短，睡不安稳；肺胀病的症状是身体虚弱，胸部气胀且虚满，气喘咳嗽；肝胀病的症状是胁下胀痛，就连小腹也会跟着疼痛；脾胀病的病症是常常呃逆，四肢胀闷不舒服，身体肿胀沉重到连穿衣服都穿不上，睡不安宁；肾胀病的症状是腹部胀满，牵引到背部胀闷不舒服，腰部与大腿部位有疼痛感。六腑胀的症状分别是：胃胀病的症状是腹部胀满，胃脘疼痛，鼻中常闻到焦糊的气味而不能正常饮食，大便不通畅；大肠胀病的症状是肠鸣且疼痛，若在冬天受了寒，就会有谷物不化的泄泻症状发生；小肠胀病是小腹胀满，连及整个腹部疼痛；膀胱胀病的症状是，小腹胀满而小便不通；三焦胀病的症状是肢体胀满，气在皮肤之间充满，用手按会空而不坚实；胆胀病的症状是胁下胀满疼痛，口苦，常会深呼吸且叹气。

以上例举的这些胀病，它们发病的原因与治疗都有相同的原理，只要明白了气血运行逆顺的道理，正确地针刺，就可以将其治愈。但要是虚症用了泻法、实证误用了补法，就会把神气耗散，导致邪气侵入而正气受到损伤，真气无法安定，出现这种情况全是由低劣的医术所造成，是会导致人缩短寿命的。若是虚症用补法而实证用泻法，就会神气内守，正气充足肌肉腠理充实，达到这种效果才称得上高明的医者。

黄帝曰：胀者焉生？何因而有？

岐伯曰：卫气之在身也，常并脉循分肉，行有逆顺，阴阳相随，乃得天和，五脏更始，四时循序，五谷乃化。然后厥气在下，营卫留止，寒气逆上，真邪相攻，两气相搏，乃合为胀也。

黄帝曰：善。何以解惑？

岐伯曰：合之于真，三合而得①。

帝曰：善。

黄帝问于岐伯曰：《胀论》言：无问虚实，工在疾泻，近者一下，远者三下。今有其三而不下②者，其过焉在？

岐伯对曰：此言陷于肉肓，而中气穴者也。不中气穴，则气内闭，针不陷肓，则气不行；上越中肉，则卫气相乱，阴阳相逐。其于胀也，当泻不泻，气故不下。三而不下，必更其道，气下乃止。不下复始，可以万全，乌有殆者乎？其于胀也，必审其诊，当泻则泻，当补则补，如鼓应桴，恶有不下者乎？

【注释】①三合而得：血脉、脏、腑三者所反应的症状相互对照，从而了解病变的情况。②三而不下：针刺三刺仍不治愈的意思。三，也可以理解为多次的意思。

【译文】黄帝说：胀病是从哪里产生的，又是什么原因所引起的呢？

岐伯回答说：卫气在人体内，一般是依经脉在分肉之间循行，它的运行分为逆顺的不同，营气、卫气在脉内、脉外彼此陪伴，与自然界的阴阳变化相应，五脏之气的交替运行，与四季变化同样有着固定的次序，五谷入体后被化成精华养人。若是气逆于下，营气、卫气滞留却无法运行，寒邪侵入人体后上逆，正气与邪气搏结在一起，就出现了胀病。

黄帝说：对。那要怎么解决对胀病的疑惑呢？

岐伯说：综合观察出胀病的真实情况：从经脉、五脏、六腑三者的反应，可以知道有关胀病的真实情况。

黄帝说：好。

黄帝问岐伯道：前面提到过，治胀病不论是虚症还是实症，关键在于及时使用泻法针刺，得病时间短的针刺一次就行了，得病时间长且重的针刺三次，也就能治愈了。但现在若是出现已经针刺三次了却仍不见好转，那是什么原因呢？

岐伯说：之前提到的刺泻是说针刺时要刺到皮下肉上之膜，且要刺中发胀的穴位。若是没有刺中穴位，或是没能深入肌肉间隙，那么经气还是无法通畅运行而邪气仍旧停在体内，如果邪气上升，留在肌肉会使卫气更加逆乱，营气与卫彼此排斥更不协调。对于胀病，当泻的没有采取泻法，厥逆之气不下行的病就没有治愈。针刺三次，厥逆之气还是不下，胀病没有好的，要换针刺的部位使厥逆之气下行，才能将胀病治好。胀病仍不好的，便调整部位重新进行针刺，这样更换部分针刺就可以将病治愈，而且不会出现害处。而那些不是太过危急的胀病，采用治本的方法，首先要慎重诊察脉象，当泻就用泻法，当补就用补法，就像是鼓就能槌而响一样，哪里还会有胀不消退的道理存在呢！

五癃津液别第三十六

黄帝问于岐伯曰：水谷入于口，输于肠胃，其液别为五①，天寒衣薄则为溺与气，天热衣厚则为汗，悲哀气并则为泣，中热胃缓则为唾，邪气内逆，则气为之闭塞而不行，不行则为水胀。余知其然也，不知其何由生？愿闻其道。

岐伯曰：水谷皆入于口，其味有五，各注其海，津液各走其道。故三焦出气，以温肌肉，充皮肤，为其津；其留而不行者，为液。天暑衣厚则腠理开，故汗出；寒留于分肉之间，聚沫则为痛。天寒则腠理闭，气湿不行，水下流于膀胱，则为溺与气。

五脏六腑，心为之主，耳为之听，目为之候②，肺为之相③，肝为之将④，脾为之卫⑤，肾为之外⑥。故五脏六腑之津液，尽上渗于目。心悲气并则心系急，心系急则肺举，肺举则液上溢。夫心系与肺，不能常举，乍上乍下，故咳而泣出矣。

中热则胃中消谷，消谷则虫上下作，肠胃充郭故胃缓，胃缓则气逆，故唾出。

五谷之津液和合而为膏者，内渗入于骨空，补益脑髓，而下流于阴股⑦。

阴阳不和，则使液溢而下流于阴，髓液皆减而下，下过度则虚，虚故腰背痛而胫酸；阴阳气道不通，四海闭塞，三焦不泻，津液不化、水谷并行肠胃之中，别于回肠，留于下焦，不得渗膀胱，则下焦胀，水溢则为水胀。此津液五别之逆顺也。

【注释】①五：即后面所说的尿、气、汗、泪、唾液五种液体排泄物。②候：视觉的意思。③相：辅佐的意思。④将：将才，有谋虑、决断之意。⑤脾为之卫：脾主肌肉，可以护卫在内的脏腑。⑥主外：肾主骨而形成人的形体骨骼，所以说肾主外。⑦阴股：阴，阴器；股，大腿、下肢。

【译文】黄帝问岐伯道：食物从嘴巴吃进去，又输送到胃肠，所生化成的津液分五种，在天气寒冷与衣物单薄时，津液会化成尿液与气；天气炎热或衣服过厚时，津液会化成汗；情绪低沉时，气向上升，津液化为眼泪，中焦有热量，胃气弛缓，津液到了口腔就化成为唾液；邪气侵入体内，那么正气闭塞而不能运行，正气不能运行就会生成水胀病。我对这些情况都略知一二，但对于其化成的原理却不清楚，还请给我讲讲这其中的道理。

岐伯说：食物全部都是从口进入，有酸甜苦辣咸五味。五味分别进入到人体的四海，由水谷化成的津液也各行在各自的道路上运行。所以，上焦输出的卫气，温养肌肉，充养皮肤，这就是津；留驻在此不行的是液。进入夏天，穿衣厚了，腠理就会张开，于是汗就流出来了。寒气留在分肉之间，聚津液成沫就会产生疼痛。天冷了腠理闭合，气湿不能从汗孔排出，水液往下流到膀胱，就变成尿与气。

在五脏六腑中，心是主宰，耳主听觉方面，眼主视觉方面，肺像一国丞相般起辅佐作用，肝像将军一样去抵御外敌的侵入，脾起保护作用，肾主骨向外支撑人的形体。因此，五脏六腑的津液都会渗入到眼睛。当情绪低落时，就会把五脏六腑之气都并存于心中，导致连心的脉络变得急紧，连心的脉络变得急紧就会引起肺上抬，肺上抬就会使津液向上溢。心的脉络急紧，肺不可以长时间上抬，忽上忽下的，就会有咳嗽与流眼泪的症状产生。

中焦有热，会使胃中的谷物消化得过快，谷物消化后，肠中的寄生虫上下蠕动，虫子蠕动就会使肠胃胀满，又会导致胃的运动速度变得缓慢，胃运行速度缓慢会导致气上逆，于是唾液就会向上排出。

五谷所产生的津液，汇合成为脂膏，向内渗入到骨空中，向上可以滋补脑髓，向下流到阴窍。

假如阴阳不调，就会让津液溢出而往下流入阴窍，这样的话，供应脑髓的津液就会减少并且向下流去。房事过度会使身体变得虚弱，身体虚弱就会腰背痛与小腿酸软无力。假如阴阳气道不够通畅，那么人体四海就会闭塞，三焦不能正常输泻，津液不能正常化生，水谷都留在肠胃，最后进入到大肠，留在下焦，不能正常渗入到膀胱，这样就会令下焦充胀，如果水液充溢就形成了水胀。以上就是五种津液运行顺逆的情况。

五阅五使第三十七

黄帝问于岐伯曰：余闻刺有五官五阅，以观五气。五气者，五脏之使①也，五时之副也。愿闻其五使当安出？

岐伯曰：五官者，五脏之阅也。

黄帝曰：愿闻其所出，令可为常。

岐伯曰：脉出于气口，色见于明堂。五色更出，以应五时，各如其常。经气入脏，必当治理。

帝曰：善。五色独决于明堂②乎？

岐伯曰：五官已辨，阙庭必张，乃立明堂。明堂广大，蕃蔽见外，方壁高基，引垂居外。五色乃治，平博广大，寿中百岁。见此者，刺之必已。如是之人者，血气有余，肌肉坚致，故可苦以针。

黄帝曰：愿闻五官。

岐伯曰：鼻者，肺之官也；目者，肝之官也；口唇者，脾之官也；舌者，心之官也；耳者，肾之官也。

黄帝曰：以官何候？

岐伯曰：以候五脏：故肺病者，喘息鼻张；肝病者，眦青；脾病者，唇黄；心病者，舌卷短，颧赤；肾病者，颧与颜黑。

黄帝曰：五脉安出，五色安见，其常色殆者如何？

岐伯曰：五官不辨，阙庭不张，小其明堂，蕃蔽不见，又埤③其墙，墙下无基，垂角去外。如是者，虽平常殆，况加疾哉。

黄帝曰：五色之见于明堂，以观五脏之气，左右高下，各有形乎？

岐伯曰：腑脏之在中也，各以次舍，左右上下，各如其度也。

【注释】①五脏之使：奉令出行叫做"使"。五脏之使，说明面部的气色是五脏的外在表现。②明堂：古代政府讲明正教的地方叫明堂，位于四维正中，而鼻在面部正中，称为明堂。③埤：卑鄙、低小的意思。

【译文】黄帝问岐伯道：我听说针刺疗法中有根据面部五官的五种气色变化来诊察五脏变化的方法。五气指的是由五脏产生与支配的，它的充盛与衰弱是与春、夏、长夏、秋、冬五季相应合的。我想知道这五脏之气是如何在面部有所呈现的？

岐伯说：五官的变化确实是五脏在身体外部的反映。

黄帝说：我想知道五官与五脏之间是怎样相互反映的，并将这些作为诊断疾病的参考。

岐伯说：五脏的变化通过脉象于寸口有所体现，也会以五色的形式在鼻部有体现。五色交替出现，是与春、夏、长夏、秋、冬五时相关联，每一个不同的时令都有它正常现象，即五季分别会出现青、赤、黄、白、黑五色这样的规律。要是经脉的邪气循经络深入到内脏，一定会使五色的异常情况出现，那么一定要从脏腑着手治疗。

黄帝说：好。五气的诊察只是取决于鼻吗？

岐伯说：将五官各自的气色进行清楚的辨别，眉与颜额一定要进行明确的划分，以确立明堂也就是鼻的范围。鼻部宽阔高大，颊侧到耳门部肌肉丰满凸起，下颌高厚，耳朵周边的肌肉方正，耳垂凸露在外的，面部五色协调正常，五官端正匀称，这类人会长寿到一百岁。这样的人，即使生了病，用针刺一定可以把疾病治愈。因为这类人，气血充足，肌肉坚实紧密，可快速的用针刺疗法。

黄帝说：我想了解一下五官与五脏之间存在的关系。

岐伯说：鼻是反映肺的情况的器官，眼睛是反映肝状况的器官，口是反映脾状况的器官,舌是反应心状况的器官,耳是反映肾状况的器官。

黄帝说:疾病在五官上反应的症候是怎样的呢?

岐伯说:通过五官推断五脏的病变:肺有病的,会有呼吸喘急,鼻翼煽动的症状;肝有病的,会有眼圈发青的症状;脾有病的,会有口唇发黄的症状;心脏有病的,会有舌体卷曲短缩,两颧发红的症状。肾有病的,会有两颧与额部发黑的症状。

黄帝说:有的人平时脉象与五色都正常,可一旦发病情况就会特别危急严重,这是什么原因呢?

岐伯说:这是因为这种人五官气色并不分明,眉、颜额部位不开阔,鼻子也小,颊部与耳门瘦小且不饱满,面部无肉,下颚平陷,耳垂与耳上角尖窄向外突出,这类面相的人就算平时五色与脉象都表现正常,但实际上体质薄弱,更何况加上疾病呢?

黄帝说:五色在鼻部有所显露,根据五色来观察五脏之气,那五脏之气在鼻部的周围,是各有各的形吗?

岐伯说:五脏在体内,各自都有一定的位置,五脏之气的强盛衰弱的五色,都会在明堂的左右上下不同程度的反映。

逆顺肥瘦第三十八

　　黄帝问于岐伯曰: 余闻针道于夫子, 众多毕悉矣! 夫子之道应若失, 而据未有坚然^①者也。夫子之问学熟乎, 将审察于物而心生之乎?

　　岐伯曰: 圣人之为道者, 上合于天, 下合于地, 中合于人事。必有明法, 以起度数, 法式检押^②, 乃后可传焉。故匠人不能释尺寸而意短长、废绳墨而起平木也。工人不能置规而为圆, 去矩而为方。知用此者, 固自然之物, 易用之教, 逆顺之常也。

　　黄帝曰: 愿闻自然奈何。

　　岐伯曰: 临深决水, 不用功力, 而水可竭也; 循掘决冲, 而经可通也。此言气之滑涩, 血之清浊, 行之逆顺也。

　　黄帝曰: 愿闻人之白黑肥瘦少长, 各有数乎?

　　【注释】①坚然: 此处形容病证顽固的样子。②法式检押: 法式, 方法方式; 押, 通"柙"。检押, 指规则、规矩而言。

　　【译文】黄帝问岐伯道: 我从您这里听到了很多有关针刺治疗的规律与原则, 许多内容都理解了。按照您所谈的这些原则进行运用, 就会手到病除, 从没有坚不可除的病证。您的学问是向谁学的呢, 还是您自己通过仔细观察后思考得来的呢?

　　岐伯说: 圣人创立的理论, 先要与天地相合, 与自然规律相合, 与社会变化规律相合, 并且一定要具有明确的规则, 从而形成人们需要遵循的方式、方法和标准, 这样才可以流传于后世。因此匠人离不开尺寸而在那里随便猜测物体的长短, 不能放弃绳墨而去寻求平直。工人不能不用圆规去画圆形, 不能放弃矩尺而制成方形。明白了这些法则的运用, 就可以了解事物本身固有的自然特性; 用最为简单易懂的方法, 来掌握顺逆常规。

黄帝说: 我想清楚是怎样适应事物的自然特性的。

岐伯说: 遇到深沟就决堤放水, 不用费多大的气力就可以将水放尽。循着地下挖通道, 不论地有多的坚硬, 就可以开通小路了。对于人体来说也是相同的道理, 气分滑涩, 血分清浊, 经脉有逆顺的变化这些都是人身上的自然。

黄帝说: 有的人皮肤黑皮肤白、形体有胖有瘦、年龄有大有小等各方面的不同, 那么在针刺时会有深浅与次数方面的标准吗?

岐伯曰: 年质壮大, 血气充盈, 肤革坚固, 因加以邪。刺此者, 深而留之, 此肥人也。广肩腋项, 肉薄厚皮而黑色, 唇临临然^①, 其血黑以浊, 其气涩以迟。其为人也, 贪于取与。刺此者, 深而留之, 多益其数也。

黄帝曰: 刺瘦人奈何?

岐伯曰: 瘦人者, 皮薄色少, 肉廉廉然, 薄唇轻言, 其血清气滑, 易脱于气, 易损于血。刺此者, 浅而疾之。

黄帝曰: 刺常人奈何?

岐伯曰: 视其白黑, 各为调之。其端正敦厚者, 其血气和调, 刺此者, 无失常数也。

黄帝曰: 刺壮士真骨^②者奈何?

岐伯曰: 刺壮士真骨, 坚肉缓节监监然。此人重则气涩血浊, 刺此者, 深而留之, 多益其数。劲则气滑血清, 刺此者, 浅而疾之。

【注释】①临临然：此处用来形容口唇肥大的样子。②真骨：指坚硬的骨骼。

【译文】岐伯说：身强体壮的壮年人，气血充盛，皮肤坚固，因受外邪而生病时，采取深刺且留针时间要长，这种刺法适宜于肥壮的人。肩腋部宽阔，项部肌肉瘦薄，皮肤粗厚而黑，口唇肥大的人，他们的血液发黑而稠浊，气行滞缓，他们贪图获取而喜不劳而获，应刺得深，留针时间要长，并增加针刺的次数。

黄帝说：怎样对瘦人进行针刺呢？

岐伯说：瘦人的皮肤薄颜色浅淡，肌肉消瘦，口唇薄，说话时声音小，血液清稀且气行滑利，气容易散失，血容易消耗，针刺时应浅刺且出针快。

黄帝说：针刺普通人是用怎样的方法呢？

岐伯说：这就要从他们肤色的黑白来进行辨别，并以此为依据分别进行调治。对于端正敦厚的人，他们的血气调和，针刺时不违背一般常规的刺法就可以了。

黄帝问：怎样对身体强壮、骨骼坚硬的人针刺呢？

岐伯说：身体强壮的人，骨骼坚硬且肌肉结实，关节舒缓，骨节突出。若这个人性情稳重不好动的，大多数情况下会是气行滞涩而血液稠浊，针刺时该用深刺且留针时间要长，增加针刺的次数；若是此人性情轻浮好动的，那么他一定是气行滑利且血液清稀，针刺时要浅刺而迅速出针。

黄帝曰：刺婴儿奈何？

岐伯曰：婴儿者，其肉脆、血少、气弱；刺此者，以毫针浅刺而疾发针，日再可也。

黄帝曰: 临深决水, 奈何?

岐伯曰: 血清气浊, 疾泻之, 则气竭焉!

黄帝曰: 循掘决冲, 奈何?

岐伯曰: 血浊、气涩, 疾泻之, 则经可通也。

黄帝曰: 脉行之逆顺, 奈何?

岐伯曰: 手之三阴, 从脏走手; 手之三阳, 从手走头; 足之三阳, 从头走足; 足之三阴, 从足走腹。

黄帝曰: 少阴之脉独下行, 何也?

岐伯曰: 不然。夫冲脉者, 五脏六腑之海也, 五脏六腑皆禀焉。其上者, 出于颃颡, 渗诸阳, 灌诸精; 其下者, 注少阴之大络, 出于气街, 循阴股内廉, 入腘中, 伏行骭骨内, 下至内踝之后属而别; 其下者, 并于少阴之经, 渗三阴; 其前者, 伏行出跗属, 下循跗入大指间, 渗诸络而温肌肉。故别络结则跗上不动, 不动则厥, 厥则寒矣。

黄帝曰: 何以明之?

岐伯曰: 以言导之, 切而验之, 其非必动, 然后乃可明逆顺之行也。

黄帝曰: 窘乎哉! 圣人之为道也, 明于日月, 微于毫厘, 其非夫子, 孰能道之也?

【译文】黄帝问: 婴儿要如何给他们针刺呢?

岐伯说: 婴儿肌肉脆薄且血少气弱, 应该选用毫针浅刺快出, 一天针刺两次就好。

黄帝问: 临深决水在针刺上要如何解释呢?

岐伯说: 血液清稀气行滑利的人, 要是被采用疾泻法, 就会真气耗竭。

黄帝说: 循掘决冲在针刺上又是怎样解释呢?

岐伯说：血液稠浊且气涩的人，要是用了急泻法，气就会通畅。

黄帝问：经脉循行的逆顺是怎样的呢？

岐伯说：手三阴经是从心肺到手指；手三阳经是从手指往上经肩部到头部；足三阳经是从头部经由身体与下肢到足部；足三阴经是从足部经下肢到腹部。

黄帝问：既然足三阴经都是从上行到腹的，而只有足少阴经向下行，这是为什么呢？

岐伯说：不是足少阴经是冲脉。冲脉是五脏六腑经脉汇聚的地方，五脏六腑都禀受它气血的滋养。冲脉上行的那部分支脉，出于上口腔的鼻道，出于上口，渗入阳经，灌注精气。冲脉下行支脉，注入足少阴经的大络，出于气冲穴，沿大腿内侧下行，到膝腘窝中，伏行在胫骨之内，再向下行到内踝后的跟骨上缘分成两支。向下行的分支与足少阴经并行，与此同时将精气灌注到三阴经；而向前行的一支，从内踝后的深部出于跟骨结节上缘，向下沿着足背到足大指间，将精气渗到络脉中而滋养肌肉。因此与冲脉相连的络脉不通时，足背上的脉搏跳动就会消失，这是因为经气厥逆，而发生局部的足胫寒冷。

黄帝说；怎么来证明是冲脉下行还是足少阴经下行呢？

岐伯说：在给病人检查的时候，首先要问清症状，然后切足背部脉搏验证有没有跳动。如果不是足少阴经是冲脉，冲脉是一定会跳动的，这样就能明确足少阴经和冲脉上下行的逆顺关系了。

黄帝说：圣人归纳出来的这些规律还真的很重要，真是和日月一般明亮，像毫厘之物一样细微，如果不是您，还有谁将其中的道理阐明呢？

血络论第三十九

黄帝曰：愿闻奇邪①而不在经者。

岐伯曰：血络是也。

黄帝曰：刺血络而仆者，何也？血出而射者，何也？血出黑而浊者，何也？血出清而半为汁者，何也？发针而肿者，何也？血出若多若少而面色苍苍者，何也？发针而面色不变而烦悗者，何也？多出血而不动摇者，何也？愿闻其故。

岐伯曰：脉气盛而血虚者，刺之则脱气②，脱气则仆。血气俱盛而阴气多者，其血滑，刺之则射。阳气畜积，久留而不泻者，其血黑以浊，故不能射。新饮而液渗于络，而未合和于血也，故血出而汁别焉。其不新饮者，身中有水，久则为肿。阴气积于阳，其气因于络，故刺之血未出而气先行，故肿。阴阳之气其新相得而未和合，因而泻之，则阴阳俱脱，表里相离，故脱色而苍苍然。刺之血出多，色不变而烦悗者，刺络而虚经；虚经之属于阴者，阴脱，故烦悗。阴阳相得而合为痹者，此为内溢于经，外注于络，如是者，阴阳俱有余，虽多出血而弗能虚也。

黄帝曰：相之奈何？

岐伯曰：血脉③者，盛坚横以赤，上下无常处，小者如针，大者如筋，刺而泻之，万全也。故无失数矣，失数而反，各如其度。

黄帝曰：针入而肉著者，何也？

岐伯曰：热气因于针则针热，热则肉著于针，故坚焉。

【注释】①奇邪：这里指因络脉不通，外来邪气壅滞不能深入经脉，而发生异常的病变，称这种外来邪气为奇邪。②脱气：针刺放血，气随血脱，名脱气。③血脉：这里指血脉盛，即邪气亢盛的意思。

【译文】黄帝说：我想知道那种没有侵入经脉的奇邪是什么情况。

岐伯说：没有侵入到经脉的奇邪，会留滞在血络之中。

黄帝问：有时在刺血络放血时病人会昏倒，这是什么原因呢？有时在针刺放血时会呈喷射状，这又是为什么？有时针刺放出的血量少，而且颜色黑浊，这是为什么？有时血质清稀，但有一半像水液一样，又是为什么？有的拔针后会有局部肿起的情况，是什么原因？有的人不管出血量是多还是少都会面色苍白，这是为什么？有的在拔针后面色不变却感觉心胸烦闷，这是什么原因？有的出血很多但病人却没有任何不适的感觉，这又是什么原因？以上种种不同的情况，我想对这些道理有所知晓。

岐伯说：经脉中出现气偏盛血偏虚的，刺络脉放血时就会脱气，脱气就会出现昏倒的情况；经脉中气血都充盛但阴气较多，血行滑疾的，刺络放血时就会有血液喷射而出的情况出现；阳气蓄积在络脉内，停留久了而不能外泻，就会造成血色黑暗且稠浊，因此血也不会远射；刚刚喝了水，水渗入到血络中还没有与血液完全融合，因此在针刺放出的血中有水液夹杂着；不是因为刚喝了水而体内还是有水液的，是因水液停留时间长，就会蓄积成为水肿病；阴气在阳分积聚，渗入到络脉了，才会在刺络脉时血没有流出气先流出，造成局部肿起；阴气与阳气刚刚相遇彼此没有协调好，在这个时候刺络脉放血会使阴气、阳气同时外泻，造成阴气、阳气都虚，表里失去联系，于是面色呈现苍白色；刺络脉出血过多，面色不变但心胸烦闷的，是因刺络脉放血令经脉空虚，如果是阴经空虚，会引起五脏阴精亏损而心胸烦闷；外面的邪气相合滞留在体内，就形成痹症，在内泛滥于经脉，在外渗到络脉，令经脉与络脉中都充满邪气，即使在刺络放血出血多但泻出的多数是邪气，也不会造成人体虚弱。

黄帝问：要如何来观察血络呢？

岐伯说：血脉中邪气盛的，可观察到局部血络大且坚硬、充盈于皮下呈红色，上下没有固定的部位，小的像针，大的如筷子般粗细，在这种情况下，采用泻法刺络放血是比较安全有效的。但在施治时千万不可违背治疗的原理，若是不按照原理治疗，会起到反效果，就会出现上述那些提到的症状。

黄帝说：进针后，会有肌肉紧紧地将针身裹住的情况出现，这是怎么回事呢？

岐伯说：这是因人体内热气使针身跟着发热，针身发热导致肌肉与针粘在一起，便出现针在肌肉中发紧而难于转动的情况了。

阴阳清浊第四十

黄帝曰：余闻十二经脉，以应十二经水者，其五色各异，清浊不同，人之血气若之，应之奈何？

岐伯曰：人之血气，苟能若一，则天下为一矣，恶有乱者乎。

黄帝曰：余问一人，非问天下之众。

岐伯曰：夫一人者，亦有乱气，天下之众，亦有乱人，其合为一耳。

黄帝曰：愿闻人气之清浊。

岐伯曰：受谷者浊，受气者清①，清者注阴，浊者注阳，浊而清者上，出于咽；清而浊者，则下行。清浊相干，命曰乱气。

黄帝曰：夫阴清而阳浊，浊者有清，清者有浊，清浊别之奈何？

岐伯曰：气之大别，清者上注于肺，浊者下走于胃。胃之清气，上出于口，肺之浊气，下注于经，内积于海。

黄帝曰：诸阳皆浊，何阳独甚乎？

岐伯曰：手太阳独受阳之浊，手太阴独受阴之清②。其清者上走空窍，其浊者下行诸经。诸阴皆清，足太阴独受其浊③。

黄帝曰：治之奈何？

岐伯曰：清者其气滑，浊者其气涩，此气之常也。故刺阴者，深而留之；刺阳者，浅而疾之；清浊相干者，以数调④之也。

【注释】：①受谷者浊，受气者清：此处的浊和清不同于一般说的排泄物和精微物质，这里的浊，指谷物化生的稠厚精气，所吸入的稀薄空气则清气。②手太阳独受阳之浊，手太阴独受阴之清：因为小肠接受胃下输的饮食物质，并泌别清浊，所以它所属的手太阳小肠经受的浊气最多；因为肺主气司呼吸，外界的轻清空气都需要从肺下达各脏，所以说肺脏所属的手太阴经接受的清气最多。③诸阴皆清，足太阴独受其浊：五脏属阴，此处的阴处指五脏，按理说五脏都应该接受清气，但五脏中脾主水谷运化，所以唯独足太阴脾经能接受浊气。④清浊相干者，以数调：如果清浊之气互相干扰而升降失常，就应根据当时的具体情况采取与之相适应的针刺方法，这体现了中医理论的精髓，即辨证论治思想。

【译文】黄帝说：我听说人身上的十二经脉是与自然界中的十二经水相对应的，自然界十二经水中五色各不相同，还有清浊的不一样，而人体经脉中气血的颜色都是一样的，如何把它们相对应呢？

岐伯说：如果人的气血都是相同，那么整个天下的人全成一个样子了，怎么还会有混乱的情况发生呢？

黄帝说：我问的是一个人身上的情况，并不是针对天下人而言啊！

岐伯说：一个人体内会有逆乱之气，天下众人，体内也都有乱气，是同一个道理。

黄帝说：请你说说人体内清浊之气的情况。

岐伯说：人吃五谷所化生的胃气为浊气，自然界的空气转化生成的是清气。清气注入肺，浊气注入胃。水谷浊气中化生的清气，向上出于咽部；而清气中的浊气就会下行。要是清气与浊气彼此干扰无法正常升降，就是乱气。

黄帝问：所说的阴清而阳浊，浊气中有清气，清气中有浊气，这两种气要如何进行辨别呢？

岐伯说：大致上是清气向上输入到肺脏，浊气向下行先入到胃腑。而胃里由食物生成浊气中的清气部分，便向上出于口；肺中清气中的浊气部分, 向下输注到经脉之中, 在内积聚到胸中而形成气海。

黄帝问: 所有的阳经都接受浊气的渗入, 那么哪一条是接受浊最多的呢?

岐伯说: 手太阳小肠经浊气最多。在所有阴经中, 肺主气呼吸, 手太阴经接受的清气是最多的。清气都向上传达到头部的孔窍, 浊气都向下注入到经脉中。虽说五脏都接受清气, 但脾所属的足太阴经能够接受胃中水谷所化生的浊气。

黄帝问: 当人体的清气、浊气出现异常时, 该如何进行调治呢?

岐伯说: 清气运行滑利, 浊气运行滞涩, 这是清气与浊气的正常表现。所以, 刺阳经针刺时应深刺, 留针时间要长; 针阴经时要浅刺快速出针。若是因清气与浊气相互干扰而升降失常的异变, 按常规进行调治。

卷之七

阴阳系日月第四十一

　　黄帝曰：余闻天为阳，地为阴，日为阳，月为阴，其合之于人，奈何？

　　岐伯曰：腰以上为天，腰以下为地，故天为阳，地为阴。故足之十二经脉，以应十二月，月生于水①，故在下者为阴；手之十指，以应十日，日主火，故在上者为阳。

　　【注释】①月生于水：张介宾"月为阴精，故月生于水"。故此句是说明月为阴的属性。

　　【译文】黄帝问：我听说天属阳，地属阴，日属阳，月属阴，它们与人体有着怎样的相对应联系呢？

　　岐伯答道：在人的身体部位，腰以上称之为天，腰以下称之为地，因此天属阳，地属阴。（足三阳和足三阴左右共十二条经脉）在下，称为下肢十二条经脉，与地支的十二个月是相对应的，月生水，为阴，因此在下的属阴了。在上肢，手有十指，同天干的十日相对应，日主于火，为阳，因此在上的属阳。

黄帝曰：合之于脉，奈何？

岐伯曰：寅者，正月之生阳也，主左足之少阳；未者，六月，主右足之少阳；卯者，二月，主左足之太阳；午者，五月，主右足之太阳；辰者，三月，主左足之阳明；巳者，四月，主右足之阳明。此两阳合明，故曰阳明。申者，七月之生阴也，主右足之少阴；丑者，十二月，主左足之少阴；酉者，八月，主右足之太阴；子者，十一月，主左足之太阴；戌者，九月，主右足之厥阴；亥者，十月，主左足之厥阴。此两阴交尽，故曰厥阴。

甲主左手之少阳，己主右手之少阳。乙主左手之太阳，戊主右手之太阳。丙主左手之阳明，丁主右手之阳明。此两火并合，故为阳明。庚主右手之少阴，癸主左手之少阴。辛主右手之太阴，壬主左手之太阴。

故足之阳者，阴中之少阳也；足之阴者，阴中之太阴也。手之阳者，阳中之太阳也；手之阴者，阳中之少阴也。腰以上者为阳，腰以下者为阴。

其于五藏也，心为阳中之太阳，肺为阳中之少阴，肝为阴中之少阳，脾为阴中之至阴，肾为阴中之太阴。

黄帝曰：以治之，奈何？

岐伯曰：正月、二月、三月，人气在左，无刺左足之阳；四月、五月、六月，人气在右，无刺右足之阳；七月、八月、九月，人气在右，无刺右足之阴；十月、十一月、十二月，人气在左，无刺左足之阴。

黄帝曰：五行以东方甲乙木主春，春者，苍色，主肝。肝者，足厥阴也。今乃以甲为左手之少阳，不合于数，何也？

岐伯曰：此天地之阴阳也，非四时五行之以次行也。且夫阴阳者，有名而无形，故数之可十，离之可百，散之可千，推之可万，此之谓也。

【译文】黄帝问：上面所提到的十二个月与十日怎样同足部的经脉相配合呢？

岐伯答道：正月建寅，这时阳气初生，阳气又是按先左后右的顺序发展的，因此正月主左足少阳经；六月建未，主右侧下肢的足少阳经。二月建卯，主左侧下肢的足太阳经；五月建午，主身体右侧下肢的足太阳经。三月建辰，主身体左侧下肢的足阳明经；四月建巳，主身体右侧下肢的足阳明经。三四月间，是自然界中阳气特别旺盛的时期，它在主少阳、太阳的正月二月和主太阳、少阳的五月六月之间，而两阳合明，于是称之为阳明。七月建申，阴气初生，主身体右侧下肢的足少阳经；十二月建丑，主身体左侧下肢的足少阴经。八月建酉，主身体右侧下肢的足太阴经；十一月建子，主身体左侧下肢的足太阴经。九月建戌，主身体右侧下肢的足厥阴经；十月建亥，主身体左侧下肢的足厥阴经。因七月、八月与十一月、十二月分别主少阴、太阴经，九、十月夹在中间为阴气交会的时期，因此称之为厥阴。

如果以十天乾纪一旬的十日，甲日主身体左侧上肢的手少阳经，己日主身体右侧上肢的手少阳经。乙日主左手的太阳经。戊日主右手的手太阳小肠经。丙日主左手的手阳明大肠经。丁日主右手的手阳明大肠经。十天干按五行归类，其中丙、丁属火，所以在丙日与丁日两火合并，便称之为阳明。庚日主右手的少阴经。癸日主左手的少阴经。辛日主右手太阳经。壬日主左手的太阴经。

足在下，因此两足的阳经属于阴中的少阳；两足的足三阴经属阴中的太阴，阴气最为充盛。两手的阳经属于阳中的太阳，阳气最盛。两手的阴是阳中的少阴，阴气微弱。总之就是：腰以上就称之为阳，腰以下就称之为阴。

至于五脏方面，心为阳中的太阳，肺为阳中的少阴，肝是阴中的少阳，脾是阴中的至阴，肾则是阴中的太阴。

黄帝问：如何将经脉与十二个月的阴阳配属关系运用到实际的治

疗之中呢?

岐伯答道:正月、二月与三月,人体内的阳气分主左足的少阳经、足太阳经与足阳明经,因此不宜在这个时间段针刺左足的三阳经;四月、五月与六月,人体内的阳气分主右足的足阳明经、足太阳经与足少阳经,因此不宜在这几个月内在这些经脉针刺。七月、八月与九月,人体内的阴气分别偏重于右足的少阴经、太阴经与厥阴经,因此也不宜在这几个月在这些经脉针刺。十月、十一月与十二月,人体内的阴气分别偏重于左足的厥阴经、足太阴经与足少阴经,因此不宜在这几个月内在这些经脉针刺。

黄帝问:从五行归类方面来讲,方位中的东方与天干中的甲、乙都是属木,木气在春季最旺,五色中主青色,五脏中主肝脏。属肝的经脉是足厥阴经,而如今却把甲配属到左手的少阳经,这样是与天干配属五行的规律不相符的,这是为何呢?

岐伯答道:这是根据自然界的阴阳变化与天干地支的规律相配的,并不是以四季的次序与五行属性来配合天干地支的。另外,阴阳只是一个抽象概念而已,并不是一件具体的事物,因此它的运用是非常广泛的,同一个阴阳可以指一种事物,也可以扩展到十种、百种、千种、万种以至于无数种,并不局限于某一种事物而论。出现以上情况,也是这个道理。

病传第四十二

黄帝曰：余受九针于夫子，而私览于诸方。或有导引行气，乔摩、灸、熨、刺、煸、饮药。之一者可独守耶，将尽行之乎？

岐伯曰：诸方者，众人之方也，非一人之所尽行也。

黄帝曰：此乃所谓守一勿失，万物毕者也。今余已闻阴阳之要，虚实之理，倾移①之过，可治之属。愿闻病之变化，淫传绝败②而不可治者，可得闻乎？

岐伯曰：要乎哉问！道，昭乎其如日醒；窘乎其如夜瞑。能被而服之，神与俱成。毕将服之，神自得之。生神之理，可著于竹帛，不可传于子孙。

黄帝曰：何谓日醒？

岐伯曰：明于阴阳，如惑之解，如醉之醒。

黄帝曰：何谓夜瞑？

岐伯曰：瘖乎其无声，漠乎其无形。折毛发理，正气横倾。淫邪泮衍，血脉传溜。大气③入藏，腹痛下淫，可以致死，不可以致生。

黄帝曰：大气入藏，奈何？

岐伯曰：病先发于心，一日而之肺，三日而之肝，五日而之脾。三日不已，死。冬夜半，夏日中。

病先发于肺，三日而之肝，一日而之脾，五日而之胃。十日不已，死。冬日入，夏日出。

　　病先发于肝，三日而之脾，五日而之胃，三日而之肾。三日不已，死。冬日入，夏早食。

　　病先发于脾，一日而之胃，二日而之肾，三日而之膀胱。十日不已，死。冬人定，夏晏食④。

　　病先发于胃，五日而之肾，三日而之膀胱，五日而上之心。二日不已，死。冬夜半，夏日昳⑤。

　　病先发于肾，三日而之膀胱，三日而上之心，三日而之小肠。三日不已，死。冬大晨，夏晏晡。

　　病先发于膀胱，五日而之肾，一日而之小肠，一日而之心。二日不已，死。冬鸡鸣，夏下晡。

　　诸病以次相传，如是者，皆有死期，不可刺也！间一脏及至三四脏者，乃可刺也。

　　【注释】①倾移：由阴阳气血盛衰导致疾病的机理。②淫传绝败：邪气传变，正气败绝的意思。③大气：这里指弥漫的邪气。④冬人定，夏晏食：人定，古代的戌时，即晚上七点到九点的时候，此时正是人们夜晚刚入睡的时间；晏食，指吃晚饭，时辰为酉时，即下午五点到七点之间。⑤昳（yì）：午后未时，即下午一点到三点之间。

　　【译文】黄帝说：我从您那里学到了关于九针的知识，又自己阅读一些医书记载治疗疾病的方法，有的是采用导引行气，有的采用按摩、灸法、温熨、针刺、火针及汤药等方法。在运用这些治疗方法时，都只采用一种方法还是将其它的方法全部使用上呢？

　　岐伯说：以上提到的方法，是以不同人和不同病而采用的不同方法，并不是一个人得了一种病就用上所有的方法治疗。

　　黄帝说：这就是常说的掌握了一个总的原则，并以此为指导不违背，各种复杂的病情就会得到适当的治疗。目前我已经清楚了阴阳的要点，虚实的理论，由阴阳气血盛衰而引起的病理与可以治愈的一般性病症和方法，但我还想了解有关疾病变化方面的情况，以及邪气在体内传变而导致脏气衰竭而成为不治之症的情况，有关于这些，可以告知于我吗？

岐伯回答说：您问的问题很重要啊！这些医学道理，要是明白了，就像"日醒"，就是白天醒着般清楚，任何事物都能一目了然；如果一直不明白，就像是"夜瞑"，即夜间睡觉般昏昧，什么事情都无法察觉。因此不但要学习和掌握这些道理，并且要在实际操作中加以运用，在学习与实践中，认真的进行研究与体验，就可以全部理解，也就会抓住要领，融会贯通，解决问题了。这样神奇的理论，就该记录在竹帛上广泛流传，不仅仅只传给自己的后代据为己有。

黄帝问：什么叫做"日醒"？

岐伯答道：明白了阴阳的道理，就如同从迷惑中解脱，从酒醉中清醒一般。

黄帝又问：那什么是"夜瞑"？

岐伯回答说：外邪侵入人体，安静得毫无声响，散漫得没有任何形迹。人体的毛发折断，腠理疏松张开，正气外散出现偏颇，邪气蔓延扩散，经过血脉内传到五脏，这样的情况就会出现腹痛、精气下溢等病症。而这时已经是邪盛正虚可以致人死命了，就算施用了正确方法也无法救治了。

黄帝问：邪气侵入到五脏会是怎样的情况呢？

岐伯答道：邪气由心入侵而发病的，一天后传到肺，再过三天便传到肝，再过五天传到脾，若是经过三天还没有治愈，人就会死亡了。病发在冬季的会半夜死亡。病发在夏季的便会在中午死亡。

邪气由肺入侵发病的，经过三天就会到肝，再过一天传到脾，再过五天传到胃，若是再经过十天还没有治愈，人就会死亡。病发在冬季的会在太阳落山时死亡，病发在夏季在太阳出来时死亡。

邪气先由肝侵入发病的，三天就会传到脾，过五天就会传到胃，再过三天便能到肾。若是再过三天还没有治愈，人就会死亡。病发在冬季的太阳落山时死亡，病发在夏季的在早饭时间死亡。

邪气由脾侵入发病的，经一天就传到胃，再经两天到肾，再经三天传到脊背与膀胱。若是再过十天还没有得到治愈，人就会死亡。病发在冬季的黄昏刚入睡时死亡，病发在夏季的晚饭时间会死亡。

邪气由胃入侵发病的，经五天传到肾，再经三天到脊背与膀胱，再经五天向上传到心。若是再过两天还没有得到治愈，人就会死亡。病发在冬季的在半夜死亡，病发在夏季的，午后死亡。

邪气由肾入侵发病的，经三天传到脊背和膀胱，再经三天向上传到心，再经三天传到小肠。若是再过三天还没有得到治愈，人就会死亡。病发在冬季的在天大亮时死亡，病发在夏季的在黄昏时死亡。

邪气从膀胱入侵发病的，经五天传到肾，再经一天传到小肠，再经一天传到心。若是再过两天还没有得到治愈，人就会死亡。病发在冬季的在早晨鸡鸣时死亡，病发在夏季的在午后死亡。

上述每个脏腑疾病的发展，都是以一定的秩序传变的，按这个规律进行推算，每个脏腑的病变都有它特定的死亡时间，不可以采用针刺进行治疗。若是间隔一脏，或者间隔两脏、三脏、四脏传变的，才可以采用针刺的方法进行治疗。

淫邪发梦第四十三

黄帝曰：愿闻淫邪泮衍，奈何？

岐伯曰：正邪从外袭内，而未有定舍，反淫于藏，不得定处，与营卫俱行，而与魂魄飞扬，使人卧不安而喜梦。气淫于府，则有余于外，不足于内；气淫于藏则有余于内，不足于外。

黄帝曰：有余不足，有形乎？

岐伯曰：阴气盛，则梦涉大水而恐惧；阳气盛，则梦大火而燔焫；阴阳俱盛则梦相杀。上盛，则梦飞；下盛，则梦堕；甚饥，则梦取；甚饱，则梦予。肝气盛，则梦怒；肺气盛，则梦恐惧、哭泣；心气盛，则梦善笑；脾气盛，则梦歌乐，身体重不举；肾气盛，则梦腰脊两解不属。凡此十二盛者，至而泻之，立已。

厥气客于心，则梦见丘山烟火；客于肺，则梦飞扬，见金铁之奇物；客于肝，则梦山林树木；客于脾，则梦见丘陵大泽，坏屋风雨；客于肾，则梦临渊，没居水中；客于膀胱，则梦游行；客于胃，则梦饮食；客于大肠，则梦田野；客于小肠，则梦聚邑冲衢；客于胆，则梦斗讼自刳①；客于阴器，则梦接内；客于项，则梦斩首；客于胫，则梦行走而不能前，及居深地窌苑②中；客于股肱，则梦礼节拜起；客于胞腘③，则梦溲便。凡此十五不足者，至而补之，立已也。

【注释】①自刳：自杀或自残。②窌：地窖。③腘：直肠。

【译文】黄帝说：我想了解邪气是如何在人体内流散扩展的？

岐伯回答说：邪气从外侵入到体内，也没有固定的入侵部位，等邪气侵入到内脏，也没有固定的部位，而是与营气、卫气一起在体内运行，令魂魄都不能安稳，在睡觉时也多梦。若是邪气侵入到内腑，就是人体外的阳气充盛而在内的阴气不足。若是邪气侵入到了五脏，会说明在内的阴气过盛而在外阳气不足。

黄帝问：人体阴气与阳气方面的充盛与不足，有哪些方面的具体表现吗？

岐伯答道：若是阴气充盛，做梦时就会梦见渡涉大水感到惊恐；阳气充盛，会梦见大火烧身而且全身灼热；阴气与阳气都充盛，会在梦里梦到相互厮杀。人体上部的邪气充盛，会梦到身体在天空飞腾。人体下部邪气充盛，会梦见身体向下坠落。人在太过饥饿时，会梦见向人索要东西。人在太过饱时，会梦见自己给别人东西。肝气充盛，做愤怒的梦。肺气盛，做恐惧、哭泣的梦。心气盛，会做好喜笑的梦。脾气盛，会做歌唱奏乐或身体沉重不动之类的梦。肾气盛，会做腰脊分离不相连接之类的梦。上面提到的十二种气盛所形成的梦境，采用针刺泻法，很快就可以痊愈了。

因正气虚弱邪气侵入到心，就做山丘烟火弥漫的梦。侵入到肺的，会做飞扬腾跃或金石类奇怪的梦。侵入到肝的，会梦到山林树木。侵入脾的，会梦到丘陵或大的湖泊，或者风雨中毁坏的房屋。入侵到肾的，会做站在深渊边沿或浸泡在水里的梦。邪气侵入膀胱的，会梦到自己漂荡流行。由胃入侵的，会梦到食物。由大肠入侵的，会梦到田野；由小肠入侵的，会梦到很多人聚集在广场或要塞。由胆入侵的，会梦到自己与人争斗、诉讼或自杀。侵入了生殖器的，会做性交的梦。由项部侵入的，会梦到杀头。侵袭了小腿的，会梦到自己在梦里想走路却不能前进，或被困在地下深处园中。侵袭了大腿的，会梦见行礼跪拜；侵袭到尿道与直肠的，会梦见解大便、小便。上面提到的十五种正气不足受到邪气侵袭的梦境，采用针刺补法，很快就可以痊愈了。

顺气一日分为四时第四十四

黄帝曰: 夫百病之所始生者, 必起于燥湿、寒暑、风雨、阴阳、喜怒^①、饮食、居处。气合而有形, 得脏而有名^②, 余知其然也。夫百病者, 多以旦慧昼安, 夕加夜甚, 何也?

岐伯曰: 四时之气使然。

黄帝曰: 愿闻四时之气。

岐伯曰: 春生夏长, 秋收冬藏, 是气之常也, 人亦应之。以一日分为四时, 朝则为春, 日中为夏, 日入为秋, 夜半为冬。朝则人气始生, 病气衰, 故旦慧; 日中人气长, 长则胜邪, 故安; 夕则人气始衰, 邪气始生, 故加; 夜半人气入藏, 邪气独居于身, 故甚也。

黄帝曰: 其时有反者^③, 何也?

岐伯曰: 是不应四时之气, 脏独主其病者, 是必以脏气之所不胜时者甚, 以其所胜时者起也。

黄帝曰: 治之奈何?

岐伯曰: 顺天之时, 而病可与期。顺者为工, 逆者为粗。

【注释】①喜怒: 泛指七情过度。②气合而有形, 得脏而有名: 气, 指邪气; 形, 指脉症之病形; 名, 指病症。③时有反者: 指病情的轻重变化与前面所说的旦慧、昼安、夕加、夜甚不相符。

【译文】黄帝说: 所有疾病的起因, 都是因为风雨寒暑、燥湿和风雨等外界的变化，阴阳、喜怒、饮食起居失常等内伤所引起的。邪气入侵人体而生成相应的病理表现，所以生病因素都会对内脏造成影响从而形成相应的病症。这些我都知道了。很多的病症，常常是早晨病情轻，病人的精神状态也很好，中午时病情也没有什么异常的，但在傍晚时病情加重了，在夜间时病情最为严重，这是什么原因呢？

岐伯道：这是四季的变化让人体阳气盛衰所引起的。

黄帝说：我想明白四季变化对人体有哪些方面的影响。

岐伯道：阳气在春季生发，在夏季变得旺盛，秋季会有所收敛，冬季时阳气被闭藏，这是四季气候变化的规律，人体的阳气也与它发生相对应的变化。将一天按四季进行划分，早晨就是春季，中午为夏季，傍晚为秋季，夜间就是冬季。人体在早晨阳气生发，可以抵御邪气，邪气会有所衰减，因此早晨病情轻且病人的精神很清爽。中午阳气旺盛，可以制伏邪气，因此中午病人的病情稳定。阳气在傍晚时开始减弱，邪气渐渐变得充盛，于是病情在傍晚加重。夜间人体的阳气深藏于内脏，身体内只有邪气横行，因此夜间时病人的病情最重。

黄帝又问：有时病情在一天中的轻重变化和你上面提到的有所不同，这是什么原因呢？

岐伯答道：这是因为这类病的病情轻重与时间上的阳气变化没有关系，是其中的某一个内脏有了病的原因。而这类病也与时间有一定联系，当五脏中的一内脏发病，五行属性被时间上的五行属性相克时病情最重，在病发内脏的五行属性克制了时间上的五行属性时，病情就会减轻。

黄帝说：那要如何治疗呢？

岐伯答道：掌握并与时间因素相顺应，对疾病进行正确的治疗，病就会有治愈的希望。运用好这个规律，就会成为一个医术高明的医者；若是违背了这个规律，那就会是个医术低劣的医生了。

黄帝曰：善，余闻刺有五变，以主五输，愿闻其数。

岐伯曰：人有五脏，五脏有五变，五变有五输，故五五二十五输，以应五时。

黄帝曰：愿闻五变。

岐伯曰：肝为牡脏①，其色青，其时春，其日甲乙，其音角，其味酸；心为牡脏，其色赤，其时夏，其日丙丁，其音徵，其味苦；脾为牝脏，其色黄，其时长夏，其日戊己，其音宫，其味甘；肺为牝脏，其色白，其时秋，其日庚辛，其音商，其味辛；肾为牝脏，其色黑，其时冬，其日壬癸，其音羽，其味咸。是为五变。

黄帝曰：以主五输，奈何？

岐伯曰：脏主冬，冬刺井；色主春，春刺荥；时主夏，夏刺输；音主长夏，长夏刺经；味主秋，秋刺合。是谓五变，以主五输。

黄帝曰：诸原安和，以致六输？

岐伯曰：原独不应五时，以经合之，以应其数，故六六三十六输。

黄帝曰：何谓脏主冬，时主夏，音主长夏，味主秋，色主春？愿闻其故。

岐伯曰：病在脏者，取之井；病变于色者，取之荥；病时间时甚者，取之输；病变于音者，取之经；经满而血者，病在胃，及以饮食不节得病者，取之于合，故命曰味主合。是谓五变也。

【注释】①牡脏：牡，雄性的意思，牡脏，即为阳脏。

【译文】黄帝说：说得好。听说针刺时有以五种不同的病情而针刺井、荥、输、经、合五输穴的，我想知晓这其中的规律。

岐伯答道：人体内有五脏，五脏各有各相对应的五色、五时、五日、五音、五味的变化。每类变化都有井、荥、输、经、合五输穴相应，因此共计二十五个腧穴，分别与春、夏、长夏、秋、冬五季相对应。

黄帝说：我想了解五脏中有哪五种变化。

岐伯答道：肝脏属木，是阴中的少阳，是牡脏，在五色中主青，主春季，主甲乙日，主角音，在五味中主酸，心属火，是阳中的太阳，是牡脏，五色中主赤，季节中主夏，主丙丁日，主徵音，主苦味；脾脏属土，为阴中的至阴，是牝脏，五色中主黄，季节中主长夏，主戊己日，主宫音，主甘味；肺脏属金，是阳中之少阴，是牝脏，五色中主白，季节中主秋，主庚辛日，主商音，主辛味；肾脏属水，属阴中的太阴，是牝脏，五色中主黑，季节中主冬，主壬癸日，主羽音，主咸味。以上是五脏的五变。

黄帝问：五脏的五变所主的五个输穴又是怎样的呢？

岐伯答道：五脏与冬相应，因此应在冬季针刺井穴。五色与春季相应，因此在春季时针刺荥穴。五时与夏季相应，因此在夏季应针刺俞穴。五音与长夏相应，在长夏时应针刺经穴。五味与秋季相应，在秋季时应针刺合穴。这就是五脏以及所选用的五输穴。

黄帝说：各个原穴怎样才可以与井、荥、腧、经、合五六个腧穴配合好呢？

岐伯答道：原穴不仅仅是与五时相配，是与经穴规律一样也要配合五时，这样六腑各有井、荥、输、原、经、合六输穴，一共有六六三十六个输穴。

黄帝说：我想知道什么是您说讲的五脏主冬，五时主夏，五音主长夏，五味主秋，五色主春呢？希望了解其中的道理。

岐伯答道：疾病起源于内脏，邪气就深，治疗时该取井穴；疾病导致面色有所变化，治疗时就该取荥穴；疾病时轻时重，治疗时该取输穴；疾病导致声音出现变化，治疗时就该取经穴；经脉壅满而有瘀血，疾病起源于胃，是因饮食不当引起的病变，治疗时该取合穴，才被称为主合穴。以上这些就是有关于五病的针刺法则。

外揣第四十五

黄帝曰：余闻九针九篇，余亲受其词，颇得其意。夫九针者，始于一而终于九，然未得其要道也。夫九针者，小之则无内①，大之则无外②，深不可为下，高不可为盖。恍惚无穷，流溢无极。余知其合于天道、人事、四时之变也。然余愿杂之毫毛，浑束为一，可乎？

岐伯曰：明乎哉问也！非独针道焉，夫治国亦然。

黄帝曰：余愿闻针道，非国事也。

岐伯曰：夫治国者，夫惟道焉。非道，何可小大深浅，杂合而为一乎？

黄帝曰：愿卒闻之。

岐伯曰：日与月焉，水与镜焉，鼓与响焉。夫日月之明，不失其影；水镜之察，不失其形；鼓响之应，不后其声。动摇则应和，尽得其情。

黄帝曰：窘③乎哉！昭昭之明不可蔽。其不可蔽，不失阴阳④也。合而察之，切而验之，见而得之，若清水明镜之不失其形也。五音不彰，五色不明，五脏波荡，若是则内外相袭，若鼓之应桴，响之应声，影之似形。故远者司外揣内，近者司内揣外。是谓阴阳之极，天地之盖。请藏之灵兰之室，弗敢使泄也。

【注释】①小之则无内：形容精妙得不能再精妙了。②大之则无外：意思是大得不能再大了。③窅：深奥难测的意思。④阴阳：这里的阴阳指自然界的规律。

【译文】黄帝说：我学了关于九针的九篇论述，亲身领略了这充满智慧的理论，稍微知晓其中的部分含义。九针的内容非常的丰富，从一到九，层次繁复而道理深刻，老实来讲我还没有将其中的精髓完全掌握。九针的理论，是精之又精，多得不能再多，深得不能再深了，高得不能再高了。它的理论太过宽玄妙、庞杂且又散漫，与自然、社会与四时变化等多方面都有关联，我想把这些庞杂的东西，归纳成一个系统的，你看可以吗？

岐伯答道：您对这个问题认识得非常清楚了，不但九针的理论知识要集中归纳成一个系统，就连治理国家这样的事，也该如此。

黄帝说：我想了解的是有关用针方面的理论，而不是治国方面的事。

岐伯道：治国也好，用针也罢，都有统一的原则与法度。就治国而言，若是没有统一的法度，如何将各种大小深浅不一的事物统一呢？针道也是如此。

黄帝说：我希望详细的了解这方面的情况！

岐伯说：这些就像日与月，水与镜，鼓和声一样。日月发出光而照耀着物体，会有影子的出现。水和镜能清楚地看到物体的形象，击鼓时会发出响声。这说明，当它们中的一种发生变化时，就会立刻引起后者的反应，影、形与声的出现是一样的。清楚了这个道理，用针的原则也就掌握了。

黄帝说：这个问题还真是深奥啊！它所蕴含的道理就同日月的光辉一样不可被遮蔽。为什么说光辉不会被隐蔽？是因为没有离开阴阳这天地间的规律。将临床各种情况综合起来进行观察，用来切诊和查验脉象的变化，用望诊来获知外部的征象，再用阴阳给予分析归纳，从而得出结论，就像清水明镜将物体的形象真切的反映。若是一个人声音沉滞不响亮，面色晦暗没有光泽，说明他的内脏有了病症。体内的病变在外部有所呈现，是人体阴阳内外相互影响而造成的。这如同以槌击鼓便会立刻发出声响，与影子和人的形体相随又相似是一样的。从外来说，掌握了人体外部变化便能推测出内脏的病症，从内部而讲，察知了内脏病症，便能推测出外部的症状。这些都是阴阳变化的精髓，是天地之间自然规律。请让我将它珍藏在灵兰之室，不使它向外泄露！

五变第四十六

黄帝问于少俞曰：余闻百疾之始期也，必生于风雨寒暑，循毫毛而入腠理。或复还，或留止，或为风肿汗出^①，或为消瘅^②，或为寒热，或为留痹^③，或为积聚。奇邪淫溢，不可胜数，愿闻其故。夫同时得病，或病此，或病彼，意者天之为人生风乎，何其异也？

少俞曰：夫天之生风者，非以私百姓也，其行公平正直，犯者得之，避者得无殆，非求人而人自犯之。

黄帝曰：一时遇风，同时得病，其病各异，愿闻其故。

少俞曰：善乎哉问！请论以比匠人。匠人磨斧斤，砺刀削，斫材木。木之阴阳，尚有坚脆。坚者不入，脆者皮弛。至其交节，而缺斤斧焉。夫一木之中，坚脆不同。坚者则刚，脆者易伤，况其材木之不同，皮之厚薄，汁之多少，而各异耶。夫木之早花先生叶者，遇春霜烈风，则花落而叶萎；久曝大旱，则脆木薄皮者，枝条汁少而叶萎。久阴淫雨，则薄皮多汁者，皮溃而漉。卒风暴起，则刚脆之木，枝折杌伤。秋霜疾风，则刚脆之木，根摇而叶落。凡此五者，各有所伤，况于人乎。

【注释】①风肿汗出：这里指以水肿、汗出为主要表现的风水病。②消瘅：指消渴病。③留痹：指长期不愈的痹症。

【译文】黄帝问少俞道：我听说各种病症在刚开始的时候，都是因风雨寒暑的变化，使外邪沿着皮肤、毛孔侵入腠理。其中一些发生了变化，而有一些邪气停留在身体的某一个部位，因此有的形成了水肿、有的以汗出为主症的风水病，有的成了消渴病，有的引起发冷发热这一类的病，有的造成了长期不瘥的痹证，有的形成积聚病。邪气在侵入人体以后，更进一步的发展演变，引发难以数计的各类病症，我想知晓其中的道理。另外，同时患病的人中，有些人生的是这类病，有些人生的是那类病，之所以会出现这种情况是自然界因人体而产生了不同邪气的原因吗？究竟是什么原因产生不同类的疾病呢？

少俞回答说：自然界的邪气，不是针对某一个人而产生的，邪气对任何人都是不偏不倚的，只有被邪气侵袭的人才会生病，躲避邪气的人是不会生病的。病症的产生，不是邪气有意侵袭人体，而是人不会躲避邪气而已。

黄帝说：都是因邪气而同时患病，而所患的病却不一样，这是为什么呢？

少俞答道：问得好啊！让我用工匠砍伐树木做为例子将这个问题进行说明。工匠们磨快了刀斧去砍伐树木，树木有阴面与阳面之分，也分为坚硬与松脆。坚硬的就不容易砍入，而松脆的被砍伐劈裂就相对容易，砍在树木枝丫交结的部位，连刀斧的刃都会被磨损。同一棵树木也有坚硬与松脆的部位，坚硬的地方难以被刀斧砍伐砍入，松脆的地方就容易被砍入，更何况还有树木材质上的区别，树皮的厚薄、含汁液的多少也都不一样。在树木中，开花长叶早的，遇上寒霜和大风，花会凋叶会枯。木质松脆且树皮薄的，遇上长时间的曝晒或大旱，枝条汁液就会减少而树叶枯萎。树皮薄汁液多的，遇上长时间的阴雨连绵，树皮会溃烂。树木刚脆的，狂风骤起就会枝条折断造成树干受伤，遇上了秋霜与疾风，就会使刚脆的树木，树根摇动，树叶零落。以上的五种情况是五种不同气候条件下，树木受到损害的情况都会有所不同，更何况是不同的人呢！

黄帝曰: 以人应木奈何?

少俞答曰: 木之所伤也, 皆伤其枝。枝之刚脆而坚, 未成伤也。人之有常病也, 亦因其骨节皮肤腠理之不坚固者, 邪之所舍也, 故常为病也。

黄帝曰: 人之善病风厥①漉汗者, 何以候之?

少俞答曰: 肉不坚, 腠理疏, 则善病风。

黄帝曰: 何以候肉之不坚也?

少俞答曰: 腘肉不坚, 而无分理。理者粗理, 粗理而皮不致者, 腠理疏。此言其浑然者。

【注释】①风厥: 以汗出不止为主要表现的病症。

【译文】黄帝问: 将人与树木的情况对应, 是怎样的呢?

少俞回答说: 树木损伤主要表现在伤及树枝, 树枝坚硬刚强的一般不会受到损伤。而人会生病, 是因为人体内的骨节、皮肤、腠理等部位若是不够坚固, 邪气在这些地方停留, 才会产生病症。

黄帝问: 人体容易得汗出不止的风厥病, 有什么症状呢?

少俞答道: 肌肉不坚实, 腠理疏松的人容易患风病。

黄帝说: 怎样看出肌肉是不是坚实呢?

少俞回答说: 肌肉结集隆起的地方就不坚实, 皮肤的纹理也不明显, 皮肤纹理清楚的也会很粗糙, 皮肤粗糙而不致密, 就是腠理疏松, 这些是察看肌肉坚实与否的一般方法。

黄帝曰: 人之善病消瘅者, 何以候之?

少俞答曰: 五藏皆柔弱者, 善病消瘅。

黄帝曰: 何以知五藏之柔弱也?

少俞答曰: 夫柔弱者, 必有刚强, 刚强多怒, 柔者易伤也。

黄帝曰：何以候柔弱之与刚强？

少俞答曰：此人薄皮肤而目坚固以深者，长冲直扬，其心刚，刚则多怒，怒则气上逆，胸中蓄积，血气逆留，腶皮充肌，血脉不行，转而为热，热则消肌肤，故为消瘅。此言其人暴刚而肌肉弱者也。

黄帝曰：人之善病寒热者，何以候之？

少俞答曰：小骨弱肉者，善病寒热。

黄帝曰：何以候骨之小大，肉之坚脆，色之不一也？

少俞答曰：颧骨者，骨之本也。颧大则骨大，颧小则骨小。皮肤薄而其肉无䐃，其臂懦懦然^①，其地色炲然，不与其天同色，污然独异，此其候也。然臂薄者，其髓不满，故善病寒热也。

黄帝曰：何以候人之善病痹者？

少俞答曰：粗理而肉不坚者，善病痹。

黄帝曰：痹之高下有处乎？

少俞答曰：欲知其高下者，各视其部。

黄帝曰：人之善病肠中积聚者，何以候之？

少俞答曰：皮肤薄而不泽，肉不坚而淖泽^②，如此则肠胃恶，恶则邪气留止，积聚乃伤。脾胃之间，寒温不次，邪气稍至，稸积留止，大聚乃起。

黄帝曰：余闻病形，已知之矣！愿闻其时。

少俞答曰：先立其年，以知其时。时高则起，时下则殆。虽不陷下，当年有冲通，其病必起，是谓因形而生病。五变之纪也。

【注释】①懦懦然：形容柔弱无力的样子。②淖泽：形容湿润的样子。

【译文】黄帝说：人容易患消瘅病，有什么样的症状呢？

少俞答道：人体五脏都柔弱的人容易得消瘅病。

黄帝问：如何知晓体内的五脏是不是柔弱呢？

少俞回答道：五脏柔弱的人，性情一定刚强，性情刚强的人就易发怒，五脏因情绪变化所伤。

黄帝问：如何诊察五脏的柔弱与性情刚强呢？

少俞答道：这一类人的皮肤薄，两眼锐利且眼睛深陷目于眶中，两眉长而竖直。这类人的性情刚强，容易发怒，发怒使气蓄积于胸中，气血留滞，于是皮肤、肌肉充胀而血脉运行不畅，因郁积而生热，热能伤耗津液使肌肤消瘦，于是就得了消瘅病。综上所述，性情刚暴且肌肉瘦弱这一类人就易得消瘅病。

黄帝说：人易患发冷发热的病，有什么症状呢？

少俞答道：骨骼细小且肌肉瘦弱的人，易患发冷发热的病。

黄帝说：怎样诊察骨骼的大小与肌肉的坚实、脆弱，以及气色不一致呢？

少俞答道：颧骨属人体骨骼的基本标志，颧骨大的人，整个骨骼就大，颧骨小的整个骨骼就小。皮肤薄而瘦没有隆起肌肉的，两臂无力，下颏黑没有光泽，与天庭的颜色不一致，下颏的黑与其他部位的颜色都不一样，这是肌肉强弱与色泽不一样的外在表现。臂部肌肉消瘦的人，阴精不足且骨髓空虚，因此易得发冷发热的病。

黄帝说：如何诊察人体易患痹症的人呢？

少俞答道：皮肤纹理粗糙且肌肉不坚实的易患痹症。

黄帝说：痹症有特定发生的部位吗？

少俞答道：若想知道痹症发生的上下部位，要结合各个部位的不同情况，虚的部位就易患痹症。

黄帝说：易于患肠中积聚病的，有什么症状呢？

少俞答道：皮肤薄而不光泽，肌肉不坚实触感滑润，有这种情况的就说明肠胃功能差，邪气在身体之中滞留就会形成积聚病。饮食冷热失常，邪气慢慢的侵袭脾胃，进一步蓄积停留的就会引发严重的积聚病。

黄帝说：我听了上述疾病的病症，清楚了如何从外部诊察疾病的常识，还想知道时令与疾病之间有何关系。

少俞答道：先确定代表哪一年的天干、地支，从干支推算出每年客气加临主气的顺逆情况。若是出现客气胜主气的情况，那病就会减轻，若是主气胜客气的话，疾病就危重。虽也会有不是主气胜客气的情况出现，因年运的影响而生病，也是因人的体质等多方面相生相克所导致的。这些就是五变的一些规律。

本脏第四十七

　　黄帝问于岐伯曰：人之血气精神者，所以奉生而周于性命者也。经脉者，所以行血气而营阴阳，濡筋骨，利关节者也；卫气者，所以温分肉，充皮肤，肥腠理，司开阖者也；志意者，所以御精神，收魂魄，适寒温，和喜怒者也。是故血和则经脉流行，营复阴阳，筋骨劲强，关节清利矣。卫气和则分肉解利①，皮肤调柔，腠理致密矣。志意和则精神专直，魂魄不散，悔怒不起，五脏不受邪矣。寒温和则六腑化谷，风痹不作，经脉通利，肢节得安矣。此人之常平也。五脏者，所以藏精神血气魂魄者也；六腑者，所以化水谷而行津液者也。此人之所以具受于天也，无愚智贤不肖，无以相倚也。然有其独尽天寿，而无邪僻之病，百年不衰，虽犯风雨卒寒大暑，犹有弗能害也；有其不离屏蔽室内，无怵惕②之恐，然犹不免于病，何也？愿闻其故。

　　岐伯曰：窘乎哉问也！五脏者，所以参天地，副阴阳，而连四时，化五节③者也。五脏者，固有大小、高下、坚脆、端正、偏倾者；六腑亦有小大、长短、厚薄、结直、缓急。凡此二十五者，各不同，或善或恶，或吉或凶。请言其方。

　　心小则安，邪弗能伤，易伤以忧；心大则忧不能伤，易伤于邪。心高则满于肺中，悗而善忘，难开以言；心下则脏外，易伤于寒，易恐以言。心坚则脏安守固；心脆则善病消瘅热中。心端正则和利难伤；心偏倾则操持不一，无守司也。

【注释】①解利：润滑的意思。②怵惕：形容惊恐害怕的样子。③五节：五个季节，除春、夏、秋、冬外，还有长夏一季。

【译文】黄帝问岐伯说：人体内的血气、精、神，都是用来奉养身体、维持生命的物质。经脉通行全身气血，营养人体内外脏腑、组织器官，濡润筋骨，使关节滑利。卫气温养肌肉，充养皮肤，滋养腠理及汗孔正常的开合。人的志意统御精神，收摄人的魂魄，使人体可以适应四时气温变化，调节好情绪方面的变化。血液调和可以在经脉中正常运行，遍布全身营养全身，保持筋骨强劲，关节滑利。卫气正常使肌肉舒展滑润，皮肤和调柔润，腠理致密。意志调和就会精神集中、思维敏捷、魂魄不散乱，没有懊悔、愤怒等过激的情绪，五脏功能正常免受邪气侵袭。如果人体对气候、饮食很好地调和、适应，六腑传化水谷的功能就正常，气血充足，经脉通利，就不会受邪气侵袭而得风痹病，肢体关节能正常活动。这就是人健康的状态。五脏贮藏精、神、血、气、魂、魄，六腑传化水谷运行津液的。五脏六腑的功能，都是人体禀受先天的，不管是愚笨或聪明的人，还是好人坏人，都是相同的。但有的人享尽自然赋予的生命，不因邪气侵袭而生病，年纪很大也少有衰老，遇到风雨、骤冷、酷暑等气候变化，也不使他的形体受到伤害。有的人不离开居室，也没有受到惊吓，还是会生病，这是什么原因呢？

岐伯答道：您所提的这个问题还真是难以回答啊！五脏与自然界相应，与阴阳相合，与四时相通，五个季节与五行变化相适应。五脏形体大小、位置高低、质地坚脆和位置偏正的区别。六腑本身也有大小、长短、厚薄、曲直及缓急的不同。五脏六腑所具有的二十五种不同的情况，是善还是恶，是吉还是凶，请让我将它们的规律给予说明。

心脏小就会神气安定收敛，不易被外邪伤害，却易受到情绪的干扰。心脏大的，不易被情绪伤害，却易被外邪侵袭。心脏位置偏高的，肺就会受到压迫，胸中烦闷、健忘，语言开导也没有用。心脏位置低的，脏气涣散易被寒邪侵入，容易被言语恫吓。心脏坚实的，心脏功能正常，神气守于心中。心脏脆弱的，容易得消瘅等内热病。心脏端正的，脏气调和，邪气难以信侵。心脏偏斜的，功能失常，神气外散，遇事不能专一，没有恒心。

肺小则少饮，不病喘喝①；肺大则多饮，善病胸痹、喉痹②、逆气。肺高上气肩息咳；肺下则居贲迫肺，善胁下痛。肺坚则不病咳上气；肺脆则苦病消瘅易伤。肺端正则和利难伤；肺偏倾则胸偏痛也。

肝小则脏安，无胁下之病；肝大则逼胃迫咽，迫咽则苦膈中③，且胁下痛。肝高则上支贲切，胁挽，为息贲；肝下则逼胃，胁下空，胁下空则易受邪。肝坚则脏安难伤；肝脆则善病消瘅易伤。肝端正则和利难伤；肝偏倾则胁下痛也。

脾小则脏安，难伤于邪也；脾大则苦凑䏚而痛，不能疾行。脾高则䏚引季胁而痛；脾下则下加于大肠，下加于大肠则脏苦受邪。脾坚则脏安难伤；脾脆则善病消瘅易伤。脾端正则和利难伤；脾偏倾则善满善胀也。

肾小则脏安难伤；肾大则善病腰痛，不可以俯仰，易伤以邪。肾高则苦背膂痛，不可以俯仰；肾下则腰尻痛，不可以俯仰，为狐疝。肾坚则不病腰背痛；肾脆则善病消瘅易伤。肾端正则和利难伤；肾偏倾则苦腰尻痛也。凡此二十五变者，人之所苦常病。

【注释】：①喘喝：形容喘息声粗、呼吸困难的样子。②喉痹：喉中如有阻隔，呼吸不畅的一种病症。③膈中：一种以饮食难下为主要表现的病症。

【译文】肺长得小的，喝水就会少，也不会轻易患喘息病。肺脏大的，喝水就多，易患胸痹、喉痹与气逆等病。肺脏偏高的，向上压到缺盆，气逆向上，两肩耸动喘息、咳嗽。肺脏长得低的，肺体靠近胃上方，引起肺部气血不通，从而产生胁下疼痛。肺脏坚实的，不易得咳嗽、气逆等病。肺脏脆弱的，易患消瘅病，容易感受外邪。肺脏端正的，肺气通利，邪气难以伤到肺。肺脏偏斜的，偏斜处的胸胁会疼。

肝脏长得小的，功能正常，不会得胁下痛的病。肝脏大的，逼近胃脘与食道，若食道受到压迫就会形成饮食不入的膈中症，且胁下疼痛。肝脏偏高，向上支撑膈膜，紧贴胁部，易生成息贲病。肝脏偏低，逼近胃脘，胁下空虚，从而易感受邪气。肝脏坚实的，功能正常，邪气难以伤害。肝脏脆弱的，易患消瘅病，易被外邪所伤。肝脏端正，肝气调和，邪气难以伤害。肝脏偏斜，胁下会常常疼痛。

脾脏小功能正常，不易被邪气损伤。脾脏大，胁下空软的地方常充塞而疼痛，不可以走得快。脾脏偏高的，胁下空软的地方牵引到季胁疼痛。脾脏偏低的，向下加临大肠的上面，易感受到邪气。脾脏坚实的，功能正常邪气难以伤害。脾脏脆弱的易患消瘅病，易被外邪所伤。脾脏端正的脾气调和，邪气难以伤害。脾脏偏斜的，常得胀满病症。

肾脏小的会功能正常，不易被邪气入侵。肾大的，易得腰痛病且不能前后俯仰，易被邪气入侵。肾脏位置偏高，经常会脊背疼痛且不能前后俯仰。肾脏偏低的，腰尻疼痛且不能俯仰，还易成狐疝病。肾脏坚实的，不会有腰背疼痛之类的病症发生。肾脏脆弱的，易患消瘅病，易被外邪所伤。肾脏端正的肾气调和通利，邪气难以入侵。肾脏偏斜的易患腰尻疼痛的病症。以上所涉及到的二十五种病变，是因五脏的大小、坚脆、高低、斜正等因素造成的，是人体的常发病症。

黄帝曰：何以知其然也？

岐伯曰：赤色小理者心小；粗理者心大。无𩩲𩨗者，心高；𩩲𩨗小、短、举者，心下。髑骺长者，心下坚；髑骺弱小以薄者，心脆。髑骺直下不举者，心端正；髑骺倚一方者，心偏倾也。

白色小理者，肺小；粗理者，肺大。巨肩反膺陷喉者，肺高；合腋张胁者，肺下。好肩①背厚者，肺坚；肩背薄者，肺脆。背膺厚者，肺端正；胁偏疏者，肺偏倾也。

青色小理者，肝小；粗理者，肝大。广胸反骹者，肝高；合胁兔骹者，肝下。胸胁好者，肝坚；胁骨弱者，肝脆。膺腹好相得者，肝端正；胁骨偏举者，肝偏倾也。

黄色小理者，脾小；粗理者，脾大。揭唇②者，脾高；唇下纵者，脾下。唇坚者，脾坚；唇大而不坚者，脾脆。唇上下好者，脾端正；唇偏举者，脾偏倾也。

黑色小理者，肾小；粗理者，肾大。高耳者，肾高；耳后陷者，肾下。耳坚者，肾坚；耳薄不坚者，肾脆。耳好前居牙车者，肾端正；耳偏高者，肾偏倾也。凡此诸变者，持则安，减则病也。

【注释】①好肩：这里指肩部肌肉丰满。②揭唇：指口唇上翘的样子。

【译文】黄帝问：如何知道五脏的大小、坚脆方面的情况呢？

岐伯回答说：皮肤呈红色、纹理致密的心脏就小；纹理粗糙的人心脏大。胸骨剑突不明显的人，心脏长得偏高；胸骨剑突短小、高起的，心脏偏低。胸骨剑突长者，一般心脏比较坚实。胸骨剑突瘦小且薄的，心脏脆弱。胸骨剑突挺直向下却不突起，心脏端正。胸骨剑突歪斜的心脏也偏斜。

皮肤白纹理致密，肺脏小。纹理粗糙的肺脏大。两肩宽厚而高大，胸膺突出咽喉下陷的，肺脏偏高。两腋窄紧而胁部张开的，肺脏偏低。肩部匀称而背部厚实者，肺脏坚实。肩背瘦薄的肺脏脆弱。胸背宽厚的，肺脏端正。胁部肋骨两侧疏密不对称的肺脏偏斜。

皮肤青而纹理致密者，肝脏小。纹理粗糙的肝脏大。胸部宽阔而胁骨向外突起的，肝脏偏高。胁骨紧缩内收的，肝脏偏低。胸胁匀称的肝脏坚实。胁部肋骨软弱的肝脏脆弱。胸部与腹部匀称且协调的，肝脏端正。胁部肋骨一边突起的肝脏偏斜。

皮肤黄而纹理致密者，脾脏小。纹理粗糙的脾脏大。嘴唇外翻的脾脏偏高。嘴下垂而大的，脾脏偏低。嘴唇坚实者的，脾脏坚实。嘴唇大而不坚实的，脾脏脆弱。嘴唇上下端正、匀称，脾脏端正。嘴唇不端正且一边偏高者，脾脏偏斜。

皮肤肤色黑而纹理致密的，肾脏小；纹理粗糙的，肾脏大。两耳的位置高的，肾脏的位置也偏高。两耳向后下陷的，肾脏偏低。耳坚厚实且挺的，肾脏坚实。耳瘦薄不坚实者，肾脏脆弱。耳端正匀称，向前贴近牙床的肾脏端正。一边耳朵偏高的，肾脏偏斜。以上的五脏的病症，只要注意调养，保证各项功能正常，就不会生病。若是不注意调养，五脏受损，人就会生病。

帝曰：善。然非余之所问也，愿闻人之有不可病者，至尽天寿，虽有深忧大恐，怵惕之志，犹不能感也，甚寒大热，不能伤也；其有不离屏蔽室内，又无怵惕之恐，然不免于病者，何也？愿闻其故。

岐伯曰：五脏六腑，邪之舍也，请言其故。五脏皆小者，少病，苦燋心，大愁扰；五脏皆大者，缓于事，难使以忧。五脏皆高者，好高举措；五脏皆下者，好出人下。五脏皆坚者，无病；五脏皆脆者，不离于病。五脏皆端正者，和利得人心；五脏皆偏倾者，邪心而善盗，不可以为人，卒反复言语也。

黄帝曰：愿闻六腑之应。

岐伯答曰：肺合大肠，大肠者，皮其应；心合小肠，小肠者，脉其应。肝合胆，胆者，筋其应；脾合胃，胃者，肉其应；肾合三焦膀胱，三焦膀胱者,腠理毫毛其应。

黄帝曰:应之奈何?

岐伯曰:肺应皮。皮厚者大肠厚,皮薄者大肠薄。皮缓,腹裹大者大肠大而长,皮急者大肠急而短。皮滑者大肠直,皮肉不相离者大肠结。

心应脉。皮厚者脉厚,脉厚者小肠厚;皮薄者脉薄,脉薄者小肠薄;皮缓者脉缓,脉缓者小肠大而长;皮薄而脉冲小①者,小肠小而短。诸阳经脉皆多纡屈者小肠结。

脾应肉。肉䐃坚大者胃厚,肉䐃幺者胃薄。肉䐃小而幺者胃不坚,肉䐃不称身者胃下,胃下者下管约不利。肉䐃不坚者胃缓;肉䐃无小裹累者胃急。肉䐃多少裹累者胃结,胃结者上管约不利也。

肝应爪,爪厚色黄者,胆厚;爪薄色红者,胆薄;爪坚色青者,胆急;爪濡色赤者,胆缓;爪直色白无约者,胆直;爪恶色黑多纹者,胆结也。

肾应骨,密理厚皮者,三焦膀胱厚,粗理薄皮者,三焦膀胱薄。疏腠理者,三焦膀胱缓,皮急而无毫毛者,三焦膀胱急。毫毛美而粗者,三焦膀胱直,稀毫毛者,三焦膀胱结也。

黄帝曰:厚薄美恶皆有形,愿闻其所病。

岐伯答曰:视其外应②,以知其内脏,则知所病矣。

【注释】①脉冲小:指脉搏虚弱短小的意思。②外应:即能看到的体表组织。

【译文】黄帝说:讲得好!但你讲的与我问的并不是一回事,我想知道的是有的人从不生病,享尽天命,就算有深深的忧愁、恐惧、惊吓等精神上的重大刺激,五脏也不会虚弱,就算有严寒酷热的外邪,也不会令五脏有所损伤;可有些人就算不离开居室,也没有受到精神方面的刺激，还是会生病，我想知道这是什么缘故？

岐伯回答说：人五脏六腑是邪气的滞留之地，请让我就这个问题说说这其中的道理。五脏都小的，较少受外邪侵袭而生病，却心情容易焦虑，多愁善感。五脏都大的人做事从容和缓，一般不会有什么忧愁。五脏都偏高的，做事好高骛远。五脏都偏低的，意志软弱，甘居人下。五脏都坚实的，不生病；五脏都脆弱的，终年疾病缠身。五脏位置都端正的，性情和顺，淡薄名利，做事公正而深得人心。五脏都偏斜的，心怀邪念且习惯偷盗，做人没有一定的原则，甚至是言而无信。

黄帝说：我想听听有关于六腑与身体外部之间的关系。

岐伯答道：肺与大肠表里之气相同，大肠的情况通过表皮有所反应。心与小肠相通，小肠的情况，血脉上有所反应。肝与胆表里之气相同，胆与筋相应，胆的情况可以在筋上有所反应。脾与胃表里之气相同，胃与肉相应，胃的情况在肌肉上有所反应。肾与三焦、膀胱的表里之气相同，而三焦、膀胱与腠理、毫毛相应，三焦、膀胱的情况在腠理与毫毛上有所反应。

黄帝说：怎么对五脏六腑与各相应组织之间的关系进行观察判断呢？

岐伯答道：通过皮看出肺的情况，而肺又与大肠相合。皮肤厚的，大肠就厚。皮肤薄的，大肠也薄。皮肤松弛且腹部肥大的，大肠松弛且长，皮肤发紧的，大肠紧短。皮肤滑润者，大肠也滑润。皮肤焦枯干燥的，大肠也不润滑。

心的情况可以由血脉反应出来，心又是与小肠相合的。皮肤厚的，脉也厚，而脉厚的小肠也厚。皮肤薄的，脉薄，脉薄的小肠就薄。皮肤松弛的，脉也松弛，脉松弛的小肠粗大且长。皮肤薄且脉弱小的，小肠就短小。所有阳经经脉大多弯曲的，小肠就不润滑。

脾的情况可以由肌肉来反应，而脾又与胃相合，肌肉隆起的地方坚实且大的，胃壁厚。肌肉隆起的地方瘦薄的，胃壁薄。肌肉隆起瘦小且弱者，胃壁不坚实。肌肉的隆起与其他部位不协调的，胃偏低，胃体偏低使胃下方约束异常。肌肉不坚实，胃体松弛。隆起的肌肉周围没有小颗粒连着的，胃壁就紧缩。隆起的肌肉四周有颗粒相连结的，胃部不润滑，胃不润滑使胃上部约束异常。

肝的情况可以通过指甲观察，而肝又是与胆相合的。指甲厚颜色黄，胆厚。指甲薄颜色呈淡红的，胆薄。指甲坚硬颜色青的，胆紧缩。指甲濡软颜色红的，胆松弛。指甲平直，颜色发白且无纹的，胆道通畅。指甲畸形、颜色黑面多纹的，胆道淤结不通畅。

肾的情况可以在骨上面反应，肾又是与膀胱、三焦相合的。从皮肤纹理致密且厚的，三焦、膀胱就厚；皮肤的纹理粗糙且薄的，三焦、膀胱就薄。腠理疏松的，三焦、膀胱就松弛。皮肤紧致且没有毫毛的，三焦、膀胱就紧缩。毫毛润泽且粗的，三焦、膀胱通畅。毫毛稀疏的，三焦、膀胱就不通畅。

黄帝说：脏腑的厚薄、好坏等情况都在身体的外部有所体现，我想听听是怎样看出它们已发生了病变的。

岐伯答道：对各脏腑与外部的皮肤、肌肉、筋、骨、脉等组织的情况进行观察，从而了解脏腑的内在状况，就可以推断各脏腑的病变了。

卷之八

禁服第四十八

　　雷公问于黄帝曰：细子得受业，通于《九针》六十篇，且暮勤服之，近者编绝，久者简垢，然尚讽诵弗置，未尽解于意矣。《外揣》言浑束为一，未知所谓也。夫大则无外，小则无内，大小无极，高下无度，束之奈何？士之才力，或有厚薄，智虑褊浅，不能博大深奥，自强于学若细子。细子恐其散于后世，绝于子孙，敢问约之奈何？

　　黄帝曰：善乎哉问也！此先师之所禁，坐私传之也，割臂歃血①之盟也，子若欲得之，何不斋乎？

　　【注释】①歃血：即盟者以血涂口旁。

　　【译文】雷公问黄帝说：我从您这里学到了您教给我的关于九针的六十篇文章后，一直从早到晚地勤奋学习，记载较远的有些竹简的编丝都断了，时间较近的竹简也已经磨损污旧了，仍然不断地进行阅读与背诵。就算如此这般，还是没有完全弄明白其中的含义。在《外揣》篇中有讲到，将复杂零散的问题进行归纳然后成为一体，不知这句话讲的是什么意思。九针的奥妙，包罗万象到不能再大，深入微毫到不可再细，它的细致、高深都达到了最为极致的地步，这般博大精深的内容，怎样将它归纳总结起来呢？而人的聪明才智又不一样，有些人智慧过人、思虑周密，有的人见识浅薄，不能将这些高深道理领悟透，又不能像我这么勤奋的学习。我担心时间久了，九针这样的学问就会流失，子孙后代不能将它完整的继承，所以我想请教您怎样将它的精要部分概括好呢？

黄帝道：你问的好。这正是先师再三告诫的事，不能轻易而随便地传授他人，必须经过割臂歃血的盟誓才能传授。你若想要得到它，何不真心诚意地斋戒沐浴呢？

雷公再拜而起曰：请闻命。于是也，乃斋宿二日，而请曰：敢问今日正阳，细子愿以受盟。黄帝乃与俱入斋室，割臂歃血。黄帝亲祝，曰：今日正阳，歃血传方，有敢背此言者，反受其殃。

雷公再拜曰：细子受之。黄帝乃左握其手，右授之书，曰：慎之慎之，吾为子言之。凡刺之理，经脉为始，营其所行，知其度量，内刺五藏，外刺六府，审察卫气，为百病母；调其虚实，虚实乃止；泻其血络，血尽不殆矣。

雷公曰：此皆细子之所以通，未知其所约也。

黄帝曰：夫约方①者，犹约囊也，囊满而弗约，则输泄；方成弗约，则神与弗俱。

【注释】①约方：系指将诊断与治疗方法，提纲挈领地加以归纳。

【译文】雷公拜了两拜后站起来说：我将按您所教导的去做。于是雷公虔诚地斋戒二天，然后才来请教说：今日正午，我愿受业盟誓。于是黄帝和雷公一起进入斋室，举行割臂歃血的仪式，黄帝亲自祝告说：今天中午，我们歃血盟誓，传授九针医道，若是谁违背了今天许下的誓言，必定遭受灾祸。

雷公说：我接受盟誓。于是黄帝用左手握着雷公的手，右手把书授给雷公，说：一定要谨慎了再谨慎呀，现在我给你讲解九针之道，针刺之理。首先对经脉状况要掌握，运用经脉循行规律，清楚了经脉的长短及气血多少。其次在针刺时要知晓五脏次序，从外分别六腑的功能，与此同时卫气的变化，因邪气从卫气而入的，是所有疾病的根源之所在。然后调理病症的虚实，病在血络，采用刺络放血法，将恶血、邪气排尽，疾病就消除了。

雷公说：您说的这些道理我都明白，可还是不知道怎样将这些进行归纳掌握其要领啊。

黄帝道：归纳医学的方法，就和捆袋子一样，袋子满了若是不捆住袋口，里面的东西就会外漏。学习后不会归纳，就不能掌握它的精髓且运用自如。

雷公曰：愿为下材者，勿满而约之。

黄帝曰：未满而知约之以为工，不可以为天下师。

雷公曰：愿闻为工。

黄帝曰：寸口主中，人迎主外，两者相应，俱往俱来，若引绳大小齐等。春夏人迎微大，秋冬寸口微大，如是者名曰平人。

人迎大一倍于寸口，病在足少阳，一倍而躁，在手少阳；人迎二倍，病在足太阳，二倍而躁，病在手太阳；人迎三倍，病在足阳明，三倍而躁，病在手阳明。盛则为热，虚则为寒，紧则为痛痹，代则乍甚乍间。盛则泻之，虚则补之。紧痛则取之分肉，代则取血络，且饮药；陷下则灸之；不盛不虚，以经取之，名曰经刺。人迎四倍者，且大且数，名曰溢阳，溢阳为格，死不治。必审按其本末，察其寒热，以验其脏腑之病。

寸口大于人迎一倍，病在足厥阴；一倍而躁，在手心主；寸口二倍，病在足少阴；二倍而躁，在手少阴；寸口三倍，病在足太阴；三倍而躁，在手太阴。盛则胀满、寒中、食不化；虚则热中、出糜、少气、溺色变，紧则痛痹，代则乍痛乍止。盛则泻之，虚则补之。紧则先刺而后灸之，代则取血络而后调之。陷下则徒灸之。陷下者，脉血结于中，中有著血，血寒，故宜灸之。不盛不虚，以经取之。寸口四倍者，名曰内关，内关者，且大且数，死不治。必审察其本末之寒温，以验其藏府之病。

通其营输，乃可传于大数。大数曰：盛则徒泻之，虚则徒补之。紧则灸刺且饮药。陷下则徒灸之。不盛不虚，以经取之。所谓经治者，饮药，亦曰灸刺。脉急则引，脉大以弱，则欲安静，用力无劳也。

【译文】雷公问：那些甘愿作下等人才的人，没有全部都掌握却进行了归纳，会怎样呢？

黄帝道：没有全部掌握就进行归纳的人，只能成一般的医生，不能成为天下人的师表。

雷公说：我想知道成为一名好的医生该具备怎样的条件。

黄帝道：寸口脉诊察五脏之气的变化，颈部的人迎脉主诊六腑之气在外的反应，寸口脉与人迎脉互相呼应、共同不断往来，它们就像一个人同时牵引一根绳索那样一致。春季夏季时，人迎脉稍微盛大，秋季与冬季寸口脉稍微盛大，有以上脉像出现的，都是健康人。

人迎脉的脉象比寸口脉大一倍，说明足少阳经有病。人迎脉比寸口脉大一倍且躁动的，说明手少阳经有病症。人迎脉比寸口脉的脉象大两倍，说明病症在足太阳经。人迎脉比寸口脉大两倍且不匀静的，病症在手太阳经。人迎脉比寸口脉的脉象大三倍，病症在足阳明经。人迎脉比寸口脉大三倍且躁动不匀静的，病症在手阳明经。人迎脉盛大，说明阳气内盛为热，脉虚为寒，人迎脉紧为痛痹，脉代则病症会时轻时重。人迎脉盛用泻法，脉虚就采用补法，脉紧就采分肉间的输穴针刺，脉代就取血络放血，并配服汤药。脉陷下不起的，用灸法治疗。脉不盛大也不虚的，就用平常的方法治疗，这叫"经刺"。人迎脉比寸口脉的脉象盛大四倍且数，是阳气外溢，溢阳属于阳气被阴气拒于外的现象，是无法救治的死症。除了上面提到的情况，还必须对疾病的整个过程审察，辨明疾病寒热属性，以确认五脏六腑的具体病变。

寸口脉比人迎脉的脉象大一倍，病症在足厥阴经。寸口脉象大一倍且躁动不安的，病在手厥阴经。寸口脉比人迎脉的脉象盛大两倍，病在足少阴经。寸口脉大两倍且躁动不安的，病在手少阴经。寸口脉比人迎脉的脉象大三倍，病在足太阴经。寸口脉盛大三倍且躁动不安的，病在手太阴经。寸口脉主阴，它的盛大是阴气过盛的缘故，会有胀满、寒盛中焦与消化不良等病症出现。寸口脉虚弱，是阴气不足化生成内热，会有热盛中焦、大便稀如烂粥、气短和尿色变黄等症状出。寸口脉紧为痛痹症，寸口脉代，病会时轻时重。寸口脉盛大采用泻法，脉虚采用补法，脉紧的先针刺再用灸法，脉代的在血络放血，再用药物给予调治。脉陷下不起采用灸法。寸口脉下陷，是血凝滞于脉有瘀血，是血脉中有寒邪，因此该用灸法。脉不盛大也不空虚的，根据病发的经脉，采取相应的治疗。寸口脉比人迎脉的脉象盛大四倍，叫做"内关"，脉象盛大且快，是无法救治的死症。除上面提到的以外，还要对疾病整个过程中的寒热变化进行诊察，以确认脏腑内的具体病变。

同时，必须掌握经脉的运行和输注，才能传授针灸治病的法则。针灸治病大的法则是：脉盛的只采用泻法，脉虚的只采用补法，脉紧的采用灸法、刺法和汤药这几种方法。脉陷下不起的只采用灸法。脉不盛大也不空虚的，以发病的经脉而采用相应治疗。而所说的根据经脉治疗，是既可采用汤药，也可以采用灸法、针刺。脉急促的用导引法。脉粗大无力的，要静心调养，不要劳累。

五色第四十九

雷公问于黄帝曰：五色独决于明堂乎？小子未知其所谓也。

黄帝曰：明堂者，鼻也；阙者，眉间也；庭者，颜也；蕃者，颊侧也；蔽者，耳门也。其间欲方大，去之十步，皆见于外。如是者寿，必中百岁。

雷公曰：五言之辨奈何？

黄帝曰：明堂骨高以起，平以直。五藏次于中央，六府挟其两侧，首面上于阙庭，王宫在于下极①。五藏安于胸中，真色以致，病色不见。明堂润泽以清。五官恶得无辨乎？

【注释】①王宫在于下极：张介宾注"下极居两目之中，心之部也，心为君主，故曰王宫"。

【译文】雷公问黄帝：青、赤、黄、白、黑五色的变化仅仅反映在面部明堂吗？我不清楚其中的缘由。

黄帝回答说：明堂就是鼻部，阙是两眉之间的部位，庭是前额部，蕃是两颊外侧，蔽是耳前方部位。以上所提到的明堂、阙、庭、蕃、蔽这些部位在正常情况下都该是端正、宽大、丰满，隔了十步之远还能看得清楚。若是哪个人符合以上的特征，他一定是长命百岁。

雷公问：怎样辨别面部五官所显的气色？

黄帝回答说：鼻骨高而隆起，端正且平直。五脏的情况依次在鼻部中央有所表现。六腑在鼻部两侧的部位。头面的情况在两眉之间和前额有所呈现，心的情况在两目之间的下方。当五脏在胸腔中安定平和，由五脏真气生成的五色就会正常地反映到鼻部，不会出现病色，鼻部的色泽也润泽而清亮。因此脏腑的情况，怎么会通过面部五官辨别出来呢！

雷公曰：其不辨者，可得闻乎？

黄帝曰：五色之见也，各出其色部。部骨陷者，必不免于病矣。其色部乘袭者，虽病甚，不死矣。

雷公曰：官五色奈何？

黄帝曰：青黑为痛，黄赤为热，白为寒。是谓五官。

雷公曰：病之益甚，与其方衰，如何？

黄帝曰：外内皆在焉。切其脉口滑小紧以沉者，病益甚，在中；人迎气大紧以浮者，其病益甚，在外。其脉口浮滑者，病日进；人迎沉而滑者，病日损。其脉口滑以沉者，病日进，在内；其人迎脉滑盛以浮者，其病日进，在外。脉之浮沉及人迎与寸口气小大等者，病易已；病之在脏，沉而大者，易已，小为逆；病在腑，浮而大者，其病易已。人迎盛坚者，伤于寒；气口盛坚者，伤于食。

雷公曰：以色言病之间甚，奈何？

黄帝曰：其色粗以明，沉夭者为甚。其色上行者，病益甚，其色下行，如云彻散者，病方已。五色各有藏部，有外部，有内部也。色从外部走内部者，其病从外走内；其色从内走外者，其病从内走外。病生于内者，先治其阴，后治其阳，反者益甚。其病生于阳者，先治其外，后治其内。反者益甚。其脉滑大以代而长者，病从外来。目有所见，志有所恶，此阳气之并也，可变而已。

雷公曰：小子闻风者，百病之始也；厥逆者，寒湿之起也。别之奈何?

黄帝曰: 常候阙中, 薄泽为风, 冲浊为痹, 在地为厥。此其常也。各以其色言其病。

雷公曰: 人不病卒死, 何以知之?

黄帝曰: 大气①入于脏腑者, 不病而卒死矣。

雷公曰: 病小愈而卒死者, 何以知之?

黄帝曰: 赤色出两颧, 大如母指者, 病虽小愈, 必卒死。黑色出于庭, 大如母指, 必不病而卒死。

【注释】①大气: 即大邪之气, 指非常厉害的病邪。

【译文】雷公问: 如何从五色察看出疾病的呢?

黄帝回答说: 五色在面部的都有其固定的位置。若是鼻部中央两侧反映五脏六腑的部位出现了骨陷现象, 那这个人肯定是生病了。若是各部位的气色显现在相生的部位, 就算病情很重也不会有性命之忧。

雷公问: 五色所主的是什么类型的病症呢?

黄帝回答说: 青色和黑色主痛, 黄色与赤色主热, 白色主寒, 这就是观察五色变化推断疾病的情况。

雷公问: 如何判断病情是在慢慢加重, 还是在减轻呢?

黄帝回答说: 疾病在人体的内外都可以发生, 对疾病加重还是减轻的推断, 要结合脉诊。切按病人的寸口脉, 呈现为脉象滑、小、紧而沉症状的, 是阴邪侵入到五脏, 病情在逐渐加重。人迎脉大、紧且浮, 是阳邪侵入六腑, 疾病在逐渐加重。寸口脉浮滑, 五脏的阴邪正在慢慢消退, 病情一日日好转。人迎脉沉滑, 六腑阳邪慢慢消退, 也是病情正在好转。寸口脉沉滑, 五脏内的阴邪正在慢慢充盛, 病情正在加重。人迎脉浮滑且盛大, 六腑阳邪正在亢盛, 病情在加重。若是人迎脉与寸口脉的脉象浮沉、大小都一样, 表明脏腑阳邪亢盛, 病易治愈。疾病在五脏,若脉象沉而大,且正气充足,病就易治愈。若是脉象细小,但正气不足,病就难治了。疾病在六腑,假如脉象浮大,正气充足,病就易治愈。人迎脉盛大坚实,表明是因外感寒邪。寸口脉盛大坚实,是饮食不节的内伤病。

雷公问:怎样根据面部五色的变化判断出疾病的轻重?

黄帝说:面部色泽明亮的,病情轻。色泽沉滞晦暗的,病情重。五色从下往上蔓延,就是病情在慢慢加重。五色从上往下消,就是病情将要痊愈。五色在面部的变化都与脏腑的症状密切相关,面部分内外,内部归属到五脏,外部归属六腑。若是五色是从外部开始有变化的,发展到内部,病也就产生了,从六腑开始,慢慢影响了五脏。五色从内部开始,发展到外部,疾病就从五脏开始,慢慢影响了六腑。病从五脏到六腑的,该先治疗五脏再治疗六腑,违背这个治疗原则会使病情加重。病由六腑到五脏的,当先治疗六腑再治疗五脏,违背这个原则,病情也会加重。如果出现脉象滑大或是长脉,是邪气从外侵袭人体。出现幻视和厌恶的精神异常症状,是因阳邪侵入阳分使阳气过盛引起的,治疗时应在不违背原则的情况下灵活变通,疾病才会痊愈。

雷公问:我听说许多病症都是由风邪所引起的,气血逆乱的痹证、厥症都是由寒邪、湿邪所引起的,该如何从面色上进行分辨呢?

黄帝回答说:一般是对两眉间的颜色进行观察,色泽浮露润泽的是风邪引起,沉滞晦浊的为痹证,如果沉滞晦浊的颜色出现在下颌,则会是厥证。这些为一般性的规律,都是以色泽的不同来诊断的。

雷公问:人没有生病却会突然间死亡,是什么原因造成的?

黄帝回答说:这是因剧烈的邪气在正气虚弱时入侵到脏腑,才会没有明显的病症就突然死亡。

雷公又问:疾病明明有所好转却突然死亡,又该如何解释呢?

黄帝回答说:两颧有拇指大小的赤色,就算有好转的迹象也会突然死亡。天庭有黑色显现,没有明显病症,也是会突然死亡。

雷公再拜曰：善哉！其死有期乎？

黄帝曰：察色以言其时。

雷公曰：善乎！愿卒闻之。

黄帝曰：庭者，首面也；阙上者，咽喉也；阙中者，肺也；下极者，心也；直下者，肝也；肝左者，胆也；下者，脾也；方上者，胃也；中央者，大肠也；挟大肠者，肾也；当肾者，脐也；面王以上者，小肠也；面王以下者，膀胱、子处也；颧者，肩也；颧后者，臂也；臂下者，手也；目内眦上者，膺乳也；挟绳而上者，背也；循牙车以下者，股也；中央者，膝也；膝以下者，胫也；当胫以下者，足也；巨分者，股里也；巨屈者，膝膑也。此五脏六腑肢节之部也，各有部分。有部分，用阴和阳，用阳和阴，当明部分，万举万当。能别左右，是谓大道。男女异位，故曰阴阳。审察泽夭，谓之良工。

沉浊为内，浮泽为外。黄赤为风，青黑为痛，白为寒。黄而膏润为脓，赤甚者为血，痛甚为挛，寒甚为皮不仁。五色各见其部，察其浮沉，以知浅深。察其泽夭，以观成败。察其散抟，以知远近。视色上下，以知病处。积神于心，以知往今。故相气不微，不知是非。属意勿去，乃知新故。色明不粗，沉夭为甚，不明不泽，其病不甚。其色散，驹驹然，未有聚；其病散而气痛，聚未成也。

肾乘心，心先病，肾为应，色皆如是。

男子色在于面王，为小腹痛；下为卵痛。其圜直为茎痛，高为本，下为首。狐疝癞阴之属也。

女子在于面王，为膀胱、子处之病。散为痛，抟为聚。方员左右，各如其色形。其随而下至胝为淫。有润如膏状，为暴食不洁。

左为左，右为右。其色有邪，聚散而不端。面色所指者也。色者，青、黑、赤、白、黄，皆端满有别乡。别乡赤者，其色赤，大如榆荚，在面王为不日。其色上锐，首空上向，下锐下向，在左右如法。以五色命藏，青为肝，赤为心，白为肺，黄为脾，黑为肾。肝合筋，心合脉，肺合皮，脾合肉，肾合骨也。

【译文】雷公拜了两拜说：讲得好啊！病死是可以预知的吗？

黄帝回答说：观察五色在面部的气色变化，是能推测死亡时间的。

雷公说：好啊！我想全面的了解。

黄帝道：脏腑肢体与面部位置的关系是：天庭反映头面部的健康状况；眉心之上反映咽喉的健康状况；两眉之间反映肺的健康状况；两眼之间反映心的健康状况；两眼之间正下方鼻柱部位，反映肝的健康状况；肝主部位的左面，反映胆的状况；鼻柱以下的鼻上住之端反映脾的健康状况；挟鼻准之端而略上反映胃的健康状况；面颊中央，反映大肠的健康状况；挟大肠所主部外侧，反映肾的健康状况；肾与脐是正相对的，因此在肾所主部位的下方，反映出的是脐健康状况；鼻头外侧上方，反映小肠的健康状况；鼻头下方人中沟，反映膀胱与子宫的健康状况；两颧反映肩部的状况；两颧外侧反映臂的健康状况；臂主部位下方，反映手的健康状况；内眼角上方，反映胸部与乳房的健康状况；耳边上方，反映背的健康状况；沿牙车向下，反映大腿的健康状况；上下牙床中间部位，反映膝的健康状况；膝所主部位下方，反映小腿的健康状况；小腿所主部位下方，反映足的健康状况；嘴角的大纹处，反映大腿内侧的健康状况；面颊下方曲骨部位，反映膝部膑骨的健康状况。上述就是有关五脏六腑和肢体在面部一一对应的部位。五脏六腑和肢体出现病变，相应部位的色泽便会出现异常。人体在面部所主的位置确定了，就可以诊断疾病了。治疗时，因阴衰而导致阳盛的，该补阴以配阳。阳衰而导致阴盛的，当助阳以调和阴。人体各部与面部位置之间的关系清楚了，阴阳盛衰的病症也掌握了，辨症治疗就不会有错。左右是阴阳上升下降的道路，辨别颜色在面部左右上下的移动，就是察看阴阳盛衰的规律。男子和女子面部颜色上下移动对于诊断意义是不一样的，男子左为逆右为顺，而女子右为逆左为顺，这是男女阴阳属性不同的原因。所以说，既知晓阴阳运行规律，又会仔细诊察面部各个部位气色的变化，从而确诊病症的轻重，才称得上是一位好医生。

面色沉滞晦暗，说明病在五脏。面色浅浮而有光的，是外在六腑的病。面色带黄色和赤色是热病，青色和黑色是痛病，白色是寒症。在疮疡等外科疾病中，面色发黄而油亮且软如脂膏的，是化脓的表现；面色深红，是有血瘀还没有成脓。疼痛到了极致就会形成肢体拘挛。受寒深就会出现皮肤麻痹不仁。五种病色各自显现在脏腑肢节所相应的部位，观察它们的沉浮，就会知道病的深浅；观察五色的润泽或晦暗，就能推断出病情的轻重；观察五色是离散还是聚集，就可以了解病程的长短。观察五色在面部位置，便可以判断病发生的部位。医生认真地仔细的观察五色的变化，就能了解疾病以往的情况与当前的发展。若是不细致入微地观察五色的变化，就不能辨别出病情的好坏。只有专心致志地分析研究，才知道新病、旧病，以及病情的发展变化规律。面色不呈现出该有的明亮润泽，是沉滞枯槁，病情严重。面色虽不明润光泽，没有沉滞枯槁的样子，病情就不重。病色散漫而不聚集的，病邪也是会慢慢消散的，就算气滞不通引起疼痛，也不会是积聚这一类的病变。

肾病所主的黑色侵犯到面部心脏的部位，是因为心脏先有病，于是肾病便乘虚而入，病色的呈现，很多都是这样的。

男子病色在鼻头上，是小腹疼痛，向下牵引到睾丸疼痛。若是病色在人中沟上，就会阴茎疼痛，病色在人中沟上部则是阴茎根部疼痛，病色在人中沟下部的则阴茎头部疼痛。这些都是狐疝、阴囊肿大之类的病。

　　女子病色在鼻头上，主膀胱和子宫有病。病色散漫不收的，是由气滞引起的疼痛。病色聚不散的，是由血液凝结形成的积聚。积聚有方的，有圆的，有在左边的，有在右边的，与病色表象一致。若病色下移到唇部，表明有白淫、带下污浊等病症。若唇色如脂膏润泽，是暴饮暴食，或吃了不干净的东西引起的病症。

　　面部色泽的异常与体内疾病部位一致的，病色在面部左侧的，就是左侧有病。病色在面部右侧的，就是右侧有病。面部色泽异常，或聚或散而不正的，观察面部病色的所在位置，就能知道发病的部位。五色，就是青色、黑色，赤色、白色、黄色。正常情况下，它们的颜色都深浅适中而充满，在各自的部位上表现。异常情况下，色泽有变化，如果赤色出现在心所主的部位，和榆荚般大小，心有病。红色出现在鼻头，是疾病在近日内就会发生的预兆。如果病色的形状，上部呈尖锐状，是头面部正气虚弱，且有邪气向上发展的势头。下部呈尖锐状的，身体下部的正气虚弱，邪气有向下发展的势头。左侧或右侧呈尖锐状，与提到的上部、下部诊断一致。将面部五色与五脏对应，青色属肝，赤色属心，白色属肺，黄色属脾，黑色属肾。五脏同外在组织相合，肝与筋相合，心与脉相合，肺与皮相合，脾与肉相合，肾与骨相合。依据这样的相应关系，就能诊断出疾病了。

论勇第五十

黄帝问于少俞曰: 有人于此, 并行并立, 其年之长少等也, 衣之厚薄均也, 卒然遇烈风暴雨, 或病或不病, 或皆病, 或皆不病, 其故何也?

少俞曰: 帝问何急?

黄帝曰: 愿尽闻之。

少俞曰: 春温风, 夏阳风, 秋凉风, 冬寒风。凡此四时之风者, 其所病各不同形。

黄帝曰: 四时之风, 病人如何?

少俞曰: 黄色薄皮弱肉者, 不胜春之虚风; 白色薄皮弱肉者, 不胜夏之虚风; 青色薄皮弱肉者, 不胜秋之虚风; 赤色薄皮弱肉者, 不胜冬之虚风也。

黄帝曰; 黑色不病乎?

少俞曰: 黑色而皮厚肉坚, 固不伤于四时之风。其皮薄而肉不坚, 色不一者[1], 长夏至而有虚风者, 病矣。其皮厚而肌肉坚者, 长夏至而有虚风, 不病矣。其皮厚而肌肉坚者, 必重感于寒, 外内皆然, 乃病。

黄帝曰: 善。

【注释】①色不一者: 肤色经常变化而没有一定的人。

【译文】黄帝问少俞道：有这样一种情况，几个人，他们的行为举止相同，行走或者站立也相同，年龄相同，穿的衣服厚薄也相同。可若是突然之间遇上狂风暴雨等异常天气时，有的人生病，有的人不生病，有一部分人生病，有一部分不生病，这是什么原因呢？

少俞回答说：您想先问哪一方面的问题呢？

黄帝说：所有的问题我都想问。

少俞说：春天吹的风是温风，夏季是热风，秋季是凉风，冬季是寒风。四季感受不同的风，所以引起的病症也各不相同。

黄帝问：四季的风，怎么会令人生病的呢？

少俞回答说：肤色发黄、皮肤薄、肌肉柔软的人，脾气不足，经不住春季里风邪的侵袭；肤色发白、皮肤薄、肌肉柔弱的人，肺气不足，经不住夏季风邪的侵袭；肤色发青、皮肤薄且肌肉柔软的人，肝气不足，受不住秋季风邪的侵袭；肤色发红、皮肤薄而肌肉柔弱的人，心气不足，受不住冬季风邪的侵袭。

黄帝问：肤色发黑的人，是不是就不会受风邪而生病了呢？

少俞答：肤色黑，皮肤坚厚而肌肉坚实的人，肾气充盛，一般是不会受风邪的侵袭的。皮肤薄，肌肉不够坚实，面色不一的人，若是长夏时受了风邪也会生病。皮肤厚且肌肉坚实的，假如在长夏时节遇到风邪，也是不会生病的。面色发黑，皮肤厚而肌肉坚实的人，一定是在寒邪与风邪同时内外俱加的情况下才会生病。

黄帝说讲：很好。

黄帝曰：夫人之忍痛与不忍痛者，非勇怯之分也。夫勇士之不忍痛者，见难则前，见病则止；夫怯士之忍痛者，闻难则恐，遇痛不动。夫勇士之忍痛者见难不恐，遇痛不动；夫怯士之不忍痛者，见难与痛，目转而盼[①]，恐不能言，失气惊，颜色变化，乍死乍生。余见其然也，不知其何由，愿闻其故。

【注释】①目转而盼：目转，系指因惊恐而头晕眼花。而盼，系指面部斜侧，惊恐不敢正视。

【译文】黄帝问道：人可不可以忍受疼痛，不是以个人性格的勇敢与怯懦来进行区分的。性格勇敢却无法忍耐疼痛的人，在遇到危难时会挺身而出，但在身体疼痛时会退缩不前；性格怯懦却可以忍耐疼痛的人，遇到危难时内心就会惊恐不安，遇到疼痛时却可以忍受毫不动摇。勇敢又能忍耐疼痛的人，遇到危难时内心不恐惧，疼痛时也能忍受。性格怯懦不会忍受疼痛的，在遇到危难与疼痛，就会吓得花容失色，头昏目眩，躲躲闪闪不敢正视，话都说不出来等心神散乱，痛到要死要活的。遇到这样的状况，却不明白其中的原因，我想知道其中的道理。

少俞曰：夫忍痛与不忍痛者，皮肤之薄厚，肌肉之坚脆缓急之分也，非勇怯之谓也。

黄帝曰：愿闻勇怯之所由然。

少俞曰：勇士者，目深以固，长衡直扬，三焦理横，其心端直，其肝大以坚，其胆满以傍，怒则气盛而胸张，肝举而胆横，眦裂而目扬，毛起而面苍，此勇士之由然者也。

黄帝曰；愿闻怯士之所由然。

少俞曰：怯士者，目大而不减，阴阳相失，其焦理纵，髑骺短而小，肝系缓，其胆不满而纵，肠胃挺，胁下空。虽方大怒，气不能满其胸，肝肺虽举，气衰复下，故不能久怒，此怯士之所由然者也。

黄帝曰：怯士之得酒，怒不避勇士者，何藏使然？

少俞曰：酒者，水谷之精，熟谷之液也，其气慓悍，其入于胃中，则胃胀，气上逆，满于胸中，肝浮胆横。当是之时，固比于勇士，气衰则悔。与勇士同类, 不知避之, 名曰酒悖^①也。

【注释】①酒悖: 由于酒而出现的反常表现。

【译文】少俞回答说: 可不可以忍耐疼痛, 是以皮肤的厚与薄, 肌肉的坚实还是脆弱, 以及松弛还是紧密的程度不同来确定的, 不是以性格的勇敢与怯懦来划分。

黄帝问: 我想知道人性格的勇敢和怯懦, 是以哪种形式表现的。

少俞回答说: 性格勇敢的人, 双眼凹陷且目光坚定, 眉毛竖起而长直, 皮肤肌肉是横向的纹理, 心脏端正往下垂直, 肝脏大而坚实, 胆囊盛满。发怒时, 怒气充满胸中使胸廓张大, 肝气上升, 胆气横溢, 瞪大双眼, 目光逼人, 毛发竖起, 面色发青等征兆, 这些都是性格勇敢的人的特征。

黄帝又问: 性格怯懦的人会有怎样的特征呢?

少俞回答说: 怯懦的人, 眼睛大却不凹陷, 阴阳气血不调, 皮肤肌肉都是竖向的纹理, 胸骨剑突短小, 肝脏松弛, 胆囊不充盛, 肠胃挺直, 胁下空软, 就算是在发怒时, 怒气也不能将胸中充满, 肝肺因怒气暂时上举, 但随怒气衰减, 肝肺又会降到原点, 因此不可以长时间地发怒, 这些是怯懦的性格所产生的原因。

黄帝问: 性格怯懦的人喝酒后发怒会与勇敢的人差不多, 是哪些脏腑发生了变化让他这样呢?

少俞回答说: 酒是水谷中的精华, 是用谷类酿造出的液体, 迅猛滑利。酒在到胃里后会让胃胀大, 气上升, 充满胸中, 肝气上升, 胆汁横逆。喝了酒以后, 他的行为举止会与勇敢的人相似, 但在酒醒气衰后, 就会因自己酒后的行为而懊悔。这类人虽然在酒后表现得与勇敢的人非常相近, 并不是有意识地以勇敢人去做, 是酒在人体内起了作用, 因此被称之为"酒悖"。

背腧第五十一

黄帝问于岐伯曰：愿闻五脏之腧，出于背者。

岐伯曰：胸中大腧在杼骨①之端，肺腧在三焦之间，心腧在五焦之间，膈腧在七焦之间，肝腧在九焦之间，脾腧在十一焦之间，肾腧在十四焦之间。皆挟脊相去②三寸所，则欲得而验之，按其处，应在中而痛解，乃其腧也。灸之则可，刺之则不可。气盛则泻之，虚则补之。以火补者，毋吹其火，须自灭也；以火泻之，疾吹其火，传其艾，须其火灭也。

【注释】①杼骨：即第一椎骨。②相去：前面各穴在椎骨旁都各有一个，同名两个穴位之间的距离就叫相去。

【译文】黄帝问岐伯道：我想了解五脏的腧穴，都出于背部什么位置。

岐伯说：胸中的大腧位于项后第一椎骨下的两边，肺腧位于第三椎下的两旁，心腧位于第五椎下的两边，膈腧位于第七椎下的两边，肝腧位于第九椎下的两边，脾腧位于十一椎的两旁，肾腧位于第十四椎的两旁。这些腧穴都在脊椎的两旁，左右穴位相距三寸，与背正中线相距约一寸五分。清楚了腧穴的位置，再用手指按到穴位上，如果病人局部感到酸麻胀痛，病痛得到缓解，就是取中了腧穴。对于背腧穴，应该采用灸法进行治疗，不能贸然用针刺这种方法治疗。在用灸法时，邪气盛的就用泻法，正气虚的就采用补法。在用灸法补益正气时，艾火燃着后不要吹灭，要等火自然熄灭。用灸法泻邪气时，艾火燃着后要马上将它吹旺，再用手搏捻艾条，一定要等艾火熄灭后再灸。

卫气第五十二

黄帝曰：五脏者，所以藏精神魂魄者也；六腑者，所以受水谷而行化物者也。其气①内于五脏，而外络肢节。其浮气之不循经者，为卫气。其精气之行于经者，为营气。阴阳相随，外内相贯，如环之无端。亭亭淳淳乎，孰能穷②之。然其分别阴阳，皆有标本虚实所离之处。能别阴阳十二经者，知病之所生；候虚实之所在者，能得病之高下；知六腑之气街者，能知解结契绍于门户。能知虚石之坚软者，知补泻之所在；能知六经标本者，可以无惑于天下。

岐伯曰：博哉圣帝之论！臣请尽意悉言之。

足太阳之本。在跟以上五寸中，标在两络命门。命门者，目也。足少阳之本，在窍阴③之间，标在窗笼之前。窗笼者，耳也。足少阴之本，在内踝下上三寸，标在背腧与舌下两脉也。足厥阴之本，在行间上五寸所，标在背腧也。足阳明之本，在厉兑，标在人迎颊挟颃颡也。足太阴之本，在中封前上四寸之中，标在背腧与舌本也。

手太阳之本，在外踝之后，标在命门之上一寸也。手少阳之本，在小指次指之间上二寸，标在耳后上角下外眦也。手阳明之本，在肘骨中，上至别阳，标在颜下合钳上也。手太阴之本，在寸口之中，标在腋内动也。手少阴之本，在锐骨之端，标在背腧也。手心主之本，在掌后两筋之间二寸中，标在腋下三寸也。

凡候此者,下虚则厥,下盛则热,上虚则眩,上盛则热痛。故实者绝而正之,虚者引而起之。请言气街:胸气有街,腹气有街,头气有街,胫气有街。故气在头者,止之于脑;气在胸者,止之膺④与背腧;气在腹者,止之背腧,与冲脉于脐左右之动脉者。气在胫者,止之于气街,与承山踝上以下。取此者用毫针,必先按而在久应于手,乃刺而予之。所治者,头痛眩仆,腹痛中满暴胀,及有新积。痛可移者,易已也,积不痛,难已也。

【注释】①气:这里的气指的是饮食化生的精微之气。②穷:这里是彻底弄明白的意思。③窍阴:即第四足趾外侧的窍阴穴。④膺:指胸部两侧肌肉隆起处。

【译文】黄帝说:五脏是属于贮藏精神魂魄的地方,六腑是接受和转化食物的器官。由食物所转化的精微物质,内则入五脏,外布覆整个肢体所有关节。其中流布在外不在经脉中运行的叫做卫气;在经脉中运行叫做营气。属阳的卫气与属阴的营气相互随逐,内外贯通,在体内的运行与圆环一样循环往返没有休止。营气和卫气运行之间的关系,谁又能穷其究竟呢?它们有阴阳的区分,都有标有本,有虚有实,各有各的循行、经历之处。所以弄清楚属阴属阳的十二经脉,就能判断出是哪一条经脉有了病变,能诊察出经脉气血虚实的位置,找出患病部位是在上在下具体位置。明白了六腑气机所通行的道路,找出病症治疗时解决关键问题的方法。了解疾病虚实程度和治疗时的反应,就知道什么时候该用泻法,什么时候该用补法。明白六经的标本,才能对不同病症的认识和治疗,不会有疑惑。

岐伯道:您上面所涉及到的很高深博大,还请让我在此基础上补充说明一下。

足太阳膀胱经之本,在足跟以上五寸处的附阳穴,其标在双眼内眼角的睛明穴。命门,说的是眼。足少阳经之本,在第四足趾外边的窍阴穴，其标在窗笼前方的听宫穴。窗笼，就是耳。足少阴经是肾经之本，在足内踝下缘向上三寸的交信穴，其标在背部十四椎下两旁的肾俞穴和舌下两条静脉上的金津、玉液穴。足厥阴经之本，在行间穴向上五寸的中封穴，其标在背部第九椎下两旁的肝俞穴。足阳明是胃经之本，在第二足趾上的厉兑穴，其标在颈部结喉旁的人迎穴。足太阴经之本，在中封穴前方向上四寸的三阴交穴，其标在背部脾俞和舌根部。

手太阳经之本，在手外踝后侧养老穴，其标在睛明穴之上一寸的部位。手少阳经之本，在第四与第五手指之间的液门穴，其标在耳上角的角孙穴与外眼角丝竹空穴。手阳明大肠经之本，在肘部与骨接近的曲池穴，还有手臂上部的臂穴，其标在额角与耳前交会的头维穴。手太阴肺经之本，在寸口的太渊穴，其标在腋窝内侧的天府穴。手少阴心经之本，在掌后锐骨边的神门穴，其标在背部第五椎下两旁心俞穴。手厥阴心包经之本，在掌后二寸两筋间的内关穴，其标在腋下三寸天池穴。

诊察十二经虚实发病的规律一般是下部的本，阳气虚弱就会发生厥逆，阳气充实就会发生热症。上部的标，阳气不足就会眩晕，阳气充盛就会出现发热、疼痛。标本病变是实症的，就要采用泻法，彻底将邪气驱除不让疾病向恶性发展。标本病变是虚症，就该采用补法充盈阳气。让我再谈谈关于气街通行的道路。人体的胸部、腹部、头部与腿部的气，都有它们各自通行的道路和输注的地方。头部运行之气，输注在脑部。胸部运行之气，输注到胸膺和背部十一椎以上的背腧穴。腹部运行之气，输注到背部十一椎下面的背俞穴和脐部的腧穴肓俞与天枢等部位。腿部运行之气，输注到足阳明胃经的气冲穴、承山穴与足踝上下部位。对这些部位行针刺时，要用毫针。操作时，先用手在穴位上长时间地进行按压，气到达手所压的地方后再用补泻的手法用毫针刺入。用这种方法可以治疗以下病症：头痛、头晕、突然昏倒、腹痛、暴胀及刚起的积聚等。积聚病中，疼痛部位可以移动的就易治愈，切按时不痛也不移动的，就难治愈了。

论痛第五十三

　　黄帝问于少俞曰：筋骨之强弱，肌肉之坚脆，皮肤之厚薄，腠理之疏密，各不同，其于针石火焫之痛何如？肠胃之厚薄坚脆亦不等，其于毒药何如？愿尽闻之。

　　少俞曰：人之骨强、筋弱、肉缓、皮肤厚者耐痛，其于针石之痛，火焫亦然。

　　黄帝曰：其耐火焫者，何以知之？

　　少俞答曰：加以黑色而美骨①者，耐火焫。

　　黄帝曰：其不耐针石之痛者，何以知之？

　　少俞曰：坚肉薄皮者，不耐针石之痛，于火亦焫然。

　　黄帝曰：人之病，或同时而伤，或易已，或难已，其故何如？

　　少俞曰：同时而伤，其身多热者易已，多寒者难已。

　　黄帝曰：人之胜毒②，何以知之？

　　少俞曰：胃厚、色黑、大骨③及肥者，皆胜毒；故其瘦而薄胃者，皆不胜毒也。

　　【注释】①美骨：指骨骼强壮的人。②胜毒：胜，耐受；毒，药物；胜毒，耐受药物的意思。③大骨：指骨骼强壮。

　　【译文】黄帝问少俞道：人筋骨有强壮与虚弱方面的不同，肌肉有坚实与脆弱之间的区分，皮肤有厚有薄区分，腠理有疏密的不一样，这些各方面的不同会对针刺与艾火灸灼引起的疼痛有什么样的反应呢？人的肠胃厚薄、坚实与脆弱也不尽相同，他们对毒药的承受能力又是怎样的呢？希望你给我细细的讲解。

少俞回答说：骨骼强壮的、筋脉软弱的、肌肉舒缓的、皮肤较厚的人，对针刺与艾火烧灼的疼痛，也同样是可以忍耐的。

黄帝问：从何而知这些人能耐受艾火烧灼的疼痛呢？

少俞答道：不止有骨骼强壮的、筋脉软弱的、肌肉舒缓的、皮肤较厚的，还有皮肤黑的、骨骼发育完善且匀称的，都是能够耐受艾火烧灼疼痛的人。

黄帝道：如何知道这些人不能耐受住针刺的疼痛呢？

少俞说：肌肉坚实的、皮肤薄的人，都是不能耐受针刺疼痛的人。

黄帝问：在同一时间内得了同样的病，有人容易好，有的人不容易治好，这是为什么呢？

少俞答道：在同一时间内得了同样的病，若是以热症为主的，就容易治好，若是以寒为主的就难治了。

黄帝问：怎样知晓人体对药物的耐受力呢？

少俞说：胃厚实、色黑、骨骼粗壮、肥胖的人，都对药物有比较强的耐受力。体瘦、胃薄弱的人，对药毒物的耐受能力就相对差些。

天年第五十四

黄帝问于岐伯曰：愿闻人之始生，何气筑为基？何立而为楯？何失而死？何得而生？

岐伯曰：以母①为基，以父为楯。失神②者死，得神者生也。

黄帝曰：何者为神？

岐伯曰：血气已和，荣卫已通，五脏已成，神气舍心，魂魄毕具，乃成为人。

黄帝曰：人之寿夭各不同，或夭或寿，或卒死，或病久，愿闻其道。

岐伯曰：五脏坚固，血脉和调。肌肉解利，皮肤致密。营卫之行，不失其常。呼吸微徐，气以度行。六腑化谷，津液布扬。各如其常，故能长久。

黄帝曰：人之寿百岁而死，何以致之？

岐伯曰：使道隧以长，基墙高以方，通调营卫，三部三里③起。骨高肉满，百岁乃得终。

黄帝曰：其气之盛衰，以至其死，可得闻乎？

岐伯曰：人生十岁，五脏始定，血气已通，其气在下，故好走④。二十岁，血气始盛，肌肉方长，故好趋。三十岁，五脏大定，肌肉坚固，血脉盛满，故好步。四十岁，五脏六腑十二经脉，皆大盛以平定。腠理始疏，荣华颓落，发颁斑白，平盛不摇，故好坐。五十岁，肝气始衰，肝叶始薄, 胆汁始薄, 目始不明。六十岁, 心气始衰, 若忧悲, 血气懈惰, 故好卧。七十岁, 脾气虚, 皮肤枯。八十岁, 肺气衰, 魄离, 故言善误。九十岁, 肾气焦, 四脏经脉空虚。百岁, 五脏皆虚, 神气皆去, 形骸独居而终矣。

黄帝曰: 其不能终寿而死者, 何如?

岐伯曰: 其五脏皆不坚, 使道不长。空外以张, 喘息暴疾。又卑基墙, 薄脉少血, 其肉不石。数中风寒, 血气虚, 脉不通, 真邪相攻, 乱而相引⑤。故中寿而尽也。

【注释】①母: 人胚胎的生成需父母两精相和, 这里的母是指母亲的阴血。②神: 这里的神是指一切生物其生命力的综合表现。③三部三里: 指面部的额头、鼻梁、下颌三处隆起的地方。④其气在下: 气, 指人体生长的气, 藏于肾, 自下而升。人生十岁, 此气刚开始兴盛, 是生长发育的开始, 所以说其气在下。⑤真邪相攻, 乱而相引: 意思是正邪相互斗争, 使气血紊乱, 不能祛邪外出, 反而引邪内入。

【译文】黄帝问岐伯道: 人在生命最开始形成时, 是以什么为基础的? 又是以什么作保障? 失去了什么就会死亡? 得到了什么才可以生存呢?

岐伯回答说: 生命的开始, 是以母亲的阴血为基础, 以父亲的阳精为保障, 两者相结合才有生命活动。失去了神气人就会死亡? 保持了神气人就可以生存。

黄帝问: 那神气是什么呢?

岐伯答道: 在母体中, 胎儿达到气血调和、荣卫通畅, 五脏成形时, 便产生神气, 并藏于心中, 魂魄生成后, 于是才构成为一个健全的人。

黄帝说: 人的寿命有长短的不同, 有的人长寿, 有的人短命, 有的人得病时间短会突然死亡，有的患病时间长却可以延时日，我想了解其中的道理。

岐伯道：五脏强健功能正常，血脉调和，肌肉间通利，皮肤致密的，营气与卫气运行正常，呼吸调畅，气行遵循一定度数，六腑正常将食物转化，并将化生的津液布散到全身，使身体的各项功能都正常，就能长寿了。

黄帝说：怎么知道人是不是活到百岁才会死亡呢？

岐伯说：长寿的人，鼻道深邃且长，面部颊侧与下颌等地方的骨高肉厚且端正，营气和卫气的运行通畅，额角、鼻和下颌都是隆起的，骨骼高大、肌肉丰满。带有这些特征的人，一定会活到一百岁才会死。

黄帝说：人体内的气在一生中盛衰的变化，及从生到死整个过程，可以给我讲讲吗？

岐伯道：人长到十岁时，五脏发育已经初步健全，血气运行完全通畅，人生长发育的根本是源于肾脏的精气，精气从下往上行，爱跑动。二十岁时，血气充盛，肌肉也越来越发达，因此喜欢快走。三十岁，五脏已经全都发育好了，肌肉发达坚实，血脉充盛，步履稳健，习惯行走。四十岁时，人体的五脏、六腑、十二经脉，都已经发育得非常健全了，于是腠理开始变得粗疏，颜色慢慢消退，头发开始斑白，精气从最高阶段慢慢衰减的缘故，于是这个年龄段的人喜欢静坐。到五十岁时，肝气开始衰减，肝叶变得瘦薄，胆汁减少，视力减弱。到六十岁时，心气开始衰减，主神志的一些功能出现异常，以致会有忧愁悲伤的情绪出现，又因血气不足运行缓慢，因此喜欢躺卧。到七十岁，脾气开始虚弱，皮肤干枯不再润泽。到了八十岁，肺气衰减，魄得不到滋养而魄离散，因此会在言语上出现错误。九十岁，肾气枯竭，另外四脏的经脉气血也都已经空虚。一百岁时，五脏及经脉都空虚了，所贮藏的神气也消散了，当只有形体躯壳时，人就死亡了。

黄帝问：可是有的人还没有活到一百岁时就死亡了，这是怎么回事呢?

　　岐伯答道：这是五脏都不坚固功能失常的原因，这种人鼻道不深，鼻孔向两边张开，呼吸急促。颊侧和下颌塌陷，脉体薄弱脉中少血，肌肉也不结实，加上被风寒等外邪侵袭，血气更加虚弱，血脉不通畅，邪气相互攻击，而使血气失常，邪气深入人体，所以会中年而死。

逆顺第五十五

黄帝问于伯高曰：余闻气有逆顺，脉有盛衰，刺有大约，可得闻乎？

伯高曰：气之逆顺者，所以应天地阴阳、四时、五行也；脉之盛衰者，所以候血气之虚实有余不足也。刺之大约①者，必明知病之可刺，与其未可刺，与其已不可刺也。

黄帝曰：候之奈何？

伯高曰：《兵法》曰：无迎逢逢之气，无击堂堂之阵。

《刺法》曰：无刺熇熇②之热；无刺漉漉之汗；无刺浑浑之脉；无刺病与脉相逆者。

【注释】①大约：主要的法则。②熇熇：高热炽盛。

【译文】黄帝问伯高说：我听说气有逆顺，而脉有盛衰，针刺有它总的原则，能否讲给我听听？

伯高答道：气行的逆顺与自然界中阴阳的变化、四时、五行的规律相对应的。脉象盛衰，可以以它为依据诊候血气的虚实有余不足。针刺方法运用的总原则，是要清楚哪类病症能采用刺法，哪些不能采用，哪些已经无法用针刺来救治了。

黄帝问：怎么知道哪类病症是不适合采用刺法呢？

伯高回答说：《兵法》上记载说，在作战时，不迎战士气高涨的敌军，不出击阵容强大的军队。

《刺法》上也有记载，热势正盛时不能使用刺法，病人大汗淋漓时不能使用刺法，脉象盛大脉象燥疾的急病也不能采用刺法，脉象与病情外部状态相反的也不能用刺法。

黄帝曰：候其可刺，奈何？

伯高曰：上工，刺其未生者也；其次，刺其未盛者也；其次，刺其已衰者也。下工，刺其方袭者也，与其形之盛者也，与其病之与脉相逆者也。故曰："方其盛也，勿敢毁伤，刺其已衰，事必大昌。"故曰："上工治未病，不治已病。"此之谓也。

【译文】黄帝问：如何诊断哪些疾病适宜用刺法呢？

伯高回答说：高明的医者，在疾病还没有所表现的时候就用针刺预防。再就是，在病发初期，邪气还没充盛时用刺法。最后，在邪气开始衰减，正气恢复的时候，可以因势利导地采用刺法。不高明的医者，在症状叠发时才去刺治，或是在病症最严重时、或病情与脉象不符的情况下针刺。因此古医经上才说：在病势最盛时不要用刺法而损伤了元气，在病势衰减时针刺，是一定可以将病治好的。因此，高明的医者，病症还没有完全表现的时候就及时预防，而不是在病症发作于外，才去治疗，说的就是这个意思。

五味第五十六

黄帝曰: 愿闻谷气有五味, 其入五脏, 分别奈何?

伯高曰: 胃者, 五脏六腑之海也。水谷皆入于胃, 五脏六腑皆禀气于胃。五味各走其所喜。谷味酸, 先走肝; 谷味苦, 先走心; 谷味甘, 先走脾; 谷味辛, 先走肺; 谷味咸, 先走肾。谷气津液已行, 营卫大通, 乃化糟粕, 以次传下。

黄帝曰: 营卫之行奈何?

伯高曰: 谷始入于胃, 其精微者, 先出于胃之两焦, 以溉五脏。别出两行, 营卫之道。其大气之抟而不行者, 积于胸中, 命曰气海。出于肺, 循喉咽, 故呼则出, 吸则入。天地之精气, 其大数常出三入一。故谷不入, 半日则气衰, 一日则气少矣。

黄帝曰: 谷之五味, 可得闻乎?

伯高曰: 请尽言之。五谷: 秔米甘, 麻酸, 大豆咸, 麦苦, 黄黍辛。五果: 枣甘, 李酸, 栗咸, 杏苦, 桃辛。五畜: 牛甘, 犬酸, 猪咸, 羊苦, 鸡辛。五菜: 葵甘, 韭酸, 藿咸, 薤苦, 葱辛。

五色: 黄色宜甘, 青色宜酸, 黑色宜咸, 赤色宜苦, 白色宜辛。凡此五者, 各有所宜。

五宜: 所言五宜者, 脾病者, 宜食秔米饭, 牛肉枣葵; 心病者, 宜食麦, 羊肉杏薤; 肾病者, 宜食大豆黄卷, 猪肉栗藿; 肝病者, 宜食麻, 犬肉李韭; 肺病者, 宜食黄黍, 鸡肉桃葱。

五禁：肝病禁辛，心病禁咸，脾病禁酸，肾病禁甘，肺病禁苦。肝色青，宜食甘，秔米饭、牛肉、枣、葵，皆甘。心色赤，宜食酸，犬肉、麻、李、韭，皆酸。脾色黄，宜食咸，大豆、豕肉、栗、藿，皆咸。肺白色，宜食苦，麦、羊肉、杏、薤，皆苦。肾色黑，宜食辛，黄黍、鸡肉、桃、葱，皆辛。

【译文】黄帝说：五谷分为酸、苦、甜、辛、咸五种味道，在进入人体内后，五味分别进入哪五脏？可否能给我讲讲。

伯高回答说：胃是五脏六腑所需水谷精微汇聚之地，水谷都是进到胃中，五脏六腑都要从胃那里接受由食物所生化出的精微之气。食物的五味分别根据各自的五行属性趋走于自己喜欢的一脏。酸味的食物先进到肝，苦味先进入心，甘味先进入脾，辛味先进入肺，咸味的先进入肾。食物所转化成的精微、液津，在体内运行，营气和卫气旺盛、通畅，散布到全身。剩下的部分就成为糟粕，自上而下以次传化排出体外。

黄帝问：营气和卫气是怎样运行的呢？

伯高回答说：食物到了胃以后，化成精微的部分从胃里出来后分别到达上焦和下焦，以灌注、营养五脏。另外又分两路而行，也就是营气与卫气的路。又有大气抟聚不运行，积贮在胸中称之为气海。宗气出自肺，沿咽喉上行，呼则气会出体外，吸则入到体内。贮存于气海中的精气，简而言之，就是呼出三分，而吸入一分。因此，只要半天不吃食的，人体内的气就会气衰，一天不吃食物，人就会感到气短。

黄帝问：可否讲讲食物的五味？

伯高说：让我把这五谷的情况好好的说说。五谷里，粳米味甘、芝麻味酸、大豆味咸、麦味苦、黄米味辛。五果之中，枣的味道甘甜、李子的味道酸、粟子的味道咸、杏子的味苦、桃子的味辛。在五畜之中，牛肉味甘、狗肉味酸、猪肉味咸、羊肉味苦、鸡肉味辛。五菜之中，葵菜味甘、韭菜味酸、豆叶味咸、野蒜味苦、葱味辛。

五色：黄色适宜甘味、青色适宜酸味、黑色适宜咸味，赤色适宜苦味，白色适宜辛味。以上就是五色适宜的五味。五宜是指：脾脏有病时，适宜吃粳米饭、牛肉、枣、葵菜等。心脏有病，适合食用麦、羊肉、杏、野蒜等。肾脏有病变适宜吃大豆、黄卷、猪肉、栗子、豆叶等。肝脏有病，适合食用芝麻、狗肉、李子、韭菜等。肺脏有病变，适合食用黄米、鸡肉、桃子、葱。

五禁：肝脏有病禁忌辛味，心病禁食咸味，脾脏有病禁忌食酸味，肾脏有病禁忌食甘味，肺脏有病禁忌食用苦味。肝脏为青色，宜进食甘味食物，比如粳米饭、牛肉、枣、葵菜等这类甘味食物。心脏为红色，宜食用酸味食物，比如狗肉、芝麻，李子、韭菜这类酸味食物。脾脏为黄色，宜食用咸味的食物，比如大豆、猪肉、栗子、豆叶这类咸味食物。肺脏为白色，宜食用苦味食物，比如麦、羊肉、杏、野蒜这类苦味食物。肾脏为墨色，宜食用辛味食物，比如黄米、鸡肉、桃子、葱这类辛味食物。

卷之九

水胀第五十七

黄帝问于岐伯曰：水与肤胀、鼓胀、肠覃、石瘕、石水，何以别之？

岐伯答曰：水始起也，目窠①上微肿，如新卧起之状，其颈脉动②，时咳，阴股间寒，足胫瘇，腹乃大，其水已成矣。以手按其腹，随手而起，如裹水之状，此其候也。

黄帝曰：肤胀，何以候之？

岐伯曰：肤胀者，寒气客于皮肤之间，鼕鼕然不坚，腹大，身尽肿，皮厚，按其腹，窅而不起，腹色不变，此其候也。

黄帝曰：鼓胀何如？

岐伯曰：腹胀，身皆大，大与肤胀等，色苍黄，腹筋起③，此其候也。

黄帝曰：肠覃④何如？

岐伯曰：寒气客于肠外，与卫气相搏，气不得荣，因有所系，癖而内著，恶气乃起，瘜肉乃生。其始生也，大如鸡卵，稍以益大，至其成，如怀子之状，久者离岁，按之则坚，推之则移，月事以时下，此其候也。

黄帝曰: 石瘕⑤何如?

岐伯曰: 石瘕生于胞中, 寒气客于子门, 子门闭塞, 气不得通, 恶血当泻不泻, 衃以留止, 日以益大, 状如怀子, 月事不以时下。皆生于女子, 可导而下。

黄帝曰: 肤胀、鼓胀, 可刺邪?

岐伯曰: 先泻其胀之血络, 后调其经, 刺去其血络也。

【注释】①目窠: 指眼睑。②颈脉动: 颈脉, 指喉结旁的人迎脉。颈脉动, 是因水湿内停, 内犯血脉, 脉中水气涌动, 所以可见颈脉异常明显的搏动。③腹筋起: 筋, 做脉。指腹壁有脉络显现。④肠覃: 生长于肠外, 形状类似菌类的肿瘤。⑤石瘕: 因寒邪侵袭, 使淤血停留于子官的一种病症。

【译文】黄帝问岐伯道: 水胀、肤胀、膨胀、肠覃与石瘕石水等症状, 该怎样进行辨别区分呢?

岐伯回答说: 水胀病在刚刚发病的时候, 下眼睑微肿, 与刚睡醒时的样子一样, 人迎脉的搏动明显, 会经常咳嗽, 大腿内侧会感到寒冷, 脚和小腿浮肿, 腹部胀大等这些症状, 有了以上病症, 就是水胀病已经形成了。用手按压病人腹部, 放开时, 被按压的凹陷处又胀了起来, 就同按在盛水的袋子上相同, 水胀病就是以上特征。

黄帝问: 肤胀病如何进行诊断呢?

岐伯答道: 肤胀病是由寒邪侵入皮肤而引起的, 病人会有腹部胀大, 用手叩击腹部就与鼓一样中空不坚实, 全身浮肿, 皮厚, 按压腹部, 手放开时凹陷不会随手而起, 腹部没有皮肤颜色上的变化, 这就是肤胀病的病症。

黄帝问: 鼓胀病的症状又是怎样的呢?

岐伯答道: 腹部鼓胀, 全身肿胀, 皮肤呈现青黄色的, 腹部上青筋暴露的样子，这是鼓胀病的病症。

黄帝问：肠覃病有怎样的病症呢？

岐伯答道：肠覃病是由寒气滞留肠外，与卫气搏结，卫气不能正常运行，于是有所系结，积聚成癖而附于内，于是邪气乘机往身体深处常滞留并附于肠外，便生成瘜肉。肠覃病刚开始时，瘜肉如鸡卵般大小，随着疾病发展，肿块随之增大，等病已经形成，腹部就像怀孕一般隆起。病期时间长的，达一年以上。用手去按压，肿块坚硬，用手去推，感觉它是可以移动的。月经正常来潮。这就是肠覃病的病症。

黄帝问：石瘕病的病症又是怎样的呢？

岐伯答道：石瘕病起源于子宫，是因寒邪侵入子宫口，于是子宫口闭塞，气血不流通，使需要排泄的恶血没有排泄，以致于凝结成块滞留在子宫，随时间增大，腹部也像怀孕一样隆起，月经不按时来。这种病都是女性患的，可以用通导攻下的方法祛除瘀血来进行治疗。

黄帝问：肤胀和鼓胀病，能采用针刺的方法进行治疗吗？

岐伯答道：这两种病，要先采用针刺泻除胀大的血络，再根据具体情况调理相应经脉。无论采取什么方法，都一定要先用针刺祛除血络中的瘀血才可以。

贼风第五十八

黄帝曰：夫子言贼风邪气之伤人也，令人病焉。今有其不离屏蔽，不出空穴之中，卒然病者，非不离贼风邪气，其故何也？

岐伯曰：此皆尝有所伤于湿气，藏于血脉之中，分肉之间，久留而不去。若有所堕坠，恶血在内而不去；卒然喜怒不节，饮食不适，寒温不时，腠理闭而不通。其开而遇风寒，则血气凝结，与故邪相袭，则为寒痹。其有热则汗出，汗出则受风。虽不遇贼风邪气，必有因加而发焉。

黄帝曰：今夫子之所言者，皆病人之所自知也。其毋所遇邪气，又毋怵惕①之所志，卒然而病者，其故何也？唯有因鬼神之事乎？

岐伯曰：此亦有故邪留而未发，因而志有所恶，及有所慕，血气内乱，两气相搏。其所从来微，视之不见，听而不闻，故似鬼神。

黄帝曰：其祝而已者，其故何也？

岐伯曰：先巫者，因知百病之胜，先知其病之所从生者，可祝而已也。

【注释】①怵惕：恐惧之义。

【译文】黄帝问道：你经常提到说，人体发生病变的大多数原因都贼风邪气侵袭人体。但有些人并没有离开房屋或遮蔽得十分严密的地方，也没有受到贼风邪气的侵袭，还是会突然生病，这是为什么呢？

岐伯回答说：这是因为曾经受到湿气的伤害，湿邪侵袭了人体，藏伏于血脉和分肉之间，长期不散；或从高处跌落，瘀血留滞到体内；或大喜大怒使情绪不节制；或饮食不当。或不因气候变化而改变生活习惯，导致腠理闭塞不通畅。如果是在腠理张开时感了风寒，导致血脉凝滞不通，新的风寒与体内原有的邪气搏结，就形成寒痹。由上述原因而致使体内有热，就会身体出汗，出汗时易感风邪。就算不遇到贼风邪气侵袭，也是内外邪气相结合，才会使人生病的。

黄帝说：你所讲的这些，都是病人自己知道的，但也有一些从没有遇到四时的不正之气，也没有受到惊吓等情绪方面的影响，但突然发病，这是为什么？是鬼神作祟的原因吗？

岐伯回答说：这也是宿邪藏伏在体内没有发作，又因性情上的厌恶，思想上产生羡慕，而使气血逆乱，逆乱的气血与宿邪相互作用，所以会突然发病。因这类病产的病由不明显，难以察觉，给人的感觉就如同鬼神作怪一样。

黄帝问道：有些人生了病，请巫医祝祷也可以将其治愈呢？

岐伯回答说：古时候的巫医，是懂得百病相生相克的道理的，又知晓疾病产生的根源，因此用祝祷的方法也可以把疾病治愈。

卫气失常第五十九

黄帝曰：卫气之留于腹中，稸积不行，苑蕴^①不得常^②所，使人支胁胃中满，喘呼逆息者，何以去之？

伯高曰：其气积于胸中者，上取之；积于腹者，下取之；上下皆满者，傍取之。

黄帝曰：取之奈何？

伯高曰：积于上^③，泻人迎、天突、喉中；积于下者，泻三里与气街；上下皆满者，上下取之，与季胁之下一寸；重者，鸡足^④取之。诊视其脉，大而弦急，及绝不至者，及腹皮急甚者，不可刺也。

黄帝曰：善。

黄帝问于伯高曰：何以知皮肉、气血、筋骨之病也。

伯高曰：色起两眉薄泽者，病在皮。唇色青黄赤白黑者，病在肌肉。营气濡然^⑤者，病在血气。目色青黄赤白黑者，病在筋。耳焦枯受尘垢者，病在骨。

黄帝曰：病形何如，取之奈何？

伯高曰：夫百病变化，不可胜数，然皮有部^⑥，肉有柱^⑦，血气有输，骨有属^⑧。

黄帝曰：愿闻其故。

伯高曰：皮之部，输于四末；肉之柱，在臂胫诸阳，分肉之间，与足少阴分间；血气之输，输于诸络，气血留居，则盛而起；筋部无阴无阳，无左无右，候病所在；骨之属者，骨空之所以受液，而益脑髓者也。

黄帝曰：取之奈何？

伯高曰：夫病变化，浮沉深浅，不可胜穷，各在其处。病间者⑨浅之，甚者深之，间者小之，甚者众之。随变而调气，故曰上工。

【注释】①苑蕴：郁结不通的意思。②常：正常、平常的意思。③上：相对于腹而言，胸为上。④鸡足取：一种针刺手法。⑤濡然：濡，湿润的意思；濡然，形容皮肤多汗而非常湿润。⑥皮有部：指皮有一定的部署。⑦肉有柱：上下肢肌肉坚厚隆起，有支柱作用，所以称为肉有柱。⑧骨有属：属，指关节部位。因为两骨相接的部位都是关节，所以称为骨有属。⑨间：清浅的意思。

【译文】黄帝问：卫气留滞于腹中，蓄积聚藏而不能正常运转，人经常有胁部与胃脘胀满、喘息气逆等病症，该怎样治疗呢？

伯高回答说：卫气积聚于胸中的，该选上部的穴位进行治疗。积聚在腹中的，该选下部的穴位进行治疗。胸部和腹部都有卫气积聚的，该选上部、下部和胸腹附近的穴位治疗。

黄帝问：该选哪些穴位治疗呢？

伯高回答说：卫气积聚在胸中，泻足阳明胃经人迎穴、任脉天突和廉泉穴。卫气积聚在腹中，泻足三里穴和气冲穴。胸腹部都存在卫气积聚，该选上部的人迎、天突、喉中，在下的三里、气街，以及中部季胁下一寸的章门穴。病情重的，取穴时要采用鸡足针法。切诊时，有脉大而弦急，或脉搏动消失，或腹部皮肤特别绷急的，都不适合用针刺治疗。

黄帝说：讲得好。

黄帝问伯高说：怎样才能知道是皮肉、气血、筋骨有了病变呢？

伯高回答说：病色在两眉之间、光泽少的，病是在皮肤。口唇出现青、黄、赤、白和黑色等颜色上的变化，病是在肌肉。营气外泄，汗多湿润的，是气血有了病变。眼睛出现青、黄、赤、白和黑色等颜色上的变化，是疾病在筋。耳廓干枯易附着灰尘污垢的，疾病在骨。

黄帝问：病情怎样，要怎么进行治疗呢？

伯高答道：疾病是有多种多样的变化，没有什么具体可以说明的。但只要是皮肤表现出不同变化，肌肉有隆起的部分，气血有输注的地方，骨骼有相连接的部位，发病后相应部位就会有不同的症状。

黄帝说：我想听听这其中所包含的道理。

伯高道：皮肤所呈现的部位一般都在四肢。肌肉呈现的主要是在臂膀、小腿等阳经分肉与少阴分肉之间。气血输注部位，主要在体表血络。如果气血滞留，血络就会充盈胀起。病在筋部的，不用分阴阳左右，只候察病症所在的部位而进行针治就好了。病在骨的，取骨骼相联的地方，也就是骨节的空隙，它们是接受精气滋养，向上输注精气补益脑髓的。

黄帝问：要怎样取穴进行治疗呢？

伯高回答说：病情的发展变化、病位深浅、病情轻重，没有办法一一细数，应以不同病症具体情况治疗。病情轻的，用浅刺，病情重的，用深刺的方法；病轻的，少刺，病情重的，多取穴位针刺。因疾病的不同施以不同方法的治疗，这才是高明的医者。

黄帝问于伯高曰：人之肥瘦大小①寒温，有老壮少小，别之奈何？

伯高对曰：人年五十已上为老，三十已上为壮，十八已上为少，六岁已上为小。

黄帝曰：何以度知其肥瘦？

伯高曰：人有肥②有膏③有肉④。

黄帝曰：别此奈何？

伯高曰：䐃肉坚，皮满者，肥。䐃肉不坚，皮缓者，膏。皮肉不相离者，肉。

黄帝曰：身之寒温⑤，何如？

伯高：膏者其肉淖；而粗理者身寒，细理者身热。脂者其肉坚；细理者热，粗理者寒。

黄帝曰：其肥瘦大小，奈何？

伯高曰：膏者，多气而皮纵缓，故能纵腹垂腴。肉者，身体容大。脂者，其身收小。

黄帝曰：三者之气血多少，何如？

伯高曰：膏者多气，多气者热，热者耐寒。肉者多血则充形，充形则平。脂者，其血清，气滑少，故不能大。此别于众人者也。

黄帝曰：众人奈何？

伯高曰：众人皮肉脂膏不能相加也，血与气不能相多，故其形不小不大，各自称其身，命曰众人。

黄帝曰：善。治之奈何？

伯高曰：必先别其三形，血之多少，气之清浊，而后调之，治无失常经。是故膏人，纵腹垂腴；肉人者，上下容大；脂人者，虽脂不能大者。

【注释】①小：这里是取穴少的意思。②肥：指肌肉肥厚、健壮的人。③膏：指肌肉松懈的一类人。④肉：指脂肪肥厚的胖人。⑤寒温：指两种不同的体质。

【译文】黄帝问伯高道：人体型方面的肥瘦、大小，身体温度的寒温，年龄上的老、壮、少、小，怎么去区别？

伯高回答说：人的年龄，五十岁以上称之为老，三十岁以上称之为壮，十八岁以上称之为少，六岁以上称之为小。

黄帝问：又用什么样的标准来衡量人的肥瘦呢？

伯高答道：人有多脂、多膏、多肉的区别。

黄帝问：这三种类型该怎样加以区别呢？

伯高说：隆起的肌肉坚实、皮肤丰满润泽的属于多脂的人。隆起的肌肉不坚实，皮肤松弛的属于多膏的人。皮与肉紧紧连在一起那属于多肉的人。

黄帝问：人体寒温怎样判断呢？

伯高答道：多膏的人，肌肉柔润；而纹理粗疏就身寒，纹理致密的就会身热。多脂的人，肌肉坚实而纹理致密的就身热；纹理粗疏的就身寒。

黄帝问：人体的肥瘦、大小怎样区别呢？

伯高答道：多膏的人，阳气充盛而皮肤松弛的，腹部肥大而下垂。多肉的人，身体宽大。而多脂的人，身体瘦小。

黄帝问：这三种人气血情况怎么样呢？

伯高说：多膏的人气多，气多就阳气旺盛就耐寒。多肉的人血多，血液充养形体，不偏寒也不偏热。多脂的人，血液稀、气少且血液流动滑利，因此身形不大。这和一般人是有所区别的。

黄帝问：一般人又是什么样的呢？

伯高答道：一般人，皮肉脂膏，不会对身形有所偏加，血气也会保持平衡，身体的各部分也很匀称，这些就是一般人的特征。

黄帝说：好！那要如何对这三类人进行治疗呢？

伯高道：首先必须辨别出多膏、多肉、多脂这三种不同体型，血的多少与气的清浊，再进行适当调治。治疗法时不违背针刺的治疗原则。再次三种类型人的特征强调一次，多膏的人，腹肌松弛，肚囊往下垂；多肉的人，四肢粗壮；多脂的人，脂肪虽多，但身形并不粗大。

玉版第六十

黄帝曰：余以小针为细物也，夫子乃言上合之于天，下合之于地，中合之于人，余以为过针之意矣，愿闻其故。

岐伯曰：何物大于针乎？夫大于针者，惟五兵①者焉。五兵者，死之备也，非生之具也。且夫人者，天地之镇②也，其可不参乎？夫治民者，亦惟针焉。夫针之与五兵，其孰小乎？

黄帝曰：病之生时，有喜怒不测，饮食不节，阴气不足，阳气有余，营气不行，乃发为痈疽。阴阳不通，两热相搏，乃化为脓，小针能取之乎？

岐伯曰：圣人不能使化者，为之，邪不可留也。故两军相当③，旗帜相望，白刃陈于中野者，此非一日之谋也。能使其民，令行禁止，卒无白刃之难者，非一日之教也，须臾之得也。夫至使身被痈疽之病，脓血之聚者，不亦离道远乎？夫痈疽之生，脓血之成也，不从天下，不从地出，积微之所生也。故圣人自治于未有形也，愚者遭其已成也。

【注释】①五兵：指五种兵器。②天地之镇：镇，是最重要的意思。这句话的意思是天地间最重要的。③两军相当：当，是敌对的意思。

【译文】黄帝说：在我看来，用九针治疗疾病只不过是小道，您却把它说得上合于天，下合于地，中合于人，我认为您有些太过夸大它的作用，还希望您可以将其中的道理说说。

岐伯道：对人体而言，又有什么大于针的？比针大的有各种兵器，可兵器是战争中杀人用的，不是用来治病救人的。人在自然界中是最宝贵的，怎么不能与天地相参？在治疗疾病时，是离不开这小小的针具的。针与各种兵器的价值哪一种更为渺小？

黄帝问道：病症刚发作时，会有因为情绪上的喜怒无常，或饮食方面没有节制，从而造成人体阴气不足，阳气有余，即营气运行阻滞，于是患上痈疽病。营卫气血阻滞不通，体内剩余的阳热与营卫气血郁滞而生的热邪相搏结，于是化脓。可以用小针治疗这类病吗？

岐伯回答说：圣人不难使之化而向善的，称为邪，要及早治疗，邪是不能留而不除的。因此两军敌对时，旌旗相望，刀光剑影遍布于旷野之中，这样的局面不是一天的时间可以谋划而成的。能令百姓服从政令，令行禁止，使境内不受兵戈战乱之苦，也不是用一天时间教育得来的结果，顷刻之间是办不到的。养身和治国是同样的道理，等已经患了痈疽病，大脓恶血已经形成了才用微针治疗，这就违背了治疗之道。从痈疽的初成到脓血的生成，既不是从天而降，也不是从地而生，是病邪侵犯身体了以后，没有及时治疗积累而成的。因此高明的医者会防微杜渐，尽早治疗，不让病情得以发展。愚笨的医者，不会早期防治，治疗时是已经成形的痈疽病。

黄帝曰：其已形，不予遭，脓已成，不予见，为之奈何？

岐伯曰：脓已成，十死一生，故圣人弗使已成，而明为良方，著之竹帛，使能者踵^①而传之后世，无有终时者，为其不予遭也。

黄帝曰：其已有脓血，不以小针治乎？

岐伯曰：以小治小者，其功小；以大治大者，其功大；以小治大者，多害。故其已成脓血者，其唯砭石铍锋之所取也。

黄帝曰：多害者，其不可全乎？

岐伯曰：其在逆顺焉。

黄帝曰：愿闻逆顺。

岐伯曰：以为伤者，其白眼青黑眼小，是一逆也；内药而呕者，是二逆也；腹痛渴甚，是三逆也；肩项中不便②，是四逆也；音嘶色脱③，是五逆也。除此五者，为顺矣。

黄帝曰：诸病皆有逆顺，可得闻乎？

岐伯曰：腹胀，身热，脉大，是一逆也；腹鸣而满，四肢清，泄，其脉大，是二逆也；衄④而不止，脉大，是三逆也；咳而溲血，脱形，其脉小劲，是四逆也；咳，脱形，身热，脉小以疾，是谓五逆也。如是者，不过十五日而死矣。其腹大胀，四末清，脱形，泄甚，是一逆也；腹胀便血，其脉大，时绝，是二逆也；咳，溲血，形肉脱，脉搏，是三逆也；呕血，胸满引背，脉小而疾，是四逆也；咳呕腹胀，且飧泄，其脉绝，是五逆也。如是者，不及一时而死矣。工不察此者而刺之，是谓逆治。

【注释】①踵：继承的意思。②肩项中不便：手三阳经过肩，手足三阳及督脉经过项，现在肩项活动不便，说明阳经受损。③音嘶色脱：有两种说法，一种认为心主言，心合脉，其容为色，音嘶色脱是心伤的表现。另一种说法认为音嘶是肺衰的表现，色脱为五脏衰的表现。④衄：衄血、出血的意思。

【译文】黄帝问：假如痈疽已经形成，没有及时治疗，脓已经生成也没有察觉，该怎么办呢？

岐伯答道：既然痈疽已经形成，绝大多数是难以救治了。高明的医者会早期诊断，将病症消灭在萌芽状态，而且会把一些好的治疗方法，记载到书上，让有才能的人继承下来，然后世代相传，使医者不再犯同样的错误。

黄帝问：那些形成脓血的就不能用小针进行治疗吗？

岐伯说：用小针治疗起不到什么作用，用大针治疗，功效大。用小针治疗大痈疽，多有伤害。对已经形成脓血的，一般用砭石，或用铍针、锋针排脓治疗。

黄帝问：有些痈疽病已经开始恶化化脓，还有治愈的可能吗？

岐伯答道：这主要看病症的逆顺情况来决定。

黄帝说：我想听你说说病症逆顺情况。

岐伯道：痈疽为害的，有五种逆症：白眼球部分呈青黑色，眼睛缩小属于逆症之一。服药后又马上呕吐出来是逆症之二。腹痛且特别口渴是逆症之三。肩背颈项转动不便是逆症之四。声音嘶哑，面无血色是逆症之五。除这五种逆证以外，其他的就是顺症了。

黄帝问道：所有病都有逆顺，能给我讲讲吗？

岐伯回答说：腹胀、身体发热、脉大，是邪盛正虚，是一逆。腹内发胀且鸣响，四肢发冷，腹泄脉大，是阴症得阳脉，是二逆。鼻子出血不止、脉大，是阴虚邪实，是三逆。咳嗽、小便尿血、肌肉消瘦、脉小强劲，是四逆。咳嗽、身体消瘦、身热、脉小而急，是因为正气衰出现真脏脉，是五逆。假如出现上述五逆症状，不过十五、六天就会死亡。五逆的急症腹大且胀、四肢发冷、身体消瘦、泄泻不止，是脾阳已败，为一逆。腹胀满、大便带血、脉大有时间歇，是孤阳将脱，为二逆。咳嗽、小便溺血、身体特别消瘦、脉坚搏指，是胃气已绝，为三逆。呕血、胸部胀满牵及背部、脉小而急，是真元大亏邪气还盛，为四逆。上有咳嗽、呕吐，中有腹胀，下有完谷不化的泄泻，脉伏已绝，邪气独盛、真元已脱，是五逆。如果出现这五种逆症的，一天之内就会死。医生如果不对这些危象，详加审察就妄加针刺治疗，称之为逆治。

黄帝曰：夫子之言针甚骏①，以配天地，上数天文，下度地纪②，内别五脏，外次六腑，经脉二十八会③，尽有周纪④。能杀生人，不能起死者。子能反之乎?

岐伯曰: 能杀生人, 不能起死者也。

黄帝曰: 余闻之则为不仁, 然愿闻其道, 弗行于人。

岐伯曰: 是明道也, 其必然也, 其如刀剑之可以杀人, 如饮酒使人醉也, 虽勿诊, 犹可知矣。

黄帝曰: 愿卒闻之。

岐伯曰: 人之所受气者, 谷也。谷之所注者, 胃也。胃者, 水谷气血之海也。海之所行云气者, 天下也。胃之所出气血者, 经隧也。经隧者, 五脏六腑之大络也, 迎而夺之而已矣。

黄帝曰: 上下有数乎?

岐伯曰: 迎之五里, 中道而止, 五至而已, 五往而脏之气尽矣, 故五五二十五而竭其输矣, 此所谓夺其天气者也, 非能绝其命而倾其寿者也。

黄帝曰: 愿卒闻之。

岐伯曰: 阚门而刺⑤之者, 死于家中; 入门而刺⑥之者, 死于堂上。

黄帝曰: 善乎方, 明哉道。请著之玉版, 以为重宝, 传之后世, 以为刺禁, 令民勿敢犯也。

【注释】①骏: 这里是大的意思。②地纪: 地理的意思。③经脉二十八会: 指手足十二经脉, 左右共二十四脉, 加阴娇、阳娇、任督二脉共二十八条。④周纪: 指经脉运行都有一定的循行走向交汇的地方。⑤窥门而刺: 门, 是气血出入的门户; 阚: 同窥。此处引申为浅意。⑥入门而刺: 指深刺的意思。

【译文】黄帝问: 你说针刺有很大的作用, 可与天地相配, 与自然变化规律相吻合, 内联五脏, 外通六腑, 且可以疏通经脉宣导气血, 使二十八脉循行畅通。但如果使用不当，也会害人性命而无法救治生命垂危的人。你能改变这种情况吗？

岐伯回答说：错误的使用针刺是会害人性命，正确使用针刺也救活不了死人。

黄帝说：我听您这么说，感到太无情了些，我想听你具体地说说它的规律，以免会错施于人。

岐伯道：这个道理其实是非常明显的，是用针不当产生的必然结果。就如同刀剑能杀人，饮酒醉人是一样的，不用诊察也知道其中的道理。

黄帝说：我还是想详尽地了解其中的奥妙。

岐伯道：人禀受的精气，源于食物，食物进入胃，胃就象是水谷气血的大海。大海蒸腾形成云气，云气在天空浮游。而胃所转化的气血，会随十二经脉流动。经脉是联络五脏六腑的通道，假如针刺不当，迎头拦截了气血的通路而用了泻法，人就会死亡。

黄帝问：经脉要害部位在人体内有确定的吗？

岐伯答道：针刺手阳明大肠经的五里穴，脏气运行到中途就会停止。脏气，一般是五至而已，若是连续误治五次某一脏的真气就会泻尽；连续泻二十五次，五脏之内的所有真气都竭绝，这称之为劫夺了人的天真之气，使人气绝而死。这难道不是用针不当丧人性命，夺人天寿吗？

黄帝说：我愿听你再详尽地说明。

岐伯道：如果在气血出入要害部位妄行针刺，误刺较浅的，病人可能要等回到家中才会死亡，误刺较重的话，病人即有可能当场死亡。

黄帝说：你所讲的很好，道理也明确，将把它刻录在玉版上，当作最珍贵的文献，留给后世子孙，当成针刺治疗的戒律，让医者不敢再违犯针刺的规律。

五禁第六十一

黄帝问于岐伯曰：余闻刺有五禁。

岐伯曰：禁其不可刺也。

黄帝曰：余闻刺有五夺。

岐伯曰：无泻其不可夺者也。

黄帝曰：余闻刺有五过。

岐伯曰：补泻无过其度。

黄帝曰：余闻刺有五逆。

岐伯曰：病与脉相逆，命曰五逆。

黄帝曰：余闻刺有九宜。

岐伯曰：明知九针之论，是谓九宜。

黄帝曰：何谓五禁？愿闻其不可刺之时。

岐伯曰：甲乙日自乘①，无刺头，无发蒙②于耳内。丙丁日自乘，无振埃于肩喉廉泉。戊己日自乘四季，无刺腹去爪泻水。庚辛日自乘，无刺关节于股膝。壬癸日自乘，无刺足胫，是谓五禁。

黄帝曰：何谓五夺？

岐伯曰：形肉已夺，是一夺也；大夺血之后，是二夺也；大汗出之后，是三夺也；大泄之后，是四夺也；新产及大血之后，是五夺也。此皆不可泻。

黄帝曰：何谓五逆？

岐伯曰：热病脉静，汗已出，脉盛躁，是一逆也；病泄，脉洪大，是二逆也；著痹不移䐃肉破，身热，脉偏绝，是三逆也；淫而夺形，身热，色夭然白，乃后下血衃，血衃笃重，是谓四逆也；寒热夺形，脉坚搏，是谓五逆也。

【注释】①自乘：义为天干值日。人身某一部位每天都能逢到一个值日的天干。②发蒙：治疗头面耳目疾病的一种刺法。

【译文】黄帝问岐伯说：我听说在针刺治疗时有五禁。

岐伯回答说：五禁就是在五个特定的日子禁止对某些部位针刺。

黄帝问：我听说针刺禁忌还有五夺。

岐伯回答说：五夺是指在病人气血衰弱，元气大伤时禁止用泻法针刺，以免伤了元气。

黄帝问：我听说针刺禁忌有五过。

岐伯回答说：五过是指针补与针泻都不要过度，超过了一定的限度就是过。

黄帝问：我听说针刺禁忌有五逆。

岐伯回答说：病症与脉象相反，就称之为五逆。

黄帝问：我听说针刺还有九宜。

岐伯回答说：精通九针的理论，并且可以进行恰当的运用，则称之为九宜。

黄帝问：什么叫做五禁？我想知道是哪些日子不可以在哪个部位针刺。

岐伯说：甲日、乙日，不能针刺头部，也不可以用"发蒙"的针法刺耳内。丙日与丁日，不能用"振埃"的针法刺肩与喉部的廉泉穴。戊日与己日，不能针刺腹部，也不可以用"去爪"的针法去泻水。庚日与辛日，不能用针刺屁股及膝关节。壬日与癸日，不要用针刺足部，胫部。以上所说的就是五禁。

黄帝问：那什么又称为五夺呢？

岐伯回答说：形体消瘦为一夺；大出血以后为二夺；大汗以后为三夺；大泄后为四夺；刚刚分娩及大出血以后为五夺。在以上五种情况下，都不能用泻法。

黄帝问：那请问什么叫做五逆？

岐伯说：身患热病，脉像反而平静，已经出了汗而脉反而更加躁动，此为一逆；身患泄病而脉洪大，此为二逆；患痹病却长时间不能治愈，肘膝高起处肌肉破损，身体发热，脉像偏绝，此为三逆；患肠滞、遗精等症状使身体消瘦，发热，面色苍白且面无光泽，以及大便中带赤黑色血块，则病势很重，此为四逆；患寒热病，形体消瘦，却脉像坚实有力，此为五逆。

动输第六十二

黄帝曰：经脉十二，而手太阴、足少阴、阳明独动不休，何也？

岐伯曰：是明胃脉也。胃为五脏六腑之海，其清气上注于肺，肺气从太阴而行之。其行也，以息往来，故人一呼脉再动，一吸脉亦再动，呼吸不已，故动而不止。

黄帝曰：气之过于寸口也，上十焉息，下八焉伏？何道从还？不知其极。

岐伯曰：气之离藏也，卒然如弓弩之发，如水之下岸，上于鱼以反衰，其余气衰散以逆上，故其行微。

黄帝曰：足之阳明，何因而动？

岐伯曰：胃气上注于肺，其悍气上冲头者，循咽，上走空窍，循眼系，入络脑，出颇，下客主人，循牙车，合阳明，并下人迎，此胃气别走于阳明者也。故阴阳上下，其动也若一。故阳病而阳脉小者，为逆；阴病而阴脉大者，为逆。故阴阳俱静俱动，若引绳相倾者病。

黄帝曰：足少阴，何因而动？

岐伯曰：冲脉者，十二经之海也，与少阴之大络，起于肾下，出于气街，循阴股内廉，邪入腘中，循胫骨内廉，并少阴之经，下入内踝之后，入足下，其别者，邪入踝，出属跗上，入大指之间，注诸络，以温足胫。此脉之常动者也。

黄帝曰：营卫之行也，上下相贯，如环之无端，今有其卒然遇邪

气，及逢大寒，手足懈惰，其脉阴阳之道，相输之会，行相失也，气何
由还？

岐伯曰：夫四末阴阳之会者，此气之大络也；四街①者，气之径路
也。故络绝则径通，四末解则气从合，相输如环。

黄帝曰：善。此所谓如环无端，莫知其纪，终而复始，此之谓
也。

【注释】①四街：本文指头、胸、腹、胫四部的气街。

【译文】黄帝问：为什么在十二经脉中，唯独手太阴、足少阴、足阳
明这三经会有动脉搏动不止呢？

岐伯回答说：足阳明属于胃脉，胃又是五脏六腑中所有营养最为集
中的地方。其中由水谷精微化成的清气由胃向上流向肺部，气是从手太
阴开始，通向全身，整个运行是随着呼吸而上下通畅的。因此，人在呼
这个动作时脉就会搏动两次，吸的时候，脉也搏动两次，不间断的呼
吸，脉博也就不停的跳动。

黄帝说：手太阴的脉气通过寸口的时候，脉来时其气较盛，脉去时
其气较衰。那么它又是如何返还本脉的？我不太清楚。

岐伯说：手太阴的脉气离开脏腑而到达于其它经脉时，就如同离弦
的箭一样快，又如同是一股急流冲下堤岸。等到脉气到了手鱼际以后却
呈现出衰弱的现象，其它的脉气在这里也开始衰散，而且向上逆行的，
因此气行变得迟缓微弱了。

黄帝问：足阳明胃经又是为什么而搏动不止呢？

岐伯说：胃气向上流注到肺里，它本经悍气上冲到头部，然后沿着
咽喉向上运行，流入七窍，又循着眼球深处的脉络向内幕络到脑，接着
又出来到颅部，下行到客主人穴，再沿着牙车，汇合于足阳明本经，向下
运行到人迎。这就是胃气最终走向足阳明经的路线。手太阴肺经上的

寸口脉与足阳明胃经上的人迎脉, 阳明之气上下贯通, 因此它们跳动频率一致。阳病的阳明脉反小属于一种逆象。阴衰而太阴脉大也是一种逆象。因此, 寸口脉与人迎脉是要应合的, 动静是内外一致的, 所以, 寸口脉和人迎脉相互协调, 搏动的次数、力量等都应该是一致的。就和一条绳索牵动两个物件是一样的道理, 既相互联系又保持平衡, 只要其中一方偏盛就失去平衡而出现病态。

黄帝问: 为什么足少阴肾经的动脉会不停的跳动呢?

岐伯回答说: 冲脉是十二经脉之海, 它与足少阴的络脉同起于肾下, 出于足阳明胃经的气冲穴, 沿大腿内侧斜入膝腘窝中, 再沿小腿内侧, 与足少阴肾经相并, 向下运行到内踝的后面, 进入脚下。它又分出一条支脉, 斜入踝内, 再进到胫骨与跗骨相连的部位, 经由脚背大指之间, 注入诸络脉, 起到温养胫部和足部的作用, 这些就是足少阴经脉之所以会不停地跳动的原因。

黄帝问: 营气和卫气的运行与上下贯通, 像圆环似的难分首尾。如果遇到邪气的侵袭, 或受到严寒方面的刺激, 外邪在四肢留滞, 变得四脚无力。而其经脉阴阳的循行道路, 气血相互转输的会合, 也会因此出现混乱失错, 那么气又要从何处回还而往来运行呢?

岐伯回答说: 四肢的末端就是阴阳会合的地方, 也是脉气循行的大络, 头、胸、腹、脐都是脉气的必经之路。如果邪气被小的络脉阻塞, 但经脉仍然是可以通行的, 四肢虽然变得无力, 但脉气仍是顺和的, 还是会像圆环一样相互转输不止。

黄帝说: 很好, 经气运行, 如环无端, 莫知其纪, 周而复始, 就是如此。

五味论第六十三

黄帝问于少俞曰：五味入于口也，各有所走，各有所病。酸走筋，多食之，令人癃；咸走血，多食之，令人渴；辛走气，多食之，令人洞心；苦走骨，多食之，令人变呕；甘走肉，多食之，令人悗心。余知其然也，不知其何由，愿闻其故。

少俞答曰：酸入于胃，其气涩以收，上之两焦，弗能出入也，不出即留于胃中，胃中和温，则下注膀胱。膀胱之胞①薄以懦②，得酸则缩绻，约而不通，水道不行，故癃。阴者，积筋之所终也，故酸入而走筋矣。

黄帝曰：咸走血，多食之，令人渴，何也？

少俞曰：咸入于胃，其气上走中焦，注于脉，则血气走之。血与咸相得则凝，凝则胃中汁注之。注之则胃中竭，竭则咽路焦，故舌本干而善渴。血脉者，中焦之道也，故咸入而走血矣。

黄帝曰：辛走气，多食之，令人洞心，何也？

少俞曰：辛入于胃，其气走于上焦，上焦者，受气而营诸阳者也，姜韭之气熏之，营卫之气不时受之，久留心下，故洞心。辛与气俱行，故辛入而与汗俱出。

黄帝曰：苦走骨，多食之，令人变呕，何也？

少俞曰：苦入于胃，五谷之气，皆不能胜苦。苦入下脘，三焦之道皆闭而不通，故变呕。齿者，骨之所终也，故苦入而走骨，故入而复出，知其走骨也。

黄帝曰：甘走肉，多食之，令人悗心，何也?

少俞曰：甘入于胃，其气弱小，不能上至于上焦，而与谷留于胃中者，令人柔润者也。胃柔则缓，缓则虫动，虫动则令人悗心。其气外通于肉，故甘走肉。

【注释】①胞：俗称"尿脬"，即现代医学的膀胱。②薄以懦：薄而软。

【译文】黄帝对少俞问道：五味吃到口内，会各有它喜欢趋走的地方，也会引发各自不同的病症。酸味趋走筋，吃酸味的东西过多，会引起人的小便不通畅；咸味趋血液，吃多了咸味，会使人感到口渴；辛味趋走于气，吃了辛味，会让人有心如火烧的感觉；苦味趋于骨骼，吃多了苦味，会让人拘挛、呕吐；甘味趋于肉，吃多了甘味，会使人心中发闷。我知道这五味吃多了会引发上述症状，却不知道为什么会引发这种症状。我想知道这是何道理。少俞回答说：酸味进入到胃里，由于酸味气涩滞不滑并产生了收敛作用，向上运行到上、中两焦，无法及时消化吸收，而停滞在胃中，如果胃中温和，便能向下渗到膀胱。膀胱皮薄且软，受到酸味的刺激便会紧缩蜷曲，使膀胱出口收束，这样就会造成小便不通，因而得癃闭之症。人的阴器，是全身所有筋络最后聚结的地方，因此酸味进于胃，是趋于筋的。

黄帝问：咸味趋走于血中，吃多了咸味会让人感到口渴，这又是什么原因?

少俞说：咸味进到胃里，气向上走到中焦，输注到血脉。血与咸味相容合就使血脉凝涩；血脉一旦凝涩，胃内的汁液就渗向于血里；胃内的汁液渗注到血液，胃内的汁液就会枯竭；一旦胃内汁液枯竭，就会引发咽喉焦干，因此会舌根发干容易感到口渴。血脉是取道中焦而通往血气的，因此咸味进入中焦，便进入血液。

黄帝问：辛味趋于气，吃多了辛味，就会有烧心的感觉，这又是什么道理？

少俞回答说：辛味进到胃中，它的气运行到上焦。上焦的主要功能是将来自中焦的水谷分散到体表，吃多了姜、韭、蒜等的辛气会熏蒸到上焦，营卫之气也会受到辛味的刺激，而导致长时间留滞胃中，才会出现如火烧心的感觉。辛味会与卫气同行，所以辛味入胃后，会随着汗液一起发散出来。

黄帝问：苦味趋于骨骼，吃多了苦味的食物，会使人拘挛、呕吐，又是什么原因呢？

少俞回答说：苦味进到胃中，胃中五谷的其他气味都敌不过苦味。当苦味进入下脘，三焦的气行道路全都闭塞不通了，才会使人拘挛，呕吐。牙齿是骨的终了处，苦味进到胃中，先趋于骨，然后又随着牙齿吐出，会使牙齿发黑且疏松，因此才明白苦味是走骨的道理。

黄帝问：甘味趋走于肉，吃多了甘味，会使人心内发闷，这是什么原因呢？

少俞回答说：甘味进入胃中以后，气弱小，不能上行到上焦，而是与其他谷物一起滞留在胃中。甘味会使胃变得柔润，胃柔润的话胃壁就会变得松弛，胃壁变得松弛，寄生虫就会蠕动，寄生虫蠕动，就会令人心中发闷。因此甘味之气通于肉，所以说甘味趋走于肉。

阴阳二十五人第六十四

黄帝曰：余闻阴阳之人，何如？

伯高曰：天地之间，六合之内①，不离于五，人亦应之。故五五二十五人之形，而阴阳之人不与焉。其态又不合于众者五，余已知之矣。愿闻二十五人之形，血气之所生，别而以候，从外知内，何如？

岐伯曰：悉乎哉问也！此先师之秘也，虽伯高犹不能明之也。

黄帝避席，遵循而却②，曰：余闻之，得其人弗教，是谓重失③，得而泄之，天将厌之。余愿得而明之，金柜藏之，不敢扬之。

岐伯曰：先立五形金木水火土，别其五色，异其五形之人，而二十五人具矣。

黄帝曰：愿卒闻之。

岐伯曰：慎之慎之，臣请言之。

木形之人，比于上角④，似于苍帝⑤。其为人，苍色，小头，长面，大肩背，直身，小手足。好有才，劳心，少力，多忧，劳于事。能春夏不能秋冬，感而病生，足厥阴佗佗然。大角之人，比于左足少阳，少阳之上遗遗然。左角之人，比于右足少阳，少阳之下随随然。鈦角之人，比于右足少阳，少阳之上推推然。判角之人⑥，比于左足少阳，少阳之下枯枯然。

【注释】①六合之内：六合指东南西北四方和上下。六合之内意思是宇宙间。②遵循而却：不敢前进和后退的意思。③重失：失而又失，两次损失的意思。④上角：是五音之一，属木，是以木音做为分类的符号。⑤苍帝：神话中的上天五帝之一。东方色青为苍帝，所以是形容木形的人皮肤呈现苍色。⑥判角之人：判角，即大角之下，比于左足少阳。

【译文】黄帝说：我听说有属阴或属阳两种不同类型的人，是如何进行区分的呢？

伯高回答说：天地之间，宇宙以内，全部都不能离开五行之气，也离不开五行变化，人也是一样的。因此，人也会有五五二十五种类型，而人们所说的阴阳类型的人是不包括在其中的。阴阳人的形态与平常人是有所不同的，他们又分太阴、少阴、太阳、少阳、阴阳和平这五种，这些我已经清楚了。我想更加具体的了解二十五种人的形态，了解他们因血气差异所造成的不同特征，以便在治疗时能够分别候察，从外部表现去测知内部的病理情况，可以吗？

岐伯回答说：您问得可真是详细啊！这是先师秘要，就连伯高也还不能将其中的道理彻底弄明白呢。

黄帝离席向后退了几步，面色谦恭地说：我曾经听说，如果遇到合适的人却不将秘学传授给他，这是太过于谨慎了；而如果获得了秘学却随随便便的将它泄露出去，这是天理不容的。我希望可以得到这个秘学而将它进行领会，以后我一定将它藏在金柜里面，轻易不会外传。

岐伯说：首先将金、木、水、火、土五种形态确立，再根据五色不同进行区别，五声的不同进行区别，那么二十五种人就齐全了。

黄帝说：还请您全部讲给我听听。

岐伯说：一定要慎之又慎啊！让我来给你讲讲这个问题吧。

属木形的人，属于五音中的上角这一类，与上天东方苍帝相类似。这类人的特征是：皮肤呈青色，头小面长，大肩而平背，躯体挺直，手脚偏小，有才气，好劳心，力气小，会经常为各种事务忧心劳神。耐受春夏二季而不耐秋冬,秋冬之季容易生病。这一类人,属于足厥阴肝经,他们体态优美。木形中属于大角的这一类,是木气中最全的。比类左足少阳,少阳的上部,特征是和顺。木音中钛角一类人属右足少阳之上,特征是意气昂扬的。属于木音中判角一类,比类于右足少阳,足少阳经之下,性格特征是公正坦直。

火形之人,比于上徵①,似于赤帝。其为人赤色,广朋②,锐面小头,好肩背髀腹,小手足,行安地,疾行摇,肩背肉满,有气轻财,少信,多虑,见事明,好颜,急心,不寿暴死。能春夏不能秋冬,秋冬感而病生,手少阴核核然③。质徵之人比于左手太阳,太阳之上肌肌然④,少徵之人,比于右手太阳,太阳之下慆慆然⑤。右徵之人,比于右手太阳,太阳之上鲛鲛然⑥。质判(一曰质徵)之人,比于左手太阳,太阳之下支支颐颐然⑦。

【注释】①上徵:徵,五音之一。②广朋(yǐn):指掌背部的肌肉宽广。③核核然:真实的意思。④肌肌然:正大光明之状。⑤慆慆然:形容人多疑。⑥鲛鲛然:踊跃的意思。⑦支支颐颐然:怡然自得无忧愁的样子。

【译文】火形的人,属于五音中的上徵相比类,与天上南方赤帝相类似。这类人的特征是:皮肤呈赤色,齿根宽,面部尖而头小,肩、背、髀、腹各个部位都发育良好,手脚小,脚步稳,走路时快且摇晃肩膀,背部肌肉丰厚,有气魄且轻钱财,不会轻易相信别人,疑虑过多,具有很强的观察能力和对事物敏锐的分析能力,容颜美好,性格急躁,不能长寿,大多暴亡。耐春夏的温暖,而不耐秋冬的寒冷,秋冬时节时容易受到不正之气入侵而生病。这一类人,属于手少阴心经,他们的情态诚实可信。属于火形中比较全面的质徵一类,相比于左手太阳小肠经,太阳的上方,他们的特征是精力旺盛。火形中少徵这一类,比如右手太阳小肠经，太阳下方，他们的特征是猜忌多疑。火形中属右徵一类，比类于右手太阳小肠经，太阳的上方，他们的特征是做事欢欣踊跃。火形中质判一类，归于左手太阳小肠经，太阳的下方，他们的特征是乐观、逍遥自得没有忧虑的。

土形之人，比于上宫，似于上古黄帝。其为人黄色，圆面，大头，美肩背，大腹，美股胫，大手足，多肉，上下相称，行安地，举足浮，安心，好利人，不喜权势，善附人也。能秋冬不能春夏，春夏感而病生，足太阴敦敦然①。太宫之人，比于左足阳明，阳明之上婉婉然②。加宫之人（一曰众之人），比于左足阳明，阳明之下坎坎然③。少宫之人，比于右足阳明，阳明之上枢枢然④。左宫之人（一曰众之人，一曰阳明之人），比于右足阳明，阳明之下兀兀然⑤。

【注释】①敦敦然：诚恳而忠厚的样子。②婉婉然：和顺的样子。③坎坎然：《尔雅》释训"坎坎，喜也。"坎坎然，喜悦的样子。④枢枢然：圆滑的样子。⑤兀兀然：独立不动的样子。

【译文】形体与性情禀承了土性这类的人，属于五音中上宫这一类，与天上中央一方的黄帝相类似。这类人的特征是：皮肤为黄色，圆脸且头大，肩背发育得较为健美，腰腹较大，大小腿长得健壮，手脚大，身体肌肉多，上下匀称，走路时脚步平稳，步态轻盈，性情安稳，遇事冷静，常做助人为乐的事，不喜好权势，却善于团结他人。耐秋冬的寒凉，不耐春夏炎热，因此会常在春夏时受到不正之气的入侵而生病。这类人，属于足太阴脾经，性格诚实而忠厚。属于土形中最全面的太宫这一类人，归于左足阳明胃经，阳明的上方，这种人的特征是太过于和顺。土形中属于加宫一类的人，归于左足阳明，阳明的下方，他们的特征是欣喜快活的。土形中属于少宫一类的人，归于右足阳明，阳明的上方，特征是为人圆滑，善于处理人际关系。土形中属于左宫一类的人，归于右足阳明，阳明的下方，特征是专心致志，不怕困难。

金形之人，比于上商，似于白帝。其为人方面，白色，小头，小肩背，小腹，小手足，如骨发踵外，骨轻，身清廉，急心，静悍，善为吏。能秋冬不能春夏，春夏感而病生，手太阴敦敦然。钛商之人，比于左手阳明，阳明之上廉廉然。右商之人，比于左手阳明，阳明之下脱脱[①]然。大商之人，比于右手阳明，阳明之上监监[②]然。少商之人，比于右手阳明，阳明之下严严[③]然。

水形之人，比于上羽，似于黑帝。其为人黑色，面不平，大头，廉颐[④]，小肩，大腹，大手足，发行摇身，下尻长，背延延然，不敬畏，善欺给人，戮死。能秋冬不能春夏，春夏感而病生，足少阴汗汗[⑤]然。大羽之人，比于右足太阳，太阳之上颊颊[⑥]然。少羽之人，比于左足太阳，太阳之下纡纡然。众之为人。比于右足太阳，太阳之下洁洁然。桎之为人，比于左足太阳，太阳之上安安然。是故五形之人二十五变者，众之所以相异者是也。

黄帝曰：得其形，不得其色，何如？

岐伯曰：形胜色，色胜形者，至其胜时年加[⑦]，感则病行，失则忧矣。形色相得者，富贵大乐。

黄帝曰：其形色相胜之时，年加可知乎？

岐伯曰：凡人之大忌常加九岁。七岁，十六岁，二十五岁，三十四岁，四十三岁，五十二岁，六十一岁，皆人之大忌，不可不自安也，感则病行，失则忧矣。当此之时，无为奸事，是谓年忌。

【注释】①脱脱：潇洒的意思。②监监：明察是非的意思。③严严：严肃庄重的样子。④廉颐：廉，是菱形；颐，是口角后腮之下的部位。⑤汗汗：

卑下貌。⑥颇颇：得意的意思。⑦至其胜时年加：加，应做"忌"。所谓年忌，就是不利于其人的年龄。当形色相胜的时候，正值有年忌相加，这样的年龄容易患病。

【译文】形体与性情继承了金性的人，属于金音中上商，类同于西方的白帝。这类人的特征是皮肤白，头小方脸，肩背小，腹部小，手足小，足跟部骨骼都会显露，走路轻快，为人廉洁，做事不拖沓，行动迅速，风格强悍，具有一定的领导才能，善于对事物做出判断。能耐受秋冬季节的寒凉，不能耐受春夏季节的温热，春夏季节时容易受到邪气入侵而生病，这一类人，属于手太阴肺经，他们的特征是处事果决。金音中钛商一类的，属左手阳明，阳明的上部，他们的特征是，廉洁自守。金音中右商一类，属左手阳明之下，他们的特征是，从容舒缓。金音中类属大商，归于右手阳明经之上，他们的性格特征是，具有很强的观察力。在金音中少商一类，归于右手阳明经之下，他们的性格特征是，显得威严而庄重。

形体与性情禀承水性这类的人，属水音中的上羽，就如同北方的黑帝。这类人形态特征是：皮肤黑，脸上凹凸不平，头颅大，脸部宽阔，肩小，肚子大，手脚大，走路时身体爱摇摆晃动，腰背与臀尾部分比较长，对人不恭敬也不畏惧，善于欺诈，往往因作恶而被惹上杀身之祸。耐秋冬季节的寒冷，不耐春夏二季的温热，春夏二季容易受邪气入侵而生病。属足少阴肾经，性格特征是为人卑下。水形中属大羽的一类人，比类于右足太阳的上部，他们的性格特征是意满自得。水形中属于少羽一类人，比类于左足太阳的下部，性格特征是纡曲而不直爽。水形中属众羽的一类人：比类于右足太阳的下方，其性格是洁身自好。水音中属桎羽一类，归于左足太阳经之上，他们的性格特征是安闲而恬静。因此，五形中的人有二十五种变化，是与一般人所不同的。

黄帝问：人有了适合五行的形体方面的特征，却不具备有与五行方面相应的肤色，会怎样呢？

岐伯说：形体五行属性克肤色的五行属性，又或者是肤色五行属性克形体五行属性，如果遇到相克的时令和岁数，邪气就会入侵人体，就会生病，不及时治疗或治疗不得当，就会性命堪忧了。如果形与色相称，就会富贵康乐了。

黄帝问：假如人形体的五行属性与肤色的五行属性相克，那么避忌的年岁是哪些呢？

岐伯说：一般人重大的年忌，从七岁这一大忌之年算起，以后在此基础上递加九年，即十六岁，二十五岁，三十四岁，四十三岁，五十二岁，六十一岁，这些都是人的大忌之年，不能不加以保重，不然的话，不正之气入侵就会生病，假若治疗不及时就会有危险。因此在上述大忌之年，要注意保养身体，不做奸邪之事，以免对身体和精神造成损伤，这就称之为年忌。

黄帝曰：夫子之言，脉之上下，血气之候，以知形气，奈何？

岐伯曰：足阳明之上，血气盛，则髯①美长，血少气多，则髯短；故气少血多，则髯少；血气皆少，则无髯，两吻多画②。足阳明之下血气盛，则下毛美长至胸；血多气少，则下毛美短至脐，行则善高举足，足指少肉足，善寒；血少气多，则肉而善瘃③；血气皆少，则无毛，有则稀枯悴，善痿厥足痹。

足少阳之上，气血盛则通髯④美长，血多气少则通髯美短，血少气多则少髯，血气皆少则无须。感于寒湿则善痹，骨痛爪枯也。足少阳之下，血气盛则胫毛美长，外踝肥；血多气少则胫毛美短，外踝皮坚而厚；血少气多则䯒毛⑤少，外踝皮薄而软；血气皆少则无毛，外踝瘦无肉。

足太阳之上，血气盛则美眉，眉有毫毛；血多气少则恶眉⑥，面多小理；血少气多则面多肉，血气和则美色。足太阳之下，血气盛则跟肉满，踵坚；气少血多则瘦，跟空⑦；血气皆少则善转筋，踵下痛。

手阳明之上，血气盛则髭美，血少气多则髭恶，血气皆少则无髭。手阳明之下血气盛，则腋下毛美，手鱼肉以温，气血皆少则手瘦以寒。

手少阳之上，血气盛则眉美以长，耳色美；血气皆少则耳焦恶色。手少阳之下，血气盛，则手拳多肉以温；血气皆少，则寒以瘦；气少血多，则瘦以多脉。

手太阳之上，血气盛，则有多须，面多肉以平，血气皆少则面瘦恶色。手太阳之下，血气盛则掌肉充满，血气皆少则掌瘦以寒。

【注释】①髭：面颊部位的胡须叫髭。②两吻多画：吻，即口角；画，即口角的纹理。③瘃：冻疮的意思。④通髯：两颊的胡须向上连接耳旁的鬓角。⑤胻毛：即胫毛。指小腿部的毫毛。⑥恶眉：指眉毛粗疏不齐。⑦跟空：足跟部肌肉瘦弱。

【译文】黄帝问：您说，可以根据人体上经脉上下循行和气血多少的变化，来体察人体形气的强弱，又是怎样的呢？

岐伯回答说：足阳明经脉气血充盛，胡须会长得美而长。血少气多，须就长得短。气少血多，胡须就会稀少。血气都少的话，两颊部就不会长胡须、反而会让口角两旁的纹理多起来。足阳明胃经，假如气血充盛，则阴毛会长得美好且长，甚至可以往上长到胸部。血多气少的阴毛虽长得美，但长得相对短少，毛可以长到脐部，走路时会喜欢高抬脚，足趾的肌肉比较少，脚会经常觉得寒冷。血少气多会容易长冻疮。血气都不足，则不长阴毛，就算是有也是很稀少的，而且长得枯槁，这类人会比较容易患痿、厥、足痹这类病。

足少阳经的上部，如果气血充盛，面颊两侧的胡须会连鬓而生、美好而长。血多气少，两颊胡须连鬓，会比较短小。血少气多则胡须稀少。

血气都不足则不长胡须，寒邪湿气的人容易生痹证、骨痛、爪甲干枯等病。足少阳经脉的下部，假如气血充盛，腿部的毛会长得美好且长，外踝附近的肌肉也比较丰满。血多气少的话，小腿部的汗毛长得较短小，外踝周围皮坚实且厚。血少气多就会小腿部的毛少，外踝周围皮薄且软。血气都少则不生毛发，外踝处瘦且没有肉。

足太阳经脉的上部，如果气血充盛，则眉毛清秀且长，且会在眉毛有较长的毫毛。血多气少，眉毛枯瘁，脸上会出现较多细小的皱纹。血少气多，面部肌肉丰满，气血调和面色秀丽。足太阳经脉的下部，气血充盛，脚跟部肌肉丰满且坚实。气少血多则足跟部肌肉消瘦。气血都少的，就会有转筋、足跟痛等症状出现。

手阳明经脉上部的气血充盛，唇上胡须就会清秀而美。血少气多，唇上胡须就会长得稀疏无华。血气都少的唇上不长胡须。手阳明经脉的下部气血充盛，腋毛秀美，手部温暖。气血都不足的话，手部肌肉消瘦且寒凉。

手少阳经脉上部气血充盛，眉毛长得美好而长，耳朵色泽明润。气血都不足，耳部焦枯没有光华。手少阳经脉的下部气血充盛，则手的肌肉丰满，手会温暖。气血都不足，手部肌肉消瘦并且手部寒凉。气少血多的话手部肌肉消瘦，并且络脉大多浮显出来。

手太阳经脉上部血气充盛，唇下胡须多，面部丰满。血气少面部消瘦没有光泽。手太阳经脉下部气血充盛，手掌的肌肉充实而丰满。气血少的掌部肌肉消瘦而发凉。

黄帝曰：二十五人者，刺之有约①乎？

岐伯曰：美眉者，足太阳之脉，气血多；恶眉者，血气少；其肥而泽者，血气有余；肥而不泽者，气有余，血不足；瘦而无泽者，气血俱不足。审察其形气有余不足而调之，可以知逆顺矣。

黄帝曰：刺其阴阳，奈何？

岐伯曰：按其寸口人迎，以调阴阳，切循其经络之凝涩，结而不通者，在于身皆为痛痹，甚则不行，故凝涩。凝涩者，致气以温之，血和乃止。其结者，脉结，血不行，决②之乃行。故曰：气有余于上者，导而下之；气不足于上者，推而休之，其稽留不至者，因而迎之。必明于经隧，乃能持之。寒与热争者，导而行之，其宛陈血结者，则而予之。必先明知二十五人，则血气之所在，左右上下，刺约毕也。

【注释】①有约：指有原则的意思。②决：开泄的意思。

【译文】黄帝问：这二十五种人，该以怎样的法则对他们加以针治呢？

岐伯说：眉毛长得好的，是因足太阳经脉的气血盛多；眉毛长得不好的，也是因为足太阳经脉气血少；肥胖而肤色光润的，是血气有余；肥胖而肤色不光滑的，是血不足而气有余；瘦脊而肤色缺少没有光泽的，是气血不足。仔细审察形气有余或不足，以此为依据对他们进行调治，就能清楚其中的逆顺差别了。

黄帝问：针刺三阴三阳经脉患的病要如何呢？

岐伯答道：切按人迎与寸口脉，以诊断出阴阳气血方面的盛衰变化，再沿经络部位，看有没有出现气血滞涩不通的现象。如果气血阻滞不通，一般是得了痛痹之病，是因为阳气严重不足，气行不畅，所引起的血液凝滞，应当用针刺调补使阳气运行到部位，用温通涩滞的气血，气血通调后，才停止治疗。气血如果结聚在小络脉而造成浅部瘀血，用针刺放血开决疏通，就可运行了。因此，上部病气有多余的，应采用上病下取的取穴方法，将病气引导下行。凡是上部正气不足的，用推而扬之的针法，使正气上行，使气血达到平衡。假如气迟迟不到而没有针感，或是气行迟滞而中途有所滞留，应在滞留的地方用针迅速刺治，以使到达病变的地方。首先明确经脉的循行，才可以正确采用不同的针刺方法。假如出现寒热交争的现象，要依阴阳盛衰的不同情况，补其不足再泄除多余，使气血达到平衡。若脉中有一些郁滞而没有瘀结的，也应具体情况具体治疗。总之，要先熟悉二十五种人的外部不同特征、各经脉上下气血盛衰、及内部病理机制等具体情况，还有针刺时要取适当的穴位，这样针刺时所遵循的法则就包含其中了。

卷之十

五音五味第六十五

右徵与少徵，调右手太阳上。左商与左徵，调左手阳明上。少徵与大宫，调左手阳明上。右角与大角，调右足少阳下。大徵与少徵，调左手太阳上。众羽与少羽，调右足太阳下。少商与右商，调右手太阳下。桎羽与众羽，调右足太阳下。少宫与大宫，调右足阳明下。判角与少角，调右足少阳下。釱商与上商，调右足阳明下。釱商与上角，调左足太阳下。

上徵与右徵同，谷麦，畜羊，果杏，手少阴，脏心，色赤，味苦，时夏。上羽与大羽同，谷大豆，畜彘，果栗，足少阴，脏肾，色黑，味咸，时冬。上宫与大宫同，谷稷，畜牛，果枣，足太阴，脏脾，色黄，味甘，时季夏。上商与右商同，谷黍，畜鸡，果桃，手太阴，脏肺，色白，味辛，时秋。上角与大角同，谷麻，畜犬，果李，足厥阴，脏肝，色青，味酸，时春。

大宫与上角，同右足阳明上。左角与大角，同左足阳明上。少羽与大羽，同右足太阳下。左商与右商，同左手阳明上。加宫与大宫，同左足少阳上，质判与大宫，同左手太阳下。判角与大角，同左足少阳下。大羽与大角，同右足太阳上。大角与大宫，同右足少阳上。

右徵、少徵、质徵、上徵、判徵。右角、钛角、上角、大角、判角。右商、少商、钛商、上商、左商。少宫、上宫、大宫、加宫、左宫。众羽、桎羽、上羽、大羽、少羽。

黄帝曰：妇人无须者，无血气乎？

岐伯曰：冲脉、任脉，皆起于胞中，上循背里，为经络之海。其浮而外者，循腹右上行，会于咽喉，别而络唇口。血气盛则充肤热肉，血独盛则澹渗皮肤，生毫毛。今妇人之生，有余于气，不足于血，以其数脱血①也，冲任之脉，不荣口唇，故须不生焉。

黄帝曰：士人有伤于阴，阴气绝而不起，阴不用，然其须不去，其故何也？宦者独去，何也？愿闻其故。

岐伯曰：宦者，去其宗筋，伤其冲脉，血泻不复，皮肤内结，唇口不荣，故须不生。

黄帝曰：其有天宦②者，未尝被伤，不脱于血，然其须不生，其故何也？

岐伯曰：此天之所不足也，其任冲不盛，宗筋不成，有气无血，唇口不荣，故须不生。

黄帝曰：善乎哉！圣人之通万物也，若日月之光影，音声鼓响，闻其声而知其形，其非夫子，孰能明万物之精。是故圣人视其颜色，黄赤者多热气，青白者少热气，黑色者多血少气。美眉者太阳多血，通髯极须者少阳多血，美须者阳明多血。此其时然也。夫人之常数，太阳常多血少气，少阳常多气少血，阳明常多血多气，厥阴常多气少血，少阴常多血少气，太阴常多血少气。此天之常数也。

【注释】①数脱血：即妇女月月行经。②天宦：即先天生殖器发育不全的人。

【译文】五音中的右徵和少徵这类的人，应调治右手太阳经的上部。而左商和左徵类的人，应该调治左侧手阳明经的上部。少徵和大宫类的人，就该调治左手阳明经脉的上部。右角和大角类的人，调治的就是右足少阳经的下部。太徵和少徵这类人，就应当调治左手太阳经的上部。众羽和少羽这类的人，就应当调治右足太阳经的下部。少商和右商这类的人，就应当调治右手太阳的下部。桎羽和众羽这类的人，就应当调治右足太阳经的下部。少宫和大宫这类的人，就应当调治右足阳明经的下部。判角与少角这类的人，就应当调治右足少阳经的下部。钛商和上商这类的人，就要调治右足阳明经的下部。钛商和上角这类的人，就要调治左足太阳经的下部。

上徵与右徵都是火形、徵音类型的人，用与五行属性与他们相合的，五谷中的小麦、五畜中的羊肉、五果中的杏子，五脉中的手少阴经，五脏为心，五色为赤，五味为苦，五时为夏。上羽与大羽都是水形、羽音类型，五行属性与他们相合的是：五谷中的大豆、五畜中的猪肉、五果中的栗子等咸味食物，在五脉为足少阴经，五脏为肾，五色为黑，五味在咸，五时为冬。上宫与大宫类型的人，同属于土形、宫音，五行属性与他们相合的：五谷中的稷米、五畜中的牛肉、五果中的大枣等甜味，五脉中的足太阴经，五脏为脾，五色为黄色，五味为甜，五时为长夏。上商与右商都是属于金形、商音类型，五行属性与他们相合的，五谷中的黍米、五畜中的鸡肉、五果中的桃子等辛味食物，五脉中的手太阴经，五脏的肺，五色中的白色，五味中的辛味，五时中的秋季。上角与大角都是属木形、角音类型，五行属性与他们相合的是：五谷中的芝麻、五畜中的狗肉、五果中的李子等酸味，五脉为足厥阴经，五脏中的肝，五色中的青色，五味中的酸味，五时中的春季。

五音中的大宫和上角这两类人，都可以对右足阳明经的上部进行调治。左角与大角这两种类型的人，都可以对左侧足阳明经的上部进行调治。少羽和太羽这两种类型的人，可以对右足太阳经的下部进行调治。左商与右商这两种类型的人，对左手阳明经的上部进行调治。加宫与大宫类型的人，可以对左足少阳经的上部进行调治。质判与大宫类型的人，对左手太阳经的下部进行调治。判角与大角类型的人，对左足少阳胆经的下部进行调治。大羽和大角类型的人，对右足太阳经的上部进行调治。大角与大宫类型的人，对右足少阳经的上部进行调治。

右徵、少徵、质徵、上徵、判徵等属于火形、徵音的五种不同类型。右角、钛角、上角、大角、判角是木形、角音的五种不同类型。右商、少商、钛商、上商、左商等属于金形、商音中的五种不同类型。少宫、上宫、大宫、加宫、左宫属于土形、宫音中的五种不同类型。众羽、桎羽、上羽、大羽、少羽等属于水形、羽音中的五种不同类型。

黄帝问：女性不长胡须，是因为没有血气造成的吗？

岐伯答道：冲脉和任脉都起于胞中，沿脊背里侧向上循行，是经脉和络脉气血汇聚的大海。循行外部表浅部位者，循腹部上行，在咽喉部交会，其中的一个分支，别出咽喉，环口、唇循行。血气充盛则肌肤得到气血温煦和濡养而肌肉丰满，皮肤润泽，只有营血充盛且渗灌到皮肤中，毫毛才会生长。但是，女性的生理特点是气有余而血不足，因为每月都有经血排出体外，冲、任两脉的血气，不足以营养口唇周围，所以女性不生胡须。

黄帝又问：有的男性损伤了阴器，造成阳痿而无法勃起，从而丧失了性功能，可是即使这样，他的胡须还是会继续生长，这又是什么原因呢？宦官的胡须却因为阉割便停止生长，这又是什么缘故呢？还请讲讲其中的道理。

岐伯回答说：宦官阉割是因为睾丸已经切除，伤到了冲脉，冲脉之血外泄，伤口瘢合后皮肤干结，冲任二脉的血液无法正常运行。口唇周围没有了血液的荣养，因此不再长胡须。

黄帝问：可是有的人是天阉，宗筋并没有受到外伤，他们也不像女性那样定期排月经之水，可是也不长胡须，这又是什么原因呢？

岐伯回答说：这就属于先天性的生理缺陷了，这种人的冲脉和任脉都不充盛，阴茎和睾丸的发育都不健全、宗筋无势，有气但血不足，不能向上运行荣养口唇四周，因此也是不长胡须的。

黄帝说：真是讲得太好了！真是有着高度智慧的人可以通晓万事万物，就像日月的光芒一样，立竿就能见影，又像是弹奏管弦的音声，击鼓作响，让人听到它的声音就能知道它的形状。除您之外，还有谁精通这些事理呢？因此有才智的人，看到他人的容颜和气色上的变化，便可以知道他体内气血的盛衰。假如面色黄赤，就可以知道体内气血有热。面色青白色，就是气血有寒。黑色，是多血而少气。眉目清秀是太阳经多血。须髯很长是少阳经多血。胡须美好是阳明经多血。这些都是一般的规律。人体内各经脉气血的情况一般都是太阳经多血少气，少阳经经常是多气少血，阳明经多血多气，厥阴经多气少血，少阴经多血少气，太阴经也经常是多血少气。这些都是人体生理的正常规律。

百病始生第六十六

黄帝问于岐伯曰：夫百病之始生也，皆生于风雨寒暑，清湿喜怒。喜怒不节则伤脏，风雨则伤上，清湿则伤下。三部之气，所伤异类，愿闻其会。

岐伯曰：三部之气各不同，或起于阴，或起于阳，请言其方。喜怒不节则伤脏，脏伤则病起于阴也；清湿袭虚，则病起于下；风雨袭虚，则病起于上，是谓三部。至其淫泆，不可胜数。

黄帝曰：余固不能数，故问先师，愿卒闻其道。

岐伯曰：风雨寒热，不得虚，邪不能独伤人。卒然逢疾风暴雨而不病者，盖无虚，故邪不能独伤人。此必因虚邪之风，与其身形，两虚相得，乃客其形①。两实相逢，众人肉坚。其中于虚邪也，因于天时，与其身形，参以虚实，大病乃成。气有定舍，因处为名，上下中外，分为三员。

是故虚邪之中人也，始于皮肤，皮肤缓则腠理开，开则邪从毛发入，入则抵深，深则毛发立。毛发立则淅然②，故皮肤痛。留而不去，则传舍于络脉。在络之时，痛于肌肉，其痛之时息，大经乃代。留而不去，传舍于经。在经之时，洒淅喜惊。留而不去，传舍于输，在输之时，六经不通，四肢则肢节痛，腰脊乃强。留而不去，传舍于伏冲之脉，在伏冲之时，体重身痛。留而不去，传舍于肠胃。在肠胃之时，贲响，腹胀，多寒则肠鸣飧泄，食不化，多热则溏出糜。留而不去，传舍于肠胃之外，募原之间，留着于脉。稽留而不去，息而成积。或著孙脉，若著络脉，或著经脉，或著输脉，或著于伏冲之脉，或著于膂筋，或著于肠胃之募原，上连于缓筋③，邪气淫泆，不可胜论。

【注释】①两虚相得，乃客其形：得，合的意思；两虚，一方面指邪之虚，一方面指正气之虚。正是虚邪遇到虚气才能作用于人体而发病。②淅然：形容怕冷的样子。③缓筋：指足阳明之经。

【译文】黄帝问岐伯说：不同疾病产生的最基本原因，都是因为风、雨、寒、暑、阴冷、潮湿等外界因素的侵入和喜怒哀乐等内在情绪所引起的。喜怒不加以节制，内脏会受到损伤。风雨寒暑等外界因素的侵入，会使人体外部受到伤害。风雨的寒气，会伤害人体的上部；阴寒潮湿的寒气，会侵入到人体的下部。以致于会造成人体上部、内部和下部三方面不同程度的损害，这其中的道理我想知道。

岐伯回答说：这三方面都是属于三种不同性质的邪气，有的会先发生在阴内，有的发生在阳表，其中的道理我先说说。凡是因为喜怒等情绪得不到调节而导致生病的，都会伤到内部的五脏，伤及内脏病源就起于阴。阴冷潮湿的邪气容易乘虚侵害人体的下部，所以病因起源于下。风雨寒暑天气容易侵袭人体的头、背等上部，所以病因起于上。这是所有病症起源的三大部位。而等到邪气侵入人体引起其他方面的变化，说起来就更加复杂了，没办法一一举例说明。

黄帝说：我正是因为这些说不清的病症部分和名称，才向您请教，希望可以更加彻底明白其中的道理。

岐伯回答说：风雨寒热所产生的邪气，如果不是身体很虚弱，一般情况下是不足以使人生病的。有时遇到狂风骤雨，而没有生病，这是因为没有虚邪，所以不会对人体造成伤害。人之所以会生病，首先是这个人的身体虚弱，同时又受到了贼风邪气的侵入，这两种因素相结合，才会让人生病。假如风雨寒热顺应季节时令，而人们身体强壮，肌肉坚实，这是所称的"两实相逢"，是不会得病的。人为虚邪所伤，是因为四时的邪气与人的虚弱体质相遇合，才形成大病。气有一定的留止的地方，依据邪气停留的地方给病症命名，上下内外，分三部。

因此虚邪侵袭了人体，从皮肤进入，皮肤松弛，于是腠理张开，腠理张开，邪气就从毛发侵入；邪气慢慢进入到人体深处，使人毛发竖起，森然寒栗，皮肤感到痛；邪气停留而不去，会继续深入到络脉，邪气停留在络脉时，会觉得肌肉疼痛，这种疼痛是间歇性的，于是由经脉代受邪害；如果邪气再久留不去的话，就会继续深入到经脉。邪气留在经脉时，常常会令人森然寒栗，容易受到惊吓；邪气如果在经脉没有得到去除，就会更进一步的深入到输脉了。邪气在输脉，会导致三阴三阳六条经脉不通，四肢疼痛，腰脊僵直，难屈伸；邪气如果仍然没有去除，则会转而侵入到伏冲之脉了，邪气在伏冲，会有身体沉重，且觉得疼痛；如果邪气在伏冲还是没有去除的话，就会转入肠胃；邪气在肠胃，腹部会发胀，寒多，就会肠鸣、泄泻，消化不了食物，如果是热多，会大便稀薄，且有糜烂物随大便排出；邪在肠胃久留不去的话，会继续侵入肠胃之外的脂膜之间，存留于脂膜的细络中；邪在脂膜间不去，就会形成积块。总之，邪气侵入人体，要么留在孙络，要么停留于络脉，要么停留于经脉、输脉、伏冲之脉、脊膂之筋，要么留于肠胃外的脂膜相连的缓筋。邪气在人体内的肆意泛滥，不可一一细说。

黄帝曰：愿尽闻其所由然。

岐伯曰：其著孙络之脉而成积者，其积往来上下。臂手孙络之居也，络浮而缓，不能拘积而止之，故往来移行，肠胃之间。水凑渗注灌，濯濯有音。有寒则腹膜满雷引，故时切痛。其著于阳明之经，则挟脐而居，饱食则益大，饥则益小。其著于缓筋也，似阳明之积，饱食则痛，饥则安。其著于肠胃之募原也，痛而外连于缓筋，饱食则安，饥则痛。其著于伏冲之脉者，揣之应手而动，发手则热气下于两股，如汤沃之状。其著于膂筋，在肠后者，饥则积见，饱则积不见，按之不得。其著于输之脉者，闭塞不通，津液不下，孔窍干壅。此邪气之从外入内，从上下也。

黄帝曰：积之始生，至其已成，奈何？

岐伯曰：积之始生，得寒乃生，厥乃成积①也。

黄帝曰：其成积奈何？

岐伯曰：厥气生足悗②，悗生胫寒，胫寒则血脉凝涩，血脉凝涩则寒气上入于肠胃。入于肠胃则胀满，胀满则肠外之汁沫迫聚不得散，日以成积。卒然多食饮，则肠满，起居不节，用力过度，则络脉伤。阳络伤则血外溢，血外溢则衄血；阴络伤则血内溢，血内溢则后血。肠胃之络伤，则血溢于肠外，肠外有寒，汁沫与血相搏，则并合凝聚不得散，而积成矣。卒然外中于寒，若内伤于忧怒，则气上逆，气上逆则六输不通，温气不行，凝血蕴裹而不散，津液涩渗，著而不去，而积皆成矣。

黄帝曰：其生于阴者，奈何？

岐伯曰：忧思伤心；重寒伤肺；忿怒伤肝；醉以入房，汗出当风伤脾；用力过度，若入房汗出浴，则伤肾。此内外三部之所生病者也。

黄帝曰：善。治之奈何？

岐伯答曰：察其所痛，以知其应。有余不足，当补则补，当泻则泻。毋逆天时，是谓至治。

【注释】①厥乃成积：寒气上逆，气机不畅，逐渐形成积。②足悗：指足部出现酸疼，活动不利的一种症状。

【译文】黄帝说：请您给我讲讲邪气在体内成积的原因。

岐伯道：邪气在孙络停留形成积症，痛点是上下游动的，因停在了孙络，而孙络表浅且松弛，无法将它拘束在一个地方固定不移，疼痛呈游动性。积在肠胃的孙络之间游移，肠胃里的水液会渗透灌注，形成水液停聚，就会有吸收代谢失调，甚至有濯濯的水声现象。如有寒，则会上下气机不通，腹部胀，会出现如同刀割一般的疼痛症状。邪气在足阳明经形成积滞，积滞在脐两旁，吃得太饱积块会显大，饿了或空腹时积块也跟着变小。邪气在缓筋成积，症状和阳明经差不多，但疼痛则是在吃饱后出现，饿或者空腹时不会痛。邪气在肠胃的脂膜间成积，疼痛时牵扯到肠外的缓筋，吃饱后不痛、反而是在饥饿时疼痛。邪气在伏冲之脉成积，用手切按住腹部，积块会搏动应手，并随着搏动而产生阵痛。患者在手离开时会有一股热气下行到两股之间，像用热汤浇灌一样，很难忍受。邪气在肠后脊膂筋成积，在饥饿肠胃空虚时，可以触摸得到，吃饱后肠胃充实了就触摸不到了。邪气在输脉成积，脉道会闭塞不通，津液也无法上下输送，汗孔或其他地方也干涩、阻塞。这些都是邪气由外而内，从上到下所产生的病变表现。

黄帝问：积病从起源到形成，是怎样的发展过程呢？

岐伯答道：积病的起始，是因寒邪之气的侵入而产生的，主要是因为寒邪厥由足逆上行于肠胃而形成的积症。

黄帝又问：积症形成的过程是怎么样的呢？

岐伯答道：寒邪造成厥逆之气，首先会影响足部的阳气不通，发生疼痛，行动不便，慢慢的又会导致胫部寒冷，胫部寒冷会使血脉凝滞，时间长了，寒冷之邪进入肠胃，导致腹胀，腹胀就会使水液汁沫聚积难以消散，日益加重就会形成积病。又因暴食暴饮，造成肠胃经脉太过充盈，或因生活起居不节，用力过度，都能造成细小络脉的损伤。假如表浅的阳络受到破坏，血会外溢，表现出不同衄血症状。深部的阴络受到损伤，血会向内溢，血内溢会出现便血的情况。肠胃的络脉损伤，血会溢散到肠道外的腹腔组织，如果再加上肠外有寒邪，肠外的水液汁沫会与外溢的血液凝聚，以致难以消散而形成积病。另外，外感寒邪，内又有忧伤思虑，或是郁怒愤闷等情绪，会造成气机紊乱、上逆，从而会影响六经，以致气血运行不畅，阳气不运，血液形成凝血，凝血蕴结裹束不能消散，津液渗透不利而不得布散，积症也就由此形成了。

黄帝问：那么病发生于内脏，又有哪些致病因素呢？

岐伯答道：忧思过重就会伤心，重寒伤害肺脏。忿恨、恼怒过度肝脏会受伤损。酒醉后行房事，出汗又受风，会对脾脏有损伤。用力过度，或行房事时大汗淋漓，就像是刚洗完澡一样，这样容易损伤肾脏。以上是内外三部发生疾病的原因。

黄帝说：您说得真好。针对这样的症状要如何治疗呢？

岐伯答道：根据疼痛产生的特点和部位，便知道病变所在，根据人体的虚实和各种症候表现，该补的补、当泻的泻，在医治时不违背四时气候和脏腑之间的关系，就是治疗疾病的最高原则了。

行针第六十七

黄帝问于岐伯曰：余闻九针于夫子，而行之于百姓，百姓之血气各不同形，或神动而气先针行，或气与针相逢，或针已出，气独行，或数刺乃知，或发针而气逆，或数刺病益剧。凡此六者，各不同形，愿闻其方。

岐伯曰：重阳之人，其神易动，其气易往也。

黄帝曰：何谓重阳之人？

岐伯曰：重阳之人，熇熇①高高，言语善疾，举足善高，心肺之脏气有余，阳气滑盛而扬，故神动而气先行。

黄帝曰：重阳之人而神不先行者，何也？

岐伯曰：此人颇有阴者也。

黄帝曰：何以知其颇有阴也？

岐伯曰：多阳者多喜；多阴者多怒，数怒者易解，故曰颇有阴，其阴阳之离合难，故其神不能先行也。

黄帝曰：其气与针相逢，奈何？

岐伯曰：阴阳和调而血气淖泽滑利，故针入而气出，疾而相逢也。

黄帝曰：针已出而气独行者，何气使然？

岐伯曰：其阴气多而阳气少，阴气沉而阳气浮，其气沉者内藏，故针已出，气乃随其后，故独行也。

黄帝曰：数刺乃知，何气使然？

岐伯曰：此人之多阴而少阳，其气沉而气往难，故数刺乃知也。

黄帝曰：针入而气逆者，何气使然？

岐伯曰：其气逆与其数刺病益甚者，非阴阳之气，浮沉之势也，此皆粗之所败，工②之所失，其形气无过焉。

【注释】①熇熇：火热炽盛的意思。②工：这里是针刺的医生。

【译文】黄帝问岐伯：我从先生这里学习和了解了九针的理论，但在施治时却发现人们的血气盛衰是有所不同的，病人对针刺的反应也存在着明显的差别。有些人在进针之前神情就发生了变化，病人的精神高度紧张，对针感的反应也相对强烈。有的病人在进针后马上有得气的感觉。有的病人则在拔针以后才会有所反应。有的根本不敏感，要经过反复几次针刺才有所反应。有的呢，下针就出现气逆、晕针等反应了。还有的呢，在几次针刺后反而加重了病情。以上的六种情况，都有各不相同的症状，其中的道理我想了解。

岐伯回答说：重阳类型的人，情绪容易激动，所以会高度敏感，对针感反应很强烈。

黄帝问：什么样的人是重阳类型的人？

岐伯答道：重阳类型人有着如火一样轰轰烈烈的禀性风格，这类人精力充沛，讲话爽朗流利，走路时脚抬得高。这类人的心肺脏功能旺盛，阳气充盛，所以精神容易激动，对针刺反应最为强烈。

黄帝问：可是也有些重阳类型的人并不那么敏锐的呀，要等针入后才会有所反应，这又是为何呢？

岐伯回答说：这种是重阳中略带有阴气的人，即阳中有阴。

黄帝又问：那么我该如何判断这种人是否阳中有阴呢？

岐伯答道：阳气充盛的人情绪高涨，精神愉悦，会把好的事情显露在脸上。阴气充盛的人会显得精神抑郁、紧张，常常恼怒不快，喜欢发脾气，却也容易缓解，根据以上的这些特点来判断这种人是阳中有阴。因此阳为阴所滞，阴阳离合困难，神气不会轻易激动，对针刺的反应也就不那么强烈了。

黄帝问：有些患者对针刺的反应很强烈，下针后很快就有效，这是什么原因呢？

岐伯答道：这是因为那个人的阴阳均衡协调，气血也和畅，所以在进针后很快见效。

黄帝又问：有的人起针后才有所反应，又是什么内在原因呢？

岐伯回答说：这种人阴盛阳衰，阴是主沉降，阳是主升浮的，阴偏多就会使沉潜敛藏占优势，针刺时反应相对迟缓，在出针后，阳气随针上浮，才会出现反应。

黄帝问：那有些患者要经过反复几次针刺才有所反应，是什么原因呢？

岐伯答道：这种人多阴少阳，气已经沉潜到最深，反应太低使气难以到达，对针刺特别的不敏感，要通过多次针刺后才有所反应。

黄帝问：有些人一进针就出现气逆晕针的不良反应，这是什么原因？

岐伯答道：出现气逆晕针的不良反应，还有那些多次针刺后病情反而加重的患者，并不是患者体质阴阳偏盛偏衰或是气机的升浮沉降引起的，是因医生医术上的不高明，或治疗上出现的偏差，与患者形气体质没有关系。

上膈第六十八

黄帝曰：气为上膈①，上膈者，食饮入而还出，余已知之矣。虫为下膈，下膈者，食晬时乃出②，余未得其意，愿卒闻之。

岐伯曰：喜怒不适，食饮不节，寒温不时，则寒汁流于肠中，流于肠中则虫寒，虫寒则积聚，守于下管，则肠胃充郭，卫气不营，邪气居之。人食则虫上食，虫上食则下管虚，下管虚则邪气胜之，积聚以留，留则痈成，痈成则下管约。其痈在管内者，则沉而痛深；其痈在外者，则外而痛浮，痈上皮热。

黄帝曰：刺之奈何？

岐伯曰：微按其痈，视气所行③，先浅刺其傍，稍内益深，还而刺之，毋过三行。察其沉浮，以为深浅。已刺必熨，令热入中，日使热内，邪气益衰，大痈乃溃。参伍以禁，以除其内，恬惔无为，乃能行气，后以咸苦，化谷乃下矣。

【注释】①上膈：古代病证名称，是指因气机郁结在上脘所形成的食后即吐的病证。②食晬时乃出：晬，一周时。即饮食一昼夜后仍复吐出。③视气所行：即通过按诊观察病气发展的动向。

【译文】黄帝问：气机郁结，吃进东西后又会马上吐出来的上膈症，我已经知道了。而对于虫积在下所产生的下膈症，吃进东西后要一天后才吐出，这个道理我还是不明白，还请您能给我进行详尽讲解。

岐伯答道：因没有对情绪进行很好的调节，没有节制的饮食，对气候的寒温变化无法适应，以致损伤了胃气，胃受了寒则寒汁流向肠道中，肠道中的寄生虫因寒气而集结，然后拥挤在下脘部，于是肠胃胀满，卫气无法正常运行，邪气也在此滞留。吃东西时，寄生虫闻到气味上行，于是下脘空虚，下脘空时邪气便乘虚而入，稽留时间长了便形成痈肿。内部痈肿使肠管狭窄而不利传化。痈在下脘之内的，一经碰触就会剧烈疼痛；痈在下脘之外的，疼痛的部位较浅，会在发生痈的部位有皮肤发热的症状出现。

黄帝问：要如何用针刺治下膈症呢？

岐伯答道：针刺时用手轻轻地按摩痈肿的地方，以察看痈肿部位的大小和病气发展的动向。先在痈肿周边浅刺，再慢慢的深刺。反复但不超过三次行针。进针的深浅，则根据病位的深度而决定。针刺后要用熨法，让热气直通体内。只要天天阳气温通，邪气便会衰退，内痈也就慢慢的消溃了。此时，综合参照日月四时等气候情况和病人身体的内在状况，注意不违反针刺禁忌，用泻法排除患部的脓血；病人还要保持心境的安适恬淡，这样才会正气顺畅，再服用一些含有酸味、苦味的食品或药物以帮助谷物的消化，这样痈就会消除，即下膈症治愈。

忧恚无言第六十九

黄帝问于少师曰：人之卒然忧恚而言无音者，何道之塞，何气不行，使音不彰？愿闻其方。

少师答曰：咽者，水谷之道也。喉咙者，气之所以上下者也。会厌者，音声之户也，口唇者，音声之扇也。舌者，音声之机也。悬壅垂者，音声之关也。颃颡①者，分气之所泄也。横骨者，神气之所使，主发舌者也。故人之鼻洞涕出不收者，颃颡不开，分气失也。是故厌小而薄，则发气疾，其开阖利，其出气易；其厌大而厚，则开阖难，其气出迟，故重言②也。人卒然无音者，寒气客于厌，则厌不能发，发不能下至，其开阖不致，故无音。

黄帝曰：刺之奈何？

岐伯曰：足之少阴，上系于舌，络于横骨，终于会厌。两泻其血脉，浊气乃辟。会厌之脉，上络任脉，取之天突，其厌乃发也。

【注释】①颃颡：即后鼻道。②重言：言语不利，俗称口吃之类。

【译文】黄帝问少师道：人有时候会因突然之间的忧郁或愤怒，开口说话却发不出声音，是人体内哪一条通道被阻塞了？又是哪种气障碍而使气无法通行，才导致不能发出声音？我想知道这其中的道理。

少师回答说：咽部是受纳水谷的必经通道，喉咙是气息呼吸出入的道路，会厌是咽部和喉咙之间开启和闭合的门户，口唇的开张和闭合是声音的两扇门，舌体是言语声音的控制器，悬雍如同声音通路上的关隘，颃颡是气由这里被分开，而分别从口和鼻分出，横骨因舌骨横在舌根之间而得名，是调动舌头的。因此，有的人鼻涕横流而收不住，是因为颃颡闭塞不通，分气失职。因此会厌薄小的人呼吸畅快，开合流利，语言流畅；会厌厚大的人，开合不利，气体出入缓慢，说话时滞涩或口吃。假如人突然间不能发声，是会厌受了风寒之邪，以致气道不利，会厌开启失横打开不到位；会厌开启不到一定位置，于是就发不声音。

黄帝问：该怎样用针刺治疗失音症呢？

岐伯答道：足少阴经，是从足部联结到舌根部，且联着横骨，在喉间的会厌终止。针刺失音，该取足少阴经和任脉两经，使用泻法重复两次泻邪气，排除浊邪。会厌同任脉相联结，取任脉的天突穴刺治，会厌便恢复开合，也能正常发声了。

寒热第七十

黄帝问于岐伯曰：寒热瘰疬^①在于颈腋者，皆何气使生？

岐伯曰：此皆鼠瘘^②寒热之毒气也，留于脉而不去者也。

黄帝曰：去之奈何？

岐伯曰：鼠瘘之本，皆在于脏，其末上出于颈腋之间。其浮于脉中，而未内著于肌肉，而外为脓血者，易去也。

黄帝曰：去之奈何？

岐伯曰：请从其本引其末^③，可使衰去，而绝其寒热。审按其道以予之；徐往徐来以去之。其小如麦者，一刺知，三刺而已。

黄帝曰：决其生死，奈何？

岐伯曰：反其目视之，其中有赤脉，上下贯瞳子。见一脉，一岁死；见一脉半，一岁半死；见二脉，二岁死；见二脉半，二岁半死；见三脉，三岁而死。见赤脉不下贯瞳子，可治也。

【注释】①瘰疬：一种顽固的外科疾病，多生于颈部或者腋下，形状如硬核，推之不动，小者为瘰，大的叫疬，可由少到多，由小到大。目前认为属于淋巴结结核的一类病。②鼠瘘：瘰疬破溃后，流出清稀的脓液，久不收口，就称为鼠瘘。③从其本引其末：本，发病的根源；末，外在症状。

【译文】黄帝问岐伯说：发生在颈部和腋下这两个部位的发冷、发热的瘰疬病，这是什么原因引起的呢？

岐伯回答说：这是鼠瘘病的寒热毒气留在经脉，没有消除所造成的。

黄帝问：那么这种病症可否消除呢？

岐伯答道：鼠瘘病病因出在内脏，只是病症都在颈部和腋部表现出来。假若毒气只是停留在表浅的经脉中，只是外部的肌肉腐烂成脓血，治疗起来便不难。

黄帝问：那么这要怎样进行治疗呢？

岐伯答道：要从根源上着手，促使外在的瘰疬毒邪消散，然后消除发冷发热症状。同时，要仔细察明脏腑经脉的通道，以便取穴、行针进行治疗。针刺时，进针出针都要慢，以达到祛邪的目的。瘰疬刚开始时，形状如同麦粒大小，针刺一次便可以收到成效，针刺三次就能痊愈。

黄帝问：要怎样推断瘘症病病人的生死呢？

岐伯答道：翻开病人的眼睑察看，假如病人眼中有红色的脉络，贯通到瞳子，就是病情加重的征兆。假如出现一条红色的脉络，在一年之内就会死；出现一条半，一年半之内会死；出现两条，死期则在两年以内；出现两条半，死期便是在两年半；出现三条，死期便在三年之内；假如有红色的脉络但没有贯通瞳子，是可以治疗好的。

邪客第七十一

黄帝问于伯高曰：夫邪气之客人也，或令人目不瞑、不卧出者，何气使然？

伯高曰：五谷入于胃也，其糟粕、津液、宗气分为三隧①。故宗气积于胸中，出于喉咙，以贯心脉，而行呼吸焉。营气者，泌其津液，注之于脉，化以为血，以荣四末，内注五脏六腑，以应刻数②焉。卫气者，出其悍气之慓疾，而先行于四末分肉皮肤之间，而不休者也。昼行于阳，夜行于阴，常从足少阴之分③间，行于五脏六腑。今厥气④客于五脏六腑，则卫气独卫其外，行于阳不得入于阴。行于阳则阳气盛，阳气盛则阳跷满，不得入于阴，阴虚故目不瞑。

黄帝曰：善。治之奈何？

伯高曰：补其不足，泻其有余，调其虚实，以通其道⑤，而去其邪。饮以半夏汤一剂，阴阳已通，其卧立至。

黄帝曰：善。此所谓决渎壅塞，经络大通，阴阳和得者也。愿闻其方。

伯高曰：其汤方以流水千里以外者八升，扬之万遍⑥，取其清五升煮之，炊以苇薪火，沸，置秫米⑦一升，治半夏⑧五合，徐炊，令竭为一升半，去其滓，饮汁一小杯，日三稍益，以知为度，故其病新发者，覆杯则卧，汗出则已矣；久者，三饮而已也。

【注释】①三隧：隧，地下暗道，这里指通道。糟粕、津液、宗气分行于下焦、中焦、上焦三隧。②以应刻数：古代用铜壶滴漏计时，一昼夜分为一百刻。营气一昼夜运行人身五十周，每周用时两刻。③常从足少阴之分：卫气昼行于阳，夜行于阴各五十周，每周均交汇于足少阴肾经，所以说常从足少阴之分。④厥气：逆气。⑤以通其道：沟通阴阳交汇的意思。⑥扬之万遍：又称甘澜水，指江水多次上扬，搅动。⑦秫米：指黄黏米。⑧治半夏：即制半夏。

【译文】黄帝向伯高道：人体受邪气侵袭，有时会令人难以安眠，睡不安枕，这是什么原因呢？

伯高回答说：食物进入到胃里，化出的分成宗气、津液、糟粕三个部分。上焦的宗气积聚在胸，出于喉咙，从而贯通心肺，使呼吸得以进行。中焦分泌津液化成营养，渗到脉中而转化成血液。既能荣养四肢，也能灌注到五脏六腑，它一个昼夜在体内运行五十周，与一个昼夜分为百刻时刻数相应。卫气发挥着它的浮盛与强悍、滑利的特点，先是运行到四肢、分肉、皮肤里面，而不停息。白天在阳分运行，夜间在阴分运行。卫气入阴分，是从足少阴分开始，然后行于五脏六腑。假如有厥逆之气停留在五脏六腑，卫气则只能起到护卫脏腑之外，运行于阳分，不可以入阴分。因为卫气只能在阳分运行，表面上的阳气就偏胜，向上连属于止之内眦的阳跷脉的脉气充盛；卫气无法到达阴分就造成阴虚，就会出现失眠的现象。

黄帝说：讲得真有道理，可是该怎样治疗不眠症呢？

伯高回答说：先对阴分的不足用针进行刺补，将阳分的有余泻掉，以达到阴阳协调，营卫运行的道路进行疏通，消除导致营卫逆乱的邪气。再服用半夏汤一剂，调和阴阳经气，便能安卧入睡。

黄帝说：说得有道理，针药并用的治疗的方法，与决开水道，清除瘀塞是一样的道理，先使经络通畅，再将阴阳调和。还请您将半夏汤的组成、制法和服用方法告知于我。

伯高回答说：半夏汤是用八升千里长流水先煮，再用杓搅拌、扬上万遍，在沉淀后澄清，取上面清水五升，以芦苇做柴再煮，水开后，放入秫米一升，制半夏五合，再用火进行慢慢煎熬，煎到药汤浓缩到一升半时，将药渣去掉就可以了。每次服用一小杯，每日服用三次，可根据情况，增加药量，以收到成效为度。如果是病才刚刚开始，服药后很快就能入睡，出汗以后病就能痊愈了。发病时间长的，须服用三剂后才得以痊愈。

黄帝问于伯高曰：愿闻人之肢节，以应天地奈何？

伯高答曰：天圆地方，人头圆足方以应之。天有日月，人有两目。地有九州①，人有九窍。天有风雨，人有喜怒。天有雷电，人有音声。天有四时，人有四肢。天有五音，人有五脏。天有六律②，人有六腑。天有冬夏，人有寒热。天有十日③，人有手十指。辰有十二，人有足十指，茎垂以应之，女子不足二节，以抱人形④。天有阴阳，人有夫妻。岁有三百六十五日，人有三百六十五节；地有高山，人有肩膝。地有深谷，人有腋腘。地有十二经水，人有十二经脉。地有泉脉，人有卫气。地有草蓂⑤，人有毫毛。天有昼夜，人有卧起。天有列星，人有牙齿。地有小山，人有小节。地有山石，人有高骨。地有林木，人有募筋。地有聚邑⑥，人有腘肉。岁有十二月，人有十二节⑦。地有四时不生草，人有无子。此人与天地相应者也。

黄帝问于岐伯曰：余愿闻持针之数，内针之理，纵舍⑧之意，扦皮⑨开腠理，奈何？脉之屈折，出入之处，焉至而出，焉至而止。焉至而徐，焉至而疾，焉至而入，六腑之腧于身者，余愿尽闻其序。别离之处，离而入阴，别而入阳，此何道而从行？愿尽闻其方。

岐伯曰：帝之所问，针道毕矣。

【注释】①九州：古代划分地域的总称。②六律：古代六种属阳声的音阶。③十日：指十天干。④以抱人形：怀胎的意思。⑤草蓂（míng）：杂草的意思。⑥聚邑：人群聚集的地方，代繁华的都市。⑦十二节：左右关节的总称。⑧纵舍：针刺手法的一种。⑨扦（qiān）皮：指用手舒展皮肤的纹理。

【译文】黄帝问伯高道：我想知道，人体的四肢是如何与天地相应的呢？

伯高回答说：天是圆的，地是方的，人的头颅是圆的就像是天，脚是方形的就如地。天上有太阳和月亮，人有两只眼睛。地有九州，人有九孔。上天有风雨阴晴的变化，人有喜怒。天有电闪雷鸣的自然现象，人有声音。天分春夏秋冬四季，人有手脚四肢。天有五音，人有五脏。天有六律，人有六腑。天有冬夏的变迁，人有寒热不同的症状。天有是十天干，人手有十指。地有十二支，人有脚的十趾和阴茎、睾丸，女人没有阴茎、睾丸但能孕育人形，以补其不足之数。天有阴阳相交，人有夫妻相配。一年有三百六十五天，人有三百六十五个穴位。地有高山，人有膝肩。地有深谷，人有腋窝和腿窝。地上有十二条经水，人体有十二条主要经脉。地底有泉水流动，人体内有卫气运行。地上杂草丛生，人身有毫毛。天有昼夜相互交替，人有起卧更替。天有众星，人有牙齿。地有小山丘，人体有小的关节。地有山石，人有高骨。地长有树林，人体内有筋膜分布。地有城镇，人有隆起的肌肉。一年有十二个月，四肢有十二关节。地上有四季草木不生的荒地，人也有终生无法生育的人以上都是人体与自然界中相应的地方。

黄帝问岐伯道：我想知道持针的方法和进针方面的原理，以及分针不持或舍针不用的缘故。还有如何对皮肤拉展从而使腠理开泄的手法，还有经脉的迂回与出入会合的部位，在流注的过程中，都是从哪个部位出，然后到哪个部位止，在哪个部位缓慢，在哪个部位又变得疾急，从什么部位入？又是在什么部位进入六腑的输穴通贯全身？所有有关于这些经脉循序运行的原理，我都想要有所了解。另外，也请略谈有关经脉的分道别行及它与阴分、阳分或合或离的情况，它们是离阳而入于阴呢，还是离阴而入于阳呢，都是从哪此通道运行的，还请您能详尽地将其中的道理进行说明。

岐伯回答说：你提的问题，针刺的技艺、法则，全部包含其中。

黄帝曰：愿卒闻之。

岐伯曰：手太阴之脉，出于大指之端，内屈，循白肉际，至本节之后太渊，留以澹，外屈上于本节下，内屈，与阴诸络会于鱼际，数脉并注，其气滑利，伏行壅骨①之下，外屈，出于寸口而行，上至于肘内廉，入于大筋之下，内屈上行臑阴②，入腋下，内屈走肺。此顺行逆数之屈折也。

心主之脉③，出于中指之端，内屈循中指内廉以上，留于掌中，伏行两骨之间，外屈，出两筋之间，骨肉之际，其气滑利，上二寸，外屈，出行两筋之间，上至肘内廉，入于小筋之下，留两骨之会，上入于胸中，内络于心脉。

黄帝曰：手少阴之脉独无腧，何也？

岐伯曰：少阴，心脉也。心者，五脏六腑之大主也，精神之所舍也，其脏坚固，邪弗能容也。容之则心伤，心伤则神去，神去则死矣。故诸邪之在心者，皆在于心之包络。包络者，心主之脉也，故独无腧焉。

黄帝曰：少阴独无腧者，不病乎？

岐伯曰：其外经病而脏不病，故独取其经于掌后锐骨之端④。其余脉出入屈折，其行之徐疾，皆如手太阴、心主之脉行也。故本腧者，皆因其气之虚实疾徐以取之，是谓因冲而泻，因衰而补。如是者，邪气得去，真气坚固，是谓因天之序。

黄帝曰：持针纵舍，奈何？

岐伯曰：必先明知十二经脉之本末，皮肤之寒热，脉之盛衰滑涩。其脉滑而盛者，病日进；虚而细者，久以持；大以涩者，为痛痹。阴阳如一⑤者，病难治。其本末尚热者，病尚在；其热已衰者，其病亦去矣。持其尺，察其肉之坚脆，大小滑涩，寒温燥湿。因视目之五色，以知五脏，而决死生。视其血脉，察其色，以知其寒热痛痹。

【注释】①壅骨：指大指本节之后的起骨。②臑阴：肩部以下肘部以上的部分，即上臂。③心主之脉：包络为心的外卫，受心的主宰，所以说心包络为心主之脉。④掌后锐骨之端：是手少阴心经的神门穴部位。⑤阴阳如一：表里都损伤，阴阳都衰败的意思。

【译文】黄帝说：我都想听听。

岐伯讲道：手太阴肺经的经脉，由大指的指端出，再向内侧弯曲，沿大指内侧的赤白肉际到太渊穴，经气在此汇合形成寸口脉，再屈折向外上行到本节以下，向内屈行与诸阴脉在鱼际部位结合。因几条阴经都在此结合，因此脉气充盈滑利。手太阴肺经在大指本节后的腕骨伏行，屈折向外在寸口部浮出，沿臂曲侧外缘上行，到肘内侧进入肘的大筋之下，又屈折上行进入腋下，向内进入肺中。这是手太阴肺经从手到胸整个递行出入的顺序。

手厥阴心包经，于中指指尖出，内沿中指内侧上行，流注到掌中的劳宫穴，到尺骨和桶骨之间再向外屈折出行到两筋之间的骨肉相交的地方，其脉气流动滑利，离腕部上行二寸，向外出行到两筋之间，上行到肘内侧，进入小筋在肘关节的会合处，沿臂上行到胸中，它联着心脏的经脉。

黄帝问：为什么只有手少阴心经没有输穴呢？

岐伯答道：手少阴心经是主心的经脉，而心是人体五脏六腑的主宰,属于贮藏精气的内脏。只有人的心脏坚固了,才不会被邪气入侵,假如邪气侵入而导致心脏损伤,人的神气耗散,人也就离死不远了,所有的邪气入侵心脏,都是因为入侵到了心包络。心包络是心脏所主宰的经脉,既然有手厥阴心包络代替手少阴心经受邪,所以只有手少阴心经没有输穴。

黄帝问:手少阴心经没有输穴,难道病邪就不会入侵吗?

岐伯答道:它行于四肢及浅表的部分有病,而心脏本身没病。因此手少阴经的外经有病时,一般会针刺掌后锐骨之端的神门穴。其他经脉的出入、运行的缓急,都与手太阴经和心包络情况差不多,因此,属于某经的腧穴,都根据不同经气的虚实缓急分别加以调治。这也是所谓的因充盛而泻,因衰弱而补,这些都是可以把邪气除去,坚固真气,这种治法称之为"因天之序"。

黄帝问:所谓的持针有舍纵之法,又是如何呢?

岐伯答道:先确定十二经脉的起止和皮肤的寒热,及脉象的盛衰与滑涩,再决定要不要用针刺的方法。若脉滑有力,是病势加重的症状。脉细且无力,是久病气虚。脉大且涩,属于气血不通的痛痹。要是到表里都有所损伤,气血都衰竭了,寸口脉和人迎脉气势症状差不多一样,相对来说就会比较难治。但凡胸腹与四肢都会发热,说明病还没有消退,还要加紧治疗;发热消退,说明邪气已经消除,是将要痊愈的征兆。与此同时,通过察看肌肉的坚实与脆弱来作出判断,皮肤的滑涩与冷热、燥湿等情况,以及眼睛的青黄白黑五色,都是分辨五脏内的病变,由此断定病人的生死。诊察病人的血脉色泽的不同,观察肤色的青赤黄白黑五色,便可以推断出是寒热、痛痹等病症。

黄帝曰:持针纵舍,余未得其意也。

岐伯曰:持针之道,欲端以正,安以静。先知虚实,而行疾徐。左手执骨，右手循之，无与肉果①。泻欲端以正，补必闭肤，辅针导气，邪得淫泆②，真气得居。

黄帝曰：扞皮开腠理，奈何？

岐伯曰：因其分肉，左别其肤，微内而徐端之，适神不散，邪气得去。

黄帝问于岐伯曰：人有八虚③，各何以候？

岐伯答曰：以候五脏。

黄帝曰：候之奈何？

岐伯曰：肺心有邪，其气留于两肘；肝有邪，其气留于两腋；脾有邪，其气留于两髀；肾有邪，其气留于两腘。凡此八虚者，皆机关之室④，真气之所过，血络之所游。邪气恶血，固不得住留。住留则伤筋络骨节机关不得屈伸，故病挛也。

【注释】①肉果：指针被肉裹住，即滞针的意思。②淫泆：水满而泛滥外流叫淫泆，这里指邪气泛滥浸淫。③八虚：邪气留在两肘、两腋、两髀、两腘之间叫八虚。④机关之室：指运动的枢纽，气血运行要会所在地。

【译文】黄帝说：有关持针的纵舍之法，我还没有知晓其内在的含义。

岐伯道：持针的法则，首先身体要端正，心绪安静，聚精会神，对疾病的虚实要察明，再确定施针的缓、急、补、泻时所用的手法。进针时，用左手握持要施针部位的骨骼，右手循穴再进针，进针时所用的力度不能过猛，以防止肌肉裹住针而发生弯针、滞针的不良现象。施行泻针时，针体必须垂直，施行补法时，出针时一定要用手按压针孔，以使它能闭合，针刺的过程中还要采用提、插、捻、转等行针方法进行辅助，将正气进行引导，使邪气消散，真气便得以安定了。

黄帝问：那么用手拉展皮肤，使腠理开泄以便进针，又要怎样进行操作呢？

　　岐伯答道：顺分肉的纹理，审察、辨明穴位的表皮，轻轻的用力慢慢地垂直了进针，恰好不致神气散乱而又能开泄腠理，邪气便能除去了。

　　黄帝问岐伯道：人体的肘窝、腋窝、髋窝、膝窝这"八虚"，分别能诊察出哪方面的疾病呢？

　　岐伯回答说：可以诊察出五脏内的病变。

　　黄帝问：该怎样诊察呢？

　　岐伯答道：肺与心脏出现了问题，会随着它的经脉传到两肘窝。肝出现了问题，会随着经脉传输到两腋窝的部位。脾受到了病邪侵袭，会随着经脉传到髋窝。肾出现了问题，会传到膝窝部。八虚是四肢关节屈伸的枢纽，同时也是真气和血络通行、会合的重要部位，所以不可以令邪气、恶血在这些部位停滞。假如有邪气恶血在这些部位停留，便会对经络筋骨造成损伤，出现肢体关节屈伸不便利，发生拘挛的症状。

通天第七十二

黄帝问于少师曰：余尝闻人有阴阳，何谓阴人，何谓阳人？

少师曰：天地之间，六合之内，不离于五，人亦应之，非徒一阴一阳而已也。而略言耳，口弗能遍明也。

黄帝曰：愿略闻其意，有贤人圣人，心能备而行之乎？

少师曰：盖有太阴之人，少阴之人，太阳之人，少阳之人，阴阳和平之人。凡五人者，其态不同，其筋骨气血各不等。

黄帝曰：其不等者，可得闻乎？

少师曰：太阴之人，贪而不仁，下齐湛湛，好内而恶出，心和而不发，不务于时，动而后之，此太阴之人也。少阴之人，小贪而贼心，见人有亡，常若有得，好伤好害，见人有荣，乃反愠怒，心疾而无恩①，此少阴之人也。太阳之人，居处于于，好言大事，无能而虚说，志发于四野②，举措不顾是非，为事如常自用，事虽败而常无悔，此太阳之人也。少阳之人，提谛好自贵，有小小官，则高自宜，好为外交而不内附，此少阳之人也。

阴阳和平之人，居处安静，无为惧惧，无为欣欣，婉然从物，或与不争，与时变化，尊则谦谦，谭而不治③，是谓至治。古人善用针艾者，视人五态乃治之。盛者泻之，虚者补之。

【注释】①心疾而无恩：指因为心怀妒忌而忘记了恩惠，有忘恩负义的意思。②志发于四野：这里是形容好高骛远。③谭而不治：谭，即"谈"。指用说服的方法以德服人。

【译文】黄帝问少师道：我听说人分阴、阳两种不同类型，那么什么样的人为阴人，什么样的人定为阳人呢？

少师回答说：在自然界中，万物都有归属，都与五行有关，人也一样。人并不是分阴、阳两种类型这么简单，这些都只是笼统的说法，实际情况难以用语言简单的描述清楚。

黄帝说：还望您能把这其中的大意给我讲讲，譬如说贤人与圣人，他们才智超群，禀赋是不是也阴阳均衡，行为也会不偏不倚呢？

少师回答说：人在总体上可以分为太阴、少阴、太阳、少阳、阴阳和平这五种类型。这五种人的形态各不相同，筋骨的强弱、气血的盛衰也各不相同。

黄帝问：那么这五种人的不同特点，可以给我讲讲吗？

少师答道：太阴这一类的人，为人贪婪且不仁义，表面上谦卑但内心险恶，喜欢获得钱财却吝于付出，喜怒不在脸上表露，不趋于时尚，行动常在众人后，这些就是太阴这一类型人的性格特征。少阴型的人则喜欢贪图小便利，藏有害人之心，当看到别人有损失而自己受益时就幸灾乐祸，好害他人，别人获得了荣誉，会心怀忌恨，冷酷薄情，这是少阴这一类型人的性格特征。太阳类型的人，好表现自己，喜欢洋洋自得、讲大话，能力却不高。眼光好高骛远，做事情不讲后果，习惯自以为是，就算事情没有成功也不后悔，这是太阳这一类型人的性格特征。少阳类型的人，做事精细严谨，虚荣，做点小官便会沾沾自喜，喜欢对我进行宣扬，善与外人交际，对亲属反而冷淡疏远，这是少阳这一类型人的性格特征。

阴阳和平的人，生活安静，心安无所畏惧，和婉以顺应外物，不贪不争，适应形势的变化，身处高位却谦虚，能以理服人不用手段整治别人，组织管理才能很好，这是阴阳和平这一类型人的性格特征。古代人善于用针刺艾灸治病，都是以这五种类型特征分别进行施治的，也就是我们说的阴阳偏盛的就用泻法医治，阴阳偏虚的就用补法医治。

黄帝曰：治人之五态奈何？

少师曰：太阴之人，多阴而无阳。其阴血浊，其卫气涩，阴阳不和，缓筋而厚皮。不之疾泻，不能移之。

少阴之人，多阴少阳，小胃而大肠，六腑不调。其阳明脉小，而太阳脉大，必审调之。其血易脱，其气易败也。太阳之人，多阳而少阴。必谨调之，无脱其阴，而泻其阳。阳重脱者易狂，阴阳皆脱者，暴死[①]，不知人也。

少阳之人，多阳少阴，经小而脉大，血在中而气外，实阴而虚阳。独泻其络脉则强，气脱而疾，中气不足，病不起也。

阴阳和平之人，其阴阳之气和，血脉调。谨诊其阴阳，视其邪正，安容仪，审有余不足，盛则泻之，虚则补之，不盛不虚，以经取之。此所以调阴阳，别五态之人者也。

黄帝曰：夫五态之人者，相与毋故，卒然新会，未知其行也，何以别之？

少师答曰：众人之属，不知五态之人者，故五五二十五人，而五态之人不与焉。五态之人，尤不合于众者也。

黄帝曰：别五态之人奈何？

少师曰：太阴之人，其状黮黮然[②]黑色，念然下意[③]，临临然长大，腘然未偻。此太阴之人也。

少阴之人，其状清然窃然，固以阴贼，立而躁嶮，行而似伏，此少阴之人也。太阳之人，其状轩轩储储，反身折腘，此太阳之人也。

少阳之人，其状立则好仰，行则好摇，其两臂两肘，则常出于背，此少阳之人也。

阴阳和平之人，其状委委然，随随然，颙颙然，愉愉然，暶暶然，豆豆然，众人皆曰君子，此阴阳和平之人也。

【注释】①暴死：有两种含义，一种是突然的死亡，一种是突然不省人事的假死。②黯黯然：色黑不明的意思。③念然下意：指故作姿态，谦虚下气。

【译文】黄帝问：针对以上五种不同类型的人该如何进行治疗呢？

少师回答说：太阴类型的人，多阴而无阳，阴血浓浊而卫气滞涩，阴阳不调，因此他的筋缓皮厚，对这种体质的人进行治疗时，假如不及时的泻阴分，病情便不能好转。

少阴类型的人，多阴而少阳，胃小肠大，六腑内的功能不协调。胃小，足阳明胃经的脉气就小；肠大，手太阳小肠经的脉气盛大。这种类型的人会发生血液脱失和气衰败的症状，治疗法时要特别小心谨慎。太阳类型的人，多阳而少阴，治疗这种类型的人时必须谨慎，不能泻阴，为防止阴气虚脱，只能泻阳，却不能泻得太多，如果阳气损伤过度，则会导致阳气外脱，虚阳浮越于外，形成狂症。假如阴阳俱脱，便会暴死或一时之间不省人事了。

少阳类型的人，多阳而少阴，这个类型人的经脉小但络脉大。血脉在内气脉在外，治疗时只要补阴经而泻阳络就可以恢复了。但假如只是单方面的泻络脉而太过，又会造成阳气消耗快，中气不足的现象，这样的话病就变得难治了。

阴阳平和这个类型的人，阴阳之气协调，血脉也和顺。治疗时谨慎地观察阴阳的盛衰、邪气和正气的虚实，且要对他的面容进行仔细的察看，推断脏腑、经脉、气血是否有余和不足，再进行调治，邪气盛用泻法治疗，正气虚则用补法治疗，虚实都不明显的时候就根据病邪所在的经脉取穴治疗。上述所讲的调治阴阳的方法，是根据五种类型人的特征分而调和阴阳的一些要点。

黄帝问：上面所提到的五种类型的人，如果初次见面，也无法了解他的行为习惯，又该如何进行辨别呢？

少师回答说：平常的一般人，与以上五种形态之人是不一样的，一般人分为五五二十五种类型，而上述五种类型的人不包含在其中。这五种类型的人，是与一般人有很大区别的。

黄帝问：如何对五种类型的人进行区别呢？

少师回答说：太阴类型的人，面色阴沉黑暗，表面谦虚，实则内心阴险，长得高大，却习惯卑躬屈膝，点头哈腰，在别人面前故作姿态，这是太阴之人的特点。

少阴之人，外表很清高，行动鬼祟冥顽不化又阴险狠毒，站立时不安静，走路时身像往下伏，这是少阴类型人的特点。太阳型的人，昂首挺胸，挺膝腴腹，给人高傲自负，枉自尊大的感觉，这是太阳类人的特点。

少阳型的人，习惯在站着时把头抬得很高，走路时喜欢摇摆身体，双手常常反挽在背后，这是少阳类人的特点。

阴阳和平类型的人，外表从容且稳重，举止大方，性格温和，对环境的适应能力强，做事态度严肃，品行端正，目光慈祥，光明磊落，举止适度，处事有条理，大家将这种类型的人称为有德行的人。这是阴阳和平这类人的特点。

卷之十一

官能第七十三

黄帝问于岐伯曰：余闻九针于夫子众多矣，不可胜数，余推而论之，以为一纪①。余司诵之，子听其理，非则语余，请正其道，令可久传后世无患，得其人乃传，非其人勿言。

岐伯稽首再拜曰：请听圣王之道。

黄帝曰：用针之理，必知形气之所在，左右上下，阴阳表里，血气多少，行之逆顺，出入之合，谋伐有过。知解结，知补虚泻实，上下气门，明通于四海，审其所在。寒热淋露，以输异处，审于调气，明于经隧，左右肢络，尽知其会。寒与热争，能合而调之，虚与实邻，知决而通之，左右不调，把而行之。明于逆顺，乃知可治。阴阳不奇，故知起时。审于本末，察其寒热，得邪所在，万刺不殆。知官九针，刺道毕矣。

明于五输，徐疾所在。屈伸出入，皆有条理。言阴与阳，合于五行，五藏六府亦有所藏。四时八风，尽有阴阳。各得其位，合于明堂。各处色部，五藏六府。察其所痛，左右上下，知其寒温，何经所在。审皮肤之寒温滑涩，知其所苦，膈有上下，知其气所在②，先得其道，稀而疏之，稍深以留，故能徐入之。大热在上，推而下之；从下上者，引而去之；视前痛者，常先取之。大寒在外，留而补之；入于中者，从合泻之。针所不为，灸之所宜。上气不足，推而扬之；下气不足，积而从之；阴阳皆虚，火自当之。厥而寒甚，骨廉陷下，寒过于膝，下陵三里。阴络所过，得之留止，寒入于中，推而行之；经陷下者，火则当之。结络坚紧，火所治之。不知所苦，两跷之下，男阳女阴，良工所禁。针论毕矣。

【注释】①以为一纪：古人以理清使之不乱叫做纪；以为一纪，就是通过整理，使之系统。②膈有上下，知其气所在：膈的上下有不同的脏器，应该知道病气所在，以进一步知晓具体什么脏器的病变。

【译文】黄帝向岐伯请教道：我听您讲解了很多有关九针方面的知识，都难以列举了，我把你所讲的加以归纳、系统的论述，录成一篇。现在由我来试着将它讲述给你听，假若发现有不对的地方，还请加以指正，以便修正后流传给后世子孙，让后人对此有正确地理解，避免人们再受疾患的苦痛折磨。当然，我会将这些高深的理论传授给合适的人，假如是那些不适于学习继承的人，是不会传授给他们的。

岐伯行礼再拜，恭敬地答道：请让我听圣明君王所提倡的。

黄帝说：用针治病的道理，首先要了解人体的胖瘦，体气的虚实，清楚脏腑左右上下的区别，阴阳表里与十二经脉的关系，血气的多或少，脉气运行的逆或顺，及其由里出表或由表入里的聚会并合之处，这样才可以正确的进行施治，对邪气恶血发起进攻。要了解解除结聚的方法，清楚补虚泻实、使上下之气畅通的道理。还要明白气海、血海、髓海、水谷之海各自的作用，审知其虚实的所在。如果寒热症很久都不能治愈而导致身体赢弱，那是由于寒热之邪流注到不同部位的腧穴，应小心谨慎地调和其脉气，弄清楚经气流行的通道及其散在左右的支络，了解它们的合聚之处。假如有寒与热相争的病症出现，要能详细的参考各种因素加以调治；若是虚与实的部位相近，就要用导引的方法使其变得畅通；若是左右不协调，就用把而行之的手法进行调治。明白病的属逆还是属顺，才能得知病是否适合刺治。阴阳和调而无所偏倚，疾病就接近痊愈了。审明疾病侵入的部位和盘踞的部位，观察寒热症状，而后施治，就算用针刺万遍，也不会有什么差错。九针各有所宜，如能区别不同情况进行灵活运用，针刺的技艺也就全部掌握了。

清楚了手足十二经脉中各自具有的井、荥、输、经、合五种腧穴的不同功能，以及使用徐疾针法的道理。还应清楚经脉往来的屈伸出入，都是有一定规律可循的。说到人体的阴阳，与五行是相合的。五脏六腑，各有贮藏精气、或藏五谷的不同功能。春夏秋冬四时或八方不正之风，这些都与阴阳有着密切的关联。人的面部，也与阴阳五行相应，各得其位，主要反映在称之为明堂的鼻部。五脏六腑如有疾病，则分别呈现出不同的颜色。观察病痛的所在部位，以及面部左右上下所呈现的颜色，就能清楚疾病是属寒还是属温，疾病发生于哪一经脉。审察皮肤的寒、温、滑、涩，便可以得知是属于哪种疾病。诊察膈膜上下，便能得知病气的所在。掌握经脉的通路，再取穴，取穴贵在精当而稀少。进针时由浅至深，再留针，正气才能慢慢进入到体内。如在身体上部出现大热，就当用推而下之的针刺方法；病由下向上发展，就该引导病邪发散从而进行排除。还应留意疾病以前发作的情况，先按以往情况取穴，以治其本。假若大寒的现象出现在体表，就当留针使针下发热补之，若是寒邪已深入内里，就当采用留针使泻的手法。有的病不能用针刺进行治疗，而适合用灸法。上部的气血不足，当用推补的针法进行引导，使上气充盛；下部之气不足，就当留针补气，以充实下气；阴阳两虚的病症，就采用灸法治疗。厥逆而寒象严重，或骨侧肌肉下陷，或寒冷达于两膝之上，都该在三里穴施灸法；若是阴络所过之处受了寒邪侵袭，留滞不去而深入到了经脉，则采用针推散寒邪之气使它向外散出；

经脉陷下症状的，当用艾火灸治；络脉因寒邪凝结而变得坚紧的，也采用艾火灸治；如果病人对病苦麻木不仁，疼痛不适不清楚的，就取阳蹻脉交会穴申脉、阴蹻脉交会穴照海二穴位治疗；要是病人为男子而误取阴蹻，或病人为女子而误取阳蹻，则会起到相反的作用，这是高明的医者所禁忌的。至此，这篇《针论》就结束了。

用针之服，必有法则，上视天光，下司八正，以辟奇邪，而观百姓，审于虚实，无犯其邪。是得天之露，遇岁之虚^①。救而不胜，反受其殃。故曰：必知天忌，乃言针意。法于往古，验于来今。观于窈冥，通于无穷。粗之所不见，良工之所贵。莫知其形，若神仿佛。

邪气之中人也，洒淅动形；正邪之中人也，微先见于色，不知于其身。若有若无，若亡若存。有形无形，莫知其情。是故上工之取气，乃救其萌芽；下工守其已成，因败其形。

是故工之用针也，知气之所在，而守其门户，明于调气，补泻所在，徐疾之意，所取之处。泻必用员，切而转之，其气乃行，疾而徐出，邪气乃出，伸而迎之，摇大其穴，气出乃疾。补必用方，外引其皮，令当其门。左引其枢，右推其肤，微旋而徐推之，必端以正，安以静，坚心无解。欲微以留，气下而疾出之。推其皮，益其外门，真气乃存。用针之要，无忘其神^②。

【注释】①岁之虚：指岁气不足出现的反常气候，如春天不温暖，冬天不寒冷等。②用针之要，无忘其神：指用针的关键在于调养神气、推动生机，以扶正祛邪。

【译文】学习用针刺的方法治疗疾病，一定要讲究一定的规律，首先要观察日月星辰等自然规律，结合四时节气正常的气候情况，以避免四时八节时的不正之气的侵袭，将这些重要的可以预防疾病的常识告知于百姓，使他们懂得如何审察虚实，避免邪气的侵袭而生病。假若因与时令不符而受到风雨邪气的侵袭，救治不当的话，反而会使许多人遭受祸殃了。因此：一定要知晓天时的顺逆与宜忌，才谈得上针刺治疗法的意义。要学习、取法古人的治病经验，并采用如今的医疗实践与之参考。洞察出人体幽微不显、深隐难见的东西，才能搞清楚那些变化莫测的病症。医术不好的医生观察不到这方面，而医术精湛的医生却把这些看得很重要。若是不对这些微小的变化加以诊察的话，那么所有的疾病的都显得神秘莫测，难以确诊了。

虚邪之气对人体有损害，会有恶寒战栗的症状出现，正邪之气侵入进人体，发病时面色上会出现轻微的变化，身体没有特别明显的不常变化，像是有病，又像是没病，感觉像是病好了，又像是没好症状，并不明显，一般情况下不会有所察觉，所以难以确诊。因此医术精湛的医生病情还处在萌芽状态时就加以治疗了，而医术不好的医生没有掌握这个方法，直到病情加重以后，才按常规进行治疗，这样就会使病人的身体受到损害。

因此在用针刺对疾病进行治疗时，首先要清楚邪气的所在部位，然后按相应的穴位进行治疗法。要掌握好调理气机的方法，应该知道哪里该补，哪里该用泻法，进针速度的快慢，出针速度的快慢，穴位的选择等。采用泻法，行针时手法要圆活流利，逼近病所在部位要捻转针，这样会使经气通畅，进针快、出针慢，将邪气引出，针尖迎着经气的运行方向，出针时对针体摇动而使针孔扩大，使邪气随针快速外散。采用补法时，行针手法要沉稳，从容且和缓，先要按摩皮肤，使肌肉处于放松舒缓的状态，看准穴位，左手按摩腧穴四周用来引动经气，右手推循皮肤，慢慢进针，轻轻捻转，针身一定要保持端正，施针者要保持心气的平静，安定神志，一直坚持到气至后稍微留针，等气流通了以后再马上出针。揉按皮肤，扪住针孔，这样才可以让真气在体内留存而不外泄。用针的关键所在，就是调养神气，这一点千万不能不重视。

雷公问于黄帝曰:《针论》曰:"得其人乃传, 非其人勿言", 何以知其可传?

黄帝曰: 各得其人, 任之其能, 故能明其事。

雷公曰: 愿闻官能奈何?

黄帝曰: 明目者, 可使视色; 聪耳者, 可使听音; 捷疾辞语者, 可使传论; 语徐而安静, 手巧而心审谛者, 可使行针艾, 理血气而调诸逆顺, 察阴阳而兼诸方。缓节柔筋而心和调者, 可使导引行气; 疾毒言语轻人者, 可使唾痈咒病; 爪苦手毒, 为事善伤者, 可使按积抑痹。各得其能, 方乃可行, 其名乃彰。不得其人, 其功不成, 其师无名。故曰: 得其人乃言, 非其人勿言, 此之谓也。手毒者, 可使试按龟, 置龟于器下, 而按其上, 五十日而死矣, 手甘者, 复生如故也。

【译文】雷公向黄帝问道:《针论》上说针刺的方法只有遇到了合适的人才可以传授给他, 对不适合的人就不能传授。那么又怎么知道这个人合不合适, 可不可传呢?

黄帝说: 这是根据每个人的不同特点, 让他承担一定的技术, 然后再在平时观察他是否可以运用好这项技术, 这样就可以选择要不要传授给他了, 也就是量材取用的意思。

雷公说: 希望听听要如何量材取用?

黄帝说: 眼睛明亮视力好的人, 让他辨别五色; 听觉灵敏的人就让他辨别声音; 口齿伶俐、思维敏捷的人就让他传讲理论; 言语缓慢, 行动安静而且沉稳, 手巧心细的人, 就让他做针灸的实操, 调理人气血的逆顺, 观察人体阴阳的盛衰, 兼做一些处方配药的精细活; 肢节和缓、筋骨柔顺, 心气平和的人, 让他做按摩导引, 用气血运行的方法治病; 生性嫉妒, 言语刻薄, 轻视别人的, 让他"做唾痈祝病"。指甲粗焙,用劲狠，做事经常爱伤人的人，让他按摩积聚痼疾，去对顽固的痹痛。依据每个人的特点，发挥他们各自的特长，各种不同的治疗方法就可以推行。他们才能做好各自的工作，名声也会传扬开。用人不当的话，是不会取得成功的，老师传授的技能也得不到发扬，名声被埋没。因此只有遇到合适的人，才可能以将技能传授给他，不合适的人不传授，说的就是这个道理。至于那个人手是否毒，用手按压乌龟就可以知道了，将龟放在一个器皿的下面，用手按在器皿上，每天一次的按，手毒的人，五十天以后龟就死了；手不毒生性柔顺的人，就算按了五十天，龟依然活着。

论疾诊尺第七十四

黄帝问于岐伯曰：余欲无视色持脉，独调其尺，以言其病，从外知内，为之奈何？

岐伯曰：审其尺之缓急小大滑涩，肉之坚脆，而病形定矣。视人之目窠上微痈，如新卧起状，其颈脉动，时咳，按其手足上，窅而不起者，风水肤胀也。

尺肤滑以淖泽者，风也。尺肉弱者，解㑊，安卧脱肉者，寒热，不治。尺肤滑而泽脂者，风也。尺肤涩者，风痹也。尺肤粗如枯鱼之鳞者，水泆饮也。尺肤热甚，脉盛躁者，病温也，其脉盛而滑者，病且出也。尺肤寒，其脉小者，泄、少气。尺肤炬然^①，先热后寒者，寒热也；尺肤先寒，久持之而热者，亦寒热也。

肘所独热者，腰以上热；手所独热者，腰以下热。肘前独热者，膺前热；肘后独热者，肩背热。臂中独热者，腰腹热；肘后廉以下三四寸热者，肠中有虫。掌中热者，腹中热；掌中寒者，腹中寒。鱼上白肉有青血脉者，胃中有寒。尺炬然热，人迎大者，当夺血；尺紧，人迎脉小甚，少气。悗有加，立死。

目赤色者病在心，白在肺，青在肝，黄在脾，黑在肾。黄色不可名者，病在胸中。

诊目痛，赤脉从上下者，太阳病；从下上者，阳明病；从外走内者，少阳病。诊寒热瘰疬，赤脉上下至瞳子，见一脉^②一岁死；见一脉半，一岁半死；见二脉，二岁死；见二脉半，二岁半死；见三脉，三岁死。诊龋齿痛，按其阳明之来，有过者独热，在左左热，在右右热，在上上热，在下下热。诊血脉者，多赤多热，多青多痛，多黑为久痹，多赤、多黑、多青皆见者，寒热。

身痛而色微黄，齿垢黄，爪甲上黄，黄疸也。安卧，小便黄赤，脉小而涩者，不嗜食。人病，其寸口之脉与人迎之脉小大等，浮沉等者，病难已也。女子手少阴脉动甚者，妊子。婴儿病，其头毛皆逆上者，必死。耳间青脉起者，掣痛。大便青瓣，飧泄③，脉小者，手足寒，难已；飧泄，脉少，手足温，泄易已。

四时之变，寒暑之胜，重阴必阳，重阳必阴；故阴主寒，阳主热，故寒甚则热，热甚则寒，故曰：寒生热，热生寒，此阴阳之变也。故曰：冬伤于寒，春生瘅热；春伤于风，夏生飧泄肠澼；夏伤于暑，秋生痎疟；秋伤于湿，冬生咳嗽。是谓四时之序也。

【注释】①炬然：高热灼手的意思。②脉：这里指赤脉。③青瓣飧泄：指大便如瓣状，色青，为消化不良的表现。

【译文】黄帝问岐伯：我想不通过望色、切脉而独靠诊察尺肤，来确定疾病所在的部位与性质，从外在的表像而推测出内在变化，用哪些方法可以做出对的诊断呢？

岐伯说：仔细的审察尺肤的缓急、小大、滑涩，以及肌肉的坚实和脆弱，就能确定是疾病的性质、状况了。假如眼胞出现微微浮肿，就像是刚睡醒的样子，颈部人迎脉有明显的搏动，会经常咳嗽，用手指按压手背和足背部，被按压的地方会有凹陷不起的症状，就能确诊为湿水肿肤胀病了。

尺肤表面的皮肤滑润且光泽，属于风病。尺部肌肉瘦且松软，身体倦怠，嗜睡，卧床不起，肌肉消瘦，属于寒热虚劳病，难以治愈。尺部肌肤涩滞不润的，属于风痹。尺部肌肤粗像乾枯的鱼鳞一样粗糙，属于脾土虚衰、水饮不化的溢饮病。尺部肌肤灼热，脉象盛大且浮躁，属于温病。假若脉盛大却不躁很滑利的，是病要好了，正在慢慢的恢复的佳兆。尺部肌肤寒凉，脉像细小无力，是泄泻或气虚病。尺部肌肤发热烫手，先发热再发冷的，属于寒热类的病；尺部肌肤觉得冷，但按了之后又发热的，也属寒热病。

只有肘部皮肤发热，是腰以上有热象，仅有手部发热，中腰以下有热象。肘关节前发热，是胸膺部有热象；肘关节后发热，是肩背部有热象；手臂中部发热，是腰腹部有热象，肘部后缘下三四寸的部位发热，是肠道中有寄生虫；掌心发热，是腹中有热象；掌心冷，是腹中有寒。手鱼际白肉部位有青紫脉络的，胃中有寒邪入侵。

尺部肌肤烫手般热，且颈部人迎脉盛大，属于失血证。尺部肌肤紧实，人迎脉细小，是气虚元阳不足。假如再出现烦闷且一天天加重，是阴阳俱绝已经离死不远了。

眼睛发红，说明病源在心经；眼睛见白色，病在肺经；见青色，病在肝经；见黄色，病在脾经；见黑色，病在肾经。见黄色而掺杂了其他颜色，形状也无法形容清楚的，病在胸中。

眼睛疾病的诊察，要是有赤色的脉络从上往下延伸的，是足太阳经的病；从下向上延伸的，是足阳明经的病；从目外眦向里走的，是足少阳经的病。在寒热发作的瘰疬病中，假如眼珠中有赤脉上下贯瞳子，出现一条赤脉的，死期在一年内；出现一条半赤脉的，死期在一年半内；出现两条赤脉的，死期在两年内；出现两条半赤脉的，死期在两年半；出现三条赤脉的，死期在三年内。诊察因为龋齿引起的疼痛，要按压经过面颊两侧周围的阳明脉，经气太过的部位一定会出现单独发热的症状。病在左侧的左边阳明脉热，在右的右热，在上的上热，在下的下热。诊察皮肤上的血脉，赤色越多，热象就越重；青色越多，疼痛会越重；黑色越多，说明那是长时间不愈的痹证；假如是青色、黑色、赤色多个地方相互夹杂的，是寒热都有的病症。

身体困乏有隐痛，肤色微黄，牙垢发黄，连指甲也呈现出黄色，是黄疸病。假如神情疲倦且嗜睡，小便黄赤，脉小艰涩不滑利，是不欲饮食的病症。人在患病后，手桡骨部位的寸口脉和颈部人迎脉搏动力量大小差不多相同，浮沉表现又一样的，是不治之症。掌后尺骨侧凹陷部位是神门穴，属手少阴心经的动脉部位。这条动脉平时细小被隐潜，假如女子的这条动脉搏动增强，那就是怀孕了。婴儿生病时，其如果头发蓬乱枯槁，向上竖立，那属于不治之症。察看耳廓间细小的脉络，假若脉色青黑紫暗，伴有隆起的情况，是筋肉抽搐、腹痛的症状。假如孩子大便泄泻是青绿色伴乳瓣，是脾胃虚寒的飧泄病。再加上脉象细小无力，手足冰冷，是脾胃阳气不足，也难以治疗的病症。如果只是脉细小，手足却温暖，这类的泄泻就容易治疗了。

春夏秋冬四季的气候变化，寒暑之间的相互更替。它们的规律是，阴达到了顶点就转变为阳，阳气达到了顶点就转变为阴。阴主寒，阳主热，因此寒冷到一定程度就会转变为热，热到了顶点就会变冷，所以说寒极会生热，热极也会生寒，这是天地阴阳相互转化的规律。因此，到冬天受了寒邪，不会马上就发病，而隐潜到人体内形成伏邪，等到了春天就会是温热病；春天受了风邪，也不会马上发病，等到了夏天就成了飧泄、痢疾这类的疾病；夏天受了暑邪，不会马上发病，直到秋天就会发生疟疾；秋天受了湿邪后潜伏在体内，到了冬天就会咳嗽。这都是因四季的气候特点而引发的不同疾病。

刺节真邪第七十五

　　黄帝问于岐伯曰：余闻刺有五节，奈何？

　　岐伯曰：固有五节；一曰振埃，二曰发蒙，三曰去爪，四曰彻衣，五曰解惑。

　　黄帝曰：夫子言五节，余未知其意。

　　岐伯曰：振埃者，刺外经，去阳病也；发蒙者，刺腑输，去腑病也；去爪者，刺关节之支络也；彻衣者，尽刺诸阳之奇输也；解惑者，尽知调阴阳，补泻有余不足，相倾移也。

　　黄帝曰：《刺节》言振埃，夫子乃言刺外经，去阳病，余不知其所谓也，愿卒闻之。

　　岐伯曰：振埃者，阳气大逆，上满于胸中，愤䐜肩息，大气逆上，喘喝坐伏，病恶埃烟，噎不得息，请言振埃，尚疾于振埃。

　　黄帝曰：善。取之何如？

　　岐伯曰：取之天容。

　　黄帝曰：其咳上气，穷诎胸痛者，取之奈何？

　　岐伯曰：取之廉泉。

　　黄帝曰：取之有数乎？

　　岐伯曰：取天容者，无过一里，取廉泉者，血变而止。

　　帝曰：善哉。

　　黄帝曰：《刺节》言发蒙，余不得其意。夫发蒙者，耳无所闻，目无所见。夫子乃言刺腑输, 去腑病, 何输使然? 愿闻其故。

岐伯曰: 妙乎哉问也! 此刺之大约, 针之极也, 神明之类也, 口说书卷, 犹不能及也, 请言发蒙耳, 尚疾于发蒙也。

黄帝曰: 善。愿卒闻之。

岐伯曰: 刺此者, 必于日中, 刺其听宫, 中其眸子, 声闻于耳, 此其输也。

黄帝曰: 善。何谓声闻于耳?

岐伯曰: 刺邪以手坚按其两鼻窍而疾偃, 其声必应于针也。

黄帝曰: 善。此所谓弗见为之, 而无目视, 见而取之, 神明相得者也。

黄帝曰:《刺节》言去爪, 夫子乃言刺关节之支络, 愿卒闻之。

岐伯曰: 腰脊者, 身之大关节也; 肢胫者, 人之所以趋翔①也; 茎垂者, 身中之机, 阴精之候, 津液之道也。故饮食不节, 喜怒不时, 津液内溢, 乃下留于睾, 水道不通, 日大不休, 俯仰不便, 趋翔不能。此病荥然有水②, 不上不下, 铍石所取, 形不可匿, 常不得蔽, 故命曰去爪。

【注释】①人之所以趋翔: 是指人体的下肢为主持行走的器官, 也是站立的支柱。②荥然有水: 荥然, 小水貌。荥然有水, 是形容有水蓄积, 像微浅的不能流行的小水一样。

【译文】黄帝向岐伯问: 我听说刺法有五节之分, 有哪些具体内容呢?

岐伯说: 在刺法中确有五节针刺的五种方法。第一种称之为振埃, 第二种称为发蒙, 第三种称为去爪, 第四种称为彻衣, 第五种称为解惑。

黄帝说: 您所说这五节的方法, 我还不明白, 还请给我讲解讲解。

岐伯说：针刺中振埃是指用针刺浅表的经脉，用来治疗阳病。发蒙是用针刺六腑的腧穴，用来治疗腑病。去爪是用针刺关节的支络。彻衣是用针遍刺六腑之别络。解惑是依据阴阳变化原理，补不足、泻有余，使失调的阴阳回归平衡，相互转化。

黄帝说：刺节中的振埃，先生讲的是用针刺浅表的经脉以治疗阳病，我还是不明白"振埃"是什么意思，还请给我详细地讲一讲。

岐伯说：振埃的针法，是治疗阳气暴逆上行时充满胸中，胸部胀满，呼吸困难，两肩抖动等病症，或胸中之气上逆，气喘时吁吁有声，或坐卧难安，遇烟尘病势加重，使喉咙噎塞感到窒息。之所以称之为振埃，是因用这种方法治疗收效极快，就像是比振落尘埃还要快。

黄帝说：说得好。那针刺时取什么穴位好呢？

岐伯说：取天容穴。

黄帝说：如果有咳逆上气，屈曲蜷缩且胸部疼痛的症状，又取什么穴位好呢？

岐伯说：取任脉的廉泉穴。

黄帝说：在取这两个穴位时，针刺时有什么要求吗？

岐伯说：取天容穴时，针刺不能超过一寸；取廉泉穴时，当病人面部的血色有所改变时马上止针。

黄帝说：讲得好。

黄帝说：《刺节》中所提到的发蒙这种方法，我不明白它的含义。发蒙这种针法，原本是用来治疗耳朵听不见和眼睛看不清的。先生却说要用针刺六腑的腧穴，是用来治疗腑病的，到底哪个腧穴才是治这耳目病的，还请你讲一讲其中的缘由。

岐伯说：问得太妙了。这也是针刺中最为绝妙的地方，简直是到了登峰造极的地步，其中的奥妙一定要用心领会，仅靠平时口中叙说的和书中记载的，无法道出它出神入化的玄机。我所说讲的发蒙，是它的奏效要比启发蒙聩还要快。

黄帝说：真是太好了。那你快点把这方面的内容讲给我听听。

岐伯说：针刺治疗这方面病，要在中午的时候进行，针刺手太阳小肠经的听宫穴，使针刺感应到瞳子。耳内能听到作响的声音，这是治疗本病的主要腧穴。

黄帝说：好。那要如何才可以让耳内能听到声音呢？

岐伯说：针刺时，让病人用手紧紧把鼻孔捏住，仰卧，这样做耳内就会在针刺的时候相应地出现了声响。

黄帝说：真是太妙了。既使没有看见去做什么，也没有用眼睛注视它，而取穴施针，针到病除，简直是如有神助啊。

黄帝说：《刺节》中所说的"去爪"这种方法，先生所讲的是刺关节支络，我想听你详尽地说明其中的缘由。

岐伯说：腰脊属于人体内较大的关节。下肢是人体行走的主要枢要，站立的支柱；阴茎有生育繁殖的功能，是用来交媾排精，但也属于津液输出的通道。若是在饮食方面没有节制，情绪的喜怒经常受到刺激，影响到了津液的运行与代谢，使津液内溢而停聚到阴囊，以致水道不通，阴囊日益胀大，人体的俯仰和行动都受到了限制。这类病是因为阴囊内水液蓄积，使水道不通所导致的。用铍针砭石泻除积水。阴囊肿到无法藏匿，连衣裳也无法遮蔽的病。于是把去除这种病的针法称为"去爪"。

帝曰：善。

黄帝曰：《刺节》言彻衣，夫子乃言尽刺诸阳之奇输，未有常处也，愿卒闻之。

岐伯曰：是阳气有余，而阴气不足，阴气不足则内热，阳气有余则外热，两热相搏，热于怀炭，外畏绵帛，衣不可近身，又不可近席。腠理闭塞, 则汗不出, 舌焦唇槁, 腊干^①嗌燥, 饮食不让美恶。

黄帝曰: 善。取之奈何?

岐伯曰: 取之于其天府、大杼三痏, 又刺中膂, 以去其热, 补足手太阴以去其汗, 热去汗稀, 疾于彻衣。

黄帝曰: 善。

黄帝曰:《刺节》言解惑, 夫子乃言尽知调阴阳, 补泻有余不足, 相倾移也, 惑何以解之?

岐伯曰: 大风在身, 血脉偏虚, 虚者不足, 实者有余, 轻重不得, 倾侧宛伏^②, 不知东西, 不知南北, 乍上乍下, 乍反乍复, 颠倒无常, 甚于迷惑。

【注释】①腊干: 形容肌肉皮肤干燥的样子。②倾侧宛伏: 形容患半身不遂后, 身体既不能倾斜反侧也不能宛转俯伏。

【译文】黄帝说: 你讲得真的很好。

黄帝说:《刺节》中所说的彻衣, 您所说的是遍刺六腑别络, 没有指出特定的部位, 还请你细细地讲给我听。

岐伯说: 这种疗法适用阳气有余但阴气不足的病。阴气的不足会让人产生内热, 阳气有余又会出现外热, 内热外热相互交合, 则会体热太过, 比怀抱炭火还要热的感觉。因热势炽盛, 于是只想将身体暴露而不穿衣盖被, 更不能让人靠近身体, 更有甚者因怕热不想沾席。因腠理闭塞, 汗出不出来, 热邪外散不出来, 导致舌干咽燥, 口唇干裂, 肌肉枯槁, 口中无味。

黄帝说: 讲得好。可这样的病症要怎样治疗呢?

岐伯说: 先针刺手太阴肺经的天府穴与足太阳经的大杼穴这两个穴位各三次, 再刺足太阳膂俞泻热, 再补手太阴经和足太阴经, 病人能出汗, 等热退汗液减少了, 病也就全好了。疗效比脱掉全部的衣服还要来得快。

黄帝说：讲得真好。

黄帝说：《刺节》中的解惑，先生的意思是要知道所有调和阴阳与运用补泻的始末，使人体内阴阳虚实之间的变化移易，让体内达到平衡。如何才能辨清阴阳虚实而解除迷惑呢？

岐伯说：中风这一类的病，肯定有血气偏虚的地方，虚是指正气不足，实指的是邪气有余，这样的话就会使身体感到轻重不相称，于是身体倾斜反侧，摇摇欲坠。严重的会神志昏乱，意识模糊，东西南北都分不清，症状也会反复多变，颠倒无常，比普通的神志迷惑要严重。

黄帝曰：善。取之奈何？

岐伯曰：泻其有余，补其不足，阴阳平复，用针若此，疾于解惑。

黄帝曰：善。请藏之灵兰之室，不敢妄出也。

黄帝曰：余闻刺有五邪，何谓五邪？

岐伯曰：病有持痈者，有容大者，有狭小①者，有热者，有寒者，是谓五邪。

黄帝曰：刺五邪，奈何？

岐伯曰：凡刺五邪之方，不过五章，瘅热消灭，肿聚散亡，寒痹益温，小者益阳；大者必去，请道其方。

凡刺痈邪无迎陇，易俗移性不得脓，诡道更行去其乡，不安处所乃散亡。诸阴阳过痈者，取之其输泻之。

凡刺大邪日以小，泄其有余乃益虚。剽其通②，针去其邪肌肉亲，视之毋有反其真。刺诸阳分肉间。

凡刺小邪日以大，补其不足乃无害。视其所在迎之界，远近尽至，其不得外，侵而行之乃自费。刺分肉间。

凡刺热邪，越而苍③，出游不归，乃无病。为开通乎辟门户，使邪得出,病乃已。

凡刺寒邪,日以温,徐往疾去,致其神。门户已闭,气不分,虚实得调,真气存。

【注释】①容大、狭小:容大,即大邪(实邪);狭小,即小邪(虚邪)。②剽其通:剽,急的意思。剽其通,是指急于疏通病邪。③越而苍:苍,通"沧",寒的意思。越而苍,就是指针刺热邪,邪气转凉。

【译文】黄帝说:讲得好。那么这类病症要如何治疗呢?

岐伯说:先把有余的邪气给泻掉,补正气的不足,达到阴阳平衡。这样见效也快,解除神志迷惑更快些。

黄帝说:讲得好。我一定将您所说的这知识整理成书册,秘藏在灵兰之室,决不会轻易的将它泄露出去。

黄帝说:我听说有刺五邪的针法,那什么叫五邪?

岐伯说:病有痈肿的,有属实的,有属虚的,有属热的,也有属寒的,这就称为五邪。

黄帝说:五邪病如何用针刺治疗呢?

岐伯说:针刺治疗五邪的方法,不过五条。对瘅热病,消灭热邪;痈肿与积聚的病症,使痈肿与积聚消散;寒痹在身,用阳热温血气;体虚邪微的,补益阳气令其强壮;邪气盛大的驱除邪气。下面我就将针刺的方法告知你。

治疗痈邪的方法,不可迎着痈邪的隆盛之势直接用泻法,应该用和缓的方法耐心施治。如果不得脓,就要换方法,离开固定的部位进行针刺。使邪毒不停留在固定的部位,这样,病邪会慢慢消散。不管是阳经还是阴经,凡经过痈肿所生的部位,都能取本经的输穴泻毒邪。

凡刺治实邪,会用针刺使邪势减小,也就是人们所说的泻除多余的,使邪气慢慢虚衰,以起到补益其虚而虚实相近的作用。在病邪的通道上攻击它,针刺病邪使它消散,使肌肉相附;等邪气泄出后,真气就恢复了。因实邪一般在三阳，因此用针刺诸阳经分肉间的穴位为宜。

　　凡刺治虚邪，针刺时使正气壮大，补正气的不足，那么邪气就不会造成危害了。与此同时审查邪气所在，当还没有深入体内的时候，迎而夺之。这样真气尽至，正气充足，外邪就无法内陷了。针刺时不要太过，因为这样会损伤正气，因此，刺小邪之法，取分肉间的穴位就行了。

　　但凡针刺热邪，都该把邪气由热转凉，在邪气排出后不再发热，病就好。要为它疏通道路，打开门户，使热邪能排出体外，病就可以全好了。

　　但凡针刺寒邪，要使体气慢慢转温和，针刺时进针要缓慢，等气到了便迅速出针。出针后，针孔闭合，正气才不会向外扩散。这样神气便可恢复正常，精气慢慢变得旺盛，达到补气行血散寒的功效，虚实得到调和，真气也固密内存住了。

　　黄帝曰：官针奈何？

　　岐伯曰：刺痈者，用铍针；刺大者用锋针；刺小者用员利针；刺热者用镵针；刺寒者用毫针也。

　　请言解论，与天地相应，与四时相副，人参天地，故可为解。下有渐洳①，上生苇蒲②，此所以知形气之多少也。阴阳者，寒暑也，热则滋而在上，根荄少汁。人气在外，皮肤缓，腠理开，血气减，汗大泄，肉淖泽。寒则地冻水冰，人气在中，皮肤致，腠理闭，汗不出，血气强，肉坚涩。当是之时，善行水者，不能往冰，善穿地者，不能凿冻，善用针者，亦不能取四厥，血脉凝结，坚搏不往来者，亦未可即柔。故行水者，必待天温冰释冻解而水可行，地可穿也。人脉犹是也。治厥者，必先熨调和其经，掌与腋，肘与脚，项与脊以调之，火气已通，血脉乃行。然后视其病，脉淖泽者，刺而平之；坚紧者，破而散之，气下乃止，此所以解结者也。

【注释】①渐洳：指低湿的地带。②苇蒲：苇，即生于水中的芦苇；蒲，指出于池泽中的葛蒲。

【译文】黄帝说：刺五邪，选用什么样的针具比较合适呢？

岐伯说：刺痈邪用有刃锋利的铍针；刺实邪用锋针；刺虚邪用员利针；刺热邪用镵针；刺寒邪则用毫针。

我再来说说解结这方面的理论。人与天地、四时季节都有着十分密切的关联。而根据人与天地相参的道理，才能谈论解结。如有水的沼泽，生长出蒲草和芦苇，从它们生长的茂盛程度，而可以推断出水泽面积的多少。同样的道理，从人体外形的强弱，便能测出气血的多少了。阴阳的变化，能用寒暑的变化加以说明。天气炎热时，阳气往上，地上的水分被蒸腾后形成云雨，草木的根茎上的水分减少了。人体因热气的熏蒸，阳气浮越于外，因此皮肤弛缓，腠理开泄，血气衰减且津液外溢，肌肉也变得滑利润泽。在寒冷时，土地封冻，水面结冰，人体内的阳气收藏于内，因此皮肤变得致密，腠理闭合，不出汗，血气强，肌肉坚紧而滞涩。在天气寒冷时，那些善长游水行舟的人，也无法在冰中往来；善于掘地的人，也难以凿开冻土。善用针的人，也无法治疗阴寒至盛导致的四肢厥逆证。血脉因寒而凝聚，如冰冻般坚实，运行不畅，不可能让经脉马上柔软起来。因此行水的人要等到天气转暖后，冰冻融化了才能在水中游走，大地也要在解冻了才能掘凿。人体的血脉也是同样的道理，只有等到阳气运行，血脉疏通才可以用针。因此在治疗厥逆病时，要先用温熨的方法，使经脉调和。在两掌、两腋、两肘、两脚以及项、脊等关节交会的部位，用熨灸，温热之气通达各个部位了，血脉流通能正常的运行后再观察病情，若血脉滑润流畅的，便是卫气浮于体表，用针刺的方法使其平复就好了；血脉坚紧，是寒邪太盛的症状，用破坚散结的针法，等厥逆之气衰落，阳气回复了就可以止针了。这种根据邪气聚结的情况先进行疏通后治疗的方法，就称这为解结。

用针之类，在于调气。气积于胃，以通营卫，各行其道。宗气留于海，其下者注于气街，其上者走于息道。故厥在于足，宗气不下，脉中之血，凝而留止，弗之火调，弗能取之。用针者，必先察其经络之实虚，切而循之，按而弹之，视其应动者，乃后取之而下之。六经调者，谓之不病，虽病，谓之自已也。一经上实下虚而不通者，此必有横络盛加于大经，令之不通，视而泻之。此所谓解结也。

上寒下热，先刺其项太阳，久留之，已刺则熨项与肩胛，令热下合乃止，此所谓推而上之者也。上热下寒，视其虚脉而陷之于经络者，取之，气下乃止，此所谓引而下之者也。大热遍身，狂而妄见妄闻妄言，视足阳明及大络取之，虚者补之，血而实者泻之。因其偃卧，居其头前，以两手四指挟按颈动脉，久持之，卷而切推，下至缺盆中，而复止如前，热去乃止，所谓推而散之者也。

黄帝曰：有一脉生数十病者，或痛，或痈，或热，或寒，或痒，或痹，或不仁，变化无穷，其故何也？

岐伯曰：此皆邪气之所生也。

黄帝曰：余闻气者，有真气，有正气，有邪气。何谓真气？

岐伯曰：真气者，所受于天，与谷气并而充身也。正气者，正风也，从一方来，非实风也，又非虚风也。邪气者，虚风之贼伤人也，其中人也深，不能自去。正风者，其中人也浅，合而自去，其气来柔弱，不能胜真气，故自去。

虚邪之中人也，洒淅动形，起毫毛而发腠理。其入深，内搏于骨，则为骨痹；搏于筋，则为筋挛；搏于脉中，则为血闭不通，则为痈。搏于肉，与卫气相搏，阳胜者则为热，阴胜者则为寒。寒则真气去，去则虚，虚则寒。搏于皮肤之间，其气外发，腠理开，毫毛摇，气往来行，则为痒。留而不去, 则痹。卫气不行, 则为不仁。

虚邪偏客于身半, 其入深, 内居营卫, 营卫稍衰, 则真气去, 邪气独留, 发为偏枯。其邪气浅者, 脉偏痛。

虚邪之入于身也深, 寒与热相搏, 久留而内著, 寒胜其热, 则骨疼肉枯; 热胜其寒, 则烂肉腐肌为脓, 内伤骨, 内伤骨为骨蚀。有所结, 筋屈不得伸, 邪气居其间而不反, 发为筋溜①。有所结, 气归之, 卫气留之, 不得反, 津液久留, 合而为肠溜②, 久者数岁乃成, 以手按之柔。已有所结, 气归之, 津液留之, 邪气中之, 凝结日以甚易, 连以聚居, 为昔瘤③, 以手按之坚。有所结, 深中骨, 气因于骨, 骨与气并, 日以益大, 则为骨疽。有所结, 中于肉, 宗气归之, 邪留而不去, 有热则化而为脓, 无热则为肉疽。凡此数气者, 其发无常处, 而有常名也。

【注释】①筋溜: 就是结聚于筋的赘瘤之类。②肠溜: 是指邪气传入肠中所发生的病变, 指腹中肠道的肿瘤。③昔瘤: 昔, 同"腊", 肉干而坚的意思。昔瘤, 是指此瘤坚硬的意思。

【译文】凡是用针刺治病的法则, 主要在于调整经气。水谷精气积于胃中, 化生的营气和卫气, 各循行于自己的道路。宗气积聚胸中而为气海, 其下行的灌注于气街穴; 其上行的走呼吸之道。因此足部发生厥逆时, 宗气就不能下行, 脉中之血也凝滞留止, 若不先用火灸温熨来通调气血, 就不能取穴针刺。

用针治疗疾病, 先要诊察患者经络的虚实, 用切、循、按、弹等诊察的方法来诊视脉气的情况, 再取适当的穴位进行刺治, 以去除病症。假如手足太阴、手足少阴, 手足阳明六经的脉气和调, 说明身体没病, 有也只是些小病, 能不治自愈。要是哪一条经脉上实下虚不通畅, 是横络受邪, 且邪气势盛, 影响到正经, 使它不通畅。发生这样的情况, 应将病邪所在部位诊察清楚, 再采用泻法进行刺治。这就是所谓解结的方法。

腰以上寒，腰以下热，当先针刺项间足太阳经穴，且留针时间较长，针刺后，再在项与肩胛部加以温熨，使温热之气下行，与腰下之热相合，再停止针刺。这就是推热而使向上的针法。腰以上热，腰以下寒，要诊察是哪一条经脉的脉气不足带来的影响、伤损了其他经络，然后取适当穴位刺治，等阳气下行，便停止针刺。这就是所谓引热下行的针法。全身大热到发狂，出现幻视、幻听、妄言妄语，就当诊察足阳明胃经及其大络，取其适当穴位进行刺治。经络虚的就用补法，假如血气盛实郁结的，就采用泻法。让病人仰卧，在其头前用两手的拇指、食指夹按其颈部人迎脉，较长时间的夹按以后，再屈指切按推揉，由上而下推至缺盆穴，进行反复多次到热去才停止。这就是所说的推而散之的方法。

黄帝问：有在一经之中发生多种疾病的，或痛、或痈、或热、或寒、或痒、或痹、或麻木不仁，变化无穷，是什么原因呢？

岐伯说：这都是由邪气引起的。

黄帝问：我听说有真气，有正气，有邪气，真气有什么特点呢？

岐伯说：真气是先天的真元之气，与饮食所化的谷气合并而充养着身体；正气，在此处指的是正风，正风从相应的四时八节的方向而来，不是太过剧烈的实风，也不是与时令不相合的虚风；邪气就是伤害人体的虚风。虚风侵袭了人体后，会深入体内，无法自行消散；正风侵入了人体，只会进入到人体的浅表，与体内真气相遇后就会自动消散，这是正风之气来势柔而不猛的原因，战胜不了真气，于是便会自行散去。

人体受到四时八节的虚风邪气的侵袭，会有寒意森森战栗的感觉，于是毫毛竖起，腠理开张，虚邪深入人体，侵入到骨，就形成为骨痹；虚邪侵袭到筋，形成筋挛；侵袭到脉，形成血痹，血液淤滞不通，就形成痈；虚邪侵袭了肌肉，与卫气相互搏击，阳邪偏胜就形成热症，阴邪偏胜就形成寒症；真气为寒邪所迫离去，真气离又会形成阳虚，阳气虚而寒邪侵入了皮肤，邪气向外发散，就会使腠理张开，毫毛摇动，邪气往来而行，皮肤就会发痒；邪气滞留不去，就形成痹症；卫气不能流通畅行，就形成麻木不仁的病症。

虚邪偏中、留在人体的一侧，若是邪气深入到体内，侵犯荣卫，使荣卫之气慢慢衰弱，那么真气离去，独留邪气在体内，就会造成半身不遂的病症。若是邪气侵入得比较浅，就会造成半身偏痛。

虚邪侵入而至于人体的深处，寒邪与热邪相搏击，长时滞留于内而不去，要是寒胜过热，就会骨骼疼痛，肌肉枯萎；要是热胜过寒，就会肌肉腐烂化脓，以致伤到骨头，形成为骨蚀；假如邪气伤到筋，筋就会屈缩无法伸展，邪气在体内久留不去，就会形成筋瘤；要是病邪结聚，人体内的气也会归往结聚的地方，从而导致卫气滞留而不能返还流通，津液久留肠胃之间，集结形成为肠瘤，这种病形成的时间很长，需数年才可形成，用手按压，瘤很柔软的；病邪结聚，体内的气趋往结聚的地方，于是津液留滞，邪气中伤，凝结得一天天变得严重，不断地积聚，就会形成为像干肉一般的瘤，用手按压，是坚硬的；病邪有所结聚，深入而伤及骨，邪气附着骨，骨与邪气相合，一天天增大，就形成为骨疽；病邪结聚，伤到肌肉，宗气趋往结聚之处，而病邪留滞不去，如有内热，肌肉就会化而为脓，如无热，就会形成为肉疽。以上所提到的几种邪气，发作没有固定的部位，但所得的病症都有一定的名称。

卫气行第七十六

黄帝问于岐伯曰：愿闻卫气之行，出入之合，何如？

岐伯曰：岁有十二月，日有十二辰，子午为经，卯酉为纬。天周二十八宿，而一面七星，四七二十八星。房昴为纬，虚张为经。是故房至毕为阳，昴至心为阴。阳主昼，阴主夜。故卫气之行，一日一夜五十周于身，昼日行于阳二十五周，夜行于阴二十五周，周于五脏。

是故平旦阴气尽，阳气出于目，目张，则气上行于头，循项下足太阳，循背下至小指之端。其散者，别于目锐眦，下手太阳，下至手小指外侧。其散者，别于目锐眦，下足少阳，注小指次指之间。以上循手少阳之分，下至小指之间。别者以上至耳前，合于颔脉，注足阳明，以下行至跗上，入五指之间。其散者，从耳下下手阳明，入大指之间，入掌中。其至于足也，入足心，出内踝下，行阴分，复合于目，故为一周。

是故日行一舍，人气行于身一周与十分身之八；日行二舍，人气行于身三周与十分身之六；日行三舍，人气行于身五周与十分身之四；日行四舍，人气行于身七周与十分身之二；日行五舍，人气行于身九周；日行六舍，人气行于身十周与十分身之八；日行七舍，人气行于身十二周与十分身之六；日行十四舍，人气行二十五周于身有奇分与十分身之二，阳尽而阴受气矣。其始入于阴，常从足少阴注于肾，肾注于心，心注于肺，肺注于肝，肝注于脾，脾复注于肾为一周。是故夜行一舍，人气行于阴脏一周与十分脏之八，亦如阳行之二十五周，而复合于目。

阴阳一日一夜,合有奇分十分身之二,与十分藏之二,是故人之所以卧起之时有早晏者,奇分不尽故也。

黄帝曰:卫气之在于身也,上下往来不以期,候气而刺之,奈何?

伯高曰:分有多少^①,至有长短,春秋冬夏,各有分理^②,然后常以平旦为纪,以夜尽为始。是故一日一夜,水下百刻,二十五刻者,半日之度也,常如是毋已,日入而止,随日之长短,各以为纪而刺之。谨候其时,病可与期;失时反候^③者,百病不治。故曰:刺实者,刺其来也;刺虚者,刺其去也。此言气存亡之时,以候虚实而刺之。是故谨候其气之所在而刺之,是谓逢时。病在于三阳,必候其气在于阳而刺之;病在于三阴,必候其气在于阴分而刺之。

【注释】①分有多少:因为白天和夜晚的长短随着季节的改变而改变,所以白天的阳和夜晚的阴并不是平分的,经常是各有多少不同,故称分有多少。②各有分理:指春夏秋冬四季的昼夜阴阳之分各有一定的规律。③失时反候:失时,指没有掌握住气机运行的时机;反候,指没有候气,与气机运行规律不相合。

【译文】黄帝问岐伯说:我想听你说说卫气在人体内的运行情况,以及它们在体表的出入时间与会合哪些地方?

岐伯说:一年分十二个月,一天有十二个时辰,子位在正北方,午位在正南方,连接南北的竖线称之为经线,卯位在正东方,酉位在正西方,连接东西的横线称之为纬度。天体运行环绕四周的星宿在东西南北四方,每方各七个星宿,共二十八星宿。房宿与昴宿为纬,虚宿与张宿为经。太阳从房宿到毕宿是白天,为阳;太阳从西方的昴宿到达东的心宿是夜晚,为阴。一个昼夜之中,卫气在人体内运行的次数是五十周,白天在阳分循行二十五个周次,夜间在阴分循行二十五个周次,夜间周行于五脏之中。

所以到平明十分，卫气在夜晚阴分的循行过程结束，卫气从眼睛进入阳分，眼睛就睁开了，卫气从就上行到达头部，沿项后足太阳膀胱经，沿背部向下，到足小指外侧端(至阴穴)。其中它的分支部分，从目外眦分出，沿手太阳小肠经向下运行，到手小指外侧端(少泽穴)。还有一条分支部分，也从目外眦分出，沿足少阳胆经下行，流注入足小指与第四趾之间(窍阴穴)。另外的分支从手少阳三焦经下行到手小指与无名指之间(关冲穴)。从手少阳的分支部分，行到耳前，在颔部的经脉会合，注入足阳明胃经，向下行到足背上五趾之间。还有另一条分支，从耳部下方沿手阳明大肠经下行。从手大指和食指之间进入手掌中。其中足部的卫气，进入足心，从足内踝行于阴分，从足少阴经分出的阴脉上行，又到目睛明穴会合。这就是卫气白天沿阳分运行一周的道路。

所以，太阳运行一星宿的时间为一舍，卫气就会在人体循行一周又十分之八。太阳运行二舍，卫气在人体内循行三周又十分之六。太阳运行三舍的时间，卫气就在人体内循行五周又十分之四。太阳运行四舍，卫气在人体内循行七周又十分之二。太阳运行五舍，卫气在人体内循行九周。行六舍，卫气在人体内循行十周又十分之八。行七舍，卫气在人体内循行十二周又十分之六。太阳行十四舍，卫气在人体内循行二十五周及余数的十分之二。这样，太阳运行完全天的一半，当白天进入夜晚时，卫气也由阳进入阴分。在刚进入阴分时，由足少阴肾经传到肾脏，由肾脏传到心脏，由心脏传注到肺脏，由肺脏传注入肝脏，由肝脏传注入脾脏，由脾脏再传注到肾脏为一周，与白天时卫气行于阳分二十五周相同，所以，夜间太阳运行一舍时，卫气在阴分同样运行一周又十分之八周，卫气在阴分循行了二十五周后，再由目内眦进入到阳分。一个昼夜卫气在人体运行五十个周次，但依上述每舍卫气运行一周又十分之八周来计算，太阳运行二十八舍，卫气循行了五十周又十分之四，从而有了十分之四周的余数，以及阳分的十分之二周与阴分的十分之二周。这就是平常人起床时间时早时晚的原因，都是因卫气在行过五十周之后还有余数的缘故。

黄帝问：卫气在人体内上下循行往返的时间并不固定，要如何选择时机针刺呢？

伯高说：太阳所运行的位置也有变化，昼夜的长短也会有差异，春夏秋冬节气不同，白天黑夜都有规律可循的。我们可以依日出时间作为夜尽昼始的标志，卫气在阳分运行的开始。用铜壶滴漏的方式来计时，一个昼夜漏壶水下一百刻。二十五刻正好是半个白天的度数。卫气会随时间而环周不止。到了太阳下山时，白天也就结束了。这样以日出日落来区分昼与夜，再以昼夜长短判断出卫气的运行情况，从而作为针刺时候的标准。针刺时，要等气至下针才能达到预期效果。若是时机把握不好，违反了候气的原则胡乱用针，只能是什么病也治愈不了了。候气针刺的方法，实证在气到来时针刺，属泻法；虚症在气运行过去后再针刺，属补法。也就是说在气行盛衰的时候，诊察病情的虚实再进行针刺。因此，细心谨慎地审察气的运行部位再进行针刺，就是把握住时机。病在三阳经，一定要气在阳分时针刺；病在三阴经，气在阴分时才能进行针刺。

水下一刻，人气在太阳；水下二刻，人气在少阳；水下三刻，人气在阳明；水下四刻，人气在阴分。水下五刻，人气在太阳；水下六刻，人气在少阳；水下七刻，人气在阳明；水下八刻，人气在阴分。水下九刻，人气在太阳；水下十刻，人气在少阳；水下十一刻，人气在阳明；水下十二刻，人气在阴分。水下十三刻，人气在太阳；水下十四刻，人气在少阳；水下十五刻，人气在阳明；水下十六刻，人气在阴分。水下十七刻，人气在太阳；水下十八刻，人气在少阳；水下十九刻，人气在阳明；水下二十刻，人气在阴分。水下二十一刻，人气在太阳；水下二十二刻，人气在少阳；水下二十三刻，人气在阳明；水下二十四刻，人气在阴分。水下二十五刻，人气在太阳，此半日之度也。从房至毕一十四舍，水下五十刻，日行半度，回行一舍，水下三刻与七分刻之四。《大要》曰：常以日之加于宿上也。人气在太阳，是故日行一舍，人气行三阳行与阴分，常如是无已。天与地同纪，纷纷盼盼①，终而复始，一日一夜水下百刻而尽矣。

【注释】①纷纷盼盼（pā）：形容繁多而不杂乱。

【译文】从水下一刻开始，卫气在手足太阳经运行；水下二刻，卫气在手足少阳经运行；水下三刻，卫气行位于手足阳明经运行；水下四刻，卫气在足少阴肾经运行；水下五刻，卫气又出阳分行于手足太阳经；水下六刻，卫气在手足少阳经运行；水下七刻，卫气在手足阳明经运行；水下八刻，卫气在足少阴肾经运行；水下九刻，卫气在手足太阳经运行；水下十刻，卫气在手足少阳经运行；水下十一刻，卫气在手足阳明经运行；水下十二刻，卫气在足少阴肾经运行；水下十三刻，卫气在手足太阳经运行；水下十四刻，卫气在手足少阳经运行；水下十五刻，卫气在手足阳明经运行；水下十六刻，卫气在足少阴肾经运行；水下十七刻，卫气在手足太阳经运行；水下十八刻，卫气在手足少阳经运行；水下十九刻，卫气在手足阳明经运行；水下二十刻，卫气在足少阴肾经运行；水下二十一刻，卫气在手足太阳经运行；水下二十二刻，卫气在手足少阳经运行；水下二十三刻，卫气在手足阳明经运行；水下二十四刻，卫气在足少阴肾经运行；水下二十五刻，卫气在手足太阳经运行。这是半个白天卫气运行的度数。从房宿到毕宿运转了十四舍的时间，经过白天，水下了五十刻，太阳运行了半个周天；从昴宿到心宿，同样运转了十四舍，经过整个黑夜，水下五十刻，也运转了半个周天。一个昼夜共水下一百刻，太阳运转二十八舍，便是一个完整的周天。太阳每运行一星宿，水下三又七分之四刻。《大要》上记叙说：太阳每运行完一个星宿，在下一宿开始时，卫气刚好是在手足太阳经运行的，而每转完一星宿的时间，卫气也循行完三阳与阴分，太阳运行到下一星宿之上时，卫气又就运行到了手足太阳经，卫气就这样运行不止，与天地同步运行。卫气在人体内的运行虽然纷纷繁繁，却是终而复始。一昼夜水下一百刻的时间，卫气在体内刚好运行完五十个周次。

九宫八风第七十七

太一常以冬至之日，居叶蛰之宫四十六日，明日居天留四十六日，明日居仓门四十六日，明日居阴洛四十五日，明日居天宫四十六日，明日居玄委四十六日，明日居仓果四十六日，明日居新洛四十五日，明日复居叶蛰之宫，曰冬至矣。

太一日游，以冬至之日，居叶蛰之宫，数所在，日从一处至九日，复反于一。常如是无已，终而复始。

太一移日，天必应之以风雨，以其日风雨则吉，岁美民安少病矣。先之则多雨，后之则多旱。太一在冬至之日有变，占在君；太一在春分之日有变，占在相；太一在中宫之日有变，占在吏；太一在秋分之日有变，占在将；太一在夏至之日有变，占在百姓。所谓有变者，太一居五宫之日，病风折树木，扬沙石，各以其所在占贵贱①。因视风所从来而占之。风从其所居之乡来为实风②，主生长，养万物。从其冲后来为虚风③，伤人者也，主杀主害者。谨候虚风而避之，故圣人曰：避虚邪之道，如避矢石然，邪弗能害，此之谓也。是故太一徙，立于中宫，乃朝八风，以占吉凶也。

风从南方来，名曰大弱风，其伤人也，内舍于心，外在于脉，其气主为热。风从西南方来，名曰谋风。其伤人也，内舍于脾，外在于肌，其气主为弱。风从西方来，名曰刚风。其伤人也，内舍于肺，外在于皮肤，其气主为燥。风从西北方来，名曰折风。其伤人也，内舍于小肠，外在于手太阳脉，脉绝则溢，脉闭则结不通，善暴死。风从北方来，名曰大刚风。其伤人也，内舍于肾，外在于骨与肩背之膂筋，其气主为寒也。风从东北方来，名曰凶风，其伤人也，内舍于大肠，外在于两胁腋下及肢节。风从东方来，名曰婴儿风，其伤人也，内舍于肝，外在于筋纽，其气主为湿。风从东南方来，名曰弱风，其伤人也，内舍于胃，外在肌肉，其气主体重。此八风皆从其虚之乡来，乃能病人。三虚相搏，则为暴病卒死。两实一虚，病则为淋露寒热。犯其两湿之地，则为痿。故圣人避风，如避矢石焉。其有三虚而偏中于邪风，则为击仆偏枯矣。

【注释】①贵贱：指上文君、相、吏、将、百姓而言。②风从其所居之乡来为实风：所居之乡，是指太一所据之所。在每一季节所出现当令的风雨为实风，如春生东风，夏为南风，主生主长。③从其冲后来为虚风：凡是从节气所居方位的对方刮来的风叫做虚风，如冬至刮南风，夏至刮北风，主杀。

【译文】太一在冬至这一天，入居正北方叶蛰宫四十六天；期满后的第二天，移居东北方天留宫运行四十六天；期满后第二日，移居正东方仓门宫运行四十六天；期满后第二日，移居东南方阴洛宫运行四十五天；期满后第二日，移居正南方上天宫运行四十六天；期满后第二日，移居西南方玄委宫运行四十六天；期满后第二次日，移居正西方仓果宫运行四十六天；期满后第二日，移居西北方新洛宫运行四十五天；期满后第二日，又一次重新入居叶蛰宫，这一天就是冬至日了。

太一每天都在运行，从冬至入居叶蛰宫这天起，频繁的改变着地点，每天都在移动，到了第九天，又再一次返回到属于一数的坎位上，这样轮转不已，周而复始。

太一移居到其他宫的日子，一定会有风雨的出现。在移宫的这天和风细雨的，就是好兆头，年景会好，百姓安居乐业，少有疾病的情况发生；若是风雨出现在移宫的前一天，那么这一年内就会多雨；若是在移宫的后一天才出现风雨，那么这一年就会大旱。太一入居叶蛰宫的这一天是冬至，若是天气有异常变化，占卜以测吉凶，应在君；太一移居仓门宫春分这一天，如有天气异常变化，占卜测吉凶，应在相；太一在中宫这天，如有天气异常变化，占卜以测吉凶，应在吏；太一移居仓果宫秋分这一天，如有天气的异常变化，占卜以测吉凶，应在将；太一移居上天宫夏至这一天，如有天气的异常变化，占卜以测吉凶，在百姓。所提到的天气的异常变化，是指太一入居这五宫的日子，出现了暴风摧折树木，扬沙走石这种特别恶劣的情况。要依据太一居在不同的宫位，它们分别所主的方位，看风从哪个方向来的，以占验是否合乎时令。假如风从太一所在的方向来，就是合乎时令的，称为实风，主生养，能滋养万物；如果风是从与太一所居相反的方向吹来，那就不合时令了，就是我们常说的虚风，是对人体有伤害的，主杀害。应小心的候察虚风并避开它的侵袭。因此圣人们才说：避开虚邪之风的来路，要像是避开飞来的沙石那样，虚风邪气就不能伤害到人了。圣人们所说的就是这个意思。因此太一移位中宫，八方不正之风来朝，占验吉凶。

风从南方来，为大弱风，对人的伤害，内可侵入到心脏，外能留于血脉，气主热；从西南方来的风，称之为谋风，对人体的伤害，内可侵入到脾脏，外能留于肌肉，气主弱病；从西方来的风，称之为刚风，对人体的伤害，内可侵入到肺脏，外能留于皮肤，气主燥病；从西北方来的风，称之为折风，对人体的伤害，内可侵入到小肠，外会留滞于手太阳脉，若是脉绝，邪气就会四处蔓延，脉闭，会结聚不通，容易造成人暴亡；从北方来的风，称之为大刚风，对人的伤害，内可侵入肾脏，外能留滞于骨骼以及肩部、脊背两侧的肌腱，气主寒病；从东北方来的风，称之为凶风，对人的伤害，内可侵入到大肠，外能留滞于两胁、两腋骨下及肢体关节；从东方来的风，称之为婴儿风，对人的伤害，内可侵入肝脏，外能留滞于筋的纠结处，气主湿病；从东南方来的风，称之为弱风，对人的伤害，内可侵入到胃，外会停留在肌肉，气主身体沉重，全身无力。上面所提到的八种风，都是不当时令的虚风，能使人生病。若是再遇上岁气不足、月缺无光、气候失和这三虚一起，就会有暴病而突然死亡的事情发生。若只是两实一虚，就会有身体羸弱、寒热相兼的病症。假如是在雨水多潮湿之地，受了湿气，就会有痿症。因此圣人才说，躲避风邪，要像是在躲避矢石一样。要是人遇到了三虚而又同时被邪风偏入，那么会出现突然仆倒造成偏瘫这一类病症。

卷之十二

九针论第七十八

黄帝曰: 余闻九针于夫子, 众多博大矣, 余犹不能寤, 敢问九针焉生? 何因而有名?

岐伯曰: 九针者, 天地之大数也, 始于一而终于九①。故曰: 一以法天, 二以法地, 三以法人, 四以法时, 五以法音, 六以法律, 七以法星, 八以法风, 九以法野②。

黄帝曰: 以针应九之数, 奈何?

岐伯曰: 夫圣人之起天地之数也, 一而九之, 故以立九野。九而九之, 九九八十一, 以起黄钟③数焉, 以针应数也。

一者, 天也。天者, 阳也, 五脏之应天者肺, 肺者, 五脏六腑之盖④也, 皮者, 肺之合也, 人之阳也。故为之治针, 必以大其头而锐其末, 令无得深入而阳气出。

二者, 地也。人之所以应土者, 肉也。故为之治针, 必筩其身而员其末, 令无得伤肉分, 伤则气竭。

三者, 人也。人之所以生成者, 血脉也。故为之治针, 必大其身而员其末, 令可以按脉勿陷, 以致其气, 令邪气独出。

四者,时也。时者,四时八风之客于经络之中,为痼病者也。故为之治针,必筩其身而锋其末,令可以泻热出血,而痼病竭。

五者,音也。音者,冬夏之分,分于子午⑤,阴与阳别,寒与热争,两气相搏,合为痈脓者也。故为之治针,必令其末如剑锋,可以取大脓。

六者,律也。律者,调阴阳四时而合十二经脉,虚邪客于经络而为暴痹者也。故为之治针,必令尖如氂⑥,且员其锐,中身微大,以取暴气。

七者,星也。星者,人之七窍⑦,邪之所客于经,而为痛痹,舍于经络者也。故为之治针,令尖如蚊虻喙,静以徐往,微以久留,正气因之,真邪俱往,出针而养者也。

八者,风也。风者,人之股肱八节⑧也。八正⑨之虚风⑩,八风伤人,内舍于骨解、腰脊节、腠理之间,为深痹也。故为之治针,必长其身,锋其末,可以取深邪远痹。

九者,野也。野者,人之节解皮肤之间也。淫邪流溢于身,如风水之状,而溜不能过于机关大节者也。故为之治针,令尖如梃,其锋微员,以取大气之不能过于关节者也。

【注释】①始于一而终于九:从一开始,到九终止。指一切事物由少到多的自然发展规律。②九以法野:野,是分野的意思。古代九州区域的划分叫做九野。③黄钟:六律之一,古代矫正音律的一种乐器。④盖:又叫华盖,指封建帝王专用的车盖或者伞。五脏中肺脏的部位最高,覆盖其他脏腑之上,形状如伞盖,所以说肺为五脏六腑之盖。⑤音者,冬夏之分,分于子午:音,指五音。冬至阴极阳生,月建在子;夏至阳极阴生,月建在午。⑥氂(máo):马尾长而有韧性的毛。⑦星者,人之七窍:北斗有七星,多以此为典例。天有七星,比拟人有七窍,可以引申为天空星辰密布,人身空窍也很多。⑧八节:

概括通身关节的意思。⑨八正：指立春、立夏、立秋、立冬、春分、夏至、秋分、冬至。⑩虚风：贼风，指四时反常的气候。

【译文】黄帝说：我听你讲解九针的学问，其中的内容相当丰富，又博大精深，我还有没能领悟透的地方。请问九针是如何产生的？又各自以什么依据而得名？

岐伯说：九针之"九"，是天地间数理关系而产生的，从一开始到九结束。因此九针的创制是与自然数理相应，第一种针取法于天，第二种针取法于地，第三种针取法于人，第四种针取法于四时，第五种针取法于五音，第六种针取法于六律，第七种针取法于七星，第八种针取法于八风，第九种针取法于九野。

黄帝问：将九针与自然数理的九这个数相应，是怎样的道理？

岐伯说：古代的圣人们创立自然界的数目，是从一开始而慢慢递增到九，将大地划分为九野。九与九相乘，九九八十一，由此而创立了黄钟的分数。针与九数相对应，也是相同的道理。

第一种针，取法于天，天属阳，人体的五脏中与天相应的是肺。肺在五脏六腑中位置居上，是脏腑的顶盖。皮肤在人体的最外层，与内在的肺脏相应，属于人的体表。因此在治疗皮肤病而制定出了第一种针——镵针，这种针的式样是针头大，针尖锋利，以便浅刺时控制针刺的深度，防止因刺得过深而使阳气外泄。

第二种针，取法于地，地属土，人体与土相应的是肉。因此为治疗肌肉的疾病而制定出了第二种针——圆针，这种针针身又圆又直，针尖呈卵圆形，以便在针刺时不损伤肌肉，肌肉受到损伤会导致阳气衰竭。

第三种针，取法于人，人之所以会长大且维持生命，是因为有着血脉的不断运行。因此为治疗生于血脉的疾病而制定出了第三种针——锝针，这种针针身大，针尖圆而钝，用它按揉脉络而不使邪气过深地陷进肌肉，招来正气使邪气单独排出。

第四种针，取法于四时，四季中的八方不正之风侵袭了人体的经络之中，从而形成痼性顽疾。因此，为治疗生于血脉的疾病，制作出了第四种针——锋针，这种针针身圆直，针尖锋锐，用来刺络泻出瘀血，使得顽疾得以根除。

第五种针，取法于五音。五在从一到九这几个数中，处在中间位置。在自然界九宫的顺序里，一代表着冬至节所属的北方叶蛰宫，九代表的上夏至节所属的南方上天宫，五代表的是中央招摇宫，五把阴寒的冬至与阳热的夏隔离开，也把北方子与南方午区分。人体与季候时令互相应合，要是人体内的阴与阳相违不和，寒热相争，两种气相互搏击，就形成痈肿。为治疗痈肿病，于是制作出了第五种针——铍针，这种针的针尖如同剑刃一般锋利，可以刺破痈肿，排出脓血。

第六种针，取法于六律。律吕是用来调和阴阳四时的，六律六吕，加起来为十二，与四季中的十二个月和人体的十二经脉相应。如果人体的经络被虚风邪气侵入，就会得急性发作的痹症。为治疗这种急性痹症于是制作出了第六种针——圆利针，这种针的针尖如牦毛，圆且锐利，针身略显粗，适用它来刺治由虚邪骤然侵入经络而形成的急性痹症。

第七种针，取法于北斗七星，七星比如人体的七窍。当外邪侵入到人体经络，而且滞留不去，就形成痛痹，是因为客舍于经络的缘故。为治疗这种病，制作出了第七种针——毫针，毫针的针头纤细锐利就像是蚊虻的嘴，在使用毫针刺治时，进针要平稳而慢，留针的时间要短，以便于正气得以充实，经气邪气同时受到针刺，出针后要长时间的把针孔按住，以便正气不外泄。

第八种针，取法于八方之风，风从八方来，比合于人体股部和肱部的肩、肘等八节。要是人体的八节被四时中八个节气的虚邪之风侵袭，侵入、留滞到骨缝、腰脊余等关节之间，就会形成深部的痹症。为治疗这种病，于是制作出了第八种针——长针，这种针针身一定要长，针尖一定要锋利，可以用它来针刺深藏的邪气，治愈久病人痹症。

　　第九种针，取法于九野，九野比合人身上的所有关节、骨缝和皮肤。要是因邪气势头过盛而在身体内泛滥，就有全身浮肿或风水病的病症，某些大关节无法通行而壅塞滞留。为治疗这种疾病，于是制作出了第九种针——大针，这种针的针尖像小破竹，锋刃要稍微圆一些，用它来通利关节的气机，使大气正常的流通，而消除壅滞和积水。

　　黄帝曰：针之长短，有数乎？

　　岐伯曰：一曰镵针者，取法于巾针，去末寸半，卒锐之，长一寸六分，主热在头身也。二曰圆针，取法于絮针，筒其身而卵其锋，长一寸六分，主治分间气。三曰鍉针，取法于黍粟之锐，长三寸半，主按脉取气，令邪出。四曰锋针，取法于絮针，筒其身，锋其末，长一寸六分，主痈热出血。五曰铍针，取法于剑锋，广二分半，长四寸，主大痈脓，两热争者也。六曰员利针，取法于氂针，微大其末，反小其身，令可深内也，长一寸六分，主取痈痹者也。七曰毫针，取注于毫毛，长一寸六分，主寒热痛痹在络者也。八曰长针，取法于綦针①，长七寸，主取深邪远痹者也。九曰大针，取法于锋针，其锋微员，长四寸，主取大气不出关节者也。针形毕矣，此九针大小长短法也。

　　黄帝曰：愿闻身形应九野②，奈何？

　　岐伯曰：请言身形之应九野也。左足应立春，其日戊寅己丑。左胁应春分，其日乙卯。左手应立夏，其日戊辰己巳。膺喉首头应夏至，其日丙午。右手应立秋，其中戊申己未。右胁应秋分，其日辛酉。右足应立冬，其日戊戌己亥。腰尻下窍应冬至，其日壬子。六腑膈下三脏应中州，其大禁③，大禁太一所在之日，及诸戊己。凡此九者，善候八正所在之处，所主左右上下。身体有痈肿者，欲治之，无以其所直之日溃治之，是谓天忌日也。

　　形乐志苦，病生于脉，治之于灸刺。形苦志乐，病生于筋，治之以熨引④。形乐志乐,病生于肉,治之以针石⑤。形苦志苦,病生于咽喝,治之以甘药。形数惊恐,筋脉不通,病生于不仁,治之以按摩醪药⑥。是谓形。

【注释】①綦针:指缝纫用的长针。②九野:指九宫的位置。③大禁:大,普遍;禁,指禁忌针刺的日期。④熨引:指用药温熨导引。⑤针石:石针,通常称砭。为古代切刺皮肤,排脓放血的手术工具。⑥醪药:即药酒。

【译文】黄帝问:各种针的长短,是有规定的吗?

岐伯说:第一种针叫镵针,它仿效巾针的式样而制作,在距离针尖半寸的地方陡然锐利起来,听不到箭头状突出,针长一寸六分,适用于治热邪在头身的病。第二种针叫圆针,它仿效絮针的式样而制作,针身如竹筒一般圆直,针尖椭圆如卵,长一寸六分,适用于治邪气在分肉间的疾病。第三种针叫锃针,它仿效黍粒、谷粒的样子制作,针身圆而微尖,针长三寸半,适用于按脉取气,驱邪外出。第四种针叫锋针,它仿效絮针的式样制作,针身直而圆,针尖锋利,长一寸六分,适用用于泻热驱淤血。第五种针叫铍针,它仿效剑的锋刃式样制作,针宽二分半,针长四寸,适于痈肿大脓及寒热两气相搏形成的疾病。第六种针叫员利针,它仿效氂毛的式样制作,针尖稍大,针身反而小,适用于深刺,针长一寸六分,主要用来治痛症、痹症。第七种针叫毫针,它仿效毫毛的式样制作,长一寸六分,适用于治由于病邪留滞经络而形成的寒热痛痹。第八种针叫长针,它仿效綦针的式样制作,针长七寸,适用于治因病邪滞留深部而形成的时间长的痹症。第九种针叫大针,它仿效锋针的式样制作,锋刃微有些圆,针长四寸,适用于大气不通过关节的疾病。以上讲的就是有关于针的形制和九针的大小长短。

黄帝说:我想了解有关于人的形体与九野有怎样的相应的。

岐伯说:让我来说说有关于人的形体与九野相应之方面的情况。

左足在节气上与立春相应，其所值的是戊寅、己丑这两日。左胁在节气上与春分相应，其所值的是乙卯日。左手在节气上与立夏相应，其所值的是戊辰、己巳这两日。胸膺、咽喉、头部在节气上与夏至相应，所值的是丙午日。右手在节气上与立秋相应，所值的是戊申、己未这两日。右胁在节气上与秋分相应，所值的是辛酉日。右足在节气上与立冬相应，所值的是戊戌、己亥这两日。腰尻、前后二阴在节气上与冬至相应，所值的是壬子日。六腑及胸膈以下的肝、脾、肾三脏与中宫相应，它所要禁忌的日子是太一所在日以及各戊、己日。要清楚八个节气各自处于哪个方位，它们与人体左右上下各部相应的情况。要是患了痈肿病需要治疗，不能在它相应的时日里刺破排脓，这称之为天忌日。

形体安闲而心志劳苦，病常生于经脉，治疗这类病宜用艾灸针刺。形体劳苦而心志愉快，病常生于筋骨，治疗这类病宜用温熨引导法。形体安闲，心志也愉快，病常生于肌肉，治疗这类病宜用针和砭石。形体劳苦，心志也劳苦，病常生于咽喉食道，治疗这类病宜用甘药。形体屡次遭受惊恐，经络不能畅通，常患肢体麻木不仁病，治疗这类病宜用按摩法及饮以药酒。这就是所谓五种形志病。

五藏气，心主噫，肺主咳，肝主语，脾主吞，肾主欠。六腑气，胆为怒，胃为气逆哕，大肠小肠为泄，膀胱不约为遗溺，下焦溢为水。

五味：酸入肝，辛入肺，苦入心，甘入脾，咸入肾，淡入胃①，是谓五味。

五并：精气并于肝则忧，并于心则喜，并于肺则悲，并于肾则恐，并于脾则畏，是谓五精之气，并于脏也。

五恶：肝恶风，心恶热，肺恶寒，肾恶燥，脾恶湿。此五脏气所恶也。

五液：心主汗，肝主泣，肺主涕，肾主唾，脾主涎。此五液所出也。

五劳②：久视伤血，久卧伤气，久坐伤肉，久立伤骨，久行伤筋。此五久劳所病也。

五走：酸走筋，辛走气，苦走血，咸走骨，甘走肉，是谓五走也。

五裁：病在筋，无食酸；病在气，无食辛；病在骨，无食咸；病在血，无食苦；病在肉，无食甘。口嗜而欲食之，不可多也，必自裁③也，命曰五裁。

五发：阴病发于骨，阳病发于血，以味发于气，阳病发于冬，阴病发于夏。命曰五发。

五邪：邪入于阳，则为狂；邪入于阴，则为血痹；邪入于阳，搏则为癫疾④；邪入于阴，搏则为瘖；阳入之于阴，病静；阴出之于阳，病喜怒。

五藏：心藏神，肺藏魄，肝藏魂，脾藏意，肾藏精志也。

五主：心主脉，肺主皮，肝主筋，脾主肌，肾主骨。

阳明多血多气，太阳多血少气，少阳多气少血，太阴多血少气，厥阴多血少气，少阴多气少血。故曰：刺阳明出血气，刺太阳出血恶气，刺少阳出气恶血，刺太阴出血恶气，刺厥阴出血恶气，刺少阴出气恶血也。足阳明太阴为表里，少阳厥阴为表里⑤，太阳少阴为表里，是谓足之阴阳也。手阳明太阴为表里，少阳心主为表里，太阳少阴为表里，是谓手之阴阳也。

【注释】①淡入胃：甘及薄为淡，属土。五谷都具淡味，而受纳于胃。②五劳：指劳逸过度，积久形成的五种劳伤。③裁：节制的意思。④癫疾：指头部疾患，如头痛、眩晕等。⑤表里：指内外阴阳的相互联系。阳经行于身体外侧，主表；阴经行于身体内侧，主里。

【译文】五脏失调，各自主不同的病症：心气失调，常患噫气症；肺气失调,常患咳嗽症;肝气失调,常患多语症;脾气失调,常患吞酸症;肾气失调,常患呵欠症。六腑气:胆气失调,容易发怒;胃气失调,常表现为气逆呕吐;大肠小肠之气失调,常表现为泄泻;膀胱功能衰弱,表现为失禁遗尿;下焦不通,水液聚积泛溢,就形成水肿。

五味:酸味属木入肝,辛味属金入肺,苦味属火入心,甘味属土入脾,咸味属水入肾,这就是五味所入的脏腑。

五并:五脏内的精气相并,所引发的不同病症:精气并入肝,就会多忧虑;并入心,则出现喜笑不休;并入肺,则导致肺气郁结,悲哀不止的病症;并入肾,则多惊恐心悸;并入脾,会使脾盛而胆虚,有胆怯、畏惧的病症出现。这就是五脏内精气并入各脏,所发生的各种病症。

五恶:肝恶风,心厌恶热,肺厌恶寒,肾厌恶燥,脾厌恶湿,这是五脏所厌恶的。

五液:脏器各自化生各自的水液。心脏主生汗液,肝脏主生泪液,肺脏主生涕液,肾脏主生唾液,脾脏主生涎液。这是五液的出处。

五劳:长时间的看视会伤血,长时间的躺卧会伤气,长时间的坐会伤肌肉,站久了伤骨,走久了伤筋,这就是五种长时间劳累引起的对人体的损害情况。

五走:酸味入肝,因肝主筋;辛味入肺,因肺主气;苦味入心,因心主血;咸味入肾,因肾主骨;甘味入脾,因脾主肌肉。这是五味具体部位的走向。

五裁:病在筋,不宜食酸味;病在气,不宜食辛味;病在骨,则不宜食咸味;病在血,不宜食苦味;当肌肉病变时,不宜吃甘味。就算是遇到最爱吃的某一味,也必须加以节制,适可而止,这就是节制饮食五味的五裁。

五发:肾阴病大多数情况下在骨,心阳的病多数情况下发生在血,脾阴的病多数情况下发生在肌肉,肝脏的阳病大多发源于冬季,肺脏的阴病大多数发源于夏季。这叫五发。

五邪：邪气入于阳分使阳盛热极，神志受扰而发狂；邪气入阴分使阴寒最盛，于是营血凝滞而发生血痹证；邪气入阳分，阳邪相搏会引发头部巅顶的疾患；邪气入阴分，阴邪相搏而引起喑哑。阳分邪气入阴分，病人会平静；阴分的邪气转入阳分，病人会躁动易怒。

五藏：心脏藏神，肺脏藏魄，肝脏藏魂，脾脏藏意，肾脏藏精和志。

五主：五脏对身体各部位分别有所主。心主管血脉，肺主管皮肤毛发，肝主管筋膜，脾脏主肌肉，肾主骨。

手足阳明经多血多气，手足太阳经多血少气，手足少阳经多气少血，手足太阴经多血少气，手足厥阴经多血少气，手足少阴经多气少血。因此，针刺阳明经可能出血出气；针刺太阳经，主要出血，也能泻出恶气；针刺少阳经，主出气，也可以出恶血；针刺太阴经，主要是出血，也能将恶气泻出；针刺厥阴经，主要出血，也泻出恶气；针刺少阴经，主要出气，也可泻恶血。足阳明胃经与足太阴脾经为表里，足少阳胆经与足厥阴肝经为表里，足太阳膀胱经与足少阴肾经为表里，这就是足三阴经与足三阳经表里之间的关系。手阳明大肠经与手太阴肺经为表里，手少阳三焦经与手厥阴心包络经为表里，手太阳小肠经与手少阴心经为表里，这就是手三阴经与手三阳经的表里之间的关系。

岁露论第七十九

黄帝问于岐伯曰：经言夏日伤暑，秋病疟，疟之发以时，其故何也？

岐伯对曰：邪客于风府，循膂而下。卫气一日一夜，大会于风府，其明日下一节，故其日作尚晏。此其先客于脊背也。故每至于风府则腠理开，腠理开则邪气入，邪气入则病作，此所以日作尚晏也。卫气之行风府，日下一节，二十一日，下至尾底，二十二日，入脊内，注于伏冲之脉，其行九日，出于缺盆之中，其气上行，故其病稍益早。其内搏于五脏，横连募原，其道远，其气深，其行迟，不能日作，故次日乃稽积而作焉。

黄帝曰：卫气每至于风府，腠理乃发，发则邪入焉。其卫气日下一节，则不当风府，奈何？

岐伯曰：风无常府，卫气之所应，必开其腠理，气之所舍，则其府也。

黄帝曰：善。夫风之与疟也，相与同类，而风常在，而疟特以时休，何也？

岐伯曰：风气留其处，疟气随经络，沉以内搏，故卫气应乃作也。

帝曰：善。

黄帝问于少师曰：余闻四时八风之中人也，故有寒暑，寒则皮肤急而腠理闭；暑则皮肤缓而腠理开。贼风邪气，因得以入乎？将必须八正虚邪，乃能伤人乎？

少师答曰：不然。贼风邪气之中人也，不得以时，然必因其开也，其入深，其内极也疾，其病人也卒暴。因其闭也，其入浅以留，其病也徐以迟。

黄帝曰：有寒温和适，腠理不开，然有卒病者，其故何也？

少师答曰：帝弗知邪入乎？虽平居，其腠理开闭缓急，其故常有时也。

黄帝曰：可得闻乎？

少师曰：人与天地相参也，与日月相应也。故月满则海水西盛，人血气积①，肌肉充，皮肤致，毛发坚，腠理郄②，烟垢著③。当是之时，虽遇贼风，其入浅不深。至其月郭空，则海水东盛，人气血虚，其卫气去，形独居，肌肉减，皮肤纵，腠理开，毛发残，膲理④薄，烟垢落。当是之时，遇贼风则其入深，其病人也卒暴。

黄帝曰：其有卒然暴死暴病者，何也？

少师答曰：得三虚者，其死暴疾也；得三实者，邪不能伤人也。

【注释】①人血气积：血气充盈流利。②郄：闭的意思。③烟垢著：形容皮肤脂垢较多，有体肥气固的意思。④膲理：指皮肤的纹理。

【译文】黄帝问岐伯：医经中记载说，当人体在夏天被暑邪所伤，就会在秋天发生疟疾，但是疟疾的发作有一定的时间，这是什么原因呢？

岐伯回答说：邪气由风府侵入，沿脊骨两侧每天向下移动，卫气在体内运行一昼夜后，在风府穴大会合，且在第二天，每天沿脊骨向下移一个骨节，于是疟疾发作的时间也每天向后推迟。邪气先侵入到了脊背，所以每当卫气到风府穴的时候，腠理就张开了，腠理张开邪气就乘机而入，邪气侵入，那么病就发作了。这就是疟疾发作时间每天都会推迟的原因。卫气由风府离开，每天向下移一节，第二十一天时下移到尾底骨，第二十二天又向上移到脊内，流注到伏冲脉，再循脉转而上行，月底移行九天，上出于左右两缺盆中间，因卫气日渐向上，所以发病时间又慢慢的提早。假如邪气向内深入，逼迫到五脏，并向两旁横出而连到膜原，它离体表较远，侵入得又深，运行缓慢，以致于两天才会发作一次，形成隔日疾。

黄帝说：卫气每次运行到风府，腠理就张开，腠理张开，邪气就乘机侵入，于是病发。假如卫气每日下移一节，那它所在的部位就不是风府穴了，这又该怎么解释呢？

岐伯说：风无常府。卫气所相应的和受邪的部位，是一定会使腠理张开的，邪气侵入人体并滞留的，就是风府。

黄帝说：讲得好。疟疾是由于风邪侵入所引起的，风邪与疟疾两者属于同类。但风邪常有，而疟疾却是按时停止发作的，这又是什么原因？

岐伯说：风邪所滞留的地方，疟气会随着经络深入而向身体内部逼迫，只有卫气与疟邪相应时，病才会发作。

黄帝说：讲得好。

黄帝问少师说：我听说四时八方的不正之风侵入人体，是由气候有寒暑的不同，天气寒冷，皮肤就会发紧，腠理闭合；天气炎热，皮肤就弛缓，腠理张开。贼风邪气是因为这样才会侵入人体的吗？还是一定要遇到四时八风的虚风邪气，才会对人体造成伤害的呢？

少师回答说：不是全都是这样的。贼风邪气侵入危害人体，是与天气的寒暑或是节令什么的不相关的，随时都可以侵入人体而造成伤害。但是，贼风邪气乘人体腠理开张时侵入，就会侵入得更深一些，向内侵入的速度就更快一些，疾病发作起来会更为急剧猛烈；贼风邪气在腠理密闭时侵入，相对而言就侵入得浅，留在体表，疾病发作起来比较迟缓。

黄帝说：有时气候平和，寒暖适度，人的腠理不会在这样的天气里张开，却也会突然发病，到底是什么原因呢？

少师回答说：你不知道邪气侵入吗？就算在平时，人的腠理、皮肤也是时而张开时而闭合、时而松弛或时而坚紧的，这原本就是一种人体的正常现象。

黄帝问：可以给我讲来听听吗？

少师说：人与天地自然变化是密切相关的，与日月运行相应合。因此，在满月时，西海海水充盛，人的血气清利，肌肉充实，皮肤致密，毛发坚韧，腠理闭合，烟尘污垢容易附着于体表。在这种时候，就算贼风邪气侵入了，也只会侵入到浅表里，并不会有多深。等月亮亏缺不圆时，东海的海水充盛，人的血气虚，卫气散，外形一如往日，但肌肉消减，皮肤弛缓，腠理张开，毛发凋残，腠理疏薄，烟尘污垢不易附着体表。在这时候，若是遭遇贼风邪气，就会侵入得深了，疾病发作起来就会急剧猛烈。

黄帝问：人有会突然暴死的，是什么原因？

少师回答说：人体本来就虚弱，又逢三虚的人，就会有暴病暴死的情况发生。若是在三实的情况下，就不会受到邪气的伤害了。

黄帝曰：愿闻三虚。

少师曰：乘年之衰，逢月之空，失时之和，因为贼风所伤，是谓三虚。故论不知三虚，工反为粗。

黄帝曰：愿闻三实。

少师曰：逢年之盛，遇月之满，得时之和，虽有贼风邪气，不能危之也，命曰三实。

黄帝曰：善乎哉论！明乎哉道！请藏之金匮，然此一夫之论也。

黄帝曰: 愿闻岁之所以皆同病者, 何因而然?

少师曰: 此八正之候也。

黄帝曰: 候之奈何?

少师曰: 候此者, 常以冬至之日, 太一立于叶蛰之宫, 其至也, 天必应之以风者矣。风从南方来者, 为虚风, 贼伤人者也。其以夜半至也, 万民皆卧而弗犯也, 故其岁民少病。其以昼至者, 万民懈惰, 而皆中于虚风, 故万民多病。虚邪入客于骨, 而不发于外, 至其立春, 阳气大盛, 腠理开, 因立春之日, 风从西方来, 万民又皆中于虚风, 此两邪相搏, 经气结代①者矣。故诸逢其风而遇其雨者, 命曰遇岁露②焉。因岁之和, 而少贼风者, 民少病而少死。岁多贼风邪气, 寒温不和, 则民多病而死矣。

【注释】①经气结代: 邪气留而不去为结, 当其令而非其气为代。即指上文的两邪相合, 留结于经脉之中而不去, 发生疾病。②岁露: 指一岁当中能摧残万物、侵害人体的非时之风雨。

【译文】黄帝说: 请您说说什么是三虚?

少师说: 人逢岁气不足的虚年, 遇上月亮亏缺不圆与四时气候失和, 因被贼风邪气所伤, 这就称之为三虚。因此, 给人治病却不懂得三虚, 这只能称为医术粗俗的医工。

黄帝说: 请说说什么是三实?

少师说: 恰逢岁气有余的盛年, 遇上月亮圆满不亏与四时气候和调, 哪怕是遇到贼风邪气, 也不能对人体有所损害, 且命名为三实。

黄帝说: 说得真是好极了! 道理也说得很透彻! 请让我将这些记录下来, 藏在金匮之中。不过, 这只是指个人发病而说的。

黄帝说: 有时在同一年里, 人们全都生病了, 又是什么原因的? 希望给我讲讲这其中的原因吧。

少师说：这必须要从候察八节的风气说起。

黄帝问：要根据什么去进行候察？

少师说：候察八节之风，一般是在冬至，这一天，太一入居北方叶蛰宫，它到来之际，一定伴有风与之相应。风如果是从南方来的，就是虚风，也就是会对人体造成伤害的风。风如果是在深夜时才来的，人们都睡卧在室内，不会被它侵犯，因此这一年生病的人就少；虚风是在白天到来的，人们多在室外活动，未加防备而都被虚风袭中，得病的人就多了。虚邪深入至体内，由肾深潜入骨间而不外散，等到立春，阳气慢慢旺盛，腠理张开，若是在此基础上又遇上立春这天不当令的西方而来的风，人们再一次遭受了虚风的侵袭，这样，原来停留在冬天的伏邪与春天的新邪相合，就会造成经气瘀塞不通畅而生病。因此，但凡遇上不当令的虚风邪雨，就称之为岁露。若是这一年内气候调和，少有贼风邪气，生病的人少，那么死亡的人也会少；若这一年内贼风邪气多，忽寒忽暖气候不调和，那么得病的人多，死亡的人也跟着增多。

黄帝曰：虚邪之风，其所伤贵贱何如？候之奈何？

少师答曰：正月朔日，太一居天留之宫，其日西北风不雨，人多死矣。正月朔日，平旦北风，春，民多死。正月朔日，平旦北风行，民病多者，十有三也。正月朔日，日中北风，夏，民多死。正月朔日，夕时北风，秋，民多死。终日北风，大病死者十有六。正月朔日，风从南方来，命曰旱乡；从西方来，命曰白骨将将，国有殃，人多死亡。正月朔日，风从东方来，发屋，扬沙石，国有大灾也。正月朔日，风从东南方行，春有死亡。正月朔日，天和温不风，籴贱，民不病；天寒而风，籴贵，民多病。此所谓候岁之风，贼伤人者也。二月丑不风，民多心腹病；三月戌不温，民多寒热；四月巳不暑，民多瘅病；十月申不寒，民多暴死。诸所谓风者，皆发屋，折树木，扬沙石，起毫毛，发腠理者也。

【译文】黄帝问：虚邪之风对人体伤害程度的轻重，是以什么来候察？

少师回答说：正月初一这一天，太一会移居于东北方的天留宫，如果在这一天刮起了西北风，却没有下雨，这一年就会有许多人生病和死亡。正月初一，在早晨刮起北风，则当年春天会有很多人病死。正月初一日，早晨刮北风，患病的人多，约有十分之三。正月初一，正午时分刮起北风，则当年夏天会有很多人病死。正月初一傍晚时候刮起北风，则当年秋天会有很多人病死。要是正月初一这一整天都在刮北风，则这一年会有瘟疫流行，死亡人数有十分之六之多。正月初一，风从南方吹来的，称之为"旱乡"；风从西方吹来的，称之为"白骨将将"，意思是国家会有祸殃，会死很多的人。正月初一，风从东方来，掀翻房屋，飞沙走石，摧折树木，是国家将有大灾难的征兆。正月初一风从东南方来，当年春天会有很多人病死。正月初一，若是天气温和而无风，则这一年粮食等价格低廉，人们不会有什么病灾；若是天气寒冷有风，那这一年内粮食的价格会比较昂贵，生病的人也会多。以上所说的就是所谓候察一年之内虚风邪气怎样伤害人体的情况。二月的丑日如果不刮风，人们多会患上心腹病；三月的戌日气温还没有回升。人们多会患寒热病；四月的巳日气温还没有上升，人们多会患瘅热病；十月的申日气温还没有下降，就会有人暴死的现象。以上所说的所有的风，都是指那些能掀去屋顶、折断树木、飞沙走石、令人毛骨悚然、腠理开张，对人造成损害的暴烈之风。

大惑论第八十

　　黄帝问于岐伯曰：余尝上于清冷之台，中阶而顾，匍匐而前，则惑。余私异之，窃内怪之，独瞑独视，安心定气，久而不解。独博^①独眩，披发长跪，俯而视之，后久之不已也。卒然自止，何气使然？

　　岐伯对曰：五脏六腑之精气，皆上注于目而为之精。精之窠为眼，骨之精为瞳子，筋之精为黑眼，血之精为络窠，气之精为白眼，肌肉之精为约束，裹撷^②筋骨血气之精，而与脉并为系。上属于脑，后出于项中。故邪中于项，因逢其身之虚，其入深，则随眼系以入于脑。入于脑则脑转，脑转则引目系急。目系急则目眩以转矣。邪中其精，其精所中不相比也，则精散。精散则视岐，视岐见两物。目者，五脏六腑之精也，营卫魂魄之所常营也，神气之所生也。故神劳则魂魄散，志意乱。是故瞳子黑眼法于阴，白眼赤脉法于阳也。故阴阳合传^③而睛明也。目者，心使也。心者，神之舍也，故神精乱而不转。卒然见非常处，精神魂魄，散不相得，故曰惑也。

　　黄帝曰：余疑其然。余每之东苑^④，未曾不惑，去之则复，余唯独为东苑劳神乎？何其异也？

　　岐伯曰：不然也。心有所喜，神有所恶，卒然相感，则精气乱，视误，故惑，神移，乃复。是故间者为迷，甚者为惑。

　　【注释】①博：头晕的意思。②撷：包裹的意思。③传：通搏，搏聚的意思。④东苑: 养禽兽、植林木之处叫"苑"。东苑, 指清冷之台在东苑。

【译文】黄帝问岐伯说: 我曾经攀登那些清冷的高台, 当上到中层的时候, 往回看, 然后再伏前行攀登, 就会觉得心神惑乱且头晕眼花。我内心诧异, 很是奇怪, 于是我就闭上眼睛休息一会儿, 再睁眼观望, 想办法让心神镇定下来。但惑乱之感还是无法消除, 还是会头晕目眩的。于是披散头发, 长跪在地, 放松精神, 向下俯视, 过了很长时间, 那种意乱神迷的感觉还是没有好转。但突然间, 这样的感觉又全都自行消失了。这些病症是怎么产生的呢?

岐伯回答说: 五脏六腑中的精气, 都是向上输送到眼部的, 这才产生看清楚东西的功能。脏腑中的精气汇聚到眼窝, 于是就形成了眼睛。而肾的精气用来营养瞳子, 肝的精气营养黑睛, 心的精气营养内外眦的血络, 肺的精气营养白睛, 脾的精气营养眼胞。脾包裹肝、肾心、肺的精气, 与脉络合并后形成目系。目系向上连属于脑, 向后出于项中, 因此要是有邪气侵入到项部, 又刚好遇上身体虚弱, 邪气侵入得深, 就会随目系进入到脑中。邪气侵入脑, 那么就会导致头脑晕转; 头脑晕转, 就会牵引目系, 使目系紧张; 目系紧张, 就会两眼眩晕而有天旋地转之感。要是眼部的精气受损, 受到损伤的精气之间不能相互溶合、协调, 精气离散会有重视的现象, 也就是一件东西看成有两件。人的眼睛是由脏腑精气形成, 也是营、卫、气、血、精、神、魂、魄运行与寓藏的所在地。它能很好看清东西的功能, 是以神气作基础。因此当人在精神过于疲劳时, 就会有魂魄失守, 意志散乱, 眼睛迷离无神。眼瞳属于肾, 黑睛属于肝, 这两者是由阴脏的精气滋养; 白睛属肺, 眼球的赤脉属于心, 两者是靠阳脏的精气滋养的。所以, 阴脏的精气与阳脏的精气结合且达到和谐的状态, 眼睛才会有视物清晰的功能。眼睛视觉功能主要由心支配, 因心是主藏神的。要是人的精神散乱, 阴脏的精气与阳脏的精气无法相互协调, 看到异常的景象而引起心神不安, 精神失常, 魂飘魄散, 于是迷惑眩晕就会发生了。

黄帝说：我对您所说的有所怀疑。我每次去往东苑，去攀登清泠高台，都会产生眩惑之感，离开又恢复正常，难道我仅仅是在东苑这地方劳神吗？这是说不通的呀！

岐伯说：不是你说的这样。心有所喜好，但是精神上有所厌恶，当喜、恶两种情绪突然相遇，就会使精神上产生紊乱，以致视觉产生错误，因而产生迷惑之感，待精神欲念恢复平静，人也就跟着恢复正常。以上所说的现象，轻微的称为迷，即迷糊状，严重的称之为惑，即精神迷乱头晕目眩。

黄帝曰：人之善忘者，何气使然？

岐伯曰：上气不足，下气有余，肠胃实而心肺虚。虚则营卫留于下，久之不以时上，故善忘也。

黄帝曰：人之善饥而不嗜食者，何气使然？

岐伯曰：精气并于脾，热气留于胃，胃热则消谷，谷消故善饥。胃气逆上，则胃脘塞，故不嗜食也。

黄帝曰：病而不得卧者，何气使然？

岐伯曰：卫气不得入于阴，常留于阳。留于阳则阳气满，阳气满，则阳跷盛，不得入于阴则阴气虚，故目不瞑矣。

黄帝曰：病目而不得视者，何气使然？

岐伯曰：卫气留于阴，不得行于阳，留于阴则阴气盛，阴气盛则阴跷满，不得入于阳，则阳气虚，故目闭也。

黄帝曰：人之多卧者，何气使然？

岐伯曰：此人肠胃大而皮肤涩，而分肉不解焉。肠胃大则卫气留久；皮肤涩则分肉不解，其行迟。夫卫气者，昼日常行于阳，夜行于阴，故阳气尽则卧，阴气尽则寤。故肠胃大，则卫气行留久；皮肤涩，分肉不解，则行迟。留于阴也久，其气不精，则欲瞑，故多卧矣。其肠胃小，皮肤滑以缓，分肉解利，卫气之留于阳也久，故少瞑焉。

黄帝曰：其非常经也，卒然多卧者，何气使然？

岐伯曰：邪气留于上焦，上焦闭而不通，已食若饮汤，卫气留久于阴而不行，故卒然多卧焉。

黄帝曰：善。治此诸邪，奈何？

岐伯曰：先其藏府，诛其小过，后调其气，盛者泻之，虚者补之。必先明知其形志之苦乐，定乃取之。

【译文】黄帝问：人有患有健忘症，是什么原因造成的？

岐伯说：这是由于人体的心肺功能不好，使人体上部之气不足，下部之气有余，肠胃之气充实但心肺之气虚弱。心肺之气虚弱，营卫之气在下部肠胃滞留的时间就较长，不能按时向上流注以通往心肺，因此容易遗忘。

黄帝问：有的人很容易感觉饥饿而食欲又不太好，不喜吃东西，这是什么原因造成的呢？

岐伯说：阴气相合齐聚于脾脏，阳热之气留在胃中，胃热，食物的消化速度就快。谷物消化得快，就容易感觉饥饿；胃气逆而上行，就会导致胃脘虚寒，于是就会不怎么想吃东西。

黄帝问：总是无法安睡，这是什么原因造成的呢？

岐伯说：是卫气无法入于阴分，经常留滞于阳分所造成的。卫气留滞于阳分，阳气充满；阳气充满，阳蹻的脉气就变得盛实。卫气不能入于阴分，就形成了阴气虚，阴气虚而阳气盛就不能闭目入睡。

黄帝问：两眼常闭，不能睁开眼睛看的病，是什么气造成的呢？

岐伯说：还是由于卫气留滞于阴分，不能入于阳分所造成的。卫气留滞于阴分，阴气就盛实，阴气盛实，阴蹻的脉气就充满。卫气不能入行于阳分，阳气就虚弱，所以眼睛闭却不能睁。

黄帝问；有人嗜睡，是什么气使他这样的呢？

岐伯说：这种人的肠胃偏大且皮肤粗涩，分肉不滑利。因肠胃偏大，卫气停留在人体的时间就长；皮肤粗涩，分肉不滑利，卫气运行的速度就缓慢。卫气运行的规律是白天运行于阳分，夜间运行于阴分。当卫气随日夜交替在阳分，阳气已尽，人就想卧睡；阴气已尽，人就醒来。要是卫气停留在阴分的时间长，其气不纯净，人就会想闭眼睛睡觉，所以会嗜睡。如果人的肠胃偏小，皮肤滑而弛缓，分肉也滑利，卫气留在阳分的时间就会长一些，于是想睡的时间就会较少。

黄帝问：有些人也并不是一开始就嗜睡，只是突然之间变得嗜睡了，是什么气使他变得这样的呢？

岐伯说：这是因为邪气留滞于上焦，使上焦之气闭塞不通，或者吃得太饱，或者是饮太多的汤水，这些都会使卫气过多的留于阴分而不能畅通的到达阳分；因此突然之间使人喜睡起来。

黄帝说：讲得好。以上所提到的那些病症，又该如何治疗呢？

岐伯说：先诊视病人的脏腑，治除那些轻微的邪气，然后再调理病人的营卫之气。邪气盛的采用泻法，正气虚的采用补法。一定要先了解清楚病人形体的劳逸与情绪的苦乐，还须候察好四时八节的风气，待风气静定后才能取穴刺治。

痈疽第八十一

黄帝曰：余闻肠胃受谷①，上焦出气，以温分肉，而养骨节，通腠理。中焦出气如露，上注豀谷，而渗孙脉，津液和调，变化而赤为血。血和则孙脉先满溢，乃注于络脉，皆盈注于经脉，阴阳已张，因息乃行，行有经纪，周有道理，与天合同，不得休止。切而调之，从虚去实，泻则不足。疾则气减，留则先后。从实去虚，补则有余。血气已调，形气乃持。余已知血气之平与不平，未知痈疽之所从生，成败之时，死生之期，有远近，何以度之，可得闻乎？

岐伯曰：经脉流行不止，与天同度②，与地合纪。故天宿失度，日月薄蚀；地经失纪，水道流溢，草萱不成，五谷不殖；径路不通，民不往来，巷聚邑居，则别离异处。血气犹然，请言其故。夫血脉营卫，周流不休，上应星宿，下应经数。寒邪客于经络之中则血泣，血泣则不通，不通则卫气归之，不得复反，故痈肿。寒气化为热，热胜则腐肉，肉腐则为脓。脓不泻则烂筋，筋烂则伤骨，骨伤则髓消，不当骨空，不得泄泻，血枯空虚，则筋骨肌肉不相荣，经脉败漏，熏于五藏，藏伤故死矣。

【注释】①谷：食物。②度：规律。

【译文】黄帝说：我听说肠胃受纳食物以后，化成精气沿不同通道在全身运行。上焦输出卫气，可以温润全身的分肉，荣养骨节，开通腠理。中焦输出营气，像雾露洒遍大地一样，流注到人体肌肉间大小缝隙及凹陷处，渗透于细小的孙络，津液和调，转化而成为红色的血液。血液和畅，孙脉就先满溢，从运行到络脉，络脉都充满了再注入经脉。营卫之气伸展布舒，随着呼吸在全身运行。气血运行也是有着一定的规律与循环道路的，与天体运行规律一样，周而复始，永无休止。调理气血的虚实，需要细心地诊察，再进行适当的调治，泻法治疗实症，补法治疗法虚症。用泻法去除实邪，若是泻得过度，就会使正气受损；针刺时出针快，邪气可以消除；针留止不出，正气就能得到养护。用扶正的方法消除虚弱，若补得太过，就会出现实有余而助长残留的虚邪。血气和调了，身体才可以保持正常。我已经知道了血气平和与不平和的道理，但不知道痈疽是怎么产生、形成、以及消散的时日，而且痈疽病人的生死，生死时间的长短，是以什么为依据测断的？关于这些问题，你能给我讲讲吗？

岐伯说：气血在经脉中运行循环不止，与天地运行的规律是一样的。所以，天体运行失了常度，就会出现日蚀、月蚀等异常现象；地上江河淤塞或溃决，水道就会泛滥流溢而水涝成灾，草木不长，五谷不生，道路不通，百姓不能往来，或居于乡间，或居于城镇，流离失所异地而居。人的血气也会出现这样的情况，让我来谈谈产生的原因。人体血脉及营卫之气，周流全身而不停息，与天上的日月星辰相应，与地上的十二经水之数相应。寒邪侵入于经络之中，血就会凝涩而不通；血凝涩不通；血液不通，卫气就会到其它的地方而不能回返，于是形成为痈肿。寒气转化为热，热胜，就会造成肌肉腐烂；肌肉腐烂，就会化脓；如果脓液不能泻出，就会烂筋；筋烂，就会伤到骨；骨受伤，骨髓就会被消解；骨髓消损，骨中空。如果痈脓依然没有被排除，血液坏损枯竭，筋骨肌肉得不到营养，于是经脉就会破溃败腐，热毒深入灼伤五脏。由于五脏受到损伤，于是人就死亡了。

黄帝曰：愿尽闻痈疽之形，与忌日名。

岐伯曰：痈发于嗌中，名曰猛疽。猛疽不治，化为脓，脓不泻，塞咽，半日死。其化为脓者，泻则合豕膏①，冷食，三日而已。

发于颈，名曰夭疽。其痈大以赤黑，不急治，则热气下入渊腋，前伤任脉，内熏肝肺。熏肝肺，十余日而死矣。

【注释】①豕膏：猪油。

【译文】黄帝说：对于痈疽的形状、死生期限与名称我想进行详细的了解。

岐伯说：痈疽长在喉结的叫猛疽。如果不及时进行治疗，就会化脓，不急时把脓液排出来，就会将咽喉堵塞，不出半天人就会死亡。已经化脓的，就先刺破将脓排出，然后让病人含提炼过的猪油，不要吃冷食，三天就可痊愈。

长在颈部的，叫做夭疽。这种痈比较大，呈赤黑色，如果不及时进行治疗，热毒就会向下侵入到腋下的渊腋穴，向前会对任脉造成伤害，向内可以熏灼肝肺，肝肺受到损伤，十几天就会死掉。

阳气大发，消脑留项，名曰脑烁。其色不乐，项痛而如刺以针。烦心者，死，不可治。

发于肩及臑，名曰疵痈。其状赤黑，急治之，此令人汗出至足，不害五藏。痈发四五日，逞焫①之。

发于腋下赤坚者，名曰米疽。治之以砭石，欲细而长，疏砭之，涂以豕膏，六日已，勿裹之。其痈坚而不溃者，为马刀挟瘿，急治之。

【注释】①焫：中医指用火烧针以刺激体表穴位。

【译文】邪热之气发作得猛烈，滞留在项部，向上侵入消烁脑髓的，叫做脑烁。表皮颜色不鲜亮，无不泽，脑部与颈部如针刺一样的剧痛，要是热毒向内攻侵入出现心中烦躁的症状，属于无法治疗的死症。

长在肩臂部及臂臑的，叫做疵痈，表皮呈赤黑色，也要急时加以治疗，这个病症会使人全身汗出直到足部，由于此毒气浮浅，因此不会对五脏造成伤害，在发病四五天时用艾灸进行治疗，很快就会痊愈。

痈肿长在腋下，局部坚硬呈深红色的，叫米疽。对米疽进行治疗该用细长的石针稀疏地砭刺患处，再涂上猪油膏，不必包扎，六天左右就可以痊愈。要是痈肿坚硬但没有破溃，属于马刀挟瘿之类的病变，要快速的采取相应治疗措施。

发于胸，名曰井疽。色青，其状如大豆，三四日起，不早治，下入腹，不治，七日，死矣。

发于膺，名曰甘疽。色青，其状如谷实瓜蒌，常苦寒热，急治之，去其寒热，十日死，死后出脓。

发于胁，名曰败疵。败疵者，女子之病也，久之，其病大痈脓，治之，其中乃有生肉，大如赤小豆，锉菱翘草根各一升，以水一斗六升煮之，竭为取三升，则强饮厚衣，坐于釜上，令汗出至足已。

发于股胫，名曰股胫疽。其状不甚变，而痈脓搏骨，不急治，三十日，死矣。

发于尻，名曰锐疽。其状赤坚大，急治之，不治，三十日，死矣。

发于股阴，名曰赤施。不急治，六十日，死。在两股之内，不治，十日而当死。

发于膝，名曰疵痈。其状大痈，色不变，寒热，如坚石。勿石，石之者，死；须其柔，乃石之者，生。

诸痈疽之发于节而相应者，不可治也。发于阳者，百日死；发于阴者，三十日死。

发于胫，名曰兔啮，其状赤至骨，急治之，不治害人也。

发于内踝，名曰走缓。其状痈也，色不变，数石其输，而止其寒热，不死。

发于足上下，名曰四淫。其状大痈，急治之，百日死。

发于足傍，名曰厉痈。其状不大，初如小指发，急治之，去其黑者，不消辄益，不治，百日死。

发于足指，名脱痈。其状赤黑，死不治；不赤黑，不死。不衰，急斩之，不，则死矣。

黄帝曰：夫子言痈疽，何以别之？

岐伯曰：营卫稽留于经脉之中，则血泣而不行，不行则卫气从之而不通，壅遏而不得行，故热。大热不止，热胜则肉腐，肉腐则为脓。然不能陷，骨髓不为燋枯，五藏不为伤，故命曰痈。

黄帝曰：何谓疽？

岐伯曰：热气淳盛，下陷肌肤，筋髓枯，内连五脏，血气竭，当其痈下，筋骨良肉皆无余，故命曰疽。疽者，上之皮夭以坚，上如牛领之皮；痈者，其皮上薄以泽。此其候[①]也。

【注释】①候：症候，症状。

【译文】长胸部的痈肿，叫井疽。颜色发青，形状与大豆差不多，三四天内便长得高大了，要是不及早进行治疗，毒邪就会深入到腹部，成为不治之症，七天就会死亡。

长在左右两膺的，叫甘疽。甘疽颜色发青，形状与楮实、瓜蒌的样子相似，时常发冷发热，应急速治疗，去除寒热病症，如不治疗，十天就会死，死后溃破出脓。

胁肋部长的痈，叫败疵，败疵是女子容易得的一种病。时间长了，会成为大痈，化脓，里面长有赤小豆大小的肉芽。治疗此病，其中长出新肉，有赤小豆大小，可切割连翘草根各一升，加水一斗六升，煎到药为三升，趁热饮水，并让病人多穿些衣服，坐在盛有热汤的铁锅上熏蒸，当病人汗出到足部，病就会痊愈了。

痈疽长在大腿与足胫部的，名股胫疽。股疽形状上没有什么变化，但痈肿化的脓与骨贴近，不迅速进行治疗，大约一个月就会死亡。

痈疽长在尾骶骨部位的，叫锐疽。颜色红、大而且坚硬，如果不迅速进行治疗，大约经三十天就会死亡。

痈疽长在大腿内侧的，叫赤施。如不迅速进行治疗，六十天就会死亡。若是两腿内侧同时发病，如不治疗，十天就会死亡。

长在膝部的，叫疵疽。外形肿大，皮肤颜色上没有变化，并伴有发冷发热的症状，患处坚硬，这属于还没成脓的，千万忌用砭石刺破，若是不小心误用砭石刺破排脓，会导致死亡。要等患处柔软成脓后再用砭石刺破，排脓泻毒，疾病就会痊愈了。

但凡是长在关节的各种痈疽，出现内外、上下、左右对称发病的，都属于不能救治的。长在阳经部位的，约一百天死；长在阴经部位的，约三十天死。

长在膝下胫骨的，叫兔啮疽，外形红肿，毒邪会深入到骨，应及时治疗，如果治疗不及时，就会对生命有危害了。

痈毒长在内踝的，叫走缓。外形肿大，皮肤颜色上无变化。治疗时应用石针多次砭刺痈肿部位，只要寒热症状消退，就不会死亡了。

痈疽长在足心、足背的，叫四淫。外形与大痈一样，不迅速加以治疗的话，约一百天就会死亡了。

痈肿长在足两旁的，叫厉疽。它的外形不大，最初是从足小指发病，且呈黑色，应迅速消除黑色，若是黑色不消退反而有所加重，那么就不能治愈了，约一百天就会死亡。

长在足趾的，叫脱痈，要是有赤黑色出现，就是毒已经极为严重，大多属于不治之症；要是还没有呈赤黑色，毒气还较轻，还有救治的希望。要是经过治疗病情没有缓减，就要截除足趾部分，不然的话毒气向内扩散波及脏腑，会导致死亡。

黄帝说：你所谈的痈与疽该怎样进行分辩呢？

岐伯说：营气在经脉中滞留，血液就凝涩而不能畅行，从而影响卫气阻滞不通，壅积在体内化成了毒热。毒热势盛不止，会使肌肉腐烂化脓。这种毒热一般浮浅在体表，不会侵入到骨髓，所以不会有骨髓被灼伤而焦枯的危险，五脏也不会有所损伤，这类病叫痈。

黄帝说：那什么是疽呢？

岐伯说：热毒充盛，侵入到肌肤筋髓内部，筋膜溃烂，骨髓焦枯，与此同时还损伤了五脏而血气枯竭。发病的部位比痈要深，筋骨肌肉等都溃烂无余，这类病叫疽。疽的特征是皮色晦暗无光且坚硬，与牛颈部的皮差不多，痈是皮薄而光亮。这就是痈和疽各自不同的特征了。

谦德国学文库丛书

（已出书目）

茶经·续茶经	虞初新志
唐诗三百首	迪吉录
宋词三百首	浮生六记
元曲三百首	文心雕龙
小窗幽记	幽梦影
菜根谭	东京梦华录
围炉夜话	阅微草堂笔记
呻吟语	说苑
人间词话	竹窗随笔
古文观止	国语
黄帝内经	日知录
五种遗规	帝京景物略
一梦漫言	子不语
楚辞	水经注
说文解字	徐霞客游记
资治通鉴	聊斋志异
智囊全集	清代三大尺牍：小仓山房尺牍
酉阳杂俎	清代三大尺牍：秋水轩尺牍
商君书	清代三大尺牍：雪鸿轩尺牍
读书录	孔子家语
战国策	贤母录
吕氏春秋	张岱文集：陶庵梦忆
淮南子	张岱文集：西湖梦寻
营造法式	张岱文集：快园道古
韩诗外传	
长短经	